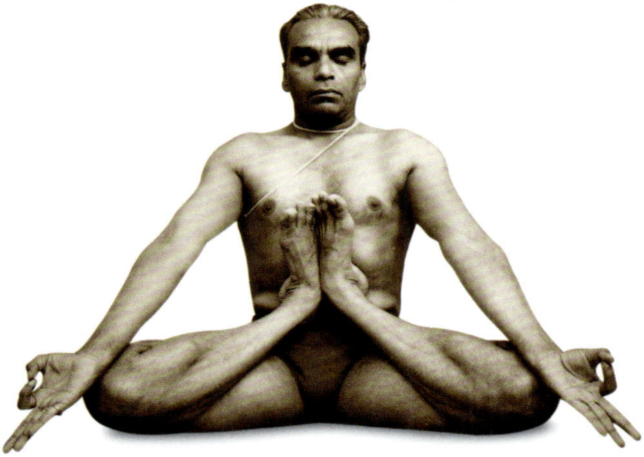

B.K.S. 艾扬格

瑜 伽

艾扬格瑜伽：精准练习指南

［印度］B.K.S. 艾扬格 著 莫慧春 译 王冬 审译
第一章 欧梅 译 金焰 校

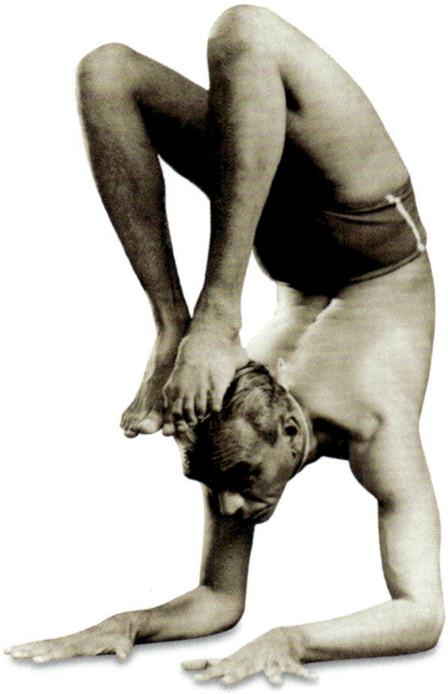

江西科学技术出版社

版权合同登记号：14–2021–0187

图书在版编目（CIP）数据

艾扬格瑜伽：精准练习指南/（印）B.K.S.艾扬格著；莫慧春等译. —南昌：江西科学技术出版社，2021.9
ISBN 978-7-5390-7641-6

Ⅰ.①艾… Ⅱ.①B… ②莫… Ⅲ.①瑜伽—基本知识 Ⅳ.①R793.51

中国版本图书馆CIP数据核字（2021）第021727号

国际互联网（Internet）地址：http://www.jxkjcbs.com
选题序号：ZK2019206
图书代码：B21003-101

艾扬格瑜伽：精准练习指南 ［印度］B.K.S.艾扬格 著

出版发行 江西科学技术出版社
社 址 南昌市蓼洲街2号附1号 邮编：330009 电话：0791-86624275
传真：0791-86610326
经 销 各地新华书店
印 刷 北京华联印刷有限公司
开 本 787mm×1092mm 1/16
印 张 27.25
版 次 2021年9月第1版 2021年9月第1次印刷
字 数 659千字
书 号 ISBN 978-7-5390-7641-6
定 价 198.00元

中文版序

事实上，对于那些阅读和打算尝试瑜伽习练的人，这是一本非常有价值的书；对于那些已经走在习练路上的人，也是一本能够帮助纠正习练的指导书。

在习练中使用辅助工具会产生适当的压力，使神经系统处于正确的平衡、节奏以及和谐的振动之中，从而帮助关节、肌腱、纤维正确地调整归位。因为，神经系统是物质生理的身体与心理灵性的身体之间的媒介。

因此，对于那些由于大脑处于超音速运转而压力重重的人，这是一本非常棒的书。因为对于每一个人来说，在当今高速运转和充满压力的现代社会中生存，身体、生理、心理、道德、心智和良知的健康都是必不可少的。这本大部头是通往健康的必备之书，而健康是每一个人的财富。

我相信，对于那些希望过上美满喜乐生活的人来说，这本书将作为朋友、向导以及哲人，伴随你成长。

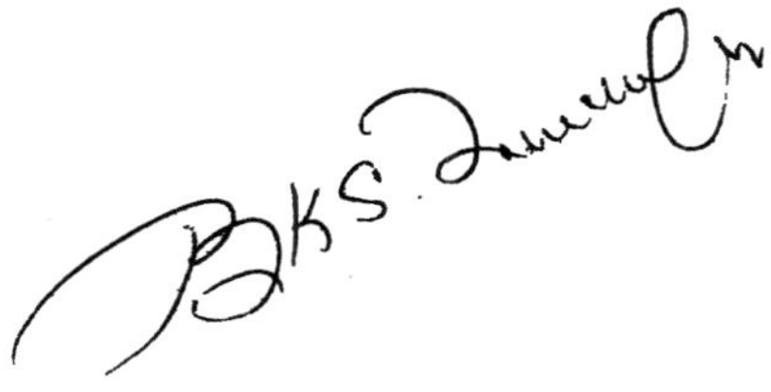

注：英文原版书名*B.K.S. Iyengar Yoga: The Path to Holistic Health*，译为《艾扬格瑜伽：全面健康之路》。

目　　录

前　言　I

第1章　生活与工作　1

艾扬格大师的故事　3
艾扬格瑜伽方法　11
艾扬格的宝贵遗产　17
B.K.S.艾扬格的教导　24

第2章　瑜伽为你而设　27

瑜伽的目的　28
通向健康之路　31
体式的益处　32
瑜伽与压力　33
瑜伽与健康　34

第3章　瑜伽的哲学　37

瑜伽的含义　38
体式哲学　40
心的境界　42
瑜伽八分支　44
呼吸控制　46
气轮　48
古鲁与瑜伽修行者　50

第4章　体式为你服务　53

经典体式　54

站立体式　59
山式　60
三角伸展式　62
战士第二式　68
三角侧伸展式　72
加强胸部伸展式　76
下犬式　80
加强脊柱前曲伸展式　84
战士第一式　88

坐立体式　93
手杖式　94
英雄式　96
束角式　100

前曲体式　105
头碰膝前曲伸展坐式　106
半英雄前曲伸展坐式　110
背部前曲伸展坐式　114

扭转体式　119
巴拉瓦伽扭转式　120
玛里琪扭转式　124

倒立体式　129
头倒立　130
肩倒立　136
犁式　142

后弯体式　147
骆驼式　148
轮式　152

躺卧体式　157
卧英雄式　158
挺尸式　162

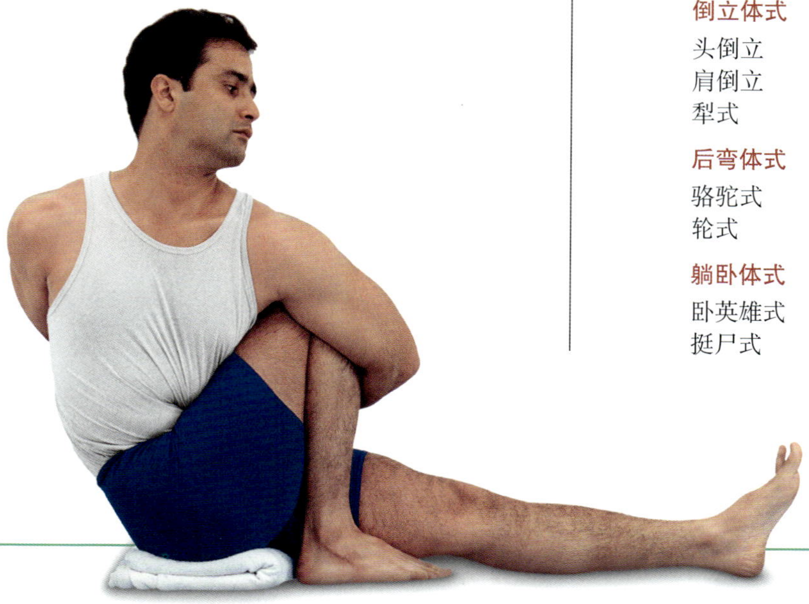

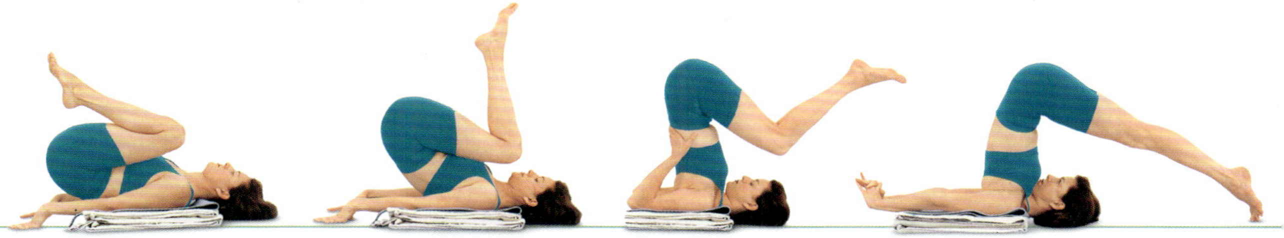

第5章 瑜伽解压 167

理解压力 168
现代社会 169
食物与营养 170
正面压力与负面压力 171
体式与压力 172
使用辅助工具习练体式 174
辅助工具 176

体式解压 178

稳固的山式 178
双臂向上伸展的山式 179
十指相交的山式 180
双臂背后相叠的山式 181
双手背后合十的山式 182
双手相扣成牛面式的山式 183
三角伸展式 184
加强侧伸展式 186
半月式 188
站立前曲式 189
加强腿部伸展式（双角式） 192
下犬式 194
手杖式 197
英雄式 198
脸朝上单腿伸展式 199
束角式 200
吉祥坐 201
完全船式 202
坐角式 205
加强背部伸展式 206
脸朝下加强背部伸展式 209
单腿头碰膝式 210
脸朝下的英雄式 212
脸朝下盘腿式 214
巴拉瓦伽扭转式（椅上） 215
巴拉瓦伽扭转式 216
玛里琪扭转式 217
加强玛里琪扭转式 218
英雄坐侧扭转式 220
肩倒立 222
犁式 224
倒剪式 226
桥式肩倒立 228
倒手杖式 230
骆驼式 232
仰卧手抓脚趾腿部伸展式 234
仰卧束角式 236
卧英雄式 238
挺尸式 240

第6章 呼吸控制（使用辅助工具） 243

呼吸控制的重要性 244
乌加依呼吸控制法 246
间断呼吸控制法 249

第7章 瑜伽疗法 251

瑜伽疗法 252
心脏与血液循环 256
呼吸系统 268
消化系统 277
泌尿系统 292
荷尔蒙系统 294
免疫系统 300
肌肉、骨骼和关节 304
皮肤 336
大脑与神经系统 343
心理与情绪 351
妇科疾病 370
男科疾病 389

第8章 艾扬格瑜伽课程 399

瑜伽习练指南 400
20周瑜伽习练课程 402
解剖指南 416
肌肉系统 417
词汇表 418
体式名称 419
后记及附录 420

前　言

瑜伽适合每一个人。你无须体格强壮或是瑜伽专家，都可以习练本书讲授的每一个体式。在追求物质成功的过程中，一旦我们忽略了自己的身体，就会被紧张的现代生活所影响，疼痛甚至疾病都有可能出现。毋庸置疑，现代生活中的压力也会带给我们精神上的痛苦，产生诸如无法胜任、孤独无助或者无能为力的感觉。瑜伽有助于我们身心各个层面的连接与融合，并由此带来内外的平衡，也就是我所说的“调整归位”（alignment）。真正的调整归位意味着内在的意识融会贯通到身体的每一个细胞、每一根纤维。

在60多年的瑜伽教学和习练过程中，我注意到有些学生仅仅关心瑜伽身体层面的锻炼。对他们来说，习练就像一条湍急的小溪，忽高忽低，缺乏深度，也没有具体的方向。经由同时关注瑜伽的精神层面和灵性层面，真诚的瑜伽习练者将变得如一条平稳向前的河流，不断地灌溉和滋养着它所流过的每一寸土地。“没有人能够两次踏入同一条河流”，因而，每一次习练、每一个体式都会让你获得崭新的能量，使生命更有活力。

在这本书中，我着重讲授瑜伽体式习练的技巧和方法。所以，即便初学者也可以充分领会如何习练瑜伽才能获益最大。通过使用一些简单辅助工具，不同程度的瑜伽习练者都能够在不紧张或不受伤的情况下逐渐提升力量、增强信心和柔韧性。同时，书中讲述图解的瑜伽技巧和方法也可以帮助那些特定的疾病患者。有规律的习练能够造就你身体的内在力量，获得自然的抵抗力，并且有助于减轻身心疼痛，治本而非仅仅消除症状。现在世界上越来越多的人已经开始意识到自然疗法要比常规治疗更有利于身体健康。

我衷心地希望这本书能够帮助那些想通过瑜伽改变生活的人。愿瑜伽的福祉惠及你们每一个人！

B.K.S. 艾扬格

2001年

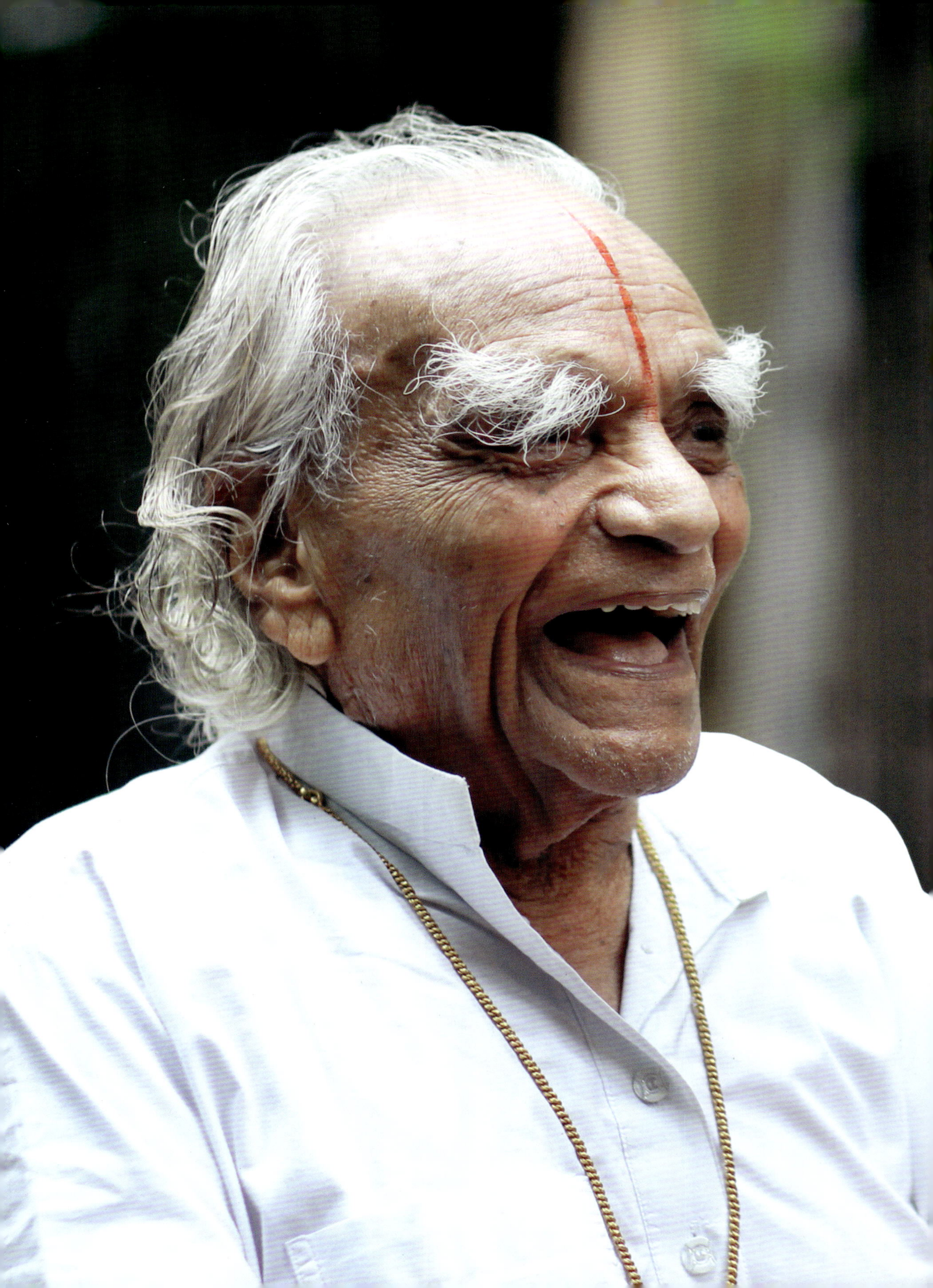

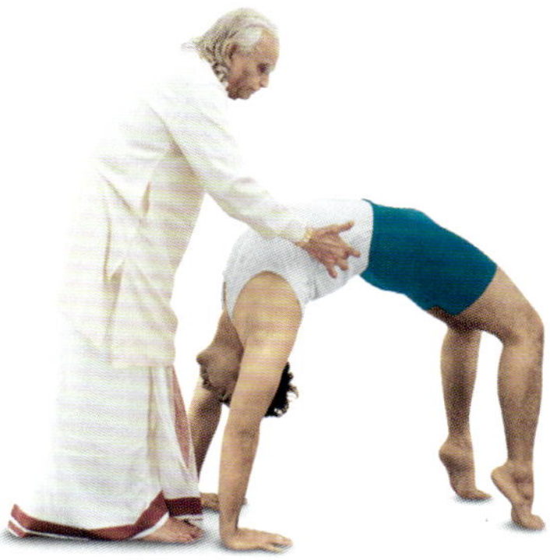

第1章 生活与工作

“我习练时，是哲学家；教授时，是科学家；演示时，是艺术家。”

如果没有B.K.S.艾扬格这位备受敬重的瑜伽大师的杰出贡献，我们几乎无法想望瑜伽这门艺术。虽然出身贫寒、年幼遭遇种种不幸，艾扬格却表现出真正超凡的毅力与隐忍的精神，他通过瑜伽改变了自己的生存环境与健康状况。在掌握和定义瑜伽这门古老的实践艺术方面，他所表现出来的天赋与洞察力使瑜伽成为一项在当今社会广受欢迎的运动。正是因为他，全世界数百万人才有机会接触到瑜伽，并从中得到灵魂的启悟。这种启悟是投身于瑜伽的修行者在生活中所享有的。

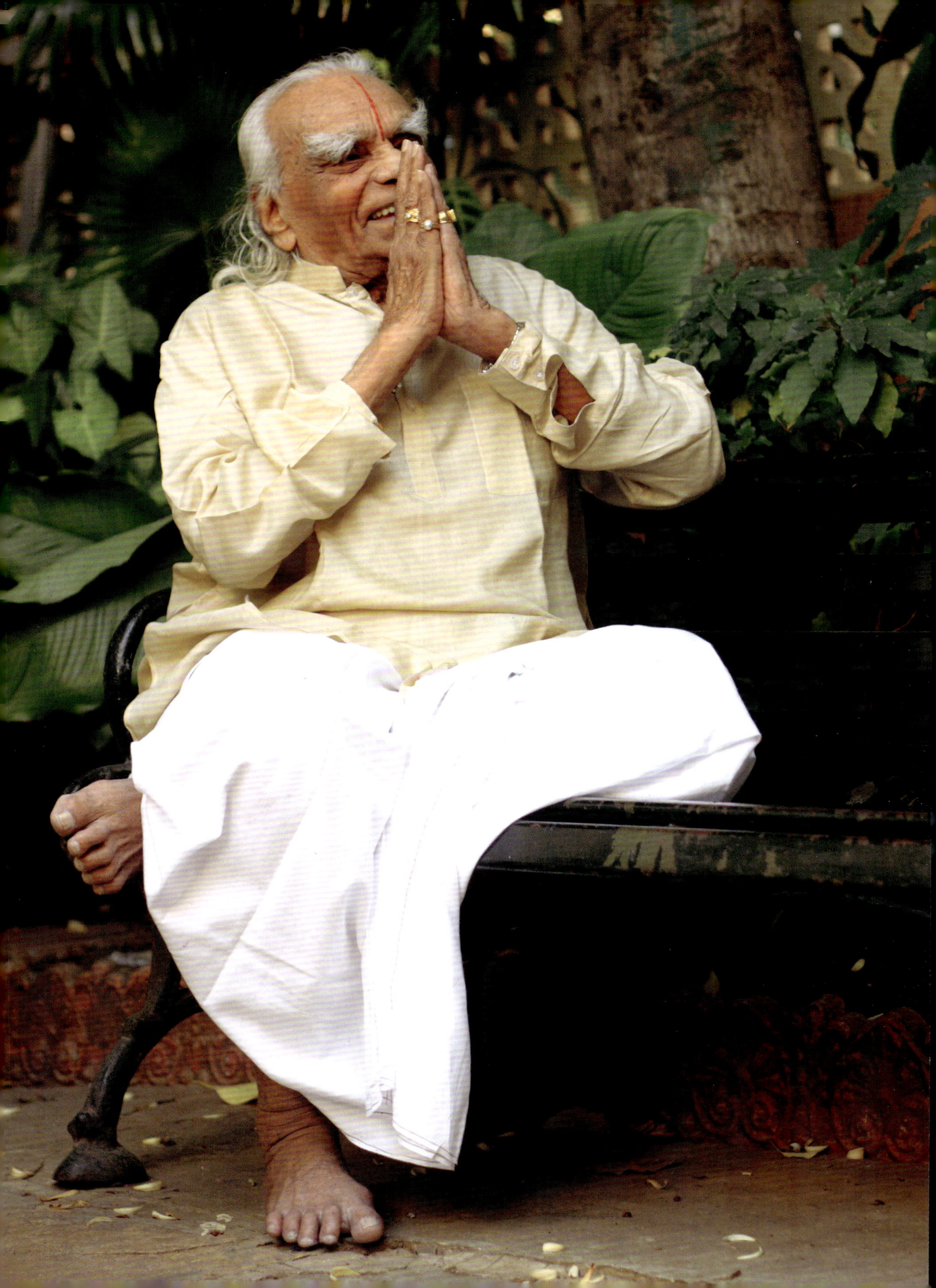

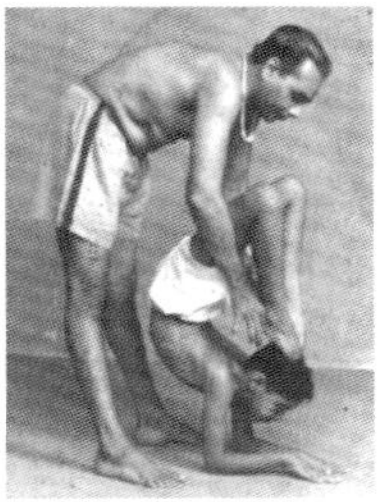

艾扬格大师的故事

B.K.S.艾扬格战胜了贫穷和儿时的疾患，掌握并彻底变革了瑜伽的艺术。正是他将瑜伽引入西方，让全世界数百万人有机会接触到瑜伽。

通往伟大、成就传奇的道路上，充满挫折、焦虑和失败。需要忍受并通过一次次的人生试炼，需要坚持不懈、专注和奉献。B.K.S.艾扬格，这位已经赢得莲花士勋章（Padma Shri）和莲花装勋章（Padma Bhushan）两项印度最高公民荣誉的人，就走过了这样的艰难岁月。他的一生，是逆境造就成功的明证。

“经过了这么多年的一往无前，回头看来，一切似乎都恰到好处。”艾扬格先生若有所思地说道。这是2014年的一个傍晚，在印度浦那的拉玛玛尼·艾扬格瑜伽学院（Ramaamani Iyengar Memorial Yoga Institute）内。学生们正成群结队地来上晚课，发现古鲁（Guru，即导师）坐在办公室旁时，不由得驻足围聚，细心聆听。多么难得的机会，能听这位传奇人物谈论他的人生、他的成功及他征服身、智、心的旅程。不幸的是，这是他们最后一次聆听这位导师的人生故事，因为艾扬格先生同年晚些时候与世长辞，享年95岁。

B.K.S.艾扬格心性单纯。他一门心思只想追寻和掌握瑜伽这门古老修行之奥义，并将其发扬光大，永恒不朽。最终他成为一名古鲁。而他的成功全仰赖超强的意志、极致的毅力和绝对的固执。

（上图）B.K.S.艾扬格调整儿子Prashant的蝎子式(Vrschikasana)，1960—1961年。

（左图）B.K.S.艾扬格于浦那拉玛玛尼·艾扬格瑜伽学院，2008年。

卑微的早年生活

1918年12月14日，B.K.S.艾扬格（Bellur Krishnamachar Sundararaja Iyengar）出生在班加罗尔附近一个叫贝卢尔（Bellur）的小村庄里。如今，班加罗尔已是印度的信息技术中心。儿时的他是一个病恹恹的孩子，手脚纤细，肚子前突，头大如斗。“我的模样可真不讨人喜欢。”艾扬格先生回忆道。

1927年，艾扬格年仅9岁的时候，父亲撒手人寰，让整个家庭陷入赤贫。“有一阵我们连学费都付不起，我被学校禁止参加考试。我的兄弟只好带着我去沿街乞讨。”尽管日后大获成功，艾扬格仍然清楚地记得这些曾经的磨难。

“贫困就好比知识的花环。若非出身贫寒，我很可能会一事无成。我很感恩这么多年来伴随着我的贫困。知识生于贫困。”

踏上瑜伽之路

1934年，艾扬格先生收到一份无法拒绝的邀请，来自什里曼·克里希那玛查亚（Tirumalai Krishnamarcharya）——一位广受尊重的瑜伽学者。克里希那玛查亚娶了艾扬格的姐姐纳玛吉丽（Namagiri）。克里希那玛查亚是公认的“现代瑜伽之父”。那时他正在赞助人迈索尔王公的Jaganmohan 皇宫里经营一所瑜伽学校。克里希那玛查亚让艾扬格搬到迈索尔，帮纳玛吉丽干些家务活。也正是这份邀请，改变了艾扬格的命运。

“一个内心的声音一直在敦促我坚持、继续前进。全靠意志力我才挺了过来。”

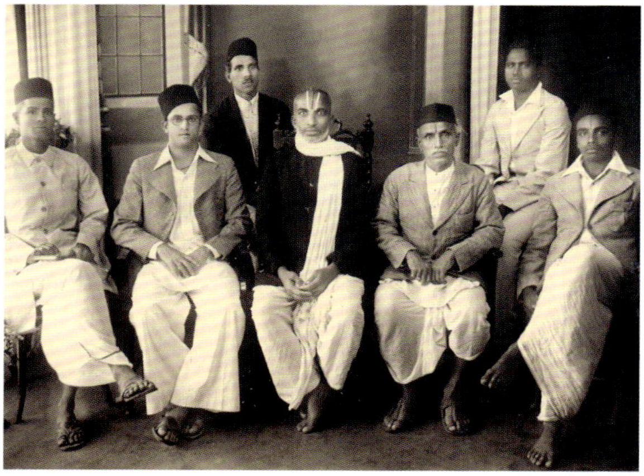

B.K.S.艾扬格（右起第一人）早年（1937年）与古鲁什里曼·克里希那玛查亚教授（中）和迈索尔王子（左起第二人）。

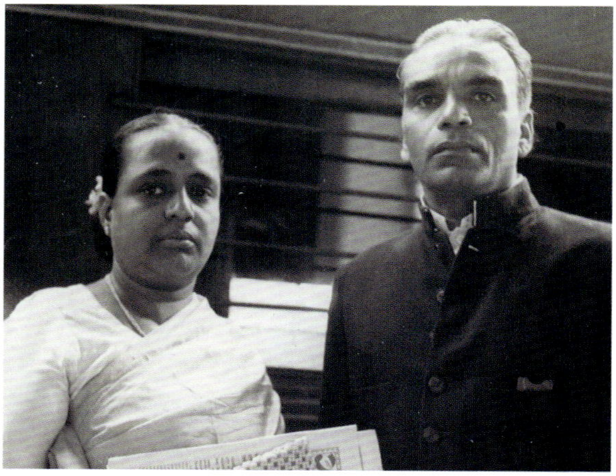

1960年艾扬格与妻子拉玛玛尼。拉玛玛尼成了艾扬格的学生和最有力的支持者之一。

克里希那玛查亚是一位严格的导师。“我不认为他当时看好我。他让我通过练习体式来改善健康状况，”艾扬格先生回忆道，“我欣然接受了这个提议。自打出生，糟糕的健康状况就一直困扰着我。”三次瑜伽习练之后，艾扬格先生发现健康状况有明显改善，也深受鼓舞。“这段时间，我的古鲁吉（Guruji，对导师的尊称）几乎就没怎么留意到我。后来，他也只是大概地教了我一些基本体式，即经典瑜伽体式的概要。明白了每一个体式的基本要素后，我就独自反复练习。至于那些比较难的体式，如蝎子式和手平衡的体式，我是通过我们过去经常参加的公开表演学会的。我不知道古鲁吉当时怎么看我，不过我认为他至少觉得我很有胆量。”

1935年，迈索尔王公安排了一次瑜伽演示。艾扬格已经准备好演示其中一些体式了，但克里希那玛查亚突然给了他一个下马威。他让艾扬格演示神猴哈努曼式（Hanumanasana，即大劈叉，双腿向前向后劈开）。“我对这个体式一无所知。我的古鲁吉描述了一番，我意识到这个体式很难。我告诉古鲁吉，我的短裤太紧了，很难伸展双腿。他让一个高阶学生拿剪刀帮我剪开两边的裤腿。接着，他就吩咐我做哈努曼式。我做到了，但腘绳肌也因此撕裂，多年后才得以痊愈。对此，古鲁吉印象深刻，并问我是如何做到的。他告诉我，他原本认为我根本完成不了，可我居然做到了。与古鲁吉的夸赞相比，迈索尔王公授予的礼物就显得微不足道了。”

艾扬格瑜伽的开端

“那天我学到了宝贵的一课。我意识到在毫无准备的情况下贸然尝试某些体式，会造成身心的伤害。我开始科学地设计体式序列，创造出了一套由浅入深的渐进式练习方法。我把体式按照功效分门别类，分为净化类、舒缓类、激活类、滋养类和

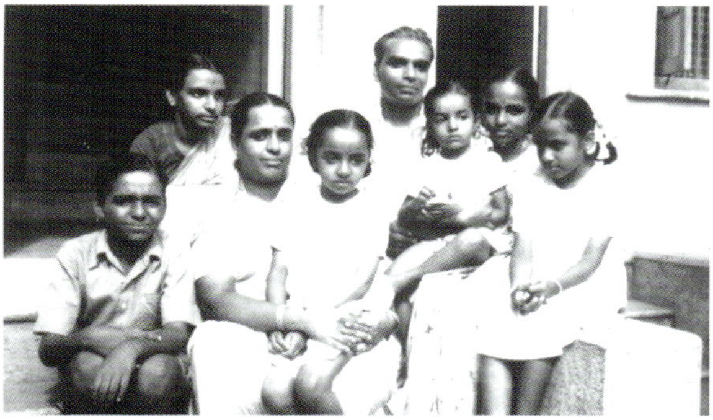

（左图）早年的家庭合影

B.K.S.艾扬格、拉玛玛尼以及孩子们，1959年。

清洁类。古鲁吉点燃了我内心的瑜伽之火。然而我当时学的瑜伽并非当今这种形式。我通过百般努力寻回让体式得以微调改良、变得精准的遗失环节。我发展了古鲁的方法，这样一套体式练习完成后可以继续练习另外一套，同时在所有体式中都使用智性的归位。”艾扬格先生解释道。

克里希那玛查亚给艾扬格先生留下了难以磨灭的印象。“在我们的瑜伽之轮里，他是轮毂。我们作为辐条，努力转动车轮而不让瑜伽之轮弯曲或凹陷。可惜的是，他虽然学术成就斐然，但行事方式和性情却令人难以捉摸。我们连跟他说话都不敢，更别说问问题了。然而，他的一言一行、戒律严明、坚毅品性、博闻强识在我们的生命中烙下了永久的印记。”

教而学

1936年，迈索尔王公派克里希那玛查亚及其学生在如今叫作卡纳塔卡（Karnataka）的州做巡回讲演。不久之后，一位著名的外科医生V.B.高克黑尔（V.B.Gokhale）请克里希那玛查亚派一位学生到浦那的德干吉姆卡纳俱乐部教授6个月的瑜伽。艾扬格当时17岁，能说一点儿英语，但不懂当地的马拉地语。然而，他却被视为当然的人选。“除了语言障碍，大一些的学生们经常取笑我，他们比我年长，并受过更好的教育。”艾扬格回忆道，“自卑让我很受折磨，因为我当时留着shendi（边上剃光、中间留出的一簇头发，是正统印度教婆罗门的标准发型）。但我下决心绝不因此而颓丧，我勤奋工作，来证明瑜伽的价值。”艾扬格此后每6个月就获得一次续聘，在俱乐部一共待了3年。

随后的几年成了艾扬格一生中最黑暗的时期。他丢掉了在德干吉姆卡纳俱乐部的工作，只剩下两三名学生，教学工作事实上已完全停滞。“这是一次人生试炼，充满了泪水、失败和焦虑。事后看来，这是黎明到来之前的至暗时刻。”艾扬格先生回顾道，“一个内心的声音一直在敦促我坚持、继续前进，我全靠意志力才挺了过来。我只有高强度地练习，并向任何有兴趣的人教授瑜伽。我有时会骑自行车到数英里外的学生家里教课。在这段岁月里，我几乎靠喝自来水生存，因为穷到什么也买不起。我毫无保障，无处求援，也得不到家人的支持。生活的挫折使我更加坚定，给我指引光明，让我独辟蹊径。我把每一次失意都当作一次激励，一项天命，驱使我去完成一个全新的任务。失败、困顿、挫折反而坚定了我的意志，誓要把瑜伽之路进

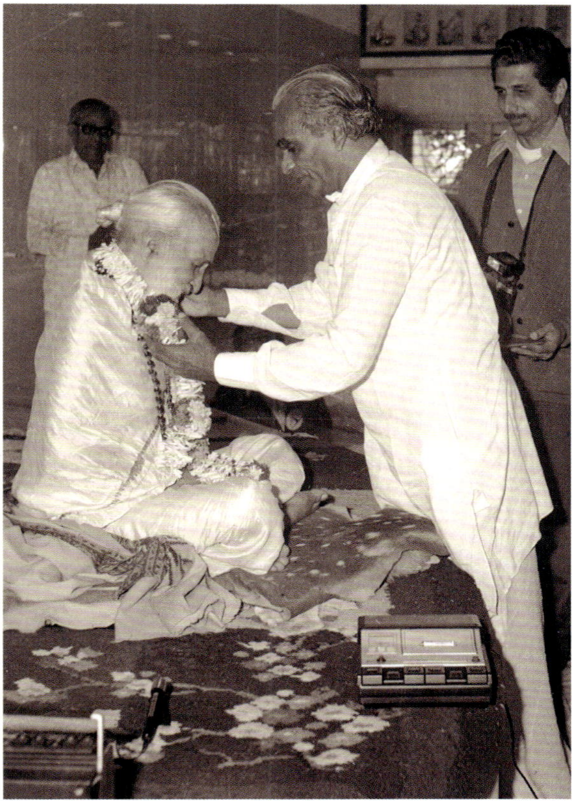

B.K.S.艾扬格祝贺克里希那玛查亚60岁寿辰。

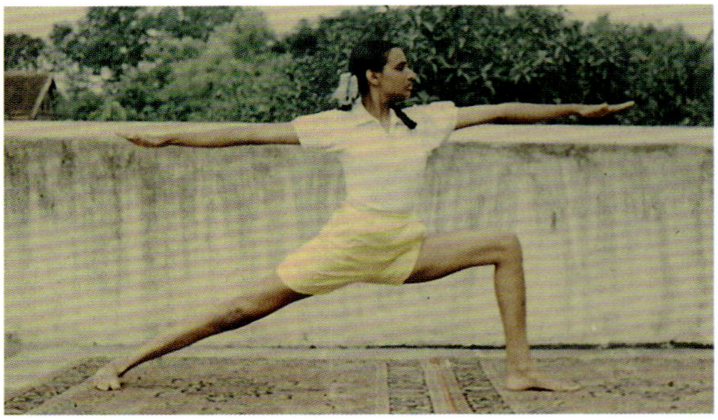

（右图）年轻时的吉塔·艾扬格（艾扬格之女），习练战士二式（Virabhadrasana 2）。

行到底。而神的恩泽也一路相佑。”

“在这段努力谋生、争取大家认可的岁月里，1943年时我一贫如洗，但还是结了婚，且是借钱办的婚礼。虽然这并非明智之举，但组建家庭的愿望还是占了上风，”艾扬格回忆道，“刚开始拉玛玛尼对瑜伽所知甚少，但很快她就成了一名全情投入的学生。”“她很快上手帮助我习练。她变得非常敏感，而且拥有疗愈的力量。如果没有拉玛（拉玛玛尼的昵称），我的瑜伽习练方法和我本人很可能不会有今天的成就。”他说，“我过去经常让拉玛观察我习练体式时的姿态，并予以纠正。她是我的镜子，让我的体式达至精准。”

毋庸置疑，正因为拉玛牺牲了她自己的梦想，艾扬格才得以追寻瑜伽的艺术。“当我离开家人去欧美教学时，她要独自应对诸多麻烦。比如，1962年浦那发生了严重的洪涝灾害，人们纷纷带着家中财物冲到自家的露台上避难。而拉玛唯一担忧的是如何确保我《瑜伽之光》手稿的安全。”

艾扬格瑜伽的兴起

渐渐地，想要跟随艾扬格学习的学生人数多了起来。在他帮助一个患有小儿麻痹症的年轻女孩康复脊柱功能之后，艾扬格瑜伽神奇的治愈能力就不胫而走，不管是在当地，还是在医疗界都广为传播。

艾扬格相信，他人生的转折点出现在1946年，当时他和他妻子都梦到了神。“从那晚起，命运之神眷顾了我们。患有各种疑难杂症的人们纷至沓来，寻求疗愈。”他回忆道。

正是在那个时期，一位学生把艾扬格介绍给了吉杜·克里希那穆提（Jiddu Krishnamurthi），克里希那穆提是印度最伟大的哲学家之一。然而，艾扬格先生从没听说过克里希那穆提。“我没读过他的书，也不知道他是20世纪最伟大的思想家之一，但我开始参加他在浦那的讲座。他喜欢说，‘不要批评，也不要辩解’。他教我不要受到他人意见的干扰和影响。全世界的瑜伽士都批评我，说我做的是他们所谓的‘身体瑜伽’。我很清楚自己在练什么。我从没觉得有必要自我辩解。即使今天，我也毫不在意他人的评论，而是专心精进自己的习练。同时，我也不会批评其他人或别的流派。克里希那穆提曾写道，‘你教了我20年瑜伽——每当有人问我谁是最伟大的瑜伽老师，我都推荐他（她）去找你’。这真是对我极大的褒奖。”

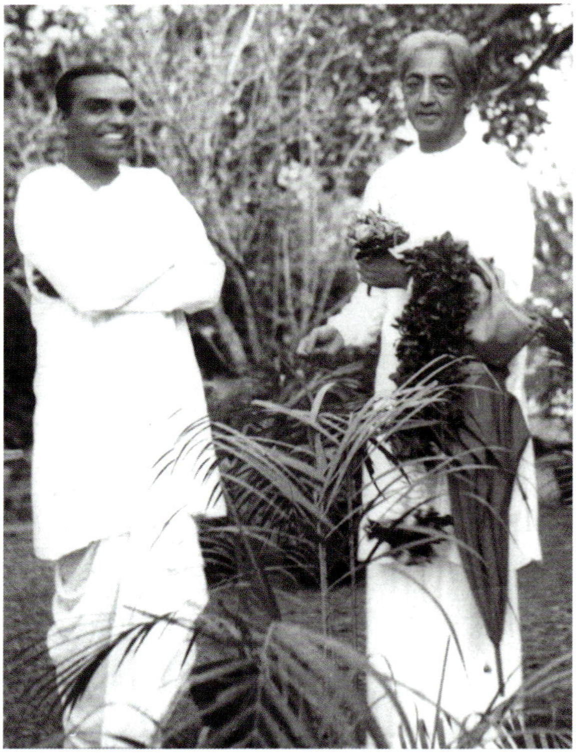

B.K.S. 艾扬格1955年与著名哲学家吉杜·克里希那穆提（右），后者成了艾扬格忠实的学生。

“1952年艾扬格大师偶遇耶胡迪·梅纽因，世界因此得知艾扬格瑜伽。”

不过，要说艾扬格普及瑜伽的梦想所遇到的关键转机，应该是他1952年与著名小提琴家耶胡迪·梅纽因（Yehudi Menuhin）的那次偶然的会面，从此，艾扬格瑜伽被介绍给了全世界。当时梅纽因正在孟买，原定和艾扬格见面，但差点取消。“我理解他的心态，说服他给我五分钟时间。我让他以挺尸式（Savasana，一种仰卧体式，可以帮助舒缓呼吸，帮助身心平静，参见第162页）仰卧。我用手指指导他做六头战神契合法（Shanmukhi，把手指放在脸上眼、鼻、口、耳旁来关闭感官）。他差不多睡了一个小时！”艾扬格先生说。“我以前从没听说过梅纽因。我很快意识到他是个名人，但对我来说，他只是一个身体不适、我能救治的普通人。”艾扬格先生回忆说。梅纽因当时精疲力竭，拉弓的手臂因为伸展过度而痛苦不堪。在艾扬格的指导下，他的状况得到迅速改善。梅纽因非常高兴，送给艾扬格一块手表，上面刻着“赠予我最好的小提琴老师”。

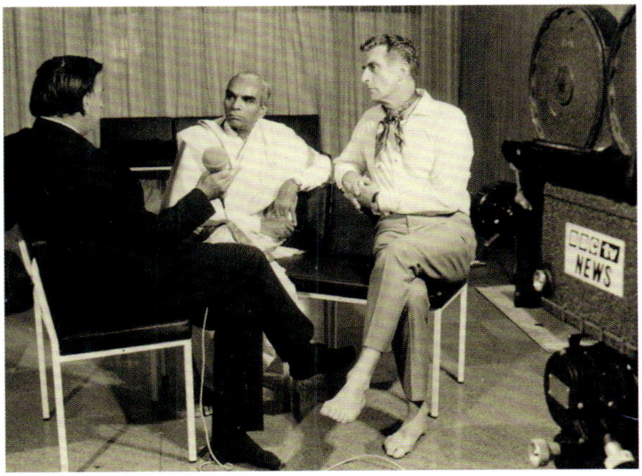

艾扬格先生与奈杰尔·格林（Nigel Green，右起第一人）接受英国广播公司采访，1962年。

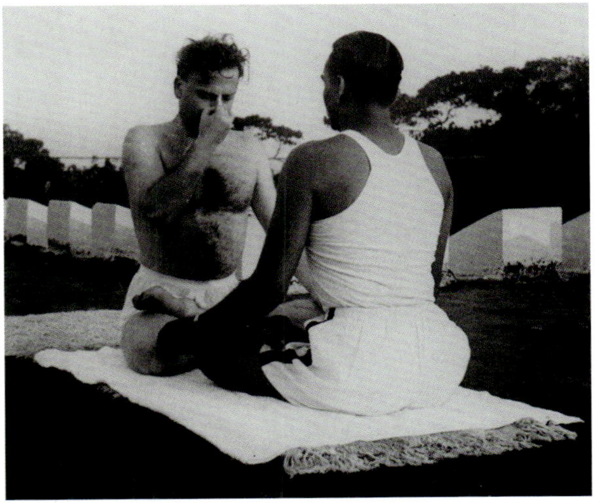

小提琴家耶胡迪·梅纽因（左）跟随艾扬格学习瑜伽，1956年。不过，在呼吸控制法（瑜伽呼吸练习）这方面，艾扬格大师认为梅纽因是他的古鲁。

消除误解

那次五分钟的会面成就了一段终生的友谊。梅纽因邀请艾扬格到他在瑞士格施塔德的家中做客，然后又去到伦敦，把艾扬格介绍到欧洲和美国。艾扬格瑜伽一切就绪，只待启航，然而当时想要在欧美介绍和创建瑜伽体系，其实相当艰难。艾扬格先生1954年访问伦敦时就发现了这个问题。“当我抵达维多利亚车站的时候，海关官员询问我的职业。当我说瑜伽时，他们问我是否可以在火上行走、咀嚼玻璃，或吞下刀片！瑜伽在西方一片空白，西方人对瑜伽几乎毫无概念。”艾扬格先生回忆道。梅纽因把艾扬格介绍给了一些有兴趣学习瑜伽的朋友。“那是一段艰苦的岁月，如今人人都对瑜伽感兴趣，但在当时，任何的瑜伽习练者想要在当地授课都举步维艰。瑜伽不受尊重。许多人把我看作来自前英国殖民地的有色人种。我刚到英国和美国的时候，遭遇了相当严重的种族歧视。不过，也有一些人非常热情友好。”

"瑜伽之树仍在开枝散叶。瑜伽之风吹向四面八方。"

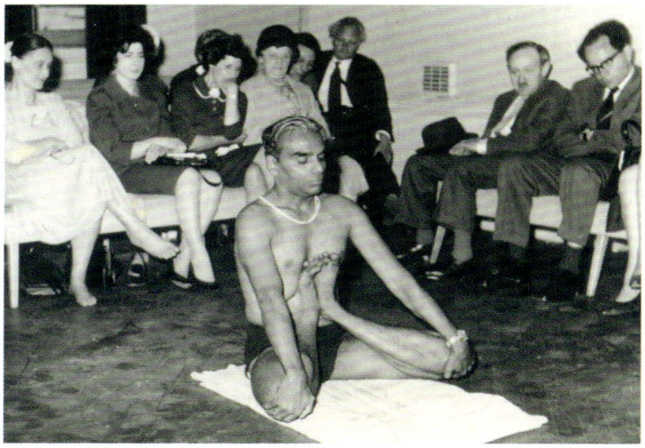

B.K.S. 艾扬格最初几次到访伦敦时在犹太人社团演示瑜伽，1963年。

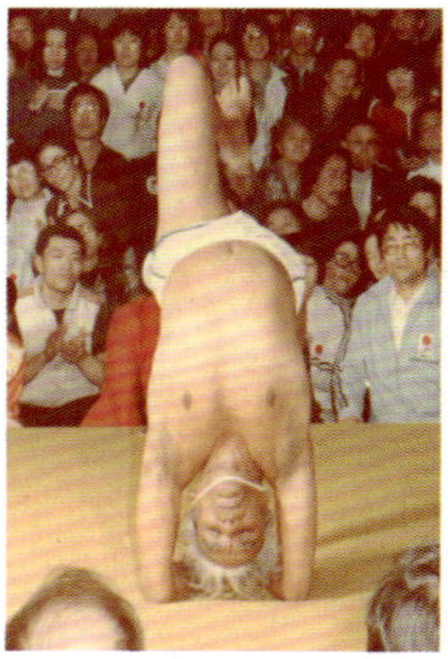

B.K.S. 艾扬格在日本公开表演瑜伽，观众为之倾倒，1984年。

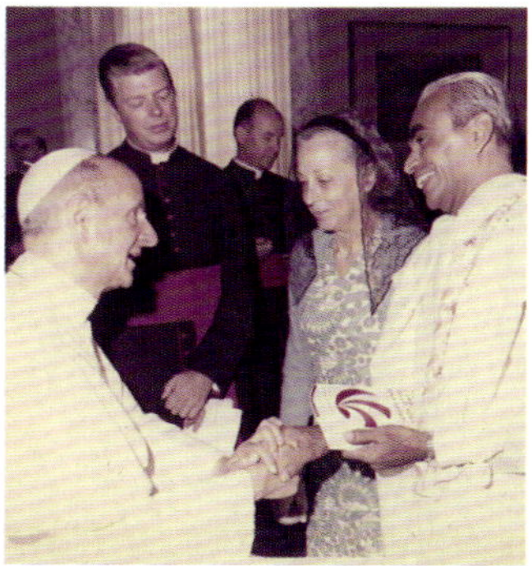

B.K.S. 艾扬格觐见教皇保罗六世，梵蒂冈，1966年8月。

艾扬格开始在酒吧或任何人群聚集的地方向感兴趣的人们演示瑜伽。"当时人们当着我的面照样大肆抽烟喝酒。我慢慢转化了他们的态度。我并没有强求尊重，而是去努力赢得尊重。后来，他们在征得我同意后，才会在餐桌上喝酒。再往后，他们不再抽烟或喝酒。这些改变并非朝夕之间。而我则一直抱着宽容的态度。我内心的声音告诉我不要去批评别人。我去那里是为了传播瑜伽。"1956年，艾扬格应梅纽因的朋友——标准石油公司女继承人丽贝卡·哈克尼斯（Rebekah Harkness）之邀前往美国。不过，当时看他瑜伽演示的观众仅限于哈克尼斯的家人和朋友。还要再等超过18年的时间，艾扬格瑜伽才最终在美国产生影响。

艾扬格一生中最重要的会面之一发生在1958年，艾扬格觐见了比利时的伊丽莎白王后，并教她瑜伽。邀请艾扬格教她瑜伽的时候，王后已84岁高龄。"我先教了她简单的站立体式和犁式（Halasana，参见第142页）。但她不愿意就此止步。她想让我教她有支撑的头倒立（Salamba Sirsasana，参见第130页）。她身体很虚弱，而且我一眼就看出她有心脏问题。当我问她要医生的检查报告时，她说，'先生，如果你笃信瑜伽，为什么还要看我的检查报告呢？如果你不敢教我头倒立，那就搭下一班火车到格施塔德去找你的老朋友梅纽因吧！是他推荐的你！'我欣赏她的勇气和毅力。我告诉她，'只要你敢做头倒立，我就敢教你'。她做完头倒立后，我又教她降低血压的体式。"艾扬格回忆道。艾扬格先生后来一直教伊丽莎白王后瑜伽，直到1965年她去世。

普罗大众的瑜伽

1960年，艾扬格再次应梅纽因之邀回到伦敦。这一次他更想教普通人瑜伽，而不仅仅是名人显贵。梅纽因通过亚洲音乐圈（Asian Musical Circle）为艾扬格安排了瑜伽课，亚洲音乐圈的创始人是一位定居伦敦的印度人——阿亚纳·戴瓦·安加蒂（Ayana Deva Angadi）先生。起初就只有4个学生，而且资金短缺，艾扬格就在安加蒂房子的后花园辟出了一间教室。慢慢地，他身体力行的瑜伽演示吸引了越来越多的人。

1966年，艾扬格会见了教皇保罗六世，这次会面让艾扬格瑜伽产生了重要的文化转型。"我有幸和教皇面对面交谈。我们谈论了瑜伽，这是我一生最幸福

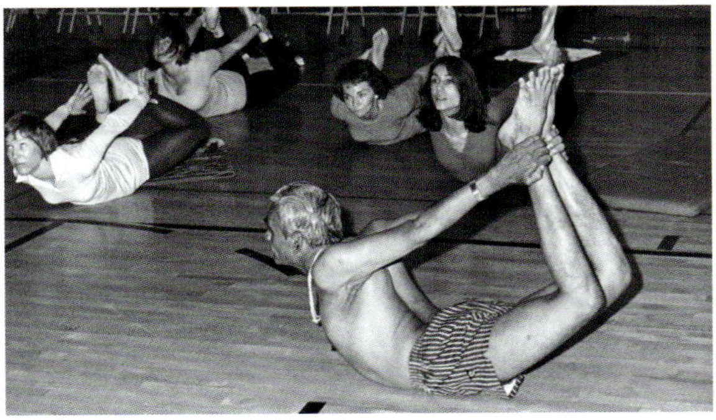

（左图）B.K.S. 艾扬格在美国密歇根州安阿伯（Ann Arbor）教授瑜伽，1973年。

的时刻之一。教皇抓住我的手，祝福我出色的工作。教皇陛下称赞我说，‘你是瑜伽的教授和主管。我衷心为你祝福，并乐意与你会面’。”

同年，艾扬格的《瑜伽之光》首次出版。该书立即成为经典之作，吸引读者去认识瑜伽的艺术。梅纽因写了前言：“无论谁有幸得到艾扬格先生的关注或亲眼见到他准确、精致、优美的艺术，就如同目睹人类被创生时的完美与纯真。”这本书成为国际畅销书，被译成18种语言。《瑜伽之光》常被誉为“瑜伽的《圣经》”。

拉玛玛尼·艾扬格瑜伽学院

最终瑜伽在世界各地都产生了影响。学生们开始前往浦那，跟随艾扬格学习瑜伽。他的妻子拉玛玛尼意识到，是时候创建一所瑜伽学校了。艾扬格用《瑜伽之光》的收入在浦那买了一块地。可就在1973年1月，在新购土地上做完祭拜大地之母的仪式后的第三天，拉玛玛尼就得病去世了。学院的筹备工作继续进行，最终在1975年开门招生。“虽然她已不在人世，我却从未和她分离——因为她一直都活在我的心里。拉玛玛尼·艾扬格瑜伽学院便是对她的致敬。”他说。

如今，成千上万的学生来到学院学习艾扬格独特的瑜伽理念。“最初我只有两名学生。今天，数以百万的学生在习练瑜伽，”艾扬格先生自豪地说，“我的学生在美国各大城市的各种学校、高等学府、瑜伽中心和体育俱乐部教授瑜伽。瑜伽还打破了种族隔离制度，因为早在20世纪60年代初，就有许多南非学生在伦敦上我的课。事实上，在几乎每一个欧洲国家，都有我的学生。瑜伽之树目前仍在开枝散叶。受我教学影响的学生人数无从估算，但肯定数十万之多。瑜伽之风正吹向四面八方。”

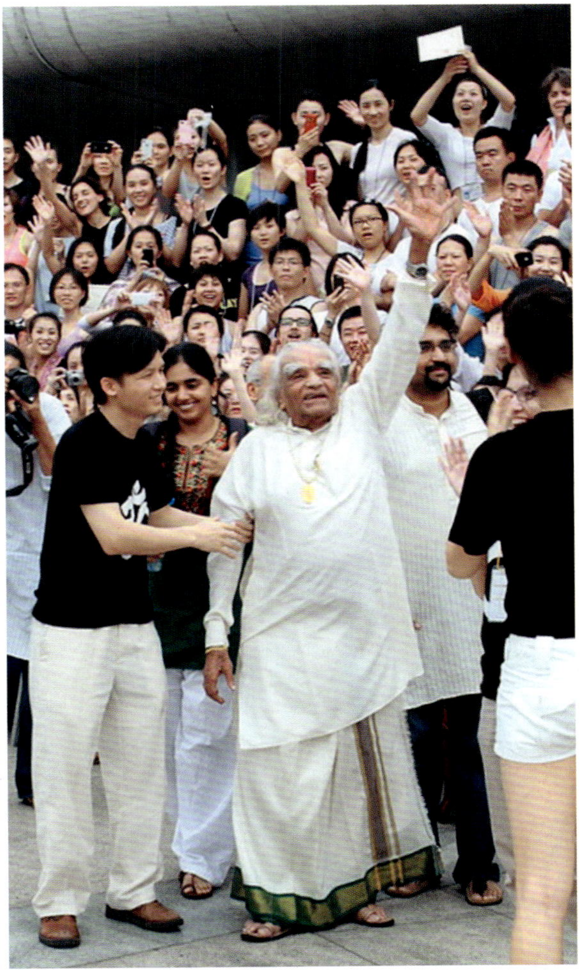

（上图）B.K.S. 艾扬格在中印瑜伽峰会上，中国广州白云国际会议中心，2011年。

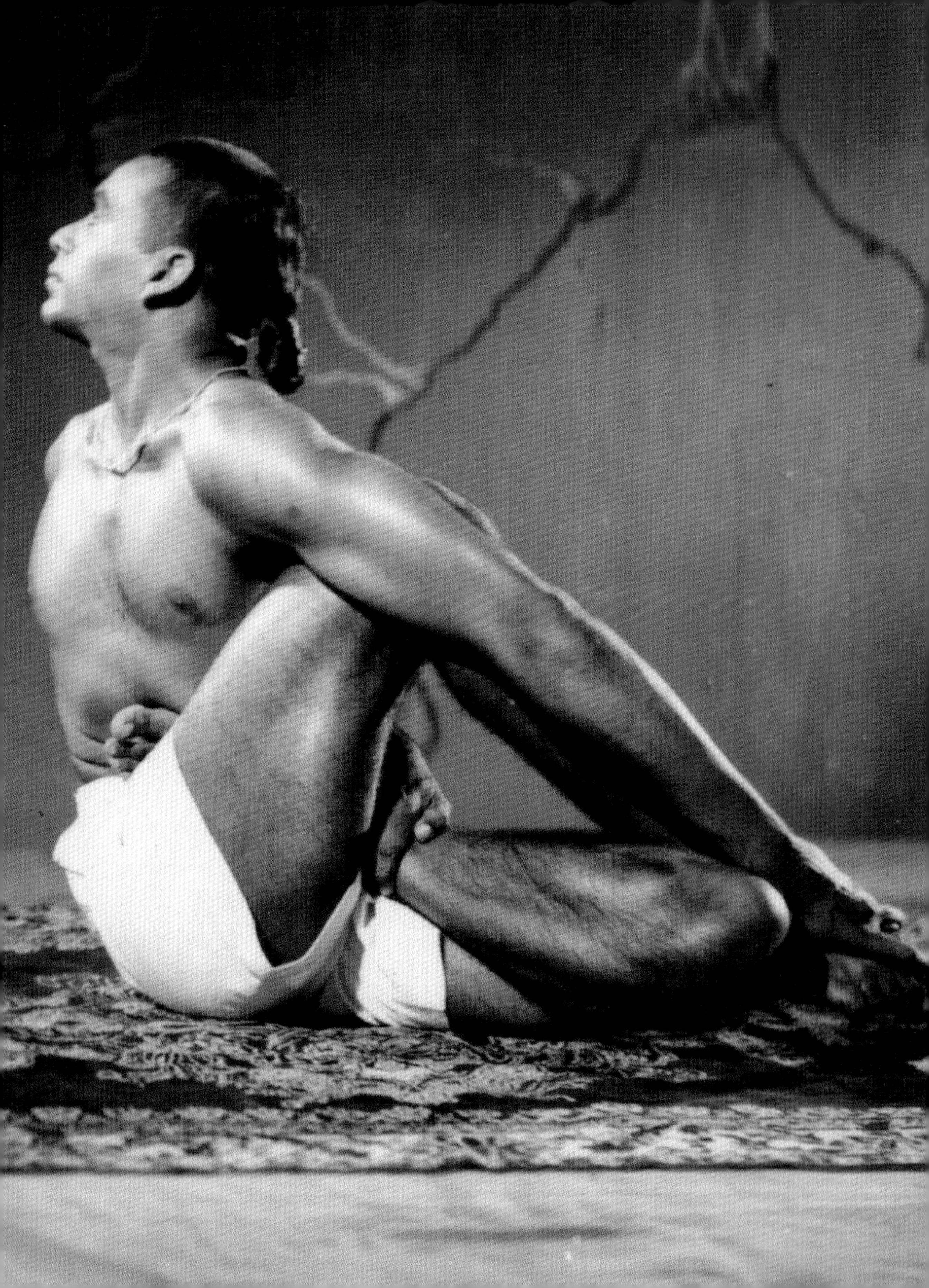

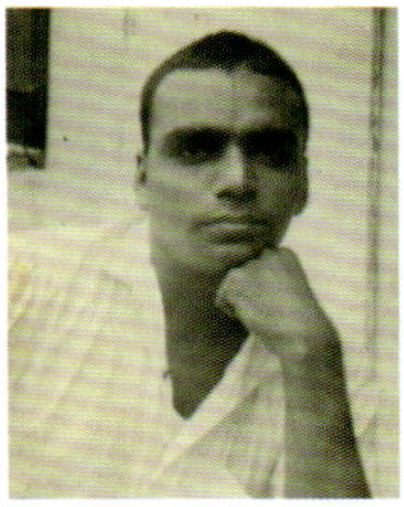

艾扬格瑜伽方法

艾扬格瑜伽是一种整体性的体验，同时有益于身体、头脑和情绪。艾扬格大师相信，瑜伽适合每一个人，能有效地降低现代社会的压力，这是艾扬格瑜伽背后的驱动力。

B.K.S.艾扬格在早年习练和教授瑜伽时，感受到了一种内在的干燥。他对这种内在干燥的持续存留非常困惑，因为他知道自己的习练技巧正确无误，而且在习练时也运用了身体和智性来进行自我探索。这时候，他的内在意识成了他的上师。他意识到不管习练什么体式，关键是：一定要让身体和器官以特定的方式运作或移动，而不能偏离它们的正位。他详细研究了人体的表面，皮肤的运动和身体的正位。从而彻底了解了身体器官。他发现，身体的完美对称，能消除过度的压力，并让身体的器官和细胞恢复健康状态。从而，内在的干燥感觉就消失了。

艾扬格在不同的体式里观察内脏器官时，感觉到各个通道（nadis，即经络）是从内打开的。这些通道让能量（prana）在身体的每一部分（包括神经、皮肤、大脑）中流动、散布并循环。他获得了对正位、灵敏以及智性的感受。艾扬格在习练每一个体式的过程中，都带着微观觉知、自我探究、身心反馈，这给艾扬格的习练带来了重大变革，又接着改变了他的教学方式。

自我正位

很多瑜伽练习者身体灵活，按照习惯的方式去习练体式，既不投入，也不反思。艾扬格大师让学生们认识到，瑜伽并不只是身体的运动；必须用到微观觉知和向内渗透，这样体式才能成为真正意义上的体式。

艾扬格大师意识到，每个人都拥有觉知的工具。普通的瑜伽学生只懂得通过掌握体式的技巧和概要来觉知自己的身体。然而，大多数瑜伽学生对于发展内在觉知毫无概念。

艾扬格大师教导学生去唤醒内在的智性。这让习练者的觉知变得敏锐，从而产生内在的动作意识（inner action，又译内在精微的力）。比如，在山式（Tadasana，参见第60页）中，艾扬格大师要求学生做到的可不仅是“双脚双腿并拢站立”。他要求学生反思双脚的内缘外缘为什么需要调整正位（align，又译调整归位）。调整正位会增加双脚的敏感度，平衡能量。双脚正位后，习练者将膝盖内外侧上提，这让股四头肌紧实有力，更紧密地去包裹股骨。在山式里，大腿一旦紧实有力，就会让胃部和下腹部随之上提，于是胸腔区域和内部器官也得到了提升，呼吸自动变得更加深长，更有节律，感觉、头脑、情绪也会产生相应的变化。

平衡内在能量

初看艾扬格大师的教导，似乎只针对身体层面，然而如果只是随意地旁观，当然看不到习练者心的运作。

艾扬格大师认为，觉知会使习练的能量输出和能量的损耗达到完美平衡。正确使用头脑和身体可以确保能量得以保存并且正确调配。

（上右图）年轻时的B.K.S.艾扬格。

（左图）艾扬格先生，24岁时，习练完全鱼王式（Pari Purna Matsyendrasana）。

“有了专注、纯净的呼吸，能量才能流动。”

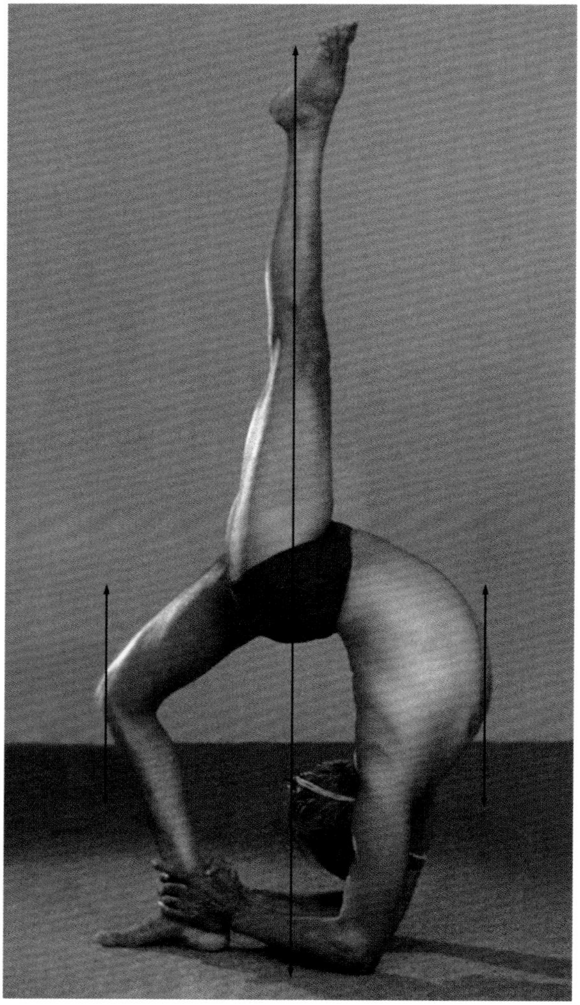

身体正位会提升敏感度，平衡内在能量。上图，艾扬格大师（62岁时）习练单腿内收直棍式（Eka Pada Viparita Dandasana），示范正位的重要性。

每个人都有两方面的能量：右脉（pingala）即太阳脉（阳性能量）和左脉（ida）即月亮脉（阴性能量）。太阳脉是阳性能量，代表热性、白天的活动。月亮脉是阴性能量，代表凉性、夜晚的休息。艾扬格大师洞悉身体完美的左右平衡、阴阳平衡的重要性。身体精准正位，让阴阳能量运作、互动、交融并连接，从而带来健康和平衡。正确的瑜伽习练能使能量最优化，引导习练者达到平衡（samatvam）的状态。《薄伽梵歌》阐述：“Samatvam yoga uchyate（瑜伽即平衡状态）。”《瑜伽经》的作者圣哲帕坦伽利认为，对于肌肉、四肢、关节、器官、头脑、智性、自我的分别心一定要消失，才能达到这种平衡的状态。艾扬格大师通过精准的指令和演示，确保学生将更多的意识带入每一个体式。这样，学生就能开始体验到平衡的状态。

艾扬格大师的内在觉知让他认识到，呼吸这个工具用在正确的时间和地点，可以帮助习练者深入内在。今天，体式在教授时都伴有精确的呼吸指令。所以，为了让学生成功做到莲花式（Padmasana，参见第46页），老师可能会说：“呼气，曲右膝，右脚放在左大腿上端。”然而，艾扬格大师也展示了呼吸的内在通道。他教学生通过左右鼻道呼气，并在呼气动作发生的那一刻，感受呼气的效果。在莲花式中，由于受呼吸和头脑的影响，膝盖得到放松。如果膝盖是僵硬的，那么呼气必须有一定的品质才会有效果。那是一种臣服的呼吸，能够柔软感官、放松大脑，让体式动作变得轻松。当习练者进行了正确的调整，或正确地进入体式，关注和气息便会随着体式的力而流动。只有在保持关注和纯净呼吸时，能量才能流动。

序列的力量

有时，尽管学生们已竭尽全力，仍无法做到某些体式。艾扬格大师会教他们先练习一系列的预备体式，再练习难度大的体式。序列的习练帮助学生把握体式精髓，感受体式功效，改善头脑结构。艾扬格大师总是教导学生，帕坦伽利讲的瑜伽的八分支（astanga），是一个整体（参见第44页）。帕坦伽利说，“Ahimsa satya asteya br ahmacarya aparigrahah yama”（《瑜伽经》，第二章第30句）。这句经文的意思是，制戒（yama）的五大核心是非暴力（ahimsa）、诚实（satya）、不偷盗（asteya）、节制（brahmacarya）、不贪婪（aparigrahah）。这些原则能为习练者建立正确的习惯，从而帮助他们洞见灵魂的光芒。艾扬格大师注意到，很多人在练体式时，常常用力过猛（himsa），导致肌肉拉伤、关节疼痛、呼吸颤抖或身体晃动。艾扬格大师常说："大脑和身体不能像干涸的土地。要用智性或心灵来滋润，把它们变成柔软的陶土。"艾扬格大师要求每一位习练者明智而审慎地练习体式。他强调事先设定目标的重要性，因为这能使体式日臻完美，但他也坚持让学生对身体的每个部位都心怀慈悲。学生应该知晓自己的能力范围。学生应该小心谨慎地运用智慧，就像运用正义的天平一样，在松和紧、暴力和非暴力之间找到平衡，找到恰当的力度。

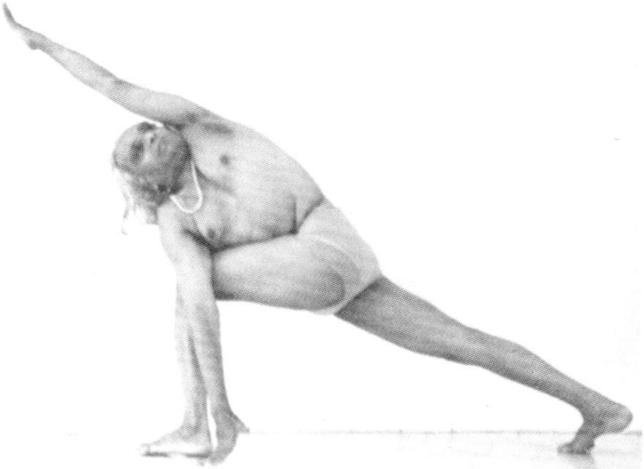

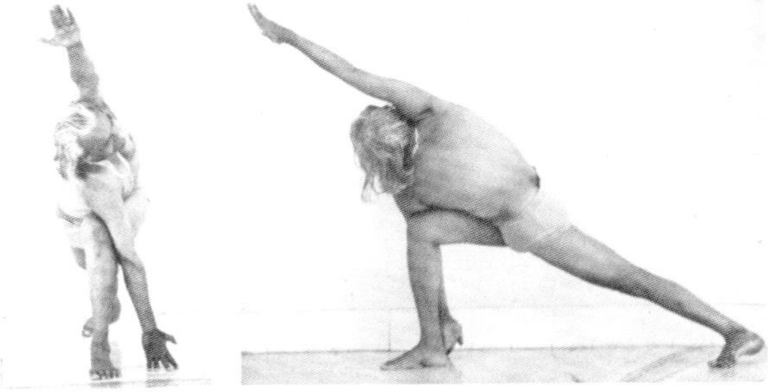

艾扬格大师（65岁时）演示侧角扭转式（Parivrtta Parsvakonasana）的正确对位。他说："我的习练重点是正位，正位带来精准，精准是神圣的境界，个体灵魂和宇宙灵魂在此交汇。"

诚实习练

心灵、自我意识和智性一起构成了意识（chitta）。自我意识包含意志力、小我（或"我"之意识）和谦卑。自我意识具有弹性，意志力可以小心地延展自我意识的松紧，从小我达到谦卑，反之亦然。谦卑能放松大脑，促进内省。于是，觉知和敏感随之升起，帮助习练者走向真我。

艾扬格大师敦促学生，要真诚而投入地习练。唯有全身心投入的人才能最终成为瑜伽士，乃至瑜伽大师。当缺乏真诚和诚实时，体式就停留于机械性的重复。艾扬格大师嘱咐学生去研究体式中的觉知和正位。如果习练时不观察身体的左、右两侧，其中的一侧就会占据优势地位，从另一侧"偷盗"能量，从而让另一侧变得虚弱、怠惰。

瑜伽习练初期，学生们往往一方面热情澎湃，另一方面懵懂混乱，常常昏昏然地一味追求难度，而不去习练那些有益身心的简单体式。这是贪婪和占有欲的表现。

习练者不知不觉让占有欲侵入了习练。所以，身体右侧可能比左侧更强壮、正位得更好，导致能量失衡。右侧得到的能量滋养过多，左侧则过少。

节制意味着明了梵天（Brahma）的要义，抵达灵魂的所在。习练者应以达至内在梵天为目标，全身心投入于瑜伽习练。修行的目标应永远居于首位。修行者必须遵循个人的规范原则（niyama，内制）：纯净（saucha）、满足（santosa）、苦行（tapas）、自我研习（svadhyaya）、敬奉神（isvara pranidhana）。瑜伽的学生应当奉行身体内部的洁净，通过良好的血液循环和能量流动清洁身体内部的每一个细胞。良好的身体和健康的生活方式，会让人心满意足。做到这些并不容易，但会帮

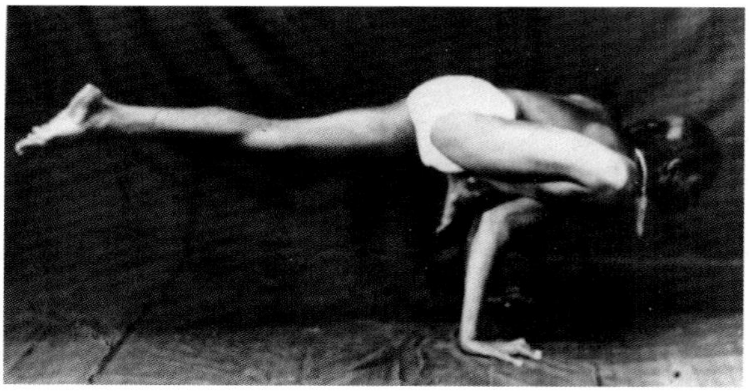

（右图）B.K.S.艾扬格（17岁时）带着极致的专注保持体式，让感官平静安宁，达到冥想（dhyana）境地。

助习练者控制愤怒、贪婪和欲望，在瑜伽之路上取得进步。艾扬格瑜伽并不赞成轻松的习练之路。艾扬格瑜伽要求学生自律。轻松舒适，既违背瑜伽戒律，也限制了心灵。如果习练者对某些体式心怀恐惧，也会限制心灵无法拓展边界。瑜伽的目的在于净化身体，穿透心灵。心灵必须拥有热忱和强大的意志力，才能承受正确努力习练所带来的身体疼痛。严格的、高强度的瑜伽习练，会引领修行者走向自我研习和对神的敬奉。

带着对神的虔诚关注，进行瑜伽研究和习练，便是冥想。艾扬格大师教导说，是良知（viveka），而不是大脑，在告诉修行者，体式习练是否虔诚、明智。

唤醒内在之眼

艾扬格大师在引导学生的感官知觉，并让学生们将行动器官和心灵转向内在时，并没有指望学生们的所有心念都会自动停止，并且完全专注于内在。相反，他敦促学生使用内在之眼——警醒（prana）和觉知（prajna），观察身体的每一个部位。警醒和觉知应当遍布全身。灵魂（atman）是身心灵官能（indriyas）的主人，身心灵官能不应用于享乐（bhoga），而必须以纯洁正确的方式为主人服务。

控制感官，便是制感（Pratyahara）。习练时，习练者必须全然关注内在身体，让心灵内转，让智性敏锐。感官知觉与大脑密切关联。这就是为什么艾扬格大师说"眼睛是大脑的窗户，耳朵是大脑外出的门户"的道理。习练体式时，目光应当向内观看。三角伸展式（Utthita Trikonasana，参见第62页），头要向上转，学生被要求看向天花板。但目光的凝视点不应是天花板上的光线或斑点。眼睛和外在物体之间不应有任何连接。这是一种被动的向内观看，让眼睛始终处于被动状态。接着，面部皮肤也变得柔和起来，大脑不再紧张和焦虑。当感官知觉放松时，大脑放空（shunya），心念停止。而当感官知觉转向内在时，身体能量变得均衡，而真正的平衡状态就此达成。此刻，体式完成。

达到无念境界

在平衡状态下，身心达到"空"的状态，此时，细胞宁静，头脑稳定。习练者学会阻止侵入性的念头进入大脑。这就是无念的境界。艾扬格大师常说，"我在体式里教授总持（dharana），总持和冥想的根基必须从体式和调息开始建立。正如高压电流会损坏电器一样，总持和冥想产生的光能会损伤那些没练过体式和调息的习练者的神经系统"。

艾扬格大师引用帕坦伽利《瑜伽经》里的经文"Desha bandha cittasyadharana"，意思是将注意力长时间集中在体内的某个对象上。比如，在有支撑的头倒立中，心灵可以持续关注膝盖。在这个体式里，学生无法用肉眼看到自己的膝盖，他们必须用法眼（dharmendriya eyes）内观。这样意识就能扩展到身体怠惰的区域，纠正不均衡，扩大法眼的范围。这就在身体上创造出了平衡的状态。从外表上看，体式只是在做身体层面的动作，但是艾扬格大师一直让学生觉知到内在之眼的存在，培养他们的智性。艾扬格大师非常严格，从而确保学生能在体式里达到平衡的状态。对于那些一边松懈地弯着腿，一边偷瞄时钟的学生，他会严加斥责。他从不纠正身体上的不完美，他关注的是必须纠正的能量浪费，让涣散的心灵能够专注于一点。

"在瑜伽的最终阶段，修行者不再受到身体与头脑、头脑和真我二元对立的束缚。"

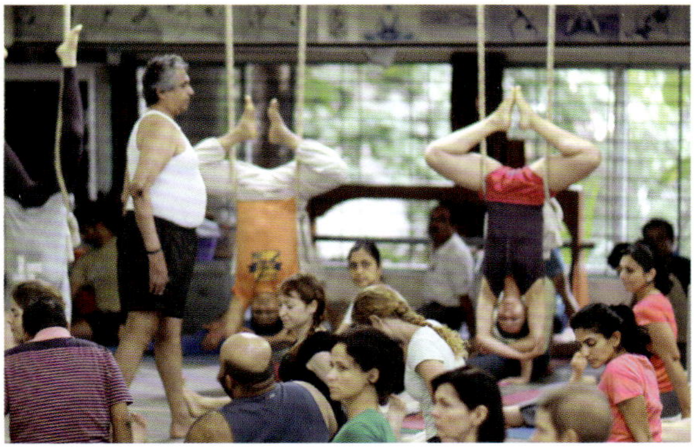

古鲁的儿子普拉尚特·艾扬格在浦那艾扬格学院里上课，教导学生与体式合一。

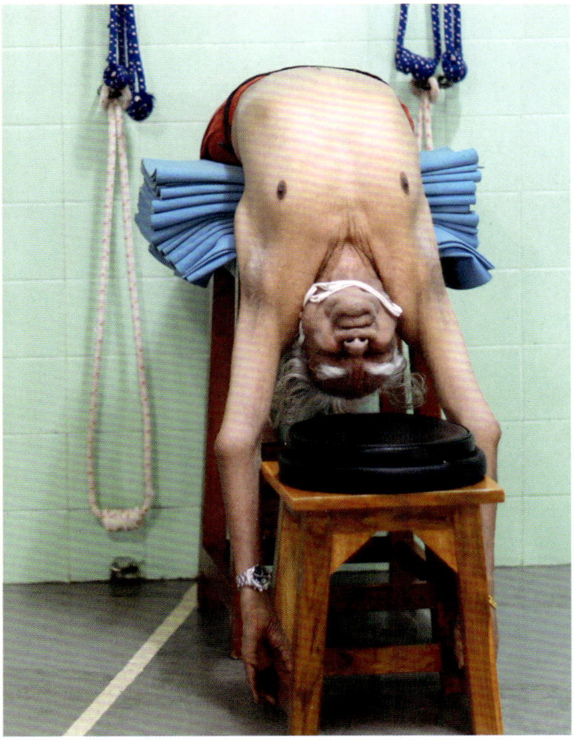

艾扬格大师提倡用内在之眼观察身体的各个部分。"你的存在应遍布身体的各处。"

不再受二元性的束缚

在瑜伽的最终阶段，修行者不再受到身体与心灵、心灵与真我二元对立的束缚。艾扬格大师教导说，二元性与三德（tri gunas）直接相关，三德是答摩（tamas）、罗阇（rajas）、萨埵（sattva）。从本性上看，身体属于惰性（tamasic，懒散、懈怠），心灵属于激性（rajasic，积极、活跃），真我属于悦性（sattvic，光明、清明）。答摩（恐惧和痛苦）表现为罪恶与恶习。艾扬格大师用体式来教授学生，艾扬格的方式能够摧毁身体的惰性。艾扬格并非仅仅关注体式在技巧上的精确和在呈现上的准确，更重要的是要唤醒智性，让纯净之感（萨埵）得以显现。

艾扬格大师从不纵容学生，他敦促学生每日坚持习练一小时，让身心都得到挑战。他提倡使用辅助工具（参见第176页）来学习体式里的正确归位和使用正确的力。他认为，习练者应当带着内省去独立地练习、比较使用辅具的感受和不用辅具而造成错误力的感受。

艾扬格大师认为，当习练者认识到自己的禀性时，就必须对习练内容加以调整，以期达成希望的结果。艾扬格瑜伽方法通过运用正确的技巧，来确保惰性的体式转化成为激性体式。在初学阶段，身体要做很多动作和各种调整，一旦完成了这个阶段，体式就能进入真正的稳定。体式充满生气，同时泰然、平静；这就是悦性体式。

冥想过程取决于萨埵。它会带来平静感，习练者与体式合一。身心二元对立消失。只有在达到三摩地（samadhi，自我了悟）最高境界的瑜伽士身上，这种二元性的消失才会发生（pratiprasava，返璞归真）。但三摩地的种子是在体式和调息的习练中种下的。

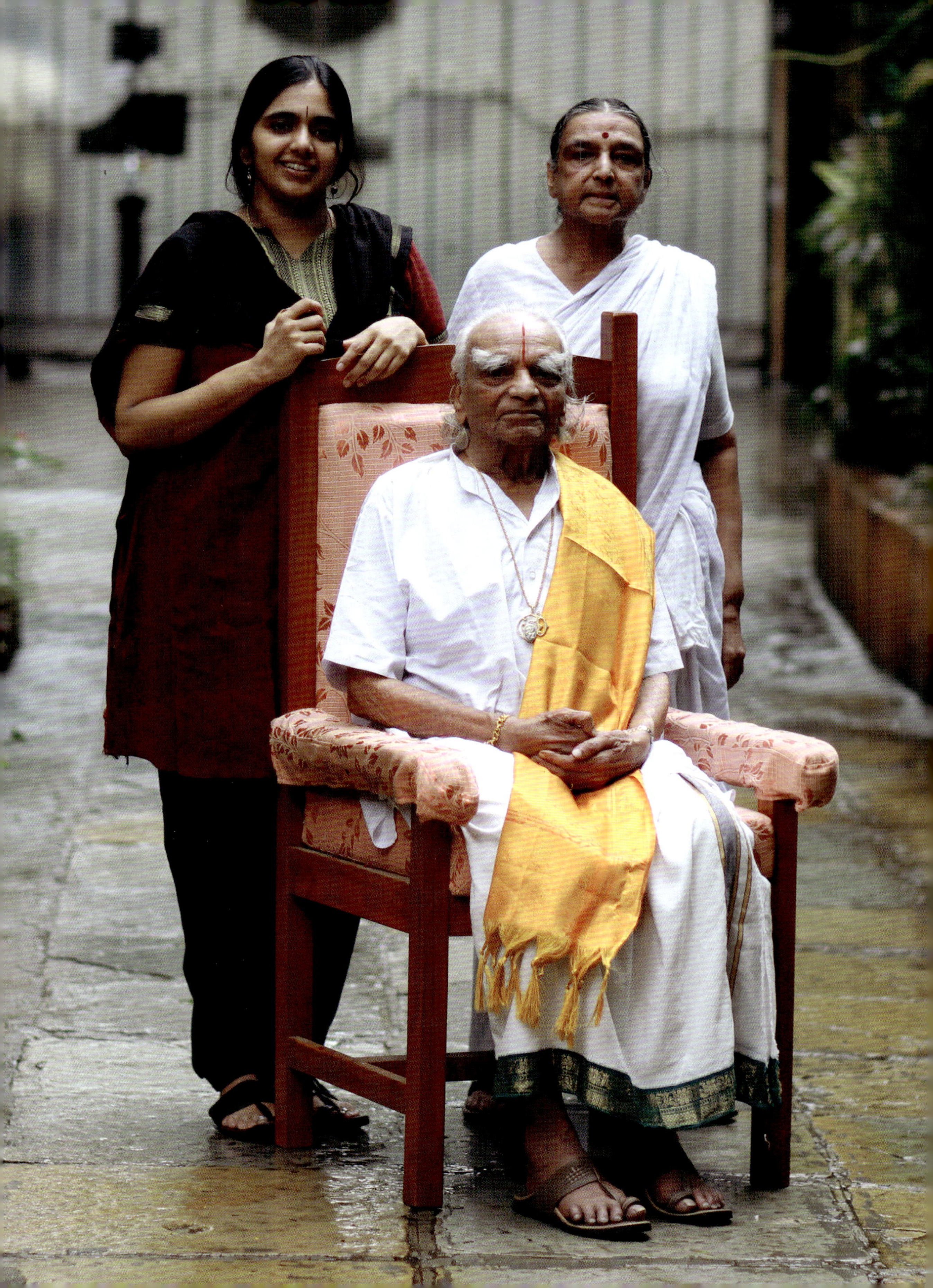

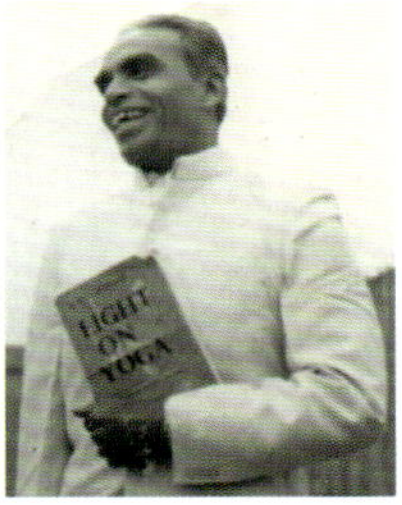

艾扬格的宝贵遗产

B. K. S. 艾扬格对瑜伽的独特愿景，会通过他的家人和学生继续发扬光大。艾扬格大师为他人生活带来积极改变的热忱，则可从他为出生地贝卢尔村的所为之善行而窥见。

印度浦那，一个星期二的早晨，艾扬格大师离世前不久，连绵的阴雨短暂停歇了一下。拉玛玛尼·艾扬格瑜伽学院看上去空空荡荡的，但二楼习练大厅里却热火朝天。一群学生正在进行仪式性的习练，他们谨慎、坚毅、聚精会神。他们运用墙绳、瑜伽砖、毛巾等辅助工具来扭曲身体以期达成完美的姿态。

B.K.S.艾扬格在靠近窗户的一个安静角落里习练瑜伽。当他进入体式后，皮肤生起波纹，把身体推到难以想象的极致，但同时又那么美好、优雅——近乎诗歌。艾扬格轻松进入了最终体式。体式看起来颇为复杂。双腿内收直棍式（Dwi Pada Viparita Dandasana）是一个高阶后弯体式。但艾扬格大师毫不费力，做得连贯而流畅。学生们形形色色，来自世界各地，早已停下了自己的练习。他们围成半圆形，坐在古鲁周围，完全静默地观看着。

艾扬格大师从体式中复原，坐起，稍事休息。学生们爆发出自发的掌声、欢呼声和口哨声。见掌声持续不断，大师微笑着说："希望你们能受到启发，神保佑你们。"学生们站起来，伸展身体，继续习练。其中许多人是专职的艾扬格认证瑜伽老师，在世界各地的瑜伽中心和学校工作。每年从头到尾，仍有数以千计的学生来到浦那，在他们的古鲁习练过的地方学习，研习艾扬格瑜伽背后的哲学。

教师家庭

艾扬格先生留下的精神财富通过女儿吉塔、儿子普拉尚特、孙女阿碧嘉塔·斯里达尔（Abhijata Sridhar）传递下去，他们在大师离世后继续坚持他所开创的工作。他们的授课对象范围广泛，要把学生塑造成真正理解艾扬格瑜伽的意义和目的的习练者。

阿碧嘉塔在成长过程中一直在观看她的祖父习练瑜伽。她暑假期间都前往浦那。"他练习时，我们会跟他闹着玩。当他在体式中保持时，我们要么钻到他身下，要么从他身上跳过去。然而一旦我明白他在做什么、体会他是如何做到的，敬畏之情便油然而生。"她回忆道。阿碧嘉塔对瑜伽的痴迷一如既往，对瑜伽的理解日益深入，因为她认识到瑜伽并不只是适合老人。"我开始意识到，瑜伽也适合我。"阿碧嘉塔在不教课时，都跟随祖父练习，仔细琢磨、深入理解每一个体式的精妙复杂，直到祖父过世。

艾扬格大师会和家人一起去理疗课堂，帮助那些遭受疾病折磨的学生。古鲁吉是一位严厉的老师，一位信奉严格纪律的人。他会呵斥责备老师，但对病人们，他会柔和地纠正他们的体式。"你现在感觉怎样？"大师问其中的一位病人。这位病人正仰卧着，背下垫着抱枕。"好多了。"她回答说。

◀（左图）B.K.S. 艾扬格与孙女阿碧嘉塔·斯里达尔（左）和女儿吉塔·艾扬格（右）在浦那拉玛玛尼·艾扬格瑜伽学院，2014年。

（上图）《瑜伽之光》1966年首次出版，包含着B.K.S.艾扬格的宝贵教导，被称为瑜伽《圣经》。

“无论你走到世界何处，都能练习艾扬格瑜伽。”

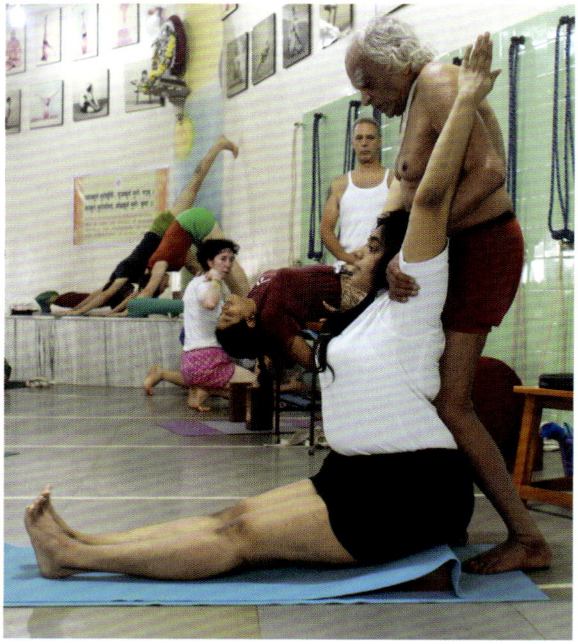

阿碧嘉塔·斯里达尔跟随祖父兼古鲁B.K.S.艾扬格学习正确的瑜伽体式。

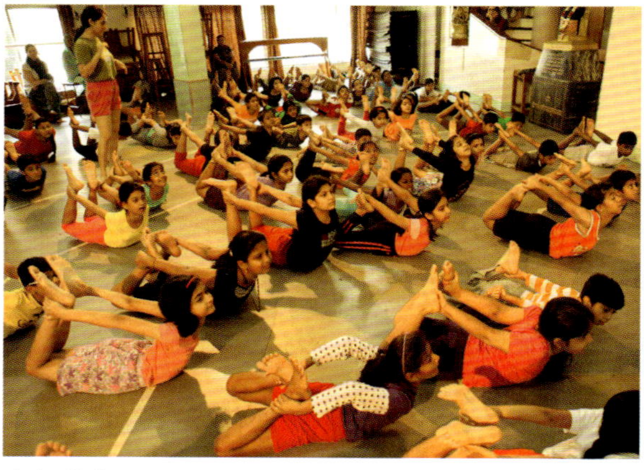

少年儿童在浦那拉玛玛尼瑜伽学院在艾扬格大师指导下练习瑜伽。

完全臣服

伦敦梅达韦尔（Maida Vale）的艾扬格学院创始人佩内洛普·卓别林（Penelope Chaplin）认为，这样的刚烈正体现了艾扬格大师对瑜伽的满腔热忱。2009年，艾扬格大师授予七位教师“英国最高级的领袖教师”的特别称号，佩内洛普便名列其中。佩内洛普第一次见到艾扬格大师是在1971年，当时，她参加了艾扬格在帕丁顿街教授的课程。那会儿佩内洛普一度为背部状况所苦，而且极度缺乏自信。“他站在我身后，说：‘只要你心存恐惧，我就没法帮你。’”那一刻，佩内洛普认识到，要向艾扬格大师学习，只有彻底臣服，不带一丝挑战或抵抗。从此，艾扬格瑜伽成为佩内洛普生活的核心，至今已45年。

“在我身上，他的教导就像水泥一样，将身心连接在一起。我非常柔软，但他教我从内在习练，而不仅仅停留在身体层面。虽然我用了好些年才逐渐理解。”佩内洛普说。

阿碧嘉塔的看法与佩内洛普几乎如出一辙。“古鲁吉用身体打比方，来教我们瑜伽。我们出于习惯，往往只见树木，不见森林。我们需要提高理解力，才能领会古鲁吉在说什么。”“我们需要培养对瑜伽的感受能力。这样我们的体式才能进步，我们的生活才能改变。”谈及艾扬格的瑜伽习练方法改变了她的生活，她说，“它改变了我的思考方式……古鲁吉教给我的神圣一课，就是无论做什么，都要全心全意、毫无保留、百分之百投入地去做。古鲁吉教会了我生活中的二进制；他教给我0和1的含义。”

跨越国界

毫无疑问，艾扬格瑜伽彻底转变了世界对瑜伽的看法。艾扬格瑜伽超越了文化、国界和宗教。

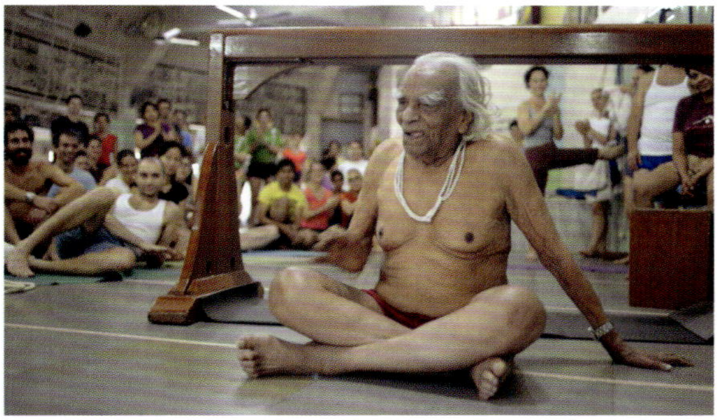

（左图）学生们很少有机会看到B.K.S.艾扬格习练瑜伽，但当他们有幸目睹时，他们瞥见的是一代传奇人物。

拉玛玛尼·艾扬格瑜伽学院拥有3800多位认证教师，他们来自40多个国家，如美国和英国到意大利、西班牙和德国，现在还有中国。

“无论你走到世界何处，都能练习艾扬格瑜伽，”艾扬格大师去世前不久这么说，“今天，我是世界上最幸福的人，因为我虽历经种种厄运和挫折，但我不仅为自己赢得了声望，更为瑜伽这门艺术和科学重新获得了尊重与尊严。如果当年我没有单枪匹马地开办超过15000场讲座和演示，我想瑜伽不会有今日之盛况。”

在当今世界，艾扬格瑜伽的影响显而易见，无论是艾扬格大师与教皇保罗六世的著名会晤，还是他作为政府的贵客首次访问南非；无论是赫鲁晓夫总理到访印度时看他做的瑜伽演示，还是更近一些的时候，他2011年的访华之旅。“刚踏上中国的土地的时候，我不知道会发生什么。然而，反响之强烈，令人难以置信。到了中国印度瑜伽峰会，我才发现我很多书已被译成中文，而且读者众多。”艾扬格大师回忆道。当时中国开办了大量的瑜伽学校，遍布17个省57座城市。这些学校都受到他的著作《瑜伽之光》和《光耀生命》的启发和鼓舞。他认为，艾扬格瑜伽之所以如此受欢迎，是源于它注重实际的做法以及对身心关系的深刻理解。“身体的健康成长就是对心灵的滋养，”他说，“这也是对智性本身的滋养。从此，再无障碍。”艾扬格大师相信，一旦学生们从“物质主义的世界”抵达“解脱之岸”时，自会向内观看。“我希望同胞们能传播瑜伽之光，真正惠及我们自己的村民，引领他们达到普遍的健康和幸福水平。这些村民从没受到过外界的影响，他们代表着我们印度的文化之根。”

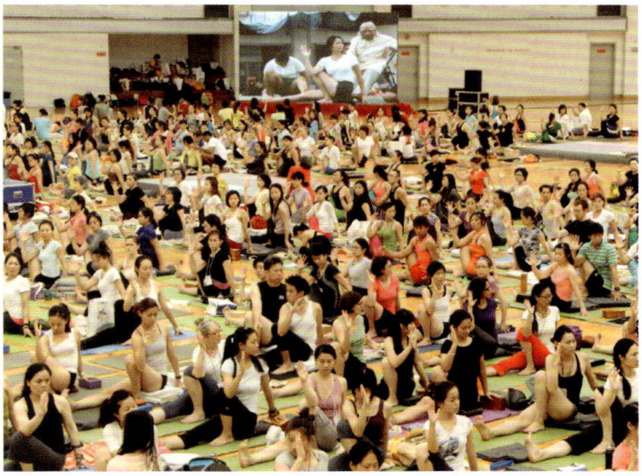

中国张开双臂欢迎艾扬格瑜伽。B.K.S.艾扬格2011年大师课反响热烈。

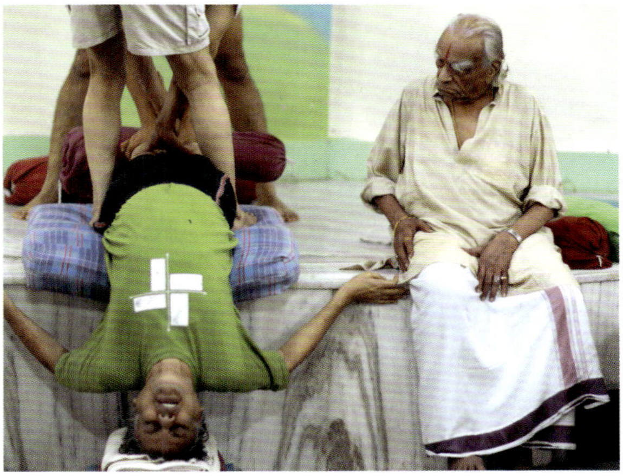

B.K.S.艾扬格要求极为严格。他过去常常在理疗课上监督瑜伽教师，指导教师帮助学生，确保体式精准，取得最大功效。

贝卢尔行动

正是这种回馈社会和家乡的心愿，促使艾扬格大师回到出生地贝卢尔，贝卢尔是一个小村庄，距离班加罗尔40千米。

毕竟，B.K.S.艾扬格大师名字中的B代表的就是他的家乡贝卢尔。贝卢尔过去是个很穷的村子，没有学校、没有医院，甚至没有清洁的饮用水。艾扬格大师小时候没能受到正规教育，

“古鲁吉爱孩子们，真的很喜欢他们。”

因此他对教育最为重视。他下定决心要改变贝卢尔村的教育现状，于是和弟子们一起在英格兰和瑞士组织瑜伽演示，共筹得990英镑。1967—1968年，建起了贝卢尔村的第一所小学：室利·克里希那玛查·塞沙玛小学（Sri Krishnamachar-Seshamma Vidyamandir）。贝卢尔村民自治委员会（panchayat）主席文卡塔斯瓦米（Venkataswamy）和克里希纳帕（Krishnappa），见证了他们的家园此后翻天覆地的变化。

他们记得学校的奠基，目睹校舍拔地而起。“我们从来没有见过有屋顶的学校，这在整片地区都是头一遭。“面对崭新的校舍和前所未有的教育机会，村民们欢呼雀跃，很快蜂拥而至。“学校最初有200名儿童。古鲁吉（艾扬格大师）后来扩大了校舍，以容纳更多学生。”克里希纳帕说。

2005年1月，拉玛玛尼·森达拉拉贾·艾扬格夫人（Smt Ramaamani Sundararaja Iyengar）高中奠基，同年6月开课。艾扬格大师在第一个招生日始终在场，会见了学生和教师。接着，两年前，拉玛玛尼·森达拉拉贾·艾扬格夫人大学落成招生。

提供教育

贝卢尔村发生了巨大变化。今天，这个村庄人口有4000人，其毗邻地区如今被称为拉玛玛尼镇（Ramaamani Nagar），这里拥有高中、大学和医院。每天早晨，梵文祈祷唱诵声响彻村庄。之后，320名中小学生和160名大学生鱼贯而入附近的运动场，练习瑜伽体式。一些学生练习的体式颇为复杂，他们也是参加体式比赛的最佳队伍。

文卡塔斯瓦米记得，每次艾扬格大师回到贝卢尔村，都会把很多糖果像下雨一样撒向学校的孩子们。“古鲁吉爱孩子们，和孩子们之间真的产生了依恋之情。我们村坐落在去蒂鲁帕蒂（Tirupati）

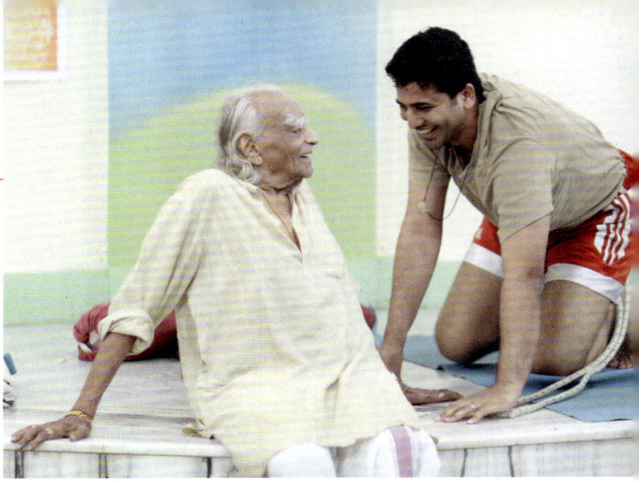

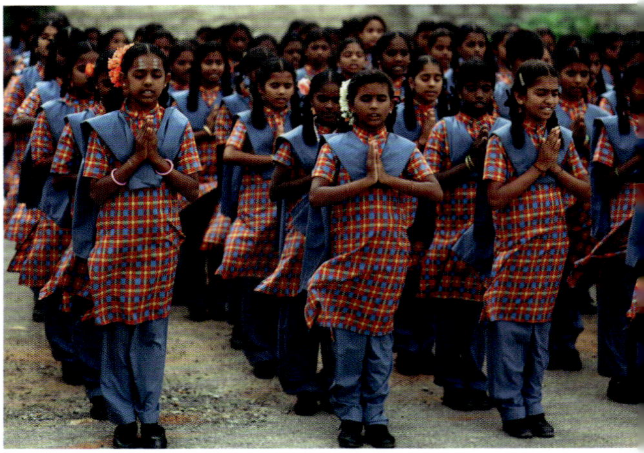

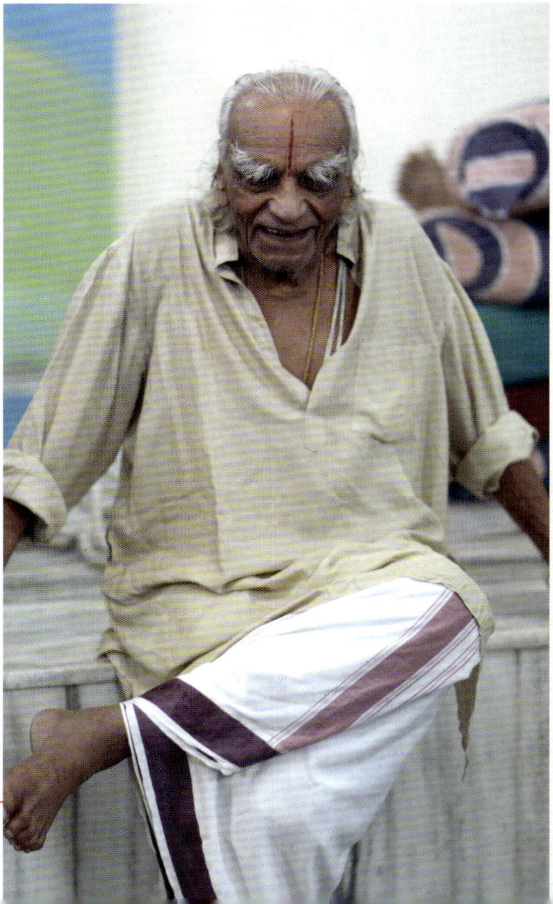

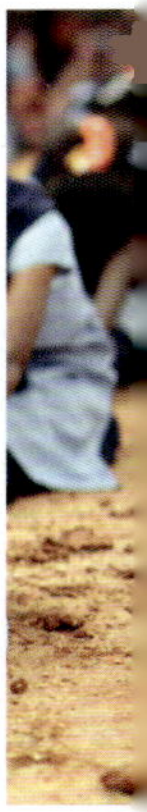

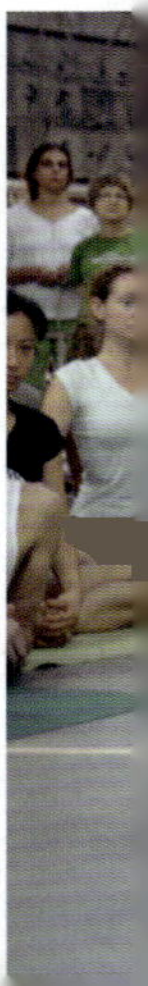

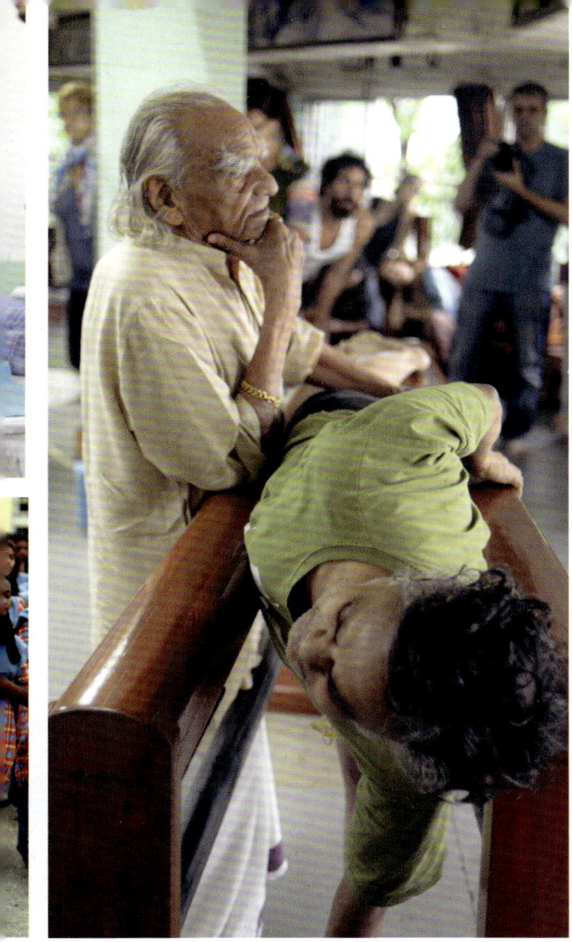
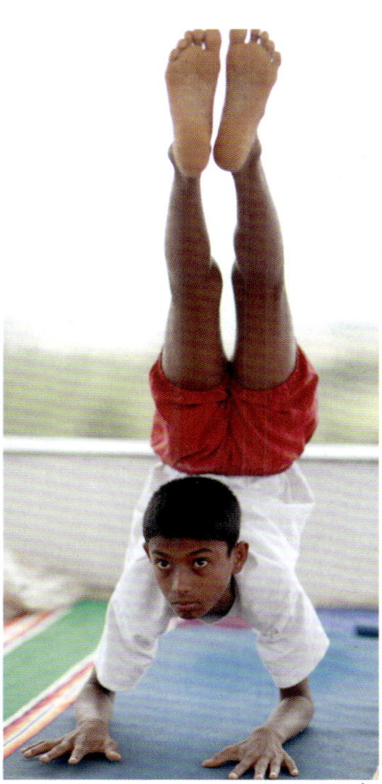
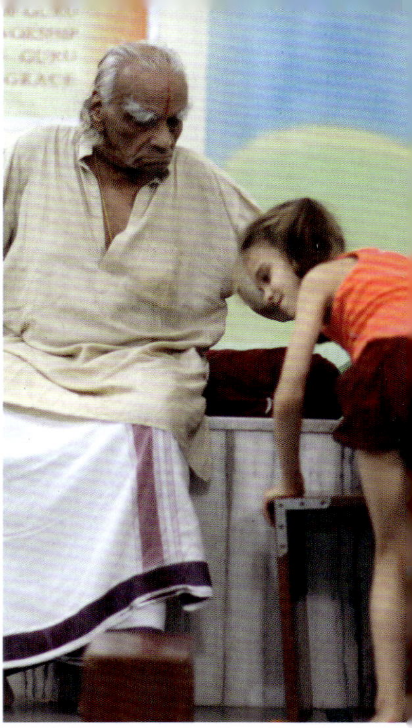
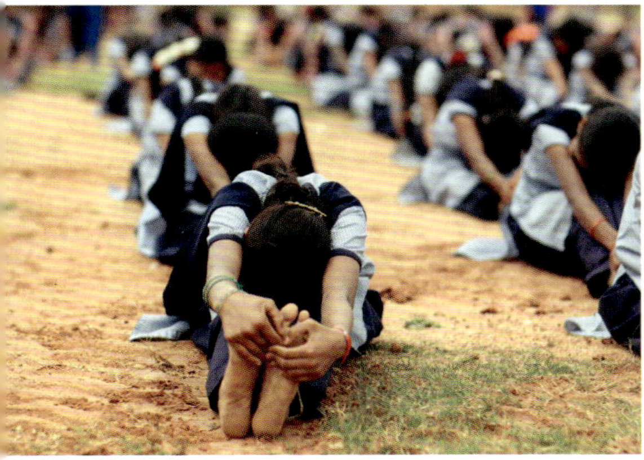
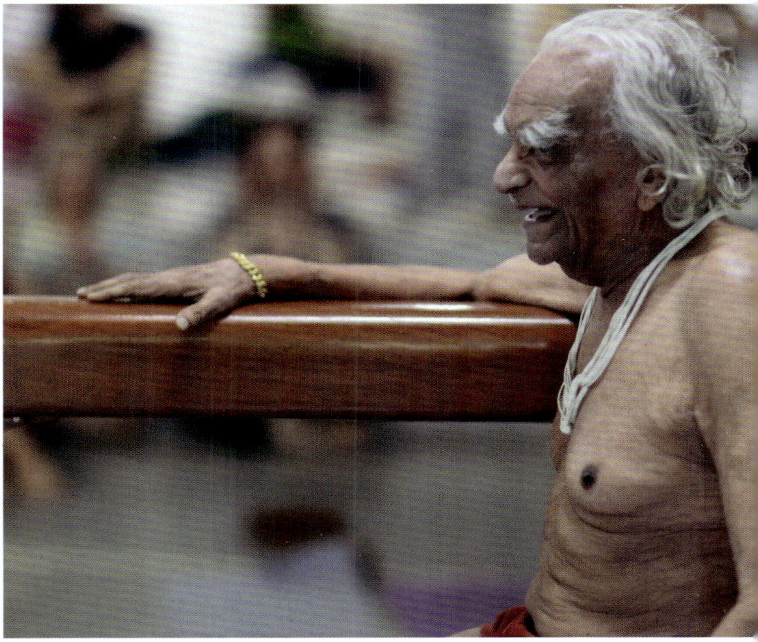
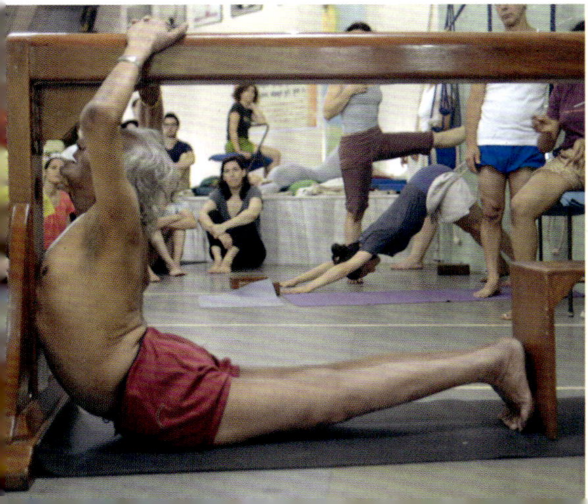
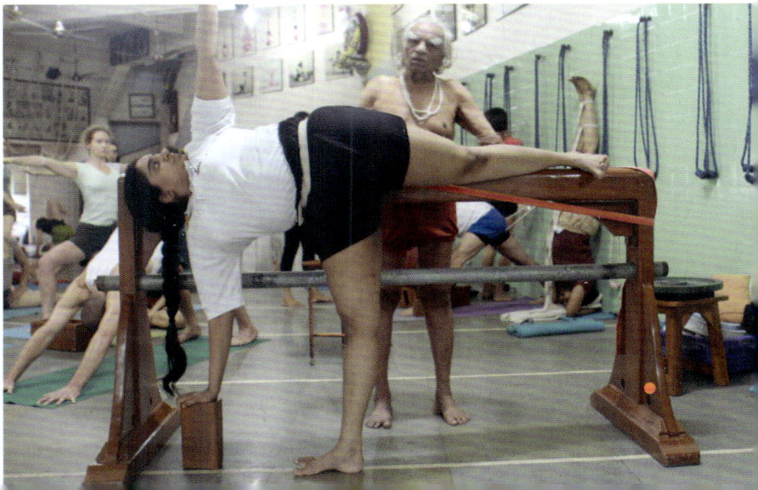

（右图）B.K.S. 艾扬格为贝卢尔的中小学生启动午餐工程。

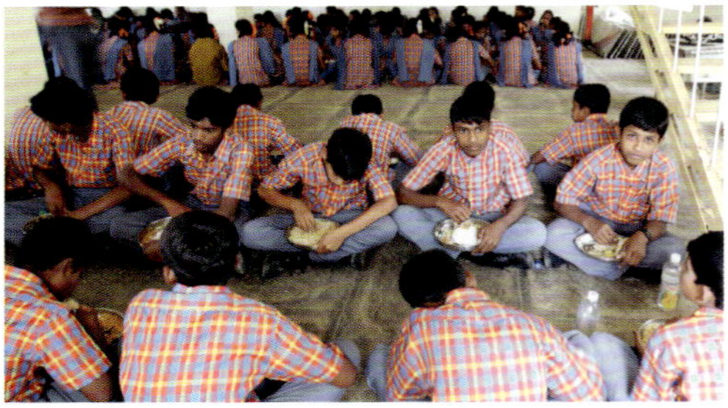

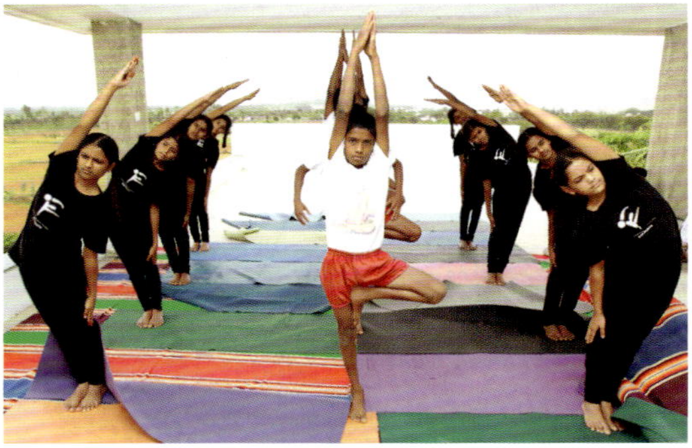

贝卢尔中小学生每天习练瑜伽体式。

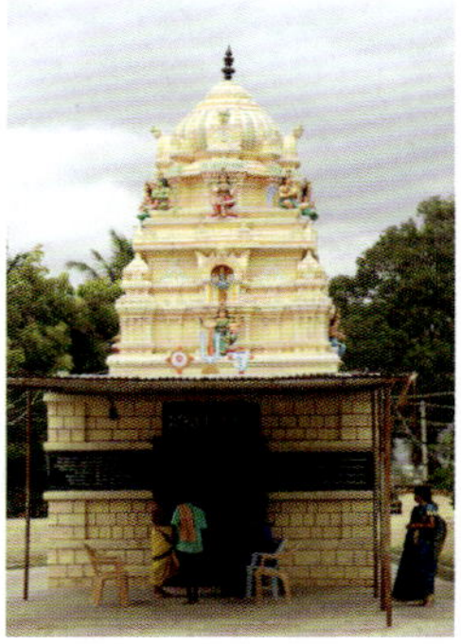

艾扬格大师在贝卢尔村出资修建了世界上第一座圣哲帕坦伽利神庙。

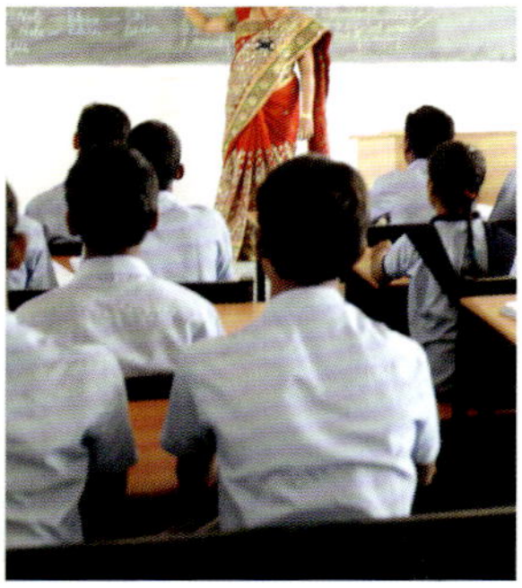

教育为艾扬格大师家乡贝卢尔村的人们增加了就业机会。

的路上，文卡德沙瓦拉[1]（Venkateswara）神殿在蒂鲁帕蒂。古鲁吉来的时候总是从蒂鲁帕蒂带糖果给孩子们。”他说。

艾扬格大师确保孩子在教育的各个方面都得到照顾。艾扬格大师体恤学生，知道大多数学生家境贫穷，来自周围的13个村庄，要靠自己往返学校。学校甚至为他们提供免费的午餐，午餐来自40千米外的班加罗尔。显然，这里的中小学和大学已经让孩子们有了更多的机会。克里希纳帕说："有了教育这个基础，我们村发生了巨大的改变。年青一代已经开始习练瑜伽。从我们学校毕业的学生发展得真的很好。他们有些在银行工作，有些当上了律师，还有一些甚至拥有博士学位。"

1 文卡德沙瓦拉是印度教毗湿奴神的化身，蒂鲁帕蒂的神殿是最著名的文卡德沙瓦拉神殿。——译者注

相信未来

然而，教育只是变革的第一步。主要的关注点在于建好基础设施，才能提高生活质量。正是依据上述远见卓识，2003年，贝卢尔克里希那玛查和塞沙玛·斯玛拉卡·尼德希信托基金（Bellur Krishnamachar & Seshamma Smaraka Niddhi Trust，BKSSNT）成立了。其目的就是要带来无声的革命，因为艾扬格先生相信，良好的健康和教育才是社会和经济改革的坚实根基。

信托基金的首要任务之一是寻找干净的地面水。今天，拥有五万加仑容量的储水箱为贝卢尔村提供清洁的饮用水。此外，还开始了雨水收集行动。贝卢尔村1920年暴发过疟疾疫情，当时医疗设施匮乏，村民难以获得及时的医疗救助。为此，艾扬格大师决心要在村里建立初级卫生保障。2007年，拉玛玛尼·森达拉拉贾·艾扬格夫人初级健康中心成立，为附近30多个村庄提供免费医疗服务。至今，超过18500名来自贝卢尔及周围村庄的患者已从中受益。该中心拥有20张病床，中心管理人员希望能获得大医院的支持。目前，医院有两名医生、六名护士和一名实验室助理。

医院提供设施齐全的日托服务，为村民提供免费的医疗服务、外科手术、药物治疗。

贝卢尔也成为艾扬格瑜伽学生的"麦加"。学生们到村里或者参加工作坊，或者前来朝圣，看一看改变他们人生的大师的出生地。他们在路上会参拜村里的神庙。艾扬格大师在贝卢尔村修建了世界上第一座圣哲帕坦伽利神庙，纪念这位《瑜伽

“将神赐予我的给予他人，带给我极大的满足感。”

经》的作者。信托基金还出资修缮了一座有800年历史的哈努曼神庙，修复了献给罗摩神和蚁垤仙人（Rishi Valmiki）的神庙。蚁垤仙人是史诗《罗摩衍那》的作者，他从凶残的强盗脱胎换骨，成为博学的圣哲。别有意味的是贝卢尔村民们崇拜蚁垤仙人，而这些村民原来颇感前景黯淡，现在脱胎换骨，充满希望。

“贝卢尔村为世人所知，全是古鲁吉的功劳。”克里希纳帕说。

艾扬格大师把贝卢尔的成功视为自己一生的巅峰之作。“将神赐予我的给予他人，带给我极大的满足感。”他说，“我自愿担负一项任务：通过教育、文化、社会和健康相关的项目，振兴我的故乡贝卢尔村和印度其他贫困乡村。这绝非易事。但BKSSNT在相对较短的时间内成就的转变是非凡的。显然，不仅贝卢尔村民能从中受益，更广泛区域的人们也得以泽被。生活质量改善、整体环境清洁、社区里人们（尤其是青少年）态度积极向上，已表明一切会变得越来越好。我确信，在我身后，我的家人、学生、他们的下一代将把瑜伽的信息带到全球每一个角落，全人类不再有地域之别，不再有种族、宗教、肤色和性别之分。”

传承遗产

阿碧嘉塔知道，前进的道路可能很困难。“他（艾扬格大师）传授的知识，如此纯净，如此浩瀚。把这些知识传播出去，将惠及更多的人。但和他相比，我们所知甚少。我担心有些知识会慢慢被稀释。”很多瑜伽老师也有同样的担心。佩内洛普·卓别林补充道：“古鲁吉留下的一部分遗产是，他无私而耐心地把精准的知识和训练传授给了高级教师，这就意味着高级教师能够通过自己的教学反映出古鲁吉的一些精髓。因此，每个人都能学到纯粹的艾扬格瑜伽。我们必须倍加小心，不让艾扬格瑜伽的精华被稀释。”

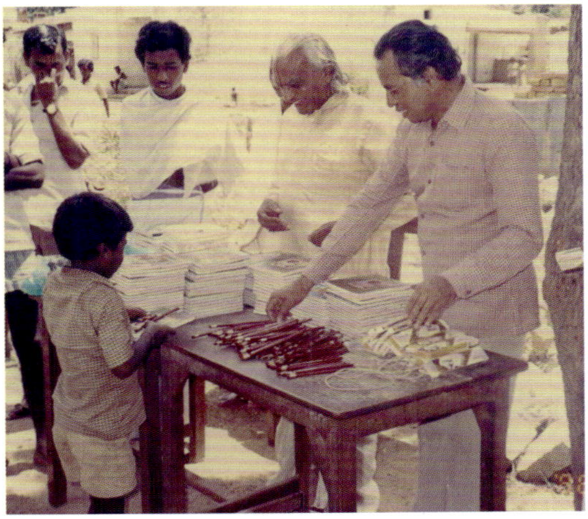

艾扬格先生常回贝卢尔村，分发书籍和学习用品，鼓励上学的孩子们。

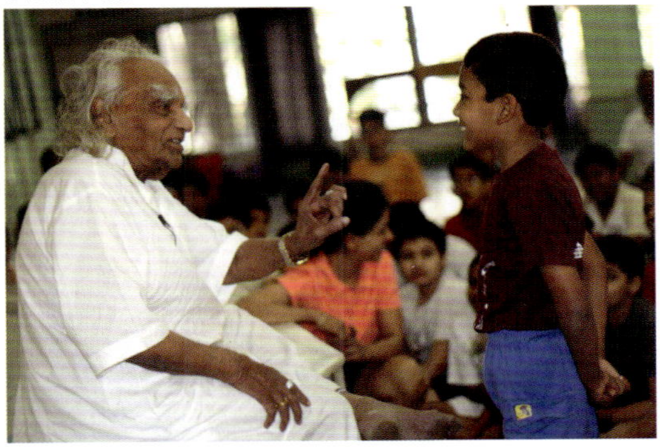

学生们珍惜见到艾扬格先生的机会，聆听他的教诲。

不过，艾扬格瑜伽对我们今天的生活产生的影响，从来都毋庸置疑。阿碧嘉塔引用艾扬格大师的话说：“人类天生抗拒改变，因为我们对熟悉的事物感到安全，对新鲜的事物，则心生不安。我们追求自由，但又贪恋束缚。古鲁吉的精神财富在于如何改变我们的生活方式，运用我们的身体和心灵来实现这种转化。瑜伽，是洞察照见（darshana）。Darshana还有一个意思，是‘镜子’，照见自己的镜子。瑜伽永远都具有现实意义。瑜伽永远也不会过时。”

B.K.S.艾扬格的教导

瑜伽，永恒不朽。它万古长青，超越时空。它是现代生活无限压力的解决之道。瑜伽平衡我们的生活，抚慰焦灼的心灵，最终把我们带入彻底的宁静之中。只有到了这个时刻，我们才能发现真我。

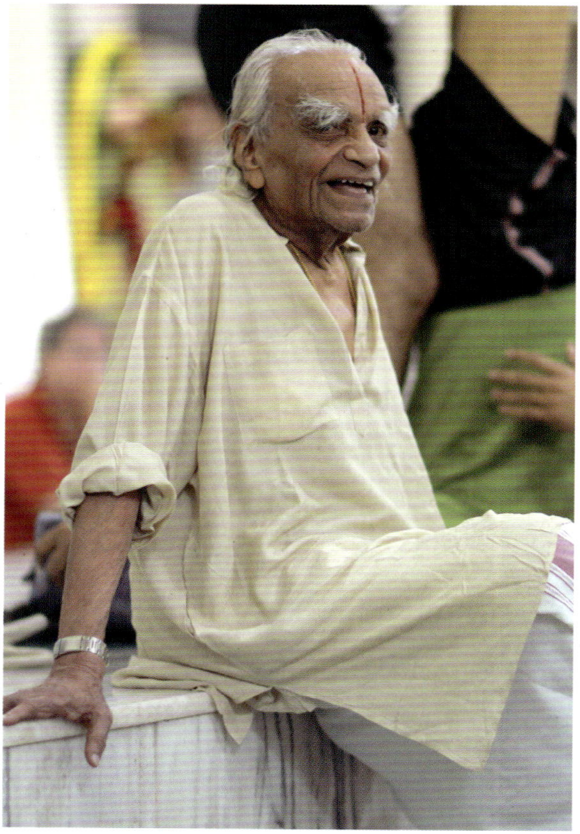

大师与拉玛玛尼·艾扬格瑜伽学院的学生互动。

出于本能，我们经常落入暴力、愤怒和贪婪等人性污点的圈套之中。人类生来就会受到这些人性弱点的诱惑，而直接或者间接地诉诸暴力，当然社会压力也是产生这些暴力的原因之一。瑜伽的习练能够转化或改变这些人性弱点。纵然无法将这些弱点一举根除，至少会将它们的影响降到最低。这时候，习练者对生活艺术的把握才会渐入佳境。他会从全新的角度看待生活，会从心理健康和智性成长的直接感悟中体会生命。瑜伽让我们达成生命的目标：要活得有价值。

我并没有受过良好的教育。在学历上、财富上或情感上都乏善可陈。我来自一个一贫如洗的家庭，出生时，在茫茫世界中孑然卑微。年幼时，我曾饱受各种疾病的侵袭，患过肺结核、流行性感冒、疟疾和伤寒。可我还是熬过了这一切。然而，我的身体几乎就没有怎么发育。在这种状况下，我根本无从培养身心的力量。为此，我的生活深受困扰，情绪也起伏不定。处于这种人生状况的我，既没有什么可想的未来，又无法活在当下。

只有瑜伽，让我通过习练找到了内在喜乐，即便我没有系统地接受过任何理论培训。今天我讲述和教导的一切，都源自我直接经验所得到的知识。因此，这种知识才更为稳固，因为我传达的是发自我内心智性的声音。

如今，少年儿童都受过良好教育，然而，不幸的是，年青一代往往漫不经心，因为他们活得过于知性，彻底忽略了自己的根基——身体，而身体支撑着我们内在的智性。他们不懂得强健身体的重要性，却一味地发展高超的智力。于是，

“瑜伽让我们实现生命的目标，要活得有价值。”

他们每个人的内在都很容易产生严重的失衡，造成各种心理和情感的困扰。瑜伽的习练可以帮助人们建立内在的力量，让人们足以承受当代社会的各种问题。

压力是当今人们面临的普遍问题，然而压力却无法侵入瑜伽的领地。负面压力是敌人，而正面压力意味着成长。“压力”这个词，可以用来形容一个非常负能量的人，他总是消极地看待一切。这样的人注定会饱受苦难。压力还有另一种形式，即只有大脑在得意扬扬地运转，情绪的智慧、身体的力量则完全被忽略。这种压力也是敌人。瑜伽能消除过于消极和过度紧张这两种压力。瑜伽不但会带给人平衡，还能非常和谐地融合头脑的智力与心的智性。它让每个人都安然自若，内心宁静。

瑜伽习练者必须明白，我们可能对外部世界有所了解，但对内在世界却一无所知。瑜伽教会我们去理解内在世界，去了解身体各个部分——肝脏、脾脏、胰腺、呼吸系统、神经系统等。瑜伽帮助我们了解身体各部分如何各司其职，何时又会给我们带来困扰。瑜伽使得我们认识到日常生活总是充满着起伏，并学会通过习练来创造出身心的平衡。

瑜伽的方法多种多样，每一种都能被改造以适应当下的社会需求。有些瑜伽体式纯粹作用于身体层面。有些体式能让人情绪稳定。如果有人觉得大脑躁动不安，有些瑜伽体式能让大脑立即恢复镇静。然而，人们必须学会了解自己在当下处境的需求到底是什么。而人们恰恰能够从瑜伽习练中学到这一点，但前提是必须诚实地习练，要心怀正直和真诚。人们相信肉身是有限的，于是他们开始追寻无限。然而没有必要缘木求鱼——无限并不存在于外部世界，而存在于我们的内在。瑜伽习练帮助人们从有限中看到无限。当人们认识了身体的所有部分，从皮肤细胞到自我，有限之物就会消融，只留下无限的真我（the self，又译自性）。

我从来没有停止过学习，也从来没有停止过对瑜伽习练的思考。练习瑜伽时，我从不思考我的身体该如何，一心只想着能否将自我扩展到身体的每一个角落。我问自己，我是否在那里存在着。在习练时，我一直自我观察着，察看身体的哪些地方慵懒沉睡，哪些地方又饱满充盈。我问自己，为什么某些特定的地方会充盈饱满或者慵懒沉睡。我每分每秒都在如此自问，以确保心念均匀遍布全身。当心念不偏不倚地，均匀遍布全身时，心念就消融了；如同深海中的寂静。我在身体的海洋里完全静默了。存在的只有自性。这便是瑜伽要教给我们的。我们可以通过阅读书籍或接触社会来学习客观知识（objective knowledge）。然而，唯有通过与真我的接触，我们才能学到主观知识（subjective knowledge）。这就是samyoga，即身、心、智与真我合一。

在某种程度上，瑜伽是通向美好健康的金钥匙。但是健康并非仅限于身体健康。健康有七个层级：机体层面、机能层面、心理层面、智力层面、意识层面、良知层面和神性层面。当这七个层面的健康在一个人身上和谐共处时，我会说，这是一位活得有价值的人。

这就是我想告诉大家的话。

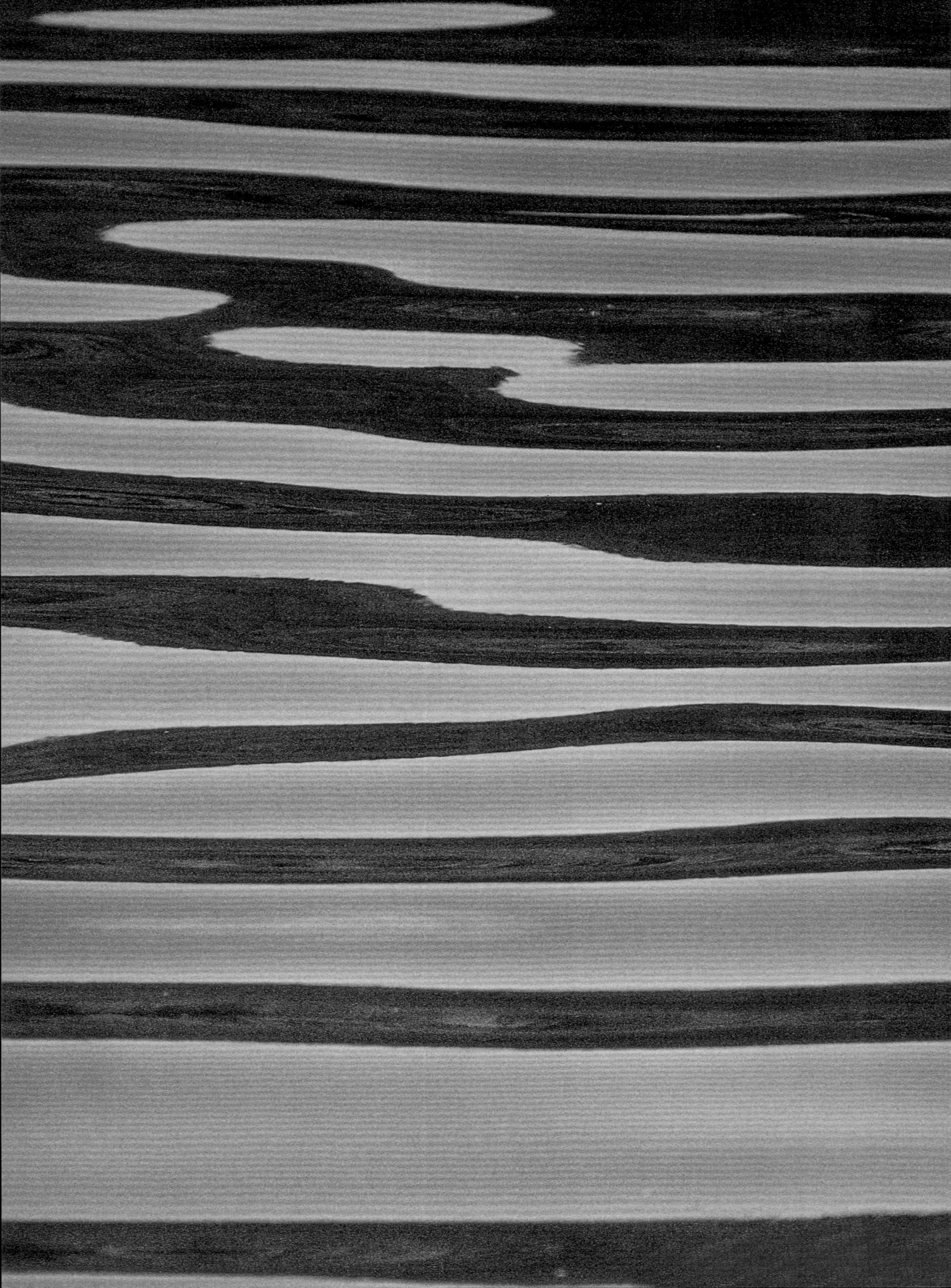

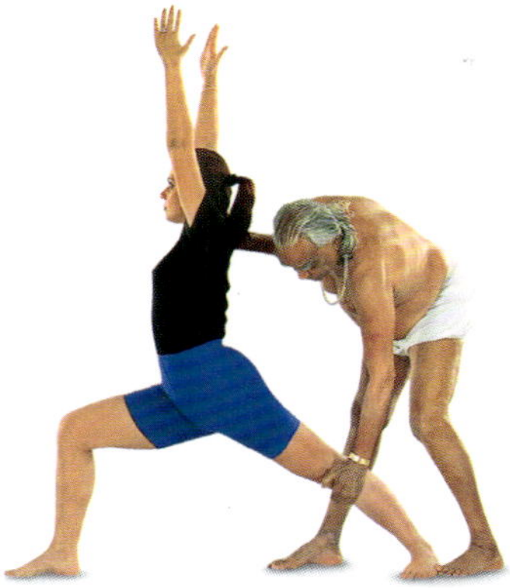

第2章 瑜伽为你而设

“瑜伽是一种光芒，一旦被点燃将永不暗淡。你的习练越精进，火焰就越发明亮。”

瑜伽的主要目的是帮助习练者回归心的单纯与宁静，将其从混乱和痛苦中解放出来。瑜伽体式和呼吸控制的习练可以带来宁静。不同于其他会使肌肉、骨骼紧张疲劳的锻炼方式，瑜伽温和地帮助身体恢复活力。随着身体的恢复，瑜伽将心从快节奏现代生活所引发的负面情绪中释放出来。瑜伽的习练让希望与乐观之泉源源不断地充盈你的内在，帮助你克服通往完美健康和圆满灵性道路上的所有障碍。瑜伽是一次重生。

瑜伽的目的

习练瑜伽的目的在于克服身体上的种种局限。瑜伽教导我们，人生的目的就是踏上通往灵魂的内在旅程。瑜伽既提供目的，也提供方法。

当身心达至完美和谐时，我们便成就了自我实现（self–realization）。瑜伽教导我们，自我实现道路上的种种障碍表现为身或心的不适。当我们的身体不是处于最佳状态时，会导致心理状态的不平衡（chittavritti）。习练瑜伽有助于我们改善这种不平衡状态。瑜伽体式可以疗愈身心疾病（vyadhi），使身体恢复平衡。不均匀的呼吸是身体应对压力的一种症状，可以通过习练瑜伽得到缓解。瑜伽体式可以调节整个身体，强健骨骼和肌肉，矫正身体姿势，改善呼吸，提升能量。当身体处于这种良好状态时，心也会随之变得坚强而宁静。

瑜伽体式和呼吸控制

瑜伽体式的习练净化身体。正如金匠以火淬金烧尽杂质一样，体式通过增进全身新鲜血液的循环祛除体内的疾病和毒素。这些疾病和毒素通常是由于无规律生活、不健康习惯以及错误姿势所引发的。有规律地习练伸展、扭转、弯曲以及倒立等基础体式可以恢复身体的力量与耐力。体式连同呼吸控制可以纠正身体、生理以及心理的混乱状态，对于压力和疾病也都有很好的调节作用。很多疾病，包括骨关节炎、高血压、低血压、糖尿病、哮喘以及厌食症，都可以通过习练体式得到好转。

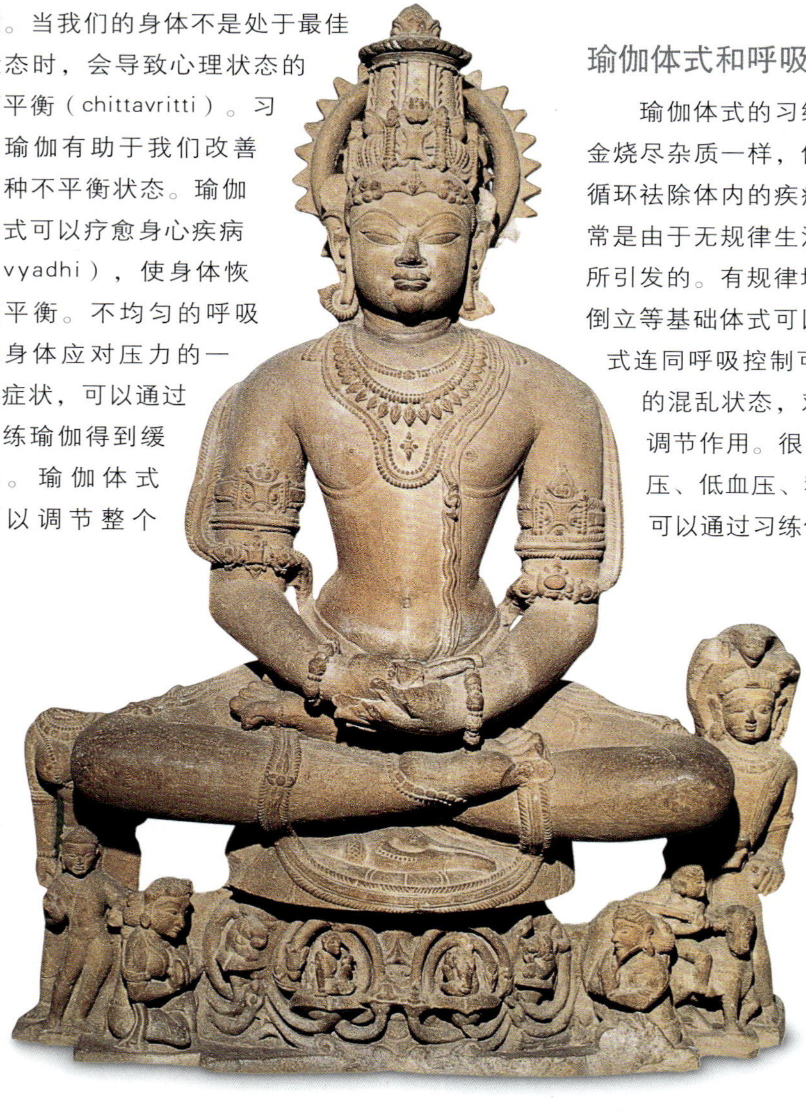

身心的和谐统一

这尊公元10世纪的雕像（Yoga Narayan）出土于印度的卡杰拉霍（Khajuraho）。它刻画了处于瑜伽宁静状态中的毗湿奴神。

身和心

身和心处于不断地交互作用状态。瑜伽科学不主张将身心割裂开来，而是将两者视为一个整体来研究。日常生活的纷乱给身心带来压力，造成焦虑、抑郁、躁动和愤怒。虽然看起来瑜伽体式只涉及身体层面，实际上却影响着大脑的化学平衡，而这一点，反过来也会改善个人存在的心理状态。

达至身心的完美平衡，存在着种种障碍。大约2000年前，圣哲帕坦伽利所著的《瑜伽经》概述了这些障碍。历史学家对于此书具体的写作时间众说纷纭，但人们一致认为《瑜伽经》（或称《关于瑜伽哲学与习练的箴言》）是在公元前300年到公元300年编辑而成的，整部文集被称作“帕坦伽利关于瑜伽的真知”（Patanjali Yoga Darshana）。在《瑜伽经》的最后一章《三摩地篇》（*Samadhi Pada*）中，帕坦伽利论述了作为痛苦根源的各种混乱状态。这位圣哲认为身心疾病或者身体疾患造成了情绪的波动。瑜伽的目的是解决身与心两方面的问题。

即使在今天，消除痛苦仍是大多数人走上瑜伽之路的主要原因。瑜伽体式从身体的特定部位入手使头脑得到舒缓和放松。比如，倒立体式使大脑平静的同时也使之活跃。习练这些倒立体式，通过向大脑供给新鲜的血液，使之警醒和放松，从而激活腺体和重要器官。

瑜伽具有镇静神经的独特功效，而神经系统又是身心的媒介（参见54页）。瑜伽的习练全面影响身心，使身体放松，心也变得平静。

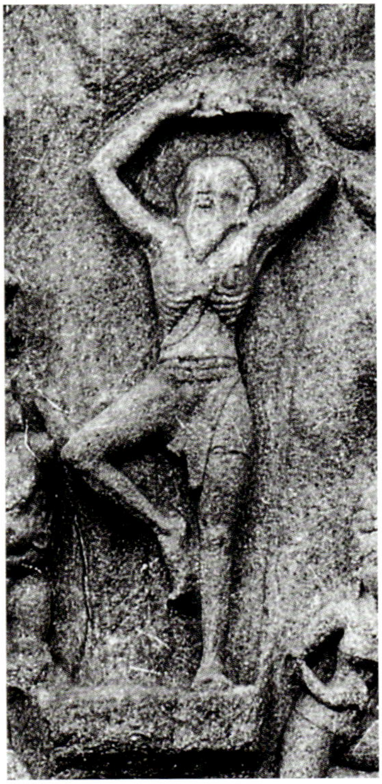

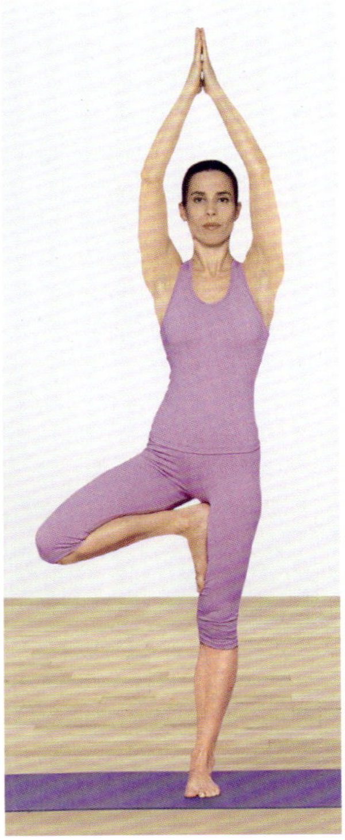

恒久的传统

出土于印度马哈巴利普兰姆（Mahabalipuram）遗址的4世纪雕像和这名现代女子，展现了某些经典瑜伽体式的历久弥新。

瑜伽的习练阶段

瑜伽的首要目的是回归心的单纯、宁静和平衡，将其从混乱和痛苦中解脱出来。这种单纯、宁静和平衡的感觉来自瑜伽体式和呼吸控制的习练。瑜伽体式通过四个习练阶段整合身、心、智，最后乃至自我。第一个阶段被称为“arambhavastha”，在这一阶段我们是在身体层面习练瑜伽。第二个阶段被称为“ghatavastha”，此时心学着如何与身体协调一致地移动。第三阶段

“每一次瑜伽习练后，心变得宁静而无为。”

被称为“parichayavastha”，当智性与身体合一的那一刻，这个阶段便会呈现。最后一个阶段被称为“nishpattyavastha”，即完美的状态。通过这些阶段的习练，灵性的觉知便会悄然流入瑜伽习练者的内心。痛苦和疼痛随之消失，单纯而平静的生活艺术也就显现了。

瑜伽填补“精神空白”

当今世界，物欲横流，给我们的生活制造出巨大的“精神空白”。我们的生活方式过于复杂，我们也倍感压力，而罪魁祸首正是我们自己的所作所为。我们的存在贫乏而了无意义，生活与关系中缺失灵性的层面。为此，许多人经过反省思考意识到，慰藉与灵感、平静与幸福无法从外部环境中求得，只能来自内在。

瑜伽带来自由

瑜伽的影响绝不仅限于身体层面。如果正确习练，体式将架起连接身心的桥梁。瑜伽消除了疼痛、疲惫、疑虑、困惑、冷漠、懒惰、妄想以及绝望这些不时困扰我们的情绪。瑜伽修行者的心完全拒绝接受这些负面情绪，并且在走向完全自性解脱的航程中努力地战胜这些情绪的波动。一旦成为真诚的瑜伽习练者，我们将不再为这些不愉快、消沉的心境所折磨。

瑜伽照亮你的生命。如果你带着一颗真挚的心认真而踏实地习练，瑜伽的光芒将照耀你生活的所有层面。有规律地习练瑜伽将使你以一种崭新的视角来看待自己和个人的目标。瑜伽将帮助你扫清通向健康身体和平稳情绪道路上的种种障碍。瑜伽以这种方式帮助你获得心灵解放和自我实现，这也是每个人生命的终极目标。

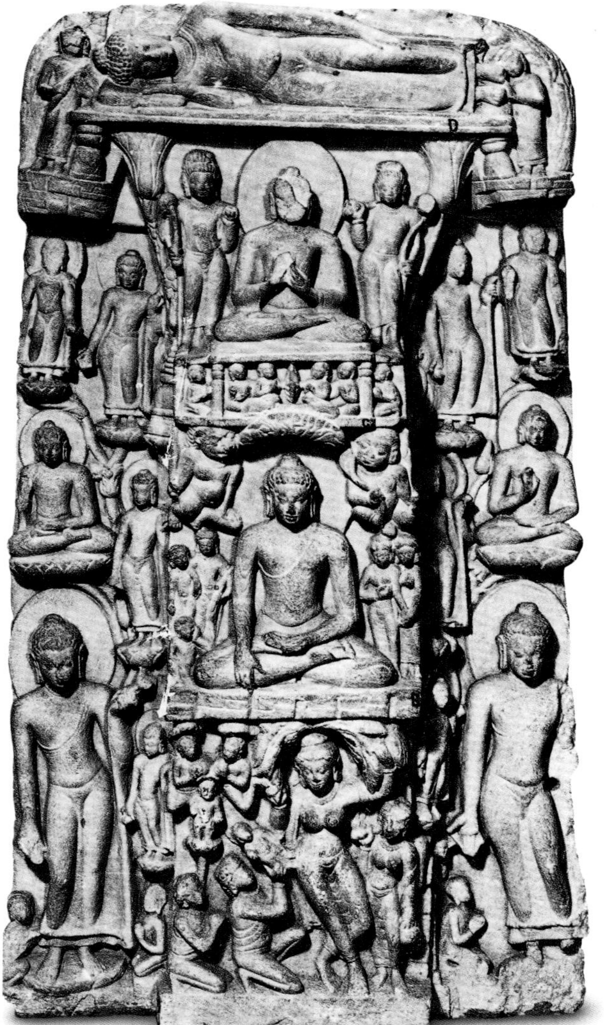

佛陀觉悟的四个阶段

这块出土于印度鹿野苑（Sarnath）的5世纪带状雕刻，从底部开始展示了佛陀一生中具有决定意义的四大事件（从下往上）：佛陀从母亲的髋部出生；在菩提伽耶（Bodhgaya）悟道；向弟子传法；升入天界。

通向健康之路

良好的健康状况是身心各部分完美交流的结果；此时，各细胞之间息息相通。虽然从根本上说瑜伽是一门关注灵性的科学，但它也将带来身心的健康。

健康并不仅仅指没有疾病。在良好的健康状态下，身体的关节、组织、肌肉、细胞、神经、腺体以及各个生理系统必定处于完美平衡与和谐的状态当中。健康是指身、心、灵以及智性的完美平衡。

健康好比持续流动的河水，清新而纯净，处于不断更新的状态。人类是感官、行动器官、心、智性、内在意识以及良知的综合体，瑜伽的习练影响着所有这些部分。

瑜伽体式有助于确保生物能量（或生命力）的均衡分布，带给心宁静的状态。瑜伽习练者面对生活时不会扮演受害者的角色，而是作为主人来掌控生活的各种场景、遭遇与环境。

体式使呼吸系统、循环系统、神经系统、荷尔蒙系统、消化系统、排泄系统以及生殖系统达到完美的平衡。随后，这种身体的平衡又带来内心的平静，使智性更加清明。

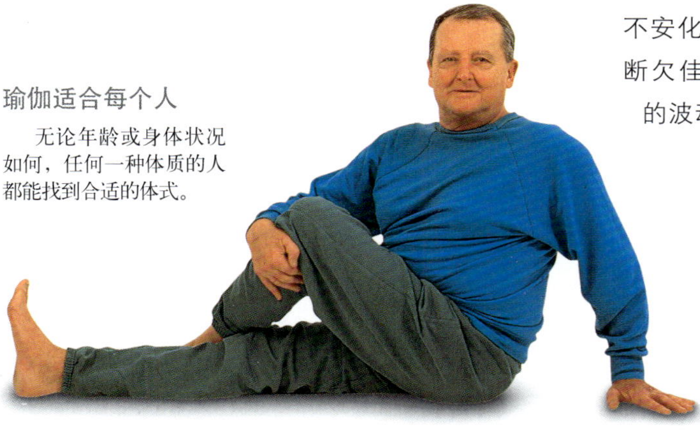

瑜伽适合每个人

无论年龄或身体状况如何，任何一种体质的人都能找到合适的体式。

身心的和谐

根据每个人特有的体质和身体状况，体式能满足所有个人的需要。体式包括垂直、水平以及环形的运动，通过这些运动引导血液供给身体最有需要的部位，为整个生理系统输送能量。在瑜伽习练中，每一个细胞都受到关注和照料，同时也获得了新鲜的血液供给，使之得以顺利地运作。

心天生活跃也灵动，而灵魂则是熠熠生辉。然而，如果身体不健康，心往往也会变得怠惰、呆滞和迟钝。习练瑜伽清除身体的这种“钝”的状态，把身体带到与活跃的心相应的状态。最终身心都提升到与熠熠生辉的真我相应的状态。

瑜伽提升习练者的活力，他们的心态也随之转变：将忧虑不安化为勇气，将犹豫不决和判断欠佳化为明察善断，将情绪的波动化为自信与平和。

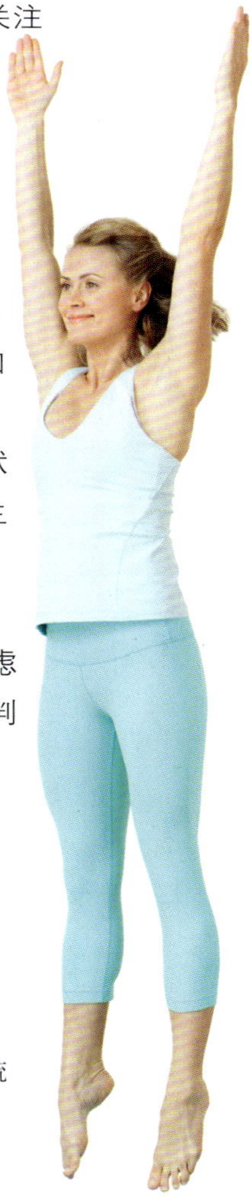

良好的健康状况

健康的身体就像一条持续流动的河——总是清新而纯净的。

体式的益处

瑜伽体式基于人体的三大基本姿势：站、坐、卧。但体式不是一系列机械的身体动作，它们具有某种内在的逻辑。要想正确地习练体式，必须用心领会这种逻辑，并且融会贯通。

“Asana”这一梵文词，有时被译为“姿态”或“姿势”。这两种译法都不完全准确，因为它们都没有将心念或意识这一层含义表达出来。在体式习练中，每一举一动都必须由心念来带动。要达成某个体式的最终姿势，就需要我们带着全然的觉知和智慧，将身体的各个部分都正确地调整到位。

要做到这点，你必须彻底地想清楚体式的结构。首先，设想自己在某个具体的体式中如何调整和摆放身体的各个部位，尤其是四肢的位置，从而领悟体式的基本要领。

其次，根据整个体式的结构去塑造体态，保证身体两侧达至完美的平衡。最后，所有器官、肌肉、骨头或关节都没有过度的紧张感。

习练体式的重要性

体式的习练对整个身体都有益处。体式不仅强健肌肉、组织、韧带、关节和神经，而且维持身体各系统的正常运作和健康。体式放松身心，使之从疲惫、虚弱或生活压力中获得恢复。体式也促进新陈代谢、淋巴循环以及荷尔蒙分泌，从而带来身体的化学平衡。

重要的一点：坚持习练，直到你在最终姿势中感觉完全舒适。只有到那时，你才能体会到体式的所有益处。圣哲帕坦伽利在《瑜伽经》11.47中说道：“从有为至无为，体式臻于完美，我们达至内在神性。”

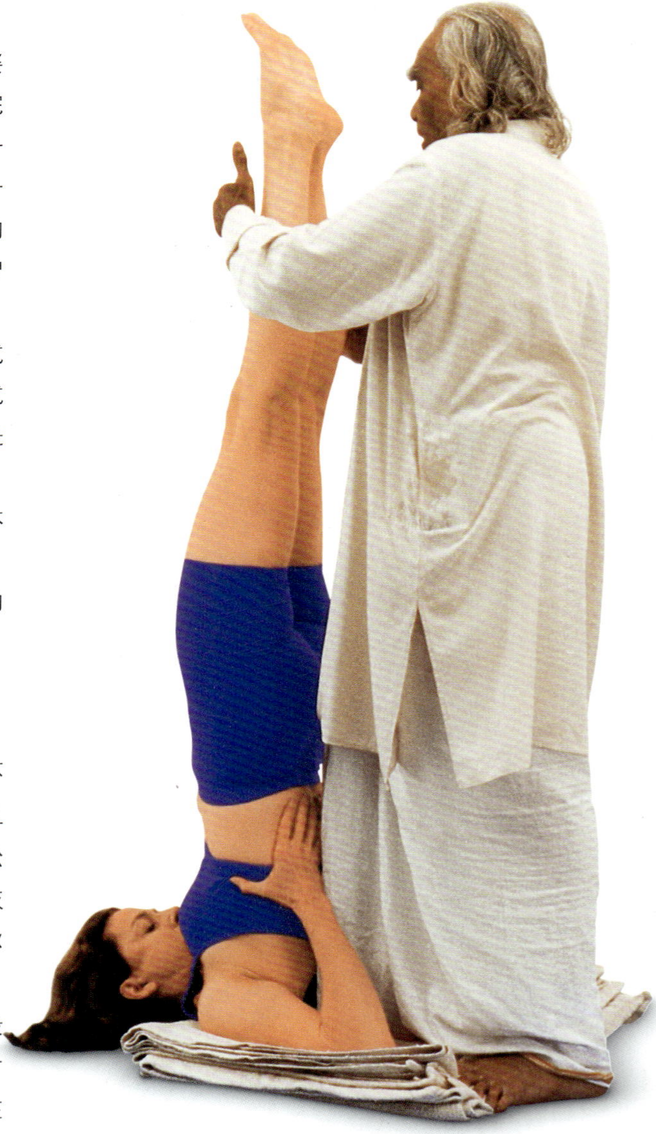

完美的平衡

艾扬格大师正协助一名学生完成肩倒立。

瑜伽与压力

瑜伽将压力对个人的影响降至最低。瑜伽科学认为，有规律地习练体式和呼吸控制可以加强神经系统，帮助人们积极地面对各种压力。

我们都有过这样的经验：紧张无法得到缓解，以致身心俱损。这并不是现代社会才特有的现象。早在数百年前的《瑜伽经》中，圣哲帕坦伽利将带来精神苦恼的原因归结为：自我（或我执）、对灵性的忽略、欲望、对他人的怨恨以及对生命的依恋。他称这些为kleshas，即不幸。

压力的来源

随着科技的进步，现代文明已经征服了许多未知的领域，但我们却错误地过度陶醉于这些科技成就当中。

现代文明同时也引发了广泛的竞争意识与嫉妒心。经济拮据、情感剧变、环境污染、世事飞速变迁而令人应接不暇倍感落伍（最重要的一点），这一切都给日常生活增添了压力。

所有这些因素也都会给身体带来压力，导致神经紧张，并对心产生负面的影响。这时，隔绝感和孤独感就会占据我们。

为此，人们求助于人为的方式来解决日常生活中出现的压力。滥用药物、饮食失调、不正当的男女关系，都是人们在竭力寻求慰藉时抓住的替代品。然而，虽然这些方式也许会带来暂时的注意力转移或压力遗忘，但压力——这种不快乐的根源并没有得到解决。

瑜伽不是一剂神药，不可能让人摆脱所有的压力，但它却对减轻压力有所帮助。令人担忧的现代生活将我们储存的生物能量消耗殆尽，因为我们不断地从仓库（神经细胞）中提取我们的生命能量。最终，这可能耗尽我们的能量，瓦解身心的平衡。

瑜伽科学认为神经掌控心的无意识部分。当拥有强大的神经系统时，这个人便可以更积极地应对各种压力状况。体式促使血液流向身体的所有细胞，恢复神经细胞的活力。这种血液流动使神经系统更强健，更能够承受压力。

减轻压力

瑜伽科学认为横膈膜是心之智性的居所，是灵魂的窗户。然而，在压力状态下，无论呼气还是吸气，横膈膜变得过于紧张而无法改变形状。瑜伽习练可以通过增强横膈膜的弹性来解决这个问题。这样，横膈膜处于伸展状态时，无论是心智、情感，还是身体上的任何压力我们都可以应付自如。

习练体式和呼吸控制有助于身体、呼吸、心和智性的统一。在体式习练中，缓慢自然地呼气可以为身体细胞带来宁静，放松面部肌肉，释放眼、耳、鼻、舌、皮肤各种感官的所有紧张。

大脑持续不断地与行为器官进行着交流。而当这一切发生时，大脑将会变空（shunya），所有念头都静止了，恐惧和焦虑也就无法侵入了。你具备这种能力时，就能够高效低耗地从事各项日常活动，而不再浪费宝贵的生物能量。同时，你将进入一种真正清明的智性状态，内心充满平静和安详，不再为压力所困。

瑜伽与健康

大多数体育锻炼都是竞技性运动。瑜伽虽然不具竞技性，却颇富挑战性。这是对我们的意志力的挑战，是一场自我与身体之间的角逐。

体育锻炼通常都带有快速、用力的身体运动。那些重复性动作往往消耗体力，让身体紧张疲惫。然而，瑜伽体式中的运动却为身体、感官、心、智性、意识带来稳定。体式的精髓在于平稳地运动，这个过程不仅仅是以完成动作为目的，而是要在宁静中达到圆满。

多数疾病的诱因都是源于大脑的波动起伏以及身体行为模式的变化不定。在瑜伽习练中，大脑平静、感官静止、观点转变，由此升起一种不依附（detachment）的宁静感。在习练过程中，瑜伽学生学会视大脑为客体，身体为主体。能量从大脑向身体的其他部分扩散，于是，大脑和身体共同运作，能量则在这两者之间均衡地分布。因此，瑜伽被称作“全面的习练”（holistic practice）。没有任何一种别的锻炼方式可以让心灵、自我与身体如此水乳交融，从而带来全面发展与和谐。其他锻炼方式都只涉及身体的某些特定部分，而被称为“身体锻炼”。

激活性的锻炼

瑜伽体式是激活性的锻炼，其他的耐力锻炼则是刺激性的。例如，医学专家声称慢跑可以激发心脏活力。事实上，虽然慢跑者的心跳加快了，但以瑜伽的观点来看，他的心脏活力并没有得到激活，瑜伽认为激活是指补充能量，并使之活力焕发。在瑜伽当中，以后弯体式为例，它比慢跑需要更多的体力，但其心跳频率却是均匀而有节奏的。

习练体式不会让人呼吸急促。在习练瑜伽时，力气和能量扮演着不同的角色，使身心的每一个部分达到完美的平衡，所以在这种激活性的锻炼之后，你将感到活力焕发，能量充沛。

体育锻炼会让人疲惫不堪。许多锻炼方式都要求体力和耐力，因此在习练10~15分钟后便会产生疲劳感。体育锻炼通过促进神经系统的运作来提高能量水平，但带来的结果却是，耗尽细胞的能量储备，内分泌腺体疲惫不堪，细胞内的毒素增加。血液循环虽然得到了改善，但却是以扰乱其他身体系统使心跳加速、血压上升为代价的。最终，将加重心脏负担，迫使心脏超负荷工作。

运动员通过高强度、用力地使用肺部获得大肺活量，其实这样并不利于保持肺部健

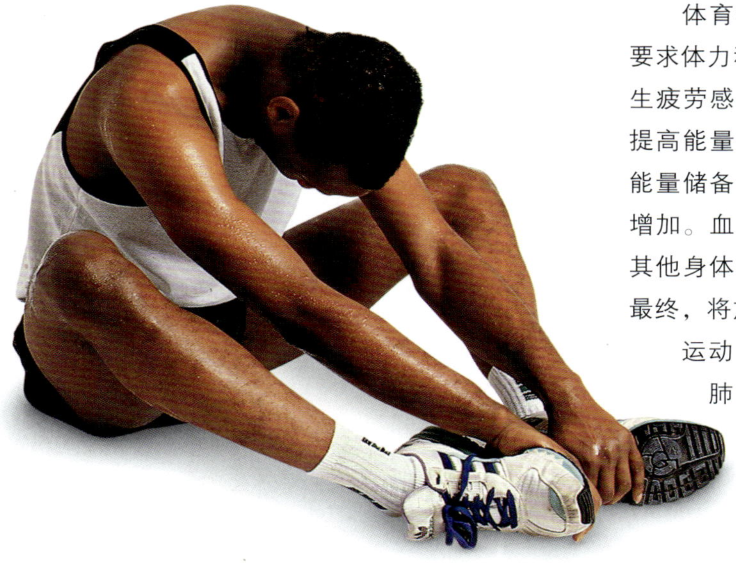

慢跑

这种锻炼方式使人心跳加快，精疲力竭。

康。另外，普通的体育锻炼，如慢跑、网球、足球，也会使得骨骼、关节和韧带不断受伤。

这些体育锻炼使用骨骼和肌肉系统，也使它们得到锻炼。但它们无法超越这些系统的限制渗透到更深的层面。只有在瑜伽当中，你甚至可以在伸展、延长、扭转、弯曲身体的同时，保持身心放松。

与其他锻炼方式不同，瑜伽使神经系统保持良好的弹性和抗压能力。所有锻炼的方式虽然让人感觉健康，却也给身体带来压力。瑜伽使身体生机焕发，而其他锻炼体系却在耗竭身体的能量。瑜伽均衡地使用身体的各个部分，而不是过度地使用任何一个部分。

在其他形式的体育锻炼中，动作仅局限于身体的某个部分或某些部分。而这些动作又是反射性的，不需要智力参与便可以完成。若不额外地消耗能量的话，很难达成动作的精准与完美。

任何年龄的人都可以习练瑜伽

随着年龄的增长，关节变得僵硬，肌肉也不再强壮，因此要从事那些需要消耗大量体能的运动并不是件容易的事。比如，年纪大就无法从事那些静力锻炼（应用等长度的肌肉收缩来增强肌肉的锻炼或锻炼法，通常是对由一个静止物体产生的阻力进行训练的）了，否则会造成肌肉扭伤、关节疼痛，加重身体各系统的负荷，使器官功能衰退。瑜伽最大的好处是任何人都可以习练，无论年龄、性别或者身体状况。

实际上，瑜伽对于中老年人有着特殊的益处。瑜伽是献给老年朋友的一份礼物，因为在这个年龄阶段他们身体的恢复能力在减弱、对疾病的抵抗力也在下降。瑜伽创造能量，而不是耗费能量。通过瑜伽，人们可以展望一个令人满意和更健康的未来，而不是回想自己的青春年华。

与其他体育锻炼不同，瑜伽通过使免疫细胞集中到那些受疾病侵害的区域，从而提高免疫力。这就是为什么古代圣哲们称瑜伽“既是一门治疗科学，又是一门预防科学”。

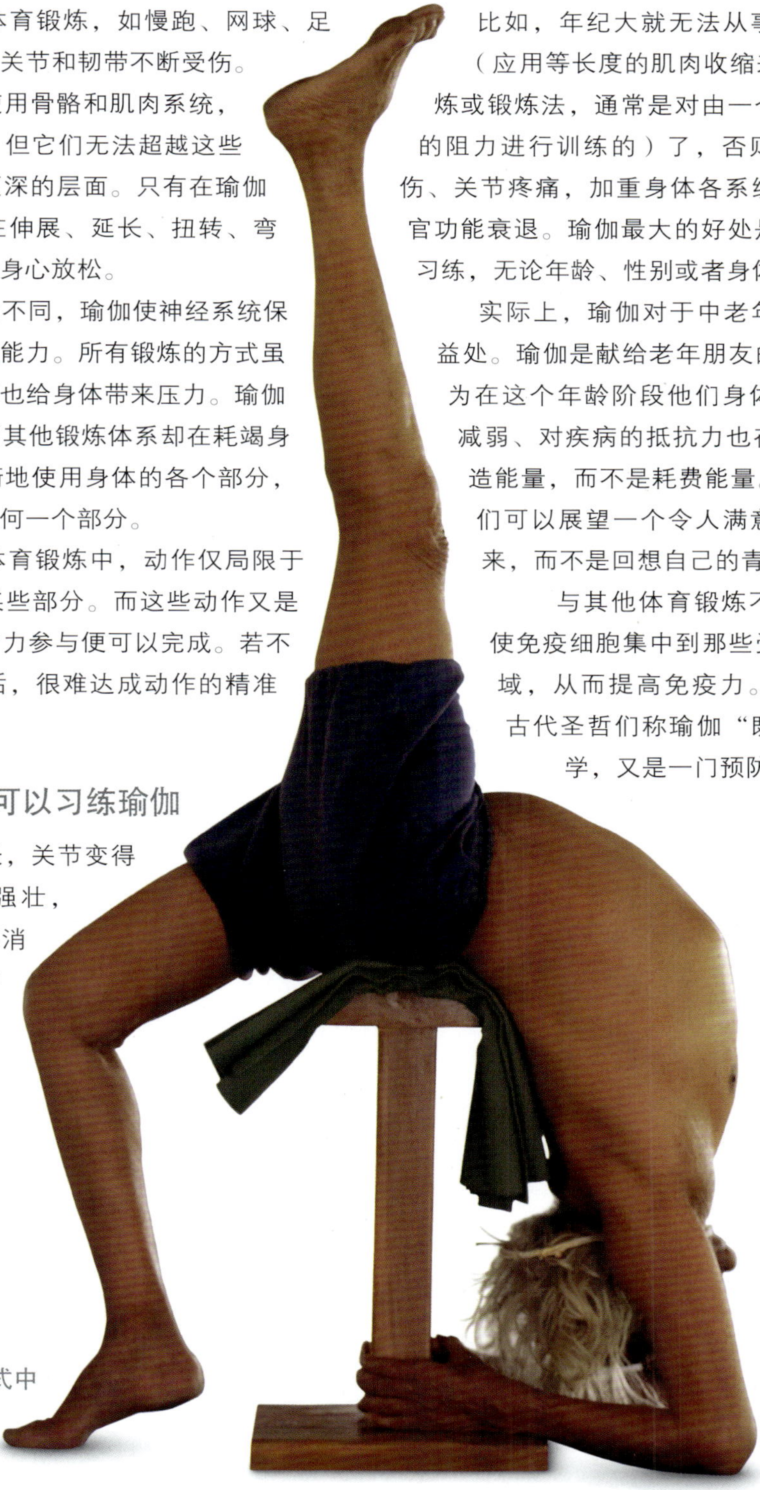

艾扬格大师在单腿轮式中

瑜伽使老年人能够改善自身能量与健康。

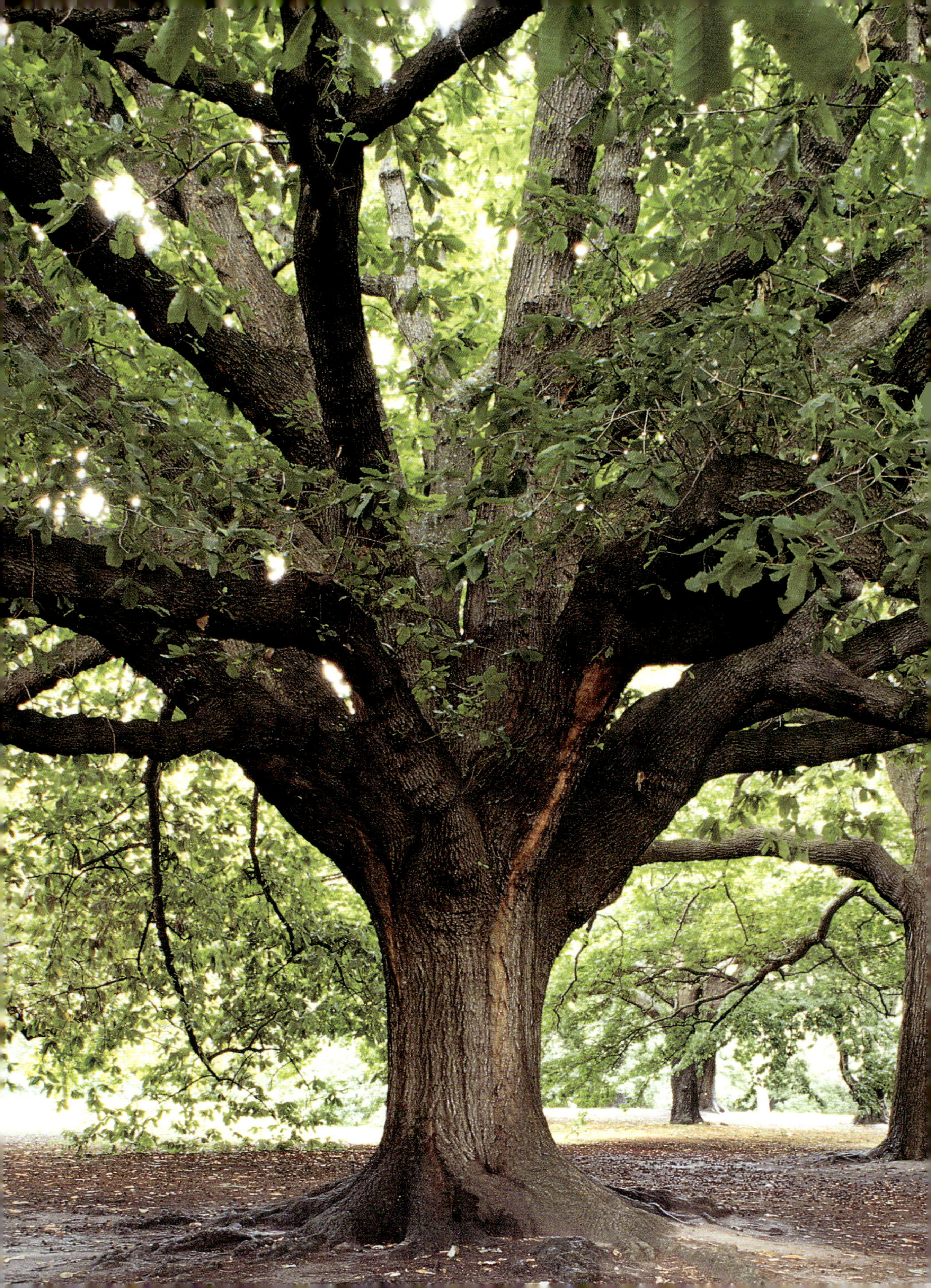

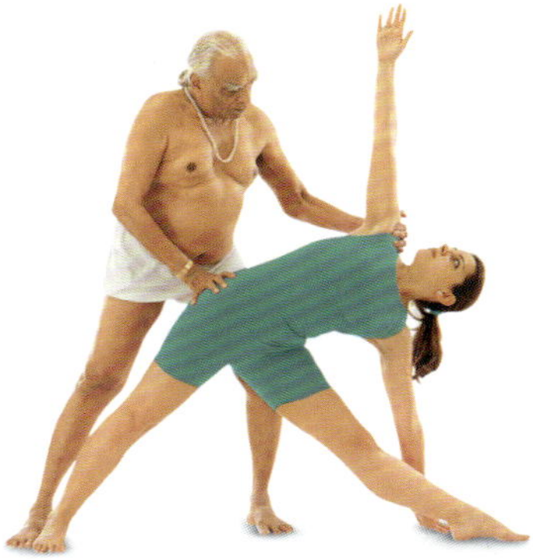

第3章 瑜伽的哲学

“瑜伽是个体自我与宇宙自我的结合。”

瑜伽是一门精微的艺术，旨在将艺术家的个人才华尽可能表达得淋漓尽致。就像画家需要画笔、小提琴家需要小提琴一样，大多数艺术家都需要工具来展现他们的艺术，而瑜伽修行者需要的仅仅是他的身和心。古代的圣哲们将瑜伽比喻为一棵果树。从一粒种子生根到长出枝干和树叶。树叶把生命能量输送给整棵树。然后，树木绽放出花朵，结出香甜甘美的果实。正如果实是树木自然的极致，瑜伽也是如此，将黑暗转化成光明，将愚昧转化成知识，知识转化成智慧、智慧转化成纯粹的平静和灵性的极乐。

瑜伽的含义

瑜伽是一门以非常精微的身、心、灵科学为基础的古老艺术。长期习练瑜伽最终会带给习练者心平气和、物我合一的感觉。

大多数人都知道瑜伽习练可以强身健体、使身体更灵活，同时也可以改善呼吸系统、循环系统、消化系统以及荷尔蒙系统的运作。瑜伽还能使情绪稳定、头脑清晰，但这只是走向三摩地或自我实现（瑜伽终极目的）旅程的开始。

早在2000年前，古代圣哲通过参悟人类的状况总结出自我实现的四种方式：智道（jnana marg），即求道者学习分辨真实和虚幻；业道（karma marg），即不求回报的无私服务；虔道（bhakri marg），即爱和奉献之道；瑜伽道（yoga marg），即掌控心及其运作的道路。所有这些道路都通向同一个目的地——三摩地 。

“yoga”一词来自梵文词根“yuj”，意思为“联合”或“掌控”；与此相关的意思为“专注于”或“使用”。在哲学术语中，瑜伽是指个体的我（jivatma）与宇宙的我（paramatma）融为一体。这种融合带领我们达到纯净和完美的意识状态，在这种状态中，自我感完全消失。此前，首先是身和心的连接，以及心与真我的融合。因此，瑜伽是一种生动的内在体验，习练者会体验到身体、感官、心、智性与真我的融合。

圣哲帕坦伽利是瑜伽大师，也是彻悟者。但是这位伟大的思想家却能够对普通人的悲欢离合感同身受。他和其他古代的圣哲就“人类如何通过灵修发挥自身全部潜能”这一问题进行了深入的思考，并将其结果归纳为196条箴言收录于《瑜伽经》当中。

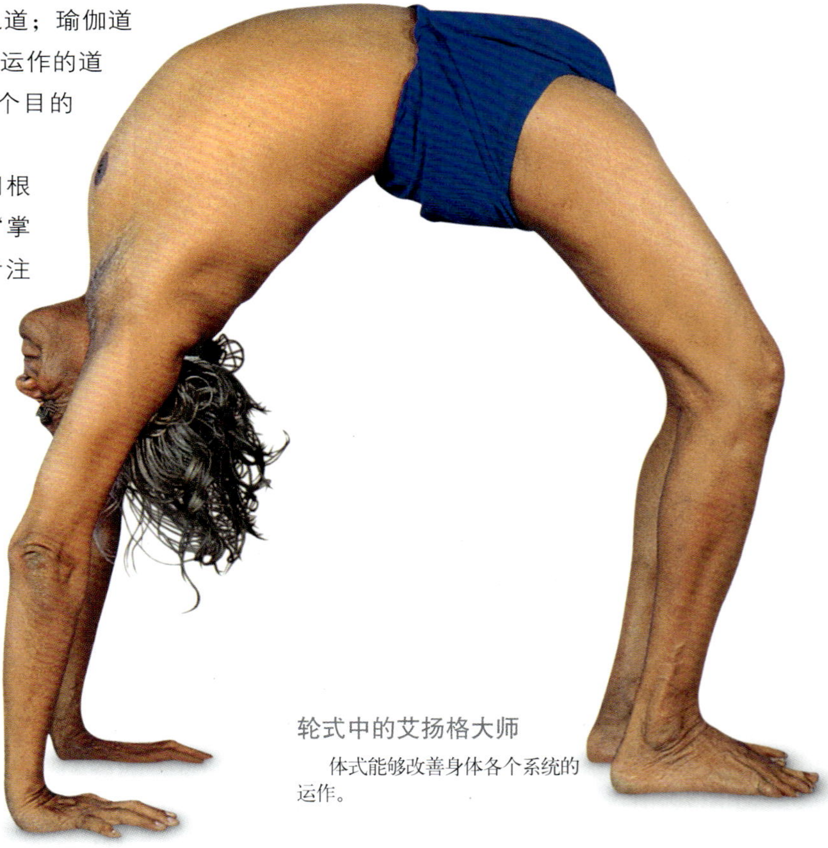

轮式中的艾扬格大师

体式能够改善身体各个系统的运作。

瑜伽将带你走向何方

帕坦伽利认为，瑜伽的目的在于平息相互矛盾的本能冲动和各种想法所带来的混乱。心对我们的思想和冲动负有责任。它本能地趋向于自我中心（asmita）。这种倾向滋生好恶和偏见，给我们生活带来痛苦和烦恼。瑜伽科学认为智性集中在两个区域：心与头脑。心的智性，有时候被称为“心根”（root mind），其实是我们妄自尊大的罪魁祸首。它扰乱头脑的智性，导致身心的波动。

帕坦伽利将这些痛苦归纳为：身体的疾病（vyadhi）、倦怠（styana）、疑虑（samshaya）、冷漠（pramadha）、懒惰（alasya）、追求感官的满足（avirati）、错误的知识（bharanti darshana）、不健康（alabdha bhumikatva）、身体的失衡（angamejaytatva）以及呼吸的不均匀（shvasa-prashvasa）。只有瑜伽才能根治这些痛苦，并且约束头脑、情绪、智性以及理性。

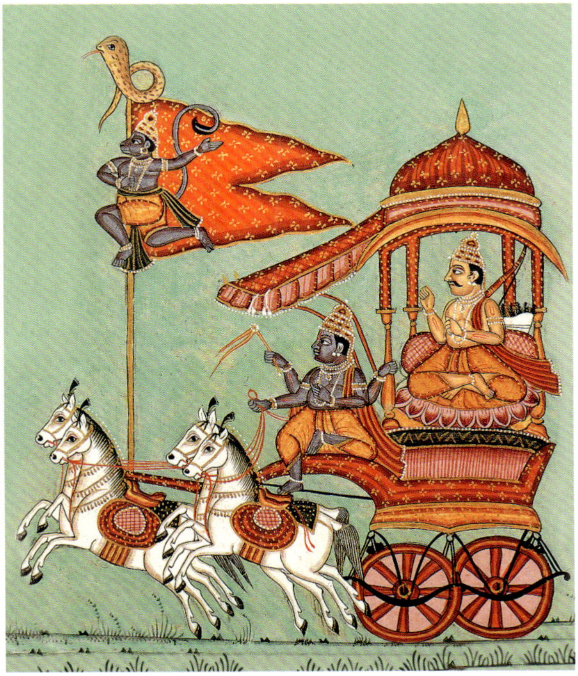

奎师那驾驭着武士阿尊那的战车

奎师那与阿尊那之间的对话记载于《薄伽梵歌》，这部著作是瑜伽哲学的主要来源。

八分支瑜伽

奎师那驾驭着武士阿尊那的战车。奎师那与阿尊那之间的对话记载于《薄伽梵歌》，这部著作是瑜伽哲学的主要来源。

瑜伽又被称为“八分支瑜伽”（Astanga yoga）。“Astanga”一词的意思为“八分支”或“八步骤”（见44页），并被划分为三大系列。bahiranga-sadhana这一系列包含有制戒（yana，即道德规范）、内制（niyama）、体式以及呼吸控制。

第二大系列Antaranga-asdhana（约束情绪和心，使它们走向成熟），包括呼吸控制和制感（pratyahara）。最后的系列antaratm-sadhana是通过专注（dharana）、冥想（dhyana）以及三摩地完成对灵魂的探寻（见44页）。

在这种灵性的探寻中，牢记身体的作用是至关重要的。在编写于公元前400年至公元前300年的古老经文《伽塔奥义书》（*Kathopanishad*）中，身体被比喻为战车，感官为马匹，心为缰绳。智性是车夫，而灵魂则是战车的主人。如果战车、马匹、缰绳或车夫任何一个环节出现问题，都会影响到战车、车夫，乃至战车的主人。

但帕坦伽利在《瑜伽经》11.28中写道：“瑜伽习练净化身心，随后成熟的智性和智慧将从内在深处散发出来，并与身体、感官、心、智性和意识协调运作。”

“瑜伽的目的在于平息相互矛盾的本能冲动所带来的混乱。”

体式哲学

体式是瑜伽中最重要的工具之一，它帮助真诚的瑜伽学生在身、心两方面发展。古代的圣哲们认为，如果你全心全意地投入瑜伽习练，你将成为自己环境和时间的主人。

体式是瑜伽的主要工具之一。体式会使人们从身体乃至灵性层面受益。因此，瑜伽被称为“全面的习练”（sarvaanga sadhana）。体式就是在心和真我全然的参与下，将身体摆成各种姿势，从而建立我们外在自我和内在自我的连接。

瑜伽哲学认为身体是由三身（sharira）五鞘（kosha）组成的。三身分别为：致因身（karana sharira）、精微身（suksma sharira）和粗钝身（karya sharira）。每个人在心、物质、能量和纯粹意识层面的运作都是通过五鞘来完成的。五鞘是指肉身鞘（annamaya kosha），体式就是针对这一鞘的；气能鞘（pranayama kosha），呼吸控制在这一鞘起作用；心意鞘（manomaya kosha），冥想对这一鞘产生影响；心识鞘（vijnamaya kosha），通过真诚而明辨地学习经文，这一鞘将有所转变。一旦这些目标都达成后，你将达至喜乐鞘（anandamaya kosha）。

瑜伽整合身体的三身五鞘，这使得个人有可能发展成为一个完整的存在体。当所有层面都合而为一时，身与心、心与灵魂的分界线也就消失了。通过将人带离对身体的关注而转向对灵魂的觉知，体式帮助个体达成转变。

瑜伽的旅程

大约在15世纪编写的《哈他瑜伽之光》（*Hathayoga Pradipika*）是一部瑜伽的实用性论著。瑜伽是一条经由修身达至洞见灵魂的道路，对于走在这条必由道路上的初学者，作者圣哲斯华玛拉玛（Svatmarama）给予了实用性的指导。帕坦伽利通过对意识（chitta）的制约来获得灵魂的洞见；与此不同，斯华玛拉玛则以对能量（prana）的约束来展开他的论著。前者被称为“帝王瑜伽”，后者被称为“哈他瑜伽”。

在《哈他瑜伽之光》4.29中，作者强调了呼吸的重要性，“如果心是感官之王，呼吸则是心的主人。如果伴随着控制而持续的声音有节奏地呼吸，那么心就会变得平静。在这种平静中，灵魂（心之王）将成为感官、心、呼吸以及意识的

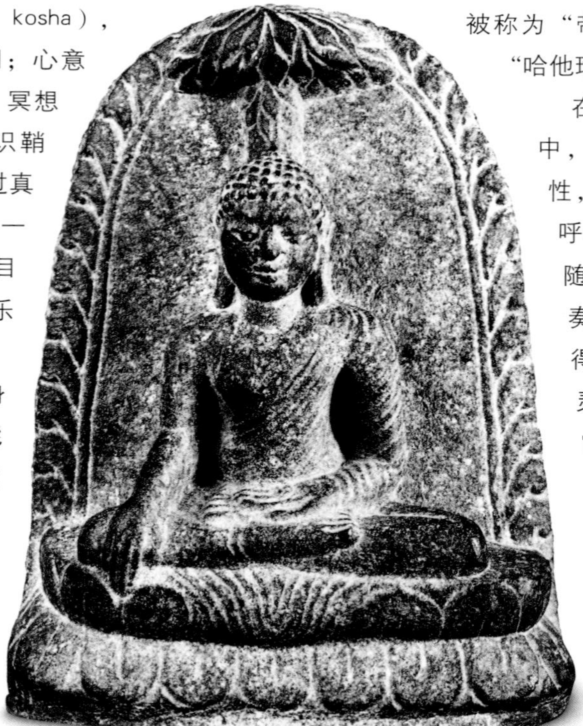

三摩地

佛陀在菩提伽耶（Bodhgaya）悟道。这是3世纪的一尊雕像，出土于印度的萨尔纳特（Sarnath，又译“鹿野苑”）。

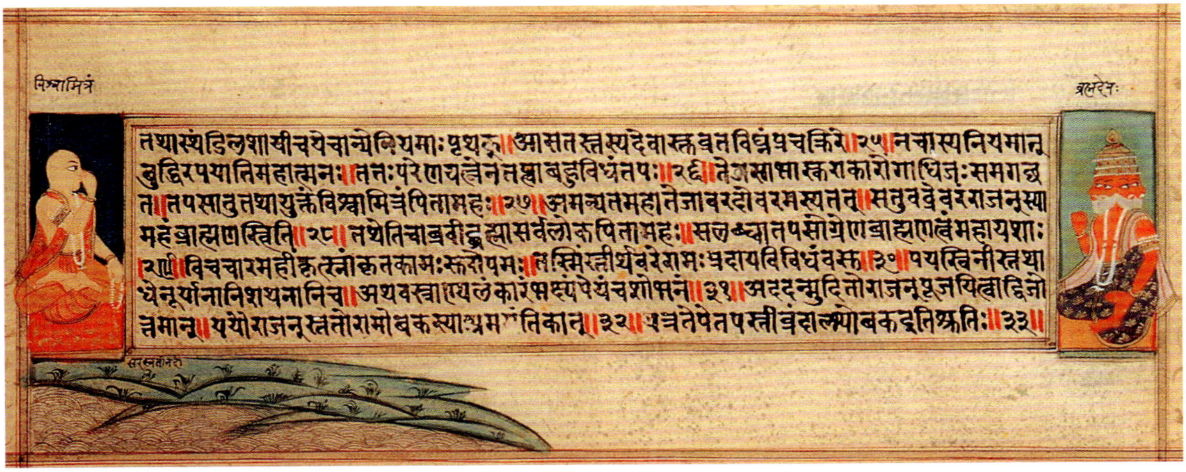

古印度的英雄史诗《摩诃婆罗多》的手抄卷

瑜伽哲学的精髓体现于这部英雄史诗中的《薄伽梵歌》（*the Bhagvad Gita*）。

最高统帅。当你学会把关注点放在气息的吸入和呼出时，你就能体验到心的平和”。斯华玛拉玛由此得出结论：控制Prana（指气息或能量）是进入超凡知觉（三摩地）的关键。

在《哈他瑜伽之光》（*Samadhi Prakarama*）中，斯华玛拉玛写下了自己瞥见三摩地的个人体验。他写道：“当一个人学会不思考外部事物，心中也无念，他将体验到三摩地。当心消融于灵魂之洋时，这人将达到一种绝对存在的境界，即‘解脱自在‘（kaivalya）。”

瑜伽的目的是达到宁静平和的状态。帕坦伽利警告瑜伽的学生不要被这种宁静所欺骗，因为它可能导致yogabhrastha的状态，即一种远离瑜伽正途的状态。他还说：“习练瑜伽必须持之以恒，因为这种习练必须以洞见灵魂为最高目标。”此时个人与自己的存在核心合而为一，这一阶段被称为“天衣无缝的三摩地”（nirbija smadhi）。

眉心轮（Ajna Chakra）

这一图案象征着每个人内在的灵性潜能。

瑜伽的功效

在《瑜伽经》第三章《瑜伽神通篇》（*Vibhuti Pada*）中，帕坦伽利谈到了瑜伽的功效。虽然这些瑜伽神通以现代观点来看似乎不可思议，但它们体现了人类与生俱来的潜能。我们必须逐一抵制这些超凡力量和天赋的诱惑，否则它们将成为陷阱，使求道者偏离瑜伽的真正目的。当灵魂不再受身体、心、权力和成就感的束缚时，它便达到了解脱自在的境界。在《瑜伽经》的第四章《绝对的自在篇》（*Kaivalya Padha*）中谈及了这部分内容。

有规律地习练瑜伽的人将成为自己环境和时间的主人，而不是受害者。瑜伽习练者活着是为了爱和服务这个世界。这是生活的本质：内在和外在的和谐、个人的和谐、家庭的和谐、社会的和谐、全世界的和谐。

心的境界

“心是身体和意识之间的主要连接。内心平静而专注的人，才能有知觉、有辨别、自信地生活。瑜伽是一种达到平衡的炼金术。”

在瑜伽术语中，chitta（意识）包含了心（manas）、智（buddhi）和自我（ahankara）三层意思。梵文中manusya或manava是指被赋予了这种特殊意识的“那个人”。心并不在身体的某个确切的部位，它看不见、摸不着，却又无处不在。心产生欲望、意愿、记忆、观察和体验。无论悲欢、冷暖或荣辱，都通过心来体会和诠释。心同时也是内在和外在世界的反映。虽然心能够观察内部和外在的事物，但它却本能地沉迷于外部世界。

心的本性

当心完全沉迷于听、闻、见、感、味时，我们将感到压力、疲惫和不开心。心是一个隐秘的敌人，一位不忠的朋友。当我们还没来得及思索事情的前因后果，心就已经影响到我们的行为了。瑜伽训练心，反复向心灌输辨别力。因此，我们能够观察到事物的本来面目，而不会为它们所掌控。

心的五大元素

我们具有五大心的元素，可以采取积极或消极的方式使用它们。这五大元素分别为：正确的观察和认知、感知、想象、无梦的睡眠以及记忆。有些时候，心会失去稳定和清明，不是无法适当地运用它的各项功能，就是以消极的方式在使用。瑜伽的习练带领我们以积极的方式使用它们，将心引入一种明辨和专注的状态。觉知与明辨、记忆一道，共同对付坏习惯（基本上是指那些源于错误感知而形成的重复行为）。随后，好习惯取代坏习惯。通过这种方式，人变得更坚强诚实，也更成熟；能够清晰地感知和理解他人、处境以及事件。历经锤炼而成熟的心将逐渐超越其局限性，从而超越世俗的观察与经验。心将踏上从混乱走向清明的灵性旅程，这便是瑜伽的最大益处之一。

不同的心境

瑜伽科学地划分出人的五种基本心境。但各种心境不是按阶段来划分的，也不是一成不变的（最后的一种除外）。帕坦伽利所指的这五种心境分别为：迟钝呆滞心、烦乱心、散漫心、专注心以及自制心。帕坦伽利将最低等的心境形容为呆滞（mudha）。处于这种心境的人，对观察事物、采取行动以及回应外界都感到索然无味。这种心境极少是天生或恒久的，通常是源于某次创伤经验（如丧失亲人），或者想要达成目标，却又觉得障碍重重、希望渺茫。接连地掌控

“历经锤炼而成熟的心超越其局限性，从而超越世俗的观察与经验。”

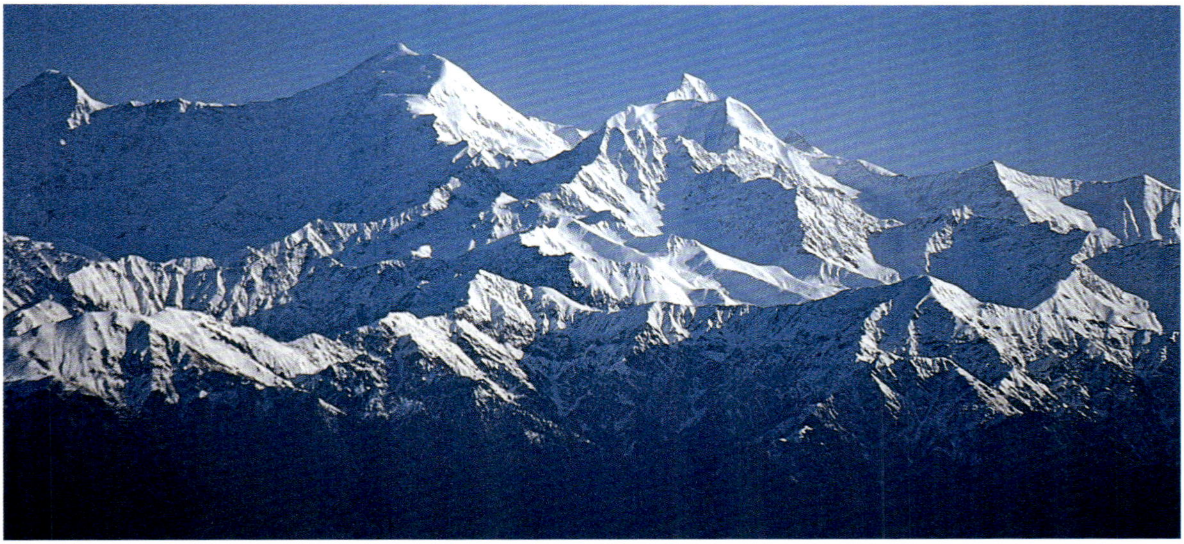

最终的阶段

通过持之以恒地习练瑜伽，人能够战胜其他较低层次的心境，达到自我实现的巅峰。

生命的尝试失败后，许多人退缩回迟钝、呆滞的状态。通常这种情形会因失眠、嗜睡、嗜食或滥用镇静剂以及其他药物（这些药物使原来的问题变得更糟糕）而恶化。瑜伽逐渐地将这种挫折和无助感转变成乐观与能量。烦乱心是指思想、情感和感知随着意识而不断翻腾，却没有留下长久的印象，也没有目的性。帕坦伽利称这种心境为“ksipta”。处于ksipta心境的人情绪不稳定，无法分清目标的轻重缓急，也不能专注于目标的达成。这通常是由于他不假思索地接受和跟从感官所发出的错误信号，使得智性变得模糊，也扰乱了心的平静。处于烦乱心境的人，必须平静下来并且正视事实的真相。这需要通过有规律地习练瑜伽体式和呼吸控制来达成。

最普遍存在的心境是散漫心。处在这种心境中，虽然头脑是活跃的，但却缺乏目的和方向。这种心境被称为“viksipta”。由于饱受疑虑和恐惧的困扰，心在有决断力和自卑之间徘徊。有规律地习练瑜伽，逐渐地，觉知和辨别的种子便会生根发芽，随之升起积极的态度与心的平和。

古代圣哲们将专注心（ekagra）描述为具有更高存在状态的心。这是一种解脱心，直面苦难和阻碍，并且超越它们。这种心有方向、专注和觉知。处于这种心境下的人活在当下，不受过去和未来的羁绊，也不受外界环境的干扰。

第五种也是最高层次的心境被称为“niruddha”，即有控制的自制心。圣哲帕坦伽利认为，通过持之以恒地习练瑜伽可以获得自制心，这种心境使人能够战胜其他较低层次的心境。

在这个层次上，心只与其专注的对象相连接。心能够完全聚精会神于某一活动中，不受外界的任何干扰。当大脑静止、智性平静时，人就获得了安宁与平和，即非自由也非受缚，却安住于纯然的意识中。

最终的阶段。通过持之以恒地习练瑜伽，人能够战胜其他较低层次的心境，达到自我实现的巅峰。

瑜伽八分支

圣哲帕坦伽利用“八分支”或者“八步骤”的形式阐述了瑜伽的基本教义。这些瑜伽箴言对于那些能够最终导向自我实现并合乎道德的行为规范进行了解释。

圣哲帕坦伽利对与他同时代的人之本性以及社会规范进行了思考。然后，他非常系统地将观察的结果以箴言的形式表达出来。这些箴言涉及生活的全部内容，从正确的行为规范开始一直谈到终极目标——解脱与自由。这些箴言概括了瑜伽的基本教义，被称为“八分支”（astanga）。

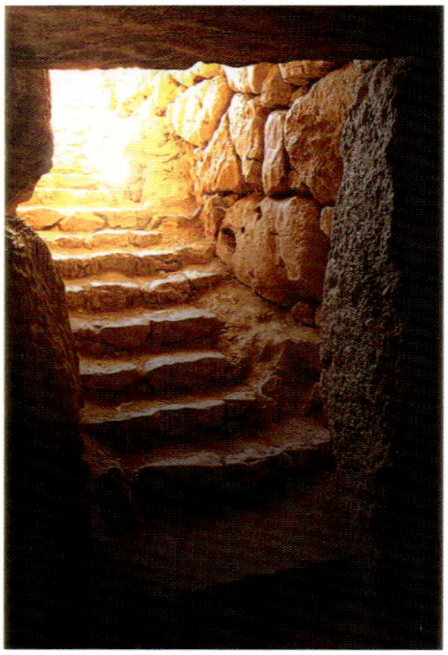

通向自我现实的阶梯

理解和专注于通向终极目标的每一步。

八分支瑜伽

瑜伽的八分支是指制戒（yama）、内制（niyama）、体式、呼吸控制、制感（pratyahara）、专注、冥想（dhyana）和三摩地。这些步骤循序渐进地引导个人通过瑜伽完成生命的旅程。为了达至八分支瑜伽的终极目标——自我解脱，我们应该理解和遵循每一个步骤。制戒（一般性的道德准则）以及内制（自我约束）阐明了塑造个人的道德水平和行为方式的行为准则。体式和呼吸控制则通过一些有益于身体、生理和心理健康的基础习练来约束身和心。呼吸控制是通过驯服一些较低等的本能来约束心，而制感（脱离外部世界）则通过将感知力与行为器官从世俗欢愉中撤回，阻止感官不断向外流失。专注（dharana）引导意识始终集中固定在某一点。冥想（dhyana，或持续的专注）将心充溢直到渗入存在的本源，这时，智性和觉性的能量融入灵魂。随后，当你的个体感消失，三摩地也就达到了，除了存在的核心——灵魂，一切将不复存在。

制戒

制戒与内制要求高度的自律。制戒阐述了日常生活中必须遵循的道德行为规范，提醒我们作为社会成员应该承担的责任。制戒有五大原则，即非暴力（ahimsa）、不偷盗（asteya）、诚实（satya）、节制（brahmacharya）以及不贪婪（aparigraha）。为了达到非暴力，人必须内省，以积极而有建设性的思想和行为来取代消极而有破坏性的思想。

愤怒、粗暴或者折磨他人都是我们内在暴力倾向的种种表现。这些都违背了非暴力的原则，说谎、欺骗、不诚实以及诈骗则违反了诚实的法则。节制并不意味着完全禁欲，而是指有节制的性生活，从内在升起满足与道德力量。贪婪指“占有”与“贪”，我们所有的这种内在本能，都使我们在死后陷入业力的轮回。你也许能够放弃对物质的占有欲，然而感情和心智上的呢？八分支瑜伽有助于约束心，将心从占有欲中解脱出来，并带入不贪婪和不偷盗的境界。

内制

内制是正面的能量，它带来自律，消除惰性，将人们的内在欲望引导到瑜伽的道路上。内制包括纯净（saucha）、满足（santosa）、律己（tapas）和自我研习（svadhyaya）。自我研习是指学习身体、心、智性和自我的知识。内制最后一项内容为敬奉神（isvara pranidhana）。满足有助于控制欲望、愤怒、野心和贪婪，律己则涉及自律和净化身心与感官的愿望。律己同时也指带着对真我、对神的崇敬与关注进行瑜伽学习和习练。

体式、呼吸控制与制感

《格南达本集》（*Gheranda Samhita*）是由15世纪的瑜伽圣哲格南达所著的经文。书中，圣哲格南达提到："身体像未经烧制的泥罐被抛进水里那样，迅速变得衰弱。通过瑜伽之火的烧制，身体变得强壮而洁净。"习练体式有助于创造和产生能量；在体式中停留可以组合和调配能量，而从体式中还原则可以保护能量避免流失。在《瑜伽经》III.47中，"完美的身体所具有的美丽、优雅和力量，可媲美钻石的坚硬与璀璨（Rupa lavanya bala vaira samhananatvani kayasampat）"，帕坦伽利用这句话解释了体式的作用。在习练体式的过程中，人必须专注于内在身体，并将心转而向内，以获得敏锐的智性。

随后，体式将变得毫不费力，因为精微身与粗钝身上的污点都被冲刷掉了。这就是体式习练的转折点，即身心与真我连为一体。从此开始了敬奉神的阶段。体式与呼吸控制相互联系、相互交织。帕坦伽利明确指出，只有在掌握了体式后才能够尝试呼吸控制。Prana是指"生命能量"，包含了意志力与进取心，而ayama 意为"拉伸、扩展和延长"。Pranayama可被解释为"能量或生命气息的扩展与延长"。帕坦伽利以简单的呼吸动作开始讲述呼吸控制，并通过教导我们观察呼吸的一举一动，从而带领我们越来越深地进入内在。呼吸控制由三个步骤组成：长长地吸气，深深地呼气，以及长而平稳地屏息。所有这三个步骤都必须准确无误地完成。呼吸控制实际上是一个引导气息向内的过程，以便使心具备充足的条件达到制感，即与感官分离。制感是从呼吸控制中逐渐形成的。当感官从欲望的对象上撤回，心也就从感官的势力中解脱出来并由此变得静止不动。随后，心转向内并从感官的专制中解放出来。这就是prathyahara，即制感。

Samayama——走向自我解脱

帕坦伽利将专注（dharana）、冥想和三摩地（samadhi）统称为Samayama，即身体、呼吸、心、智性与真我的融合。我们很难将瑜伽的最后这三个方面分开来阐述。在制感中获得有控制的心，有控制的心在专注中完全集中于一念；长时间持续专注就是冥想。在冥想中，人们体验到放松、扩展、安宁与平静。这种长时间的宁静状态使人不再为依附感所制约，也不再为悲喜所动。当认知者、认知与认知对象合而为一时，人就体验到了三摩地。当冥想的对象笼罩着冥想者并由客体转为主体时，自我意识便消失了。这就是三摩地（samadhi）——完全入定的境界。Sama意为"水平"或"一样"，adhi意为"在……之上"和"超越"，它也指将智性维持在一个平衡的状态中。虽然我们可以在智性层面给出三摩地的解释，但它只能经由心性层面去体验。毕竟，三摩地是自律修习八分支瑜伽的成果。

呼吸控制

Prana是弥漫于个体以及宇宙所有层面的生命力。它就是身体、性、心、智性、灵性和宇宙。Prana与心总是形影不离。

古代的瑜伽修行者都倡导习练呼吸控制，使呼吸与心相连接，也就是与生命力（prana）连接，Prana指能量，ayama则是指能量的贮存与调配。Ayama分为三种运动：垂直地延长、水平地延长以及旋转式地延长。通过习练呼吸控制，我们学会垂直地、水平地以及旋转式地将能量运送到身体的边界。

呼吸控制中的呼吸

呼吸控制并不是深呼吸。深呼吸会使面部肌肉紧张，头颅和头皮僵硬，胸部紧绷，而是用外力吸入或释放空气。由此，胸肺纤维也变得僵化，阻碍气息渗入身体。

在呼吸控制中，脑细胞和面部肌肉都保持柔软与开放，气息轻柔地吸入、轻柔地放掉。吸气时，身体的每一个分子、每一丝纤维以及每一个细胞都能被心一一感受到，同时也被允许接受和吸收生命能量（prana）。所有的动作都不会猛然发生，习练者能够意识到各呼吸器官的逐渐扩展，感觉气息到达身体离肺部最远的部分。

呼气时，缓慢地释放空气，将给气室足够的时间再次最大限度地吸取剩余的气息（prana）。这样，能量得以充分利用，从而加强了情绪的稳定和心的宁静。

体式的习练清除了阻止气息流动的障碍。在呼吸控制中，人应该完全专注于细微地呼气、吸气以及自然地屏息。他不应该扰乱或猛然牵动重要的器官和神经，也不应该带给脑细胞紧张的感觉。大脑是观察一呼一吸的工具。习练者必须意识到发生在每一次呼气与吸气之间的停顿。如果你检查这些停顿，平稳的呼与吸将会来临。同样，在屏息中学会平稳地保留首次所吸入的气息。如果你无法保持这种平稳的话，最好还是将气呼出，不要努力地憋气。在一个呼吸控制回合中吸气或屏息，一定要记住：腹部不能鼓胀起来。

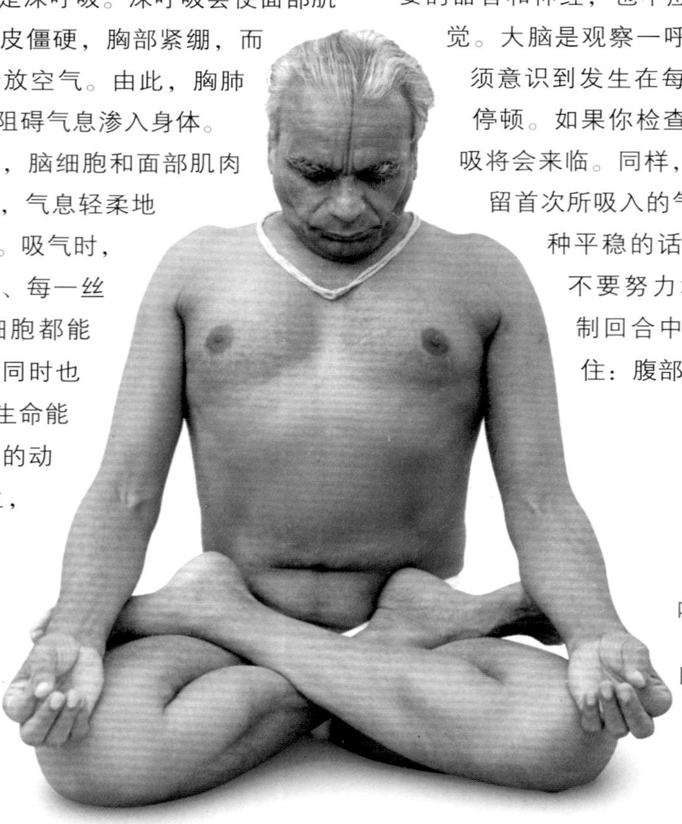

呼吸控制中的艾扬格大师

以坐姿来习练呼吸控制是非常困难的，初学者不应该尝试。

终极目标

只有当你掌握瑜伽体式之后才可以尝试呼吸控制习练。帕坦伽利多次重申了这一点，并在《瑜伽经》II.49中予以强调。在《瑜伽经》的下一句经文（Yoga Sutra II.50）中，他阐释了吸气、吸气与屏息都必须精准无误。这句经文首先提到对呼气（bahya）与吸气（abhyantara）的控制。每一次吸气都激活了中枢神经，进而激活了末梢神经，每一次的呼气则引发一个相反的过程。在屏息中，这两个过程同时发生。《哈他瑜伽之光》提到外屏息（antara-kumbhaka）和内屏息（bahya-kumbhaka），即肺部排空后或肺部充盈后的屏息，也提到了吸气与呼气。呼吸控制是一个包含所有这些方面的复杂过程。你必须非常真诚而准确地习练。仅仅有愿望是无法掌握呼吸控制的，你必须为它做好准备。

在呼吸控制中，大脑平静，这也使得神经系统更加有效率地运作。吸气是一种艺术，用气息的方式将原始能量纳入体内，使灵性宇宙的气息与个人的气息相接触。呼气则是将毒素从身体系统中排出。

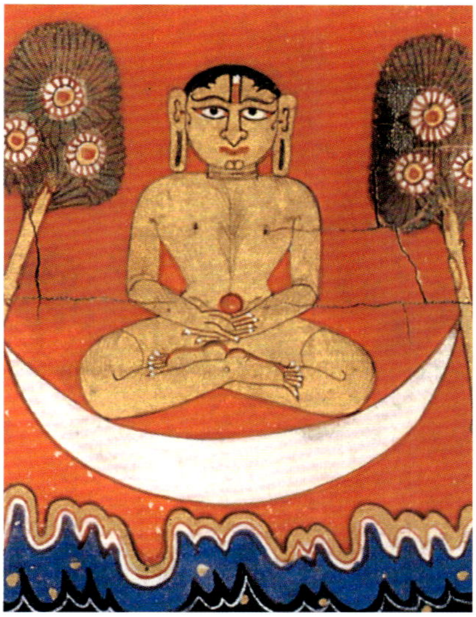

呼吸控制中瑜伽修行者

一千多年前，圣哲们习练呼吸控制来控制他们的息和心。

介于物质世界与灵性世界之间

呼吸控制也是人的生理体与灵性体的连接。刚开始时，呼吸控制是困难的，需要付出巨大的努力；一旦掌握，呼吸控制将变得毫不费力。正如横膈膜是生理体与灵魂体的交汇点，能量的存留或屏息使你领悟躯体的内在核心。一旦外部活动受到控制，内在的静默就会出现。在这种静默中，没有念头存在，因为此时，心已渐隐于真我中了。

在《哈他瑜伽之光》中，圣哲斯华玛拉玛详尽地阐明了个人如何通过习练呼吸控制逐渐体验与真我合一的升华境界。因此，习练呼吸控制非常困难却又极为诱人。如果你在尝试几个呼吸回合后仍不成功的话，你应该为自己带着觉知与专注完成了三到四个回合而感到满足。不要因为失败而气馁。接受失败并从中吸取教训。逐渐地，你将掌握呼吸控制。

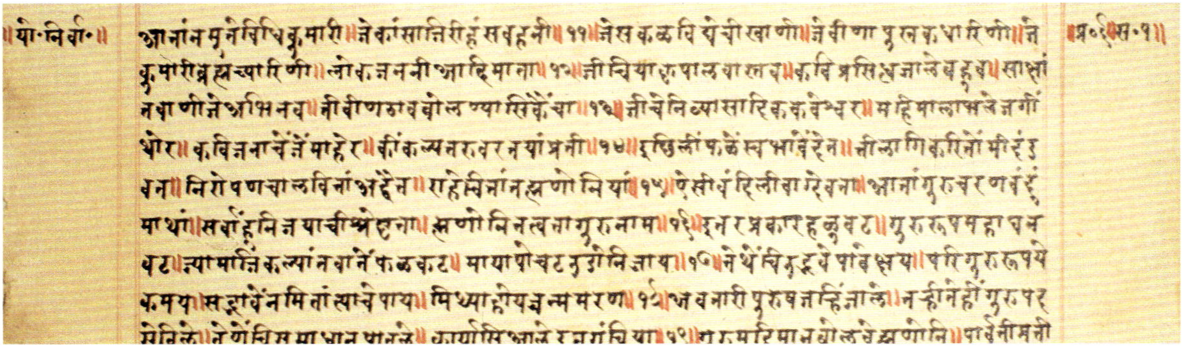

古老的传统

这张手卷摘录自Kalpasutra经文，这部15世纪的经文阐述了通往健康与灵性的道路。

气轮

瑜伽科学认为灵性健康由气轮（chakras，据说是位于脊柱内的各大“神经”中心）系统来激活。盘绕于这些气轮当中的宇宙能量必须被唤醒后，个体才能走向自我实现之路。

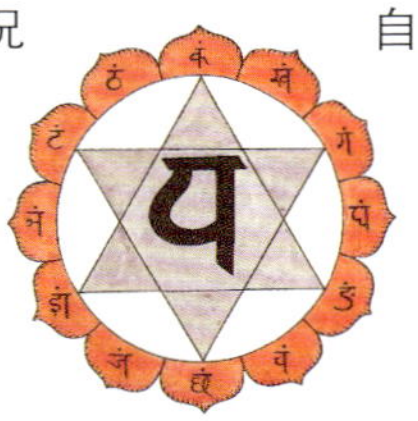

现代科技为我们提供了检测身体状况的方法，但是对于帮助我们识别性格、个性或善的潜能却无能为力。人的最重要方面是“沙迪”（shakti，这是存在于外层皮肤与最内在的灵魂之间的部分）。沙迪涵盖了心、智、情绪、生命能量、自我感、意志力、辨别力以及良知。在这些方面，每个人都是不同的，而这也造就了我们各自的不可思议和独一无二。在瑜伽术语中灵魂被称为“普鲁沙·沙迪”（purusha shakti），而自然的能量“帕奎提·沙迪”（prakriti shakti）则被古代的瑜伽

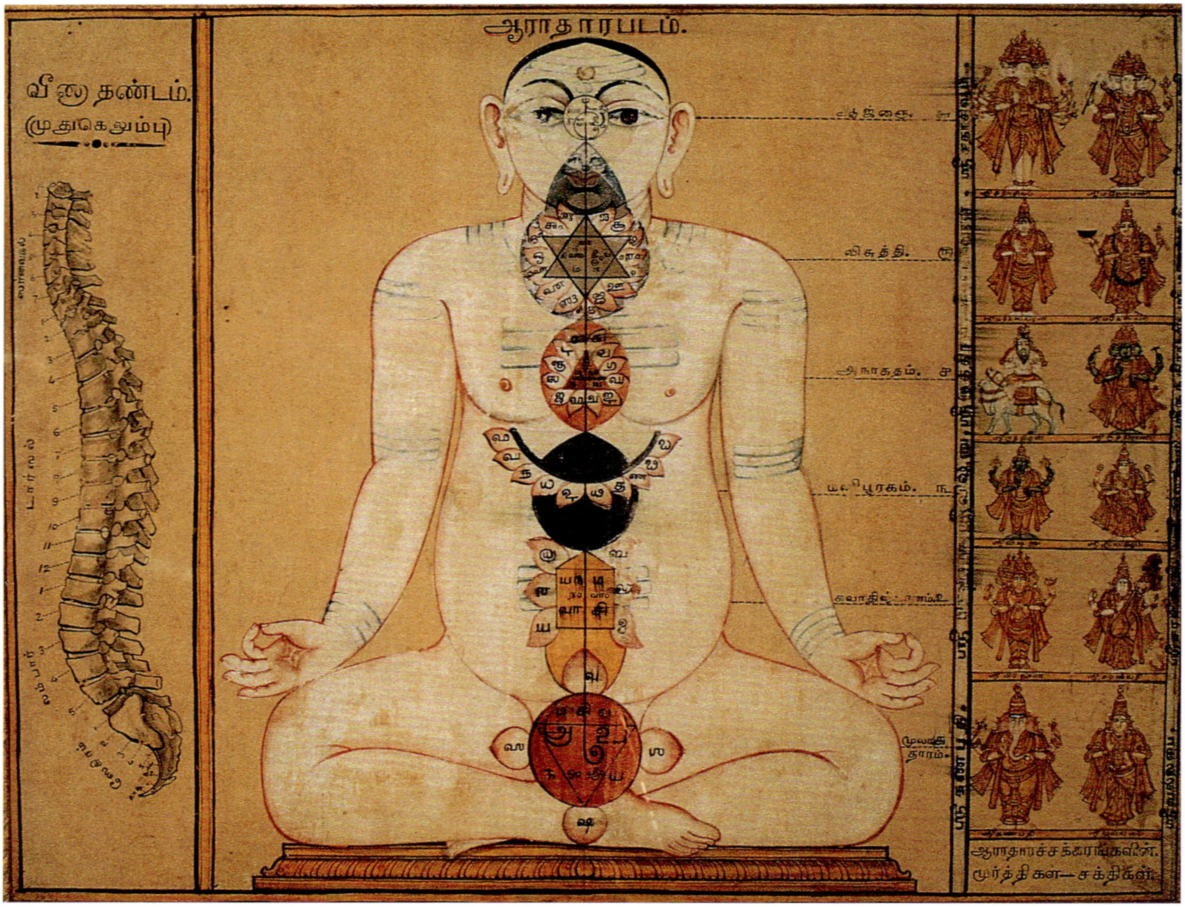

躯体中的七个主要气轮 瑜伽圣哲认为气轮沿着脊柱分布。

修行者称为“昆达里尼”（kundalini）。昆达里尼是神圣的宇宙能量，它是存在于每个人内在的一种沉睡着的能量。当帕奎提 · 沙迪被唤醒后，它将朝向灵魂的核心——普鲁沙 · 沙迪不断移动。

唤醒宇宙能量

神圣的宇宙能量之火将由瑜伽之火（yoga-agni）点燃。当火焰为灰烬所覆盖时，火便会熄灭。同样，如果我们感官迟钝或者受骄傲、自我放纵、嫉妒所驱使，那么昆达里尼将保持沉睡的状态。如果我们允许这些负面情绪长期支配我们的思想，我们的灵性成长不但会受到阻碍，而且还会中止。

众所周知，健康非常重要，但现在是时候认识这一点了，我们的身体状况与心的状态密不可分，正如瑜伽的推崇者们所了解的那样。

瑜伽科学一开始就意识到这种关联的存在。古代圣哲们认为，为了获得完美的身体健康，你必须激活体内的气轮。从理论上说，气轮沿着脊柱分布，从大脑一直到尾骨。但脊柱是一个物质实体，而气轮则是非物质的。尽管是非物质的，气轮却掌管着身体的所有元素。

气轮的意义

Chakra在梵文中的意思为“轮子”或“圆环”。我们体内的能量盘绕在这些气轮里。这些气轮是对身心状态起着关键作用的交汇点。正如大脑通过神经元（神经细胞）控制身、心、智的运作，气轮是存在于所有生物体中的宇宙能量（prana），并将它转化为灵性能量。这宇宙能量通过经络（nacis），即“能量通道”向全身扩展。

气轮是肉眼看不见的，只能通过其所产生的效果去真实感受它。一旦瑜伽学生掌握了瑜伽的八大分支（见44页），即个人的我与神圣的我融为一体时，他才可以接近这些气轮。

气轮共有11个，而其中7个起决定性作用（见

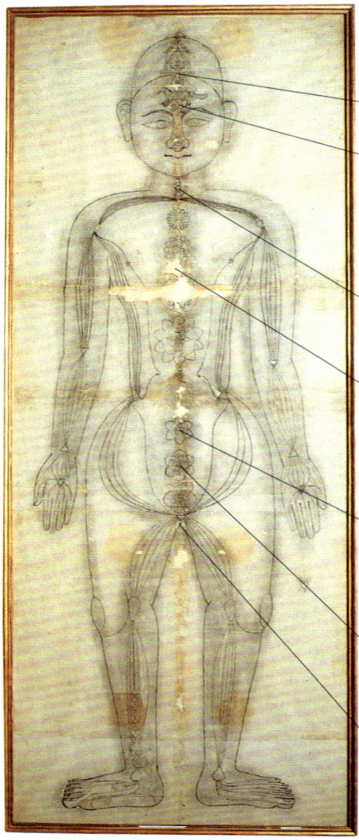

人体内的气轮与经络

这是一幅出土于印度拉贾斯坦（Rajasthan）邦的19世纪图画。

上图），其他气轮则处于从属地位。最重要的气轮是顶轮，帕奎提 · 沙迪（prakriti shakti，即自然的能量）与普鲁沙 · 沙迪（purusha shakti，即灵魂）在此处结合。习练瑜伽的目的在于唤醒每个人体内的神圣能量。体式和呼吸控制解开气轮并保持警觉。在这一过程中，Nadi（能量通道）被激活，从而引发气轮产生振动和能量。随后，这一能量通过能量通道在整个身体内部循环。由于神圣能量被唤醒并且循环流动，根植于各气轮的种种情绪也随之被转化。

为了达到自我实现，真诚的瑜伽学生将会坚持不懈地刻苦习练从而克服通向幸福彼岸的六大主要障碍——欲望、愤怒、贪婪、愚昧、骄傲和嫉妒。

古鲁与瑜伽修行者

古鲁（guru，即灵性导师）与弟子（yogi，即瑜伽修行者）的传统关系由来已久。历代相传的所有知识（learning）都是通过这种方式被传承下来。古鲁必须慈悲而严厉，瑜伽修行者则必须认真而虔诚。

我们该如何分辨真假古鲁呢？对古鲁的膜拜是一种亚洲观念。对于其他社会来说，这种观念似乎是舶来品，带着神秘色彩，甚至让人憎恨，因为它剥夺了个人自由或判断力。有些思想家宣称古鲁完全没有存在的必要，而另外一些思想家却相信没有古鲁你无法达到目标。也许通过查验“guru”一词的梵文词根可以解释古鲁的重要性。gu的意思为“黑暗”，而ru的意思为“光明”。因此，古鲁就是引导你从黑暗走向光明的那个人。虽然寻道者必须自己完成走向自我实现的灵性旅程，但古鲁的指引却是至关重要的。古鲁不仅指明了正确的修行道路，而且对决定走上这条道路的瑜伽学生给予保护。

古老的传统

古鲁是灵性觉醒的过程中意识的代言人。在印度，古鲁与弟子的关系是一种古老的传统，也是所有学问的基础。古鲁与弟子的传统是一种使知识世代相传的体系。古鲁从他的灵性导师那里汲取的能量将传给他的弟子，从而世世代代保持着这种鲜活的契合。古鲁开启弟子的慧眼，使他获得觉知。“知识无时无处不在，无知的面纱却将它覆盖”，正是古鲁本人揭开了弟子智性中的这层面纱。古鲁是那位开启弟子的潜能之门、唤醒其内在沉睡能量的导师。与古鲁在一起就好比置身于阳光中，这种光辉恒久不变。

导师与弟子的关系独一无二，近似母子关系却又不尽相同。正如母亲疼爱、培养、指引、（为了让他听话）哄骗、指责、教育以及保护她的孩子，古鲁关爱着弟子，终其一生致力于塑造弟子达到身、心、灵的完美。

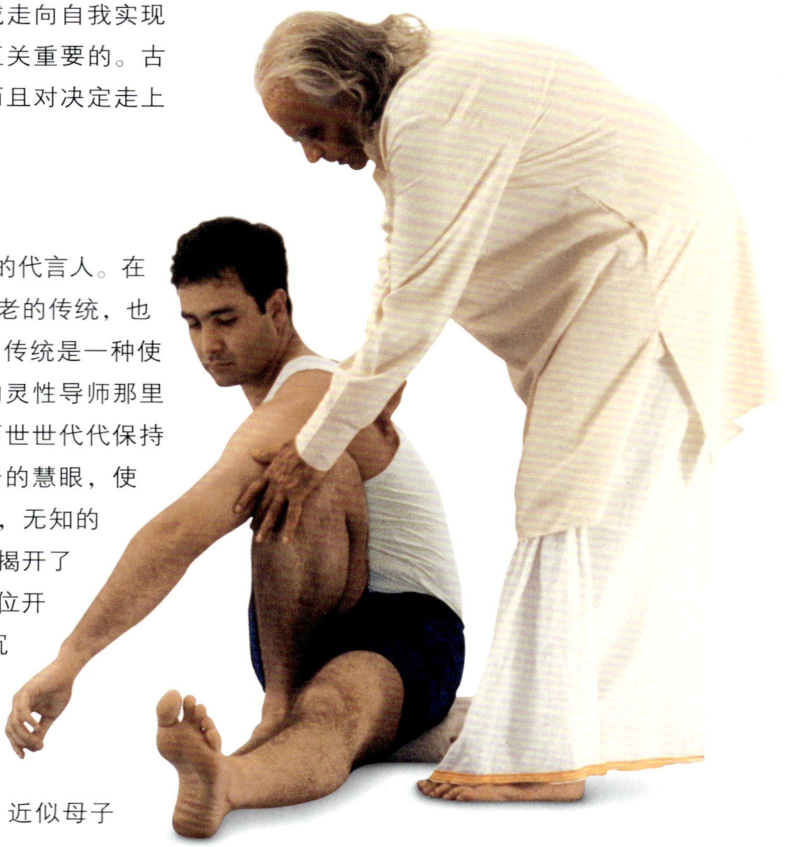

艾扬格大师与一名学生在一起

古鲁不仅教授体式，也给予他们生活上的指导。

古鲁

瑜伽是一种戒律，瑜伽经文开篇就恰如其分地强调了自律：“没有自律将一事无成。”古鲁不会用严厉的手段实施戒律，而是培养学生对戒律的意识，让学生养成自律的习惯。明智的古鲁不制定行为规范，却通过言传身教勉励弟子遵循圣法。

古鲁不渴求弟子的注意力，却又自然地被关注。在教授中，古鲁在弟子身上创造出全然的信心，培养他们平静面对所有境遇的意志力。古鲁不断在完善他的教学法，开启弟子的眼界，必要时他会在教学中即兴创造出新的层面。古鲁是慈悲的，既不期盼弟子在情感上的依附，也不会让自己依附于情感。

古鲁应该是充满信心、富于挑战、关爱、谨慎，有建设性和勇敢的。他在教学上的清楚明了和富于创意反映了他对主题（这里是指瑜伽的复杂性和精微性）的热爱和奉献。

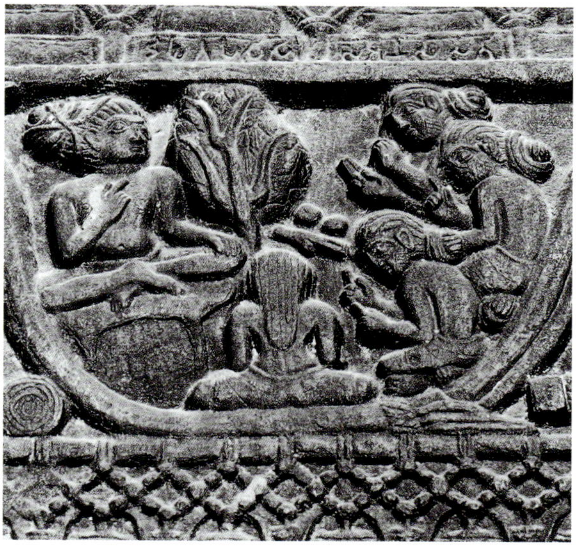

一位圣哲正在教导他的学生

这是一块出土于印度巴尔胡特（Bharhut）地区、公元前2世纪的浮雕。浮雕表明古鲁与弟子关系的传统由来已久。

弟子

一个理想的弟子应该是顺从、热切和认真的，他总是做好准备去遵循古鲁的教导。这不是盲目的顺从，而是基于尊重和虔诚学习的渴望。弟子有愚笨、普通以及至高的这三种类型。

愚笨的瑜伽学生缺乏热情、不稳定、胆怯以及自我放纵。他不愿意付诸努力，而这种努力是达到自我实现这一目标所必需的。

普通的瑜伽学生犹豫不决，对世俗欢愉和灵性事务都抱有相同的兴趣。这种学生能意识到至高美好的事物，却缺乏坚持到底的决心，无法将瑜伽道路持之以恒。他需要从古鲁那儿获得坚定和自律，这是古鲁从一开始就意识到的事实。

与此相反，至高的或充满热情的瑜伽学生却具有远见、热情和勇气。他能够抵制诱惑，毫不犹豫地摒弃那些干扰他达到目标的个人品质。这种学生变得平稳、坚定和富于技巧。古鲁指引这类学生达至终极的目标——自我实现。

在瑜伽修行中，弟子必须回想和深思古鲁的一言一行，并且将每一个学习体会付诸实践。今天的弟子也许将成为明天的古鲁。至关重要的一点是心的清明以及对走向自我实现的道路的坚定决心。瑜伽修行者必须有方法（riti）和道德（niti），从而向弟子传授经年积累的学问、体验和智慧。于是，古鲁与弟子的师徒传统继续传承给下一代。

通过这本书，我尝试着将我的瑜伽知识传播给来自世界各地、所有希望成为真正瑜伽追随者的人们。

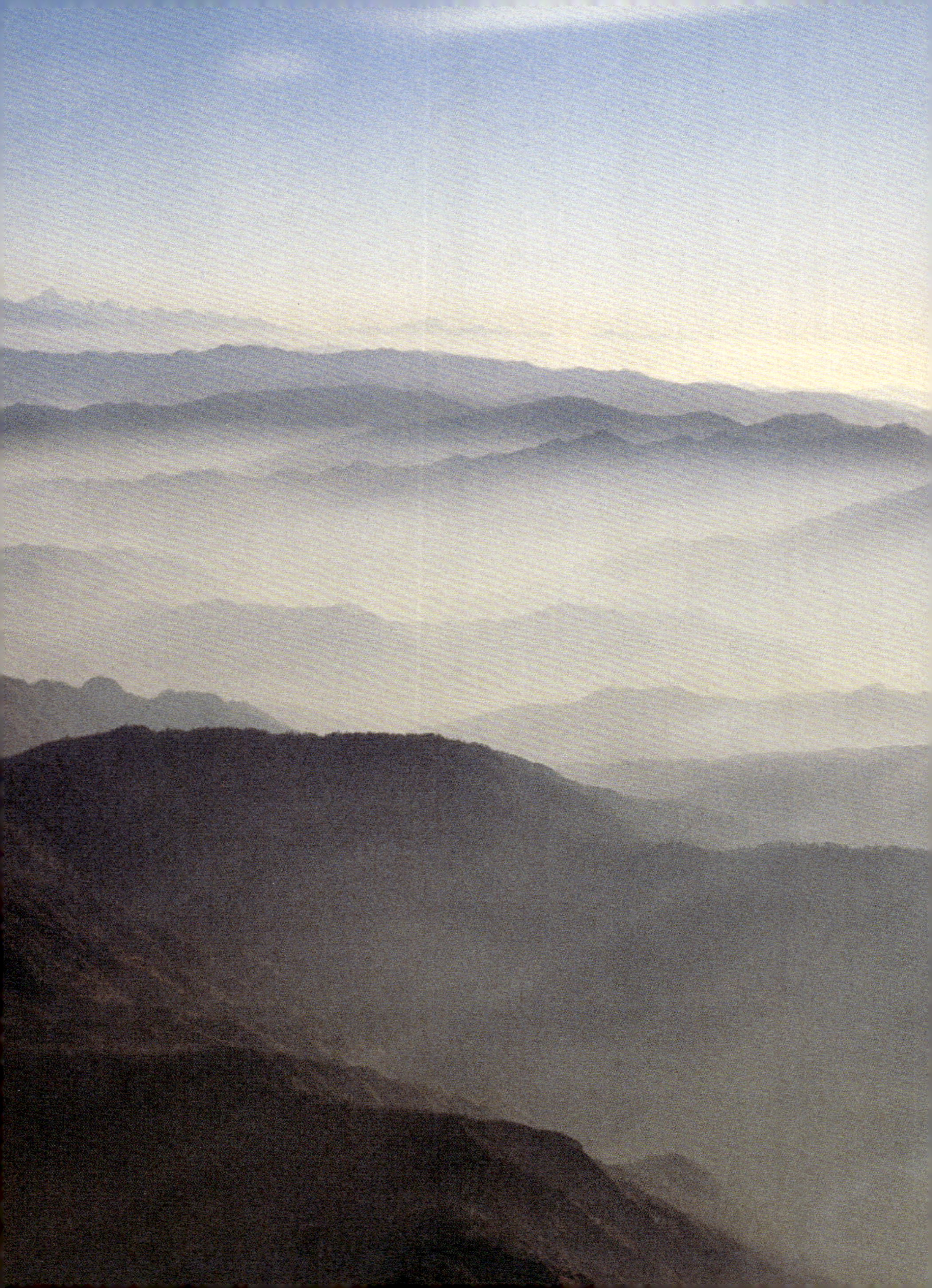

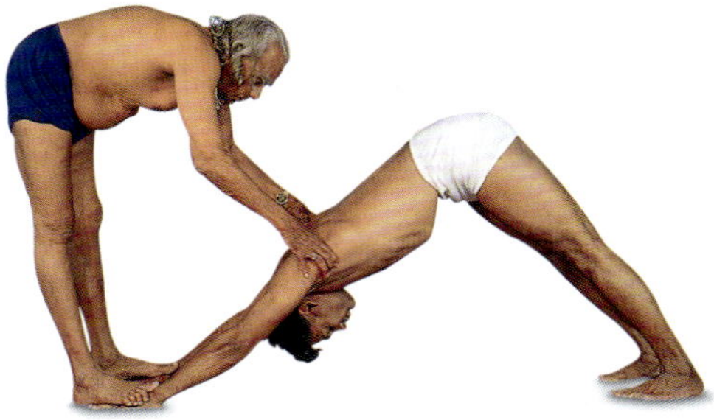

第4章 体式为你服务

"身体是你的庙宇。保持身体的纯净吧，因为灵魂就居于其中。"

瑜伽科学就好比音乐艺术。我们体内有一种节奏，只有通过专注于体式的每一个步骤以及各个体式间的衔接，才能保持这种节奏。在你的瑜伽习练中，必定存在着一种身体的、生理的、心理的以及灵性的节奏。没有和声与旋律的音乐不值一听。身体是一件非常灵敏而开放的乐器，它所发出的振动如同声音，表达出身体内部的和谐或不和谐；每一次振动必须与身体的动作（也就是体式）步调一致。

经典体式

瑜伽体式包括站立、坐立、前曲、扭转、倒立、后弯以及躺卧的基本姿势。习练23个经典体式时必须注意保持身体协调，同时具备智性和虔诚的态度。

正确地习练体式不仅仅指身体各部分协调一致。当我们审慎而有觉知地习练经典体式时，身体、心灵、智性、神经、意识和真我将和谐地融为一体。也许看上去体式只与外在躯体有关，但实际上，不同的体式可以影响出入大脑的化学信息，从而改善并稳定你的心的状态。瑜伽具有镇静神经的独特功效，而神经则是生理体与心理体的媒介。这一功效促使大脑平静、精神焕发、内心安宁、身体放松。

我之所以挑选出这23个体式是因为它们涵盖了瑜伽所有的基本姿势，包括站立、坐立、前曲、扭转、倒立、后弯和躺卧。有规律地习练这些体式，可以刺激与激活身体的所有器官、组织以及细胞，从而使内心变得警觉而坚强，身体变得健康而活跃。

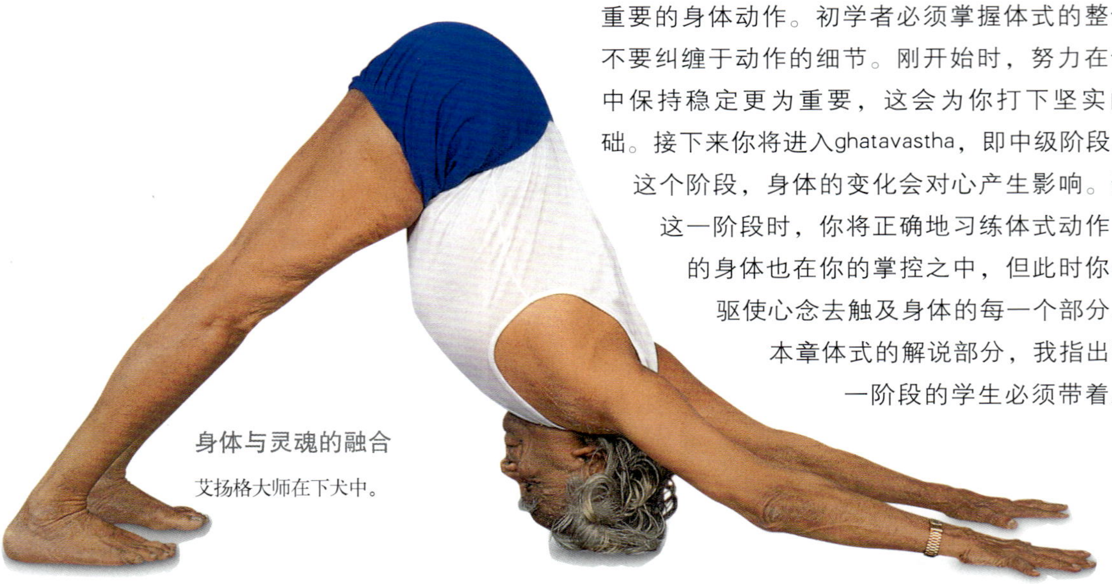

身体与灵魂的融合

艾扬格大师在下犬中。

"粗钝体"包括四肢与躯体的各部分。"物质体"由骨骼、肌肉、皮肤和组织构成。"生理体"包含了心脏、肺部、肝脏、脾脏、胰腺、大小肠以及其他器官。"心理体"是由神经、大脑和智性组成的。为了正确地习练体式，你必须学会将所有这些身体层面统一起来。

学习瑜伽的阶段

瑜伽初学者是带着俗心去看待体式的。他们必须了解：在初学阶段，体式的习练只在"粗钝体"这个身体层面进行。这一阶段被称为arambhavastha。这个阶段很重要，不应该仓促地完成动作。为了掌握体式，初学者应该着重于动作的正确性。我在本章对体式的逐步解说中，重点指出了需要关注的要点以及应该引起注意的、重要的身体动作。初学者必须掌握体式的整体，不要纠缠于动作的细节。刚开始时，努力在体式中保持稳定更为重要，这会为你打下坚实的基础。接下来你将进入ghatavastha，即中级阶段。在这个阶段，身体的变化会对心产生影响。达到这一阶段时，你将正确地习练体式动作，你的身体也在你的掌控之中，但此时你必须驱使心念去触及身体的每一个部分。在本章体式的解说部分，我指出在这一阶段的学生必须带着思考

“体式让你的身心保持健康与活跃。”

与冥想去习练体式。你必须留意身体的组织、器官、皮肤，甚至是每一个细胞，你的心念必须随着这些身体部分流动。

下一阶段就是parichyavastha，即高级阶段。这是一个深入认识自身的阶段，此时心驱使身体去了解智性。一旦如此，心就不再是分离的个体，而智性与身体也合而为一。我阐述了高级瑜伽习练者应该关注的一些概念。现在，体式调整变得更精微、更有辨别力，所以这些调整不仅仅停留在肌肉、骨骼和关节上，而是针对于身体的心理和生理层面。最后的阶段被称为完美的境界，即nispattyavastha。一旦智性感知到与肉体、皮肤的合一时，阿特曼（atman，即真我或灵魂）就被引入。这样一来，身体获得自由，完成从有限到无限的灵性旅程。随后，身、心与真我合而为一。在这一阶段中，体式变成冥想的、灵修的，可以被称作“动态冥想”。

什么是体式?

体式并不是指你机械地摆出的某一个姿势。它有一个缜密思考的过程，最终达到动力与阻力间的平衡。身体的重量必须均匀地分布于肌肉、骨骼以及关节上，正如智性必须贯穿身体的每一个层面。你必须在肌肉和皮肤里营造出空间，从而让整个身体的精微网络系统与体式相适应。这将有助于感觉器官（眼、耳、鼻、舌、皮肤）去辨别每一个动作的细微之处。当瑜伽学生对体式有了主观的理解，开始凭个人的直觉和瑜伽知识去调整身体的动作时，这种行为器官与感觉器官的连接就产生了。专注地习练吧。完全投入体式当中。

一旦身体的左、右两侧变得对称，就会消除习练者循环系统、呼吸系统、消化系统、生殖系统、排泄系统中不必要的压力。在每一个体式中，不同的器官各就各位，被挤压或伸展，变得湿润或干燥，温度升高或降低。它们获得了新鲜血液的补给，以及轻柔的按摩和放松，变得强健，从而达到最佳的健康状态。

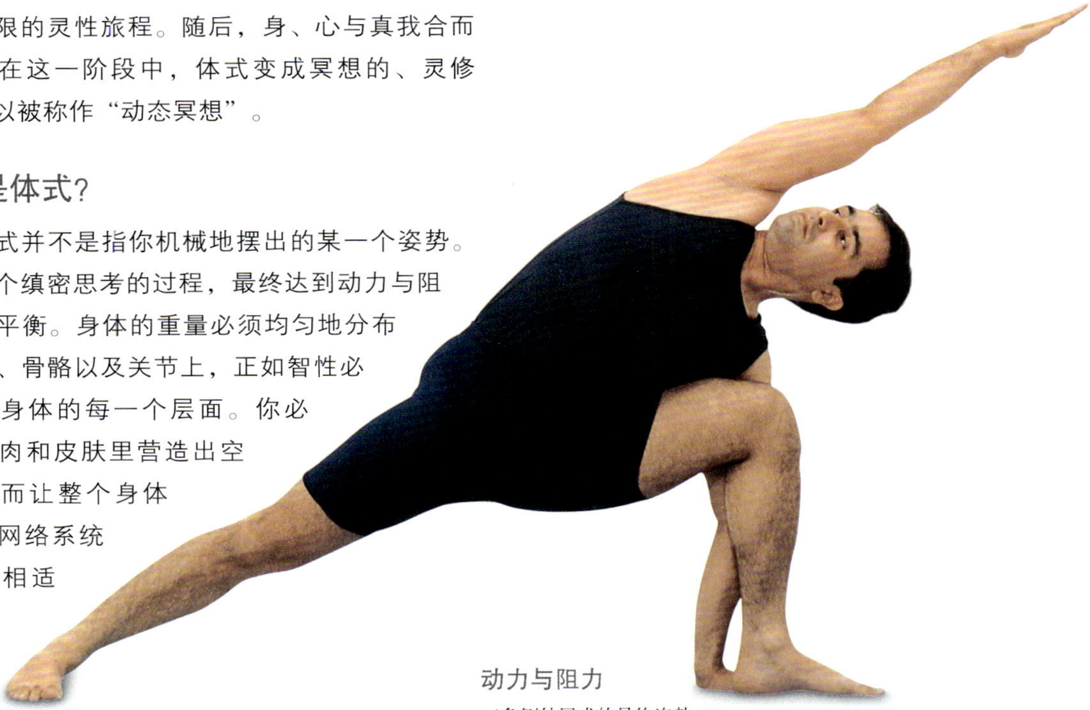

动力与阻力

三角侧伸展式的最终姿势。

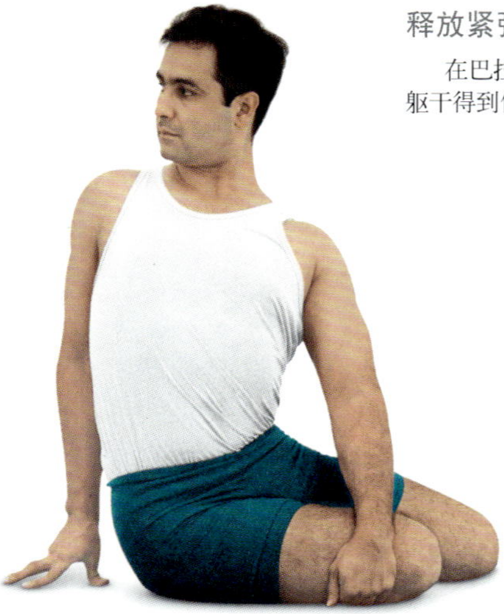

释放紧张与压力

在巴拉瓦伽扭转式中躯干得到伸展。

坐立体式

所有的坐立体式都能使臀部、膝盖、脚踝以及腹股沟的肌肉变得有弹性。这些体式也消除了横膈膜和喉咙的紧张与僵硬，使呼吸更通畅、更轻松。坐立体式还使脊柱保持稳定、内心变得平和、心肌得到舒展。身体各个部分的血液循环也增加了。

站立体式

站立体式强健腿部肌肉和关节，增强脊柱的力量和柔韧性。由于扭转与弯曲运动，脊柱周围的肌肉以及椎间关节变得灵活自如、协调一致。腿部动脉被拉伸，增加了下肢的血液供给，防止在小腿形成血栓。这些体式也强化了心血管系统，心脏的侧壁被完全拉伸，这样就促进了新鲜血液流向心脏。

前曲体式

在前曲体式中，腹部器官受到挤压。这对于神经系统有种独特的功效：当这些器官放松时，前脑变得镇静，而流向整个脑部的血流量也得到调整。交感神经系统得到休息，从而使脉搏变缓，血压下降。感官的压力消除了，官能也放松了。肾上腺也缓和下来，并且能更有效地运作。由于在前曲体式中身体呈水平姿势，这就缓解了心脏因抵抗地心引力向身体泵送血液所造成的压力，使身体各部分的血液循环变得顺畅。同时，前曲体式强健脊柱的侧肌、椎间关节以及韧带。

扭转体式

这些体式使我们认识到脊柱健康和内在身体的重要性。在扭转式中，盆腔与腹腔中的器官都受到挤压，并被血液充盈。扭转体式改善横膈膜的柔韧性，缓解脊柱、髋部以及腹股沟的不适。脊柱也变得更灵活自如，从而促进血液输送到脊柱神经，提高能量水平。

倒立体式

许多人担心如果他们习练倒立体式的话，血压会升高或者出现血管破裂。这完全是一种误解。别忘了，虽然长期站立也可能引发血栓或静脉曲张，但没有人会停止站立。直立是人类进化的结果。正如人体被调整成为直立姿势，它也可以学会毫无风险与伤害地完成倒立体式。与扭转体式恰恰相反，倒立体式使盆腔与腹腔中的器官血流量减少，而大脑、心脏、肺部这些主要器官则充满血液。根据圣哲斯斯华玛拉玛（Svatmarama）所著的《哈他瑜伽之光》（*Hatha yoga Pradipika*）第三章记载，头倒立（Salamba Sirsasana，见130页）是体式之父，肩倒立（Salamba

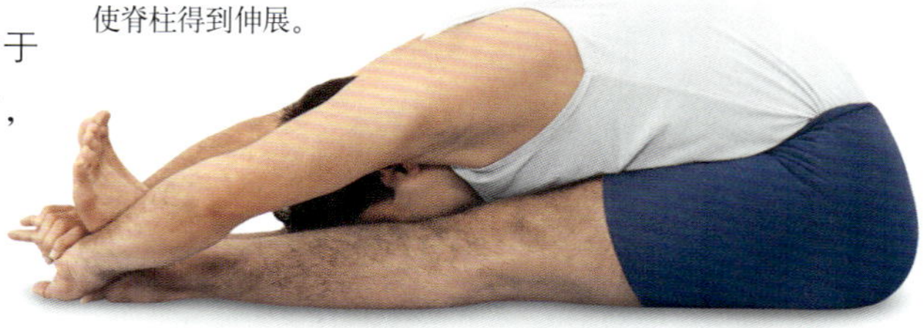

向外延伸

背部前曲伸展坐式使脊柱得到伸展。

Sarvanngasana，见136页）是体式之母。通过习练这两个体式，你的身心健康会得到很大的改善。

后弯体式

所有后弯体式都可以激活神经中枢系统，提高它们承受压力的能力。这些体式有助于缓解和预防头痛、高血压和神经衰弱，使身体变得生机勃勃、能量充沛。对于抑郁症患者来说，后弯体式是无价之宝。在轮式（Urdhva Dhanurasan，见152页）以及倒手杖式（Viparita Dandasana，见230页）中，肝脏与脾脏得到充分的伸展，从而能更有效地运作。

躺卧体式

躺卧体式是休息体式，它使身体平静、精神焕发。虽然躺卧体式往往被安排在瑜伽习练的最后部分，但它们也是预备体式，有助于放松身体、使关节变得强健。这些体式给予身体所需要的能量去完成强度更高的体式。例如，挺尸式（Savasana，见162页）有助于使呼吸恢复正常，身心平静。躺卧体式为呼吸控制做好准备。

习练经典体式

请阅读习练的注意事项（见400页）。当你对自身的柔韧性以及心的稳定性充满自信时，就可以习练经典体式。在“20周瑜伽习练课程”（见402页）中，我建议初学者、肌肉或关节僵硬者或者某些疾病的患者最好在刚开始的6~8周使用辅助工具进行习练。如果你通常都在无任何辅助的情况下习练经典体式的话，或许也会希望在某些时候使用这些工具，如你感觉疲惫或身体的某个部位感觉较僵硬的时候。安排体式流程时，请务必要谨慎地安排体式的顺序。初学者应该按照“20周瑜伽习练课程”中的体式顺序进行习练。无论何时习练体式，都千万不要让大脑“僵化”。当你屏住呼吸，头部变得紧张沉重，大脑的僵化便会发生。这种情形在习练站立体式和前曲体式时尤为常见。在站立体式中，如果你没有完全伸展脊柱而强行下弯身体的话，也同样会发生这种情形。由于动作的达成是通过强行用力而不是利用脊柱的智性，所以导致脊柱的紧张。我把这种情形称为使大脑僵化，因为这意味着你不让自己的大脑充分地感知自己的身体行为。同样，在后弯体式中，如果伸展背部是使用蛮力而非智性，那么颈部区域便会处在僵硬的状态下。大脑也因此变得僵化。

体式的“大脑”

在每一个体式中，身体的特定部分是这个姿势的“大脑”。例如，在三角侧伸展式（Utthita Parsvakonasana，见184页）中，伸出的手臂就是这个体式的“大脑”，即体式的平衡点。当习练体式时，你应该仔细观察身体的这个特定部分，专注于这一平衡点，并使之变得坚固且稳定。随后，这种状态将扩展到身体的其他部分，使身体处于你的掌控之中。逐渐地，你将能够在生理层面体验这个体式，而非仅仅停留在物质层面。

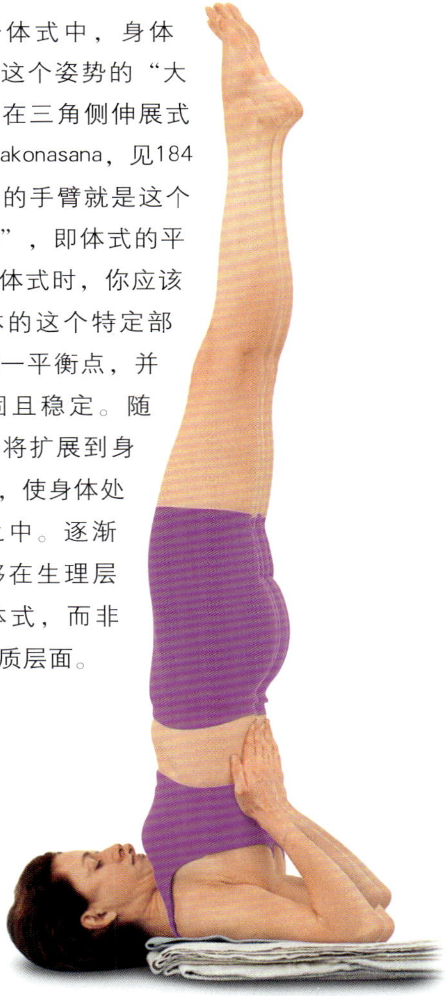

无惧地习练

倒立体式，如肩倒立，有益于身心。

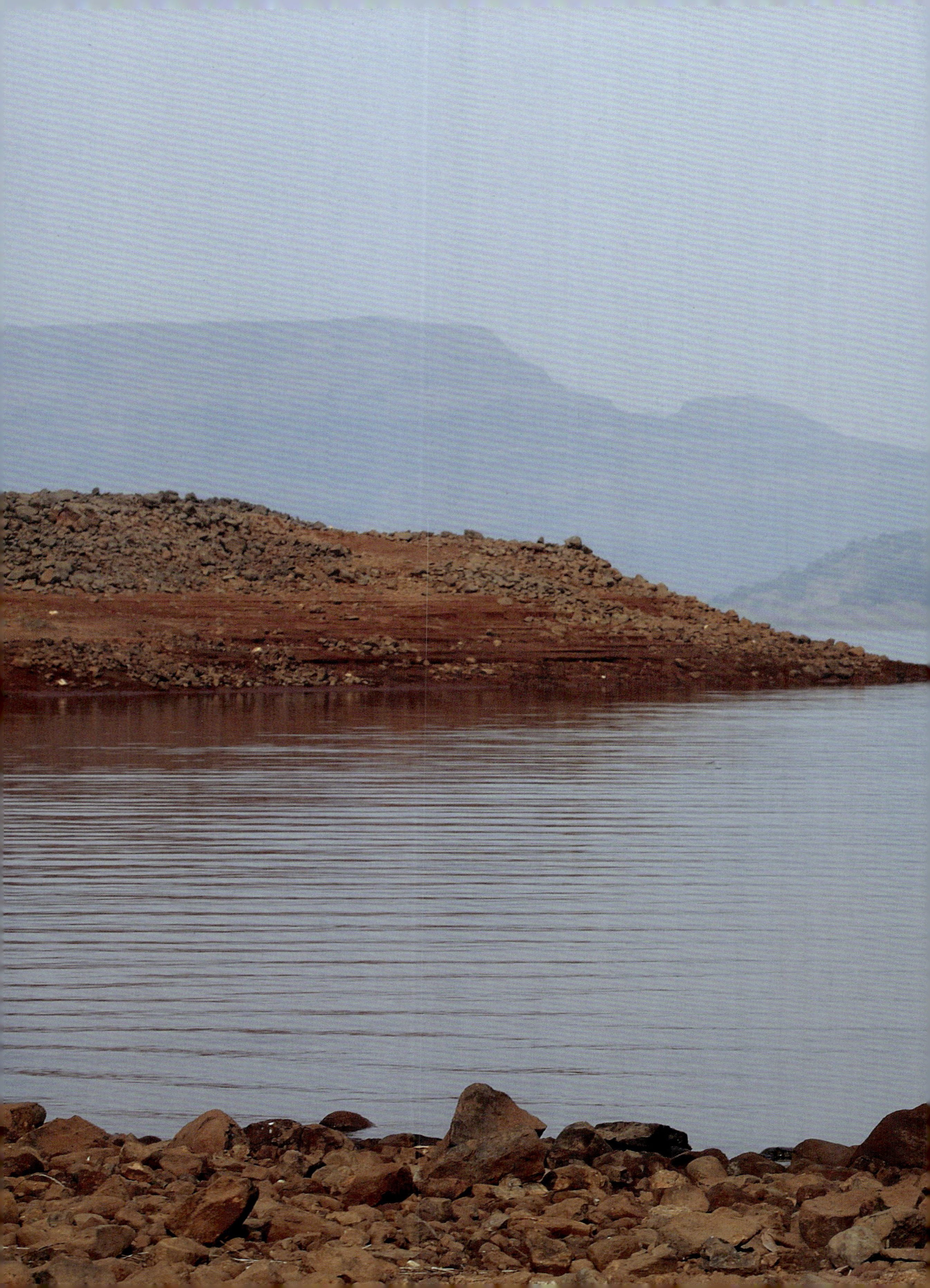

站立体式

“体式并不是指机械地摆弄出的某个姿势，而是需要习练者不断地体会琢磨，最终达到动力与阻力之间的平衡。”

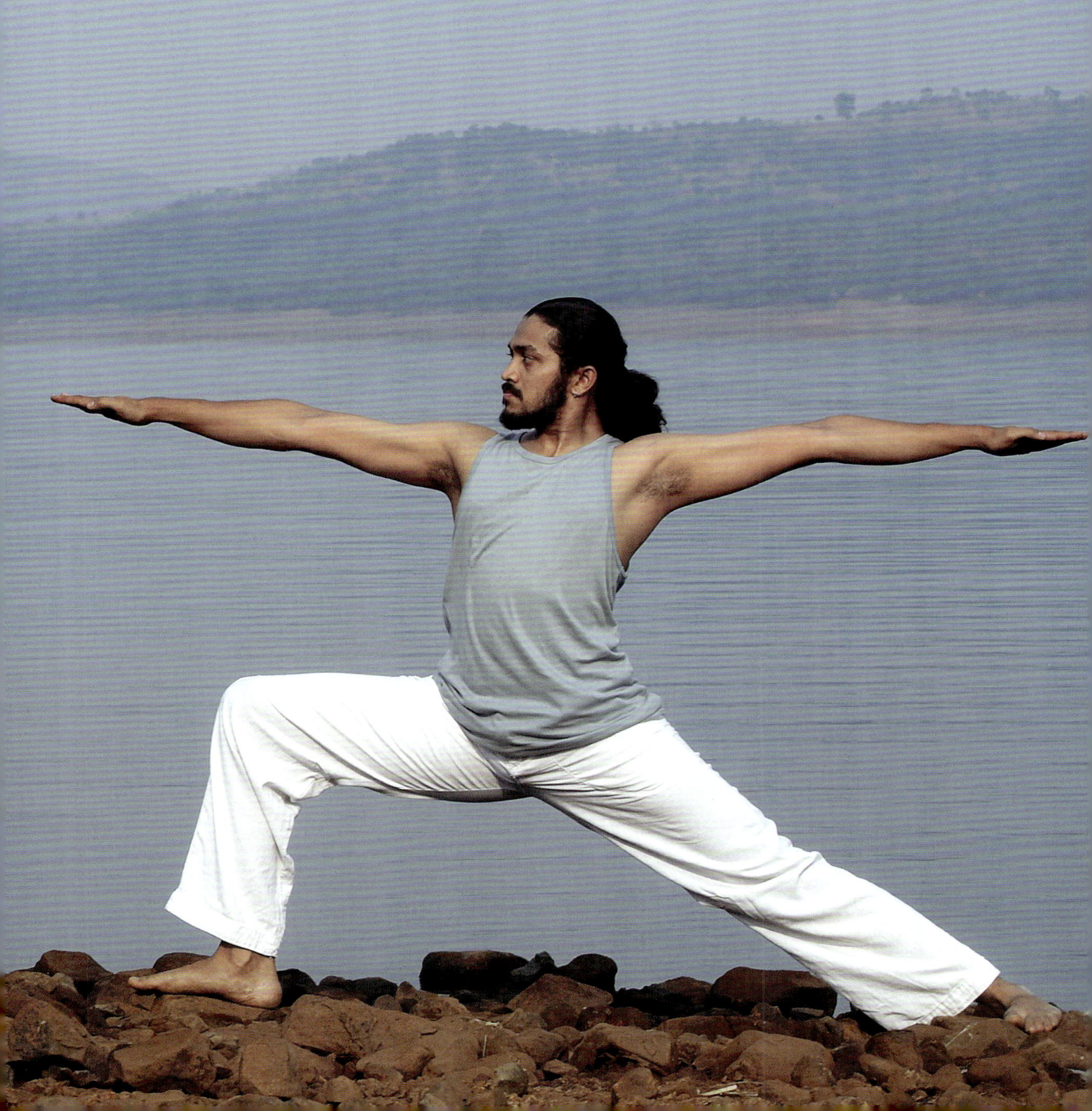

Tadasana
山式

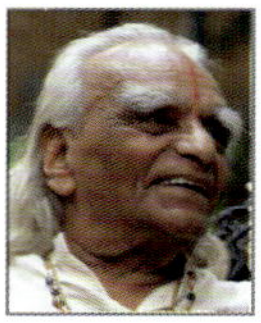

在这个体式中，你将学习如何像山一样稳定而直立地站立。“tada”一词在梵文中的意思是“山”。大多数人不能在两腿上很好地均衡站立，从而引发了一些原本可以避免的疾病。山式教授你正确站立的艺术，增强你对自己身体的意识。它是其他体式的基石。习练这个体式使你获得稳固感、力量感、宁静感和稳定感。

◎ 益处

通过伸展脊柱矫正不良姿势
使身体的每个部分调整归位
防止因衰老而引起的脊柱、腿脚的老化
强健臀部肌肉

◎ 注意事项

如果你患有帕金森综合征或者椎间盘疾病，可以面朝墙站立，双掌放于墙上，这也许对你会有所帮助。脊椎侧弯患者应该让脊柱抵靠在两墙面的相交线上。

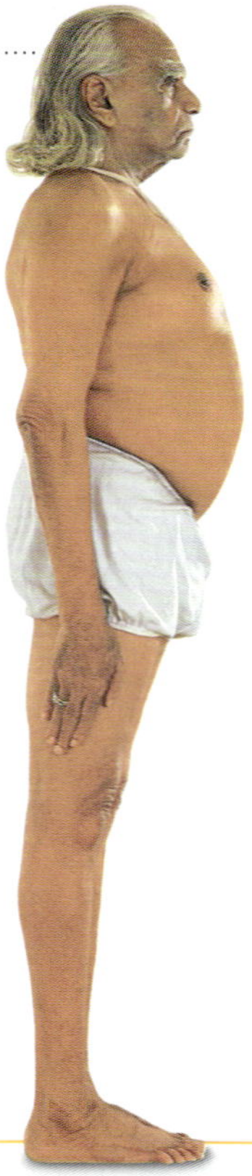

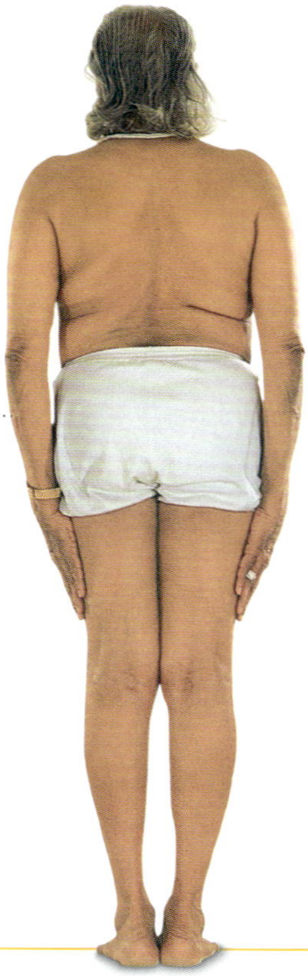

1 双脚并拢，站立于平整、光洁的地板上。确保双脚在一条直线上。两大脚趾相靠，双脚跟相靠。如果你感觉双脚并拢比较困难的话，就将双脚分开约7厘米。让身体的重量落于两脚足弓中心，而非落在脚跟或脚趾上。脚趾张开并放松。

2 双脚稳固地下压地面，双腿向上伸展。保持两脚踝在一条直线上。双腿应该垂直于地面并且协调一致。收紧髌骨（膝盖骨）和股四头肌，并把它们向上提。通过内收髋部和臀部的方式收髋向内。

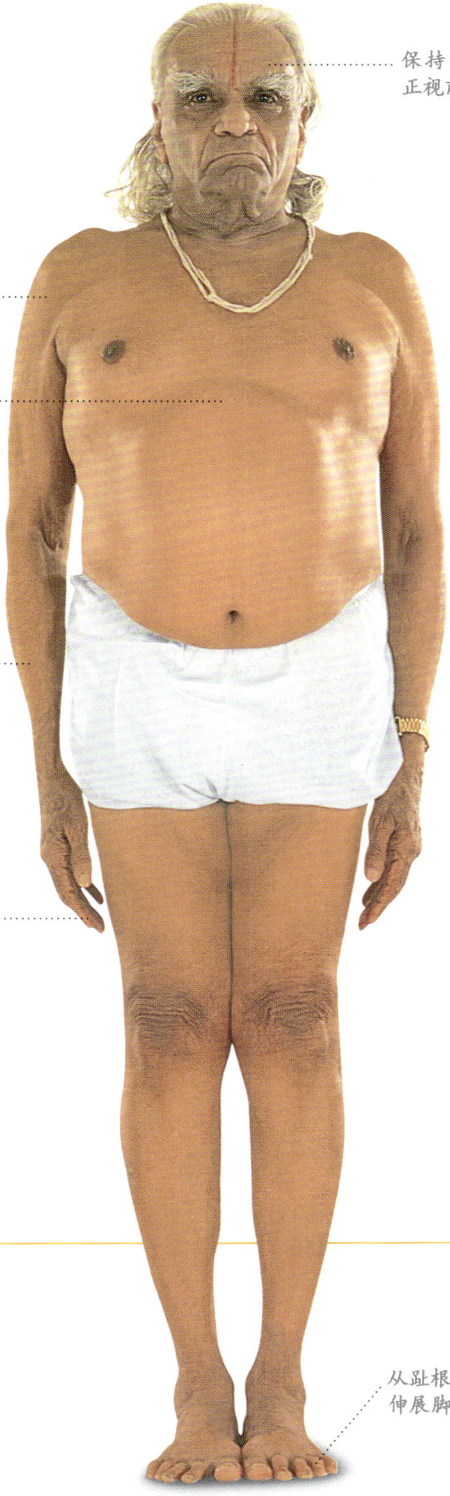

3 双臂沿身体两侧向下伸展，掌心朝向大腿，手指向下。保持头部和脊柱在一条直线上。在肌肉不紧绷的情况下伸展颈部。内收并上提腹部。上提胸骨，扩展胸廓。在所有步骤中保持正常的呼吸。

4 脚跟和前脚掌下压地面，这样使双脚内缘和外沿的受力均匀。注意不要让重心落在前脚掌上。现在，有意识地将身体大部分的重量放在两脚的脚跟上。保持此体式20~30秒。

Utthita Trikonasana
三角伸展式

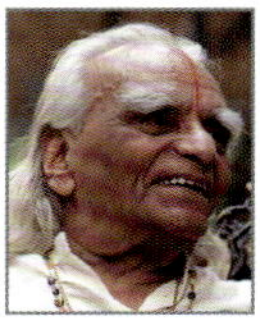

在这个体式中，你的身体被塑造成三角形，为躯干和双腿带来高强度的伸展。utthita在梵文中意为“伸展”，tri意为“三”，而kona指一个角度。通过习练三角伸展式，你将学会从物质体移向生理体，通过控制四肢的运动来激活器官、腺体以及神经系统（这些生理体的组成部分）。这个体式可以强健韧带，提高身体的柔韧性。

◎ 益处

减轻胃炎、消化不良、胃酸过多以及胀气
增强脊柱的柔韧性
舒缓背痛
使肩部调整归位
有助于治愈颈部扭伤
按摩和强健骨盆区域
强健脚踝
缓解经期不适

◎ 注意事项

如果你容易头晕、恐高或患有高血压，那么在最终姿势中，眼睛应该朝下看着地面，而不要将头向上转。如果你有心脏病，那么就靠着墙来习练，不要抬臂，而将上方的手臂放在髋部上。

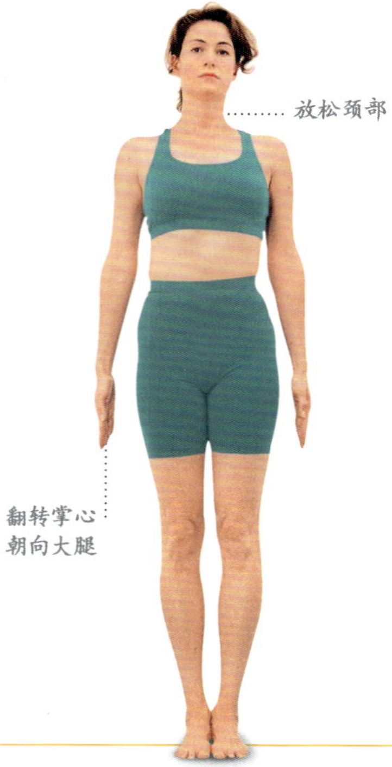

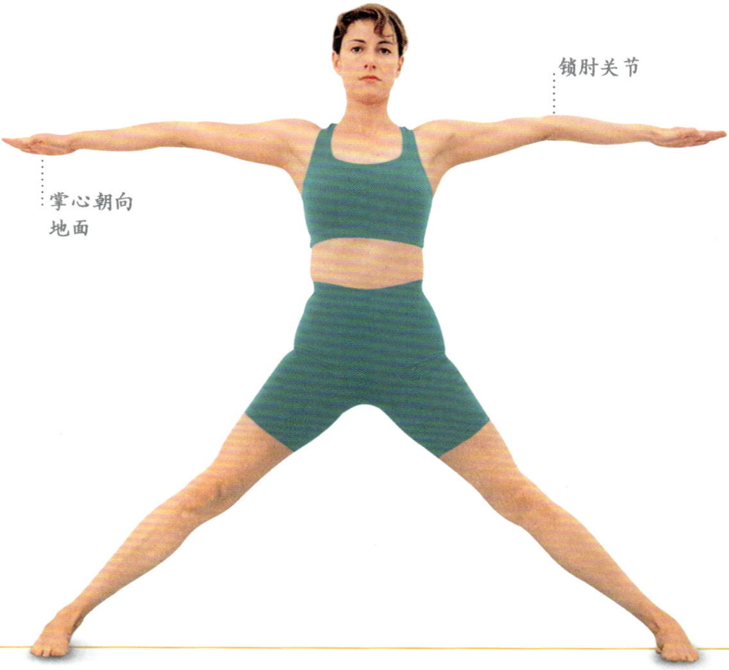

1 以山式（见60页）站立，将体重均衡地分配在双腿上。重心落于足弓中心。保持脚后跟稳固，脚趾展开。确保双脚的内侧相互碰触。保持背部挺直。均匀地呼吸。

2 深吸气后跳开，双脚落地相距约1.2米。双脚应该在一条直线上，脚尖朝前。抬双臂，与肩同高（见小图），确保双臂在一条直线上。从手肘后侧开始伸展双臂。上提胸部，眼睛直视前方。

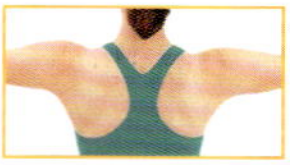

3 右脚稍转向左，同时保持另一条腿的伸展。然后，左脚向左转90度，同时保持右腿伸展以及右膝的收紧。确保不要让手臂摇摆，保持手臂充分伸展。

初学者 在这一步骤中，为了保持身体的平衡，每次必须首先内转右脚，然后才外转左脚。

中级者 为了在最终姿势中得到更好的伸展，你可以将左脚跟下压地面并抬脚趾朝向天花板（见小图）。然后收紧左膝，再次将左脚平展于地面上。

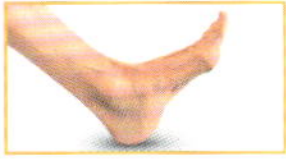

自我矫正

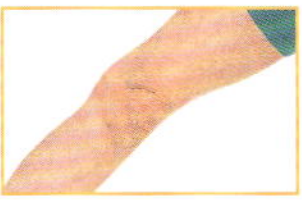

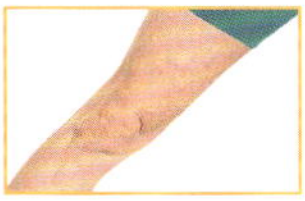

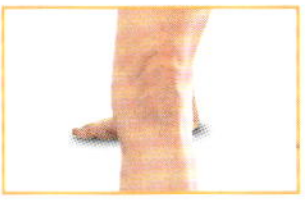

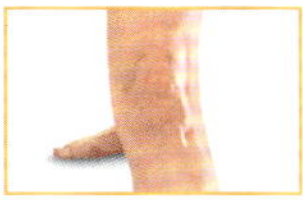

右 膝

错误 如果右膝向右转的话，将削弱你在最终姿势上的伸展。

正确 保持右髌骨朝向正前方。确保不要让右大腿内旋。

左 膝

错误 如果左膝过度左转，将会影响你在最终姿势上保持平衡。

正确 保持左膝收紧，并与左脚中心、左胫骨以及左大腿中心在一条直线上。

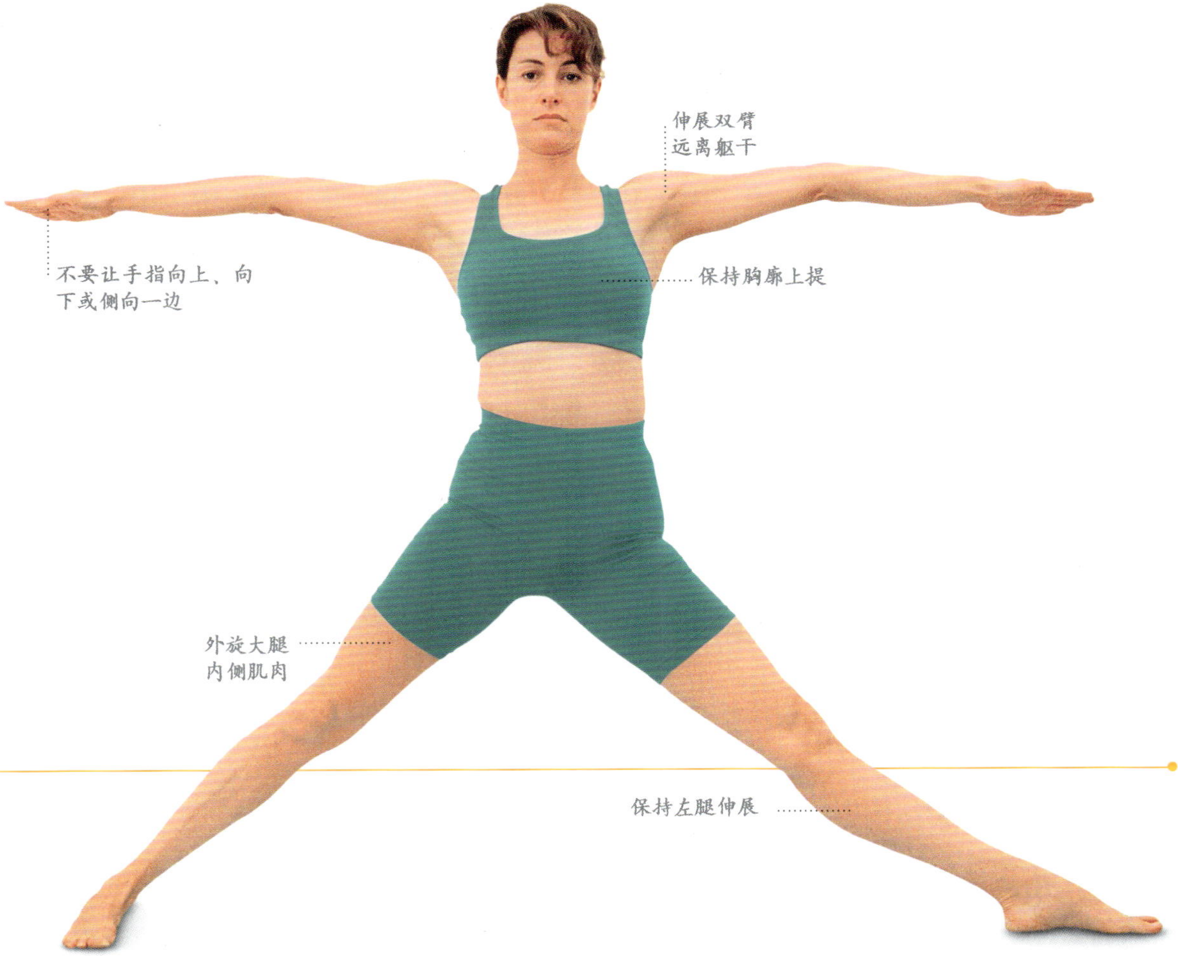
伸展双臂
远离躯干
不要让手指向上、向
下或侧向一边
保持胸廓上提
外旋大腿
内侧肌肉
保持左腿伸展

三角伸展式

古鲁的建议

“请留意我是如何用膝盖来帮助学生移动她左侧的臀部向内。为了帮助她转动上身，我抓住她的右肩，缓慢地带动她的躯干向上转。一旦处于这个姿势，你就可以向上移动左侧浮肋，并朝向右腋窝延长你的右侧躯干。”

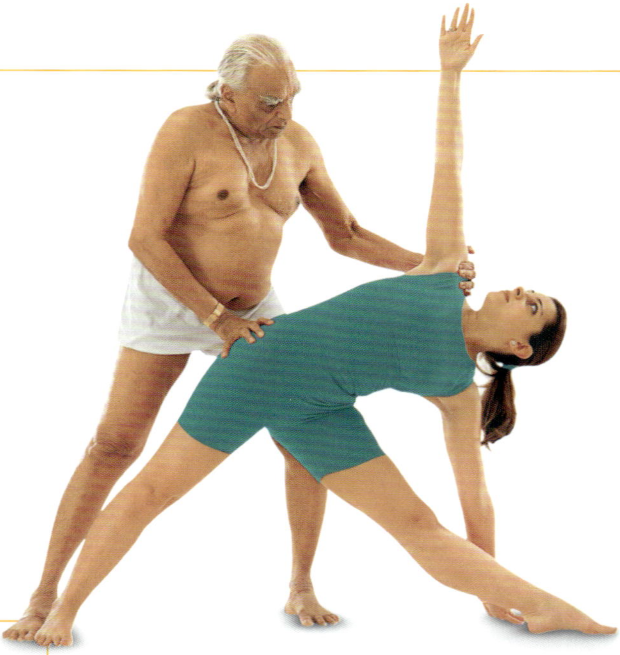

自我矫正

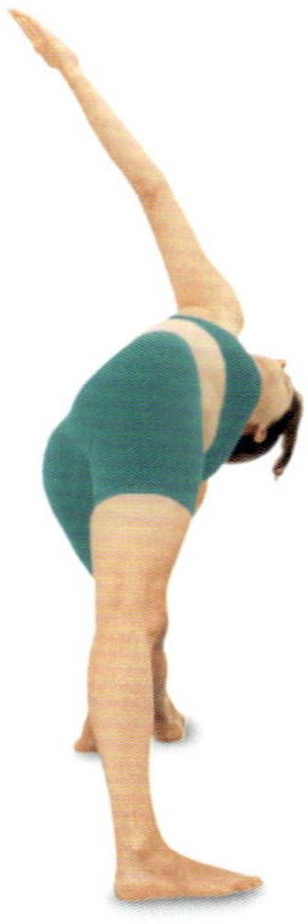

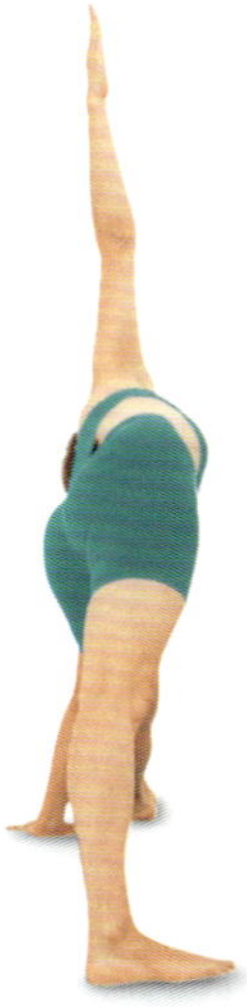

错误 如果你的右臂向后倾斜，髋部与臀部就不能保持在一条直线上。颈部和头部将会向前突出，重心将落于左手掌而不是左脚跟上。

正确 右臂保持稳定，从腋窝开始向正上方伸展。头部后侧与脊柱保持在一条直线上，两肩胛骨保持在一条直线上。

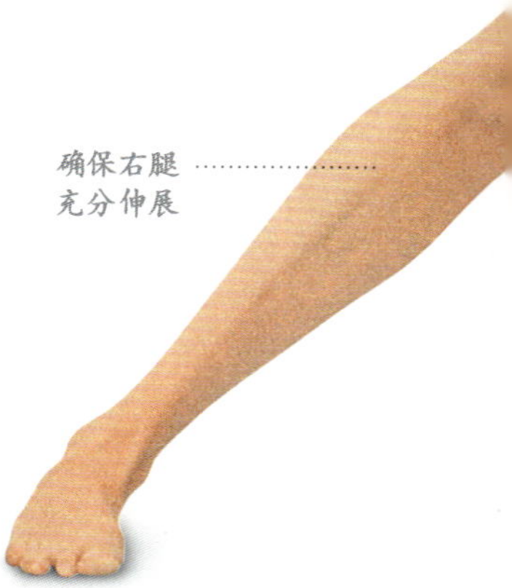

4 呼气，向左侧弯曲躯干。将左手掌平放在地面上，左脚跟下压地面。调整你的姿势直到身体重心落于左脚跟而非左手掌上。右臂上抬指向天花板，并与双肩和左臂在一条直线上。转动头部向上，放松颈部，眼睛注视右手拇指。在体式中停留20~30秒。不要深呼吸，而要均匀地呼吸。

初学者 当你侧弯时，首先用左手抓住左脚踝。将左侧臀部微微向前送，右手放在右髋上。一旦你在此姿势上感到稳定，便可以遵照上述体式说明进行习练。

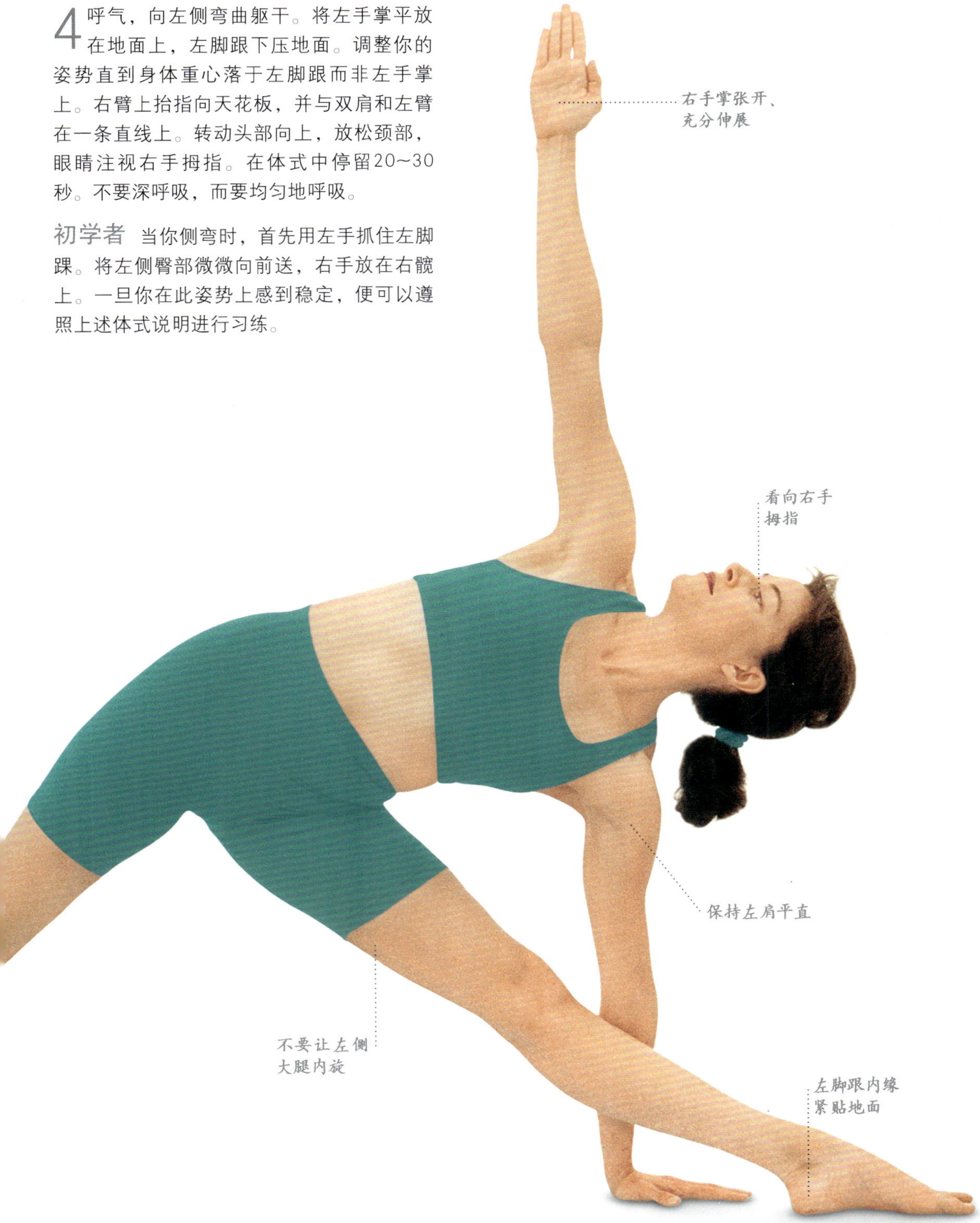
右手掌张开、
充分伸展
看向右手
拇指
保持左肩平直
不要让左侧
大腿内旋
左脚跟内缘
紧贴地面

三角伸展式

此体式的高级阶段

保持右臂的稳定，因为它是这个体式的“大脑”（见57页）。关注你的背部工作。想象你的身体持续地被拉向与脊柱相反的各个方向。检查一下双肩是否均等地向外伸展。确保躯干微微地向上和向后转动。保持颈部后侧与脊柱在一条直线上，但放松喉咙和颈部肌肉。确保尾骨与头部后侧在一条直线上，这样你的整个身体在一个水平面上保持对称与平衡。

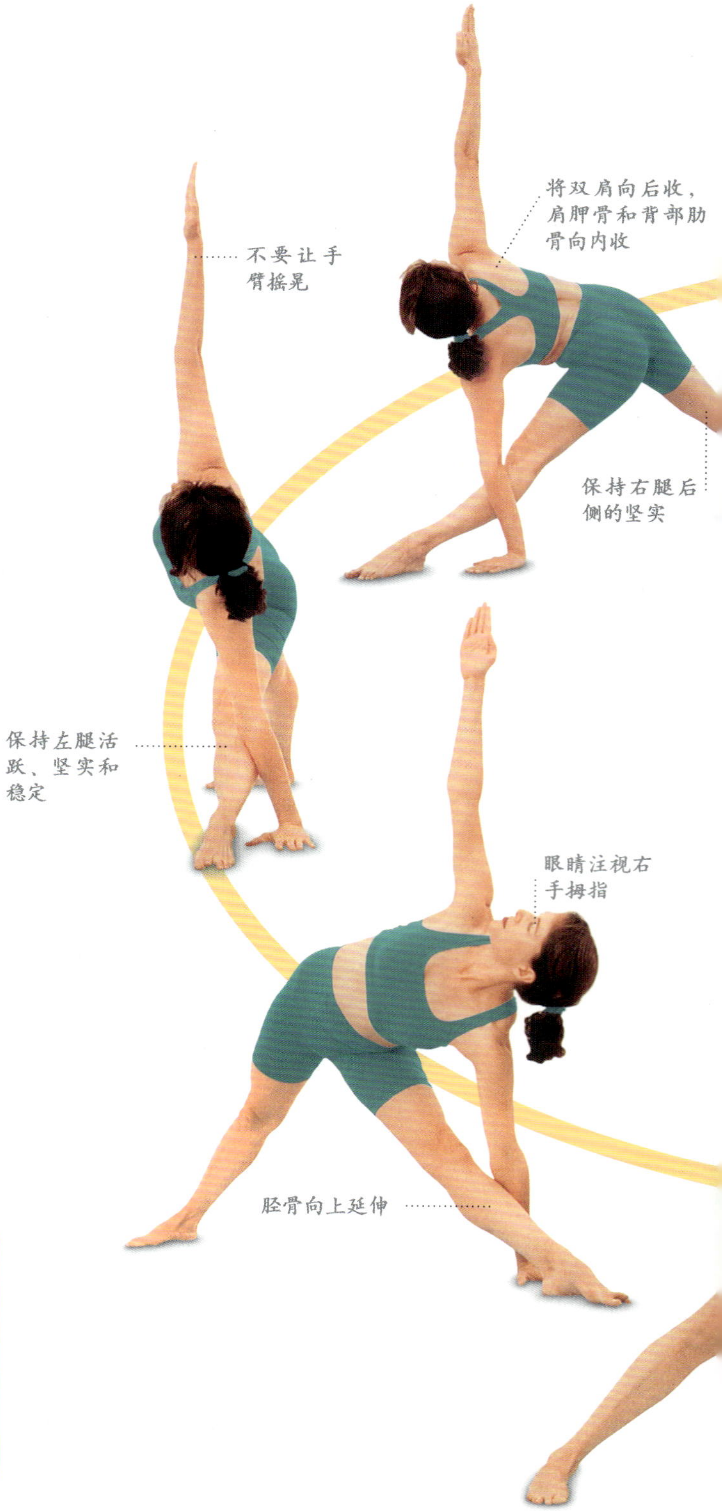
不要让手臂摇晃
将双肩向后收，肩胛骨和背部肋骨向内收
保持右腿后侧的坚实
保持左腿活跃、坚实和稳定
眼睛注视右手拇指
胫骨向上延伸

从体式中还原

吸气，左手掌离开地面。右臂向旁侧伸展，逐渐地直立躯干。双臂落于体侧。转双脚朝前。在另一侧重复同样的动作。然后呼气，还原至山式。

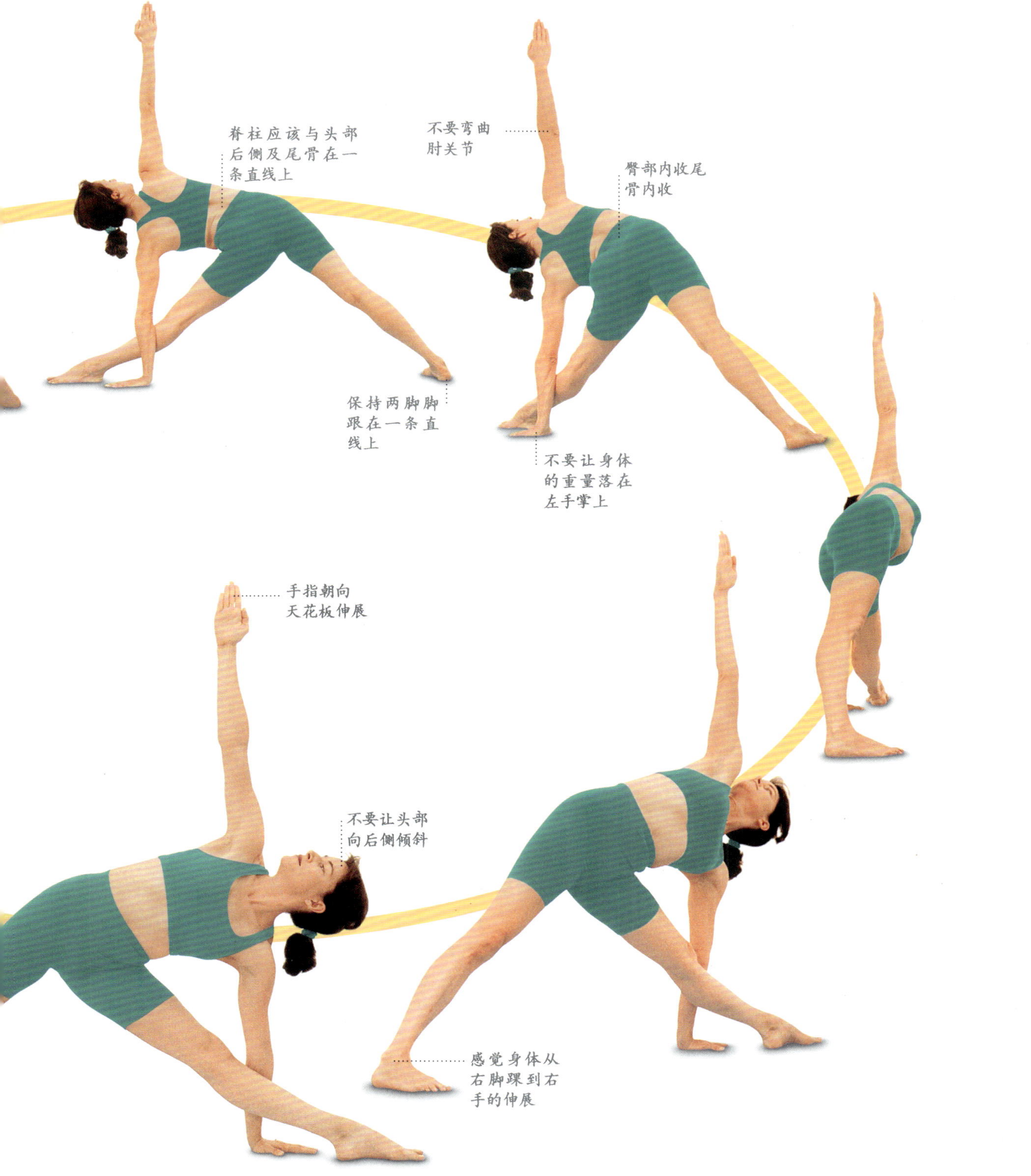
脊柱应该与头部后侧及尾骨在一条直线上
不要弯曲肘关节
臀部内收尾骨内收
保持两脚脚跟在一条直线上
不要让身体的重量落在左手掌上
手指朝向天花板伸展
不要让头部向后侧倾斜
感觉身体从右脚踝到右手的伸展

Virabhadrasana 2
战士第二式

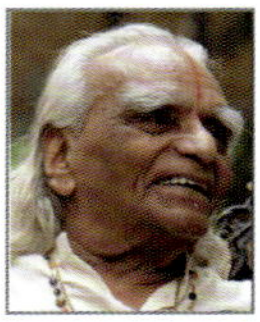

这个体式是以一位传奇式的武士维拉巴德纳（Virabhadra）来命名的。他的故事记载于著名的梵文剧作家迦梨陀娑（Kalidasa）所著的英雄史诗《战神重生》（*Kumarasambhava*）中。有规律地习练这个体式有助于培养你的力量和耐力。此体式的各个步骤使四肢和躯干得到较大强度的锻炼，也减轻了颈部和肩部的僵硬。它使你的膝部和髋关节更加灵活。

◎ 益处

通过扩展胸廓改善呼吸能力

有助于治疗椎间盘脱出

缓解因尾骨断裂、融合或偏离所引起的健康问题

减少臀部周围的脂肪

缓解下背部疼痛

◎ 注意事项

如果你有心脏病、心悸、胃灼热、腹泻或痢疾，请不要习练。女性月经量过多或者子宫渗血的话，也要避免习练。

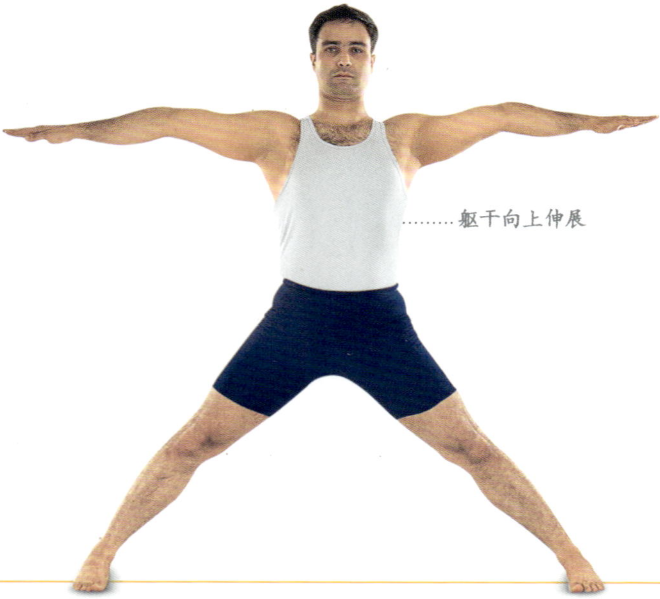
躯干向上伸展

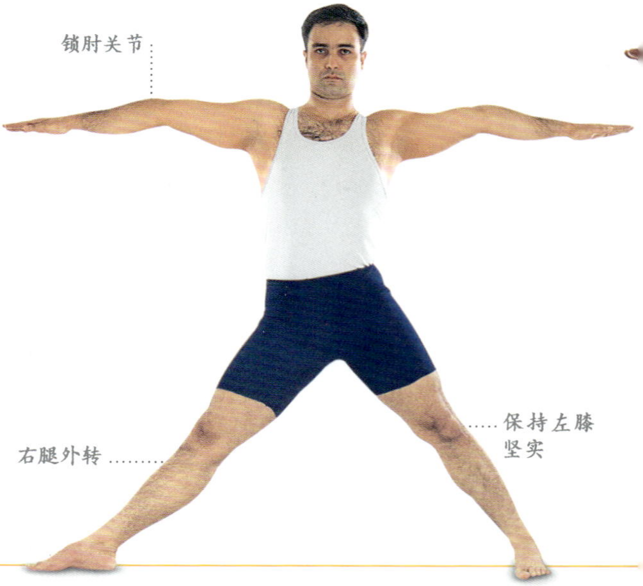
锁肘关节
右腿外转
保持左膝坚实

1 以山式（见60页）站立，深吸气。跳开，双脚落地相距大约1.2米。脚尖朝前。抬双臂向两侧伸展，与双肩在一条直线上（见小图），手掌朝向地面，双掌在一条直线上。保持手指伸直，并向外伸展。将每一侧的小脚趾下压地面。有意识地将双腿内侧朝腰部上提。

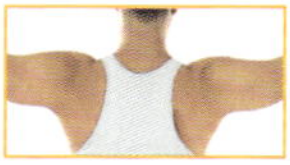

2 缓慢地呼气，右腿向右转90度。左脚稍向右转。确保让身体的重量落于右脚跟而非脚趾上。保持左腿向外伸展，同时膝部收紧。为了避免左腿滑脱，应该确保身体重量落在最后两个脚趾上。

初学者 把关注点放在右大腿正确地外旋。右大腿应该与右脚同时外旋，并且转动幅度相同。

3 呼气，弯曲右膝。确保让右大腿与地面平行。胫骨垂直于地面，并与右脚跟在一条直线上。右小腿肌肉向上拉伸，头部转向右侧。伸展双足弓和所有的脚趾。在此体式中保持30秒。均匀地呼吸。

中级者 从坐骨开始弯曲膝部，有意识地将大腿肌肉和皮肤朝膝盖方向推。充分延伸双臂，想象着它们像在拔河比赛上一样被拉开。

自我矫正

不要让躯干右移或前倾。为了防止出现这种现象，必须确保左腋窝和左髋在一条直线上。内收左侧肩胛骨，眼睛注视右臂。留意身体被伸展的一侧。

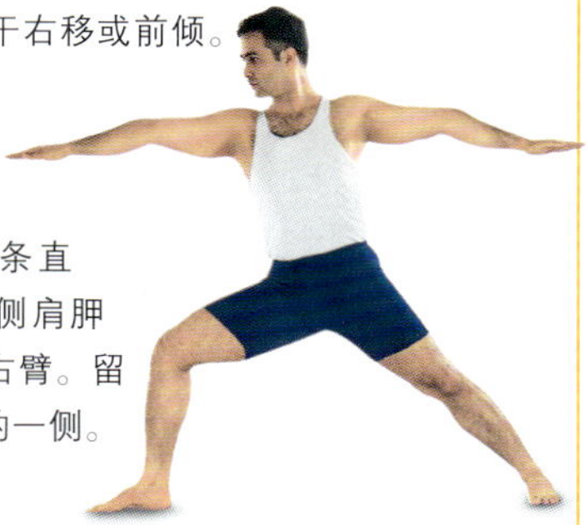

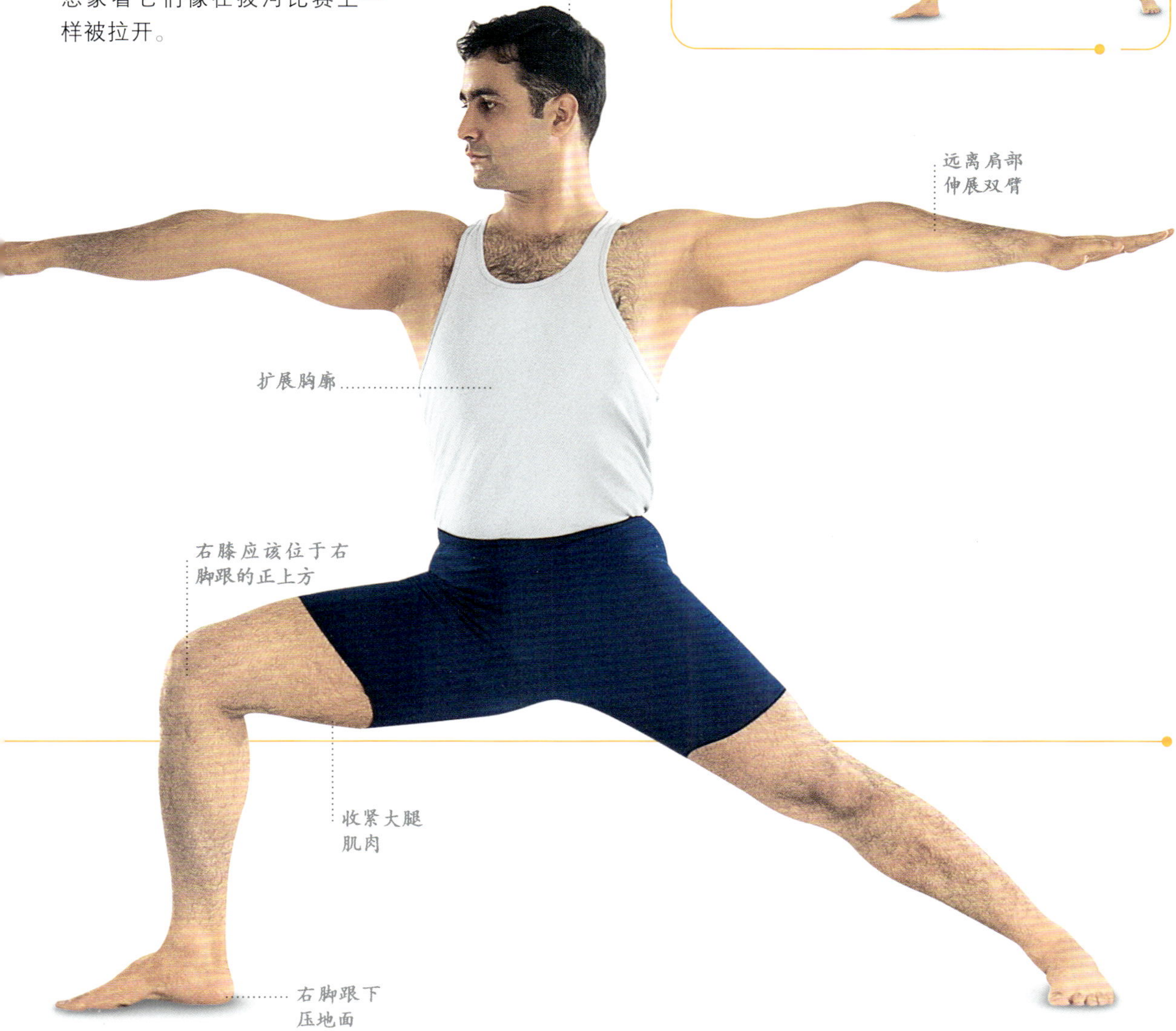
大脑保持静止
远离肩部伸展双臂
扩展胸廓
右膝应该位于右脚跟的正上方
收紧大腿肌肉
右脚跟下压地面

战士第二式

此体式的高级阶段

不要过于生硬地弯曲膝盖，保持弯曲腿放松。有意识地让大脑静止下来。右侧臀部应该略低于右膝的内侧。收紧臀部，扩展髋部。双脚的外沿下压地面。感觉能量从脚踝上升到膝部。向外推胸廓，最大限度地扩展胸腔。收紧并上提左膝。如果左膝松垂，就会含胸。保持双臂伸展，肩胛骨远离躯干。

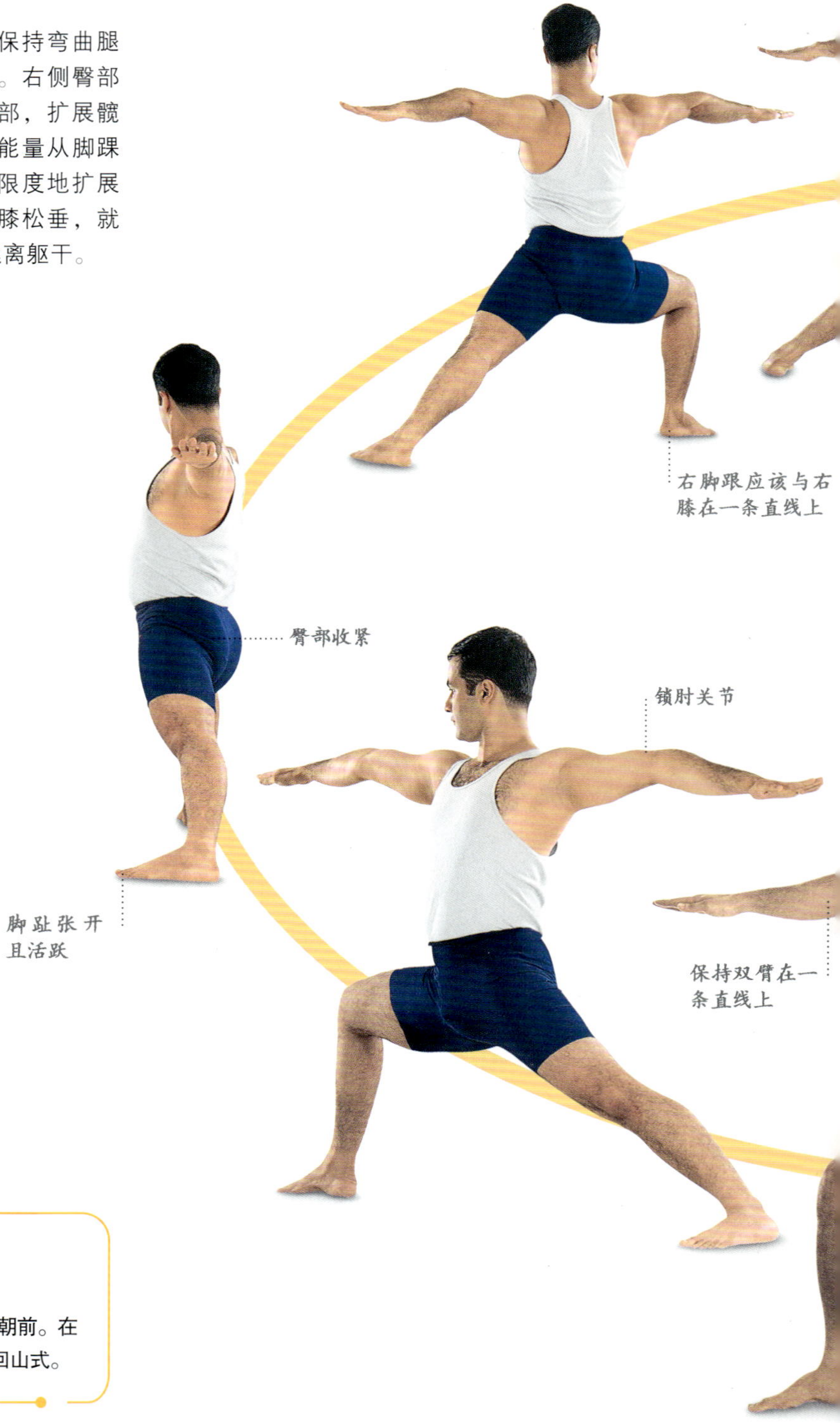
右脚跟应该与右膝在一条直线上
臀部收紧
锁肘关节
脚趾张开且活跃
保持双臂在一条直线上

从体式中还原

吸气，伸直右腿。转动双脚，脚尖朝前。在另一侧重复相同的动作。然后呼气，跳回山式。

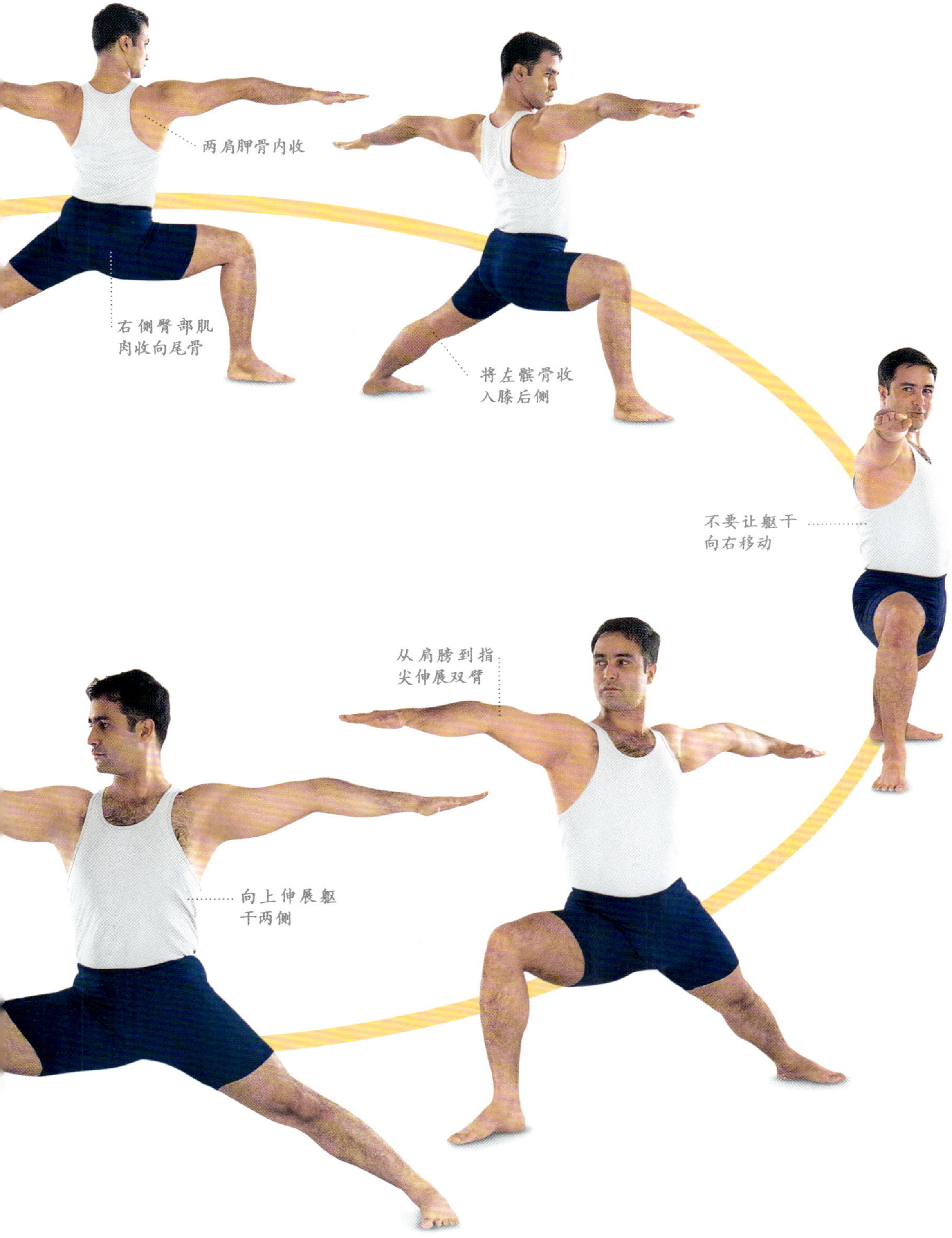
两肩胛骨内收
右侧臀部肌
肉收向尾骨
将左髌骨收
入膝后侧
不要让躯干
向右移动
从肩膀到指
尖伸展双臂
向上伸展躯
干两侧

Utthita Parsvakonasana
三角侧伸展式

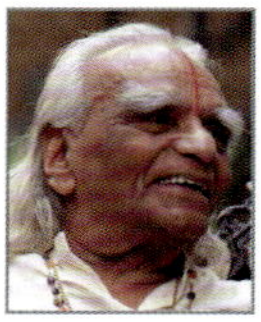

在梵文中，utthita意思为“伸展”，parsva含义为“侧面的”，kona可译为“角度”。在这个体式中，你的身体两侧得到高强度的伸展，从一侧的脚趾一直伸展到另一侧的手指尖。在习练这个体式时，注意保持身体的绝对稳定性。

◎ 益处

提高肺活量

强壮心肌

减轻坐骨神经痛和关节炎引起的疼痛

改善消化系统，有助于将废物排出体外

减少腰部和臀部的脂肪

◎ 注意事项

如果患有高血压，请不要习练。如果患有颈椎关节强直，请不要转头或向上看。

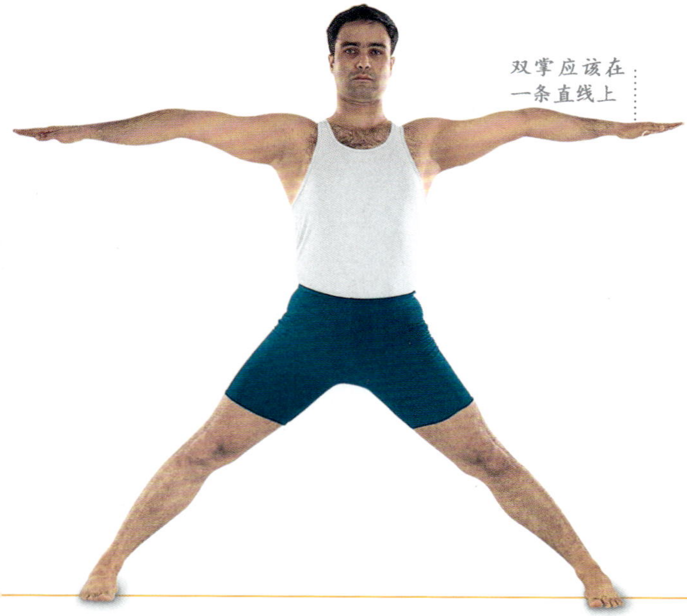
双掌应该在
一条直线上

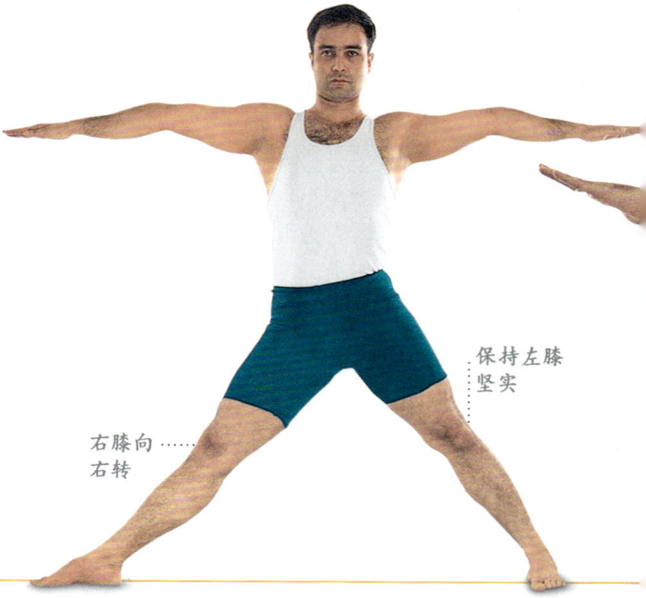
保持左膝
坚实
右膝向
右转

1 以山式站立（见60页）。吸气后跳开，两脚分开约1.2米。同时，双臂向两侧外展，与肩同高。掌心朝向地面。从手肘后侧开始伸展双臂。确保双脚在一条直线上，指尖朝前。双脚外沿贴靠地面。每一侧的小脚趾都要压向地面。

2 缓慢呼气的同时，右侧的腿和脚向右转90度。同时，左脚稍向右转。伸展左腿，收紧左膝。确保重心落于右脚的脚跟上而非右脚趾上。如果有需要的话，可以调整双腿的距离。确保双脚在一条直线上。

初学者 在你转动右腿时，把关注点放在右大腿的外旋。这样可以减轻右膝的压力。

3 弯曲右膝直到大腿与小腿成直角，并且右大腿平行于地面。保持一或两个呼吸。

中级者 有意识地上提左膝和左脚踝。从中央向四周打开左膝的后侧。将两侧的小腿肌肉朝大腿方向提拉。

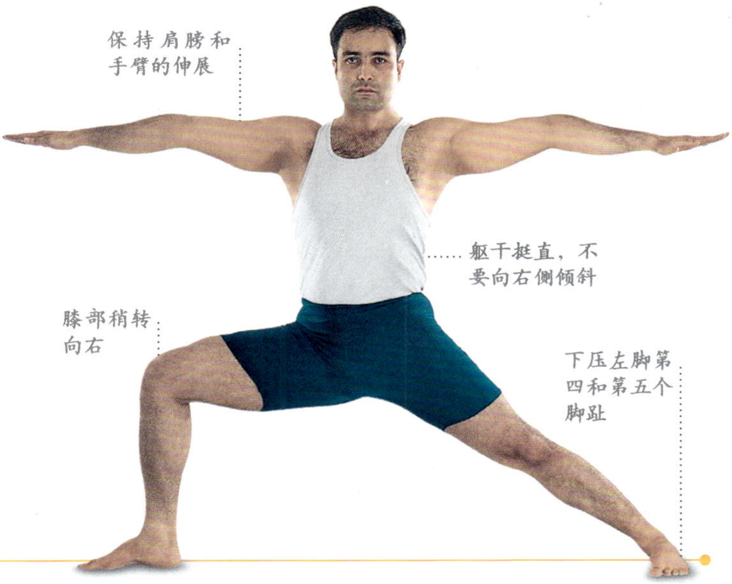
保持肩膀和手臂的伸展
躯干挺直，不要向右侧倾斜
膝部稍转向右
下压左脚第四和第五个脚趾

4 呼气，将右掌放在右脚旁的地面上。确保右腋窝贴靠右膝的外侧。左臂向外伸展置于左耳上方。转头向上看。在此体式中停留20~30秒。

初学者 呼气，首先伸展右臂，然后落地，你可以将指尖而非手掌放在地面上。

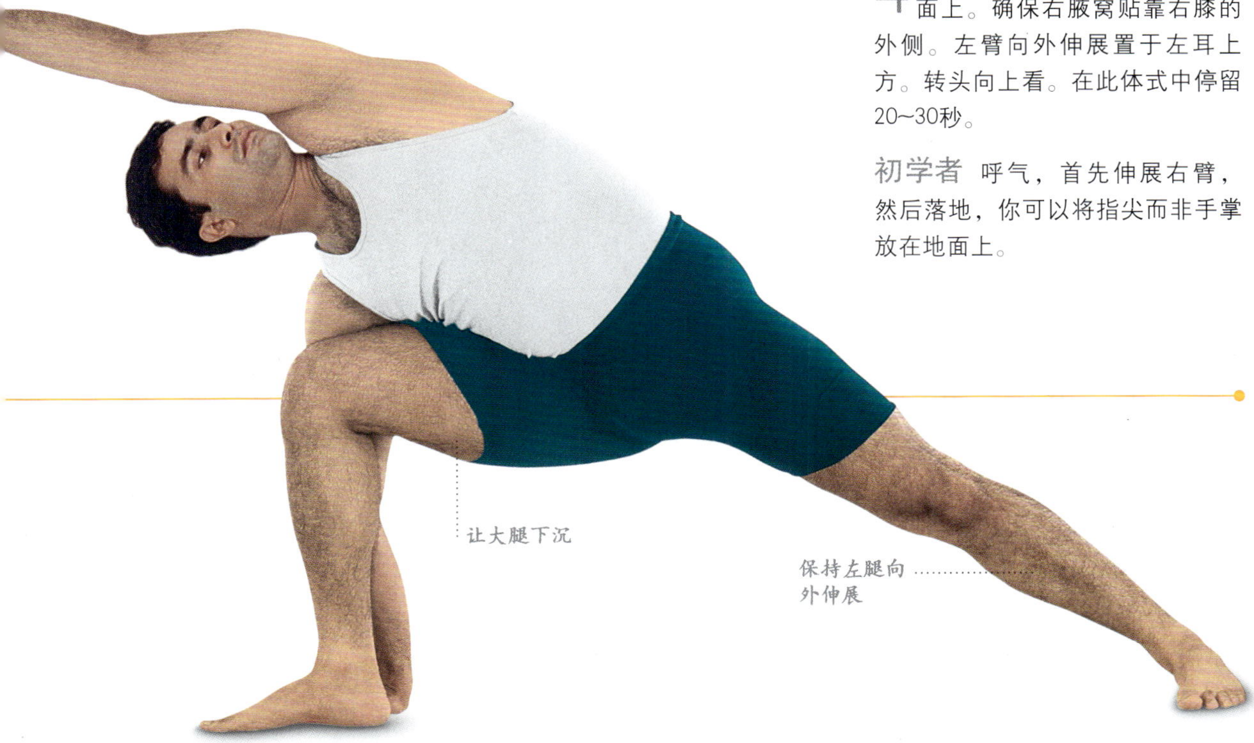
让大腿下沉
保持左腿向外伸展

三角侧伸展式

此体式的高级阶段

左臂是这个体式的“大脑”（见57页），因此你必须保持左臂的平稳，不要让它移动。加强这一手臂的伸展，将它推离左侧腋窝。将左肩胛骨下端收入背部。稍稍上提左大腿，这将有助于右手更容易下落。确保重心落于右脚跟后侧，千万不要让沉重的身体落在右大腿或右掌上。胸部、髋部和左腿保持在一条直线上。伸展身体的每一个部分，特别将关注点放在脊柱的伸展上。感觉从左脚踝到左手腕持续伸展。

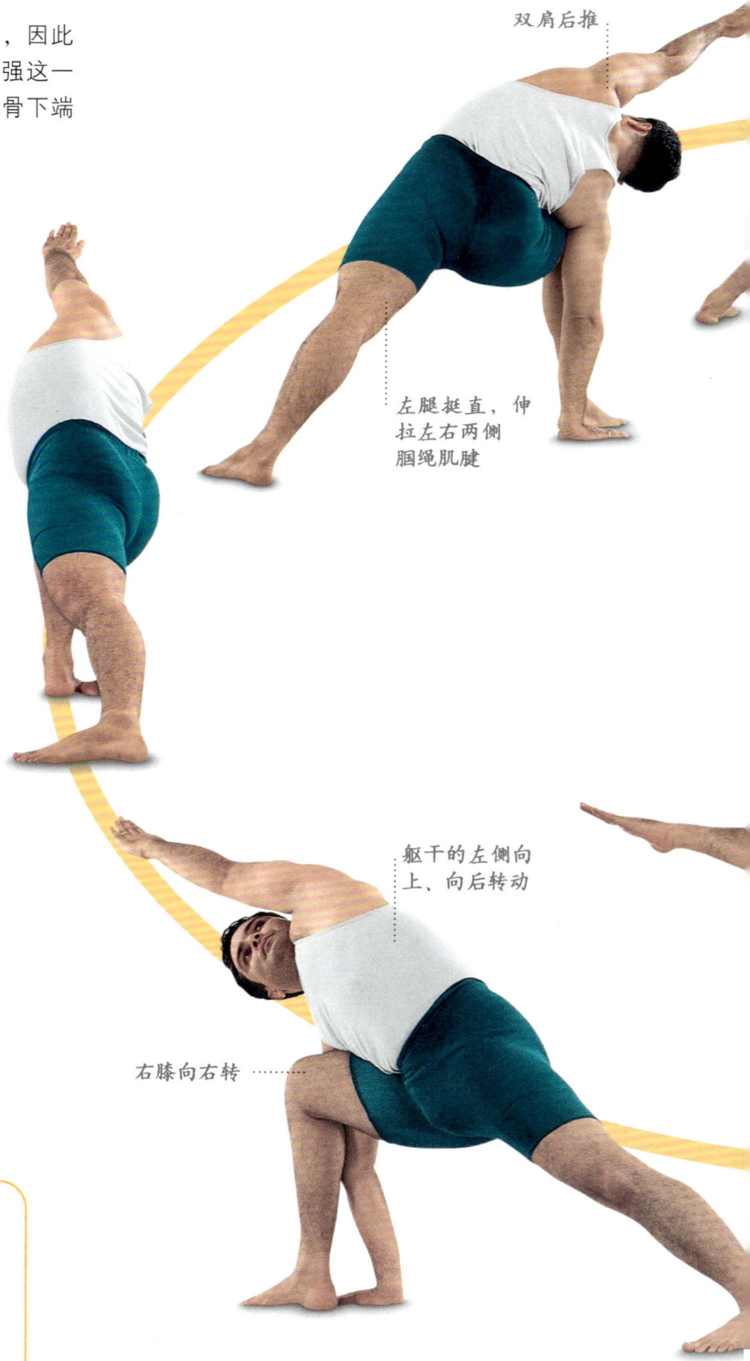
双肩后推
左腿挺直，伸拉左右两侧腘绳肌腱
躯干的左侧向上、向后转动
右膝向右转

从体式中还原

吸气，右手抬离地面。双臂落于体侧，伸直右腿。转动双脚，脚尖朝前。在另一侧重复相同的动作。然后呼气，跳回山式。

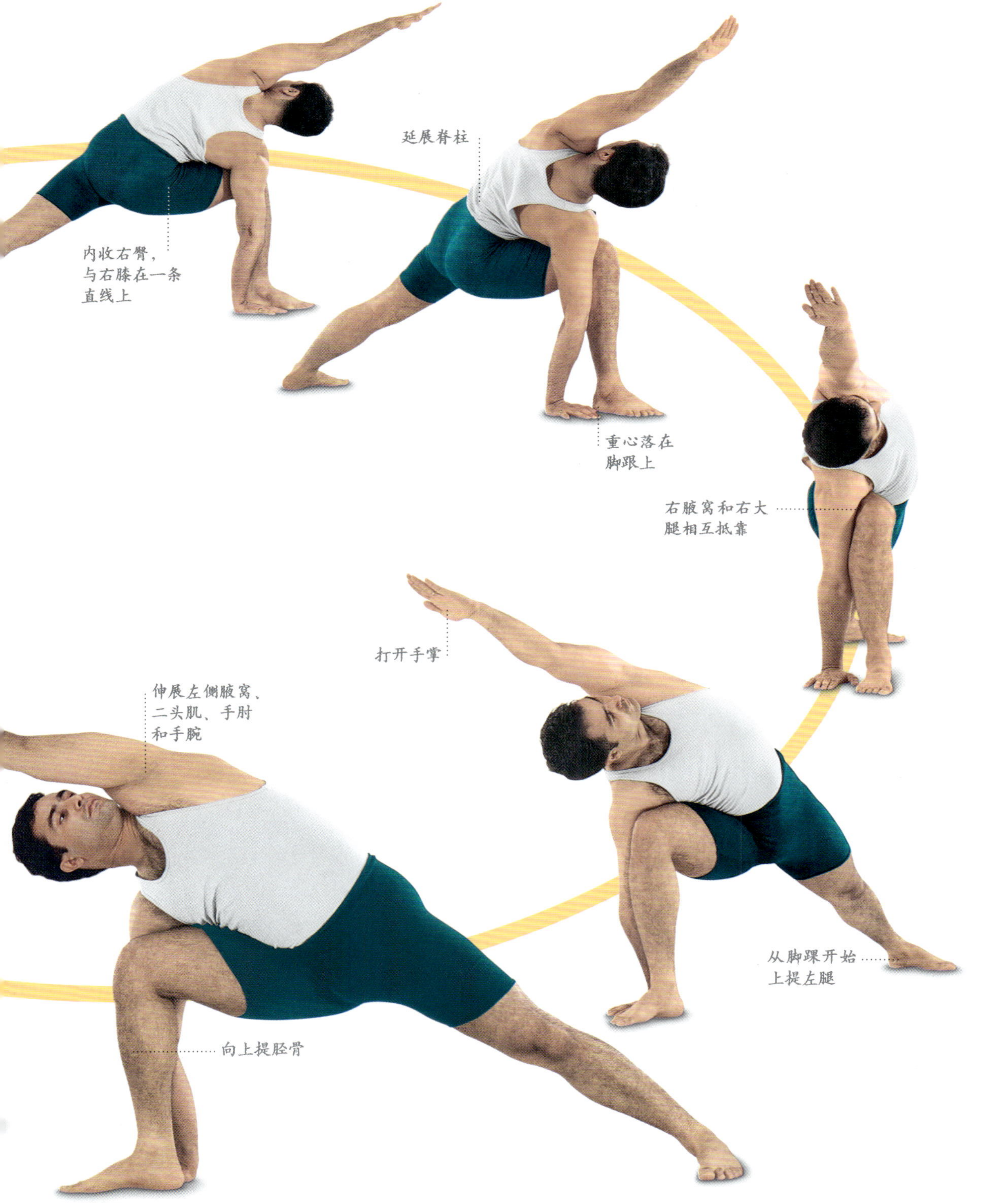
延展脊柱
内收右臂，
与右膝在一条
直线上
重心落在
脚跟上
右腋窝和右大
腿相互抵靠
打开手掌
伸展左侧腋窝、
二头肌、手肘
和手腕
从脚踝开始
上提左腿
向上提胫骨

Parsvottanasana
加强胸部伸展式

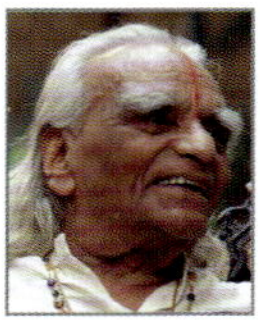

这个体式使胸部得到高强度的伸展。Parsva在梵文中意为“侧面的”，而uttana则暗示最终姿势上的伸展是高强度的。有规律地习练该体式可以刺激和强健肾脏。一旦你非常舒适地处于最终姿势当中，便可以感受到这种效果。此体式有助于消除肩、颈和肘关节的僵硬。

◎ 益处

使大脑变得冷静，镇静神经
缓解颈、肩、肘以及手腕的关节炎
强健腹部器官
改善消化
强健肝脾
减少痛经

◎ 注意事项

如果你有高血压或心脏问题，就不要做步骤4。如果你有痢疾或腹部疝气，则习练到步骤4为止。

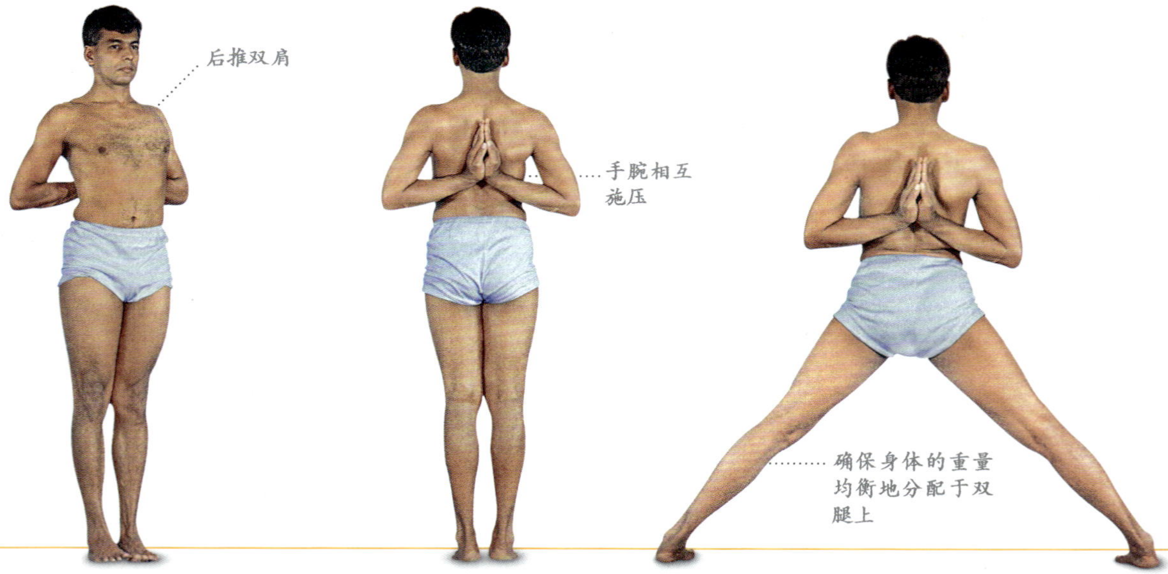

1 以山式站立（见60页）。内旋和外旋双臂数次以放松双臂。双手手指在背后相合，指尖朝下，指向双脚。然后，转动手腕（见小图）直到指尖朝向天花板。

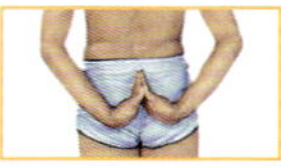

初学者 如果双掌相合对你来说太困难的话，你可以将双臂置于背后，弯曲手肘，每一侧的手掌放在另一侧的手肘上。

2 将相合的双掌上移到中背部。每一只手的小手指都要贴靠背部。然后，双手继续沿着背部上移直到其落于两肩胛骨的中间（见小图）。手指相互抵压。通过向内推双肘使双掌互相施压。这有助于双肩向后推，进一步打开胸廓。

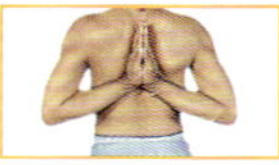

3 吸气并跳开，双脚落地相距大约1.2米。如果你感觉双腿过度伸拉或者距离短得让你很不舒服的话，你可以相应做一些调整。当你感觉身体的重量均衡、舒适地分配于双腿上时，双脚间的距离就是正确的。停顿数秒时间，缓慢地呼气。

4 吸气，右脚向右转90度。左脚向右转75~80度。与此同时，身体从腰部和髋部开始转向右侧。确保躯干朝向正前方，并与右腿在一条直线上。将身体的重心落于右脚脚后跟上。收紧右膝，延展胸部、腰部与髋部。然后，头部和胸部向后仰，眼睛看向天花板，确保不要让喉咙紧张。双掌压向背部，不要让手掌滑落下来。

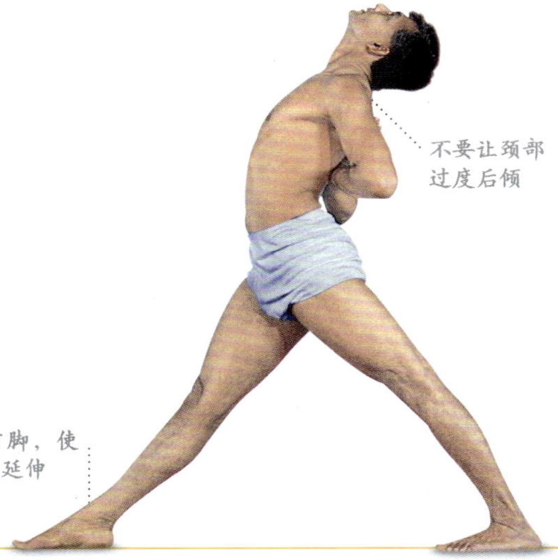

5 呼气，舒展脊柱，从大腿根部开始向前弯曲。让胸骨引领这一前曲的过程，在整个过程中右膝不能弯曲。留意从腰部两侧开始均等地向前弯曲。下巴放在右膝上。在此体式中停留20~30秒。均匀地呼吸。

初学者 如果最终伸展对你来说有困难的话，那么就将双手落于右脚两侧的地面上。逐步、谨慎地伸展你的背部和颈部。

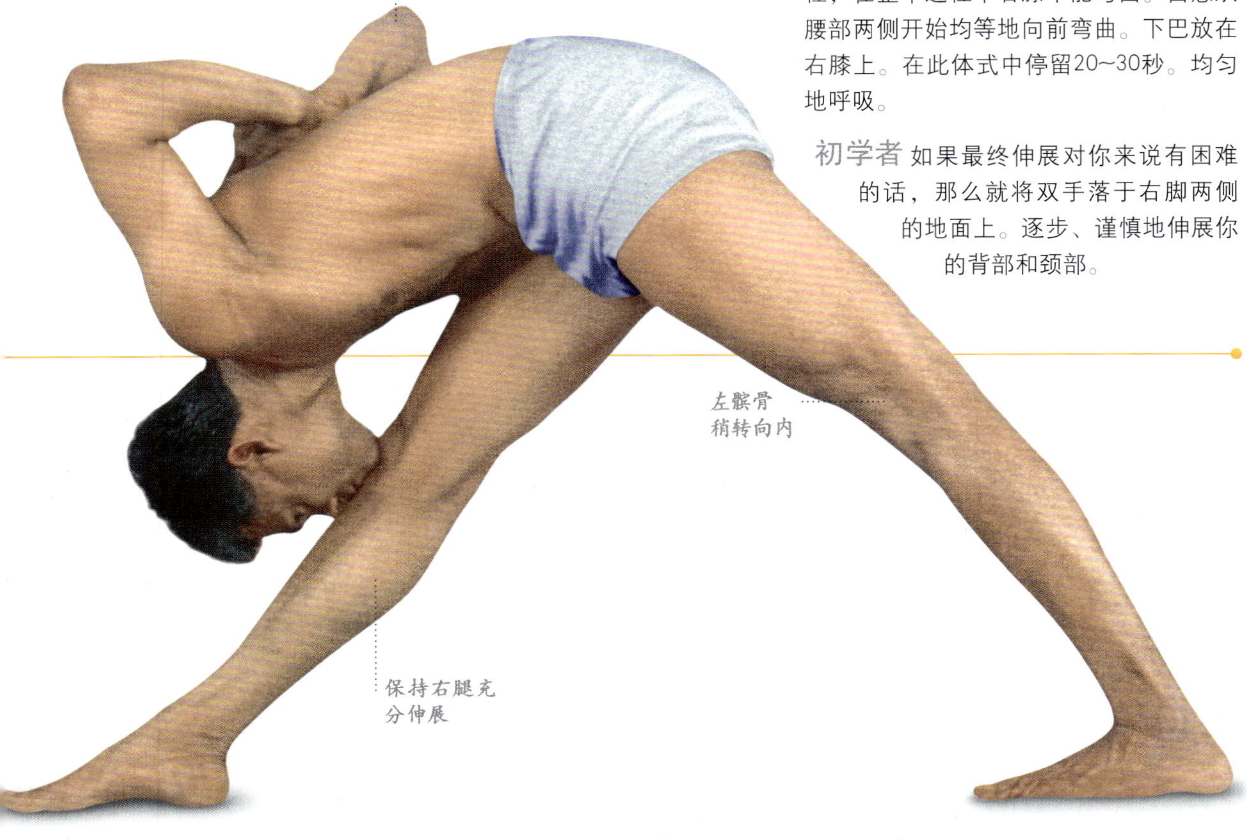
双肘向外
打开
左髌骨
稍转向内
保持右腿充
分伸展

加强侧伸展式

此体式的高级阶段

在该体式中停留时，保持上半身（从骨盆到锁骨）的伸展。均等地拉长腰部两侧以加强大腿的伸展。从腹股沟开始向前弯曲，会阴区域保持放松。为了确保躯干落于右大腿的中心，将腹部稍稍右移以使肚脐落于右大腿的中心。收紧腿部肌肉，感觉沿着双腿后侧的伸展。进一步朝右大腿向下推脊柱。后移双肩直到胸部两侧得到均等的扩展。均匀地呼吸。

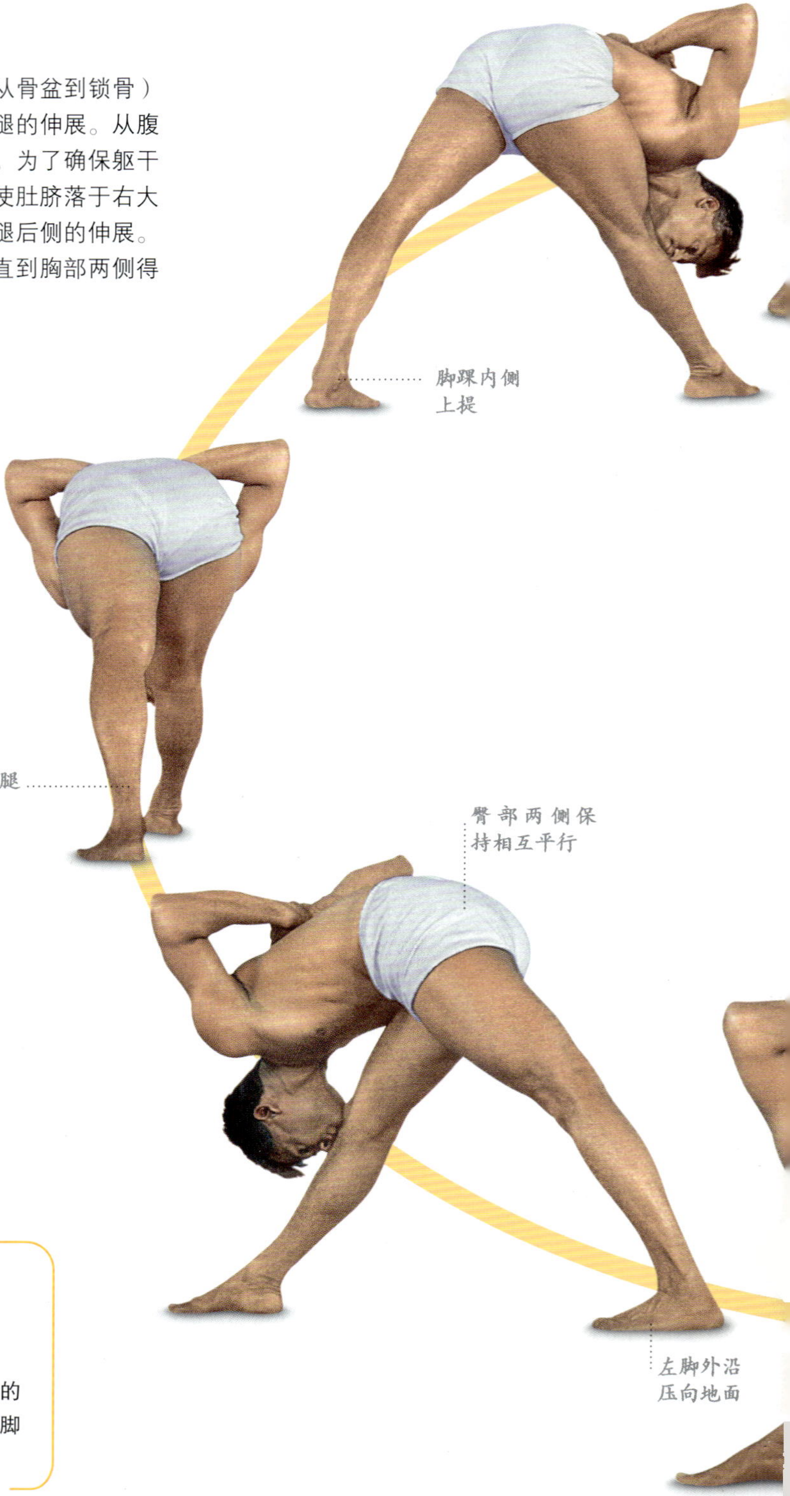
脚踝内侧上提
伸展左腿
臀部两侧保持相互平行
左脚外沿压向地面

从体式中还原

吸气，抬起躯干。

回到站姿，但不要立即抬起头。在身体的另一侧重复该体式，伸展双臂到肩的高度。双脚跳回并拢，以山式站立。

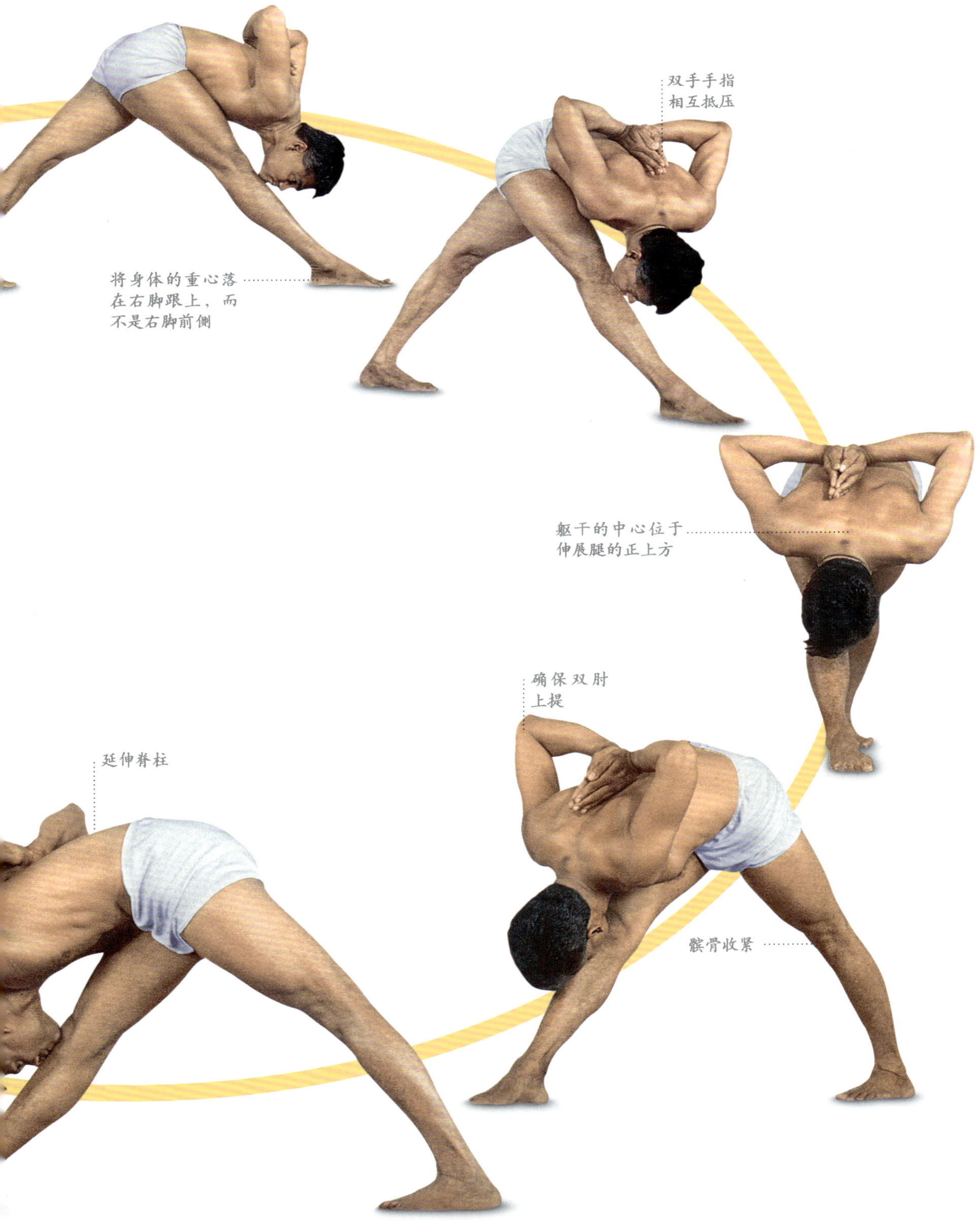
双手手指
相互抵压
将身体的重心落
在右脚跟上，而
不是右脚前侧
躯干的中心位于
伸展腿的正上方
确保双肘
上提
延伸脊柱
髌骨收紧

Adhomukha Svanasana
下犬式

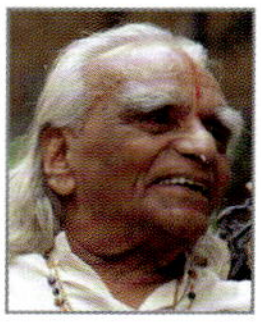

在这个体式中，你的身体模仿狗伸懒腰的样子。Adhomukha在梵文中是“脸朝下”的意思，而svana可译为“狗”。这个体式对跑步运动员很有帮助，因为它可以消除脚跟的僵硬，使腿部强健而灵活。当你感到疲劳时，在此体式中停留1分钟即可恢复精力。下犬式轻柔地激活了你的神经系统，因此有规律地习练这个体式，可以使你整个人精神焕发。

◎ 益处

使大脑平静，轻柔地激活神经

减缓心跳的速度

减轻肩胛骨的僵硬，改善肩关节炎

强健脚踝和双腿

缓解脚后跟的疼痛，软化跟骨骨刺

减缓月经量过多

有助于预防绝经期的“热潮红”

◎ 注意事项

如果你患有高血压或经常性头痛，那么就用一个抱枕支撑你的头部。如果你的双肩容易脱臼，那么就千万别将双臂外旋。如果是孕后期，请不要习练这个体式。

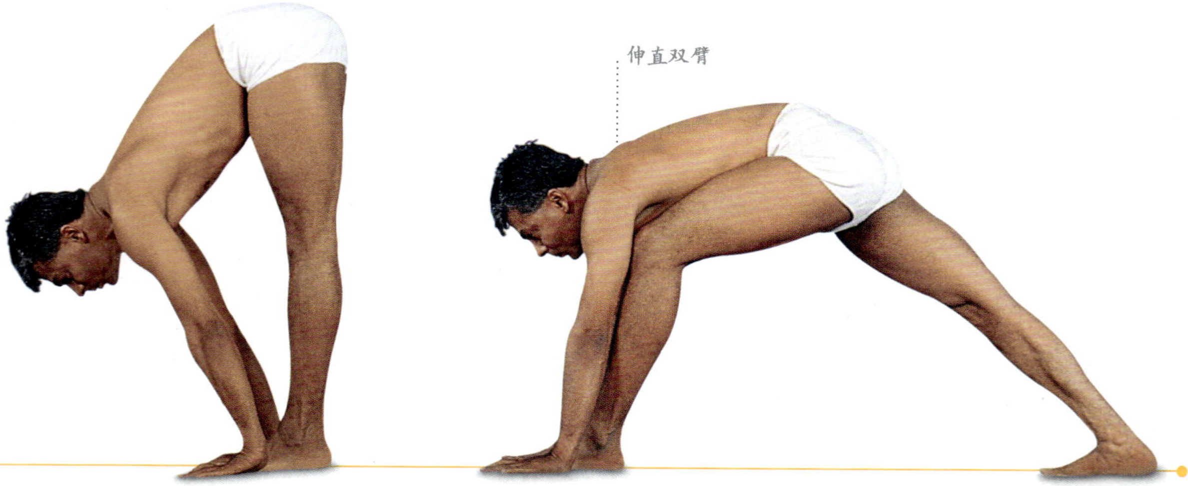

1 以山式站立（见60页）。呼气，从腰部开始向前弯曲，双掌分别落于双脚的外侧。

初学者 呼气，从腰部开始前曲。弯曲双膝，双掌落地并贴近双脚。

2 弯曲双膝，两腿依次向后退一大步（每步约为1.2米）。双掌分开约1米的距离。确保双脚之间的距离与双掌之间的距离相同。

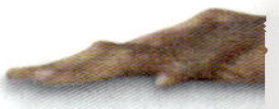

古鲁的建议

“为了确保学生的手臂伸直，我站在他的双手上，使之牢牢地贴在地面上。然后，我将他的肩胛骨向内压，以便整个体式成为一个直角三角形。在这个姿势中，你应该感到强烈的伸展，从臀部开始沿腰椎、胸椎向下直到手掌。”

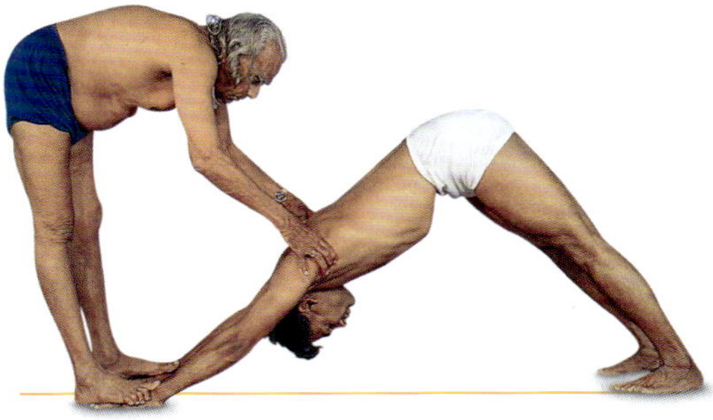

3 右腿和右臂在同一个平面上，左腿和左臂在同一个平面上。伸展手指和脚趾。抬脚后跟，收紧大腿前侧肌肉，髌骨内收。然后，伸展足弓，脚后跟再次落回地面上。

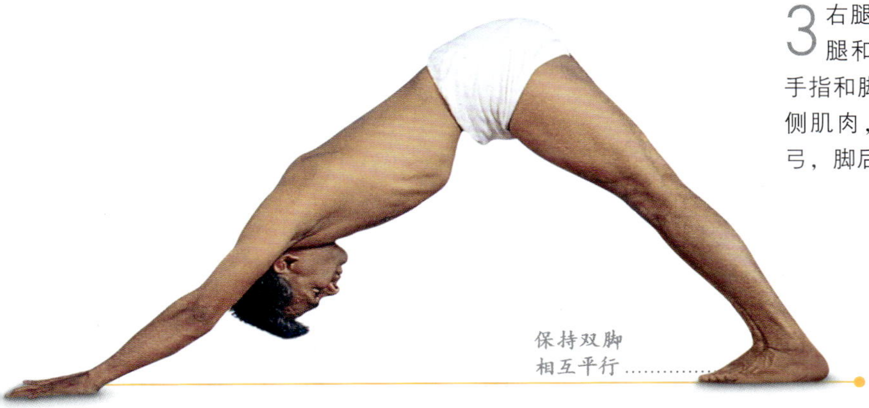
保持双脚
相互平行

4 上提从肘到肩这一段的手臂内侧。将躯干朝双腿方向移动。感觉从手掌到后脚跟的伸展。现在呼气，伸展颈椎的底部以便头顶落于地面。保持该体式15~20秒。

中级者 在低头之前，将肱三头肌深深地收入肩关节，并上提肩胛骨。手掌下压地面，拉胸骨收向横膈膜。

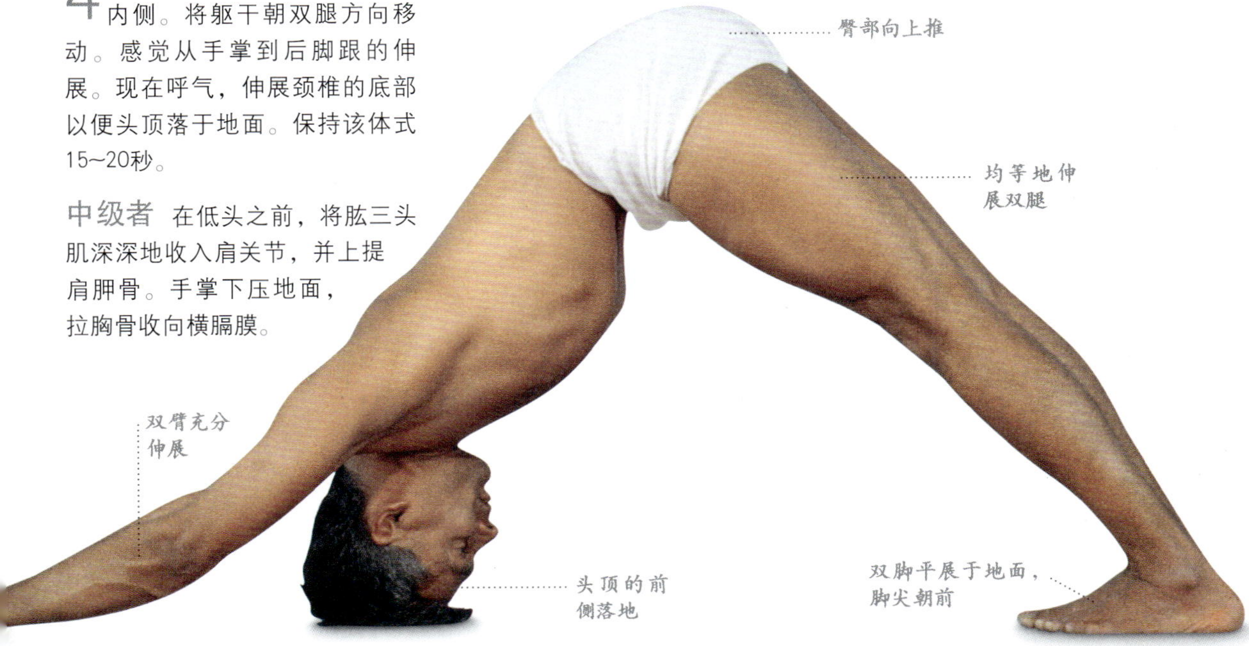
臀部向上推
均等地伸
展双腿
双臂充分
伸展
头顶的前
侧落地
双脚平展于地面，
脚尖朝前

下犬式

此体式的高级阶段

尽量让双腿向后移动。确保两大腿匀等地伸展——大腿后侧的内外边缘应该相互平行。如果两大腿不是相互平行的话，就有可能会缩短而得不到拉伸。同样，保持脊椎向外伸展而不要向内压缩。感觉脊柱中的能量从颈部到臀部向上流动，而不是其他方式的循环。内收肩胛骨，扩展胸腔。当胸腔完全打开，呼吸就会变得深入。觉察这种深入。

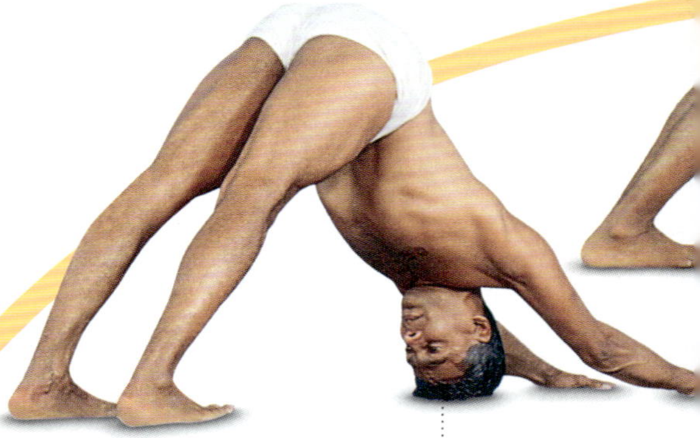

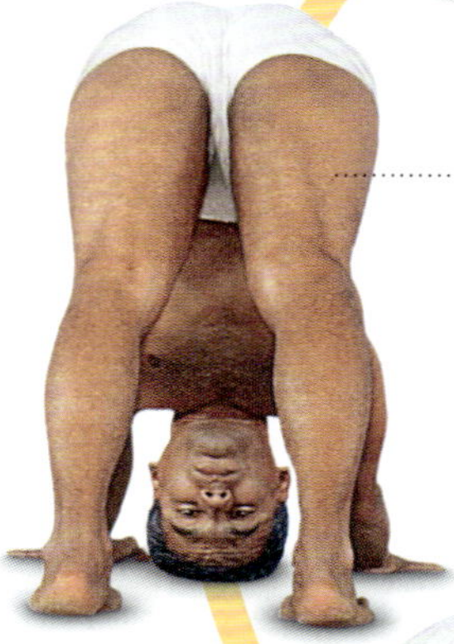

“有觉地、长
体式，将带

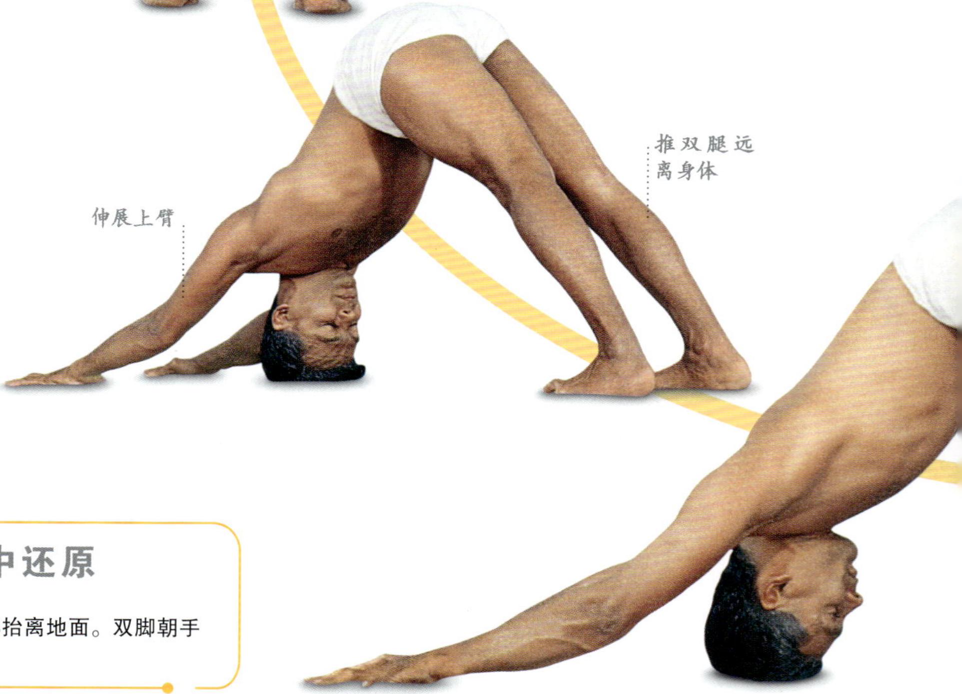

从体式中还原

吸气，逐渐地将头部抬离地面。双脚朝手掌方向移动，回到山式。

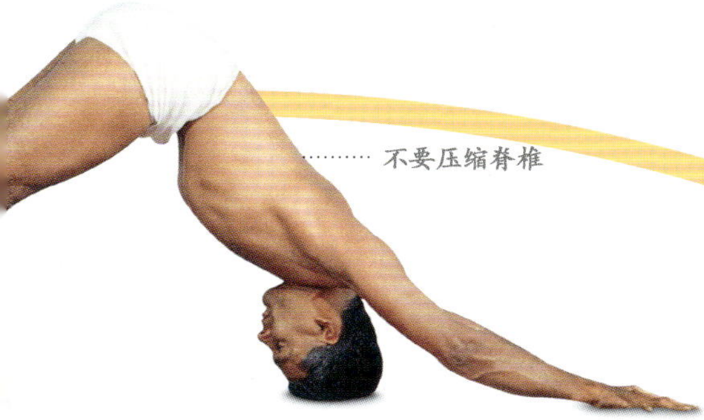

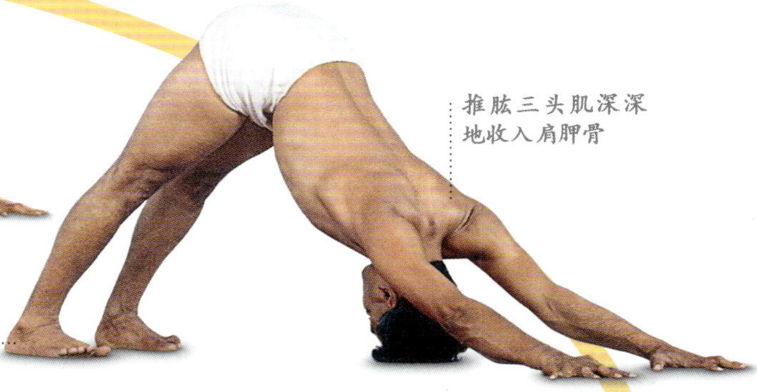

期不间断地习练给你成功。”

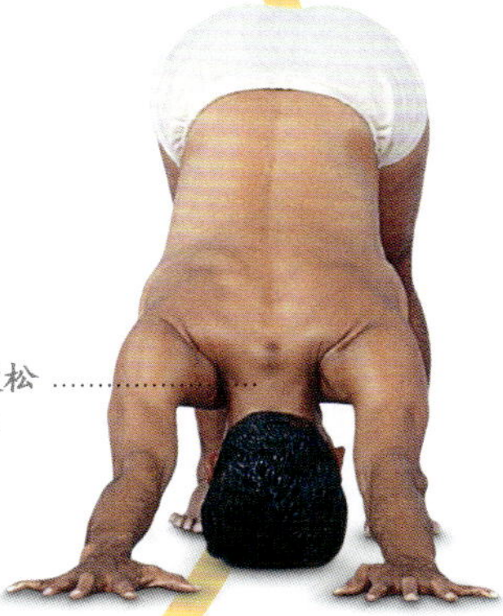

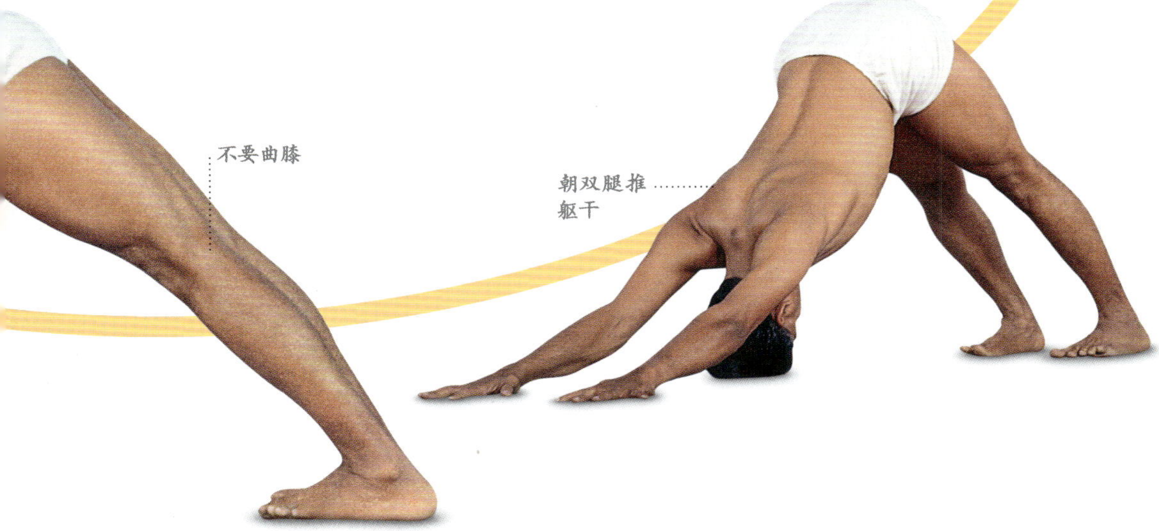

Uttanasana
加强脊柱前曲伸展式

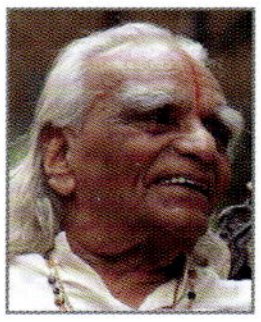

在这个体式中，脊柱得到缜密而强烈的伸展。ut在梵文中意为“周密的”或“强烈的”，而tana意味着“伸展”。习练该体式有助于消除身心疲劳，并从中恢复元气。这个体式可以帮助那些易患焦虑症或抑郁的人，因为它使脊柱神经和脑细胞重新焕发活力。它也可以减缓心跳的频率。

◎ 益处

舒缓身心的疲劳
减缓心跳的频率
强健肝、脾、肾
舒缓胃痛
减轻经期腹部和背部的疼痛

◎ 注意事项

如果你患有椎间盘疾病，那么习练该体式到步骤3为止。在整个体式中，保持脊柱下凹（见421页）。那些胃酸过多者或易头晕者在习练时应该让双腿稍稍分开。

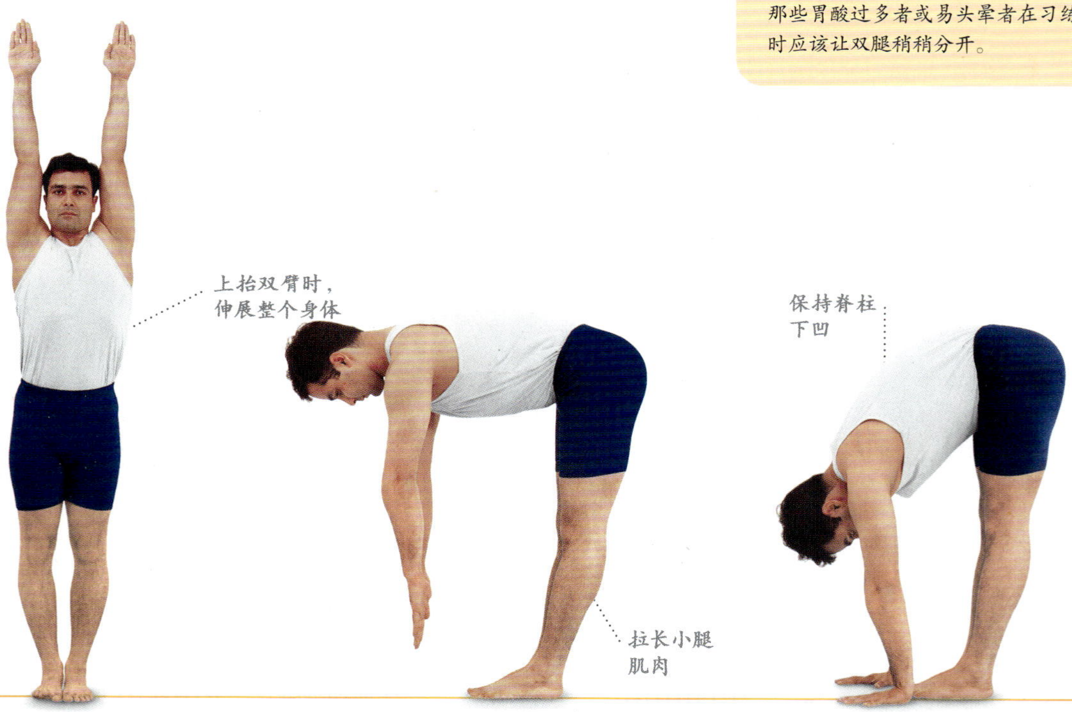
上抬双臂时，伸展整个身体
拉长小腿肌肉
保持脊柱下凹

1 以山式站立（见60页），双腿伸直、完全伸展。收紧再上提髌骨。举双臂朝向天花板，掌心朝前。伸展整个身体。保持一到两次呼吸。

2 呼气，从腰部开始向前弯曲。双腿充分伸展。确保身体的重量均衡地落在双脚上。脚趾伸展。

3 进一步弯曲躯干，双掌落于双脚前方的地面上。稍稍分开两脚踝，以释放下背部、臀部和双腿。有意识地伸展膝盖后侧以及大腿后侧的皮肤。

初学者 下弯时，上抬脚趾下压脚跟（见小图）。你可以用指尖点地，而非手掌落地。只有当你的身体更有柔韧性时，才让手掌落地。

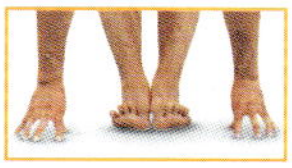

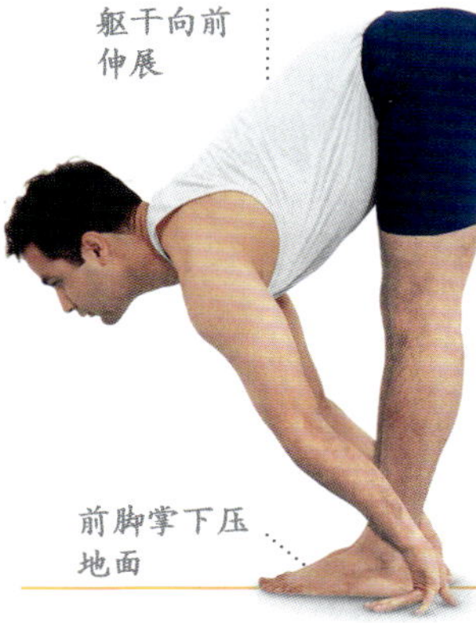

4 双手向后移，置于脚跟的外侧。十指着地，手掌离地。大腿保持充分伸展——感觉能量流沿着双腿的后侧直到腰部，然后沿着脊柱向下。髌骨内收，两膝相互平行，膝盖的后侧充分展开。双脚的内缘与外沿所承受的压力应该是均等的。

自我矫正

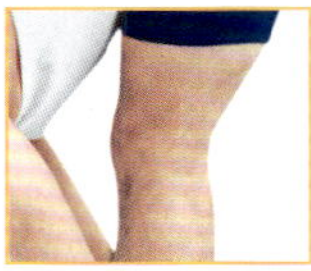

错误 若膝盖弯曲，尾骨将向外突出，从而减弱该姿势的效果。

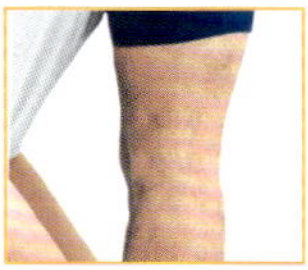

正确 伸展大腿，锁髌骨并将其上提。

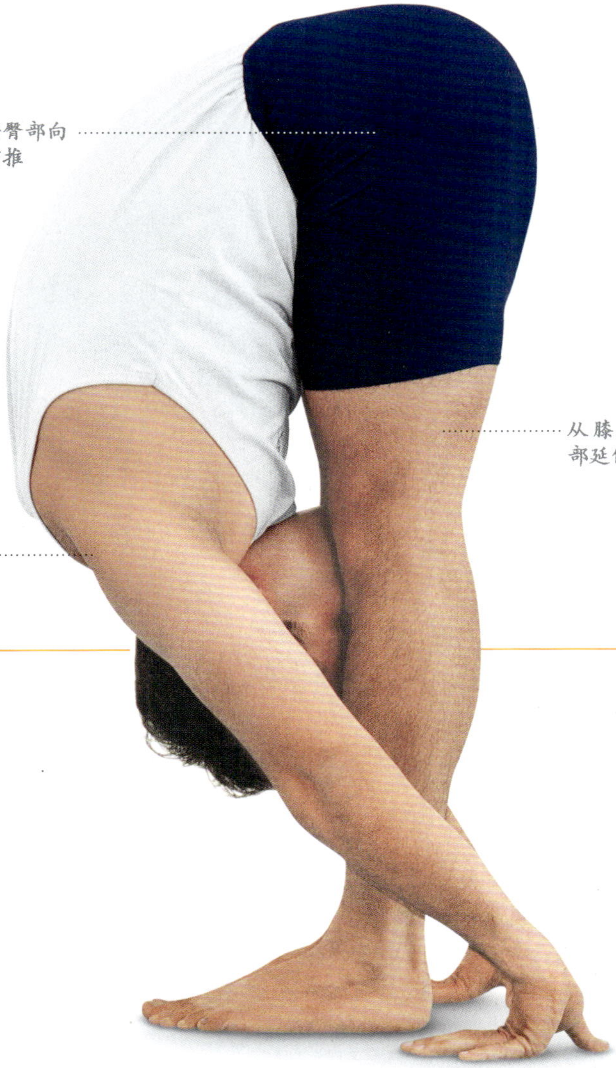

5 呼气，进一步推躯干贴靠双腿直到面部贴靠在双膝上。再朝地面方向推躯干和腹部，向下一些，直到下巴触碰双膝。不要让下巴触碰胸部，因为这会使颈部和喉咙收紧，从而给头部带来压力。在此体式中停留30~60秒。均匀地呼吸。

加强脊柱前曲伸展式

此体式的高级阶段

十指着地后，你可以将双臂向外转，同时向下伸展。想象着你正在将手臂的皮肤从腋窝到指尖向下推。把关注点放在你的肋骨上。有意识地伸展每一根肋骨，从胸腔的底部开始向上直到腋窝。然后，从腋窝开始进一步下沉躯干。这会使内侧大腿的背面打开。感觉从脚后跟到头顶持续伸展。

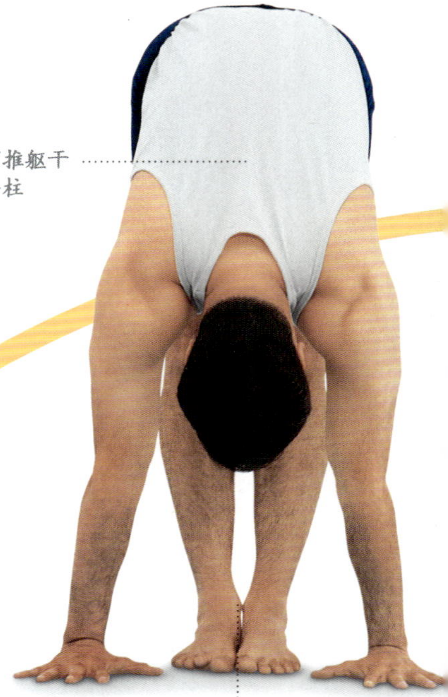

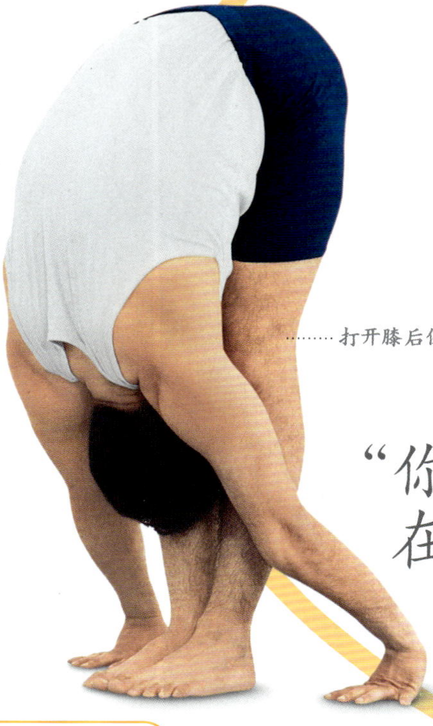

"你的身在过去，在瑜伽中，你的

从体式中还原

吸气、抬头，双掌不要离开地面。十指下压地面，腋窝下沉。然后，逐渐地抬起躯干。确保上抬躯干时背部的平直，以山式站立。

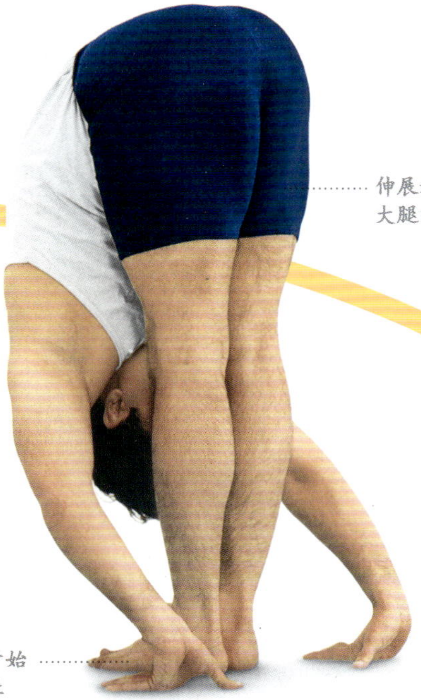

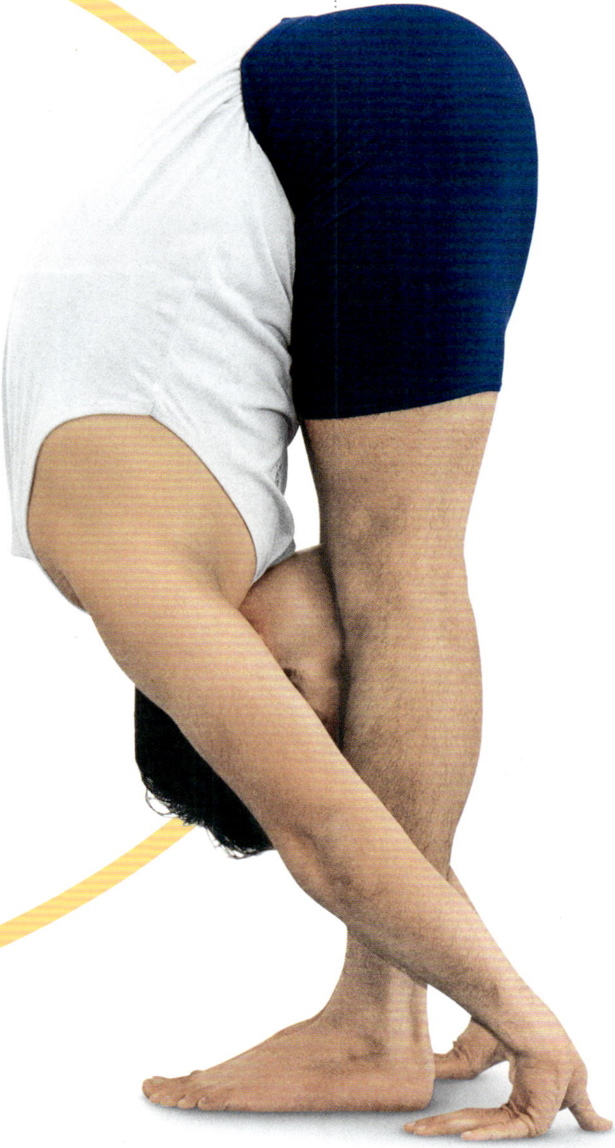

心在未来。
身心同在当下。”

Virabhadrasana 1
战士第一式

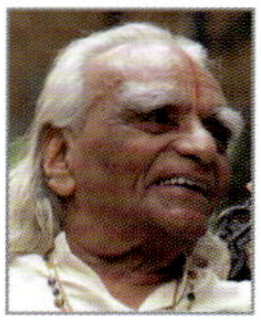

这个体式以战士式为基础，是战士第二式（见68页）的加强版。这两个体式都是以神话故事中的武士——圣哲维拉巴德纳（Virabhadra）来命名的。这一强而有力的体式可以强健脊柱，提高双膝和大腿的柔韧性。手臂得到高强度的伸展，由此扩展了胸部肌肉，增强了肺活量。

◎ 益处

缓解背痛、腰痛和坐骨神经痛
强健背部肌肉
强健腹部肌肉
减轻胃酸过多，改善消化
强健膀胱，矫正子宫脱垂
舒缓痛经，减轻月经量过大的现象
*如果痛经或月经量过大，请在两次月经之间，而不要在月经期习练

◎ 注意事项

如果你有高血压或心脏病，请不要习练这个体式。

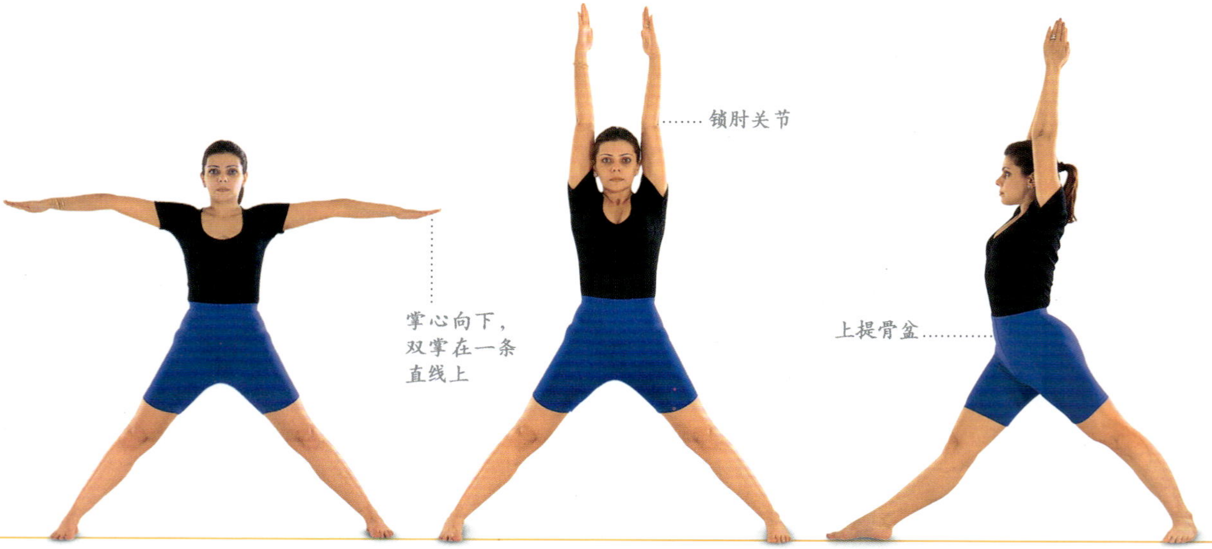
锁肘关节
掌心向下，双掌在一条直线上
上提骨盆

1 以山式站立（见60页）。吸气，跳开，双脚落地时相距1.2米。双脚在一条直线上，脚尖朝前。抬双臂到与肩同高，与地面平行。锁肘关节。左、右两侧的小脚趾下压地面。双脚的外沿应该贴靠地面。

中级者 为了更有效地伸展，把关注点放在双腿的内侧。想象你正在向上拉双腿的皮肤，从脚跟直到腰部。

2 转手腕直到掌心朝向天花板。抬双臂直到与地面垂直并且相互平行。提肩胛骨，并将它们推入身体（见小图）。

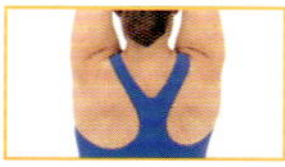

中级者 肘关节是手臂的“大脑”（见57页）。从肘关节直到指尖伸展。

3 呼气，躯干和右腿向右转90度。然后，左脚转向右侧。从胸部和腰部开始转动躯干。你越是朝右转、越拉伸上臂，这个体式的效果也就越明显。

中级者 觉察你的左腿，把关注点放在从脚后跟后侧直到大腿后侧的伸展。

古鲁的建议

4 呼气，从右侧坐骨开始弯曲右膝。右小腿与右大腿应该成直角。有拮抗力地将身体向下进入这个姿势，然后朝天花板向上拉长身体。确保重心不落在右膝上。均匀地呼吸。在此体式停留15~20秒。

“你必须保持左膝的上提。同时，通过先向内推，后上提来调整肩胛骨。”

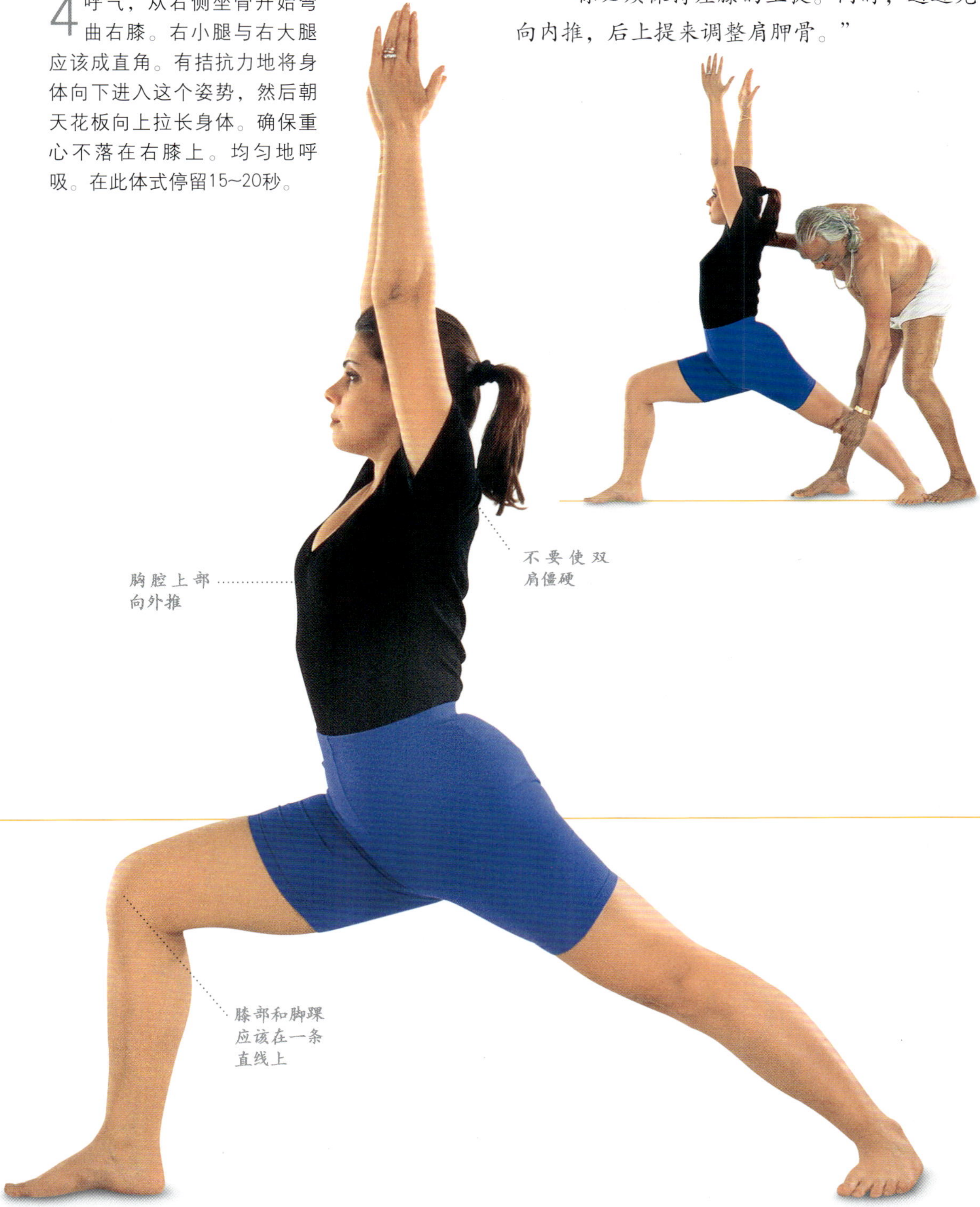

胸腔上部向外推
不要使双肩僵硬
膝部和脚踝应该在一条直线上

战士第一式

此体式的高级阶段

通过感觉背部的伸展来体验这个体式。将肩关节推入腋窝，同时双臂进一步向上伸展。要确保上半身的左右对称，两腋窝相互平行。面部、胸部、右膝以及右脚在一条直线上。为了避免右膝紧张，可以朝右脚小脚趾的方向外转右侧髌骨。重心落于左侧臀部的内缘和左脚跟的外侧。把关注点放在身体的左侧，因为它控制了该体式的协调性。感觉能量从左腿向上流动。

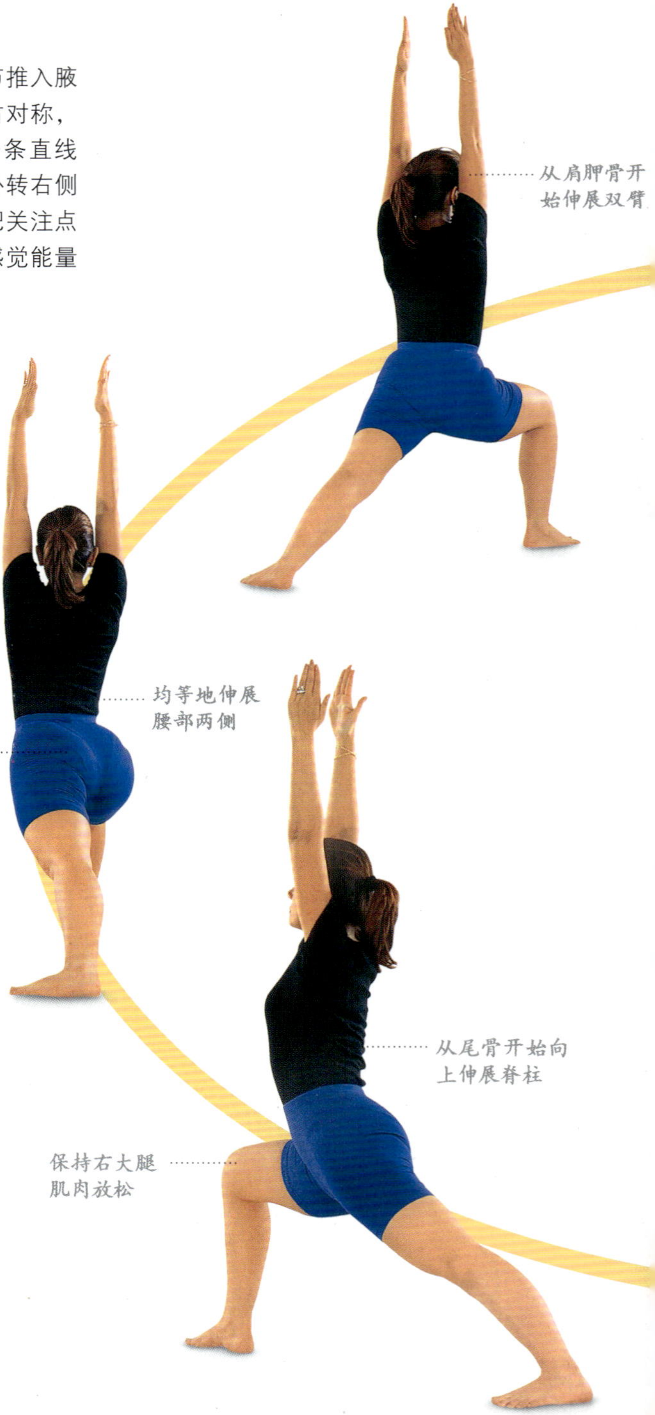
从肩胛骨开始伸展双臂
均等地伸展腰部两侧
左臀稍稍外转
从尾骨开始向上伸展脊柱
保持右大腿肌肉放松

从体式中还原

吸气，双臂向身体两侧伸展。伸直右腿，双腿并拢，脚尖朝前。另一侧重复相同的动作。然后呼气，跳回山式。

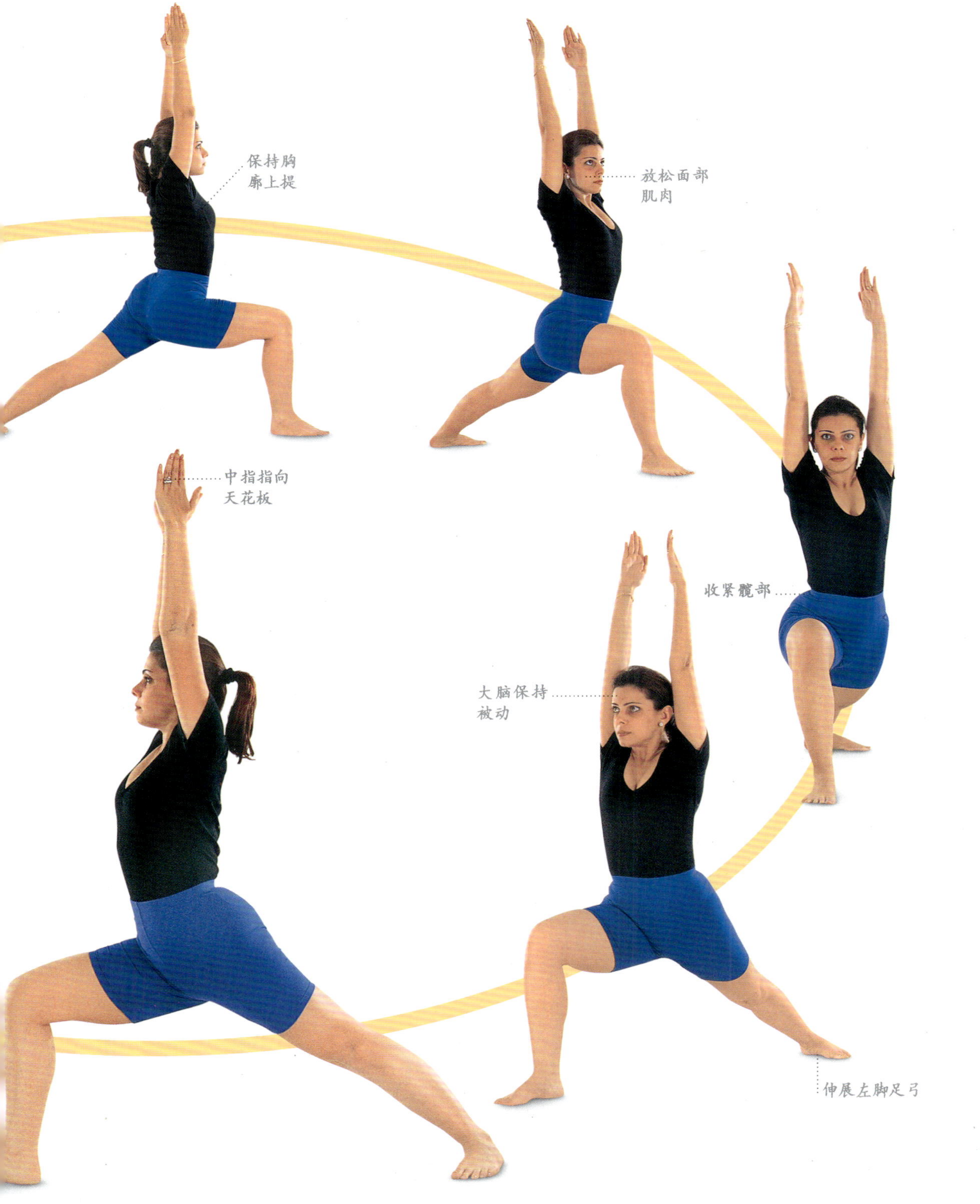
保持胸
廓上提
放松面部
肌肉
中指指向
天花板
收紧髋部
大脑保持
被动
伸展左脚足弓

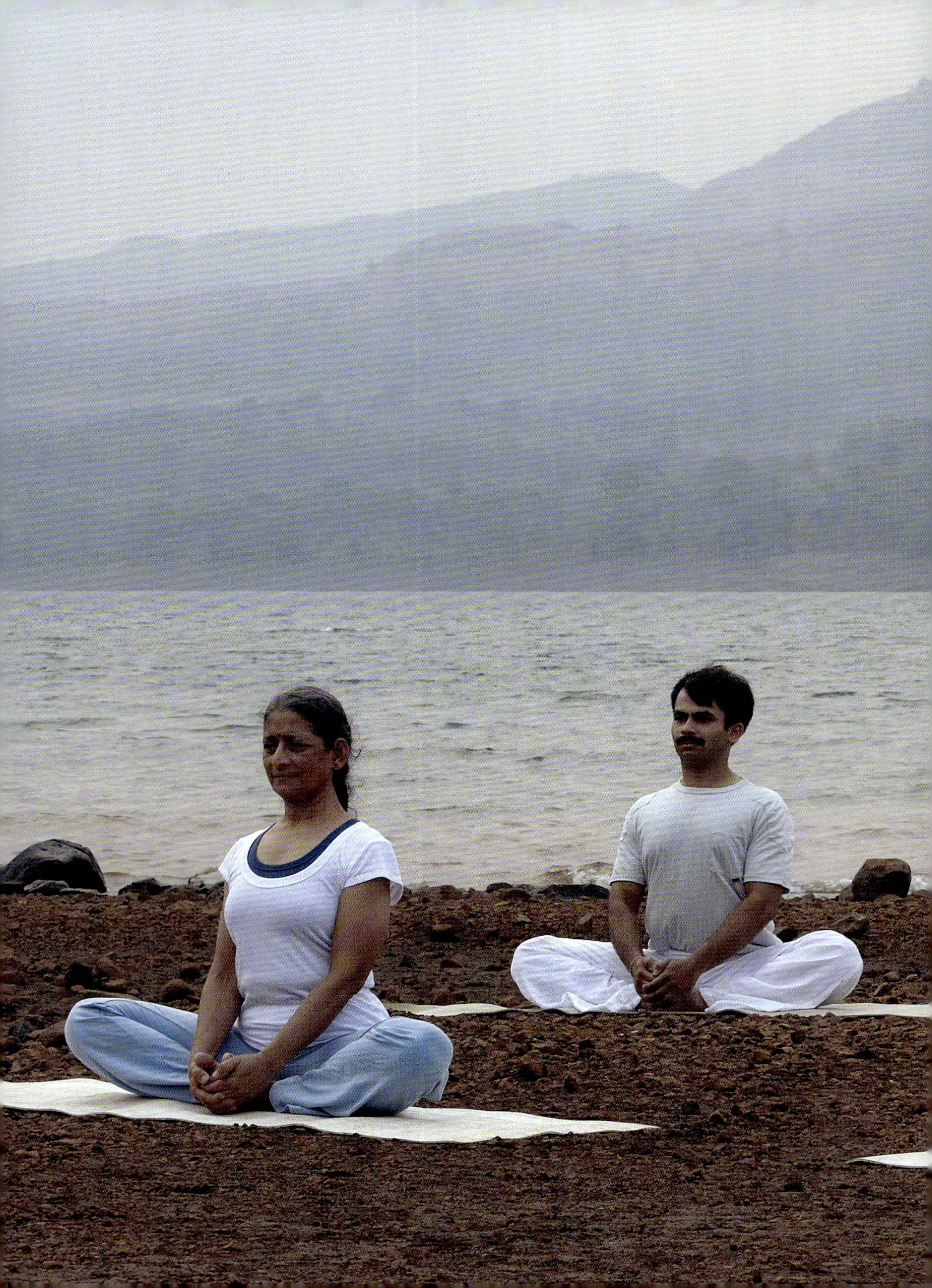

坐立体式

“通过有辨别地、觉知地习练经典体式，
将身、心和意识融为一个和谐的整体。”

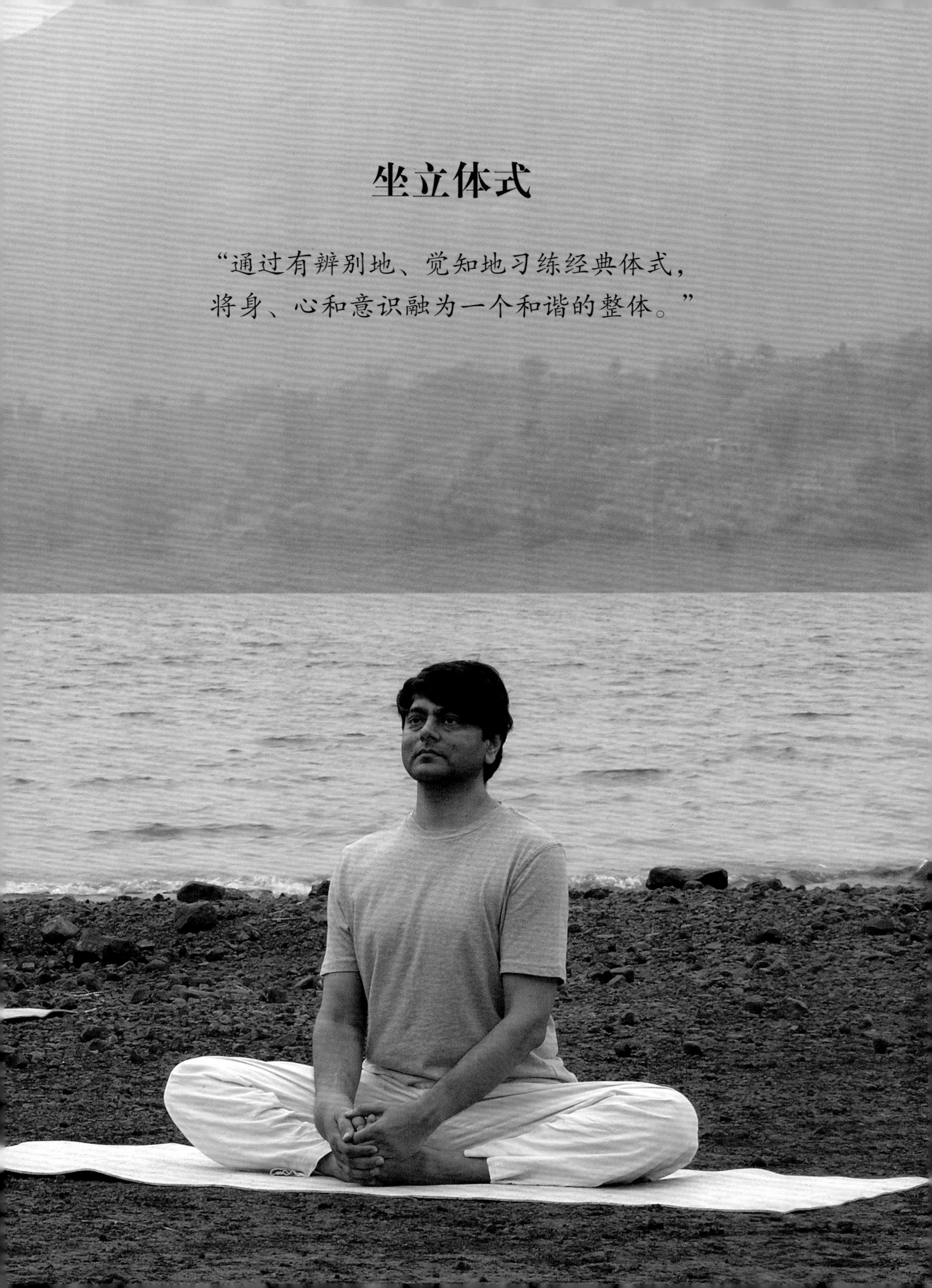

Dandasana
手杖式

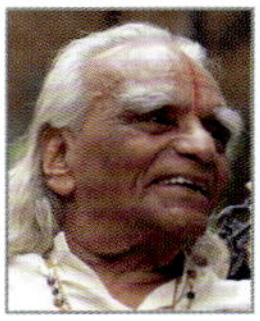

手杖式（Dandasana）是所有前曲体式的基础坐姿。danda在梵文中意为“手杖”或“拐杖”，有规律地习练它可以改善坐姿。在这个体式中，腿部得到了放松，因此它被推荐给那些膝关节炎、踝关节炎或风湿病的患者。

◎ 益处

缓解哮喘病人的呼吸困难、窒息以及咽喉堵塞的症状

强健胸部肌肉

强健腹部器官，提升下垂的腹腔壁

减轻胃灼热和肠胃气胀

强健脊柱和腿部肌肉

拉伸腿部的韧带

◎ 注意事项

如果你的脊柱容易下陷，或者你正患有严重的哮喘，那么在习练这个体式时，你可以将整个脊柱靠墙以获得支撑。

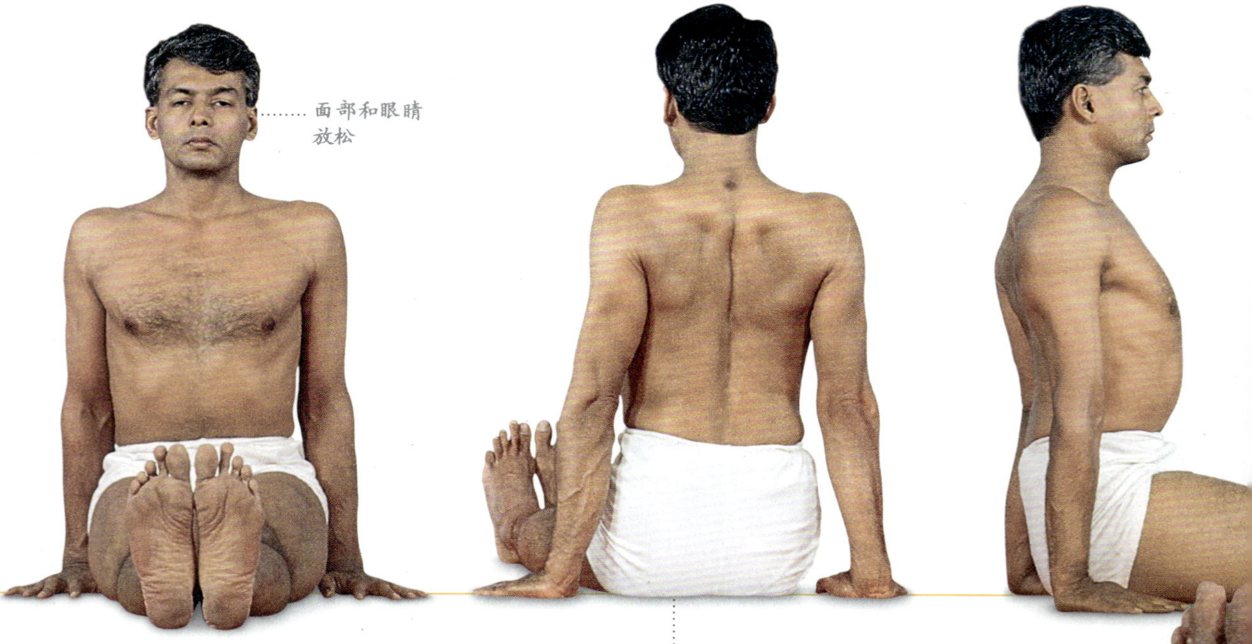

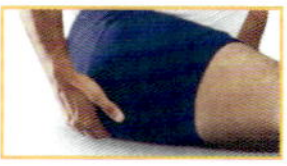

1 坐在地板上，双腿前伸。用手将臀部的肉向两侧分开（见小图），使重心落在两侧的坐骨上。保持两大腿、双膝、脚踝和双脚并拢。双手置于臀部两侧的地面上，十指朝前。胸部上提。锁肘关节、伸直双臂。

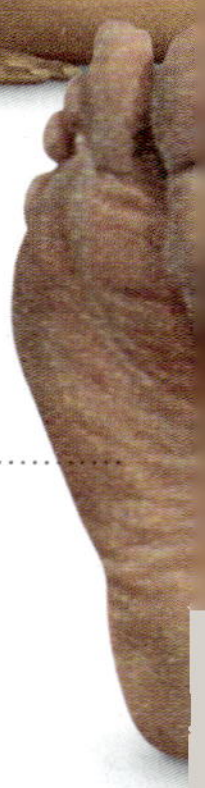

“如果你容易焦虑或者情绪波动大，习练该体式有助于增强意志力，提高情绪的稳定性。”

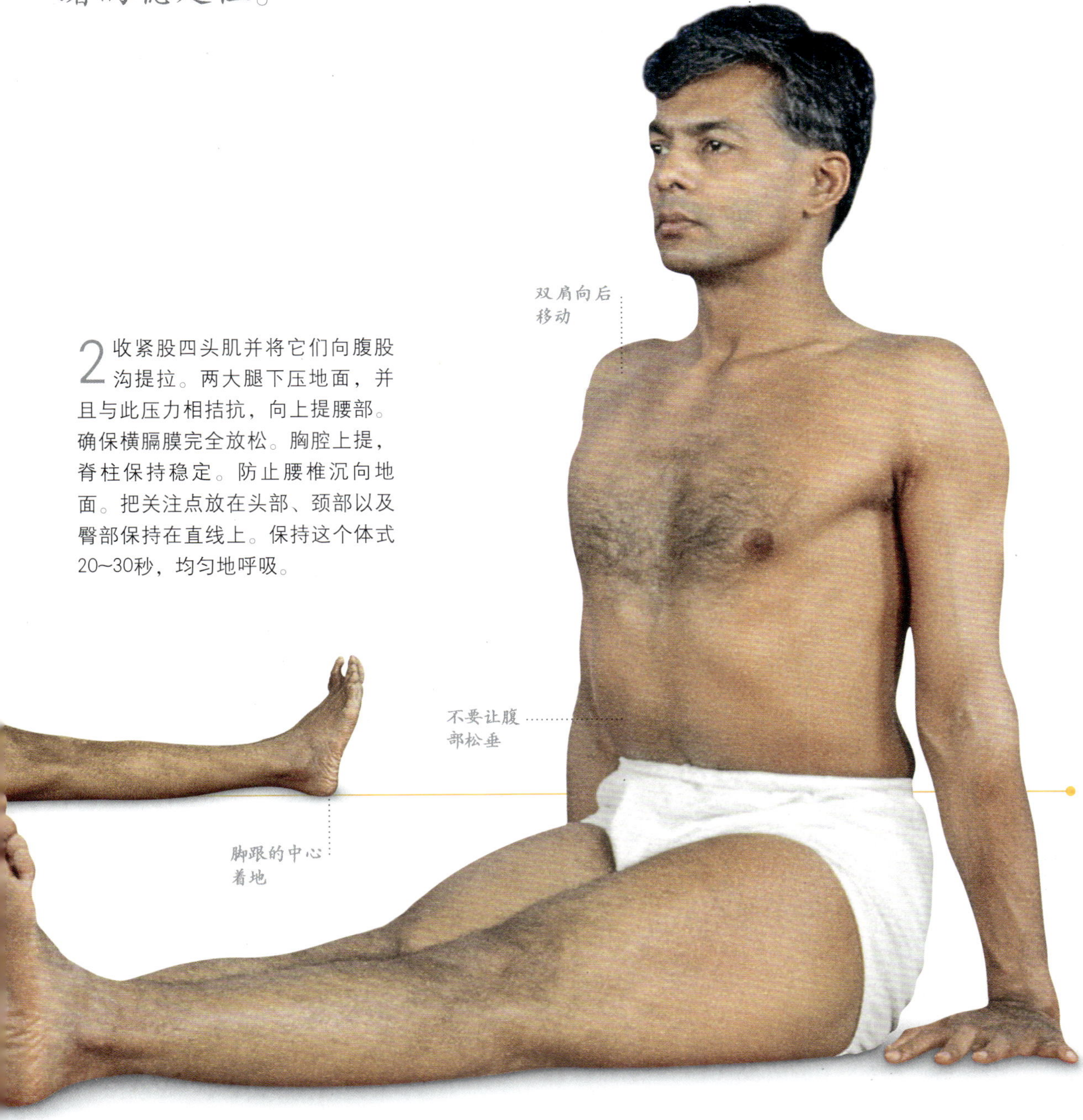

2 收紧股四头肌并将它们向腹股沟提拉。两大腿下压地面，并且与此压力相拮抗，向上提腰部。确保横膈膜完全放松。胸腔上提，脊柱保持稳定。防止腰椎沉向地面。把关注点放在头部、颈部以及臀部保持在直线上。保持这个体式20~30秒，均匀地呼吸。

Virasana
英雄式

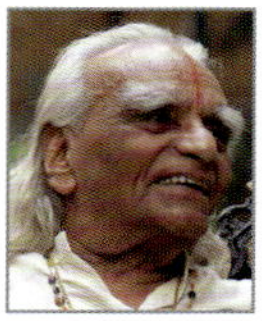

在这个体式中，你在模仿武士的坐姿。Vira在梵文中是“英雄”或“武士”之意。有规律地习练该体式有助于培养力量和耐力。同时也使胸廓得到伸展，提高深呼吸的能力。

◎ 益处

缓解痛风
减少肩、颈、髋关节、膝部和腹股沟的僵硬
舒缓肘关节炎和手指的关节炎
减轻背痛
减轻因尾骨断裂、偏离或融合而产生的疼痛
矫正椎间盘突出
改善脚部的血液循环
缓解跟骨骨刺

◎ 注意事项

如果你的膝部韧带受伤，那就使用一块毯子来辅助双腿（见176页），或者坐在两脚跟上（见步骤2）。如果你患有心脏病，不要习练步骤4和5。

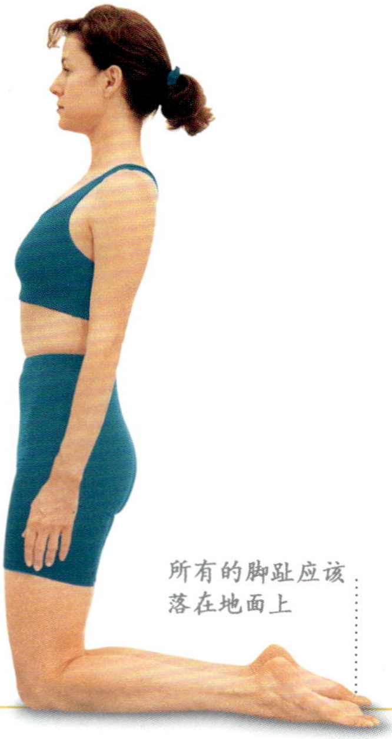
所有的脚趾应该落在地面上

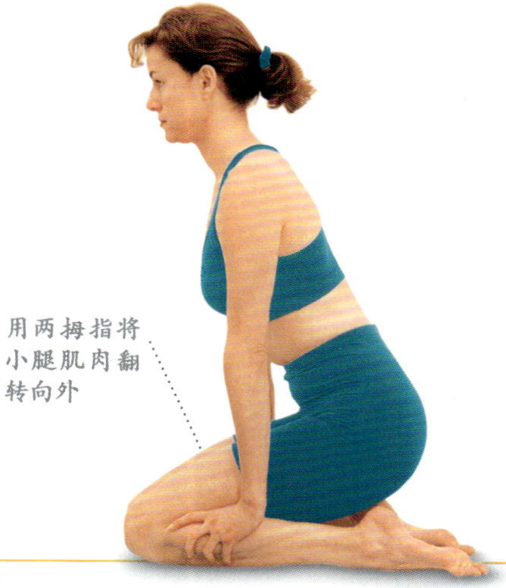
用两拇指将小腿肌肉翻转向外

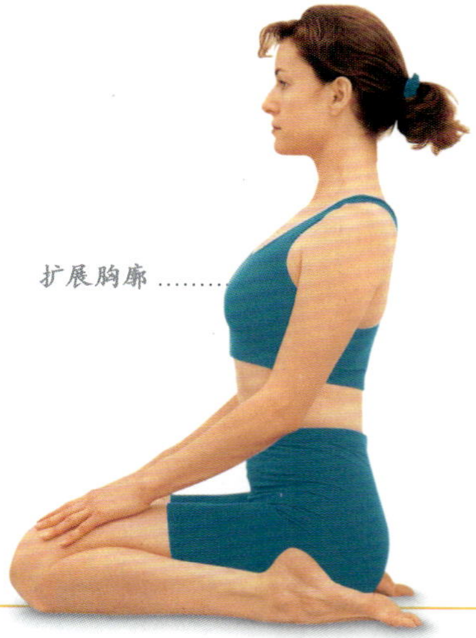
扩展胸廓

1 双膝并拢，跪立地面。双脚分开约0.5米，脚掌朝上。

中级者 调整脚踝，使足弓到脚趾、足弓到脚跟都获得均等的伸展。感觉能量朝这两个方向顺畅地流动。

2 身体前倾，双掌放于胫骨上。朝地面方向放低臀部。确保小腿内侧和大腿外侧相碰触。小腿肌肉向外翻转，大腿肌肉向内翻转。

初学者 如果你的臀部无法着地，那么就将两脚脚心相叠，臀部坐于其上，双脚分开。

3 臀部着地。不要坐在双脚上。双手置于大腿上，靠近膝盖。重心落于大腿上。提升腰部和躯干的两侧，小腿胫骨稳稳地下压地面。

初学者 双手放于双膝上，推大腿向下。从骨盆的底部开始提升躯干。

中级者 想象着你的双腿被绑在地面上，然后向上提躯干。感觉能量从胸腔的底部开始向上流动。

"英雄式缓解关节的僵硬，提高整个身体的柔韧性。"

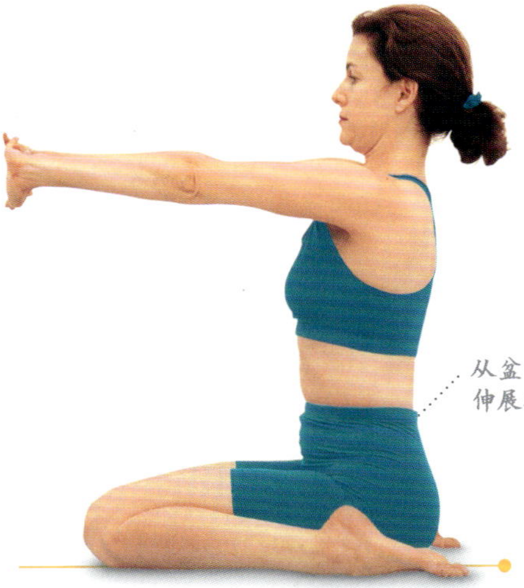
从盆骨的底部开始
伸展脊柱

4 双臂上抬，与肩同高。向前伸展双臂，与地面平行。掌心朝向自己（见左图），十指紧紧相扣。手指根部和指关节间不要留有任何缝隙。向外翻转手腕和手掌（见左图），这样，掌心朝向远离躯干的方向。保持脊柱的稳定。

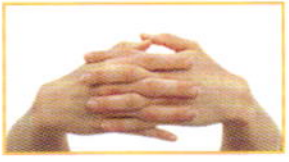

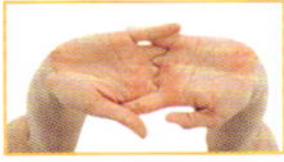

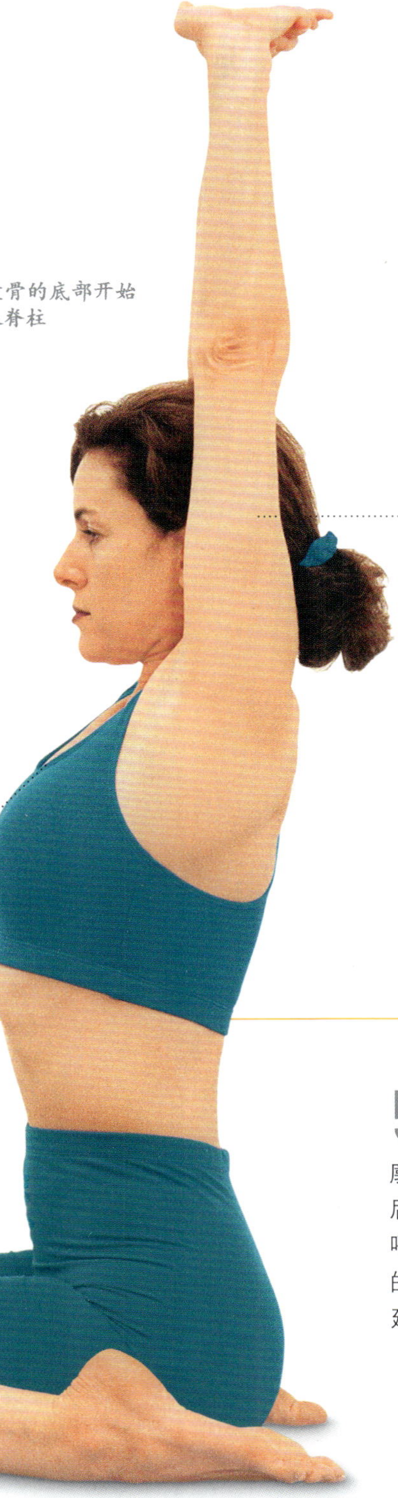
确保双臂垂直于地面
上提胸骨
保持双膝
稳固地下压

5 从腋窝开始抬双臂直到掌心朝向天花板。保持颈部直立、胸廓扩展、双肘伸直。确保头部不要后仰，也不要让身体前倾。均匀地呼吸，保持此体式1分钟。随着不断的习练，在此体式中停留的时间可延长到5分钟。

英雄式

此体式的高级阶段

身体的智性是能量，头脑的智性是意识。这种能量伴随着每一个动作流动。当你向上伸展双臂时，这是一种身体的运动。在锁住肘关节和三角肌后，从腋窝开始向上举双臂，这是由生理体所完成的动作（见54页）。上举双臂时，你将感到能量移向双腿的前侧。伴随着身体的每一次移动，腿部的能量也会流向不同的位置，当心念跟随这股能量移动时，将关注点放在双腿上。当你进一步向上伸展双臂时，想象着你正将腿部的能量释放到地下。这样将使你静心，同时消除身体的紧张。

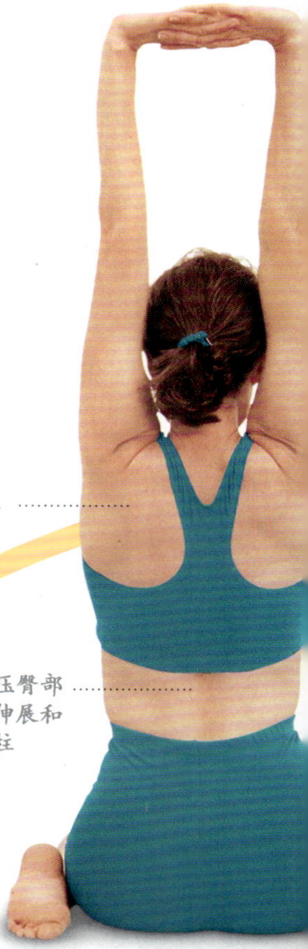

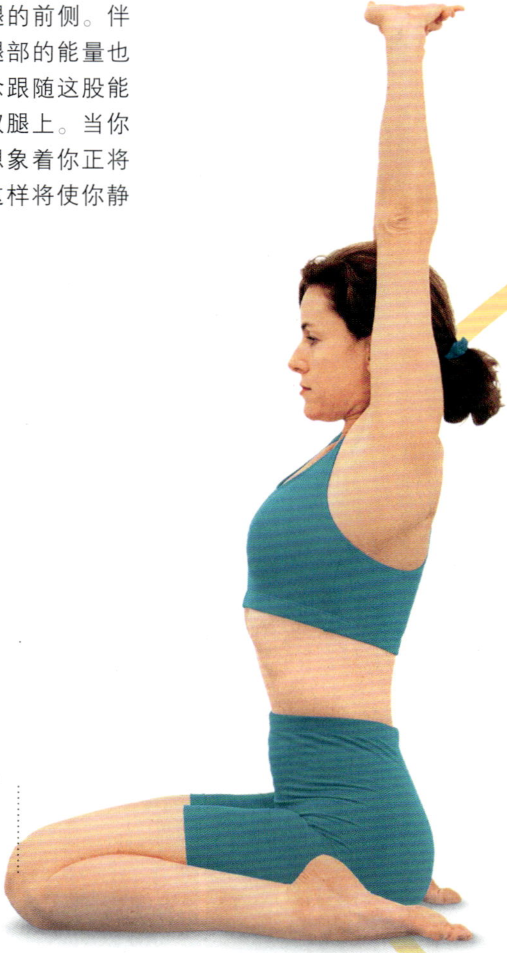

“习练瑜伽有使人乐

从体式中还原

将双臂放回体侧。双掌着地，臀部上抬。跪立，然后依次伸直双腿。

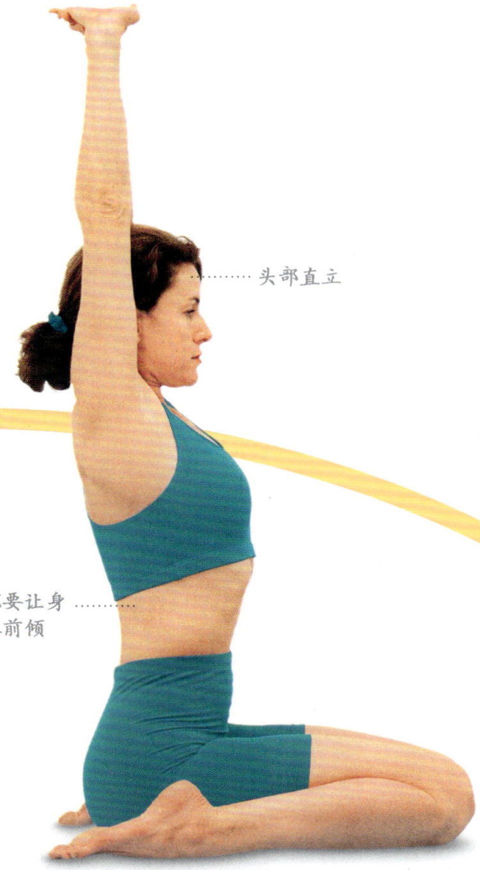

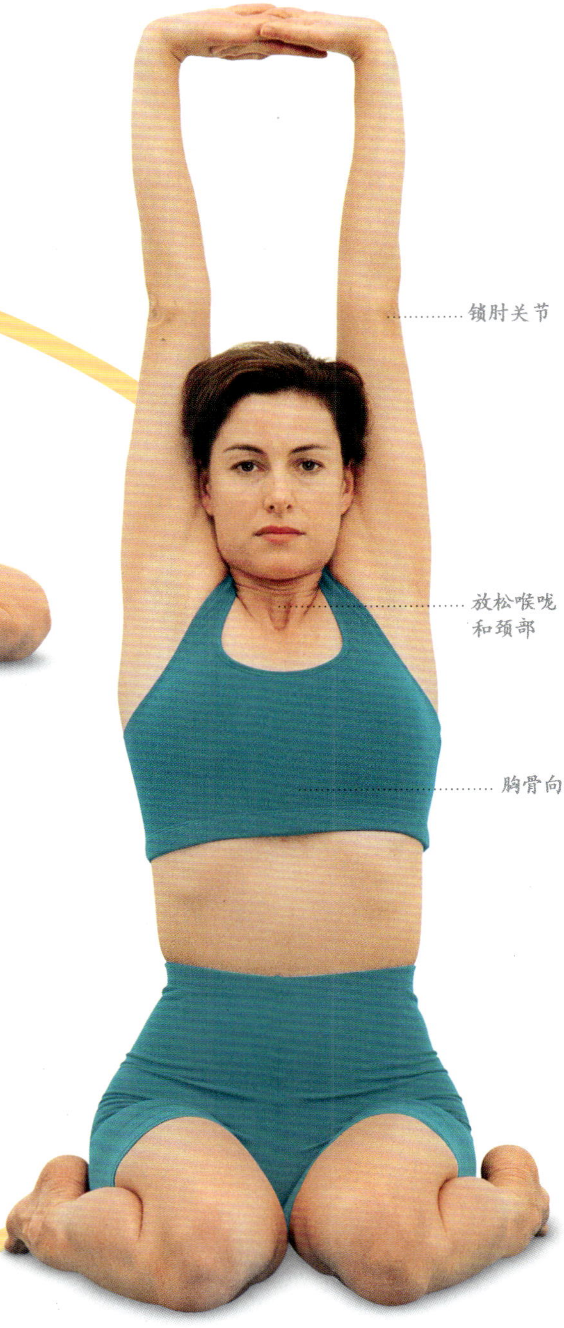

助于改变心态，
观向上。”

Baddhakonasana
束角式

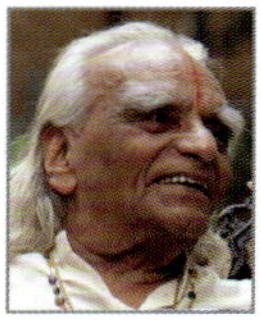

在梵文中，baddha是“被束缚”或“被固定”之意，而kona可译为“角”。有规律地习练这个体式有助于增进腹部、盆骨以及背部的血液循环。它对于膝部、髋部以及骶髂关节的关节炎有辅助疗效。孕妇如果每天在此体式中停留数分钟，会减轻生产时疼痛，防止静脉曲张。你可以在任何时候习练它，即便是刚吃完饭。

◎ 益处

维持肾脏和前列腺的健康

有助于治愈尿路疾病

缓解坐骨神经痛

预防疝

如果有规律地习练，有助于缓解睾丸肿大和疼痛

维持卵巢健康，改善月经不调

有助于疏通被阻塞的输卵管，减少阴道不适

缓解痛经和月经量过多

◎ 注意事项

如果你患有子宫脱垂，请不要习练这个体式。

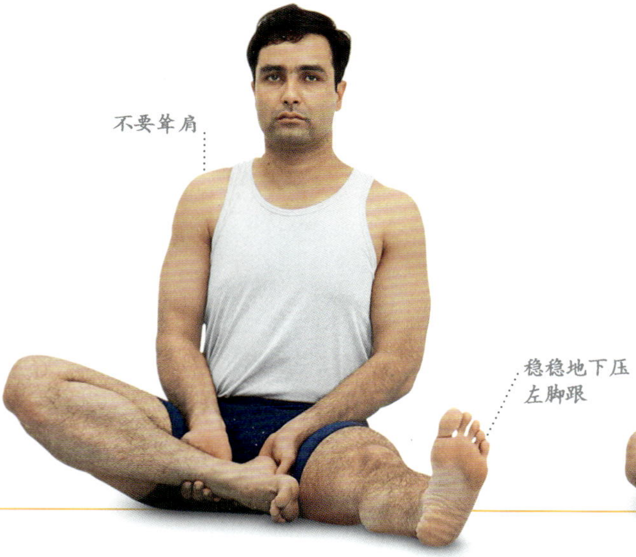

1 以手杖式坐立（见94页）。弯曲右膝，双手抓住右脚踝和右脚跟。将右脚拉向腹股沟。保持左腿伸直、落在地面上。

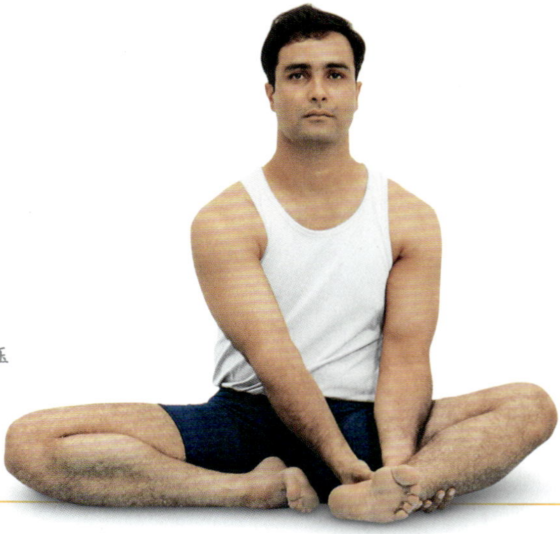

2 用相同的方法弯曲左膝。将左脚拉向腹股沟直到两脚掌相合。确保两脚跟碰触腹股沟。让双脚外沿落地。

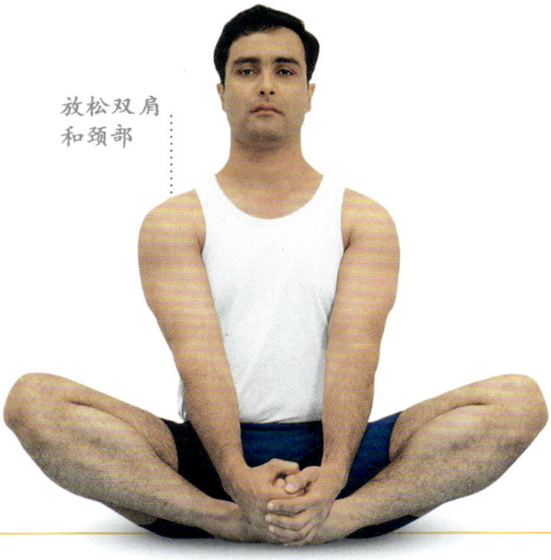
放松双肩
和颈部

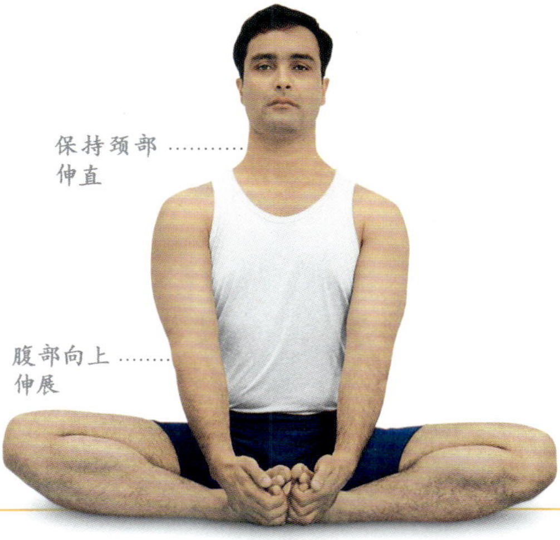
保持颈部
伸直
腹部向上
伸展

3 用双手紧紧地握住双脚靠近脚趾的部位。将脚跟再次向腹股沟拉靠。向上伸展脊柱。两大腿外展，双膝下压地面。眼睛看向正前方。在此体式中停留30~60秒。

中级者 不要松开握住双脚的手，双手握得越紧，躯干就越能更好地上提。胸部的两侧向外扩展。

4 将大腿压紧地面，以便膝部下落。双膝外展远离身体（见小图）。这样也有助于膝部着地。然后，将脚跟拉回腹股沟，放松腹股沟。脚踝和小腿胫骨下压地面，两脚掌稍稍地相互施压。进一步向上伸展躯干，从而伸直双臂。均匀地呼吸。

初学者 刚开始时，要让双膝着地是件很困难的事。把关注点放在你的腹股沟，有意识地放松这个部位。

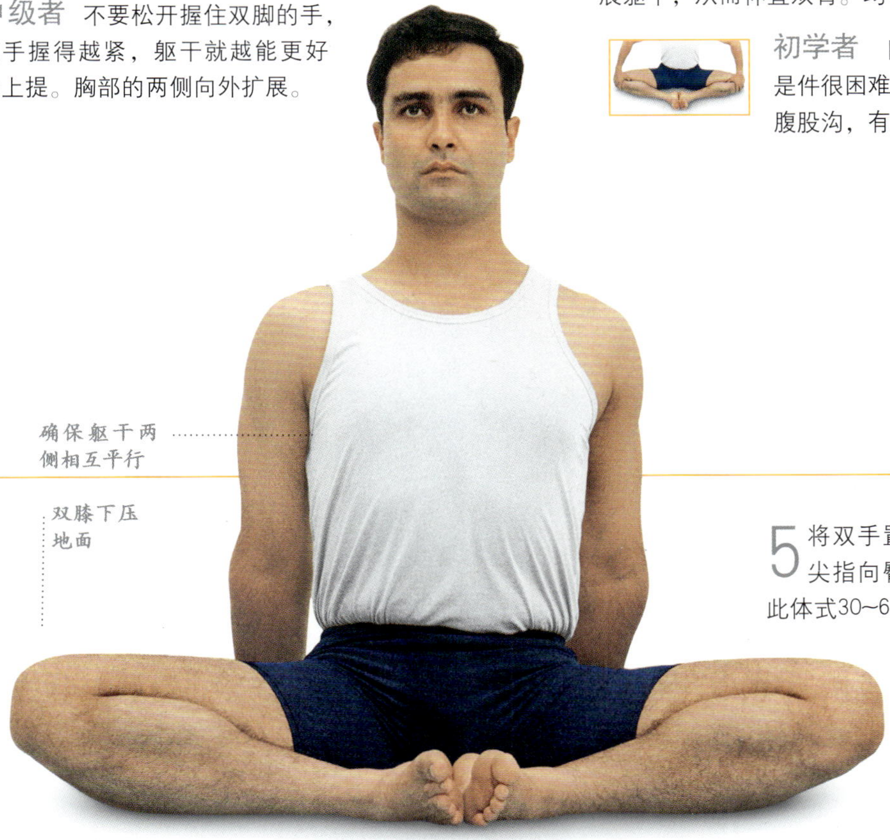
确保躯干两
侧相互平行
双膝下压
地面

5 将双手置于身后，手掌着地。指尖指向臀部，双肩向后推。保持此体式30~60秒，均匀地呼吸。

束角式

此体式的高级阶段

一旦在最终姿势中感觉舒适，你就可以学着打开胸廓，让其朝各个面扩展。想象着你的双腿被绑在地上。这样，当你抬升前侧肋骨和上提躯干时，才不会影响下肢所处的位置。然后，把关注点放于双肾——想象你正将它们拉入你的身体。保持背部完全挺直。深深吸气、呼气的同时，感觉能量从胸腔底部开始，经过双肩，沿着脊柱下行，进入腹部，持续、循环地流动。逐步延长你在此体式中停留的时间，最终达到5分钟。

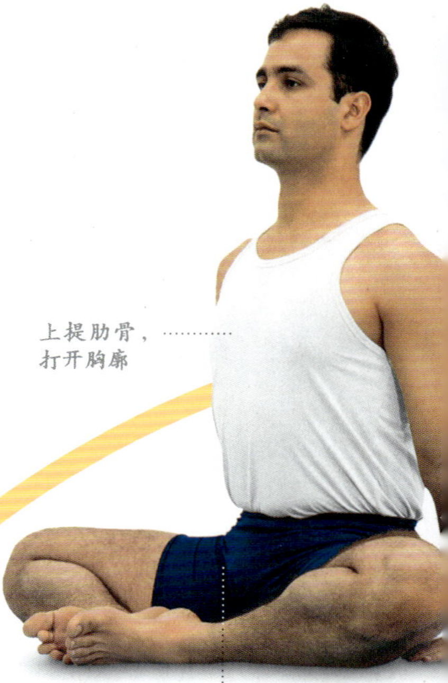
上提肋骨，
打开胸廓
放松腹股沟

“每个人的内在火花，瑜伽使

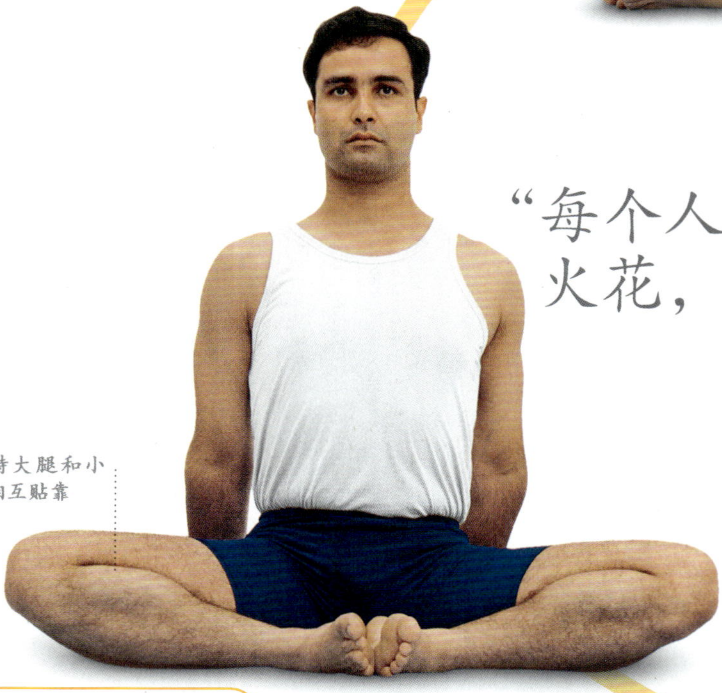
保持大腿和小
腿相互贴靠

从体式中还原

双臂放松，置于身体两侧。依次抬起膝部，然后依次伸直双腿，回到手杖式。

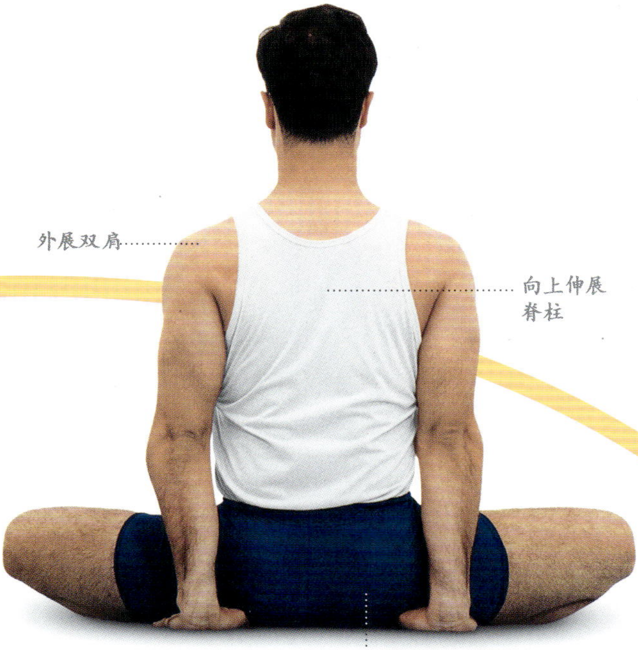

都潜伏着神性的
之熊熊燃烧。”

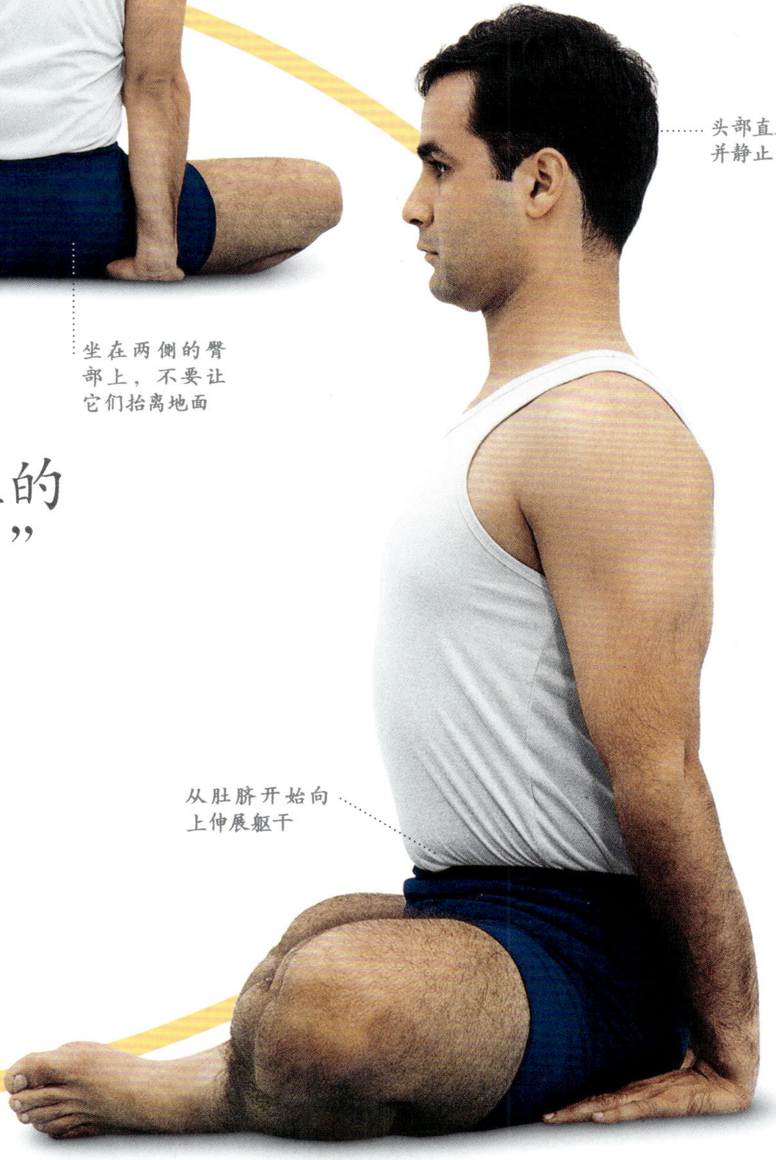

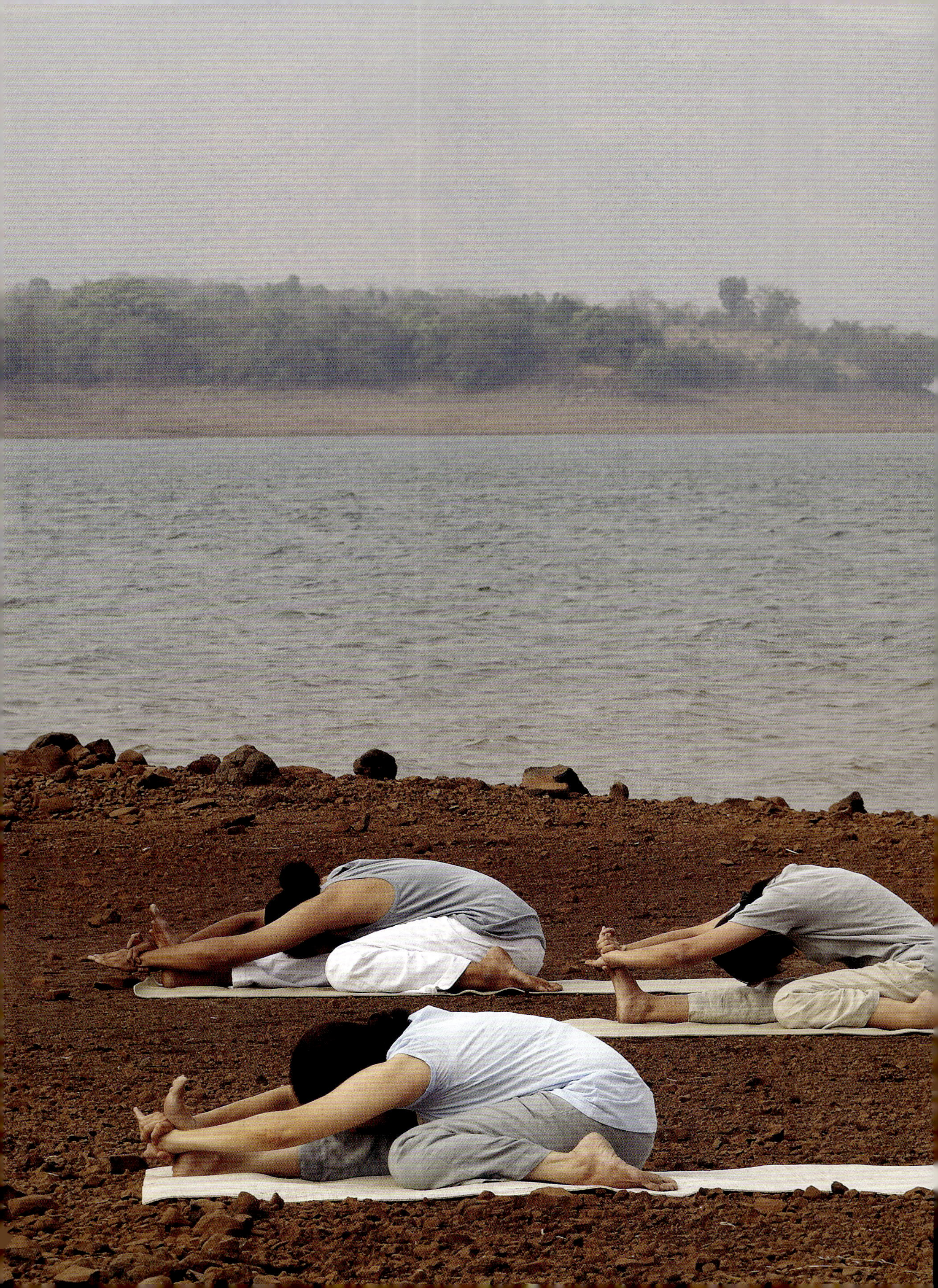

前曲体式

“通过在肌肉和皮肤中创造出空间来习练体式，
这样，身体的精微网络系统便会与体式相适应。”

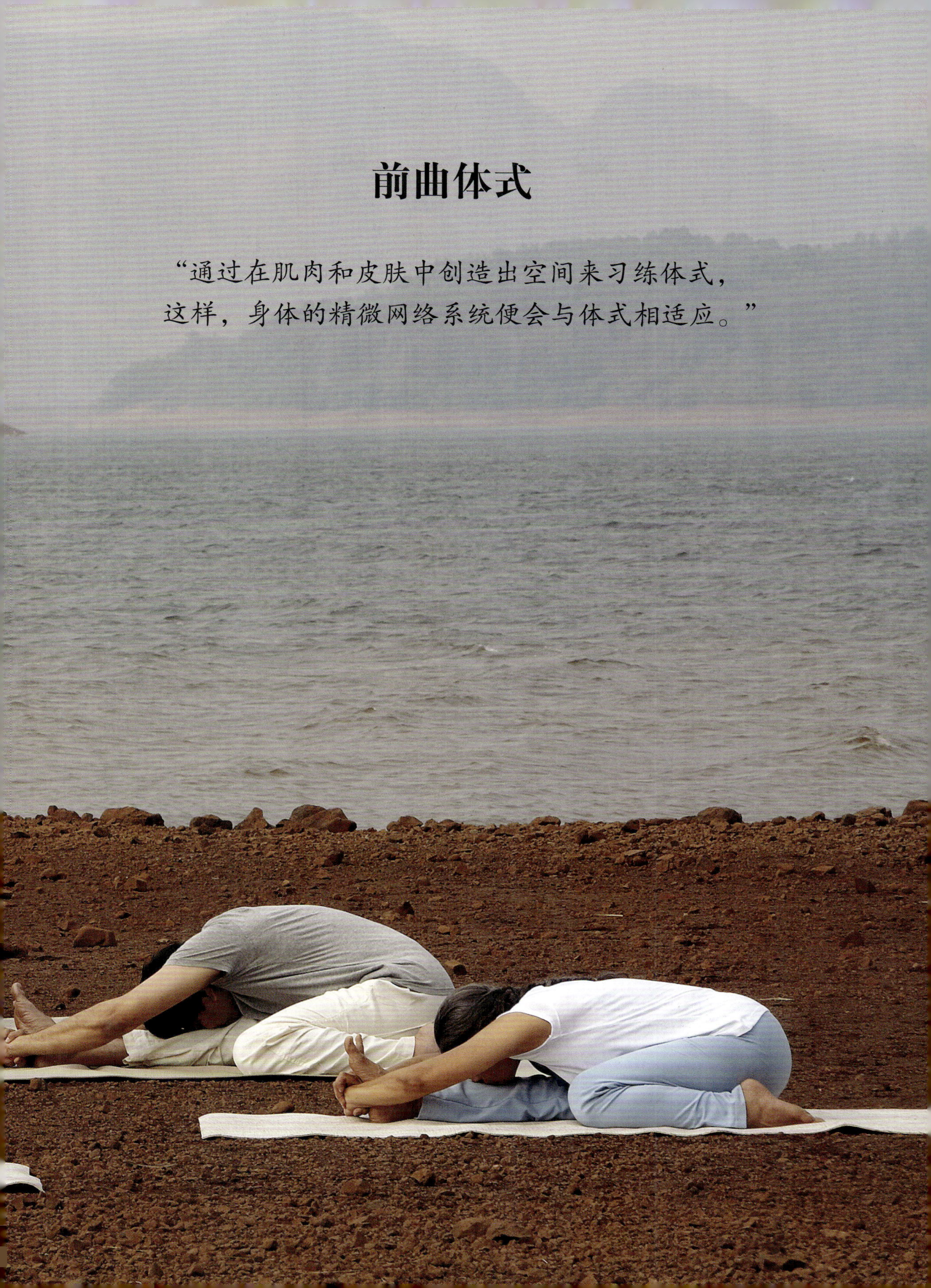

Janu Sirsasana
头碰膝前曲伸展坐式

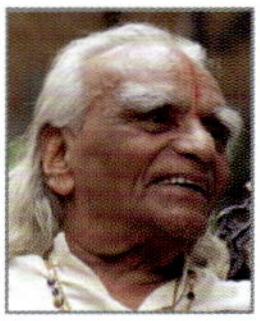

在梵文中，“膝部”这一词是janu，而“头部”则被译成sirsa。习练这个体式将为身体带来积极的影响和诸多益处。此体式伸展脊柱的前侧，消除腿部肌肉和髋关节的僵硬。同时也提高了手臂从肩关节到指关节所有关节的柔韧性。

◎ 益处

缓解压力对心脏和大脑的影响
稳定血压
逐步矫正脊柱侧弯、肩膀前耸
减轻肩膀、髋部、肘关节、手腕以及指关节的僵硬
强健腹部器官
缓解腿部僵硬，强健腿部肌肉

◎ 注意事项

为了避免大腿腘绳肌受伤，一定要保持伸直腿的膝部充分地向外打开，并向各个面均匀地伸展。不要让同侧的大腿抬离地面。

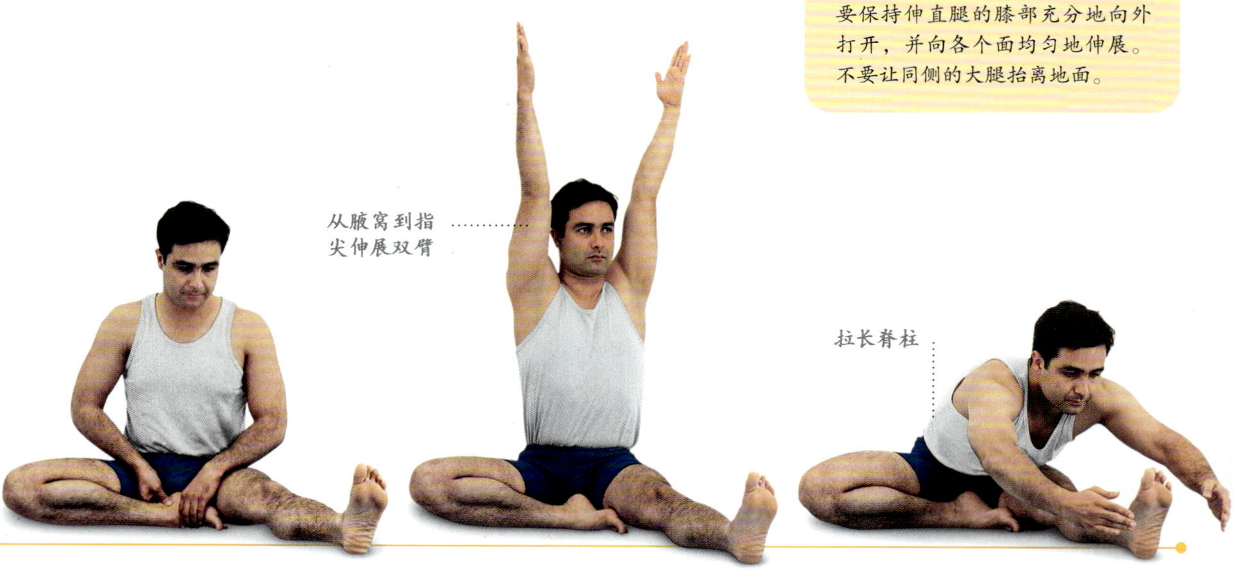

1 以手杖式（见94页）坐立。弯曲右膝，并且移向右侧。将右脚拉向会阴直到右大脚趾碰触左大腿内侧。确保弯曲腿的膝部稳稳地压向地面。向后推右膝直到双腿所形成的角度超过90度。保持左腿伸直。左腿的重心应正好落在小腿的中央。

2 伸展左脚，感觉左脚掌展开，但要保持脚趾直指向上。进一步将右膝推离身体，然后，双臂向上伸直，举过头顶，掌心相对。从髋部开始向上伸展躯干，经双肩和双臂继续向上伸展。

3 呼气，从髋部开始向前弯曲，保持下背部的平直。为了达到更好的伸展效果，朝腰部向下推躯干，以便放松脊柱旁侧的肌肉。双臂向左腿伸展，双手握住脚趾。

初学者 如果够不着脚趾，就尽量沿着腿部向远处伸展躯干。你可以抓住膝部、小腿胫骨或脚踝。通过不断习练，你将逐渐学会伸展身体的各个部位：臀部、背部、肋骨、脊柱、腋窝、手肘和手臂。把关注点放在保持左大腿、膝部和小腿放在地面上。始终下压大腿而非小腿。

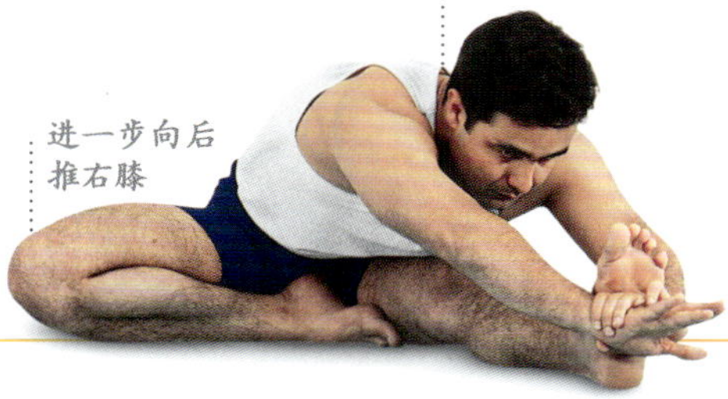

“头碰膝式等前曲体式让前脑和心脏得到了休息。”

4 现在，加深伸展的程度。呼气，双臂拉伸过左脚外侧。用左手握住右手手腕。调整姿势——伸展脊柱，右膝下压地面。保持双臂伸直，上提胸部。保持此姿势15秒，均匀地呼吸。

5 呼气，进一步朝脚趾方向伸展躯干。前额落于左膝或者尽量靠近左膝。保持此体式30~60秒。

中级者 尝试把鼻子放在膝上，然后是嘴唇，最后将下巴落在腿上，刚好过膝盖。

自我矫正

在最终姿势中，心中观想背部的形状。如果弓背（如下图）的话，就表示只有靠近肩膀的一小段脊柱得到了伸展。拉长并放平脊柱的下段，从肩胛骨开始向外伸展双臂。

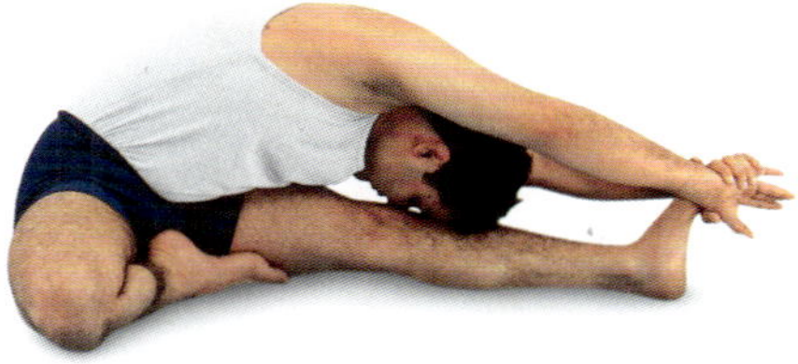

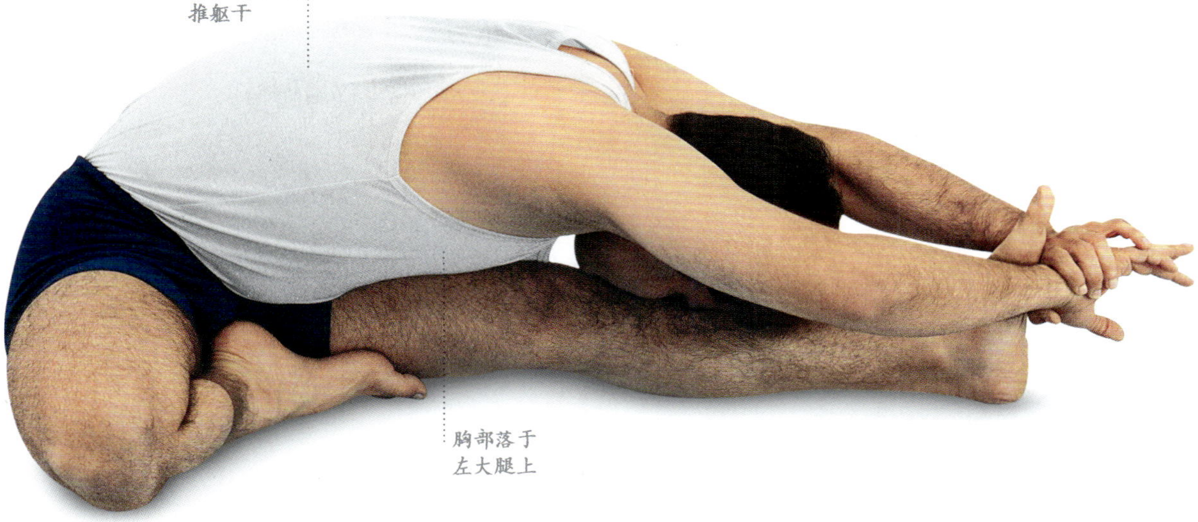

头碰膝前曲伸展坐式

此体式的高级阶段

当你在此体式上停留时，胸骨和腹部应该落在左大腿上，就好像左大腿与躯干是一个整体。背部和躯干的一侧可能比另一侧（通常指伸直腿的那一侧）更加伸展。留意这种情况，尽量保持两侧都获得均等的伸展。伸展双肘以加深胸部的扩展。

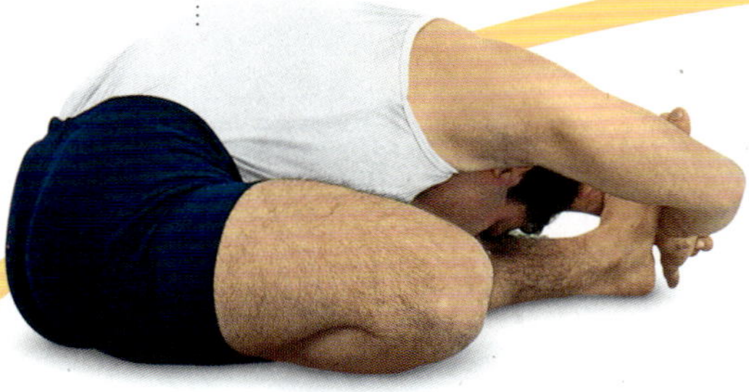

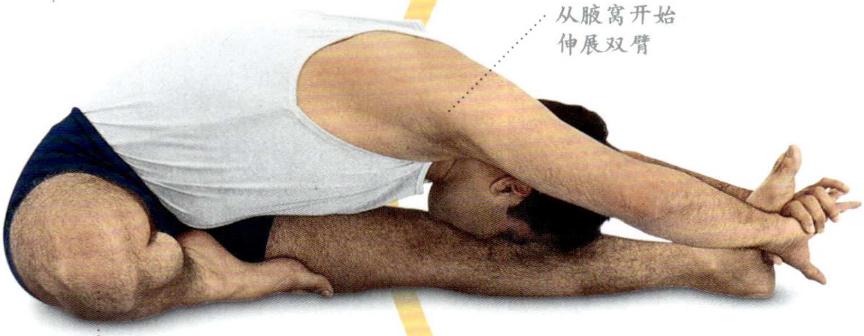

“伸展的强度加深，并且

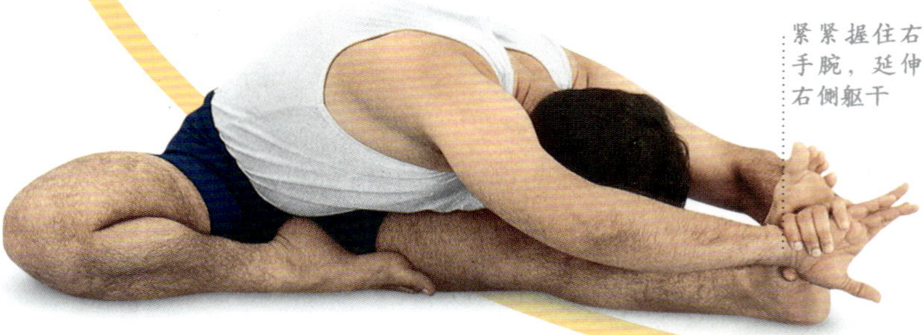

从体式中还原

吸气，然后稍稍抬起头部和躯干。几秒钟后，双手松开，身体坐起。向外伸直右腿，以手杖式坐立。现在，在另一侧重复相同的动作。

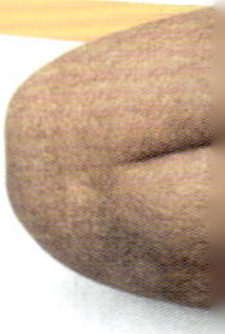

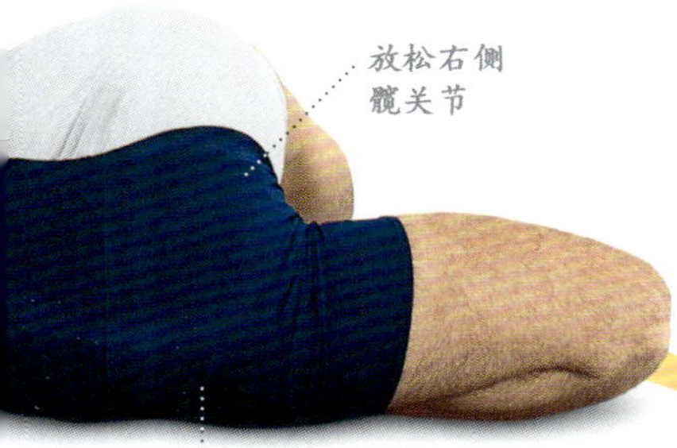
放松右侧
髋关节
保持臀部
两侧着地

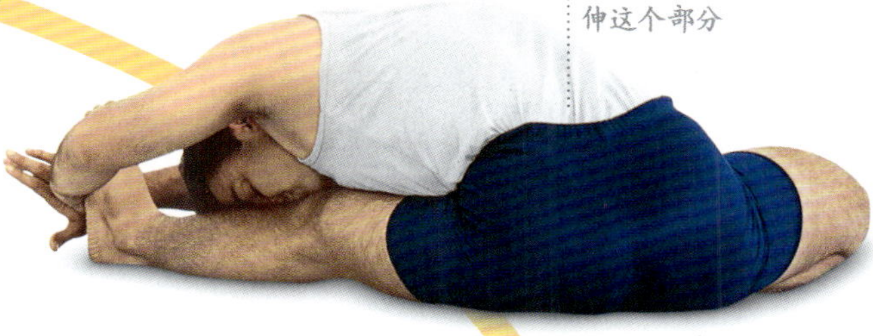
保持背部的这一
小部分平展，延
伸这个部分

应该不时
不断恢复。”

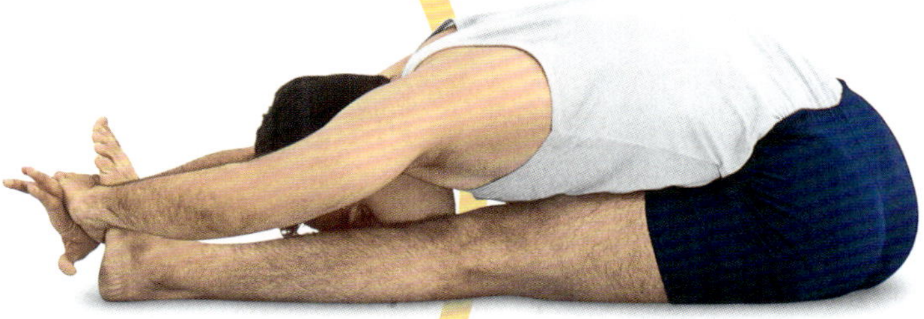

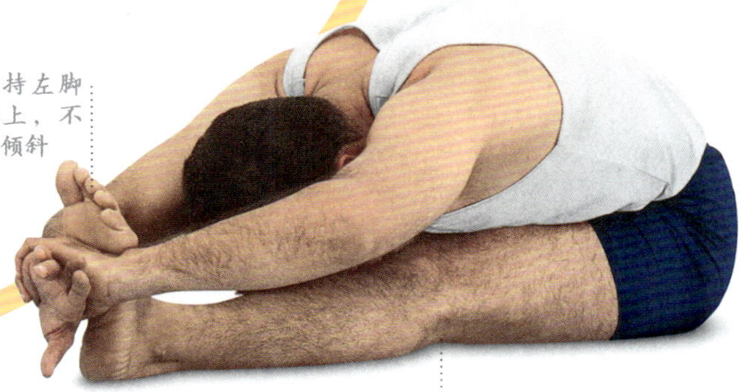
保持左脚
朝上，不
要倾斜
放松膝部后侧，
并使其贴靠地面

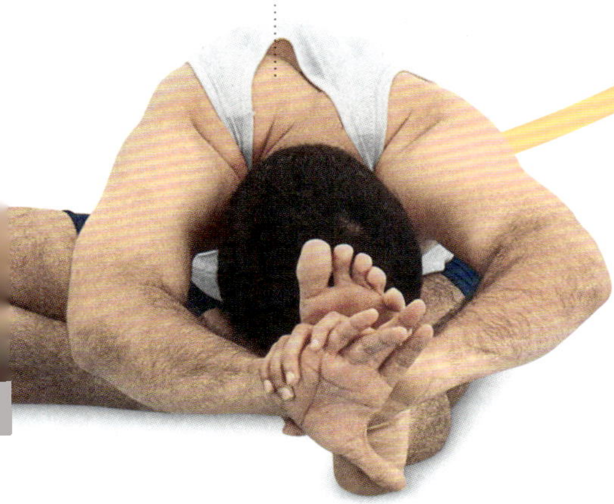
朝左脚
推躯干

Trianga Mukhaikapada Paschimottansana

半英雄前曲伸展坐式

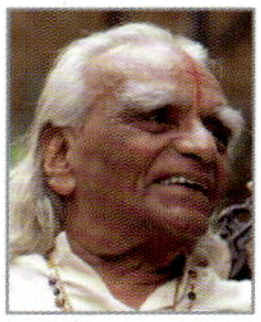

在梵文中，trianga可直译为“身体的三部分”。在这个体式中，“三部分”指的是臀部、膝部和脚。身体的后侧在梵文中被称为paschima（西侧）。这一侧朝（一只脚）方向伸展，mukha（面部）落在腿上。有规律地习练这个体式，将使整个身体柔软而灵活。

◎ 益处

强健和刺激腹腔器官

有助于消化，消除胆汁分泌过剩所造成的影响

减轻胀气和便秘

改善膝关节柔韧性

矫正扁平足

◎ 注意事项

如果你有腹泻的情况，请避免习练。不要扭转躯干或让躯干向伸直腿的外侧倾斜，因为这有可能拉伤脊椎或损伤腹腔器官。

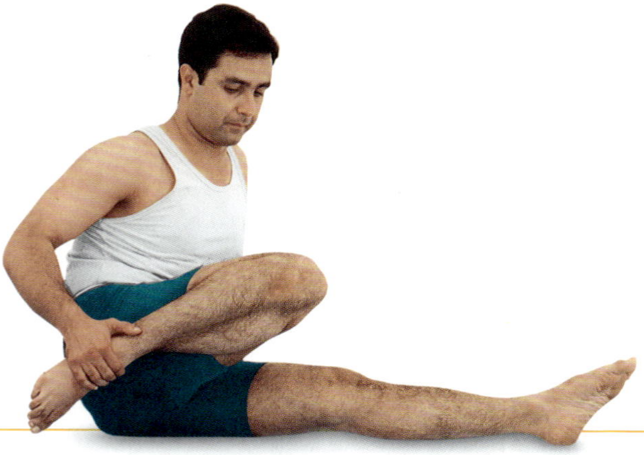

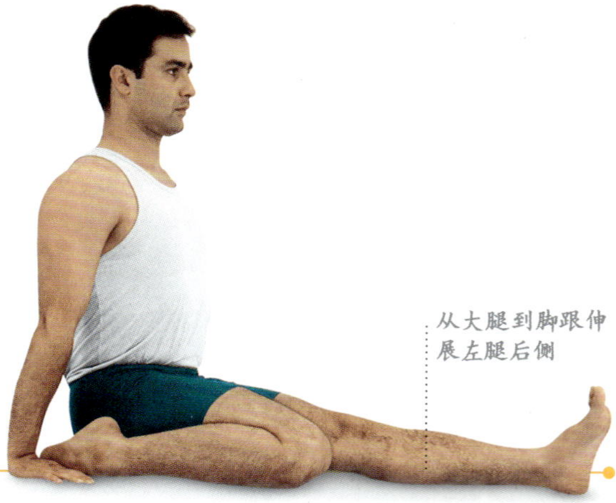

1 以手杖式（见94页）坐立。朝右侧髋部弯曲右腿，用右手将脚踝归位。保持左腿向外伸展，确保左腿的重量落在小腿和脚跟的中心上。

2 保持两大腿并拢。右膝压向地面。右小腿内侧应该碰触右大腿外侧。身体的重量均等地落在臀部两侧。确保右侧臀部受力均匀地落在地面上（见小图）。手掌着地，手指朝前，置于髋部旁侧的地面上。

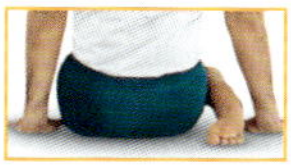

伸直并且展开脚趾

3 双臂上举，朝向天花板。伸展躯干向上，感觉从腰部到指尖的伸展。

初学者 为了保持身体的平衡，将身体的重量落在弯曲的右膝上。这样可以确保躯干不会向左侧倾斜。

4 呼气，从腰部开始向前弯曲。双臂前伸过左脚，掌心相对。确保两大腿和两膝紧紧并拢。重心落于臀部的两侧——这个体式的要点在于掌握好平衡。

中级者 当你在做这个体式时，躯干有向左侧倾斜的趋势。为了避免这一点，将你的身体重量朝右移，使重心落在右大腿的中心线上。然后，身体的重量将均衡地落在臀部的两侧。

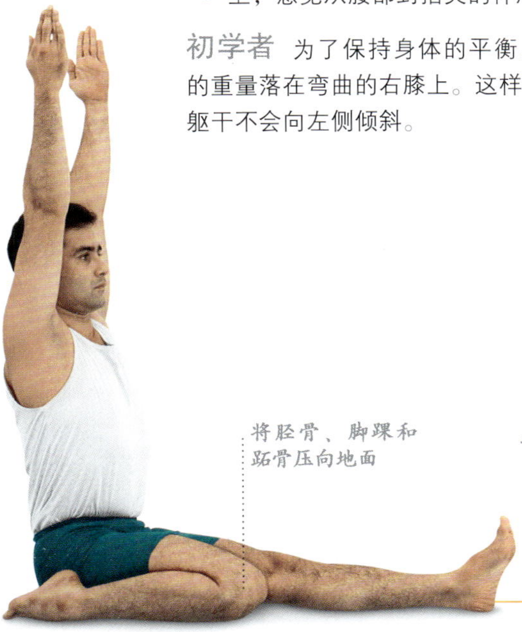
将胫骨、脚踝和跖骨压向地面

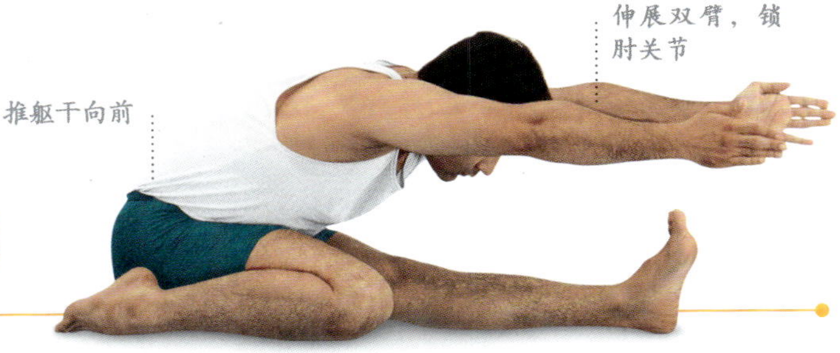
推躯干向前
伸展双臂，锁肘关节

5 呼气，双肘向两侧打开，朝左脚方向推躯干。两手腕抵靠左脚脚心，然后，用左手握住右手腕。开始时，前额落于左膝，随后依次是鼻子、双唇乃至下巴，过膝盖落下。外推左侧臀部，重心落于左坐骨的内侧，保持此体式30~60秒。

初学者 尽量向前伸展。随着不断习练，你将学会如何将两手腕环扣在脚上。

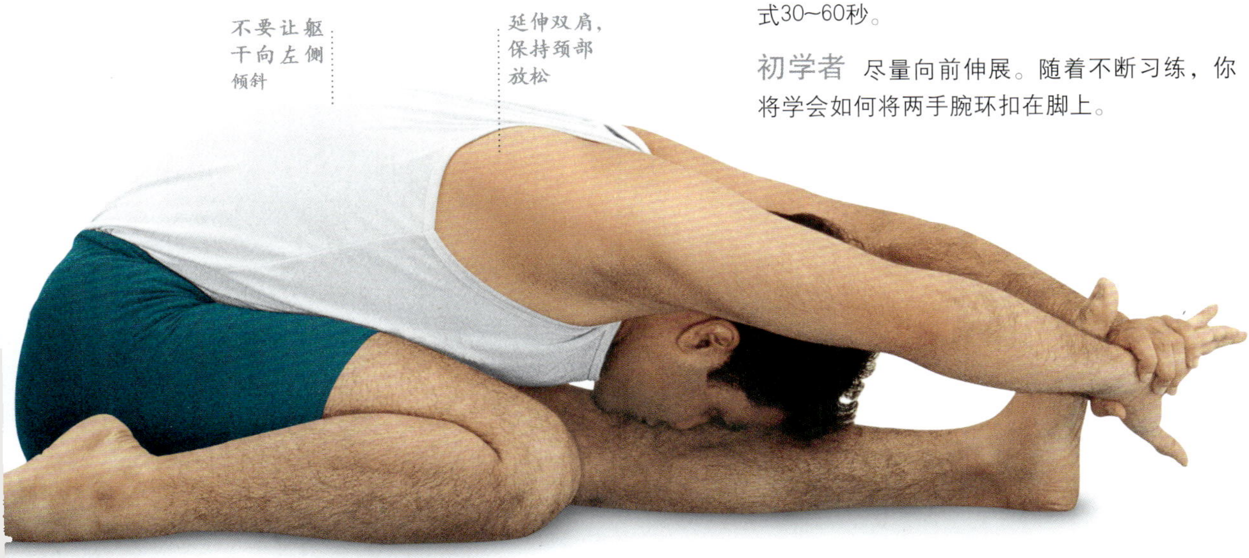
不要让躯干向左侧倾斜
延伸双肩，保持颈部放松

半英雄前曲伸展坐式

此体式的高级阶段

在最终的伸展中，确保身体的重量均衡地分布于双腿和臀部。双臂均等地向前伸展。确保伸直腿与弯曲腿的膝盖所承受的重量相同。把关注点放于将此体式的重心保持在右大腿的中心线上。从骨盆边缘到头部拉伸右侧躯干。拉长右侧的胸部和腰部，扩展落于弯曲的膝盖上方那一侧的肋骨，从而使躯干得到进一步的向前伸展。

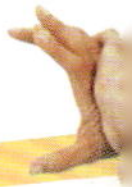

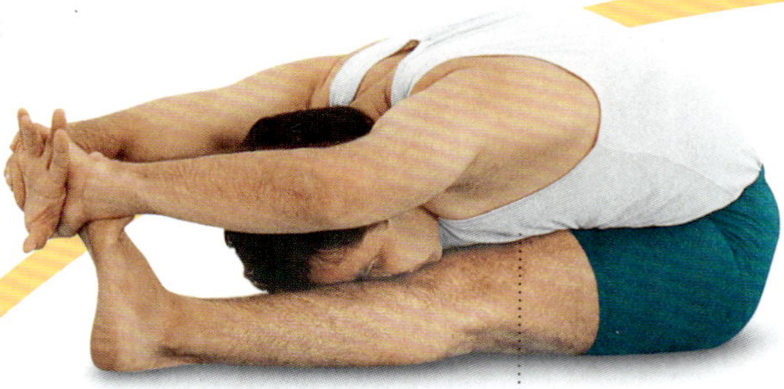

胸骨落于大腿上

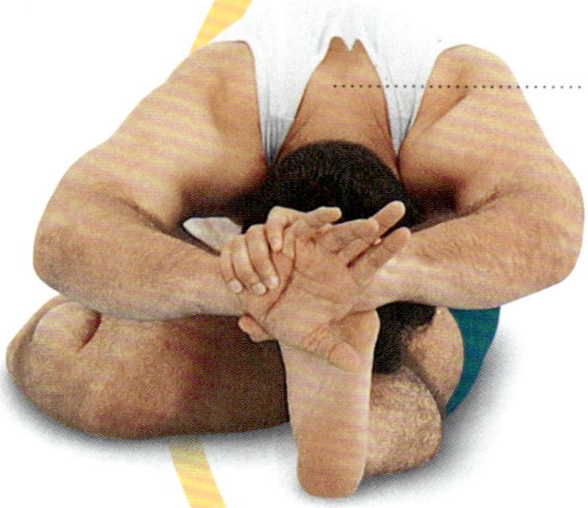

保持颈部肌肉柔软

“瑜伽修行者从足底一

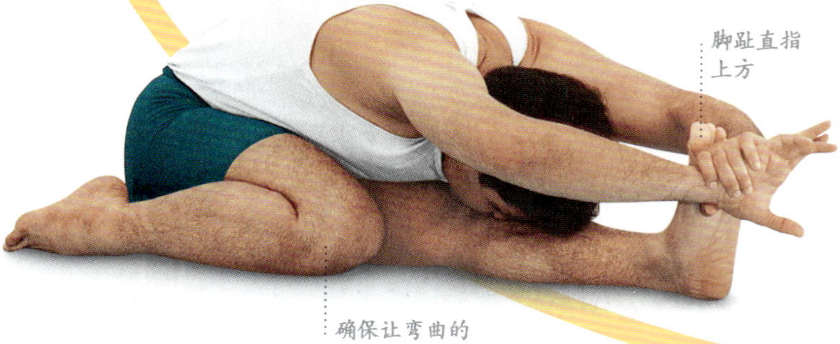

脚趾直指上方

确保让弯曲的膝部贴靠地面

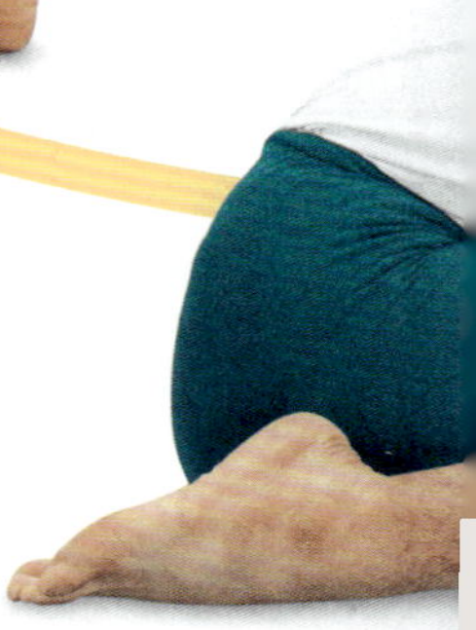

从体式中还原

吸气，抬起头和躯干。在此停留数秒钟。保持背部的下凹。松开双手，坐起来，伸直右腿。在另一侧重复相同的动作，回到手杖式。

的大脑是延伸的，
直到头顶。”

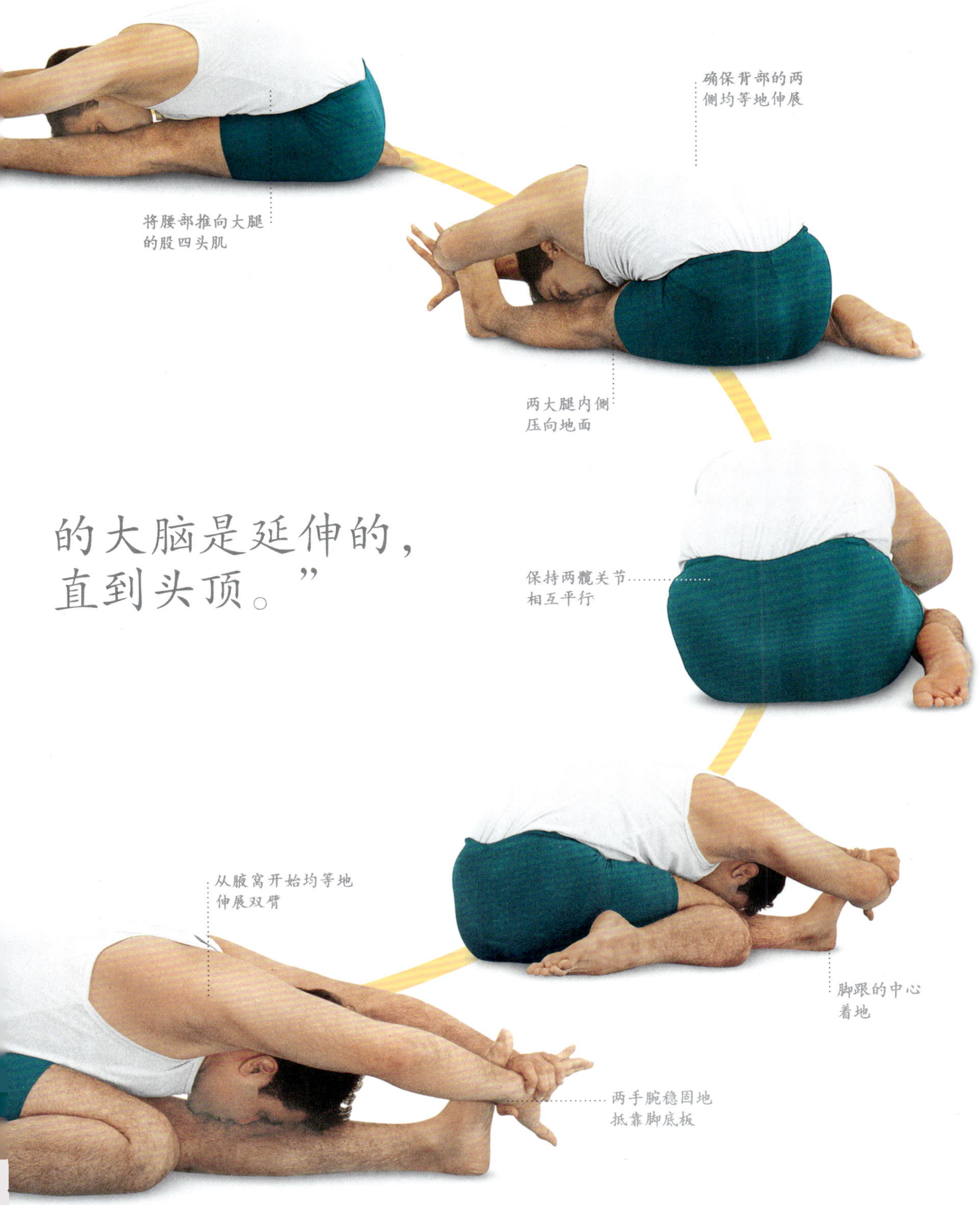

Paschimottanasana
背部前曲伸展坐式

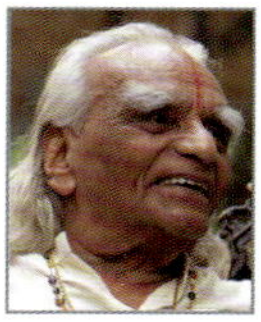

身体的后侧（从脚跟到头部这一段）在梵文中被称为paschim，即“西侧”之意；ut指“高强度的”，而tan意为“伸展”。这个体式伸展了你的整个脊柱，以使生命的能量（或生命力）流向身体的每一个部分。将前额落于双膝上，平静活跃的前脑，同时也使善于冥想的后脑保持安宁而警觉。

◎ 益处

放松并按摩心脏
镇静肾上腺
强健肾脏、膀胱和胰腺
激活功能虚弱的肝脏，改善消化系统
对阳痿有辅助疗效
刺激卵巢、子宫乃至整个生殖系统

◎ 注意事项

在哮喘病发作期间或刚发作完，不要习练这个体式。
如果腹泻，也请避免习练。不要让大腿抬离地面，这样可能会引起膝部后侧的肌肉撕裂。

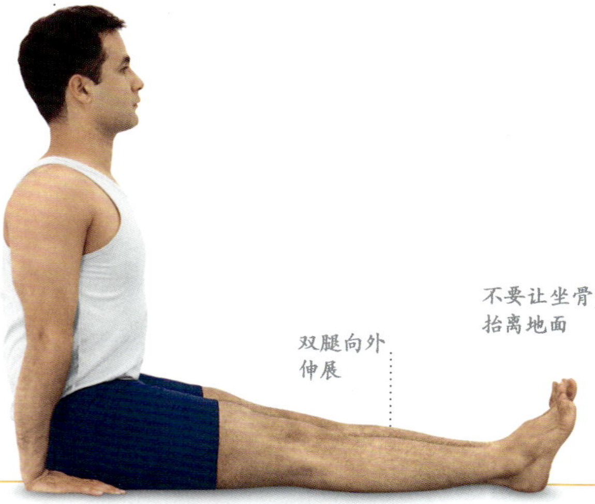
保持头部直立
双腿向外伸展
不要让坐骨抬离地面

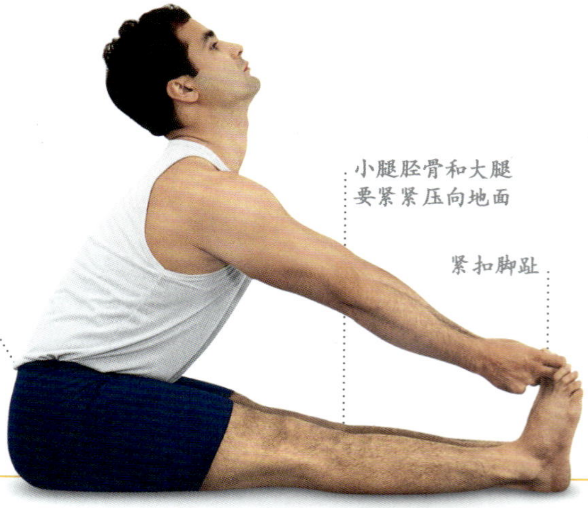
小腿胫骨和大腿要紧紧压向地面
紧扣脚趾

1 以手杖式（见94页）坐立。双腿并拢。拉伸后脚跟，确保两脚跟力度同等地下压地面。双手置于髋部旁侧的地面上。做几个深呼吸。现在，双臂举过头顶（见小图），掌心相对。脊柱向上伸展。

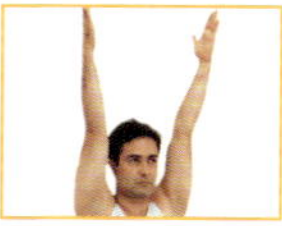

2 呼气，手臂朝双脚方向伸展。用左手的拇指、食指和中指扣住左脚的大脚趾，右手也用相同方式扣住右脚的大脚趾（见小图）。两侧大腿向地面按压。大腿下压的力度应该大于小腿下压的力度，这会帮助你更有效地伸展。

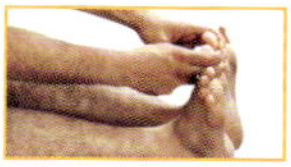

初学者 把关注点放在保持大腿平展于地面上。确保不要让它们离开地面，这比扣住脚趾更为重要。

古鲁的教导

“从臀部的底部开始伸展，并且感觉到臀部的轻盈，这就是达到完美体式的要点。”

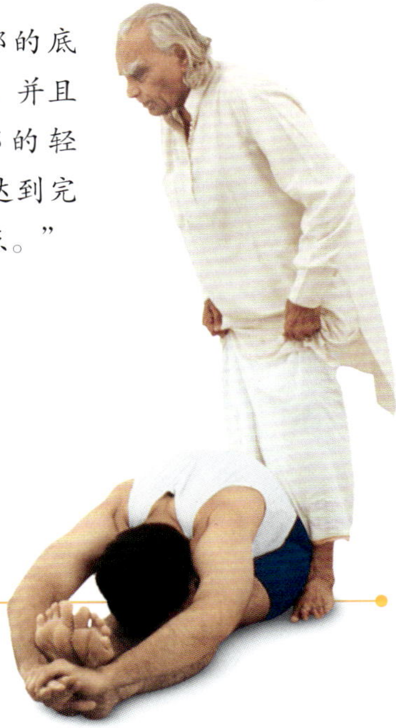

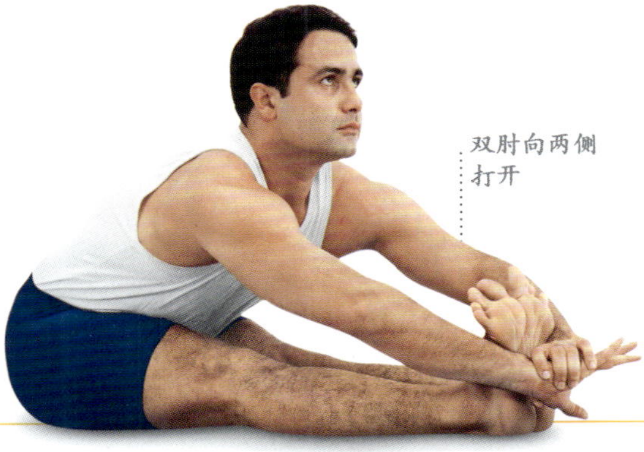

3 确保坐于两坐骨内侧，并将重量均匀分布于两坐骨上。不要让任何一侧臀部离开地面。然后，用左手抓住右手腕。

中级者 十指相交，环扣脚掌。均匀地呼吸。

4 呼气，向上抬躯干。从下背部开始向前弯曲，保持脊柱下凹（见421页）。从腰部两侧开始向前伸展。首先，让前额紧贴膝盖，其次，将前额推向小腿胫骨。双肘外展并上提。不要让肘部落于地面。保持此体式1分钟。

初学者 在小腿胫骨处放上一块折叠过的毯子，让前额落在毯子上。

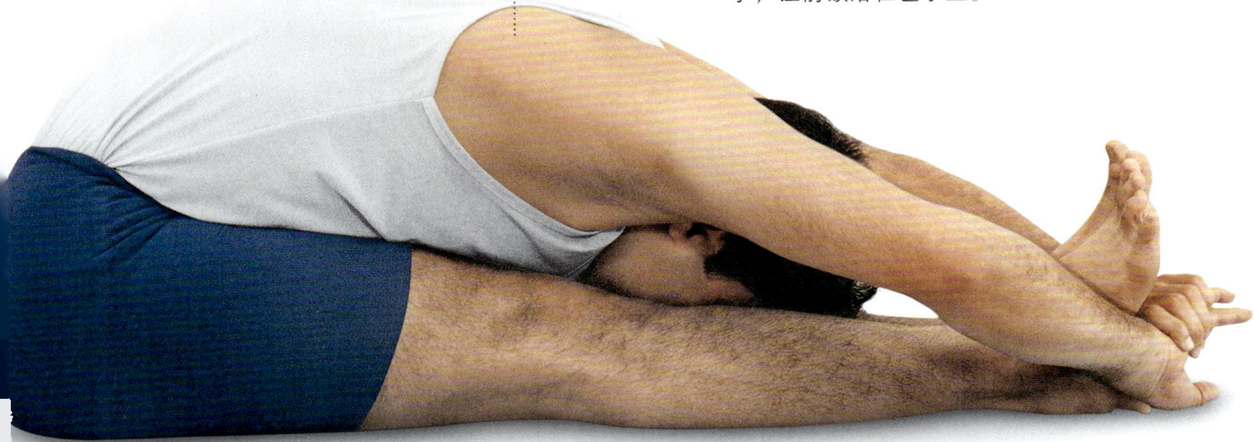

背部前曲伸展坐式

此体式的高级阶段

当你向前弯曲时，保持横膈膜如面团般柔软。为了得到更有效的伸展，头部下落时，你可以让横膈膜更靠近胸部一些。胸部的前侧是这个体式的“大脑”（见57页）。将它朝大腿的方向贴近。检查一下胸部的两侧是否获得均等的伸展，以使其在最终姿势上左右对称。前额朝小腿胫骨下压。有意识地让心念进入这个体式当中。把关注点放在背部——将背部的皮肤朝头部方向延伸。让脊柱完全下沉。这将为大脑带来轻盈感和平静感。不断地对这个伸展体式做出调整。随着习练的深入，你可以将在此体式中停留的时间延长到5分钟。

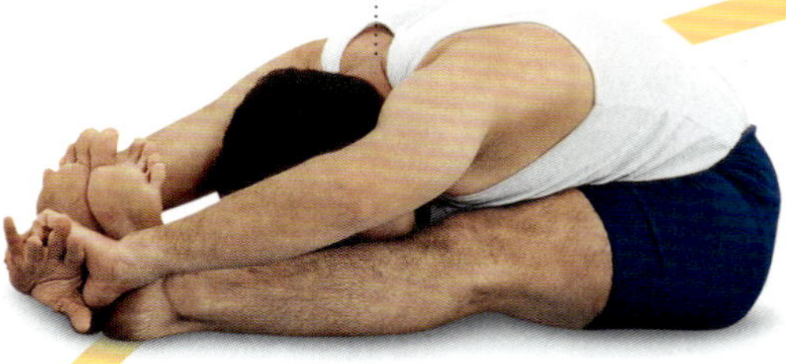
保持颈部肌肉放松

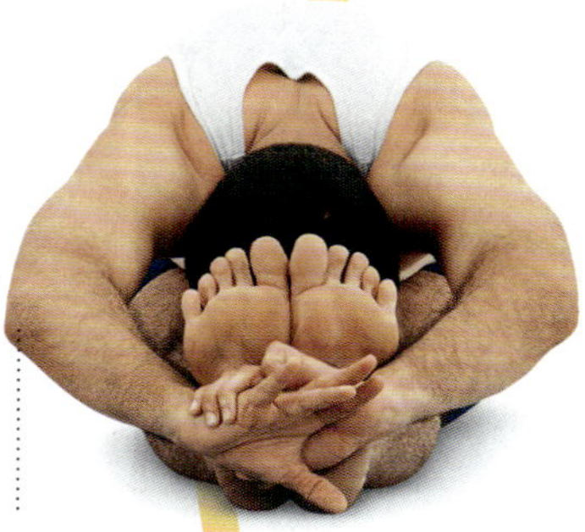
不要让肘关节下移

“身体的运动与同步发生，

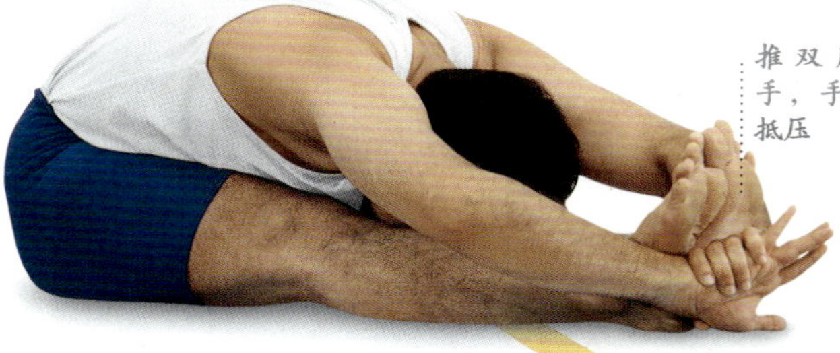
推双脚和双手，手脚相互抵压

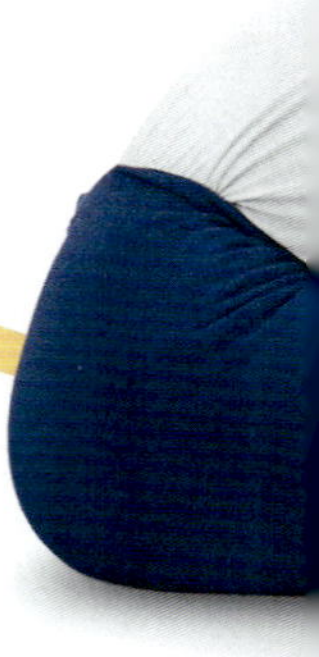

从体式中还原

吸气，抬起头和躯干，保持背部下凹（见421页）。停顿数秒后，松开双手。坐起来，回到手杖式。

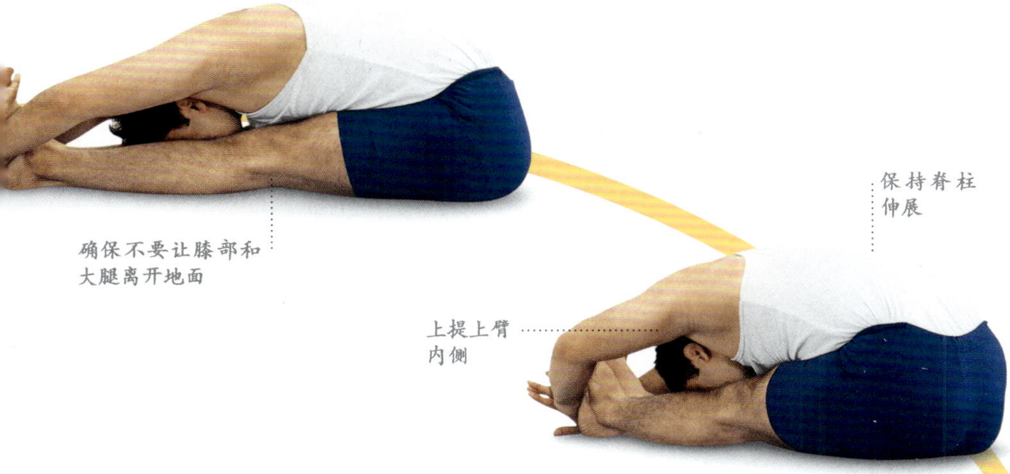

大脑的智性应该
同速前进。”

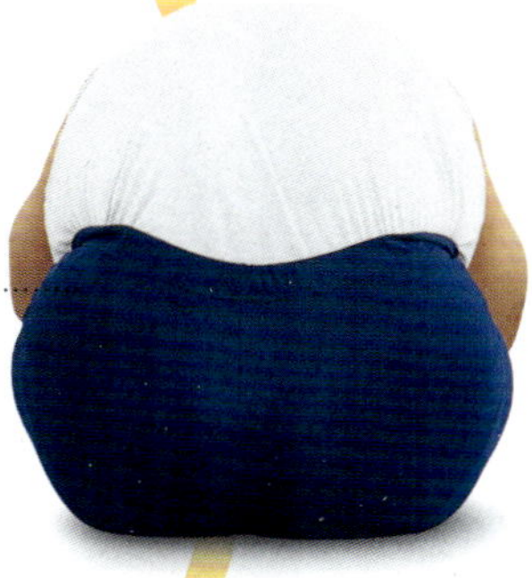

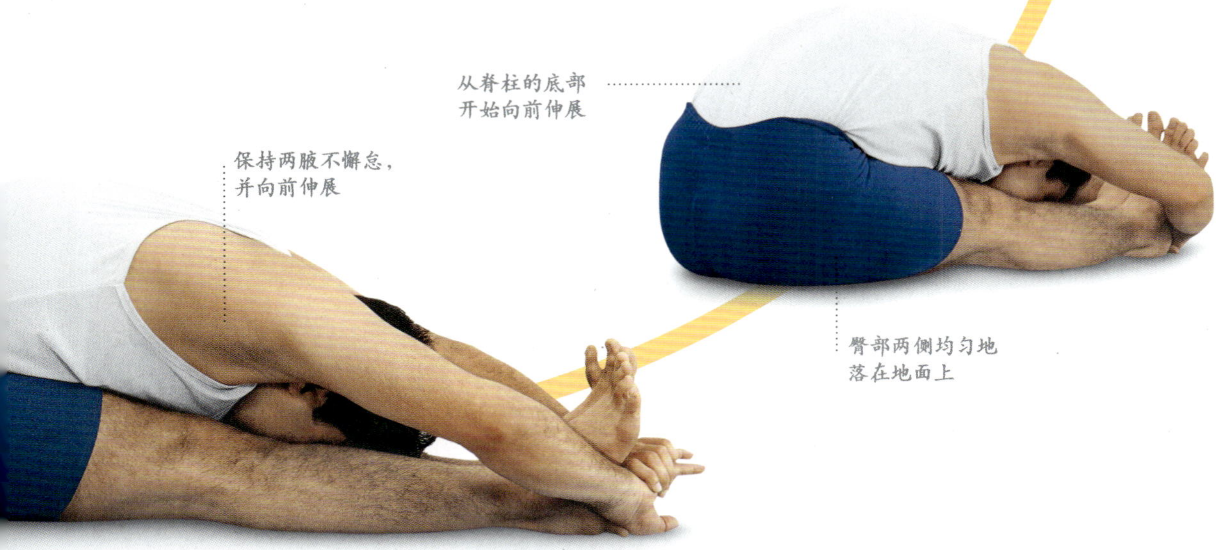

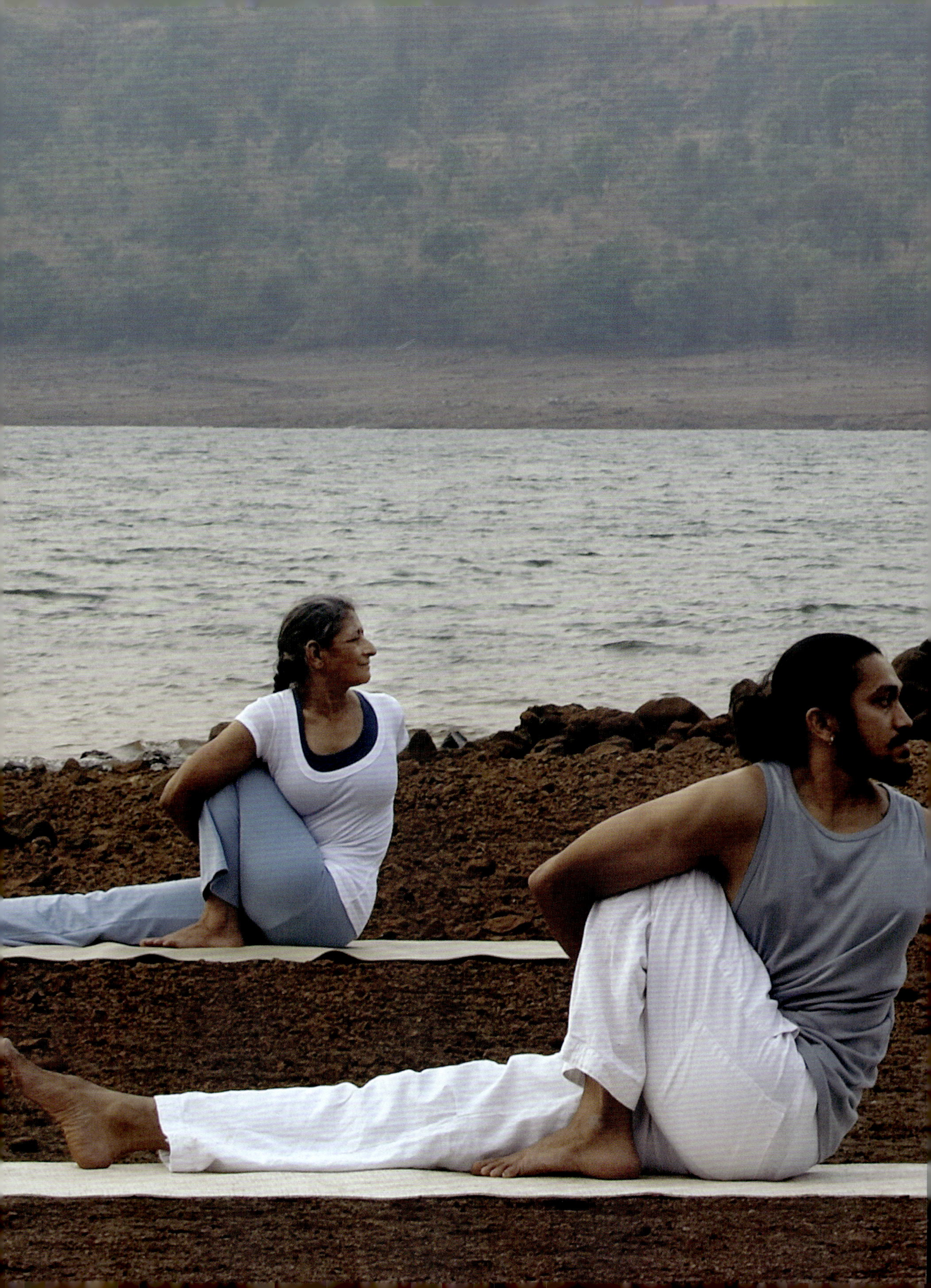

扭转体式

“如果持之以恒地每天习练瑜伽，你将能够以平稳成熟的心态面对生活中的起起落落。”

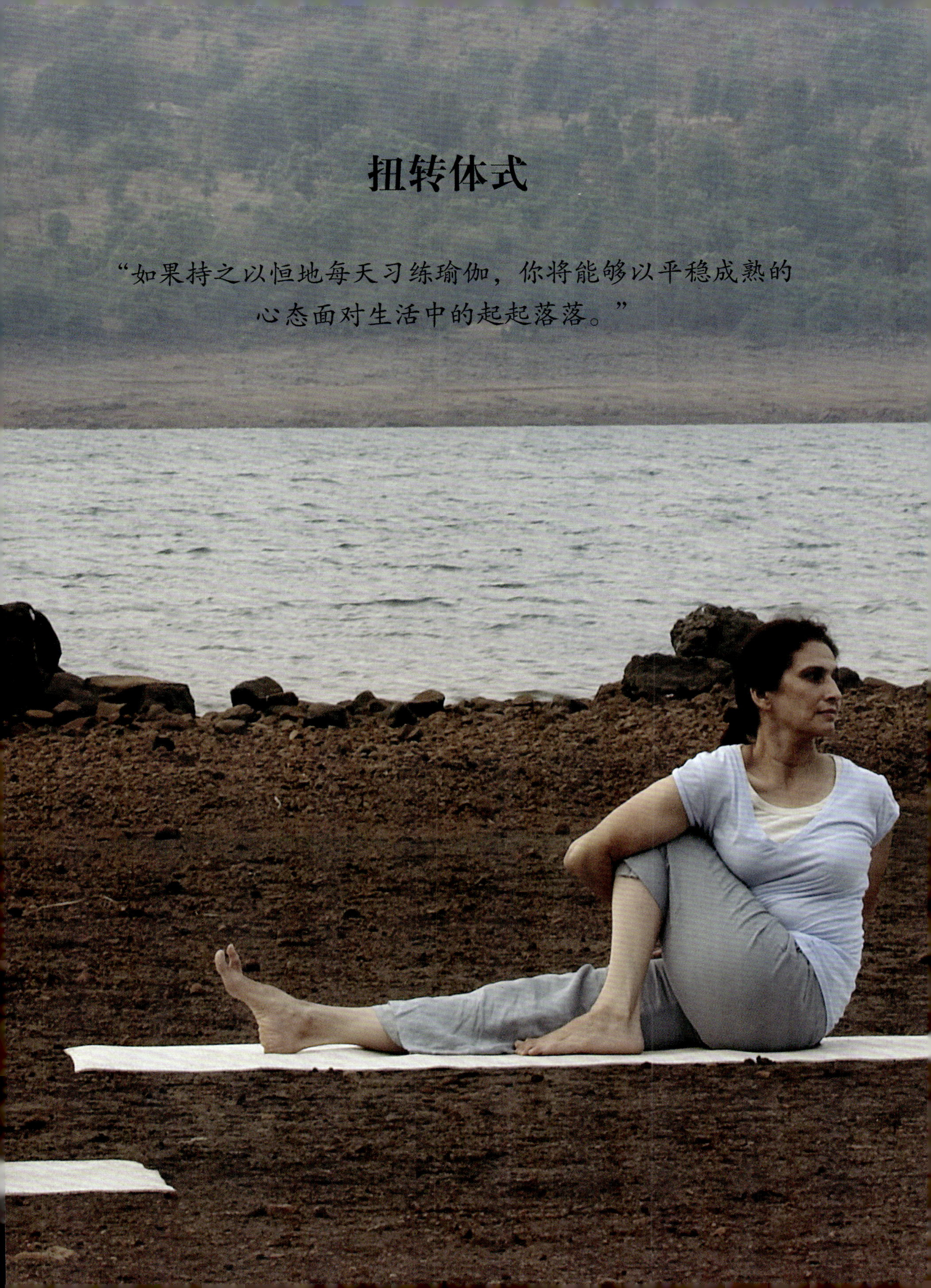

Bharadvajasana
巴拉瓦伽扭转式

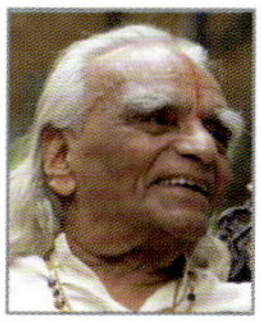

这个体式是以古代圣哲巴拉瓦伽（Bharadvaja）来命名的。巴拉瓦伽是伟大的武士多拿查亚（Dronacharya）的父亲，他们父子二人都是印度英雄史诗《摩诃婆罗多》中的主要人物。有规律地习练这个体式，你将学会如何通过有效扭转脊柱来加强背部和躯干的灵活性。这将为你习练更高级的扭转体式做好准备。

◎ 益处

舒缓颈部、肩膀和背部的疼痛

有助于保持脊柱椎与肩部的柔韧性

消除腰椎的疼痛与僵硬，也可以让扭伤或接受过脊椎融合术的腰椎疼痛得到缓解

减轻背部区域的不适感

提高背部和髋部的灵活性

◎ 注意事项

如果你眼疲劳、患有压力性头痛或偏头痛，不要习练这个体式。如果出现腹泻或痢疾，也不要尝试此体式。

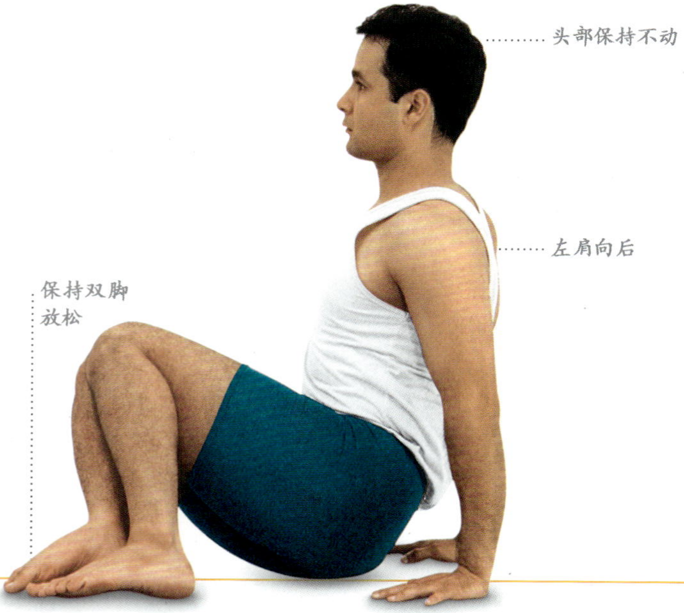

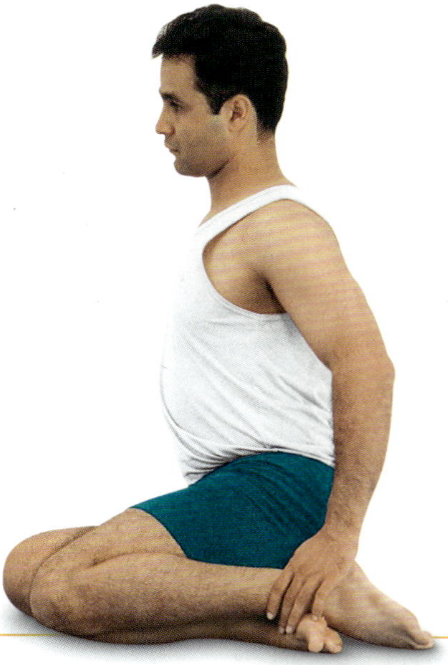

1 以手杖式（见94页）坐立。双手落于臀部旁侧的地面上，指尖朝前。弯曲双膝。双腿并拢，将小腿胫骨移向左侧。确保让大腿和膝部朝前。均匀地呼吸。

2 抓住两脚踝，将胫骨进一步带向左侧直至双脚靠近左侧髋部。左脚踝前侧应该落于右脚足弓上（见小图）。伸展左脚脚趾，右脚踝压向地面。臀部坐在地面而非双脚上。抬躯干以便脊柱完全向上舒展。停留数个呼吸。

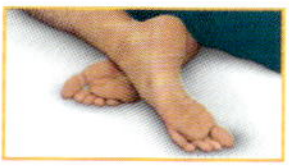

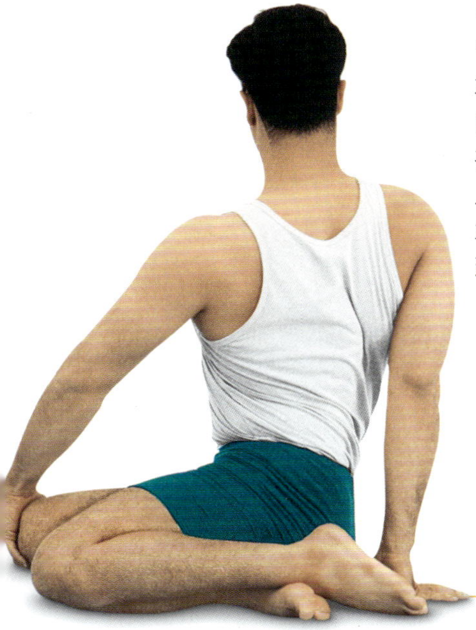

3 呼气，然后将胸廓、腹部向右转，这样，左肩向右侧前移，右肩则向后移动。将左手手掌放在右膝上，右手放在地面上。右肩胛骨卷向背部，左肩胛骨向内收。保持一到两个呼吸。

“巴拉瓦伽扭转式还可以按摩、强健以及激活腹部器官。”

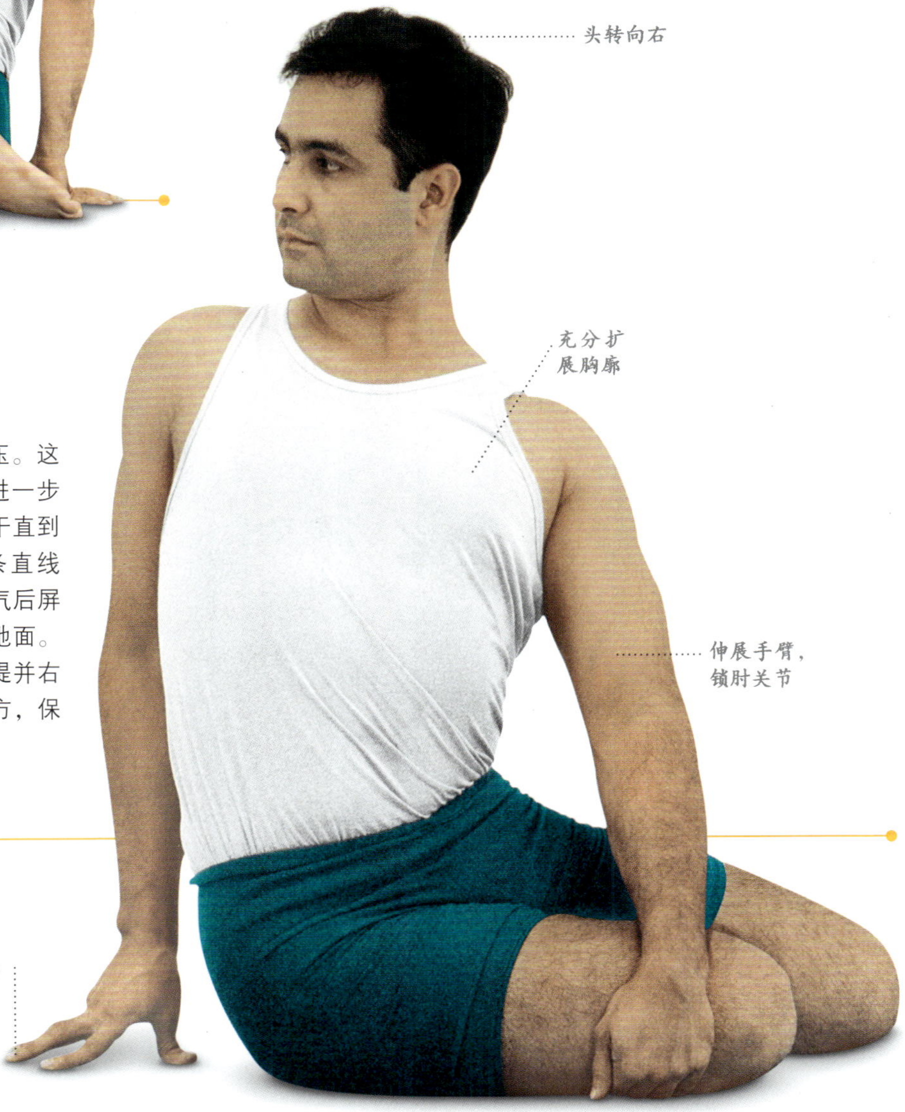

4 右小腿胫骨向地面按压。这有助于上提躯干以便进一步向右侧扭转。不断转动躯干直到左侧身体与右大腿在一条直线上。头、颈转向右侧。吸气后屏息，将右手指尖紧紧按压地面。然后呼气，更加强烈地上提并右转脊柱。眼睛看向右肩后方，保持此体式30~60秒。

巴拉瓦伽扭转式

此体式的高级阶段

一旦你完成右转头颈、旋转躯干的动作后，将双肩内收，上提胸骨，同时保持脊柱挺直，由于是以脊柱为轴心扭转，扭转时保持双膝不动，因为膝部有随身体移动的倾向。确保身体不要向后倾斜。保持头、颈右转的状态。当你转动躯干时，保持左髋与左肩在一条直线上。有力地扭转脊柱，尽你所能将它转向右侧。把关注点放在背部的皮肤上。尝试有意识地从颈部开始将皮肤向下推，并从下背部开始将皮肤向上提，均匀地呼吸。

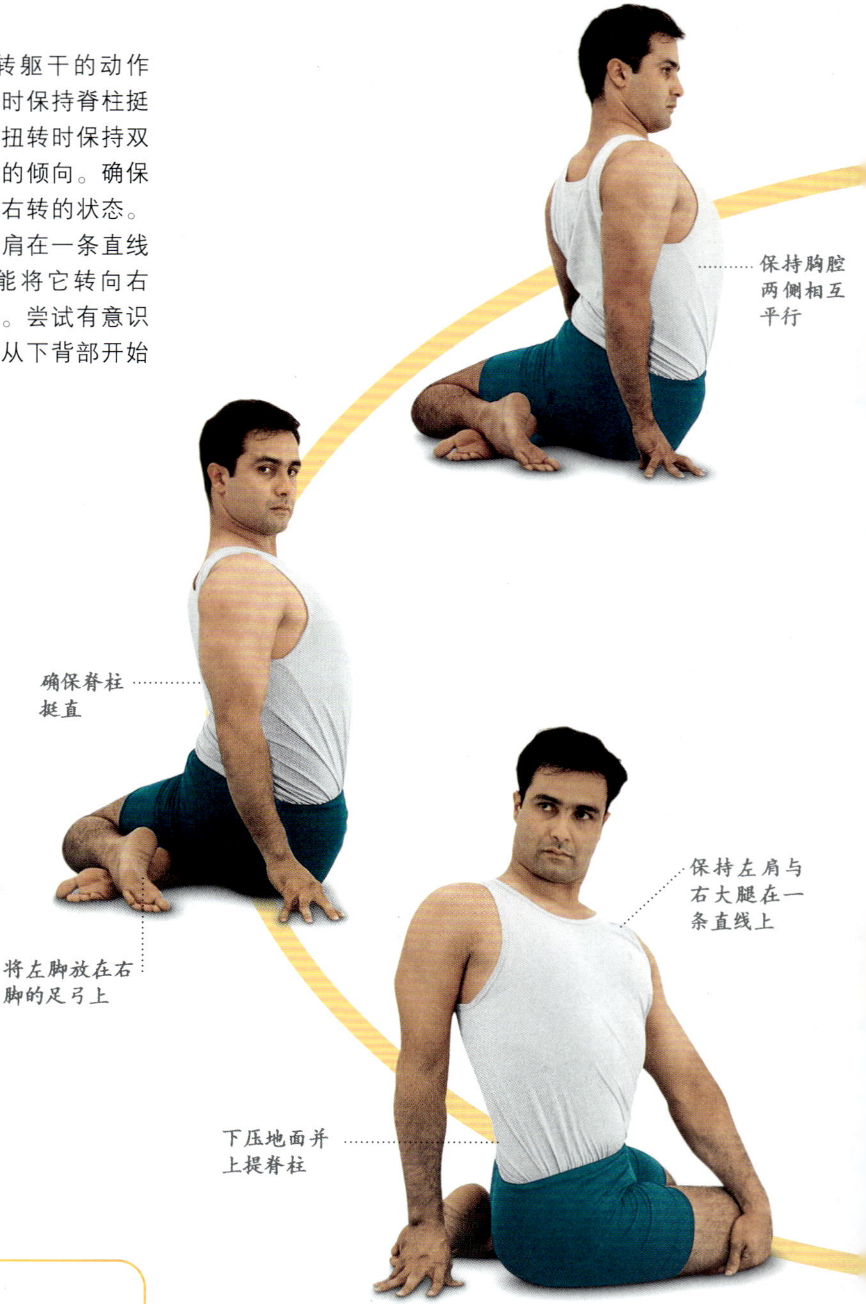
保持胸腔两侧相互平行
确保脊柱挺直
将左脚放在右脚的足弓上
保持左肩与右大腿在一条直线上
下压地面并上提脊柱

从体式中还原

松开双手，躯干回正。伸直双腿。在另一侧重复相同的动作，回到手杖式。

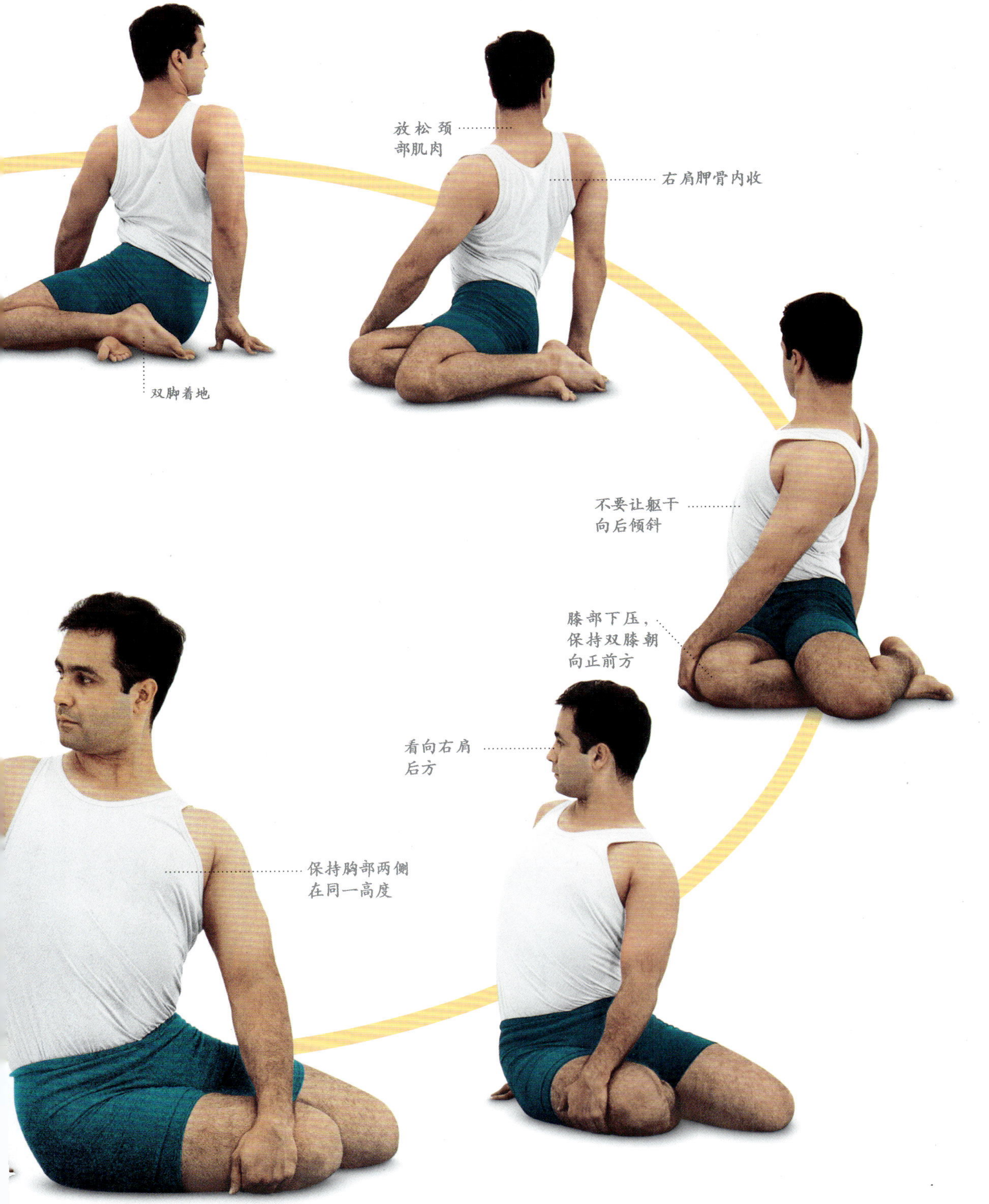
放松颈
部肌肉
右肩胛骨内收
双脚着地
不要让躯干
向后倾斜
膝部下压，
保持双膝朝
向正前方
看向右肩
后方
保持胸部两侧
在同一高度

Marichyasana
玛里琪扭转式

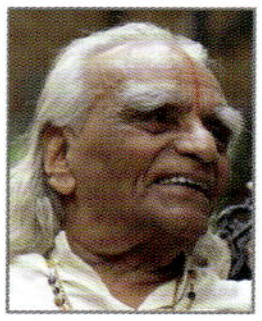

这个体式是献给圣哲玛里琪（Marichi）的。他的父亲是梵天（Brahma），宇宙的创造者；他的孙子是太阳神——苏利耶（Surya），生命的赋予者。有规律地习练这个体式可使全身得到伸展，活力焕发。玛里琪扭转式提高了你的能量水平。

◎ 益处

提高能量水平
强健并按摩腹部器官
改善肝、脾、胰腺、肾以及肠道的功能
减少腰部周围的脂肪
缓解背痛
减轻腰痛

◎ 注意事项

如果你患有腹泻或痢疾，不要习练这个体式。如果你有头痛、偏头痛、失眠或感到疲倦时，也应避免做此体式。月经期间，禁止习练这个体式。

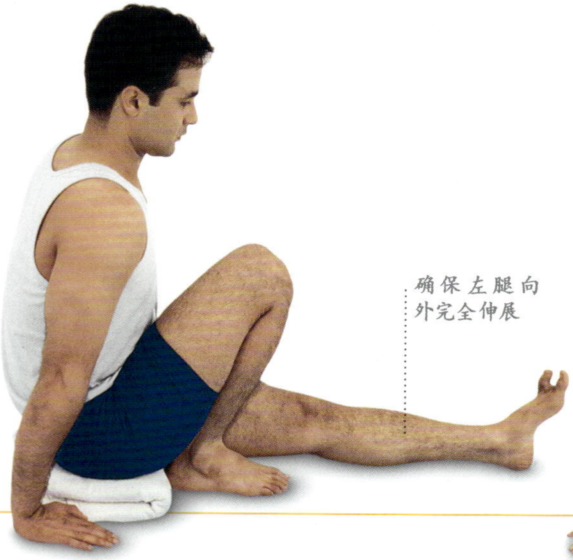

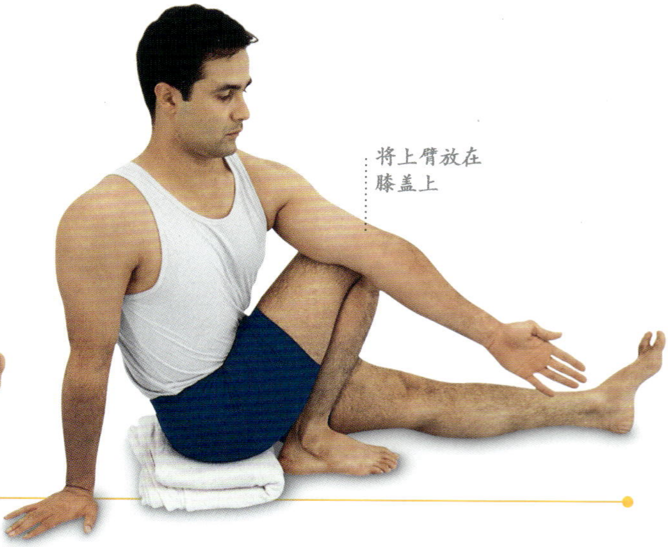

1 以手杖式（见94页）坐于一条折叠的毛毯（见177页）上。弯曲右膝，将右脚拉向同侧的大腿以便右脚跟碰触右侧臀部。右脚下压地面，脚尖朝前。双手置于臀部两侧的地面上，指尖朝前。

2 呼气，向上抬脊柱。躯干向右转90度。左臂弯曲，左肩前移，伸出的左臂抵靠在右大腿上。从腋窝到肘关节伸展左臂，这对最终的伸展起着关键性的作用。不要让左腿向左侧倾斜，身体的重量不应该落在右手掌上。

3 右脚踝下压地面，并进一步向右转躯干。抵右膝外侧推左腋窝。这将帮助你更有效地转动躯干。务必从腰部而不是胸部开始扭转。呼气，左臂环绕右膝。

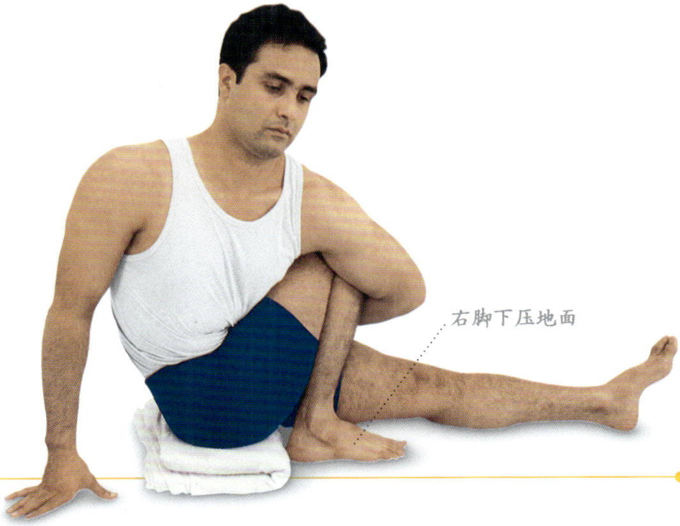
右脚下压地面

“玛里琪扭转式按摩并强健了你的腹部器官。”

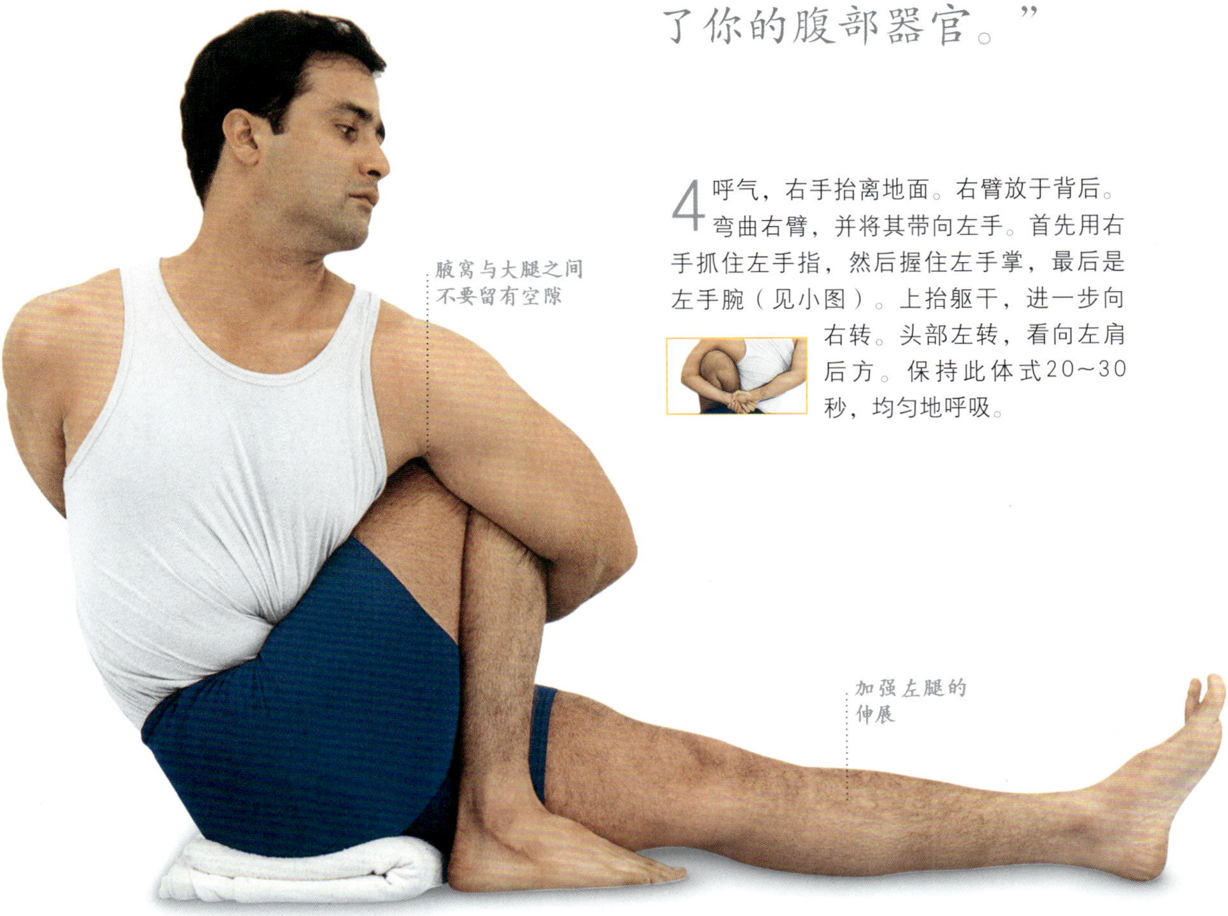
腋窝与大腿之间
不要留有空隙
加强左腿的
伸展

4 呼气，右手抬离地面。右臂放于背后。弯曲右臂，并将其带向左手。首先用右手抓住左手指，然后握住左手掌，最后是左手腕（见小图）。上抬躯干，进一步向右转。头部左转，看向左肩后方。保持此体式20~30秒，均匀地呼吸。

玛里琪扭转式

此体式的高级阶段

这个体式要求脊柱的参与。不要从手臂而是从脊柱开始转动躯干。在这个体式中，躯干容易向右倾斜，所以要有意识地保持身体的左侧高于右侧。伸展并提升脊柱的前侧。将腰部（而不仅仅是你的胸部）向右大腿的中心线拉近。躯干的整个左侧应该与右大腿相碰触。双臂进一步彼此靠近，紧扣的双手握得更紧。右上臂是这个体式的“大脑”（见57页），所以要保持它完全的稳固。

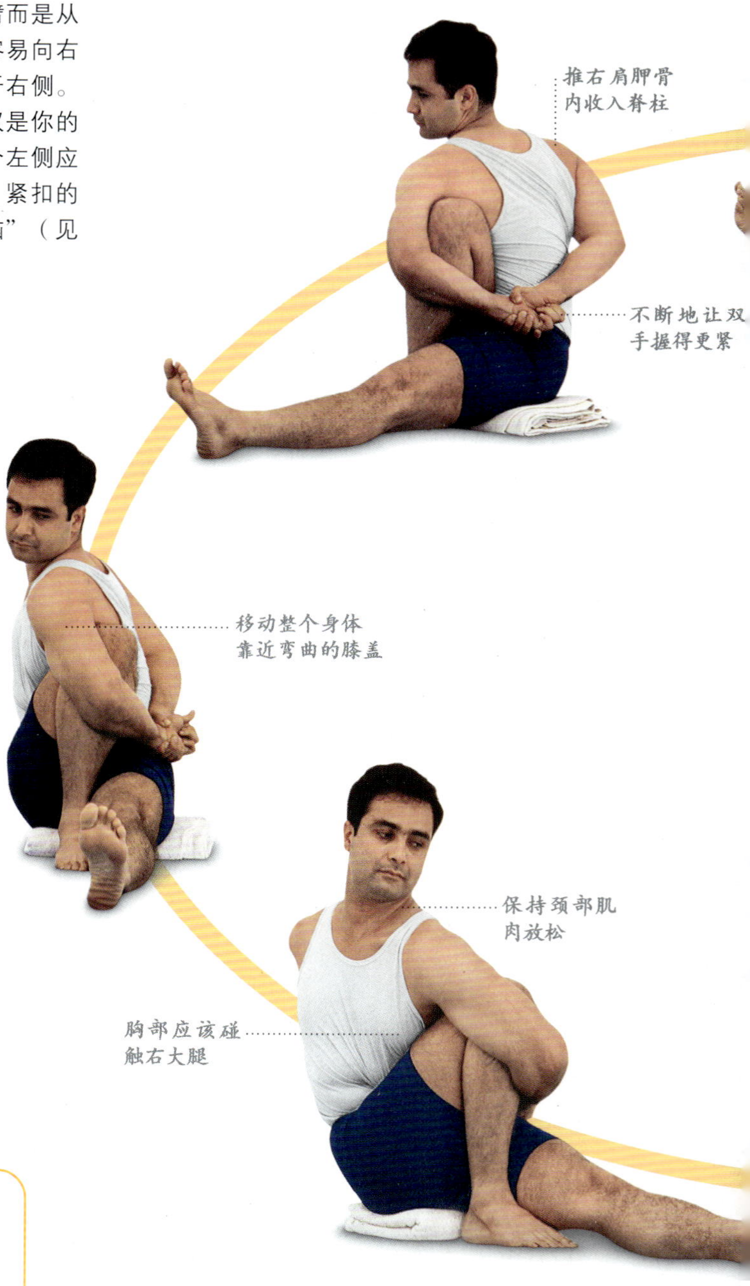
推右肩胛骨内收入脊柱
不断地让双手握得更紧
移动整个身体靠近弯曲的膝盖
保持颈部肌肉放松
胸部应该碰触右大腿

从体式中还原

吸气后屏息，转动脊柱回到挺直的状态。转头朝向正前方。松开双手，伸直双腿。换另一侧重复同样的动作，回到手杖式。

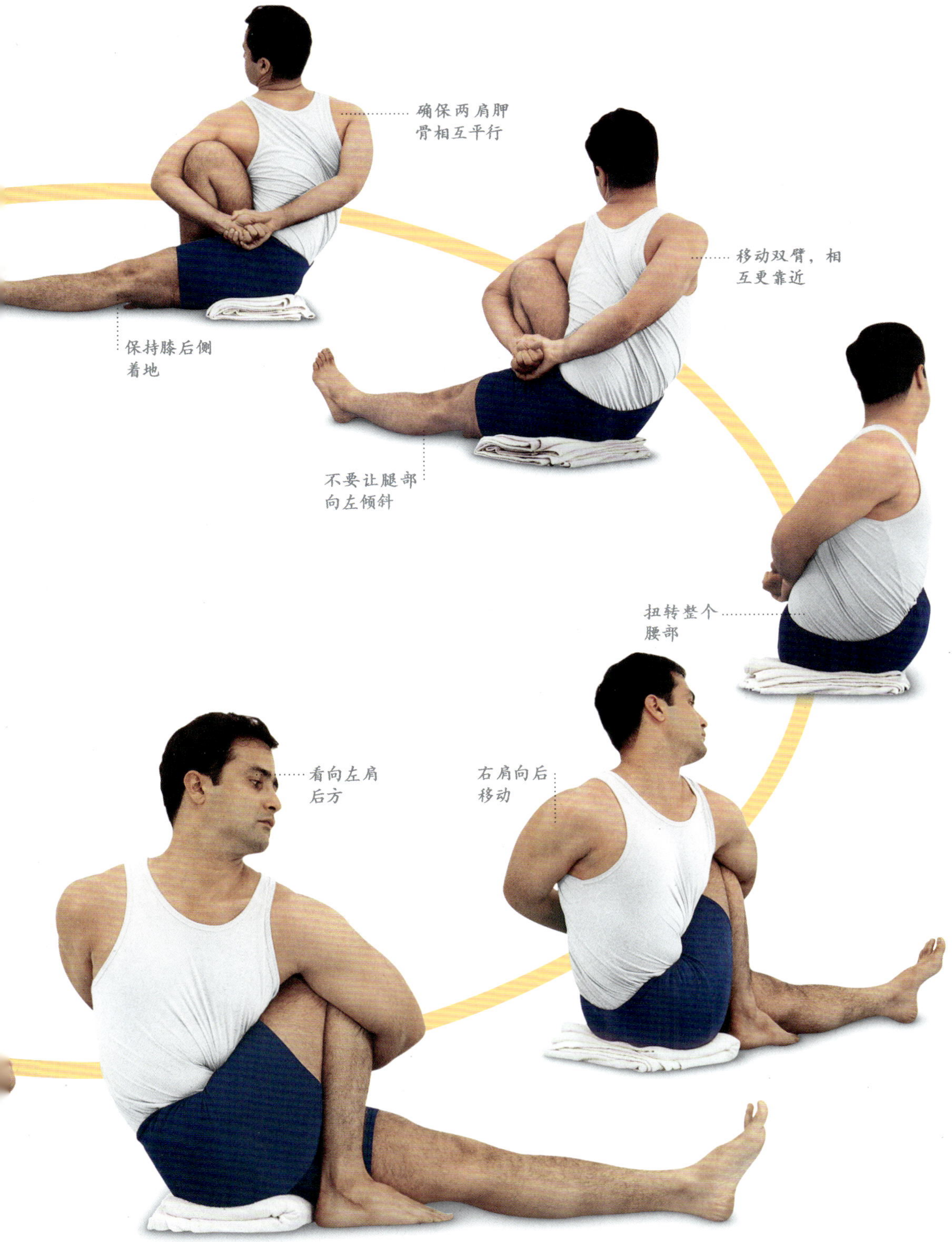
确保两肩胛骨相互平行
保持膝后侧着地
移动双臂，相互更靠近
不要让腿部向左倾斜
扭转整个腰部
看向左肩后方
右肩向后移动

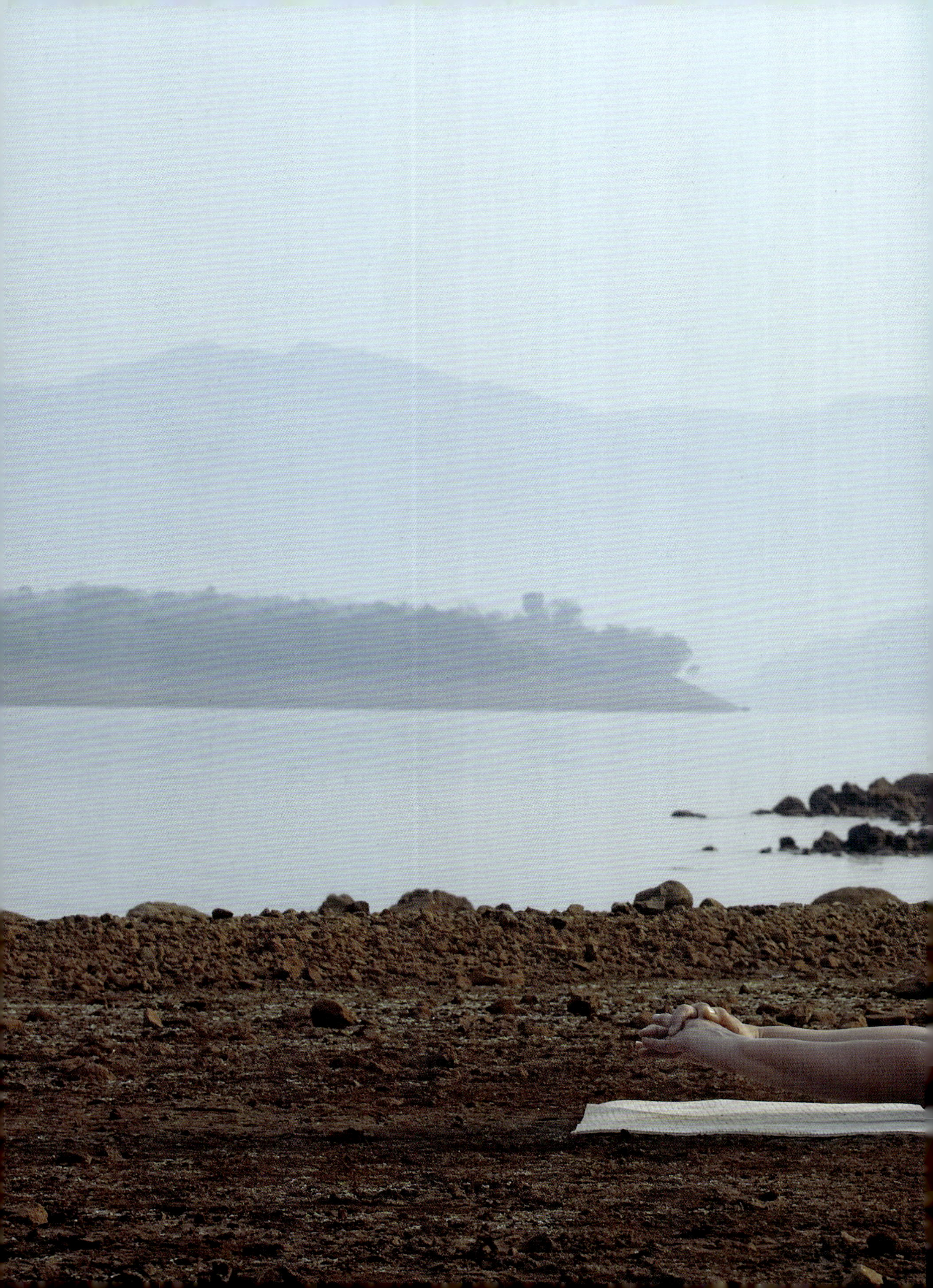

倒立体式

“习练瑜伽可以净化身体，为心灵带来力量、坚毅、宁静和清明。”

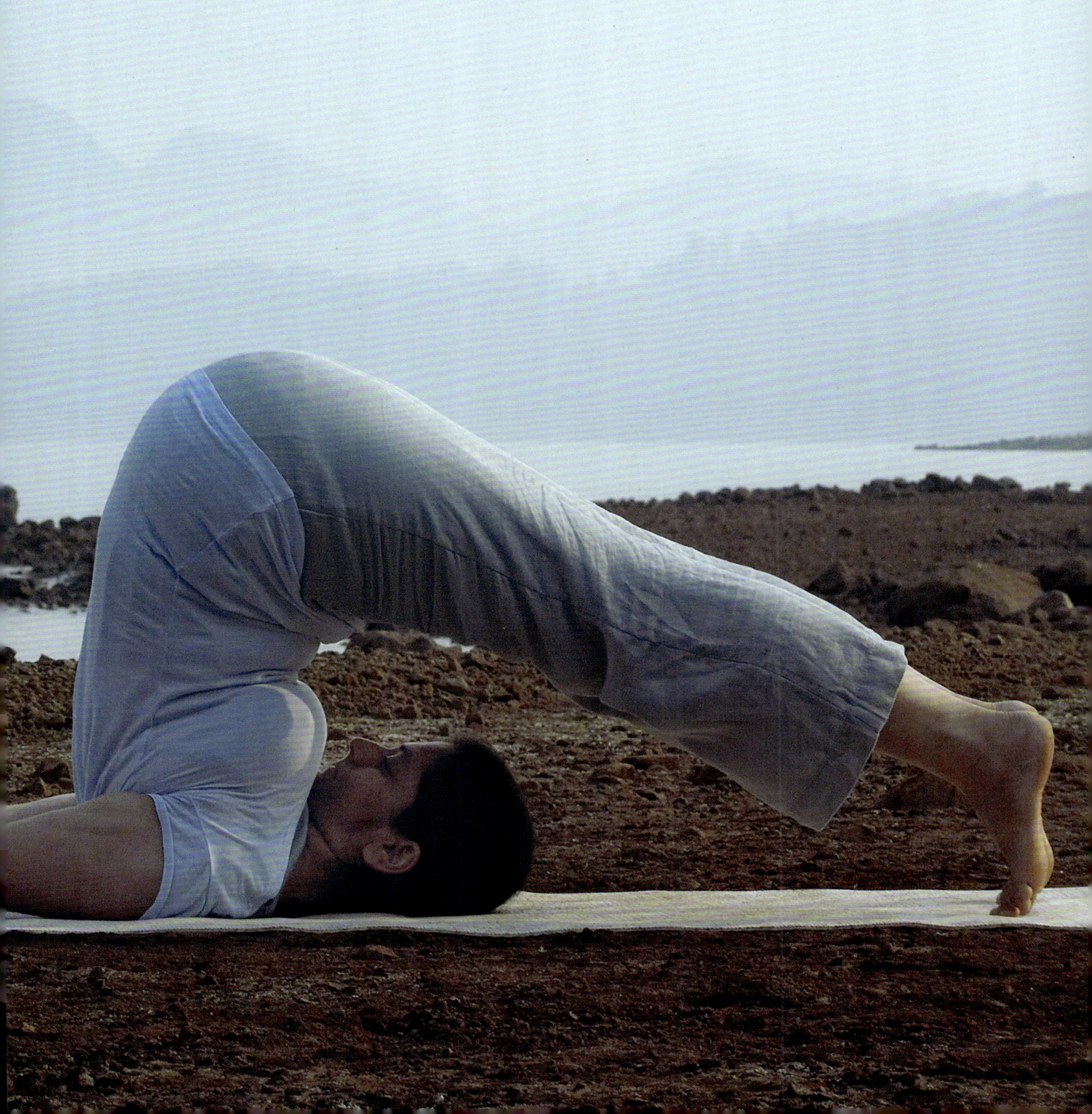

Salamba Sirsasana
头倒立

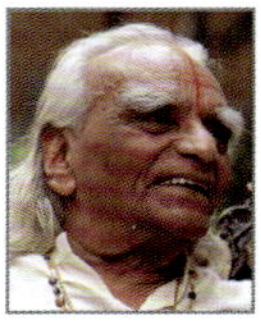

头倒立是最重要的瑜伽体式之一。最终姿势上的倒立为脑细胞供给新鲜的血液。有规律地习练这个体式可以扩展你的灵性视野，提高思维的清晰度，延长专注的时间，还能增强记忆力。这个体式对那些容易精神疲劳的人很有裨益。在梵文中，可译sirsa为“头部”，而salamba意为“被支撑的”。

◎ 益处

培养耐力
缓解失眠症
降低心悸发生的频率
对口臭有辅助疗效
强健肺部
促进脑垂体和松果体的正常运作
增加血液中的血红蛋白
缓解感冒、咳嗽和扁桃腺发炎所引起的各种症状
如果与肩倒立一同习练，可以消除消化系统和排泄系统的疾病

◎ 注意事项

如果你有高血压、颈椎关节强直、背痛、头痛或偏头痛的话，不要习练这个体式。如果你有低血压，不要用它作为瑜伽体式习练的第一个体式。一次瑜伽习练只做一回头倒立。请不要重复习练以免身体过度劳累。在月经期间不要习练这个体式。

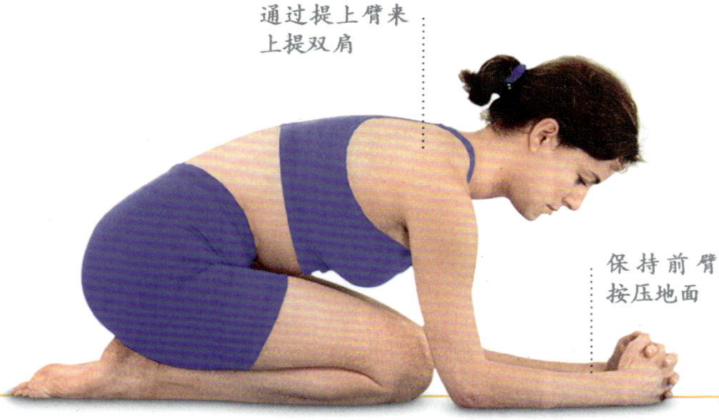

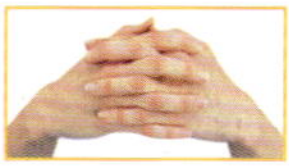

1 以英雄式（见96页）跪坐于地。用右手抓住左手肘内侧，而左手抓住右手肘内侧。身体前倾，双肘着地。确保肘间距不超过肩宽。松开双手，十指相交成杯状（见小图）。保持十指紧扣，却不僵硬。将相交的双手置于地面上。

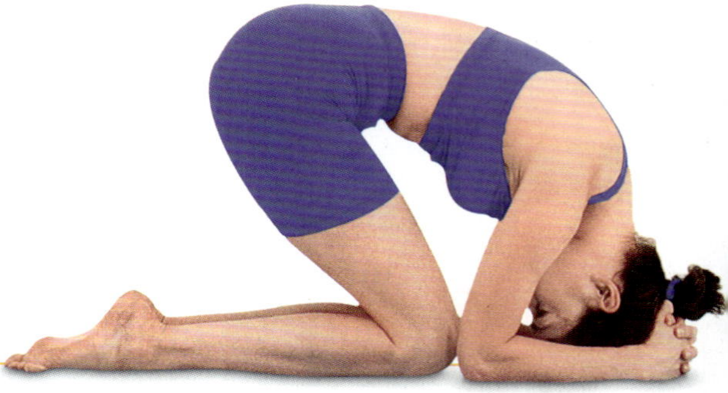

2 头顶落在地面上，这样，头部后侧就靠在成杯状的双手中。检查一下，只有头顶落在地面上，而不是头的前侧或后侧着地。在最终姿势中，身体的重量必须落于正中央（非前侧或后侧），否则，压力将会落在颈部或眼睛上，从而导致脊柱弯曲。确保让小手指碰触头部后侧，但不要被压在头部后侧的下方。在此停留数秒，均匀地呼吸。

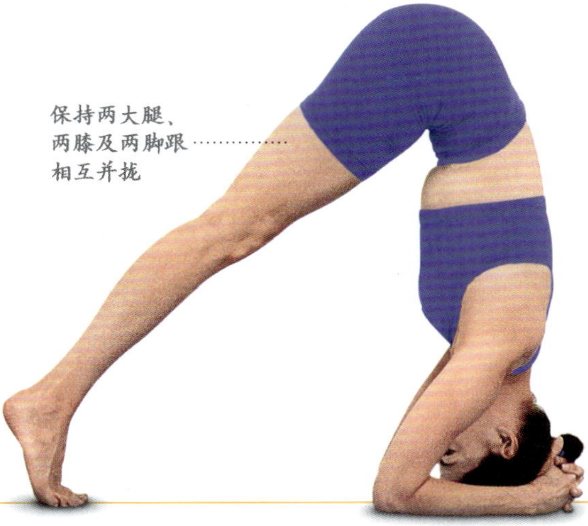
保持两大腿、
两膝及两脚跟
相互并拢

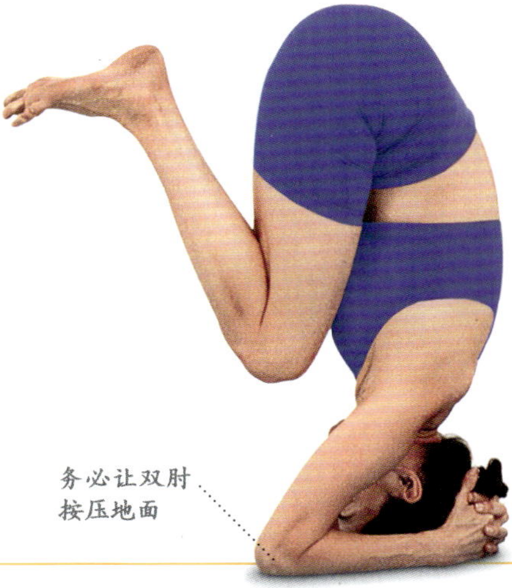
务必让双肘
按压地面

3 脚前掌用力推起，伸直双膝。脚跟抬离地面。为了使躯干垂直于地面，双脚朝头部方向移动，直到从头部到后腰的整个背部成一条垂直线。

4 呼气，双膝带向胸前。然后，脚趾压向地面，上推双腿，双脚抬离地面，这个动作有点像跳跃动作，给你抬腿向上的推动力。将脚跟带向臀部。

初学者 靠墙习练这个体式（见方框内说明）。

靠墙习练头倒立

初学者 在墙角处（两面墙相交成直角的地方）进行习练，将一张折叠好的毯子放在墙角处，然后遵从步骤1~3（见左侧与上方的说明）进行习练。千万别让成杯状的双手离墙角超过5~8厘米。否则，重心将落于双肘从而导致脊柱弯曲，双眼凸出。遵照这里所演示的步骤进行习练。开始时，你可以请他人帮忙，将你的双腿抬离地面。从这个体式中还原，请遵照第130页的相关说明或逆向完成步骤4~6。

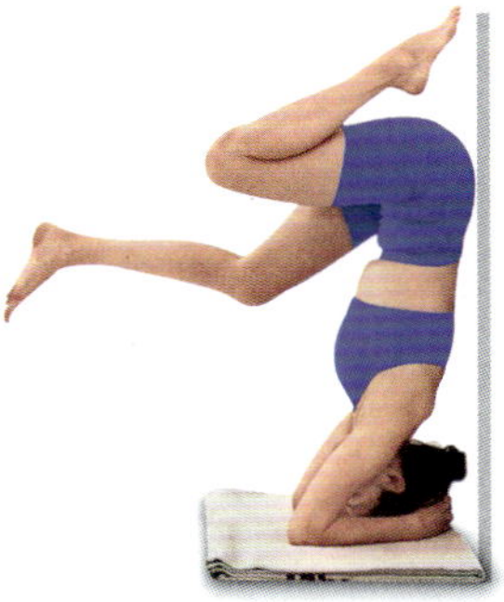

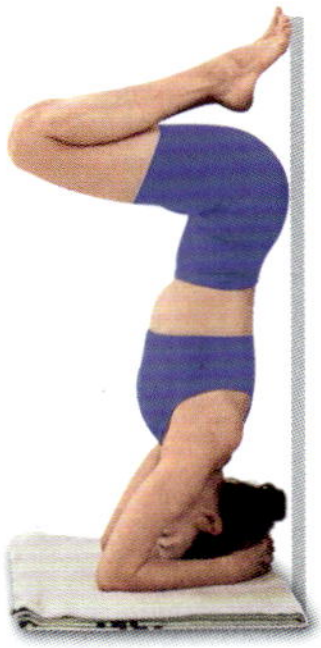

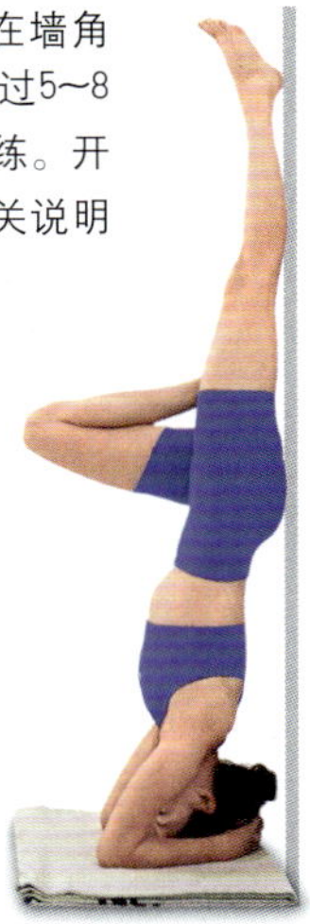

4一旦躯干垂直于地面之后，臀部抵靠墙面。然后，弯曲左膝，一次性地上摆，将右脚抬离地面。这一上摆动作应该让大腿和膝盖达到臀部的高度。左腿完成同样的动作。

5此时，髋部和双脚的前脚掌落在墙面上。在这个姿势上调整身体的状态——肘部下压地面，上臂伸展。这个伸展从腋窝开始继续往上，沿着躯干一直到腰部。

6依次伸直双腿，直到髋部、双腿和脚跟都靠向墙面。随着不断的习练，将髋部带离墙面，让头部、手臂和躯干承托身体的重量，继续依靠墙体的支撑将会令脊柱弯曲。

头倒立

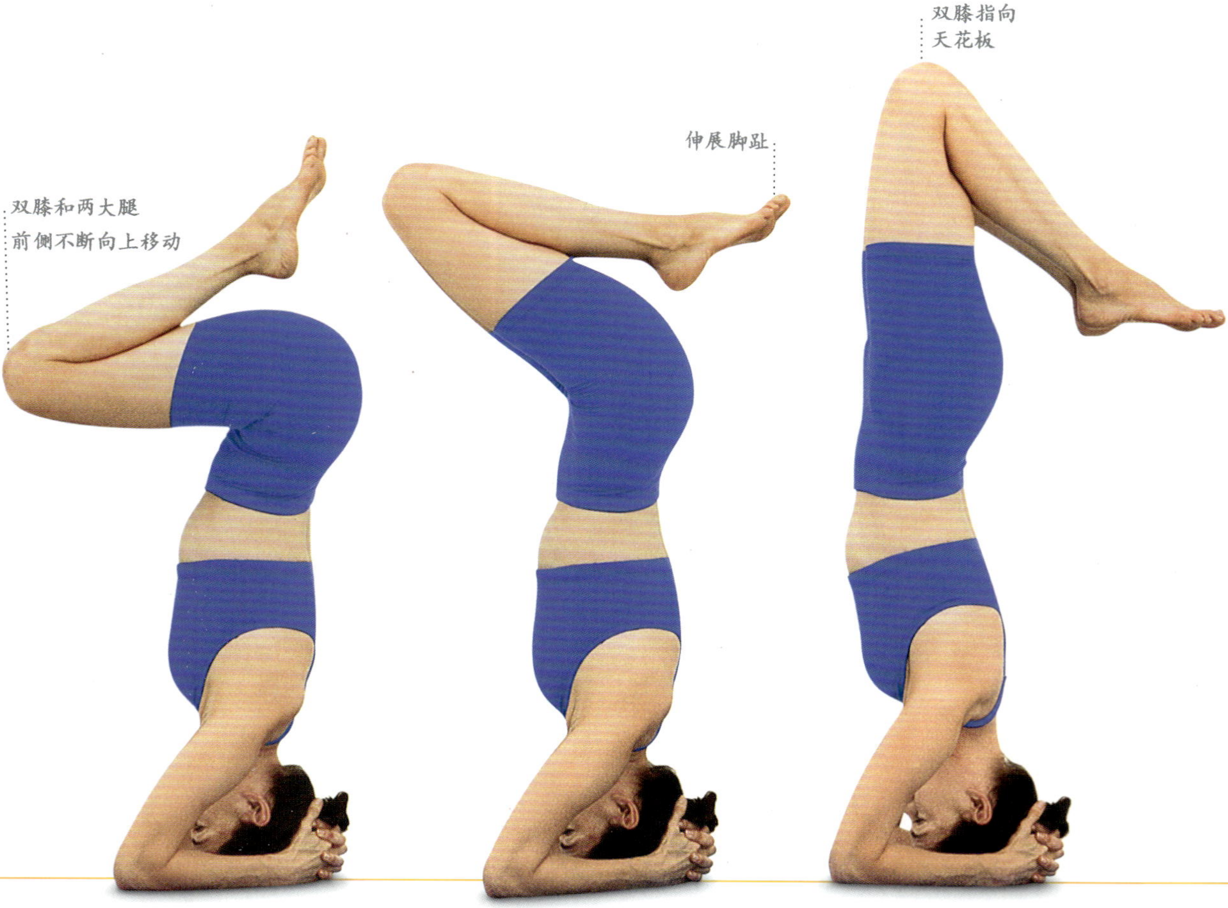
双膝和两大腿
前侧不断向上移动
伸展脚趾
双膝指向
天花板

5 双肘向地面施压，双肩上提，远离地面（见小图）。呼气，轻轻地让双膝成弧形上摆，直到大腿平行于地面。在这个姿势中，整个上半身，从头部至腰部和髋部，应当垂直于地面。在完成最终姿势之前不要移动双肘。

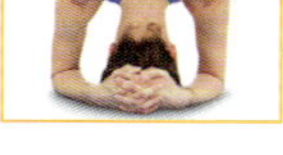

6 继续向上移动双膝，慢慢地将双膝带向天花板。保持脚跟靠近臀部。把关注点放在身体的平衡上，在这个过程中不要让躯干移动。步骤5、6和7是一连串轻柔、连贯的抬腿动作。

7 一旦膝部朝向天花板，保持此姿势数个呼吸。确保脊柱挺直。收紧臀部。务必让大腿垂直于地面，小腿向身体的后侧弯曲。检查一下双肩是否倾斜。停留片刻，熟悉这个体式带给身体的感觉。

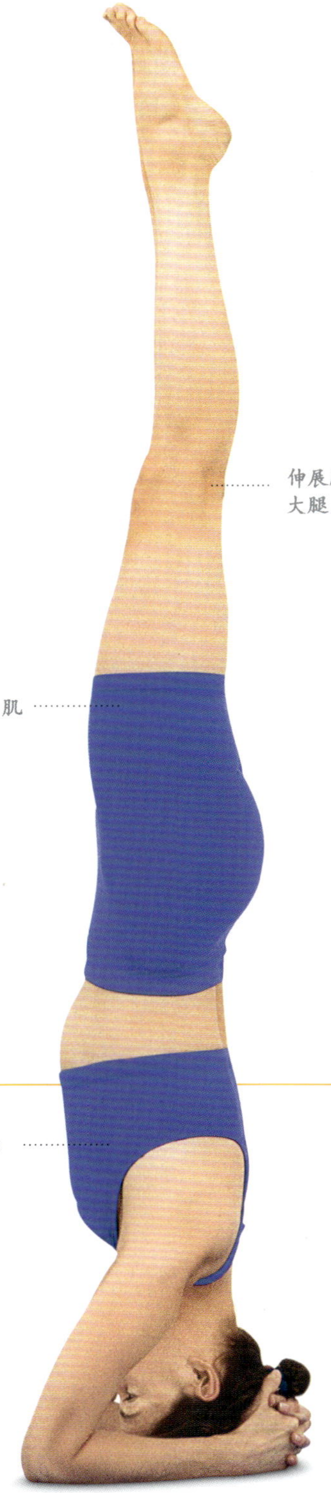

自我矫正

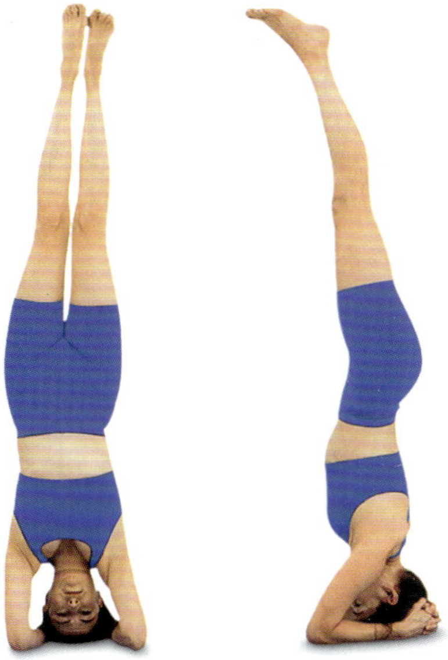

你可能发现双腿与躯干不能协调一致，腿部要么向右要么向左摇摆。检查一下你的双肘所处位置并且收紧膝盖。

如果你没有伸展背部或胸部，双腿将会向前摆而臀部则会向后突。当发生这种情形时，你的重心就落在双肘而非头部了。

8 伸直膝盖，使小腿与大腿成一条直线，这样整个身体形成一条垂直于地面的直线。脚尖指向天花板。收紧双膝，与山式（见60页）时一致；另外，保持两侧的大腿、膝部和脚趾并拢。整个身体应该以头顶（而不是以前臂或双手）为平衡点，前臂和双手对身体的平衡只起辅助的支撑作用。向上伸展上臂、躯干以及腰部，从双腿到脚趾继续这个伸展。勿让躯干向一侧倾斜。持续、平稳地上提双肩，这将确保姿势的稳定性。保持此姿势5分钟，均匀地呼吸。

头倒立

此体式的高级阶段

当你保持这个体式时，是从上臂到脚趾伸展整个身体。上提并扩展胸骨，以便胸廓朝各个方向均衡地扩展。收紧膝部，将双腿带到正中央。这样将确保它们垂直于地面。向腰部、向内提拉腹部肌肉以延展脊柱的下段。你必须放下头脑，从脊柱开始着手习练这个体式。这个体式的关键点在于平衡，而并非力量。你必须练习毫不费力地利用头顶这一小块区域来达到身体平衡的技巧。这将会为大脑带来轻盈感，也会让身体的每个部分完全放松下来。

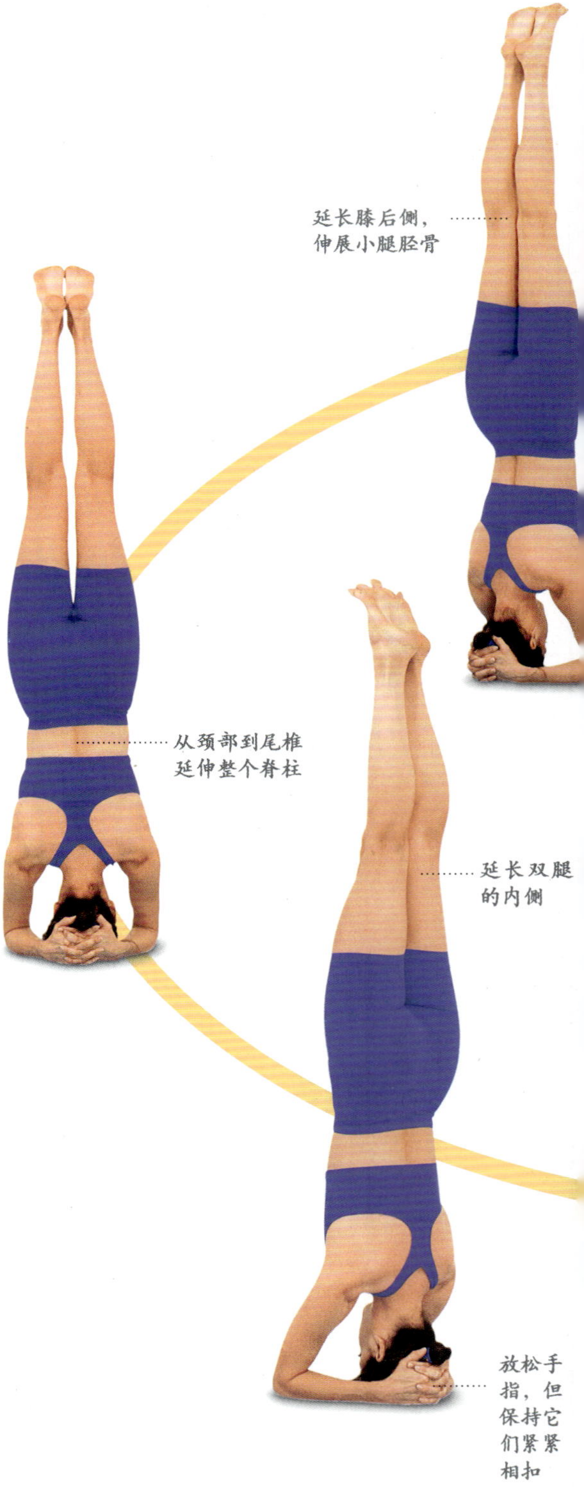
延长膝后侧，伸展小腿胫骨
从颈部到尾椎延伸整个脊柱
延长双腿的内侧
放松手指，但保持它们紧紧相扣

从体式中还原

保持双腿伸直，并拢。双腿下落直至脚趾着地。曲膝，跪立，坐于小腿上。前额着地。在此停留数秒钟，然后以英雄式坐立。

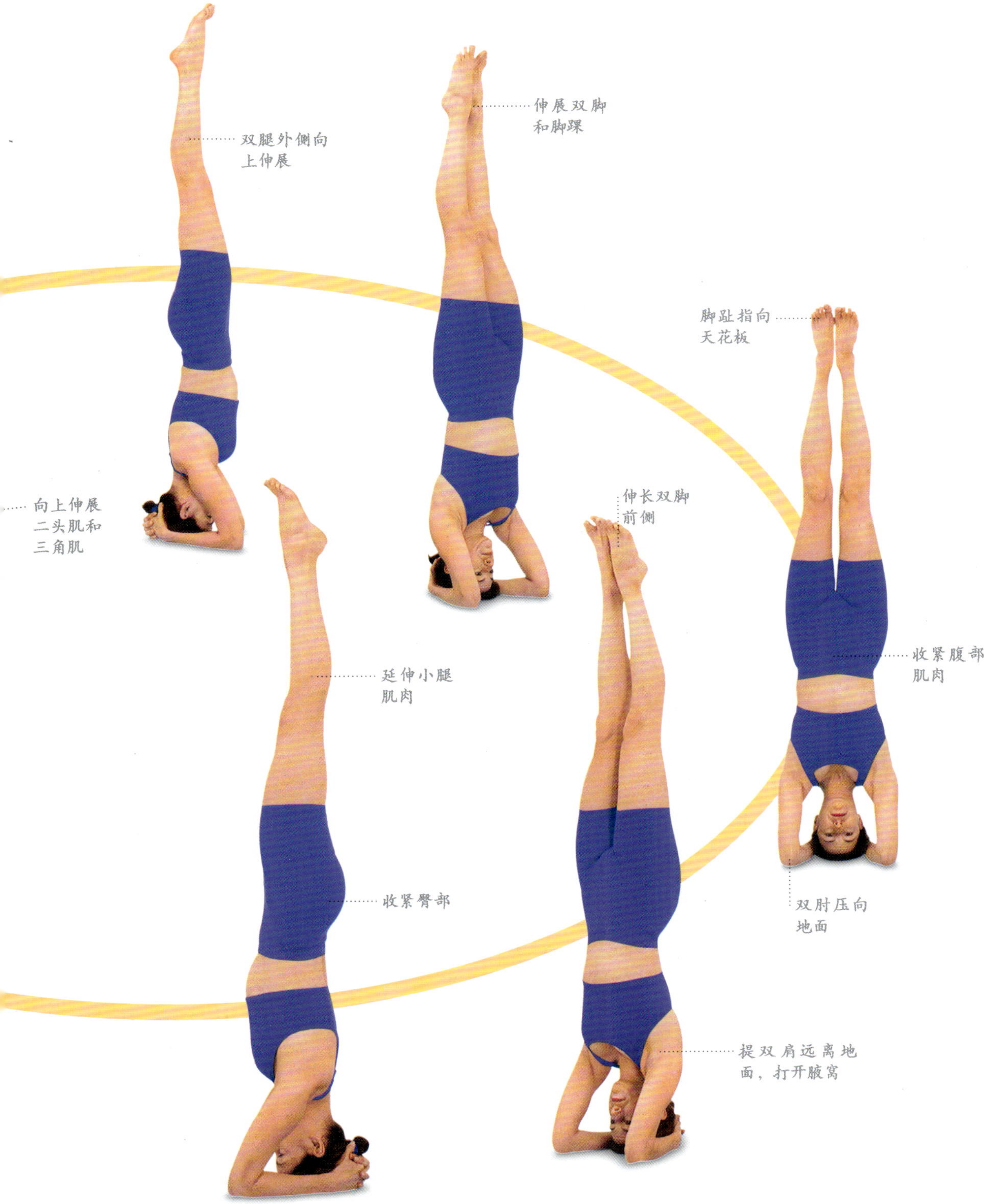

双腿外侧向
上伸展
伸展双脚
和脚踝
脚趾指向
天花板
向上伸展
二头肌和
三角肌
伸长双脚
前侧
收紧腹部
肌肉
延伸小腿
肌肉
收紧臀部
双肘压向
地面
提双肩远离地
面，打开腋窝

Salamba Sarvangasana
肩倒立

◎ 益处

舒缓高血压
减轻失眠症，镇静神经
改善甲状腺、副甲状腺的功能
缓解哮喘、支气管炎及咽喉疾病
减轻气促和心悸
对感冒和鼻窦堵塞有辅助疗效
增进肠道的蠕动，减轻结肠炎
对痔疮有辅助疗效
减缓尿路疾病
对疝有辅助疗效
对子宫脱垂有辅助疗效，可以减轻子宫的纤维瘤
减轻卵巢充血和沉重感，对卵巢囊肿也有辅助疗效
若在非月经期有规律地习练此体式，可以舒缓痛经性痉挛，也有助于调节月经量

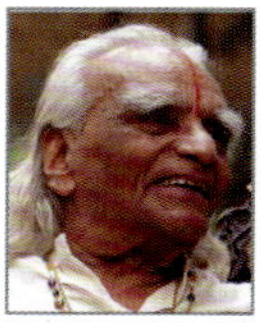

习练这个体式整合你的身、心、灵。大脑感觉清明而宁静，身体感觉轻盈而光芒四射。这一倒立体式让新鲜、健康的血液在颈部和胸部循环。这将舒缓支气管疾病，刺激甲状腺、副甲状腺。

1 将一张瑜伽垫置于三张折叠过的毯子（见177页）上方，并将它们放在地面上。躺下，颈部、双肩以及背部落在毯子上。头部着地。伸展双腿，收紧双膝。将双腿内侧朝脚跟推。双肩外侧朝毯子方向下压。抬脊柱上段，但朝毯子下推脊柱下段。向外伸展手臂，双臂靠近身体，掌心向上。确保手腕碰触身体。在不移动头部的情况下，上提并扩展胸骨。

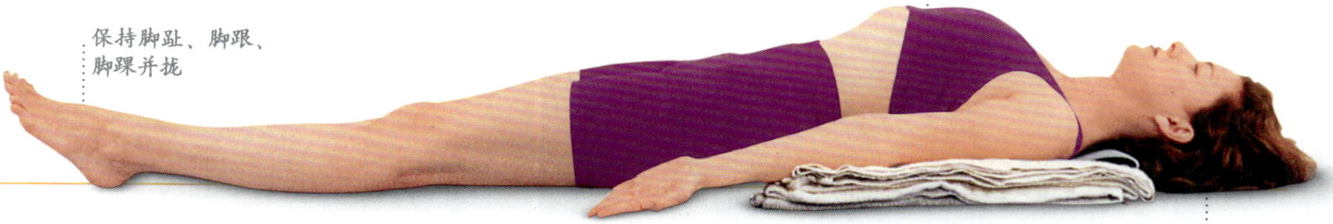

2 向后绕肩，肩胛骨向内贴靠。稍稍向外转动上臂，将手臂内侧朝小手指方向伸展。呼气，弯曲膝盖。

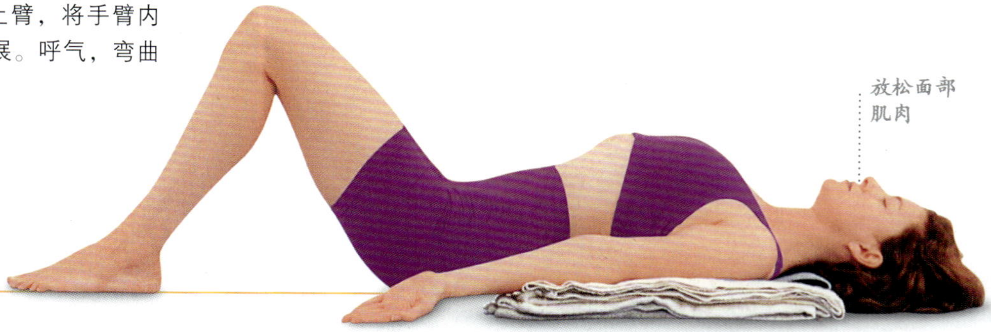

◎ 注意事项

如果你正处于月经期，请不要习练这个体式。高血压患者只有在犁式（见142页）的最终姿势中停留至少3分钟，才能马上尝试习练此体式。

3 在躯干不移动的情况下，呼气并将臀部和髋部抬离地面。将膝盖带向胸部。

初学者 刚开始时，如果你感觉让臀部抬离地面有困难，那就请人帮帮你，让他用手抓住你的脚踝并将你弯曲的双腿推向头部。同时，将你的臀部和背部抬离地面，以便达到最终姿势。保持身体稳固，将背部抵靠在助人者的膝盖上。另一种做法是，当你在他人的帮助下将双腿抬离地面后，遵从下页的步骤5、6和7习练。

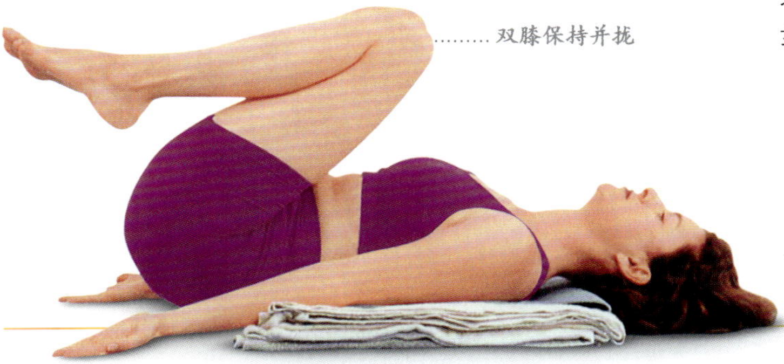

双膝保持并拢

“salamba在梵文中意为被撑起，而sarvanga指身体的四肢。”

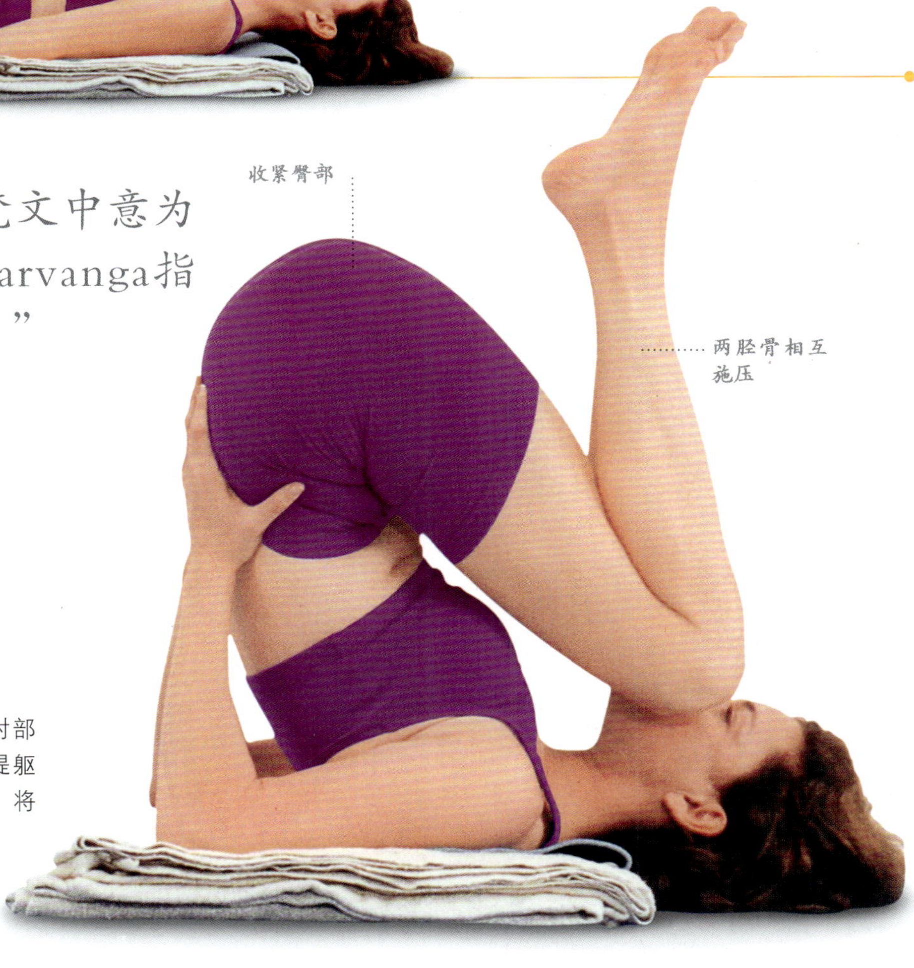

收紧臀部

两胫骨相互施压

4 将双手放于髋部，肘部用力下压毯子。上提躯干直至臀部与地面垂直。将双膝带向头部。

肩倒立

自我矫正

在最终体式中，如果双腿向右或左倾斜，那就弯曲膝盖并移动腰部，以便腰部与胸部在一条直线上。然后，再次伸直双腿。

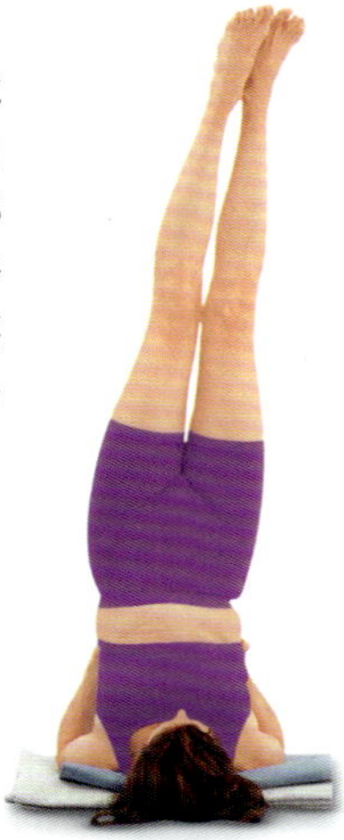

如果躯干向前倾斜的话，你会感觉胸部沉重，呼吸困难。你应该向上推腰部、大腿以及髋部，不要让臀部下坠。

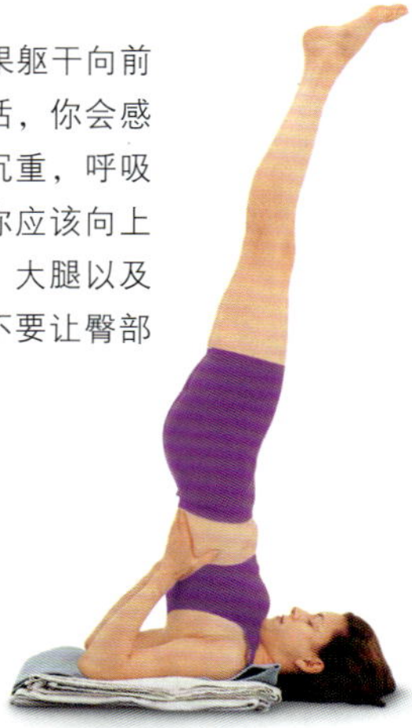

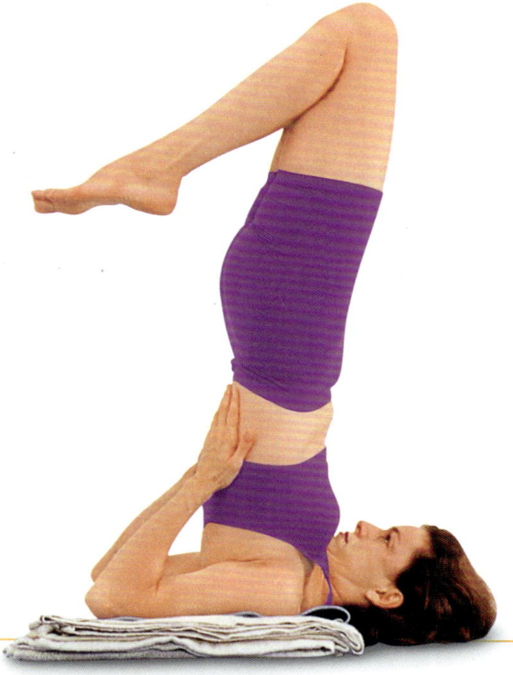

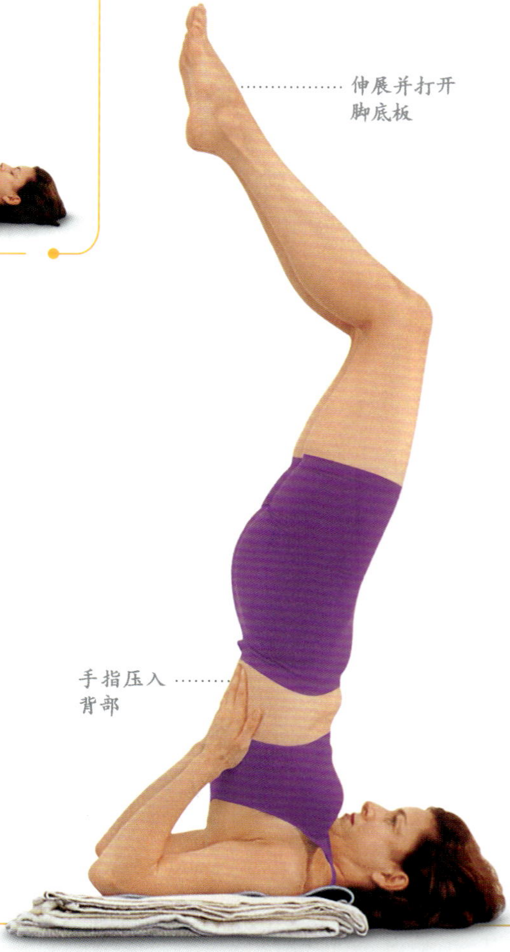

5 现在，双手下滑至背的中间位置，使手掌覆盖双肾部位（见小图）。大拇指指尖朝向身体前侧，其他手指指尖朝向脊柱。呼气，向上抬躯干、髋部以及膝盖，直到胸部碰触下巴，均匀地呼吸。

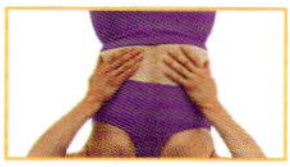

6 双脚抬向天花板。只有颈部的后侧、双肩和上臂落在毯子上。确保身体从肩部到膝盖垂直于地面。

古鲁的建议

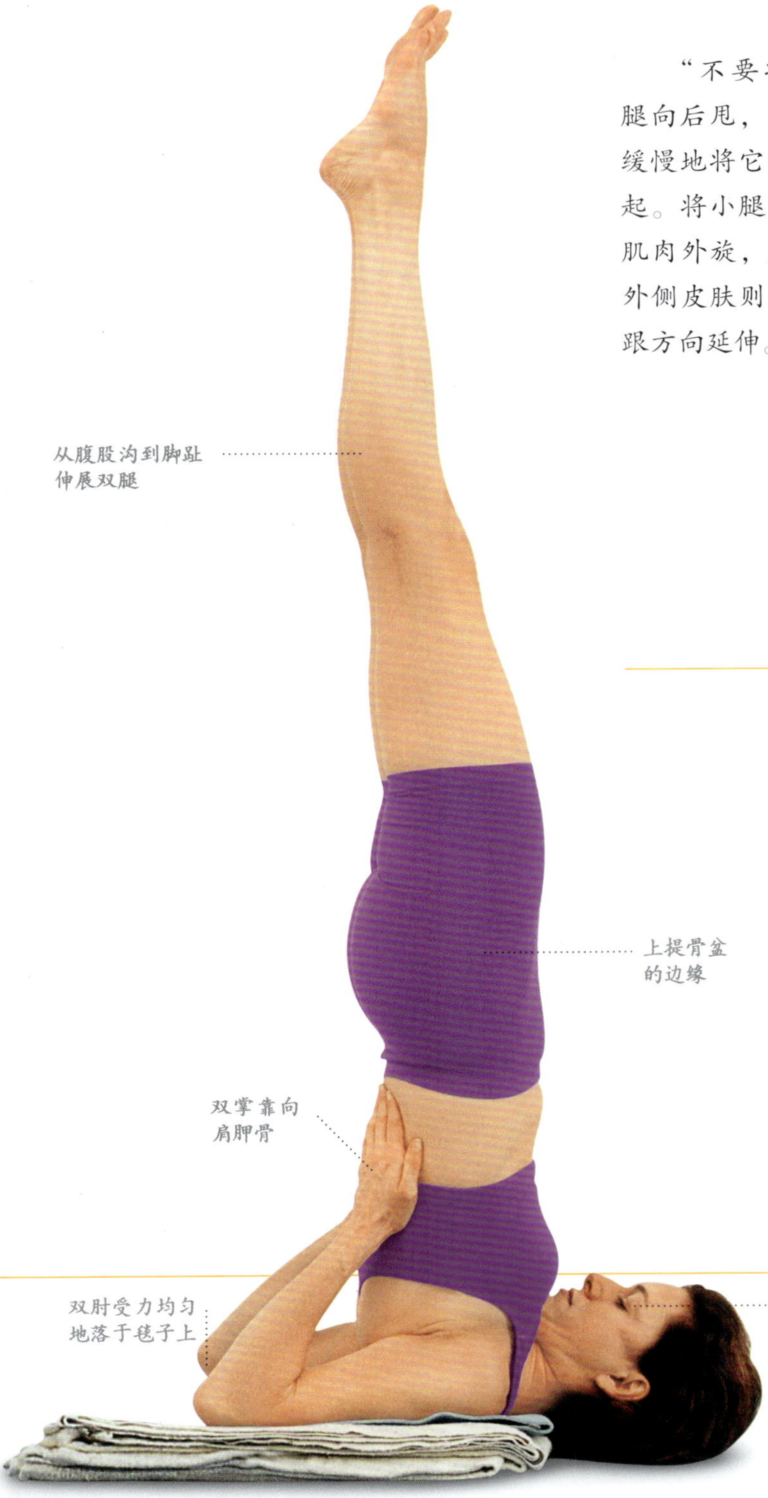
从腹股沟到脚趾伸展双腿
上提骨盆的边缘
双掌靠向肩胛骨
双肘受力均匀地落于毯子上
目光锁定胸部

“不要将双腿向后甩，而要缓慢地将它们抬起。将小腿内侧肌肉外旋，腿部外侧皮肤则朝脚跟方向延伸。”

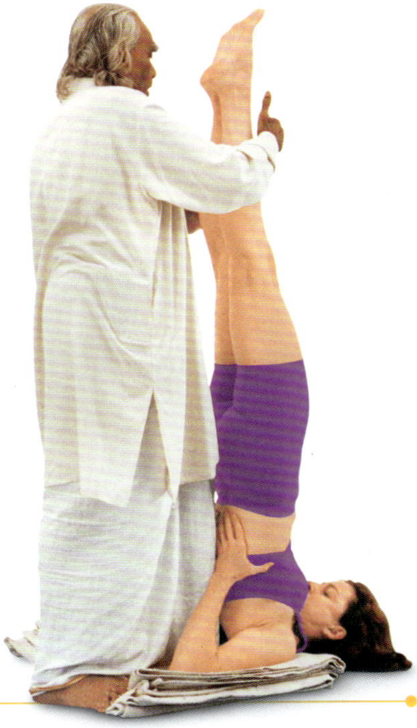

7 双手按入背部，从腋窝至脚趾伸直，伸展整个身体，脊柱必须挺直。保持双肘靠近身体，这有助于胸廓的扩张。为了进一步上抬躯干，松开双掌，然后再次用手掌按压背部。这将进一步上推胸廓。从颈部后侧而不是喉咙，开始提升整个身体。向后推双肩，以便放松并伸展颈部。双腿内侧与外侧朝天花板方向延伸。不要让双腿前后晃动，保持此体式2~3分钟。持续、均匀地呼吸。

肩倒立

此体式的高级阶段

为脊柱注入生命的活力。脊柱中的能量应该通过手指流入身体。目光锁定胸骨，这样可以让你的意志坚定、内心稳定。大拇指按压背部肌肉以便将其推向脊柱，这样会使背部收紧。在这个体式中，背部应该是狭窄的，而胸部则是扩展的。不要让双肘外展。收拢双肘，如果两肘间距太宽的话，胸部将会下凹。保持鼻梁与胸骨的中心线达成一致。双肩向后移动。把关注点放在两腿内侧，并朝天花板方向伸展双腿。这是一个精微而有难度的动作，但假以时日就可以做到。随着不断的习练，将在此体式停留的时间延长至5分钟，均匀地呼吸。

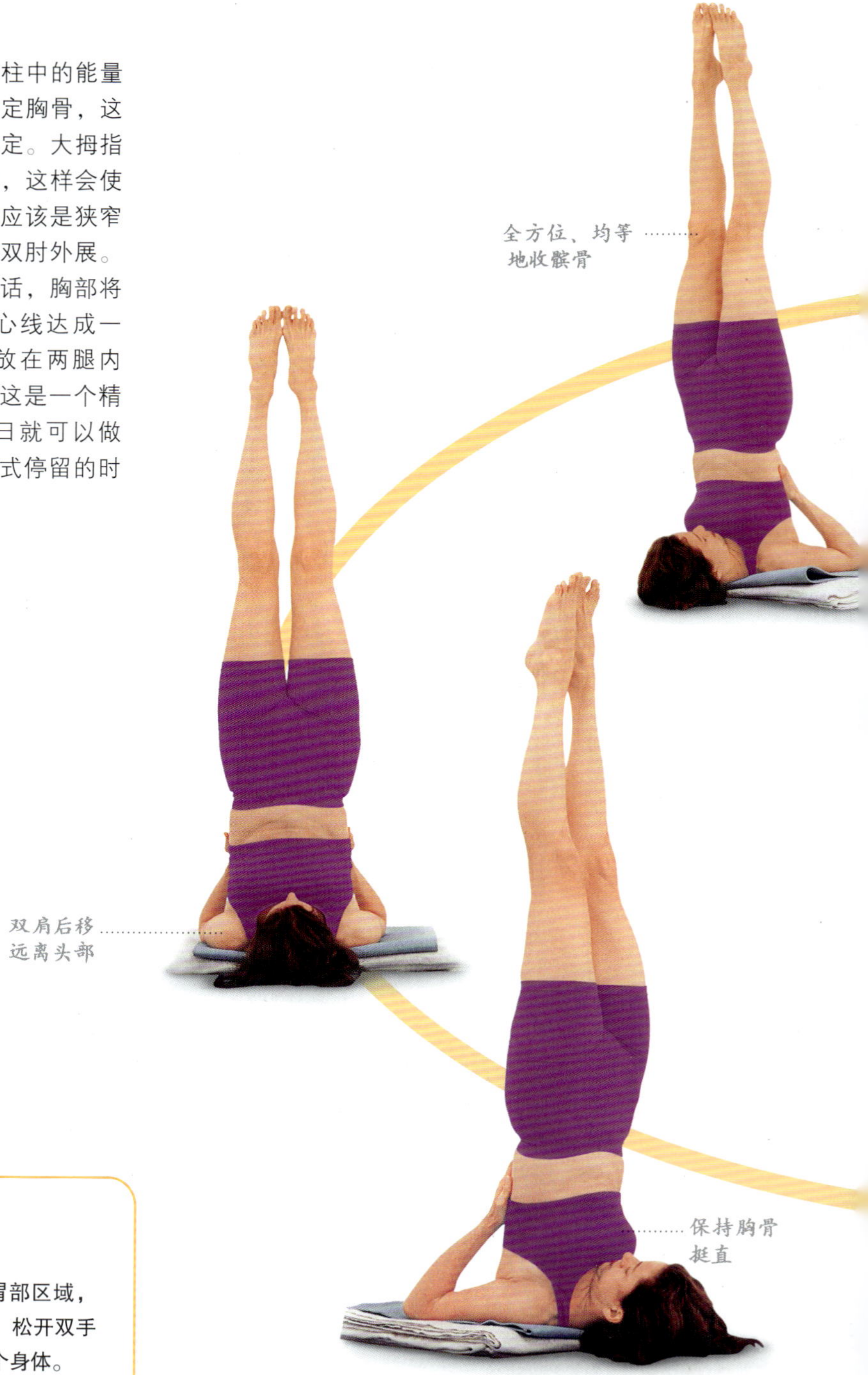
全方位、均等地收髋骨
双肩后移远离头部
保持胸骨挺直

从体式中还原

呼气，弯曲膝盖。将大腿带向胃部区域，然后缓缓地朝地面下落臀部以及背部，松开双手并放于身体两侧。平躺地面，放松整个身体。

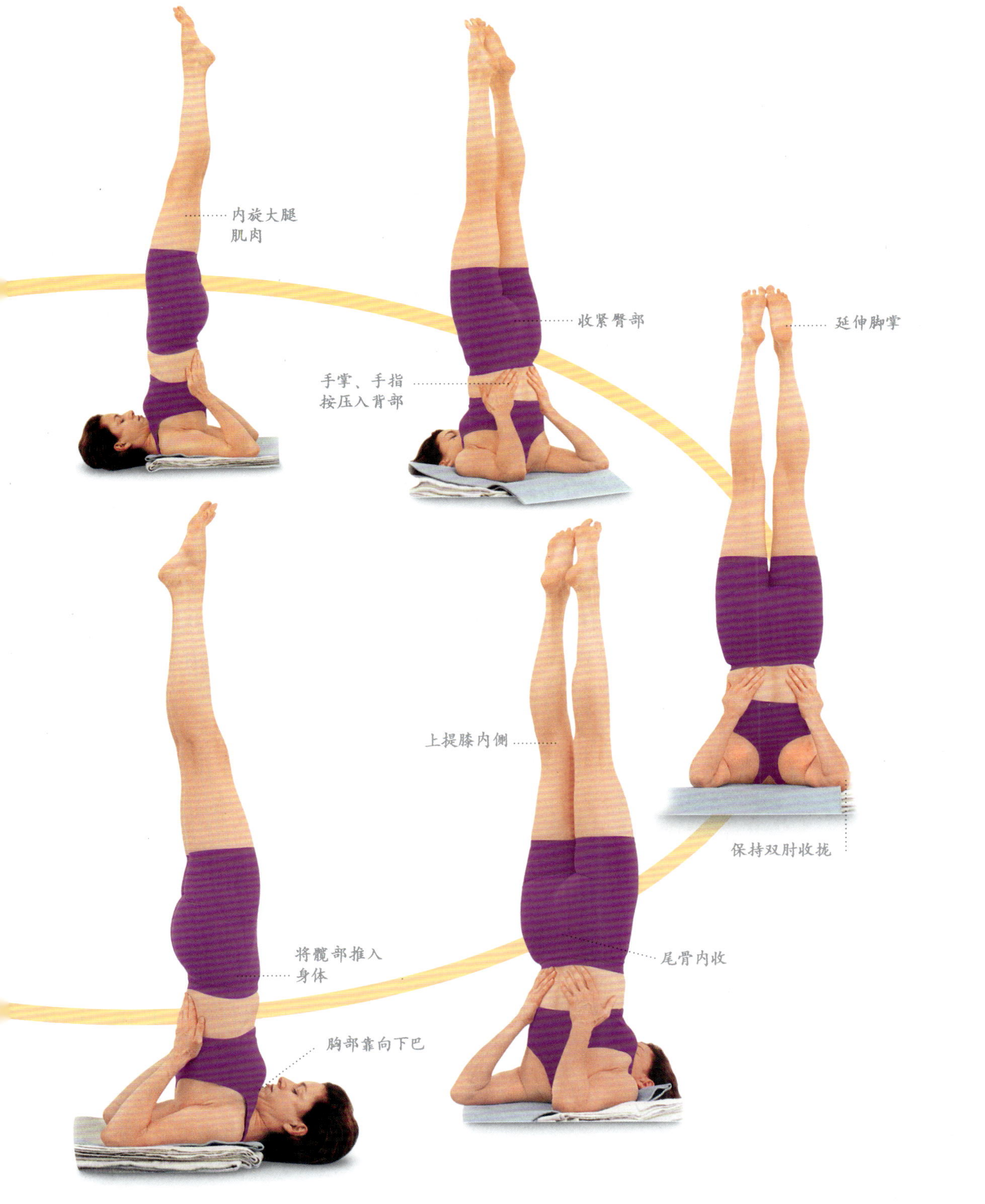
内旋大腿
肌肉
收紧臀部
延伸脚掌
手掌、手指
按压入背部
上提膝内侧
保持双肘收拢
将髋部推入
身体
尾骨内收
胸部靠向下巴

Halasana
犁式

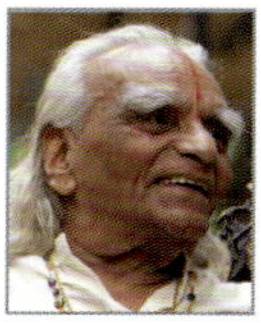

在这一体式中，你的身体被塑造成犁的形状，hala在梵文中意思为“犁”。有规律性地习练这个体式有助于提升自信，增强能量。它帮助久病的人们恢复内心的平静与清明。通过放松眼睛和大脑，减轻压力、疲劳所带来的影响。

◎ 益处

消除疲劳，提高能量水平
控制高血压
恢复腹腔器官的活力，改善消化功能
拉长脊椎，调整其归位
如果在习练中将双腿分开，对痔疮以及疝有辅助疗效
习练时，若将双臂、相扣的十指朝双腿方向伸展，可减轻手指、手掌、手腕、手肘和肩膀的疼痛或痉挛

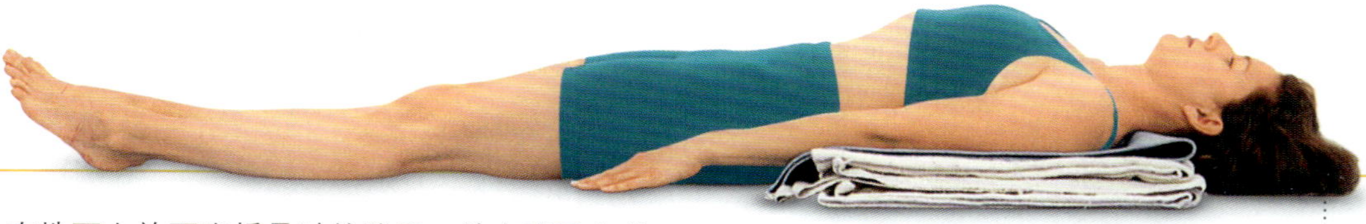

1 在地面上放两张折叠过的毯子，并在毯子上盖一张瑜伽垫。平躺在地面上，背部、颈部和双肩落在毯子上。双腿向外伸展，膝部收紧。把关注点放在双腿的内侧，从大腿到脚跟伸展双腿，手臂置于身体两侧，手掌放在地面上。

◎ 注意事项

如果你患有缺血症、颈椎关节强直或有腹泻症状，不要习练这个体式。在经期也要避免做此体式。如果你易患头痛、偏头痛、哮喘、呼吸困难、高血压、身心疲劳或者体重超标，请使用辅助工具（见176页）习练犁式，并请在习练中闭上眼睛。

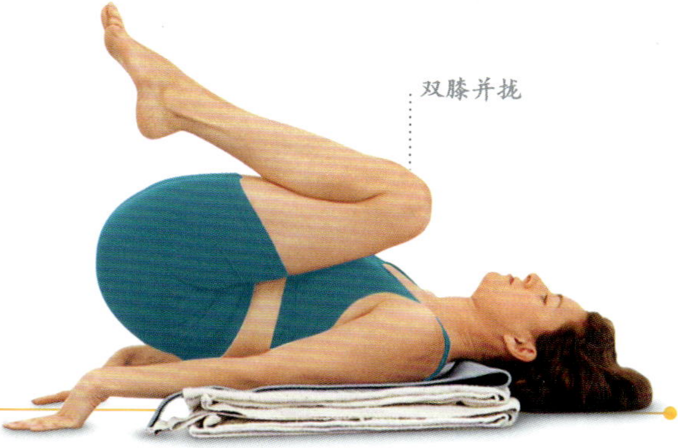

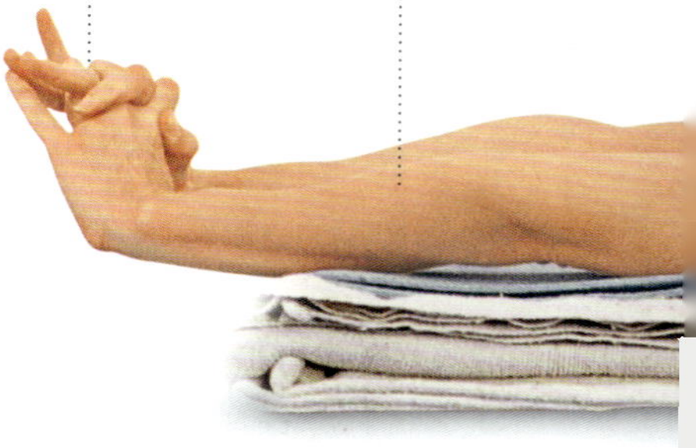

2 呼气，臀部抬离地面，将双膝靠向胸部。手臂挺直，十指稳固地按压地面。双肩向后推，展开胸部。

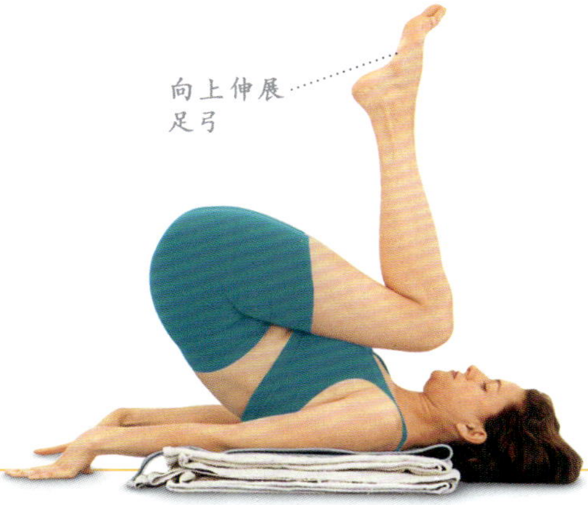
向上伸展
足弓

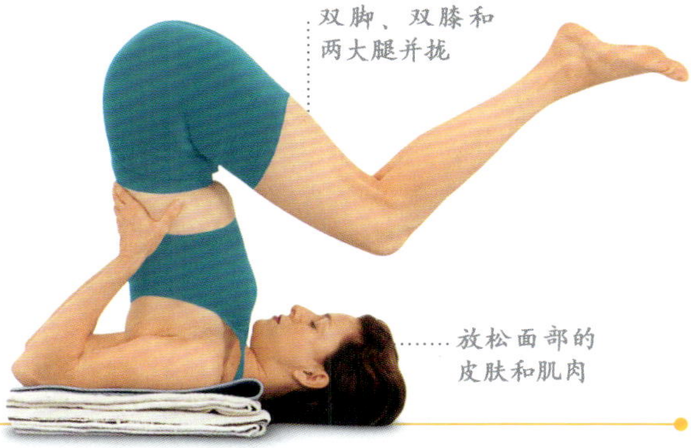
双脚、双膝和
两大腿并拢
放松面部的
皮肤和肌肉

3 以一个连贯的滚动动作将髋部和臀部举向天花板。双膝贴靠下巴，向上抬小腿直到小腿胫骨与地面垂直。

初学者 一旦你将臀部抬离地面，请一位帮助者握住你的脚踝并朝头部方向推双腿。

4 弯曲双肘。将双手放于腰背部（见小图）。进一步抬起髋部和臀部，直到躯干与地面垂直并且大腿置于面部上方。将弯曲的膝盖带过前额，然后让双腿落在地面上。均匀地呼吸。

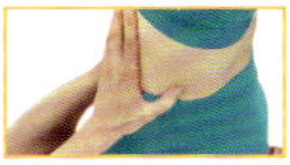

5 髋部和臀部向后摆过头部，直到髋部和臀部垂直于地面并且与双肩在一条直线上。双腿缓慢地伸直并且下落，直到脚趾尖着地。上抬胸部，让胸骨贴靠下巴。在背后将双臂伸出落于毯子上。然后，十指紧扣，向外翻转手腕直到双手朝向天花板。在此体式中停留1~5分钟，均匀地呼吸。

初学者 开始时，将双臂伸向双脚。一旦你在此姿势中感觉舒适后，才将双臂朝背后伸出。

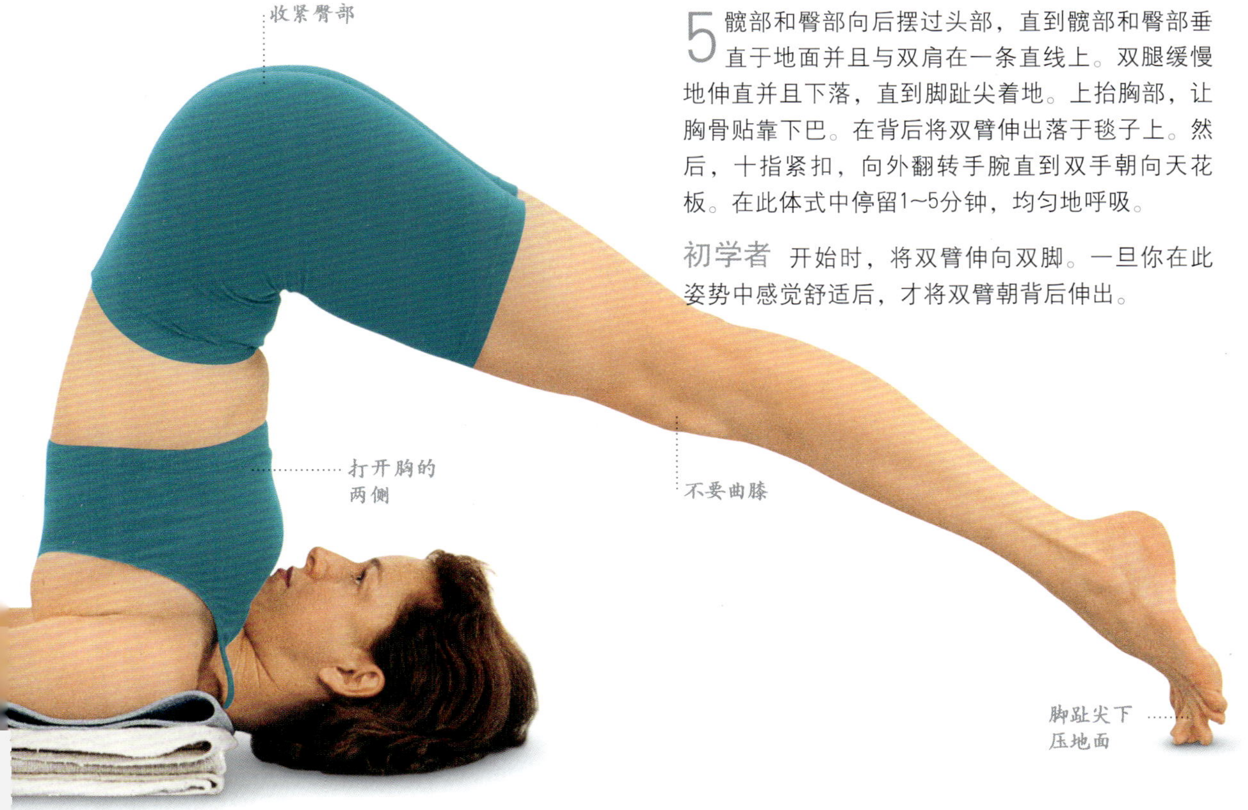
收紧臀部
打开胸的
两侧
不要曲膝
脚趾尖下
压地面

犁式

此体式的高级阶段

当你在此体式中停留时，不要让大脑紧张。有意识地放松面部的皮肤和肌肉。将目光锁定在胸部——不要向上看。双眼沉向眼窝，这样有助于放松面部肌肉。颈部应该完全柔软，这样可以放松大脑。记住喉咙是喉轮（见49页）之所在。如果喉咙收紧，大脑也会变得紧张。上提胸骨、胸廓，使喉咙放松并确保呼吸的顺畅与轻松。在肚脐与横膈膜之间营造出一个空间来。

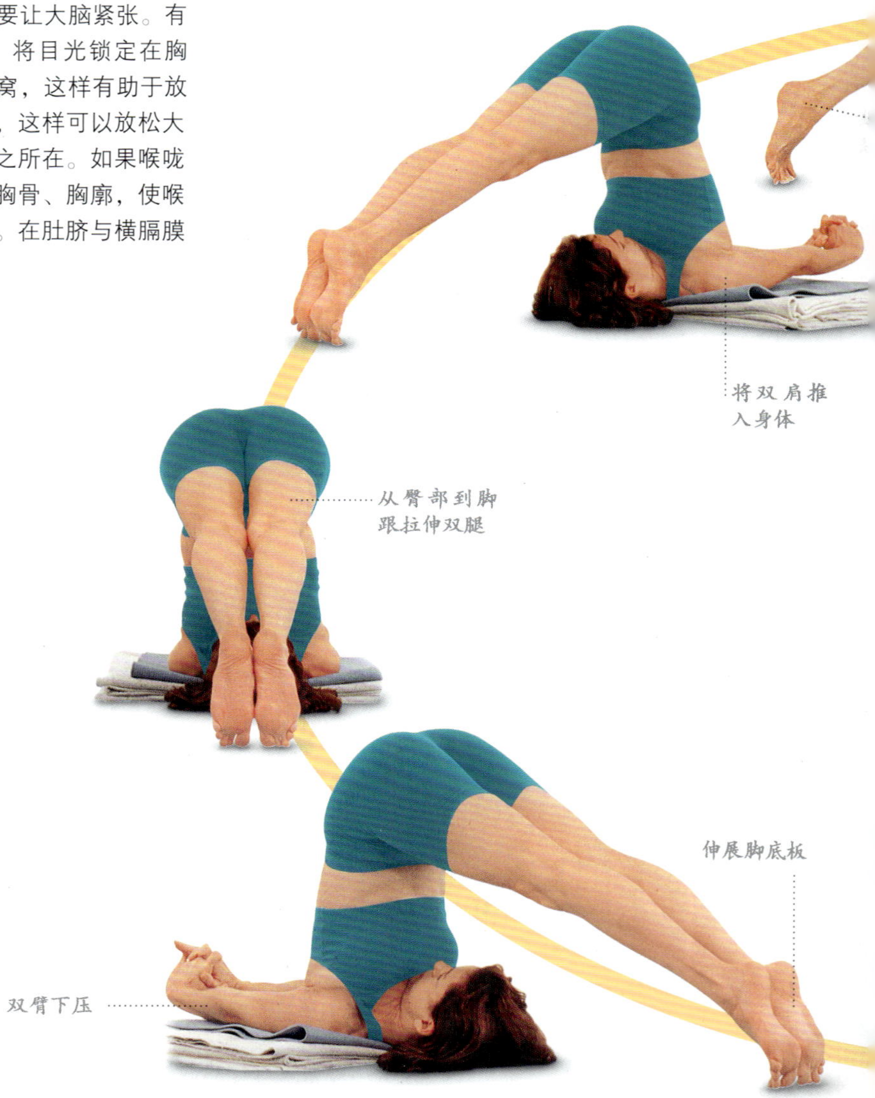
将双肩推入身体
从臀部到脚跟拉伸双腿
伸展脚底板
双臂下压

从体式中还原

缓慢地、有控制地将双腿抬离地面。将大腿和膝部带向胃部区域。臀部下推，落回地面。背部平躺，放松整个身体，保持深呼吸。

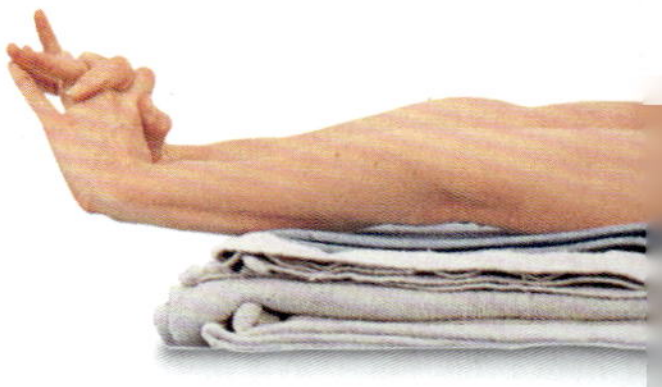

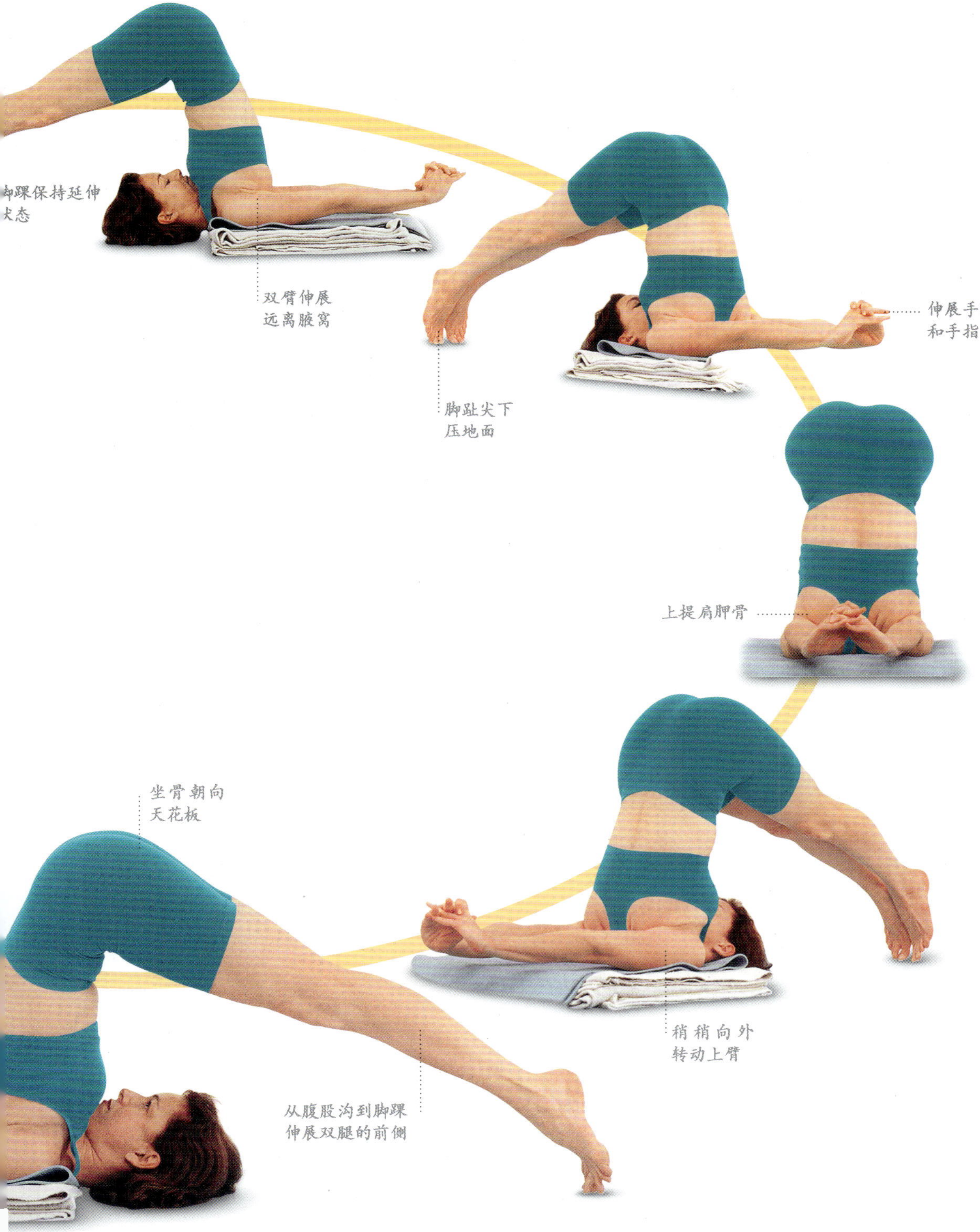
脚踝保持延伸
状态
双臂伸展
远离腹窝
脚趾尖下
压地面
伸展手掌
和手指
上提肩胛骨
坐骨朝向
天花板
稍稍向外
转动上臂
从腹股沟到脚踝
伸展双腿的前侧

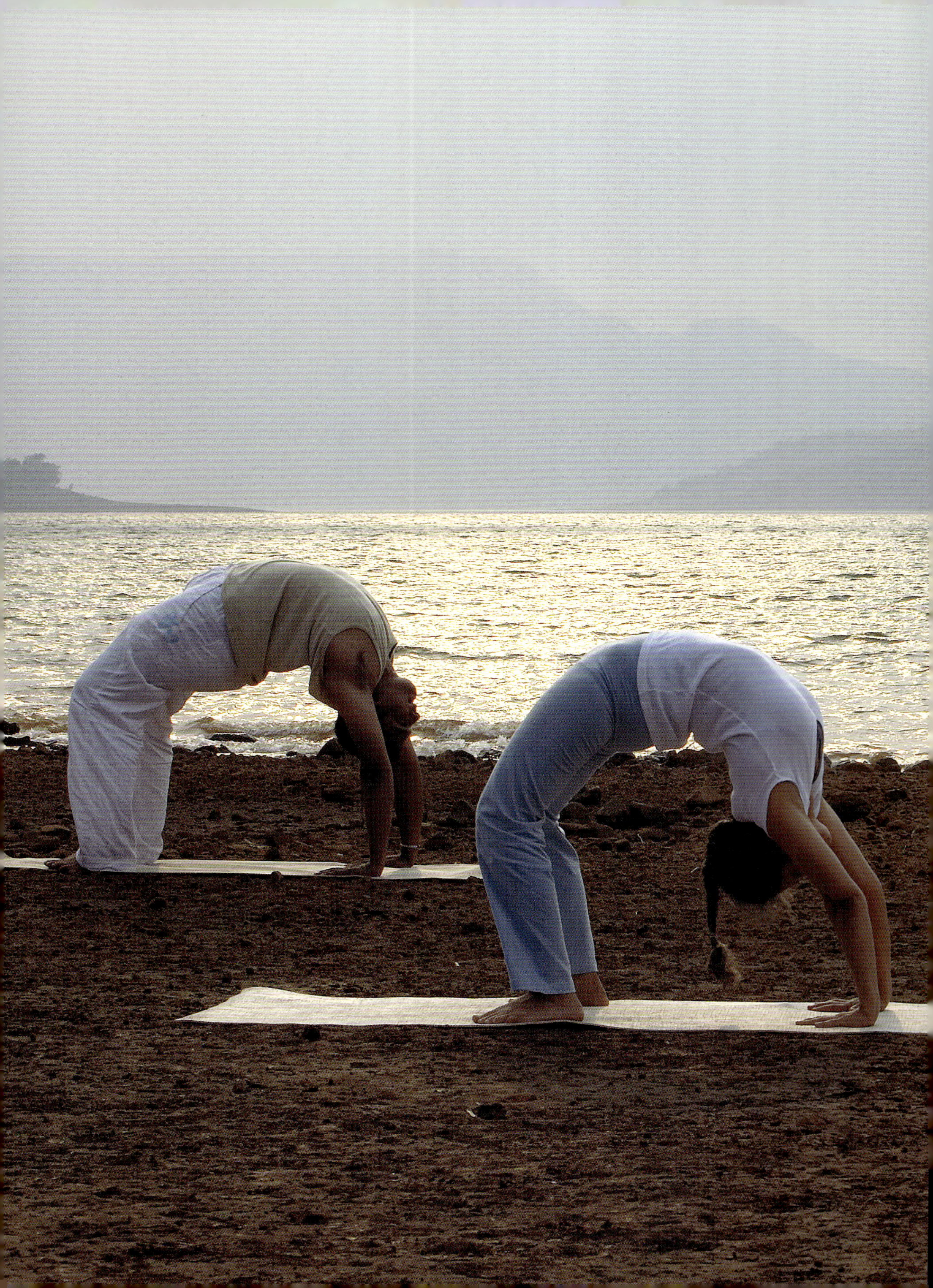

后弯体式

“体式深深地渗透到身体的每一个层面，
最终进入意识本身。”

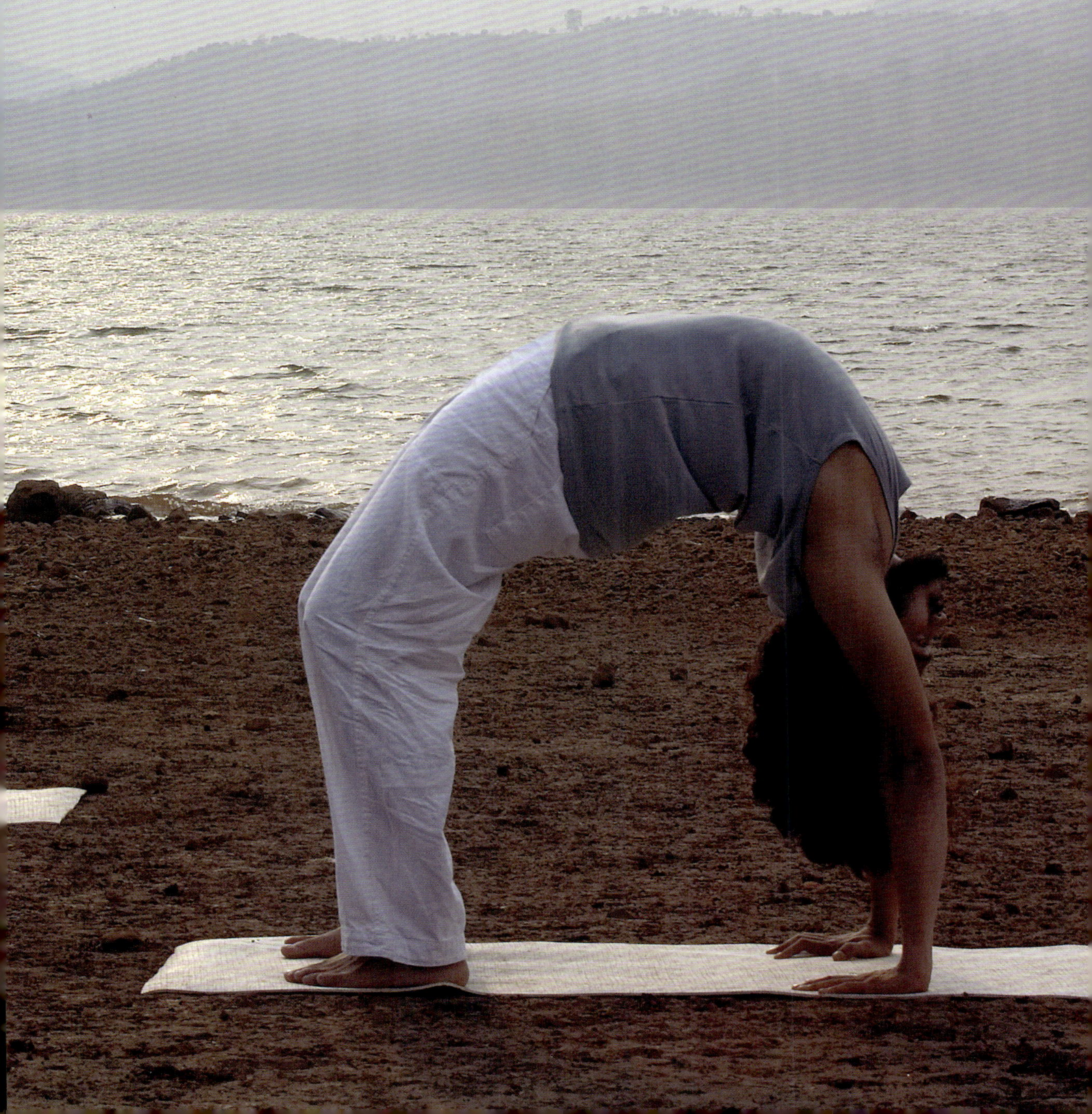

Ustrasana
骆驼式

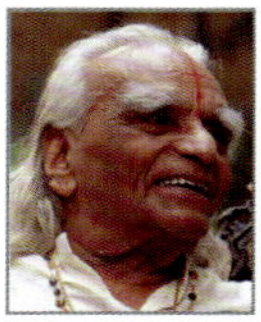

在这个体式中，身体向后弯直到成骆驼状，ustra在梵文中意为“骆驼”。它被推荐给初学者和老年人，因为这个体式最终姿势的平衡比较容易掌握。它对于那些长期伏案工作者也很有裨益。有规律性地习练将减轻背部、肩膀和脚踝的僵硬。

◎ 益处

有助于矫正姿势
增加肺活量
改善身体所有器官的血液循环
强健背部和脊柱的肌肉
消除肩膀、背部以及脚踝的僵硬
消除腹部痉挛
调节月经量

◎ 注意事项

如果你有严重的便秘、腹泻、头痛、偏头痛或高血压，不要习练这个体式。对于有突发性心脏病病史的患者，请在辅助工具（见176页）的帮助下习练。

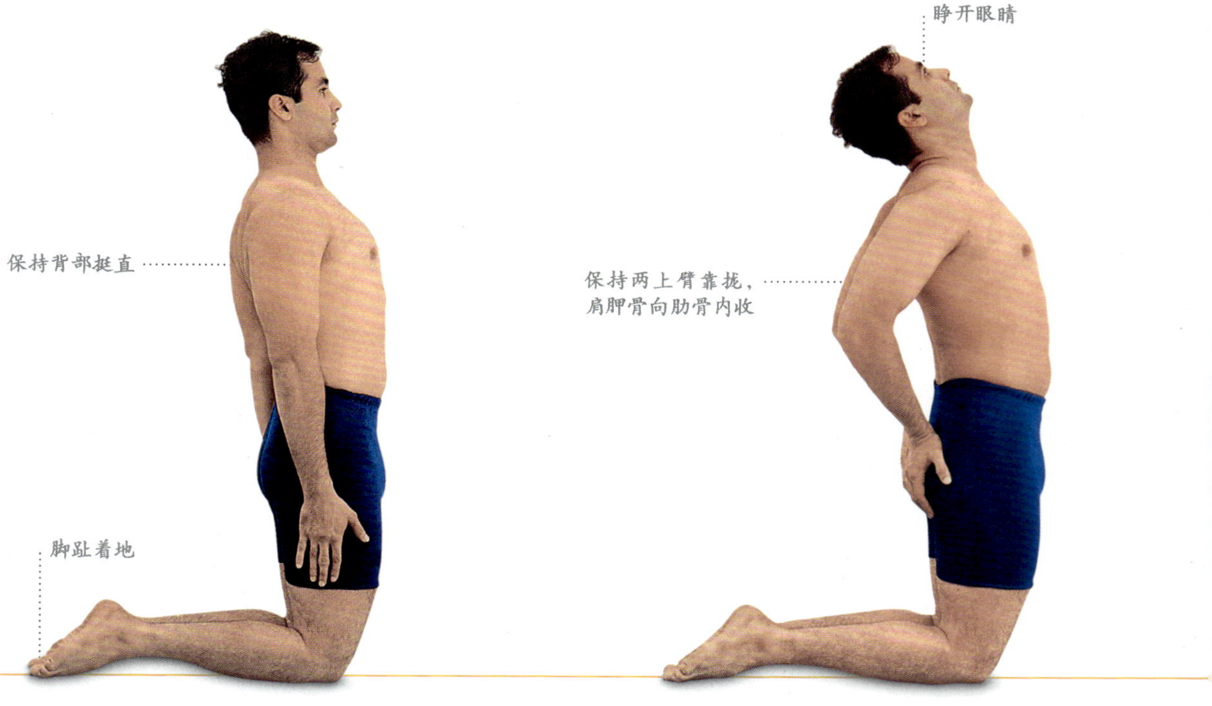

1 跪立于地面，双臂放于身体两侧。两大腿、双膝以及双脚并拢。脚背着地，脚趾朝向后方。保持躯干挺直、均匀地呼吸。

初学者　如果双膝并拢让大腿有紧绷感的话，那么就稍分双膝习练。这样将使脊柱更为自由地活动。

2 呼气，将双手放在臀部上方。稍稍前推大腿，然后朝腹股沟上提。将脊柱收入身体。然后，缓缓地弯曲背部，让背部朝地面方向下落。与此同时，打开并扩展胸廓，持续而均匀地呼吸。

3 将双肩向后推，从双肩朝向双脚伸展双臂。吸气，头向后甩，双手抓住两脚踝。确保大腿垂直于地面。朝双腿方向下推脊柱，均匀地呼吸。

初学者 开始时，依次侧肩抓住同一侧的脚跟。

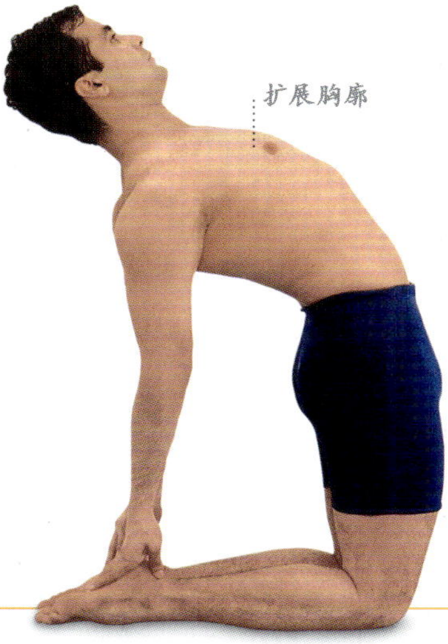

4 双脚朝地面下推。与此同时，用手掌按压脚掌。手指尖应该朝向脚趾尖（见小图）。收紧臀部，内收尾骨。向后推肩胛骨。头部尽量向后，但勿让喉咙收紧。在此体式中停留30秒。

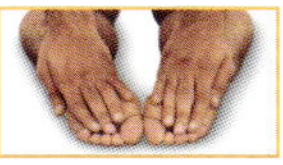

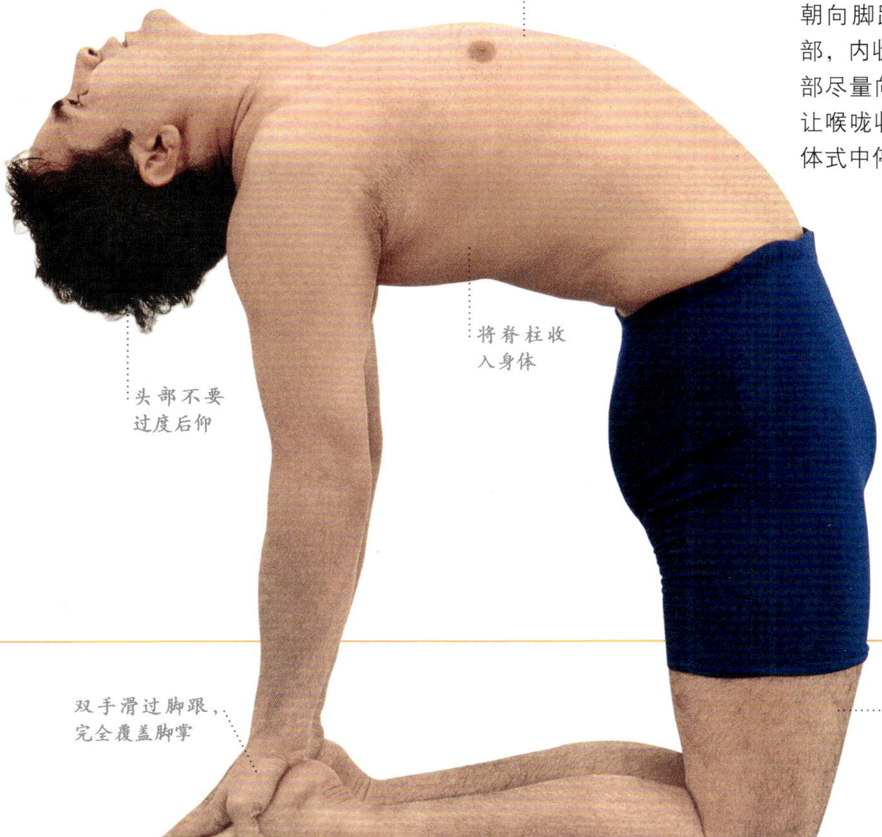

骆驼式

此体式的高级阶段

推小腿胫骨下压地面，手掌按压脚掌。上提并拉长脊柱，以使身体成拱门状。胸部、腋窝和背部应该向内卷，因为这样将支撑胸部的后侧。有意识地将背部的肋骨收入体内，感觉肾脏内收并被挤压。首先，尝试在横膈膜的拱顶处与肚脐之间营造一个空间；接着，在肚脐与腹股沟之间营造另一个空间。这样的话，你将延展腹腔与盆腔的器官以及大小肠。将上臂内侧向前翻转，而上臂外侧向后翻转。锁肘关节，均匀地呼吸。

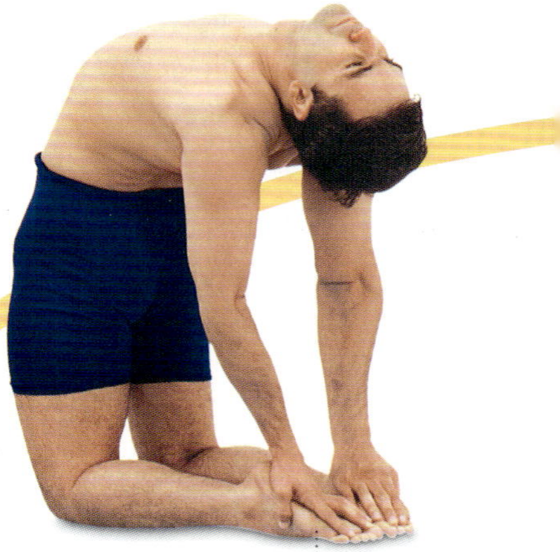

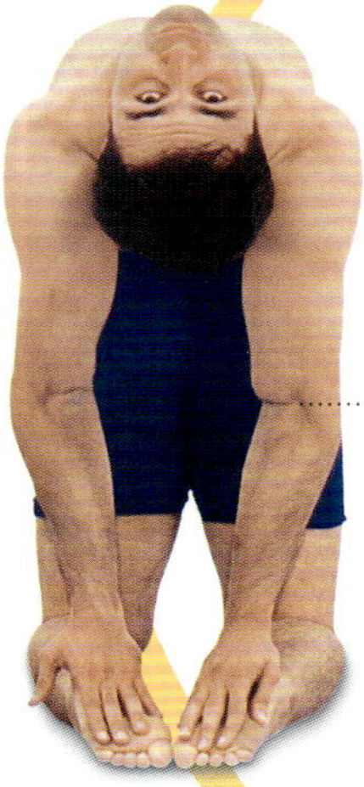

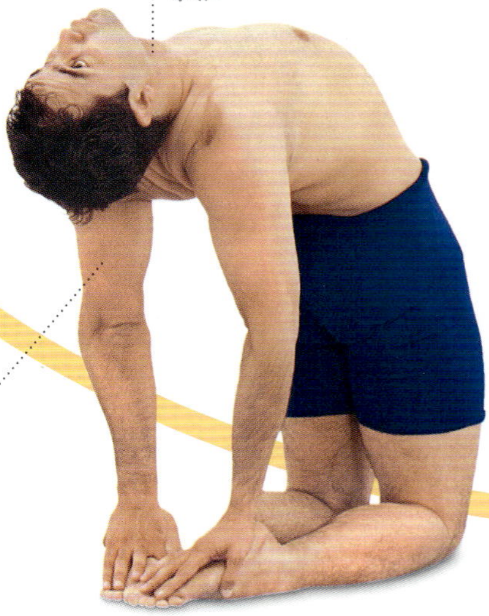

从体式中还原

呼气，减弱手掌压向脚掌的力度。上抬躯干，双臂置于身体两侧。上抬动作的推动力应该来自大腿和胸部。如果你不能同时抬起双臂，那么就依次抬起它们。

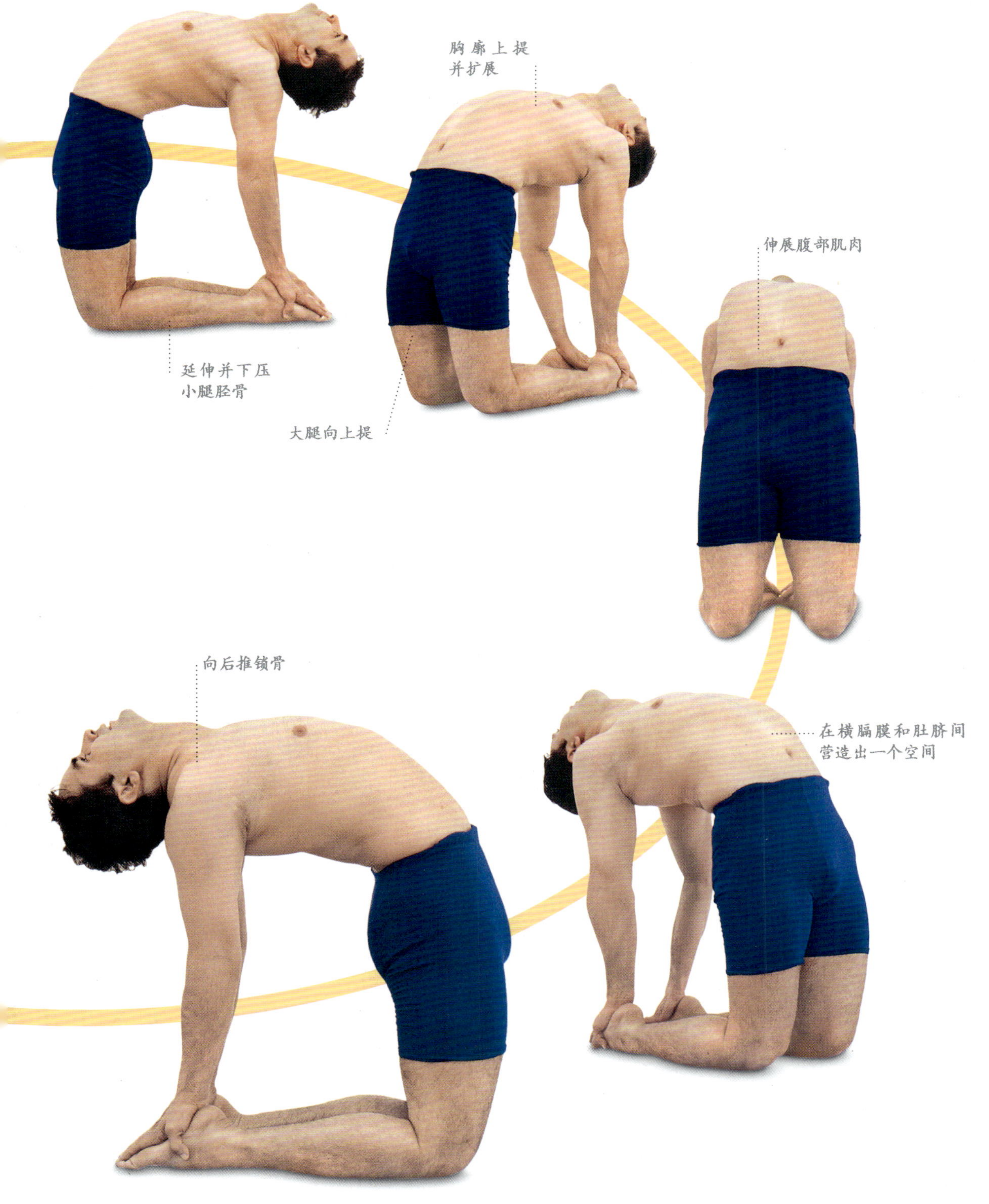
胸廓上提
并扩展
延伸并下压
小腿胫骨
大腿向上提
伸展腹部肌肉
向后推锁骨
在横膈膜和肚脐间
营造出一个空间

Urdhva Dhanurasana
轮式

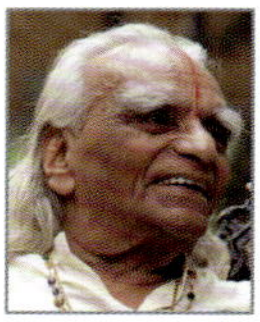

在这个体式中，身体向后弯曲成一把张开的弓。在梵文中，urdhva意为“向上”，而dhanur可译为“弓”。有规律地习练这个体式可以保持身体灵活柔韧，使人感到充满活力、轻盈自如。它刺激肾上腺，增强意志力，也提高承受压力的能力。

◎ 益处

防止心脏动脉壁变厚，也确保全身得到健康的血液循环

强健脊柱

使腹腔和盆腔的器官更强壮

刺激脑下垂体、松果体以及甲状腺

预防子宫脱垂

有助于预防月经量过多、舒缓经期痉挛症

◎ 注意事项

如果你的血压过高或者过低的话，不要习练这个体式。如果你有便秘、腹泻或感到疲劳的话，也避免做这个体式。在偏头痛或严重的头痛发作期间也不要习练它。如果你患有心脏问题或缺血症的话，可以用倒手杖式（见230页）来代替这个体式。

1 仰躺于地面，弯曲双膝，脚跟收向臀部。分开两脚，两脚与髋部同宽。弯曲双肘置于头部上方。双手着地，放于头部两侧，指尖朝向肩膀。

初学者 起初，你也许发现将脚跟靠向臀部有困难，你可以用手将脚拉向臀部。

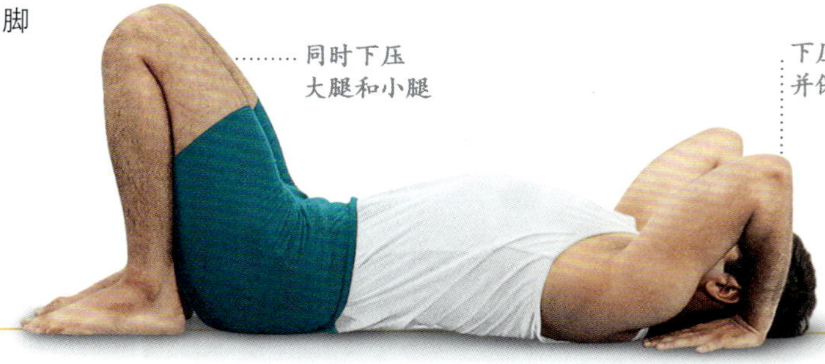
同时下压
大腿和小腿
下压双掌，
并保持双肘指向上

2 把关注点放在双手和双脚上，你正要通过使用它们来达成此体式。上提肩胛骨，背部肌肉向身体内收。呼气，然后将躯干和臀部抬离地面。均匀地呼吸。

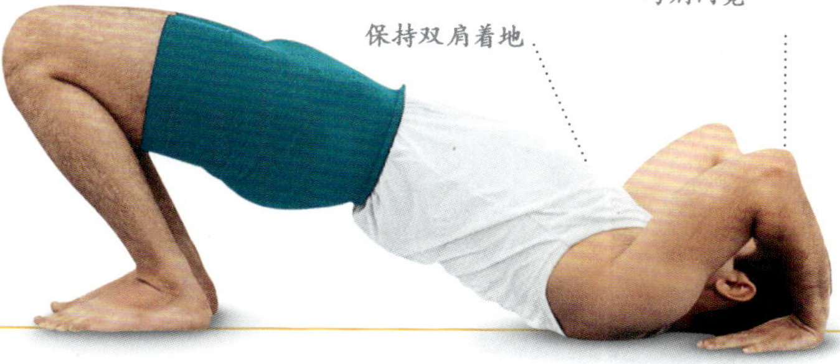
确保肘间距
与肩同宽
保持双肩着地

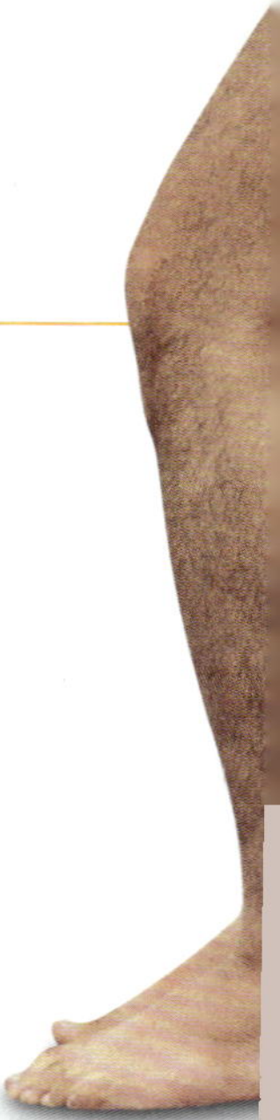

古鲁的建议

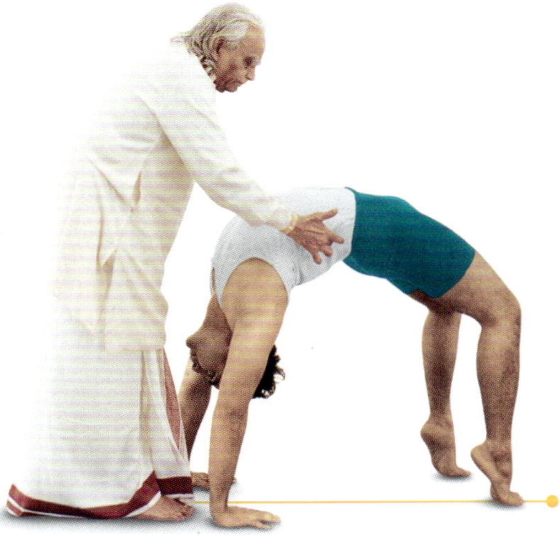

“不要仅仅将胸廓向前推，因为单靠这一个动作不足以阻止拱形的身体塌下来。看看我是如何上提学生胸廓的两侧。你必须将胸廓的两侧朝天花板的方向上提。”

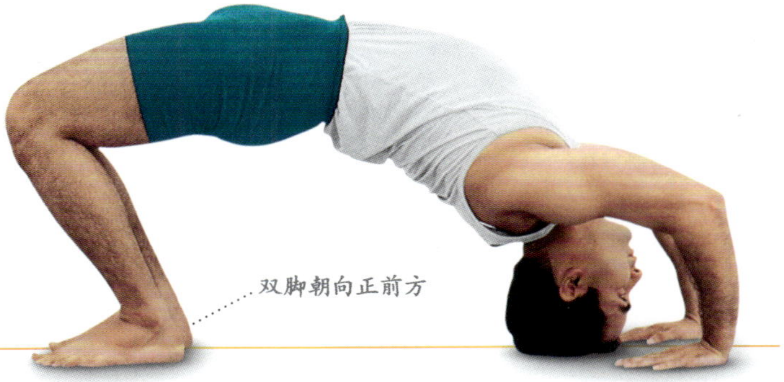
双脚朝向正前方

3 上提胸廓、头顶落地。做两个深呼吸。快速地呼气，内收背部和臀部。将身体的重量从手掌移到脚前掌，一次性地将躯干推起。调整你的姿势直至体重均匀地分配在双臂和双腿上。

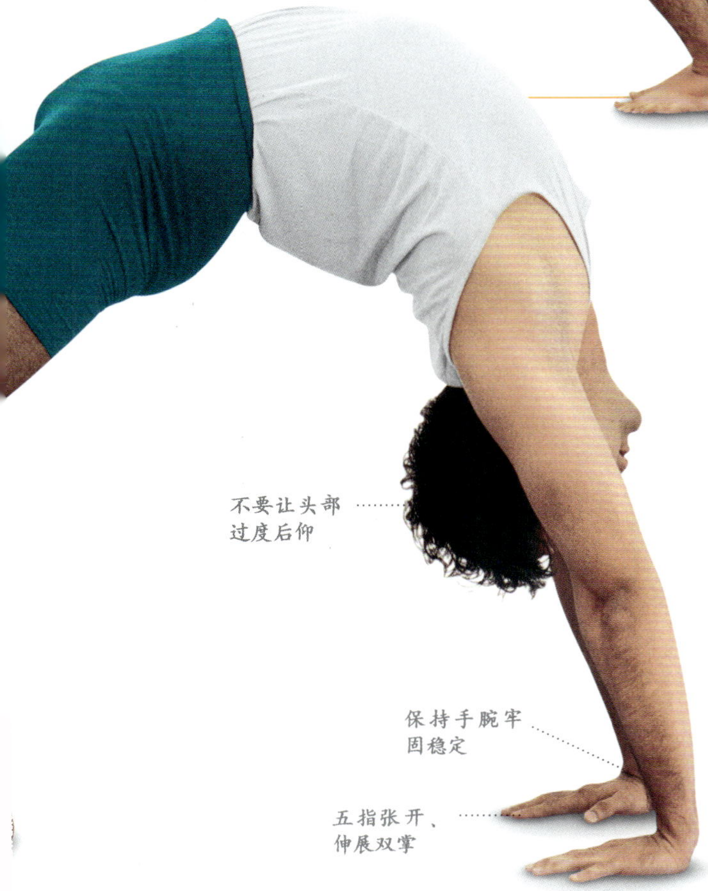
不要让头部过度后仰
保持手腕牢固稳定
五指张开、伸展双掌

4 进一步将身体向上推。手掌和脚掌下压地面，并将头部抬离地面。呼气，然后将脊柱向身体内收。伸直双臂，锁肘关节，在肘关处内收手臂的外侧。现在，在不使喉咙感到紧张的情况下，将头带向后方。保持此体式5~10秒。

中级者 为了得到效果更好的伸展，呼气，上提大腿肌肉，并将脚跟抬离地面（见小图）。扩展胸廓，向上推脊柱下段，直到腹部如鼓面一般紧绷。将身体保持在这个高度，伸展所有的关节，然后让脚跟落回地面。

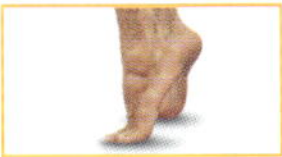

轮式

此体式的高级阶段

在最终姿势中，身体以两个方向进行伸展：一个是从手掌开始的伸展，另一个是从双脚开始的伸展。这两种伸展的交汇点就在脊椎的底部。尝试着将这一交汇点抬得更高。打开肋骨间的空间，特别是胸腔底部的空间。扩展横膈膜。内收肩胛骨和背部的肋骨——想象着你正在挤压双肾。确保身体的重量均匀地分配于双手和双脚。确保双臂和双腿朝天花板方向延伸。开始时，在此体式中停留5～10秒，均匀地呼吸。随着不断习练，重复这个体式3～5遍。这将为身体活动带来更大的自由，并提高伸展的效果。

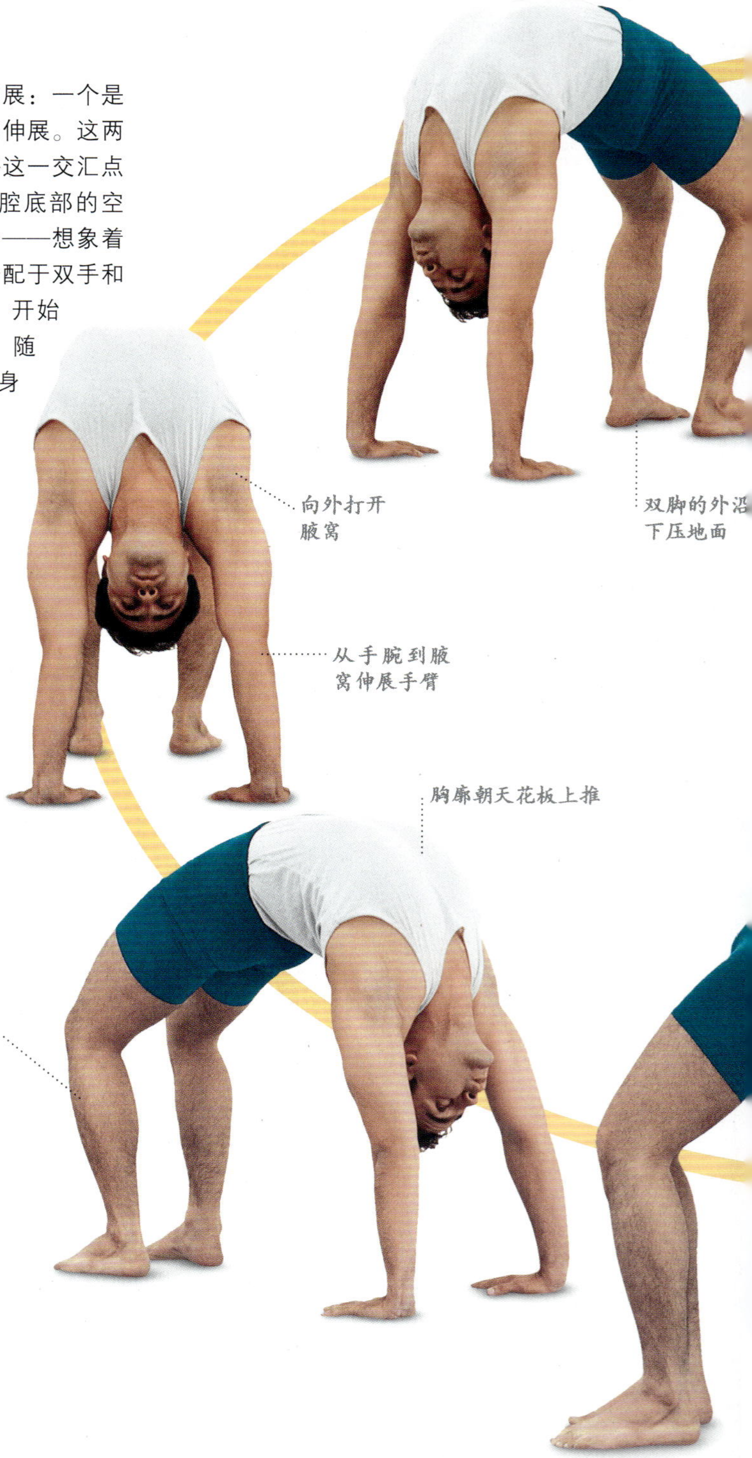
向外打开
腋窝
双脚的外沿
下压地面
从手腕到腋
窝伸展手臂
胸廓朝天花板上推
小腿胫骨朝大
腿方向上提

从体式中还原

呼气，弯曲双肘和双膝。放低躯干，然后头顶落地，背部、臀部回到地面上。仰躺地面，做数次呼吸。

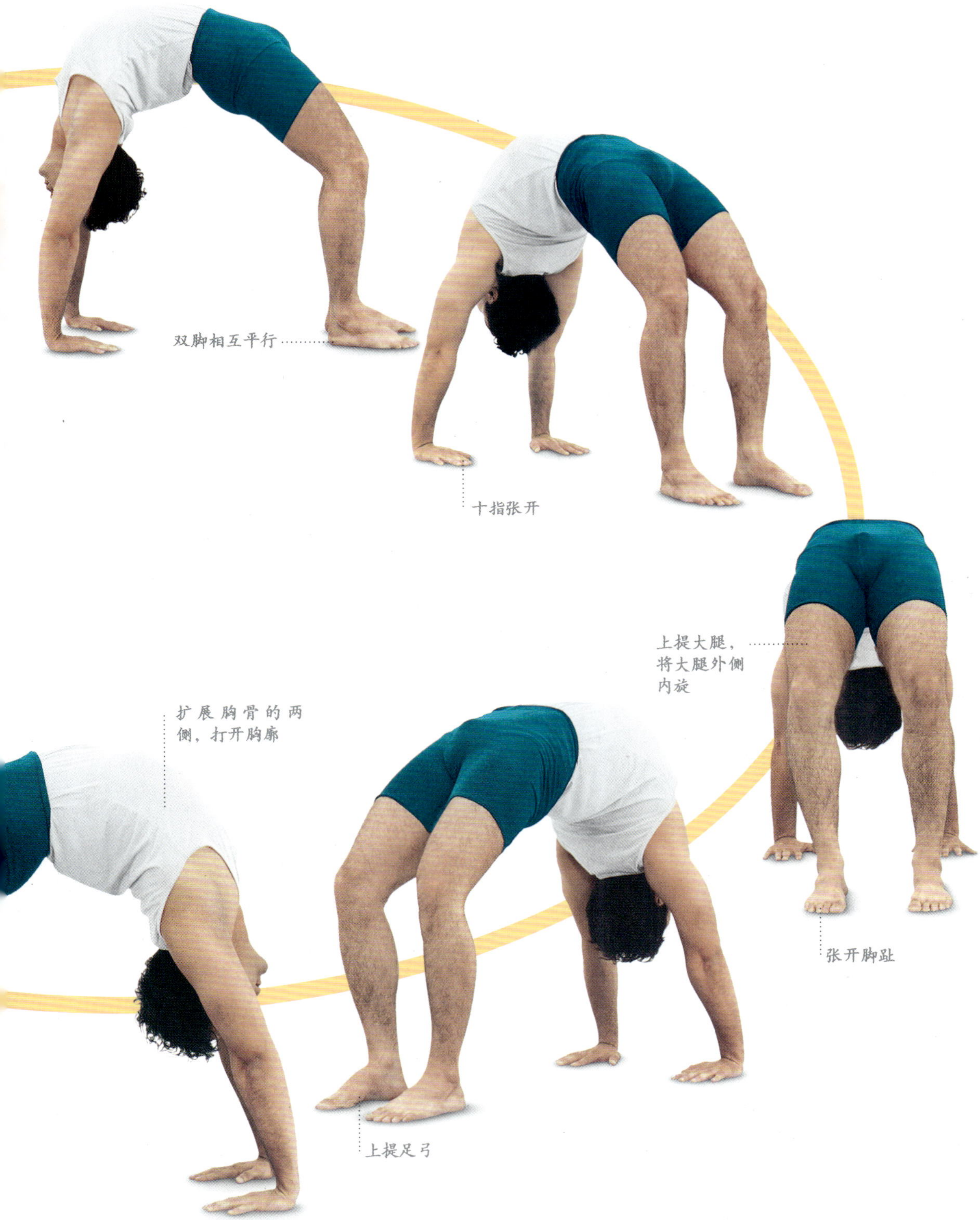
双脚相互平行
十指张开
上提大腿，将大腿外侧内旋
扩展胸骨的两侧，打开胸廓
张开脚趾
上提足弓

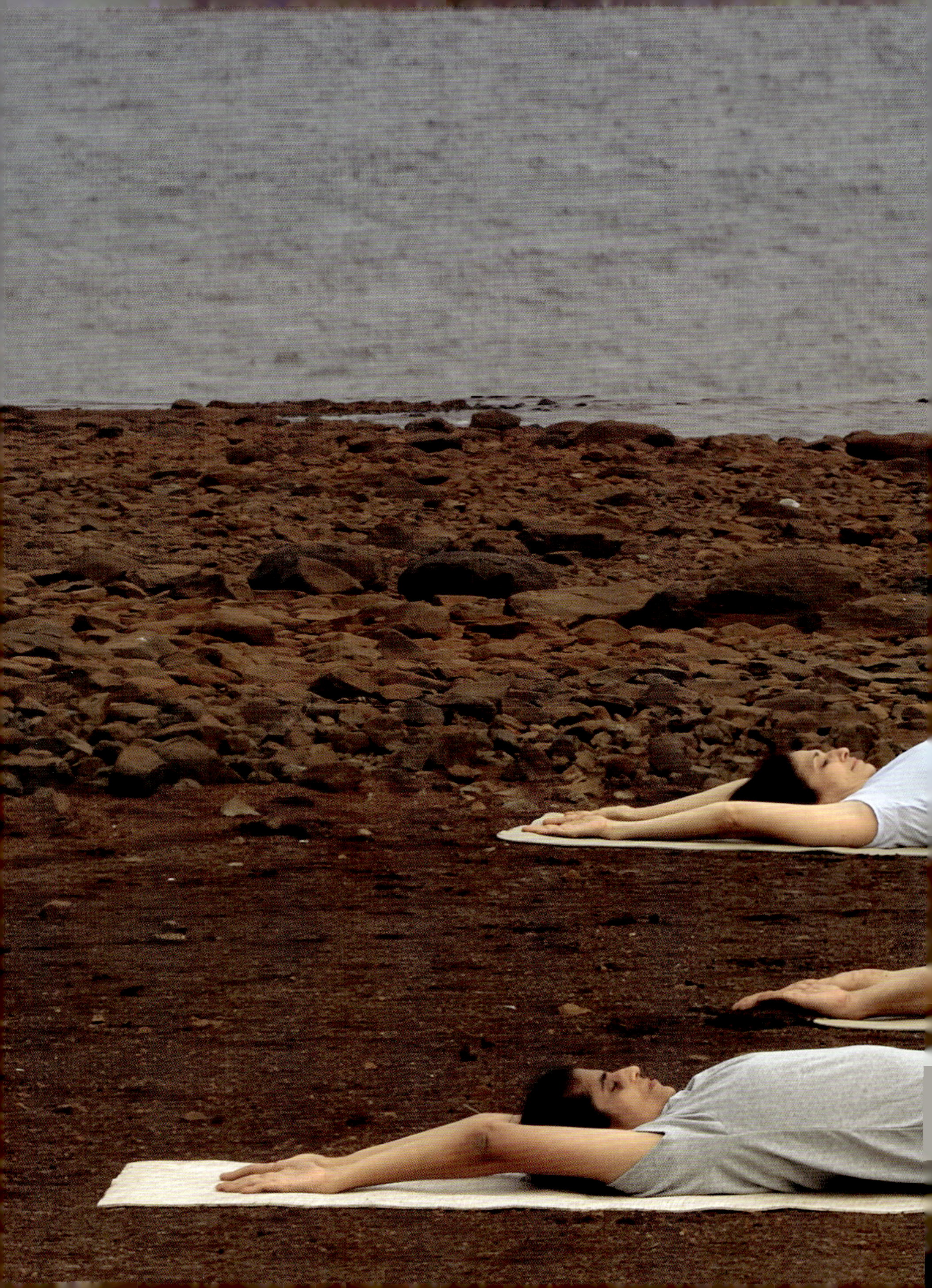

躺卧体式

“去感觉内心正在触摸你的整个身体——甚至是那些通常情况下无法触及的、最遥远的身体部位。”

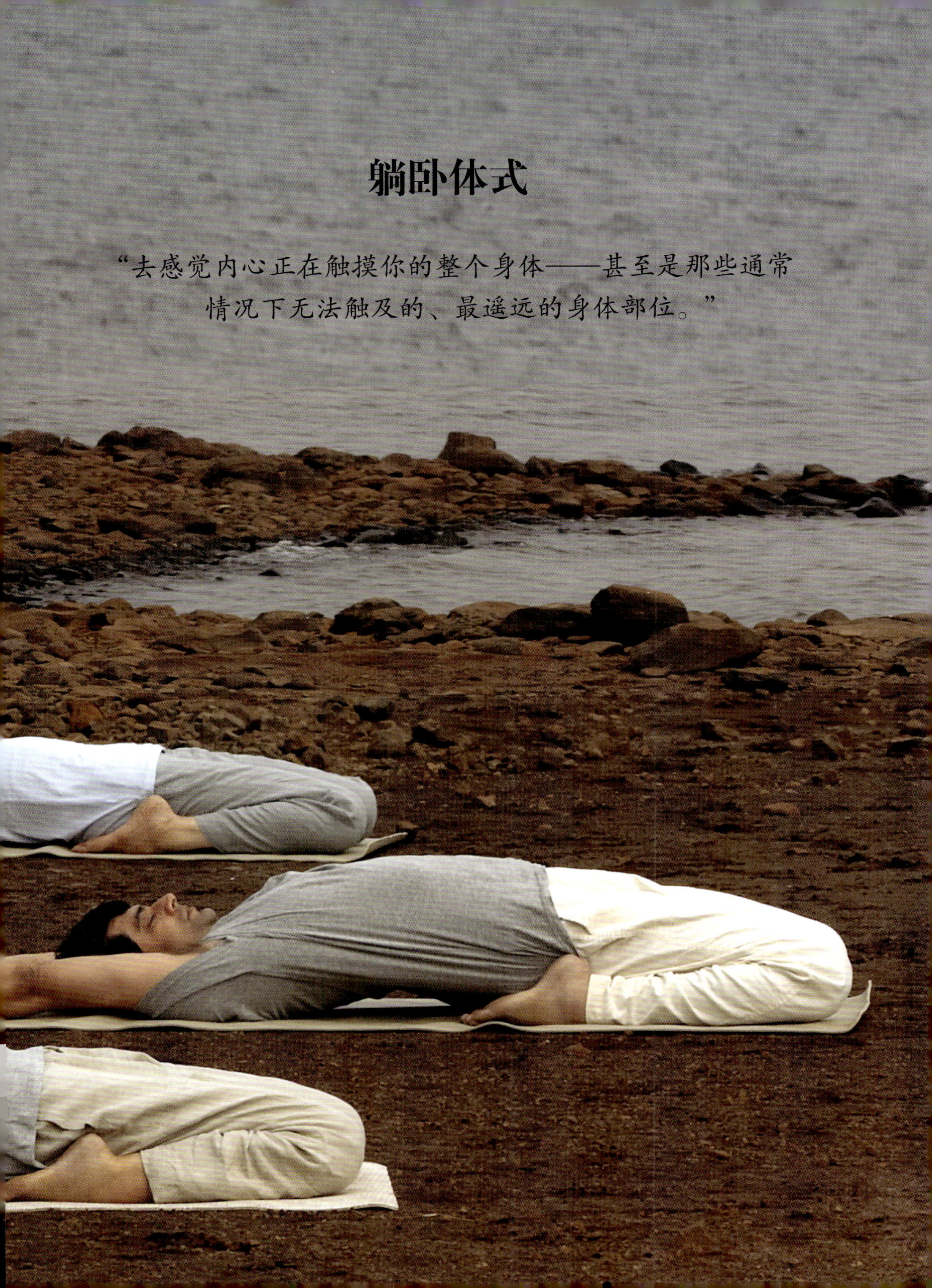

Supta Virasana
卧英雄式

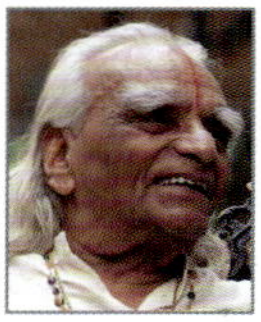

这是坐立体式——英雄式（见96页）的变体。在这个体式中，你的躯干躺卧于地面。supta在梵文中意为“躺下”，vira则可译为“英雄”或“冠军”。运动员和那些长期站立者会发现这个体式对他们很有裨益，因为在此体式中，双腿获得强烈的伸展使人精神焕发。如果你将其作为晚间睡前最后的习练体式的话，第二天清晨醒来，你的双腿将感到放松、重新充满活力。

◎ 益处

有助于减轻心脏病
伸展腹部、背部和腰部
缓解风湿病和上、中、下背部疼痛
缓解痛风和膝部的骨关节炎
有助于饱餐后的消化
减轻胃酸过多和胃溃疡
缓解哮喘的各种症状
缓解痛经，对卵巢疾病有辅助疗效

◎ 注意事项

那些患有脚踝关节炎和椎间盘疾病的病人在习练时，应该使用辅助工具（见176页）。在经期的女性应该在背部放一个抱枕。

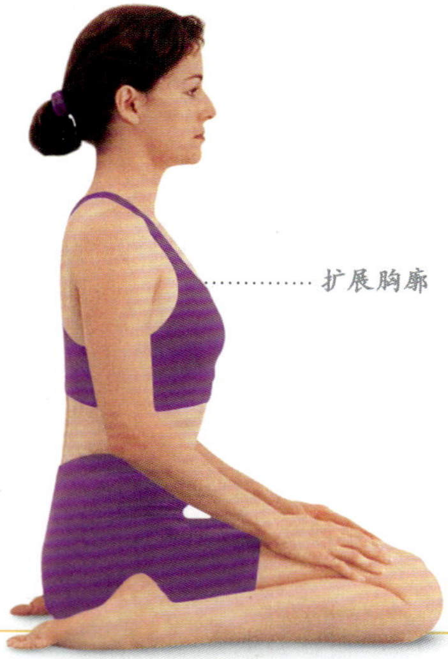

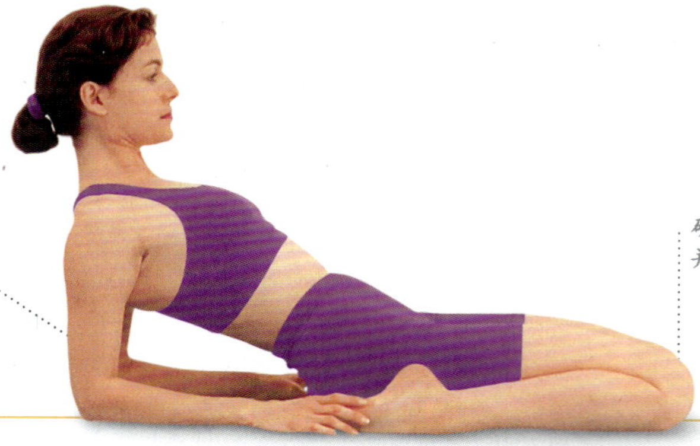

1 以英雄式（见96页）坐立。双膝并拢，双脚分开约0.5米直到把它们放在髋部两侧。为了避免过度伸展，确保让每一侧小腿内侧碰触同侧的大腿外侧。脚底板朝向天花板。每一根脚趾都应该着地。充分伸展脚踝，朝脚趾方向伸展脚底板。让能量从这两个方向流过你的双脚。

2 通过内旋大腿、外旋小腿来调整双腿。呼气，逐渐地下落背部。双肘依次着地。保持双手放在脚掌上，均匀地呼吸。

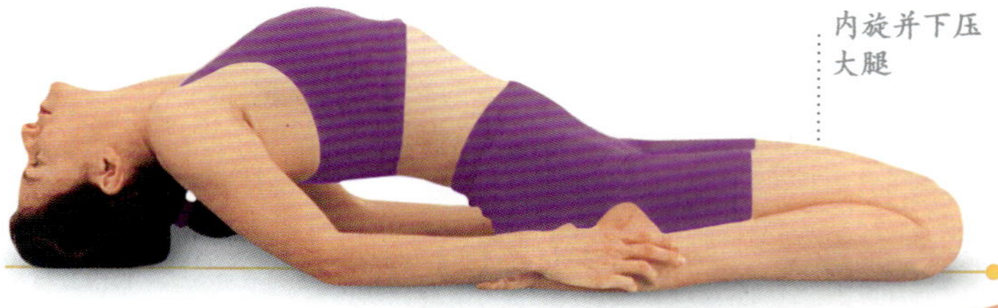

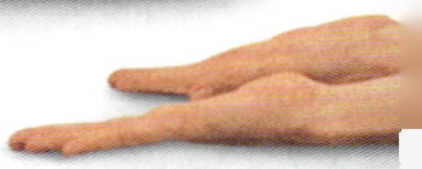

3 头顶着地。现在，放低双肩和躯干上部使头部落下，然后是背部着地。双臂分别沿着身体两侧延伸。压手腕与脚掌相抵。

古鲁的建议

“不要将臀部朝脊柱方向推，因为这将导致腰椎拱起。看一下，我是如何将学生的腰部和臀部朝膝部推。你必须拉长臀部肌肉，并且让腰椎延展，然后，将脊柱放在地面上。”

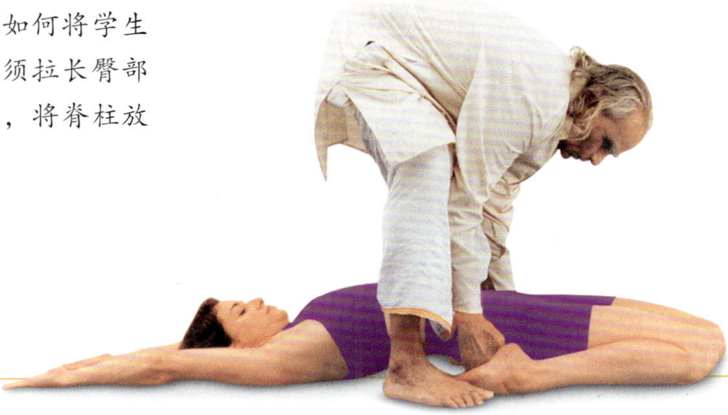

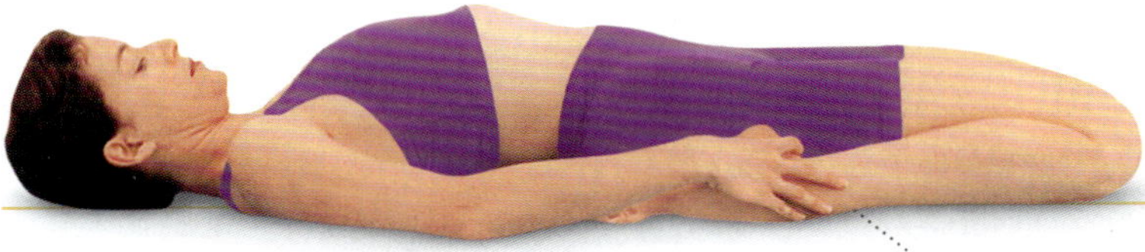

用双手握住脚跟，并将其向外翻转

4 双肘向两侧外移，平躺在地面上，直到脊柱得到充分伸展。头部着地，双肩展开远离颈部。把肩胛骨和膝部放在地面上。

5 双臂置于头部上方，沿着地面向外延伸，手掌朝向天花板。确保两肩胛骨平展在地面上，臀部和双膝不要抬离地面。放松背部，并让背部完全向地面下沉。如果背部拱起的话，这将给下背部带来压力。大腿并拢，注意不要猛然拉动膝部。均匀地呼吸，在此体式中停留30~60秒。

在胸骨两侧均等地扩展胸廓

伸直双臂并让它们平放在地面上

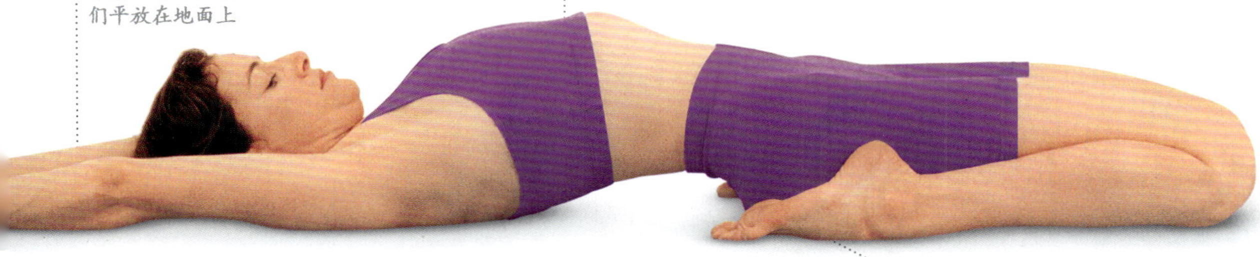

双脚外沿朝地面方向转动

卧英雄式

此体式的高级阶段

在最终姿势中，手臂的伸展会将大腿和腹部拉向胸部——这个过程中大腿和腹部得到了按摩。将两肩胛骨内收，充分打开胸廓。下压双肩，确保膝部和臀部不要离开地面。身体前侧和后侧应该得到均等的延伸，腋窝充分伸展。朝膝部方向推骨盆，并下压地面。把关注点放在你的肋骨上。有意识地将它们朝头部方向延伸。渐渐地，你将能够在此体式中停留的时间延长到5～7分钟。

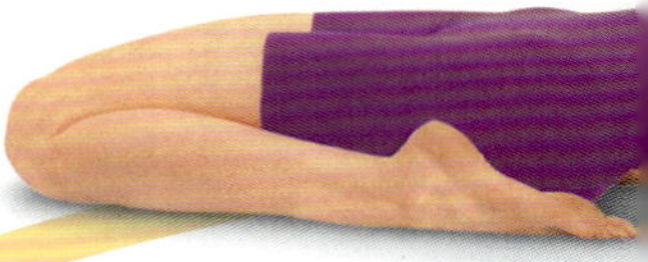

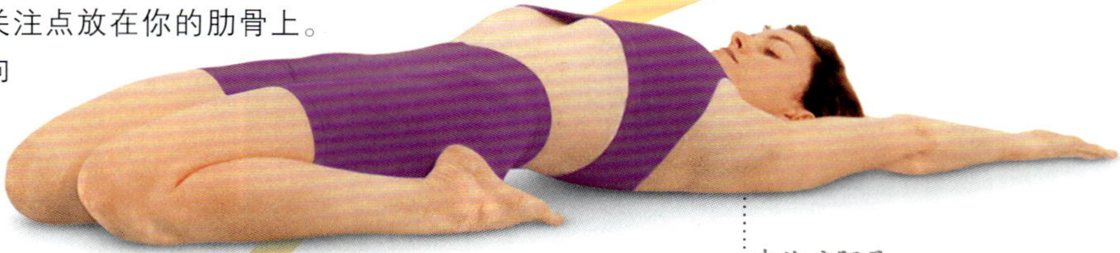

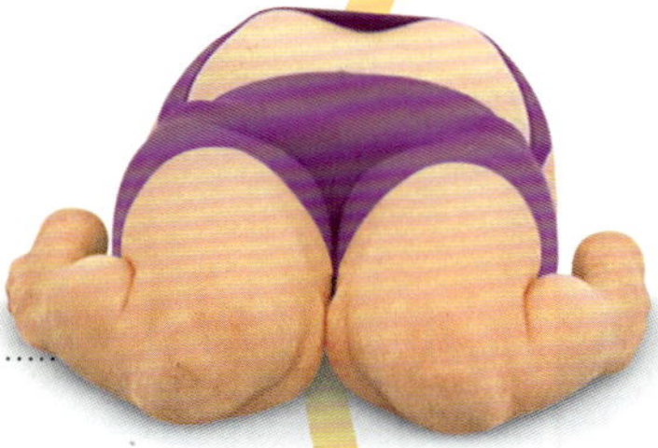

“当心得到时，剩下的

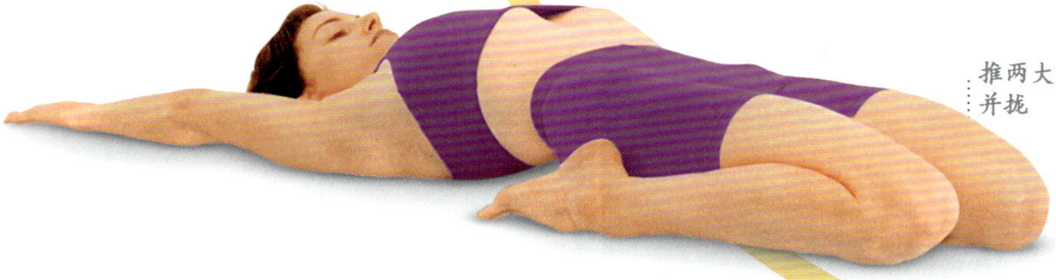

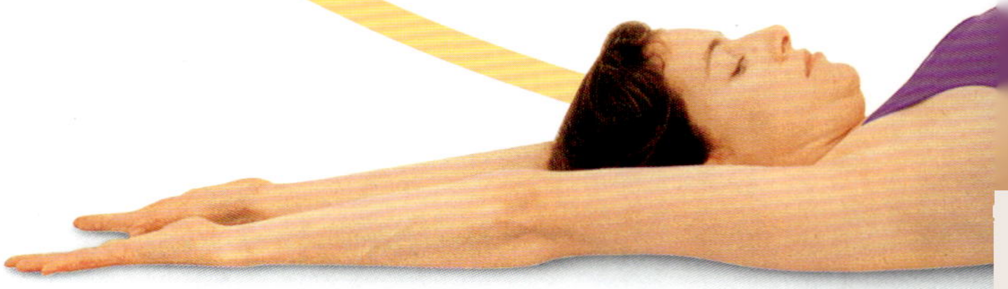

从体式中还原

将双手带过头部下落，握住脚踝。将头部和躯干抬离地面，用双肘支撑身体。以英雄式坐起来。呼气，依次伸直双腿，以手杖式坐立。

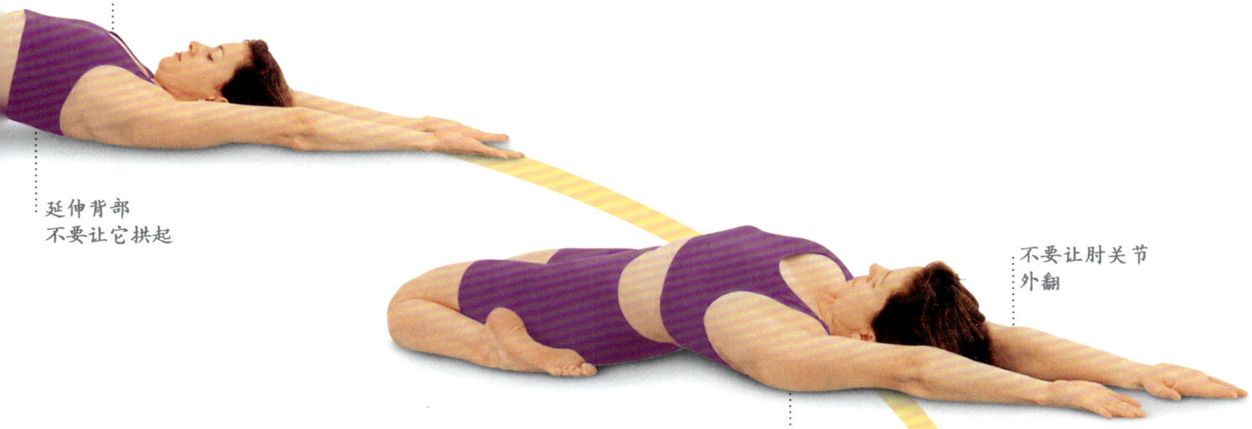
勿让胸部凹陷
延伸背部
不要让它拱起
不要让肘关节
外翻
双肩接触地面

控制、平静下来
便是灵魂。”

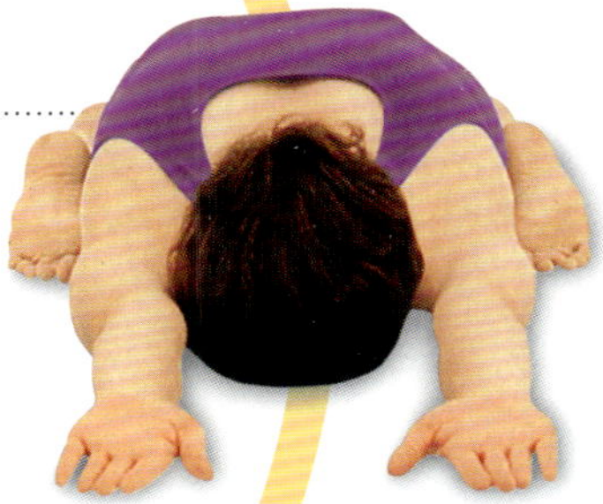
确保胸廓
保持扩展

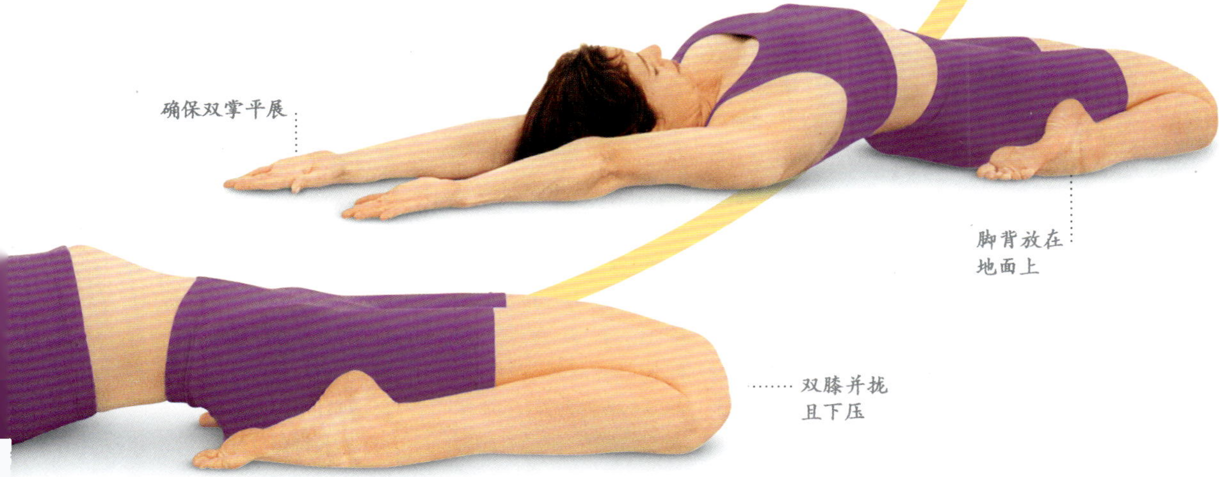
确保双掌平展
脚背放在
地面上
双膝并拢
且下压

Savasana
挺尸式

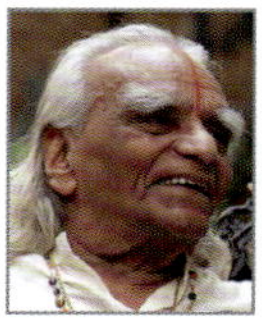

在这个体式中，身体像尸体一样保持不动，大脑警醒却宁静。“sava”一词在梵文中意为“尸体”。习练时，你的感官（眼、耳、舌）将从外部世界撤回，身心融为一体，你将体验到内在的宁静。这是进入冥想的第一步。

◎ 益处

有助于舒缓神经紧张、偏头痛、失眠以及慢性疲劳综合征

使身体放松、呼吸顺畅

镇静神经系统，带来内心的平和

促进所有慢性病和重大疾病的康复

◎ 注意事项

如果你已经怀孕或患有呼吸道疾病或感到焦虑不安的话，习练时用一个抱枕抬高头部和胸部。如果你有背痛的情况，那么就以背部平躺在地面上，小腿放在椅子上，大腿垂直于地面。不要在两个体式之间习练这个体式。

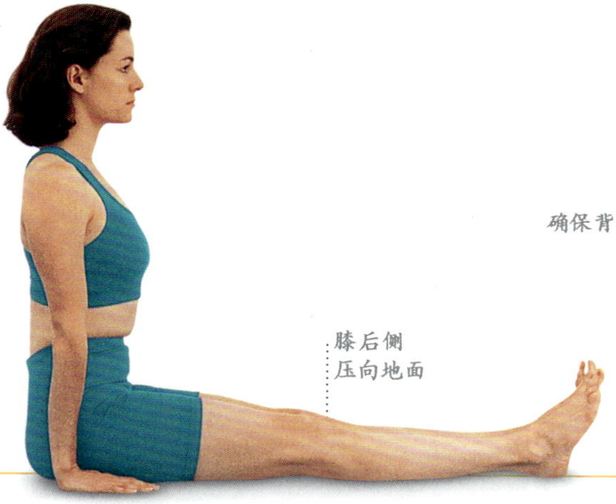

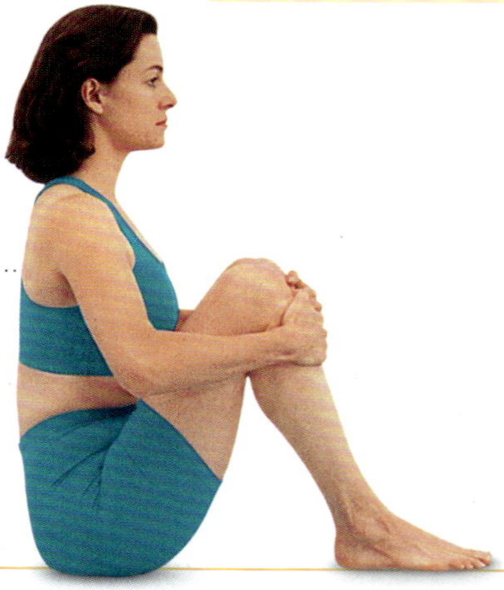

1 以手杖式（见94页）坐立。将臀部肌肉向两侧分开，以便让身体的重量均等地落于两坐骨上，均匀地呼吸。

2 弯曲双膝，脚跟靠向臀部。抓住胫骨上端，将坐骨压向地面。检查背部是否挺直。

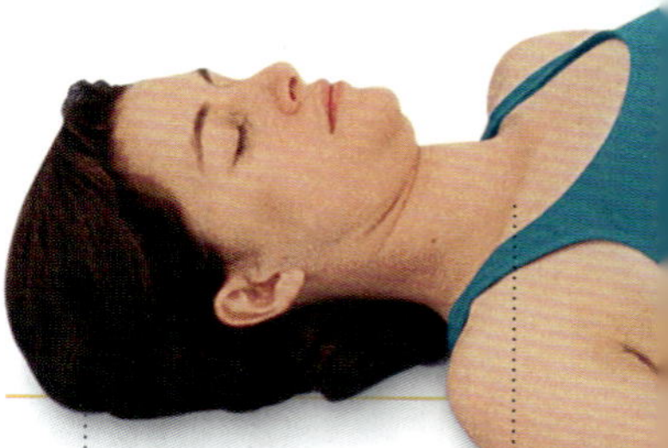

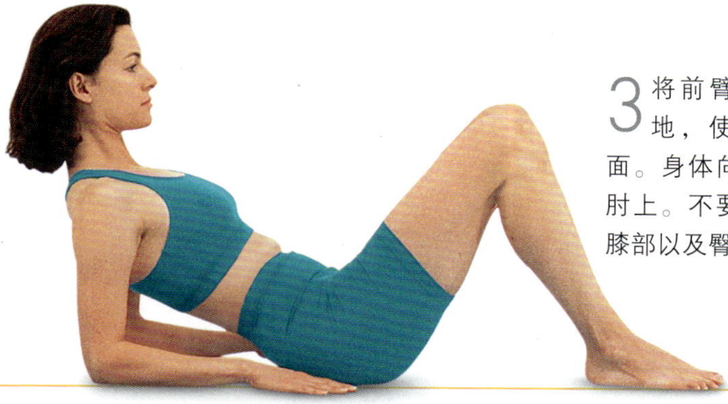

3 将前臂和手掌置于地，使躯干落回地面。身体向后斜靠在双肘上。不要移动双脚、膝部以及臀部。

4 脊椎骨一节一节地将躯干放回到地面上，直到头部的后侧着地。手掌翻转朝向天花板。闭上双眼，然后，依次伸直双腿。

中级者 伸展躯干远离髋部，这样有助于伸直脊柱。充分地拉长脊柱，保持脊柱平放在地面上。确保身体两侧沿腿部和躯干的伸展都是均等的。

“挺尸式可以消除疲劳，镇静大脑。身体的每个部分各就各位，从而获得充分的放松。”

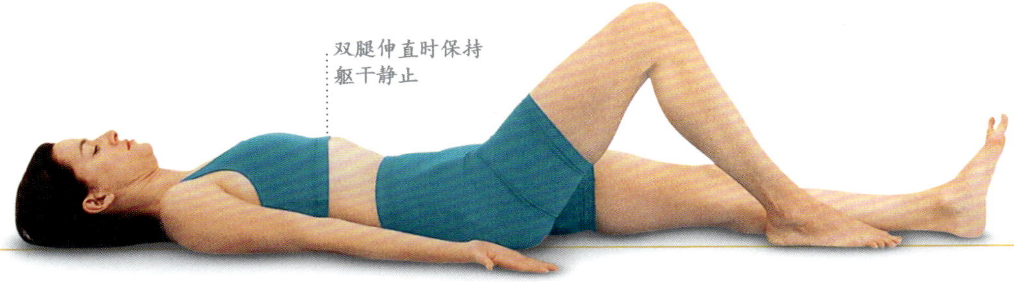

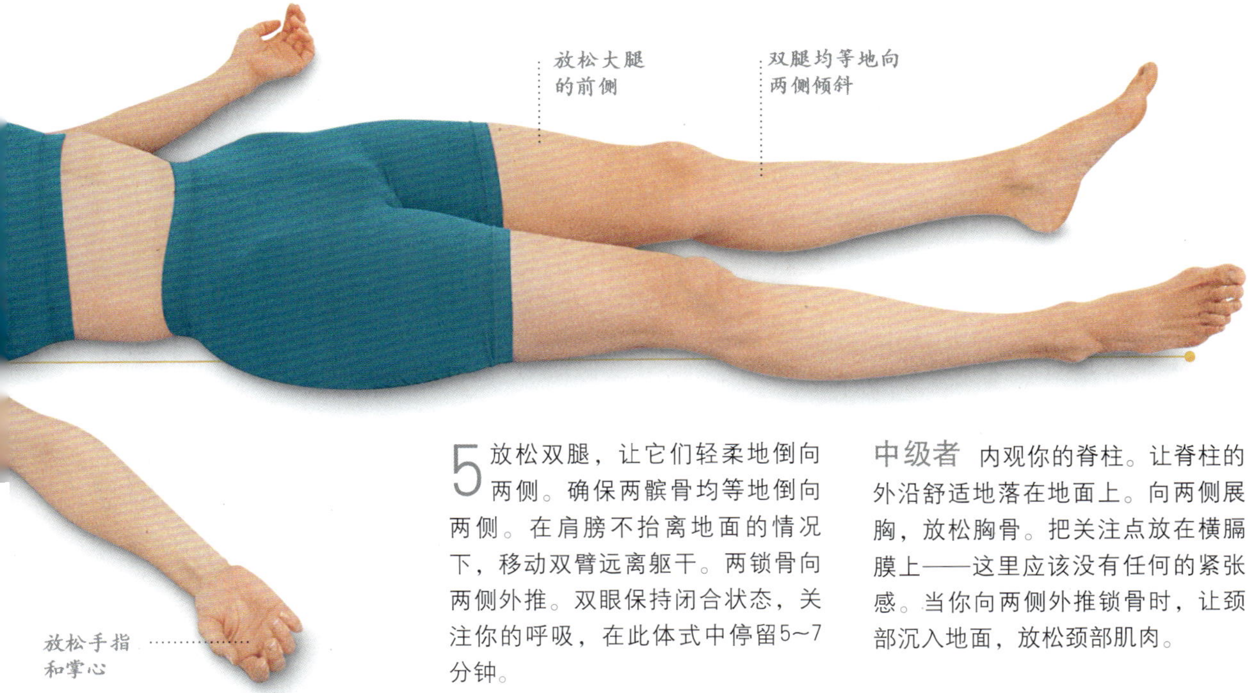

5 放松双腿，让它们轻柔地倒向两侧。确保两髌骨均等地倒向两侧。在肩膀不抬离地面的情况下，移动双臂远离躯干。两锁骨向两侧外推。双眼保持闭合状态，关注你的呼吸，在此体式中停留5~7分钟。

中级者 内观你的脊柱。让脊柱的外沿舒适地落在地面上。向两侧展胸，放松胸骨。把关注点放在横膈膜上——这里应该没有任何的紧张感。当你向两侧外推锁骨时，让颈部沉入地面，放松颈部肌肉。

挺尸式

此体式的高级阶段

当你的颈部沉入地面（见163页、步骤4）时，你将感到脑后侧有一种抚慰感。当大脑的这个区域得到放松后，将注意力移向脑前侧。能量应该从头顶开始以螺旋形运动方式下降至鼻梁，然后落到胸骨的某一点上。当能量到达这一点时，构成身体的三身五鞘（见40页）汇集在一起，融合为一个单独而和谐的整体。这便是挺尸式的终极目标。

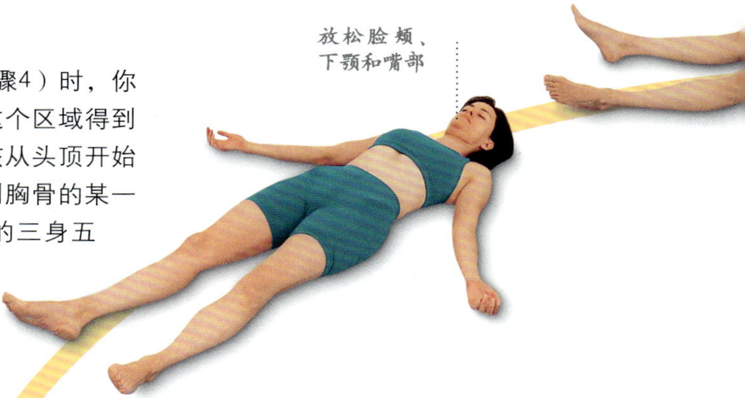

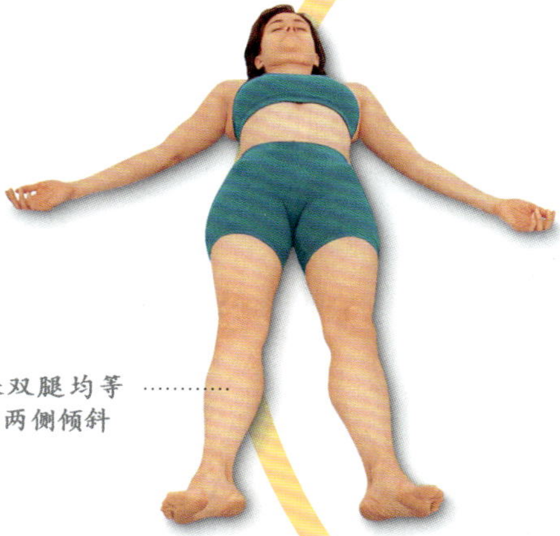

“放松开始于身体
我们存在体的

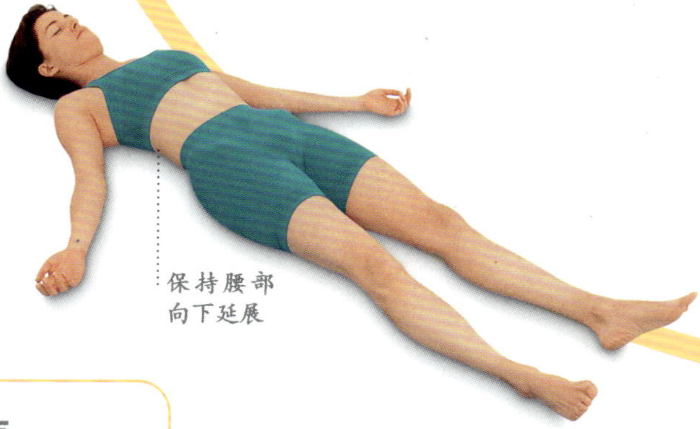

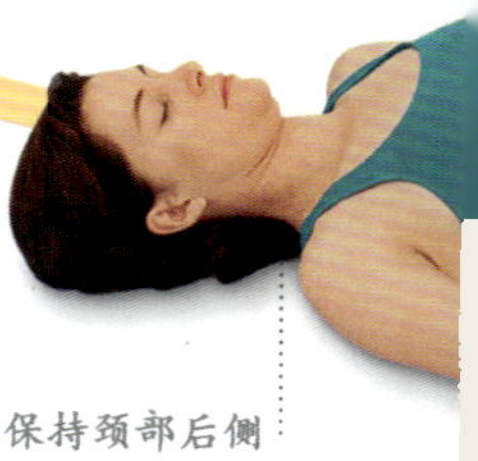

从体式中还原

慢慢地将意识带回你周围的环境。睁开双眼。弯曲右膝，身体向右侧翻滚。用右臂将身体推起，回到盘腿的坐姿。

的表层，进而渗入各个层面。”

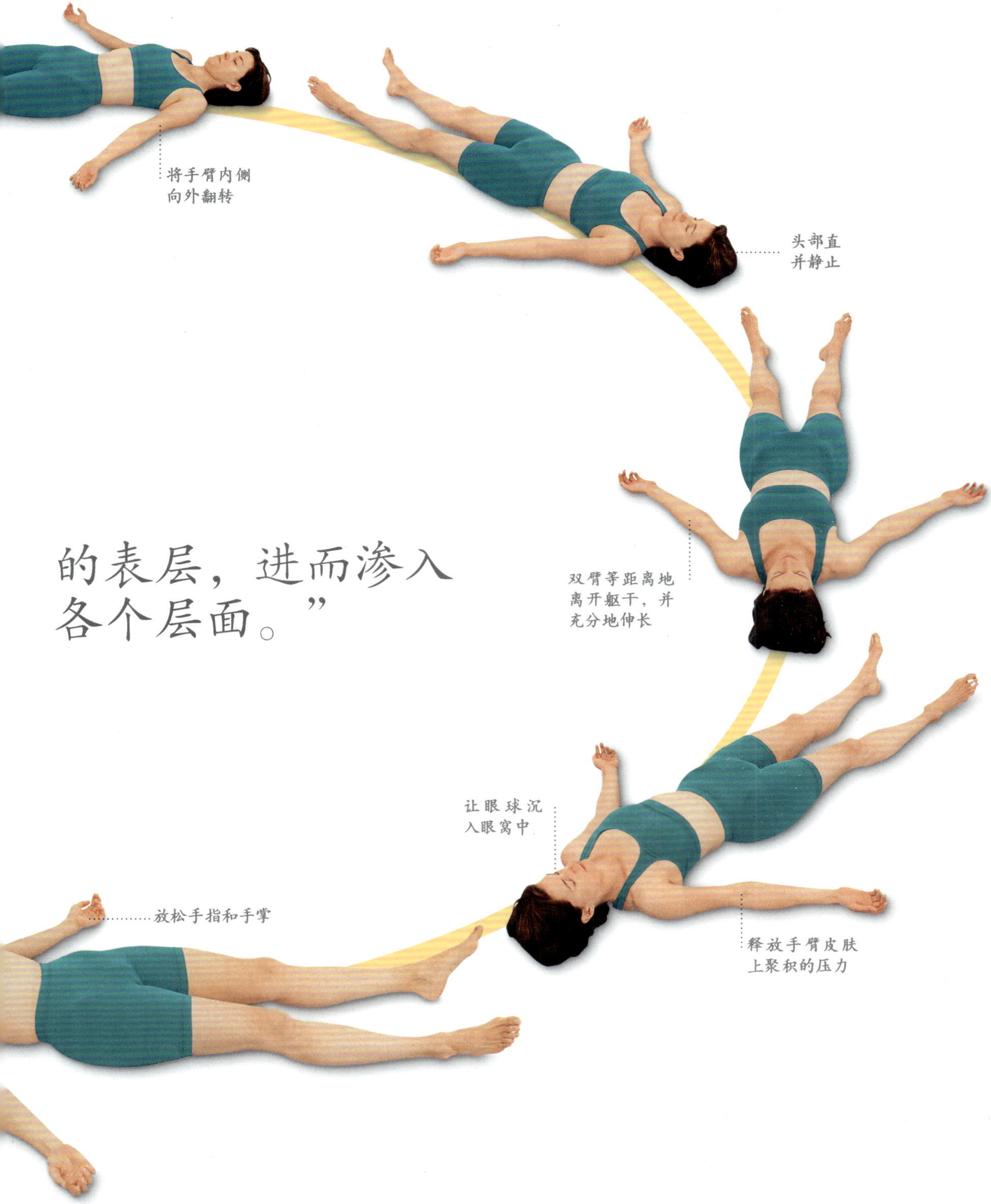

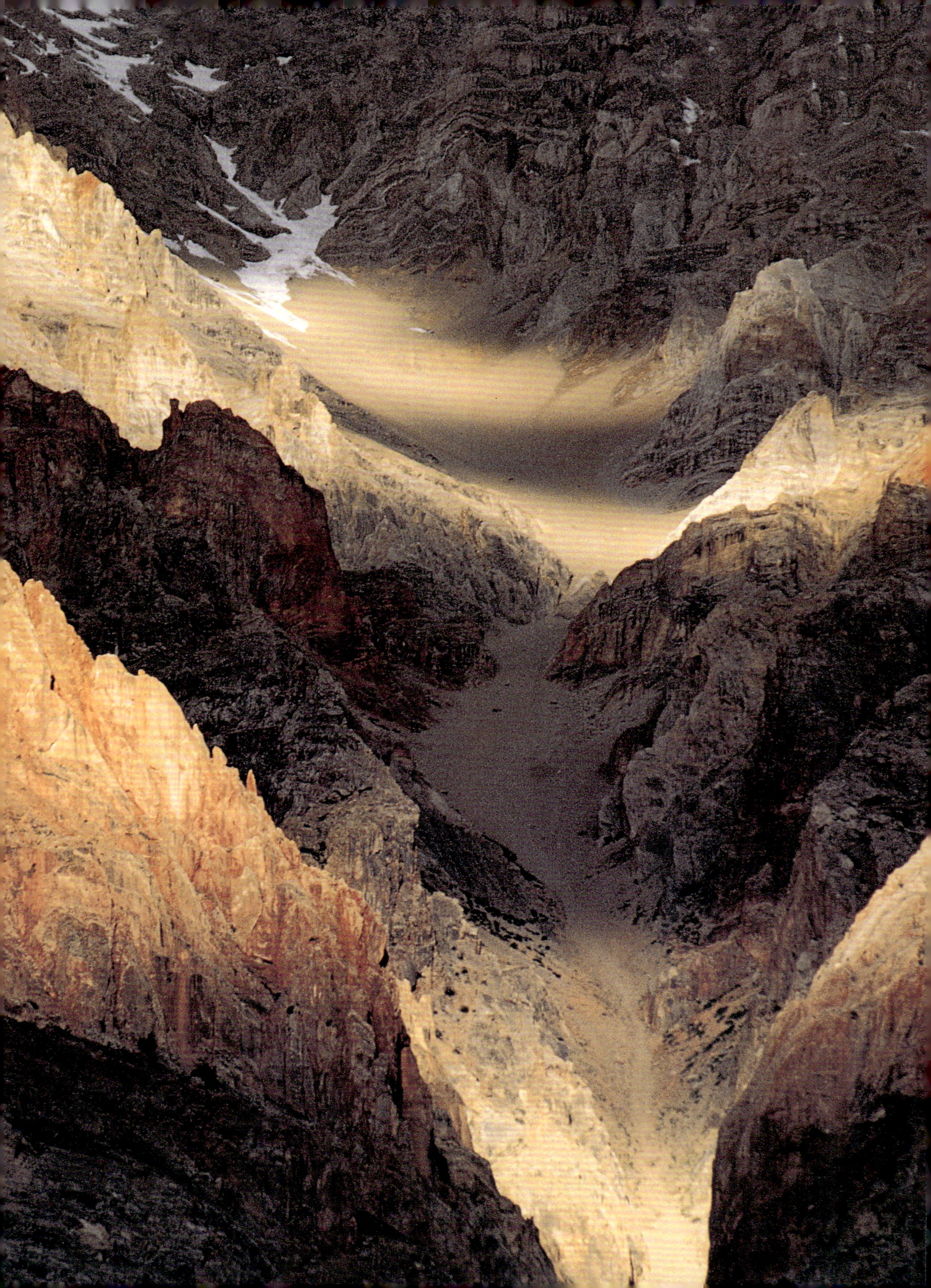

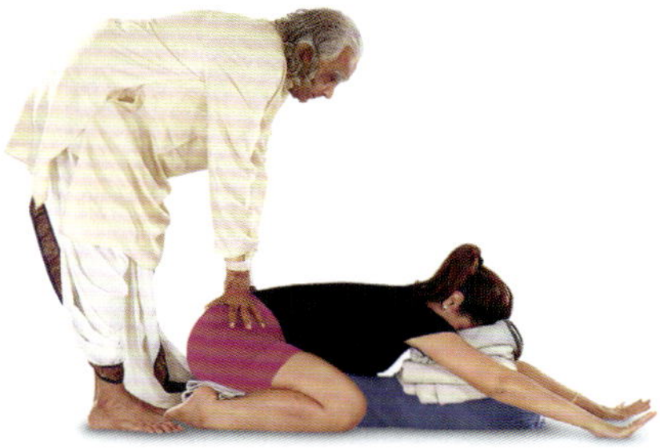

第5章 瑜伽解压

"如果无法与心联结，再聪明的头脑
也只是没有开发的头脑。"

习练瑜伽体式和呼吸控制法不仅是最有效，而且是最自然的解压疗法。如果两者同时习练，将在体内产生巨大的能量，激活细胞，放松紧张的肌肉。但其对大脑产生的效果则需要更长的时间才能显现，因为瑜伽解决的是根本问题，而非仅仅是处理因为压力所产生的症状。通过有规律的瑜伽习练，将感官从外界拉回内在，使无休止的大脑平静下来。如果你的紧张程度很高，有时很难有效地达到最终体式，那么推荐你使用一些辅助工具，这将帮助你轻松地从体式中受益。

理解压力

“压力和文明本身同样古老。古代的圣哲明白纷乱的日常生活对身心的影响。瑜伽帮助心灵摆脱混乱，让你以平衡的心态面对压力。”

从出生的那一刻起我们就开始经受压力，并耗用一生的时间来适应它。出于各种原因，可能是个性、环境，或者个人的身体状况，我们中的一些人比另一些人对压力处理得更好一点。但每个人都不得不在某些时候处理压力带来的影响，为此任何人不得不修养和治愈我们的心灵、生理身体、心理身体以及灵性身体。所有的人都在找寻应对压力的方法，检测并使它的影响降至最低，也获得了不同程度上的成功。瑜伽是最有效易懂的解压方案中的一种。

压力不是现代社会才有的现象，它一直伴随着人类。我们的祖先可能无须处理与我们这些现代人同样的压力，但即使是日常事件也会造成内心的混乱和冲突。自文明伊始，人类就已经在寻求解决压力的方案了。

帕坦伽利对压力的理解使他用这样的句子来开始《瑜伽经》，“Cittavritti niruddha”，即“控制思绪的波动或心理的起伏——这些带来压力的因素”。接下来他阐述了瑜伽之路如何帮助人们来应对压力。

压力的成因

为了逃避压力，我们都在寻求短暂、片刻即逝的快乐。无休止的欲望和需求常常将我们拉向两个完全相反的方向，一方面，我们的心被外在的世界所吸引，注意力无法抗拒地被拽向这边；另一方面，我们渴望向内求索，发觉我们存在的核心和内在的自我。这种冲突将我们卷入由欲望、不满和愤怒编织而成的网，并显现出痛苦、疲惫和没有呼吸的感觉。

控制感官

各种感官直接受大脑控制。因此，控制感官就必须控制大脑。通过将感官放松并引导向内，我们能够把它们与大脑分离。当一个人平静时，大脑处于冥想状态，各种感觉都在控制之中。这时，外界事物停止制造压力。只有这样，人们才能反思控制生活的情绪力量，分析什么是应该舍弃的，什么是应该改变的。习练瑜伽调和身与心。稳定、有节律的呼吸放松身体，使大脑从对外界的焦虑中解脱出来。当你良好、有效地完成常规活动时，你便能在日常生活中感受到这种治疗效果。

一个放松的人拥有动态的能量，这种能量是不会散失的。在这种状态下，人们通常不会出现的压力症状，如偏头痛、疲劳或高血压。无论外界环境如何，大脑保持平静和专注，身体也就摆脱了疾病。

“一旦我们看到自己的局限，
我们就能够克服它。”

现代社会

现代科技的进步不会自动带来快乐。即便带来一些，却可能导致更高水平的压力，因为人们会不自觉地陷入对财富、成功和世俗快乐的追逐中。

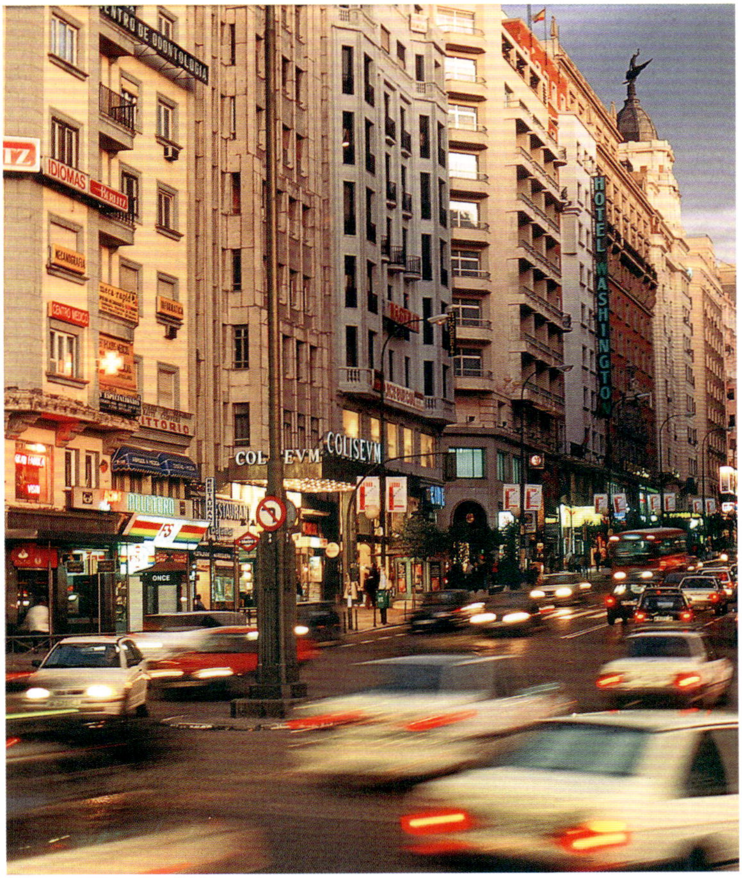

令人疯狂的忙碌
高速的现代生活导致压力增加。

信息爆炸使我们接受比以往更多的知识。但荒谬的是，如此先进的科技增加而不是降低了我们的压力水平。财务压力、认同和成就的需要、世俗快乐的欲望，这一切都将让我们处于一种焦虑、忙碌的状态。无可避免地，我们的精神生活，心灵的宁静和健康都会遭受痛苦。

如果被卷入不断挑战和竞争的旋涡中，你便失去了觉察真相的能力。也许你会无意识地扭曲真实来迎合自己的个人目的，从而无法意识到友善、诚实和同情，取而代之，你所觉察到的是谎言、欺骗或傲慢。

如果聪明的头脑不与心相联结的话，就是没有开发的大脑。我们必须控制头脑的才智，允许我们的情感中心被唤醒。只有当心脑和谐一致时，才能获得心灵的平静、稳定和快乐。

个人主义和骄傲使得个体失去与自我情感中心的联系。为了获得完整的人格，你必须同时发展你的情感和智力。只有这样，你才有能力控制那些不时使你失去平衡的压力和紧张。只要你的心脑是分离的，压力就会通过收缩的身体肌肉、紧张的面部表情和令人不快的行为模式，从情绪和身体上呈现出来。

食物与营养

我们所摄取的食物、居住的环境一定是要让我们享受无压力的生活。如果我们多吃水果蔬菜，用舒缓身心的气味、声音和景象来滋养自己感官的话，我们将踏上通往健康生活的道路。

在编写于公元前300年至400年间的印度古老经文《奥义书》中，食物被分为16大类：其中有10种被定为产生废物的食物，有5种会影响心的能量，最后1种对于智力则必不可少。按照这种分类，食物产生正面还是负面影响取决于当时的环境、地域和气候条件以及个人的体质。瑜伽科学将食物划分定为三种不同的属性：纯质（sattva）、激质（rajas）和翳质（tamas）。sattva意为纯质，代表着平衡的、凝神的食物属性；rajas是追求完美、成就或创造的能量，而tamas则意味着惰性与衰退。

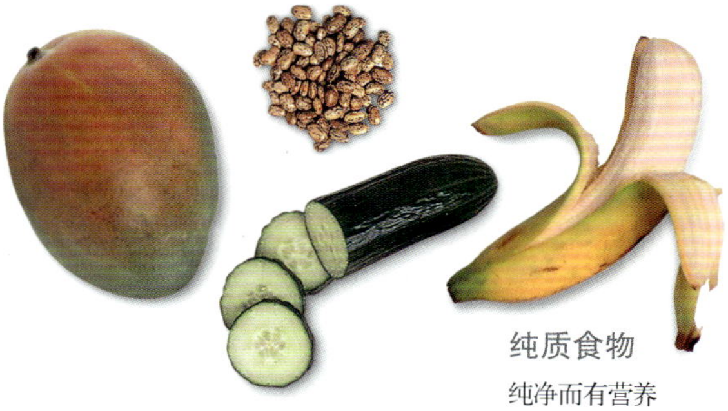

纯质食物

纯净而有营养

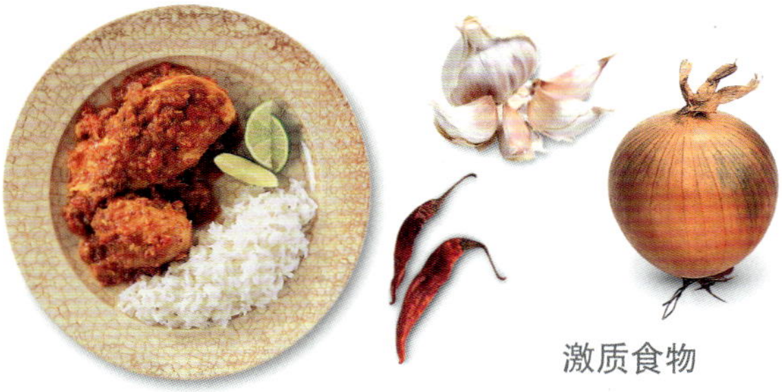

激质食物

味重而具有刺激性

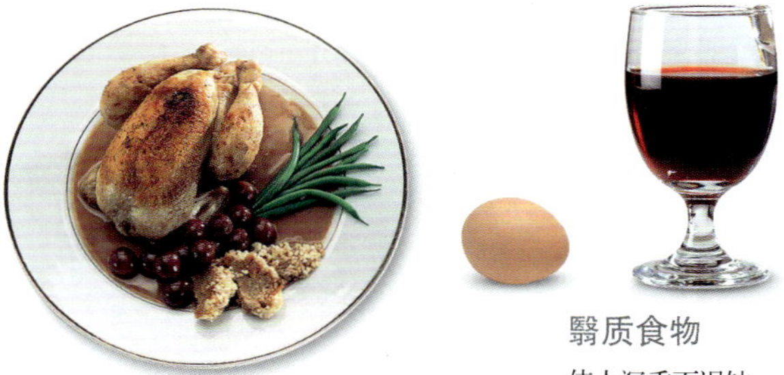

翳质食物

使人沉重而迟钝

纯质食物（水果和蔬菜）是纯净、新鲜并有益身心的。激质食物（如洋葱、蒜以及辛辣的香料）具有刺激性。翳质食物（如酒精和肉类）则被认为是沉重而使人无精打采的。垃圾食品是一个比较新的术语，但其实属于翳质食物。

现代社会的每一项活动都是快节奏的，也包括那些与食物以及饮食方式有关的活动。垃圾食品、罐头及包装食品对身体有极大的负面影响。纯质食物进餐前后，头脑保持同样的警觉，但在用过激质或翳质食物后，头脑则会变得呆滞、迟钝。保持健康的头脑和充足的营养，对身体来说是同等重要的。

五大感官（鼻、眼、耳、舌、皮肤）是通往心灵的门户。为了更好地掌控大脑，需要适当滋养这些感官。给耳朵令人舒心的音乐，给眼睛柔和自然的光线或美丽宁静的景象，给鼻子清新纯净的空气或花朵的清香，都有助于滋养大脑。舌头需要摄取有营养和精心调味的食品，肌肤需要保持干净、娇嫩和富有弹性。最后，头脑也必须通过开发清明的思想来获得滋养。

正面压力与负面压力

压力可以激励人，培养创造力和进取心，这是正面压力。负面压力可能导致健康问题、抑郁和懒惰。瑜伽教你如何将负面压力转化为正面压力。

日积月累的压力可能损害健康、使情绪变得不稳定。压力也可能让人不知所措、精神涣散以及身心失衡。当今社会，人们越来越认识到压力正威胁着人类的健康。但我们不应该忘记：压力也会产生激励作用，促使人们创造并达成目标。这种压力是正面的、有建设性的，也是健康的。

压力的种类

我们必须严格区分正面压力与负面压力。负面压力使人无法对疾病做出自我调整或积极回应，或令人感到世事无常，抑郁或让人沉迷于某些有害的嗜好。负面压力也许像某些疾病那样处于潜伏态，可能是被动的，也可能是主动的。负面压力的表征包括身体颤抖和呼吸困难。虽然正面压力与负面压力是同一事物的两面，但通常是其中的一种占主导地位。

为了让压力得到掌控并用于塑造健康的身心，每一个人都必须找到一种将负面压力转化为正面能量的方法。身心和情绪都受身体的、生理的、心智的、情感的和精神的压力所影响。其结果可能是肌肉和关节的紧张或僵硬，骨骼不断萎缩，身体各大系统运作缓慢或者主要的器官减弱。情绪紧张与肌肉紧张密切相连——持续的压力导致习惯性肌肉收缩、肌肉和关节剧烈疼痛以及下颚和面部肌肉紧绷。如果你正苦于压力，你可能会感到消化不良、肠道不适、头痛、偏头痛、横膈膜收缩、呼吸或睡眠困难。

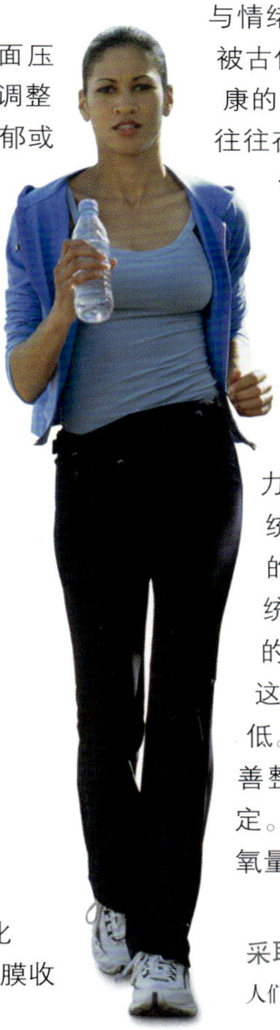

对压力的反应

在同一压力状况下，不同的人也会有不同程度的反应。一些人可能表现出烦躁或生气，另一些人则表现为心绪迷乱或意志消沉。无论压力以什么方式出现，无论个人如何应对压力，压力最终会导致疾病、早衰，甚至是不治之症。情绪的波动与身体的疾病两者直接相关。心理神经免疫科学将身心与情绪联系起来，而这种联系早在一千年前就被古代的瑜伽师们所认识。根据瑜伽科学，健康的身体体现了健康的心理状态。痛苦与悲伤往往在生理上表现为身体的疼痛。心理的压力也会为身体的各个系统带来压力。

减压

为了减缓压力，我们必须把身心视为一个整体。与压力有关的紧张主要储存在肌肉、横膈膜以及神经系统当中。如果这些身体部位得到放松，压力也就会减轻了。感觉器官和中枢神经系统对压力也会做出物理反应。各种瑜伽式的深度放松法对中枢神经系统、循环系统、呼吸系统以及消化系统都会产生深远的影响。当身体的某一部分处于紧张时，这个部分的血流量就会减少，免疫力也会降低。瑜伽作用于这个部分可以缓解紧张，改善整个身体的血流量，心率和血压也变得稳定。急促而短浅的呼吸变得深长而缓慢，摄氧量提高，也消除了身心压力。

采取积极行动

人们可以掌控压力并使之产生积极的影响。

体式与压力

体式和呼吸控制法的习练是最自然的解压疗法。使用辅助工具习练有助于提升耐力，使你从体式中获益的同时不会产生不必要的紧张感。

许多人在应对压力时求助于镇静剂、酒精、尼古丁或者采取暴饮暴食的方式。这些方式也许带来一些减压效果，但我们都非常清楚：它们只是一些临时解决方案，实际上，还会起到相反的效果。同时，它们也都具有危险性，会带来加重压力的副作用。简单的放松技巧能够在短时间内减缓压力，却不能够全面地化解造成压力的原因。

古代的瑜伽师和圣哲们强调必须以一颗平静、沉稳的心面对情绪波动或焦虑不安。瑜伽帮助你内化那些积极的心态，以便镇静地面对压力。

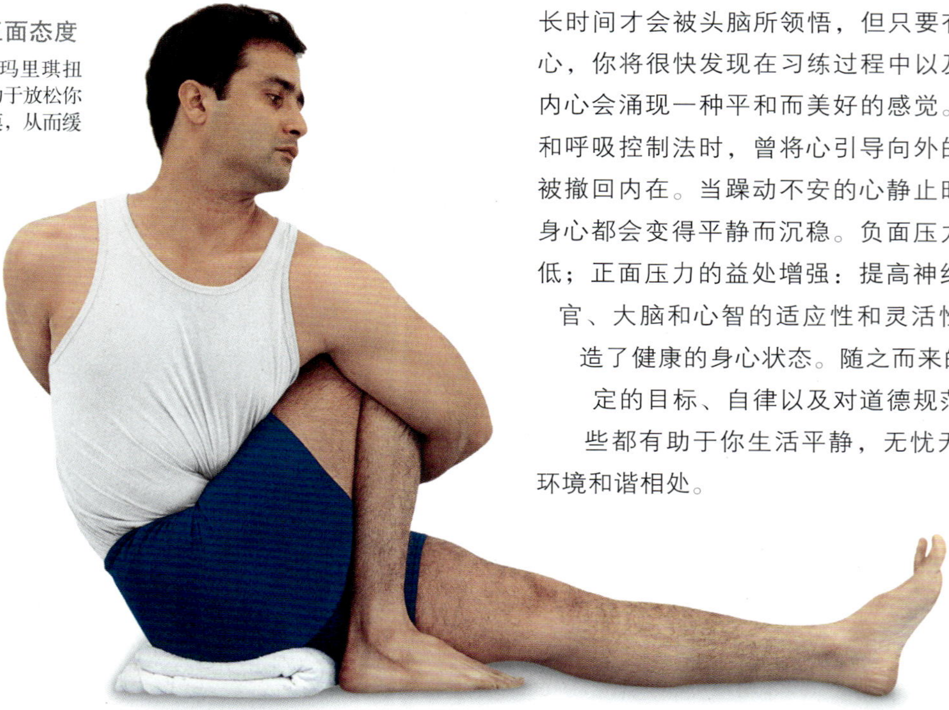

内化正面态度

习练玛里琪扭转式有助于放松你的横膈膜，从而缓解压力。

学会应对压力

每个人都有能力分辨好习惯与坏习惯，也有能力培养道德行为观念。通过养成一些好习惯（如有规律地习练瑜伽），你能够觉察到消耗体内生物能量的压力。体式和呼吸控制法的习练不仅是最有效，也是最自然的疗法。不同于许多其他的疗法，体式和呼吸控制法的习练不会带来有害的副作用。仅仅放松身体不足以抵制压力的负面影响。有规律地习练瑜伽，搭配健康的饮食和生活方式有助于在体内产生大量的能量，从而激活细胞，松弛紧张的肌肉。

虽然体式与呼吸控制法所产生的效果要经过长时间才会被头脑所领悟，但只要有耐性和专注心，你将很快发现在习练过程中以及习练完毕后内心会涌现一种平和而美好的感觉。在习练体式和呼吸控制法时，曾将心引导向外的五大感官也被撤回内在。当躁动不安的心静止时，你的整个身心都会变得平静而沉稳。负面压力的影响力降低；正面压力的益处增强：提高神经、器官、感官、大脑和心智的适应性和灵活性，同时也创造了健康的身心状态。随之而来的是明晰、坚定的目标、自律以及对道德规范的敏感，这些都有助于你生活平静，无忧无虑，以及同环境和谐相处。

“大脑必须平静，身体才能活跃。”

主动习练与被动习练

我们每天要处理各种不同类型的压力：身体上的、心理上的以及生理上的。应对这些压力唯一有效的途径是把主动习练和被动习练均衡地结合起来。我所使用的“被动习练”指的是使用辅助工具的瑜伽习练，这有助于提升内心的平静感、耐心以及持久力。“主动习练”，如字面所暗示的那样更有力量，通常是指无辅助工具的经典体式习练。这些体式（特别是站立体式以及那些含有后弯动作的体式）有助于增强耐力、活力以及柔韧性。比如，在炎热的天气下习练躺卧体式、倒立体式以及休息体式特别有好处，使新陈代谢变得缓慢，也保存了能量。在冬季，习练站立式、后弯式以及倒立式可以激活身体的各大系统，有助于预防一些常见疾病，如感冒、咳嗽、胸闷以及鼻窦炎。

体式的编排和持续的时间

体式的编排是指按照特定的顺序习练体式以便最大限度地发挥体式的效力。过多的主动习练导致自我膨胀并且耗竭身体的各个系统。与此相反，过多的被动习练可能带来抑郁、无精打采、焦虑、急躁易怒。随着对瑜伽以及自身的了解逐步加深，你将能够调整体式习练的编排顺序。随着耐力和柔韧性的提高，你也能够更长时间地在体式中停留。体式的功效不可能在数秒内展现。持续的时间取决于能量、智性以及觉知力。

使用辅助工具的体式

如果你感受到巨大的压力，或者带有轻伤，或者出于某种原因而感到疲劳，最好使用辅助工具来习练瑜伽。

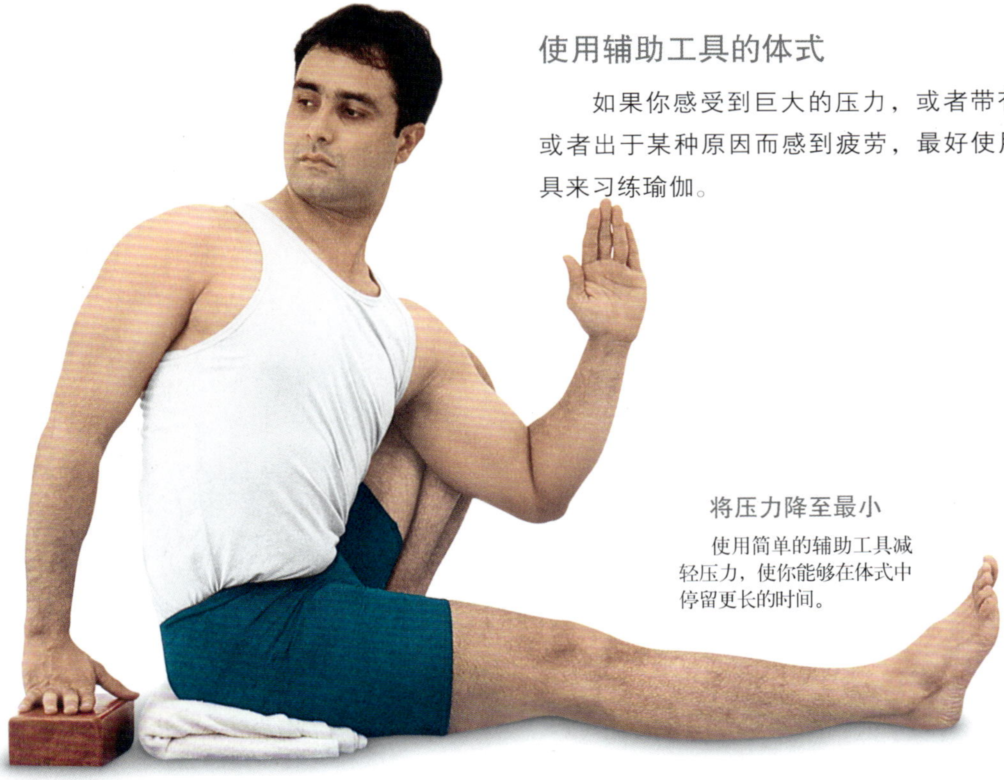

将压力降至最小

使用简单的辅助工具减轻压力，使你能够在体式中停留更长的时间。

使用辅助工具习练体式

古代的瑜伽师使用木块、石头、绳子来辅助他们更好地习练体式。艾扬格大师沿用这一原则发明了一些辅助工具，使人们更容易掌握体式，在身体没有任何紧张感的情况下更长时间地在体式中停留。

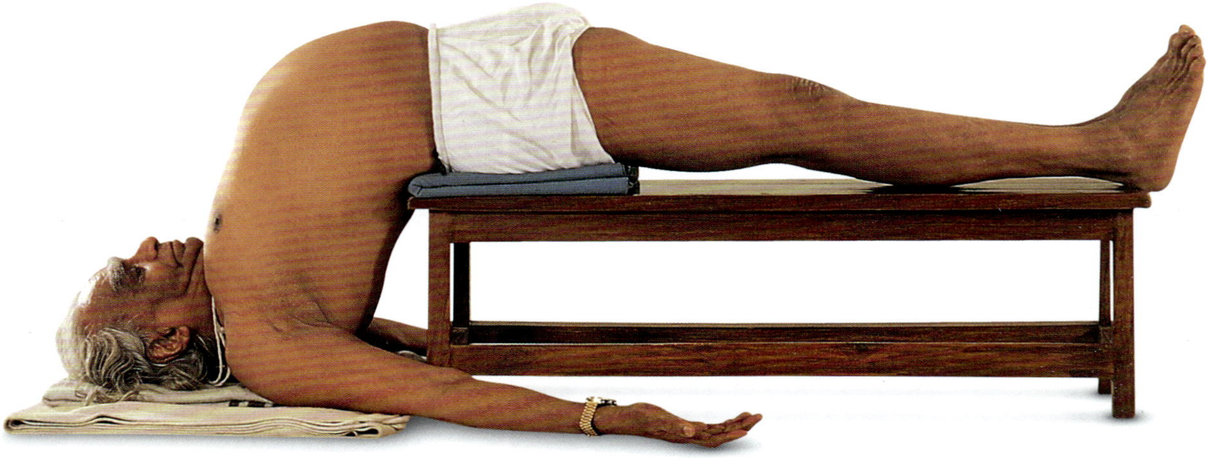

艾扬格大师在习练桥式肩倒立

这个体式要求具备强壮有力的颈、肩和背部，这一点需要多年的瑜伽习练才能够做到。在没有老师的监护下，不应该尝试习练。

瑜伽体式伸展、活动和放松了身体。更重要的是这些动作的目的在于使身体正确地调整归位。这种调整归位也包含着身心的协调一致，即意念均等地到达身体的每一部分。

瑜伽习练要求你的身心处于良好状态。然而，在长期的瑜伽教学过程中，我发现即使是那些条件良好的学生，偶尔也会感觉在某些体式上停留必需的时间长度是一件困难的事情。另外，某些体式要求的动作过于复杂，而在没有辅助下尝试完成这些动作，即便对于最健康的学生来说也是不可能的。这正是我研发瑜伽辅助工具的原因所在。辅助工具使体式的习练变得前所未有地容易、轻松和愉悦。于是，所有的瑜伽学生，无论体质强弱、年龄大小，无论是初学者还是高级习练者，都享有同等的机会学习每一个体式。另外，有些人因疲倦或受伤而希望在习练体式时保存能量，这些辅助工具将让他们如愿以偿。

辅助工具的功效

瑜伽的辅助工具是指任何有助于伸展、加强、放松或改善身体调整归位的物品。它帮助习练者在体式中停留得更长久，也更好地保存能量。这些辅助工具让人们以一种放松的方式习练体式，因为它们主动地（也可以说是被动地）使身心达至平衡状态。起初，我会在学生们习练体式的过程中用自己的身体为他们做辅助，但后来发现这种方式耗尽了我自己存储的能量。于是，我开始实验性地使用一些普通的日常用品（如墙壁、椅子、凳子、木块、抱枕、毛毯、腰带）去辅助学生们达至最终的姿势。当我教授那些受疾病困扰的学生时，我逐渐意识到辅助工具的价值所在。我发现，辅助工具提供了一定的高度、重量或支撑从而协助人们完成关键性的动作和身体的精微调整。我也留意到使用辅助工具可以改善血液循环，提升肺活量。这一切启发了我去创造一些辅助工具以适应不同的个体需求。

使用辅助工具习练瑜伽体式是一项创举，因为它是唯一一种使用力和放松同时发生的锻炼方式。它活动肌肉，锻炼身体器官，同时缓解身心过多的压力和紧张。辅助工具有助于提高身体的灵活性和耐力，同时也使松弛而劳累的肌肉得到放松。在不加重身体疲劳的情况下，辅助工具协助整个身体恢复活力。

瑜伽学生认为使用辅助工具的体式习练是一种激励人心的锻炼方式。这种方式既给予他们信心尝试高难度体式，也保证他们正确地习练体式。辅助工具帮助习练者找到方向感，明了调整归位的准则，帮助他们更深入地理解每一个体式。这些工具就好像是一位沉默的瑜伽教练。

辅助工具与瑜伽疗法

当身体处于慵懒、迟钝、疲惫状态时，使用辅助工具进行体式习练可以产生神奇的效果。神经系统将放松下来，头脑变得平静，内心也得到了慰藉。使用辅助工具习练体式增强了情绪的稳定性和意志力。随着压力的减少，焦虑、恐惧和忧郁也消失殆尽。这有助于那些受情绪所困的人更好地处理生活的方方面面。血液循环加快，心脏、呼吸器官、腹腔及盆腔器官都得到休息并且恢复了活力。例如，在一张宽大的木长凳上习练桥式肩倒立（见228页）可以在不给身体其他部分增加负担的情况下，放松心脏并为之带来活力，从而提高冠状动脉的血液供给。因此，这个习练非常适合心脏病患者。

用抱枕、木块、凳子或椅子来辅助习练体式可以减轻许多常见的疾病。这些辅助工具使血压变得稳定，减少呼吸困难以及哮喘的发病率，消除背部、髋关节、膝盖以及双脚的僵硬，也缓解风湿病和关节炎。使用辅助工具习练瑜伽让你不再受困于身体，灵魂也随之获得自由。这有助于改善身体姿势以及保持平衡状态，你将从中伸展身体并体验到放松的状态。

最终，使用辅助工具习练瑜伽，让你获得崭新的视野和重生的力量，创造出一种祥和宁静的感觉。下页中所示的辅助工具当中的一些是为体式习练特别研制的，另一些则是你可以在自己家中找到的物品。

贴靠墙壁习练的体式

墙壁的支撑有助于保持身体平衡，并辅助身体调整归位（alignment），特别是在站立体式和倒立体式上。墙壁增强了习练者的信心，使你不再担心会受伤或紧张。在稳固的山式（见178页）的习练中，墙壁有着非同小可的价值。在习练站立体式中，要确保你站在平坦的地面上以免滑倒，不要在垫子或毯子上习练，或穿着袜子习练。习练山式以及山式的其他变体时都要赤足，因为鞋子会限制你的活动范围，挤压脚趾，削弱脚底板的敏感度，使你对在这个体式中所有身体调整的感觉变弱。

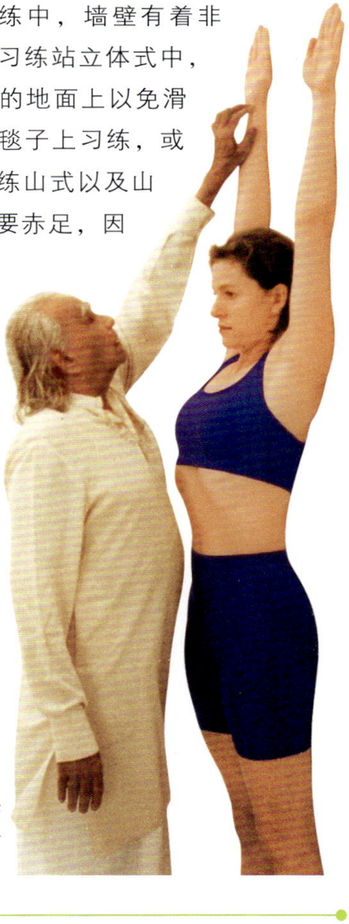

墙壁使你调整归位

艾扬格大师在调整学生双手上举的山式中的手臂的位置。

辅助工具

这两页所展示的辅助工具可以在你家中找到或从第432页列举的地址中购买到。当你用辅助工具习练体式时，请以你认为最合适的方式使用。我提供了一些基本的使用建议，但是重要的一点是，习练时你应该感觉舒适、放松。

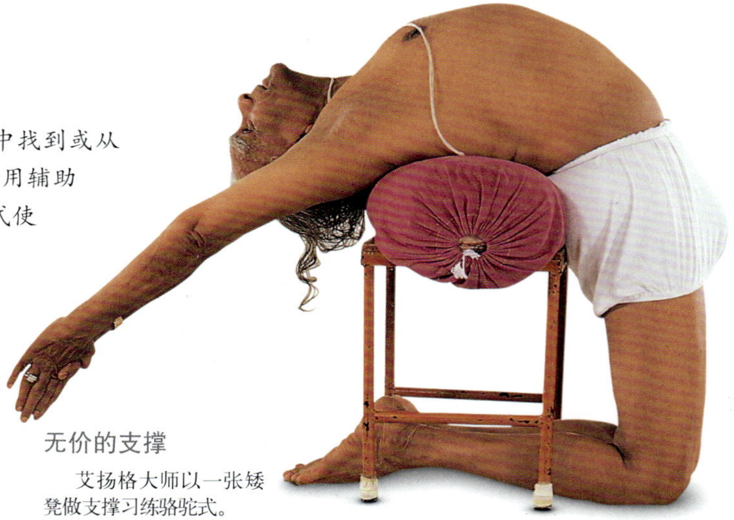

无价的支撑

艾扬格大师以一张矮凳做支撑习练骆驼式。

以下的辅助工具可以在习练体式时支撑你的整个身体，给予你一定的高度去更有效地协调各部分的动作，也让你在体式中获得更好的平衡感。

椅子

这张折叠椅的靠背部分是空的，你可以将双腿穿过它。在坐立扭转式（如巴拉瓦伽扭转式）中，这种辅助工具使躯干的扭转在保持动作有效性的同时变得更为容易。在习练辅助肩倒立式和犁式时，双手分别扶着椅背的两侧会使你的身体更稳固。在后弯式（如倒手杖式）中，它给予躯干可靠的支撑。一定要确保椅子非常平稳地放在地面上。

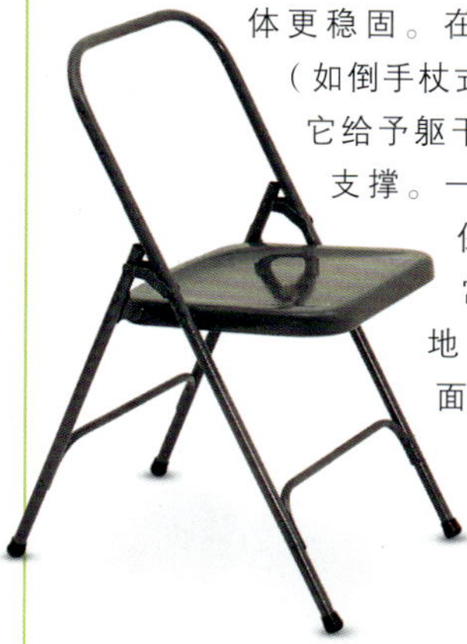

木制长凳

这张长凳必须有足够的宽度以舒适地支撑你的躯干，高度应该为60厘米左右。它必须平稳地放在地面上。在习练桥式肩倒立时使用，心脏病、偏头痛和呼吸紊乱的患者将会从中获益。

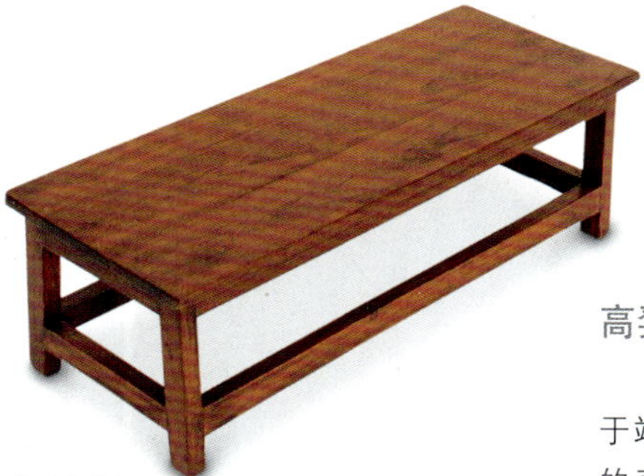

半犁式矮凳

这种矮凳的高度必须为30～45厘米，才足以在完全船式中支撑背部和双脚以及在骆驼式中支撑背部。这种凳子对那些要求背部、腹部、手臂和腿部有力量和柔韧性的体式习练有所帮助。

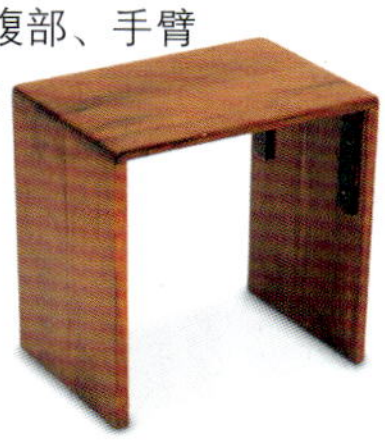

敞开式矮凳

两侧敞开的矮凳在后弯体式（如骆驼式）中给予身体一定支撑使躯干易于上提和后弯。这种矮凳的高度应该不超过45厘米，而且必须平稳地放在地面上。

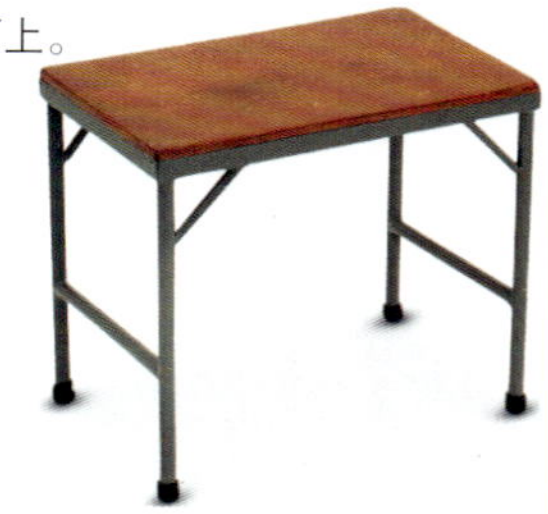

高凳

这种高度至大腿中部的凳子对于站立扭转式（如玛里琪扭转式）的习练很有帮助。这种高凳让你在没有紧张的情况下有效地扭转脊柱和躯干。一定要确保凳子平稳地置于地面而且其顶底有足够的宽度让你的整只脚可以舒适地踏上去。

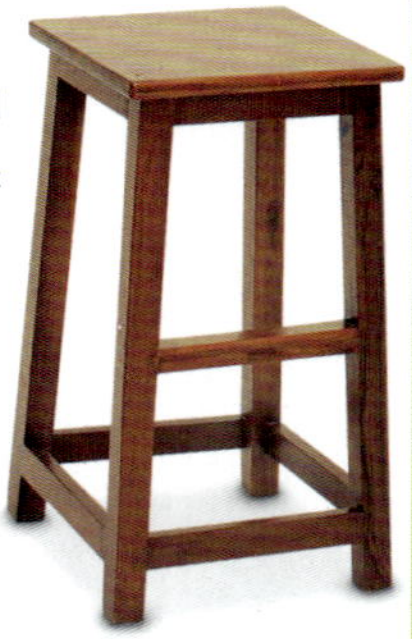

使用下面这些辅助工具支撑身体的某些部位，你便可以在身体没有紧张的情况下长时间地在体式中停留。那些关节僵硬的人或高血压患者，如果需要在前曲体式中给予头部一定支撑的话，他们会发现这些辅助工具很有用处。

抱枕

抱枕让你在得到放松的同时给予身体支撑，并且使你在没有紧张的情况下身体得到有效的伸展。抱枕的重量应该为3公斤，是用稠密的棉花作为填充物的。抱枕的长度应该为60厘米左右，直径则为23厘米，最好有一个可拆洗的棉布罩子。

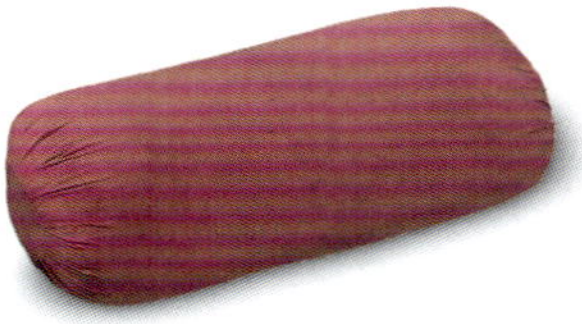

泡沫硬砖

泡沫硬砖被放置于木方砖的下方，以便在前曲体式中支撑头部或在呼吸控制中支撑背部。尺寸为30厘米×18厘米×5厘米。

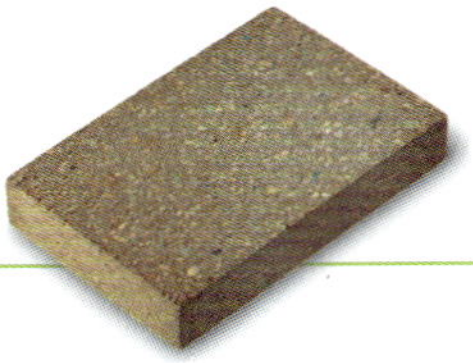

木方砖

木方砖常常被用于各种体式当中。在坐立体式和站立体式中，木方砖支撑腿部、膝盖或手掌，而在坐立扭转体式中垫高了身体。在喉式呼吸中，木方砖支撑背部，并有助于胸廓的展开。在前曲体式（如站立前曲式）中，木方砖支撑头部和双手，其尺寸应该大致为23厘米×12厘米×7厘米。它可以如图a所示将短边面置于地，也可以如图b所示将长边面置于地，还可以如图c所示将宽边面置于地。这要根据你的具体需要。虽然我在本章中对于许多体式都会给出一个建议性的高度，但你还是应该按照你感觉最舒适的高度来摆放木方砖。

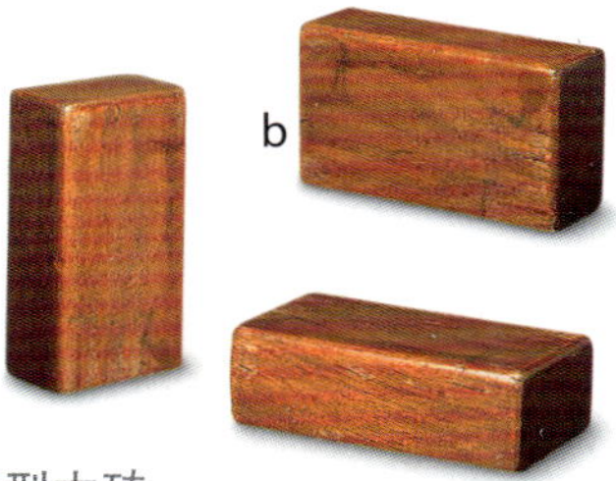

圆型木砖

这种小木砖在站立扭转体式（如玛里琪扭转式）中给身体增加额外的高度，帮助你在没有紧张的情况下更有效地扭转身体。这种木砖高度约为5厘米，长度则为10厘米。

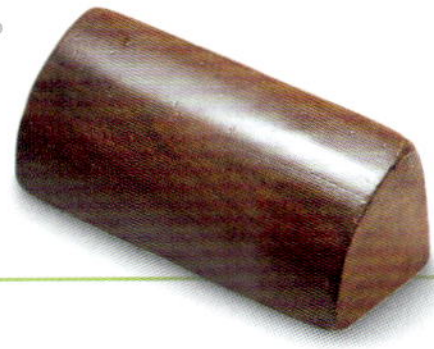

折叠式毯子

折叠式毯子用于支撑背部，或在躺卧体式和呼吸控制法中展开胸廓，或在倒立体式（如辅助肩倒立）中给头部和双肩以支撑。在坐立体式中折叠过的毯子垫高了身体，有助于保持躯干和脊柱的挺拔，也可以纠正不良的姿势。最适合的毯子是棉质的，尺寸约为2米×1.2米。在使用这种毯子作为椅子或长凳上的软垫支撑身体时，可以将它对折三次。若使用这毯子来为坐立体式或扭转体式垫高上身时，可以将它对折四次至五次。

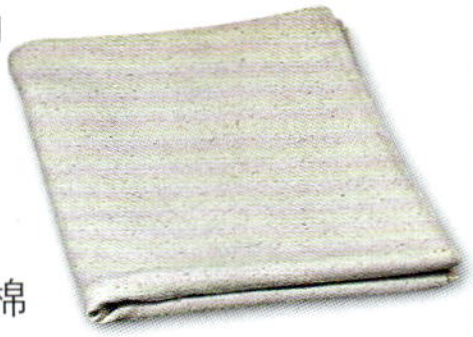

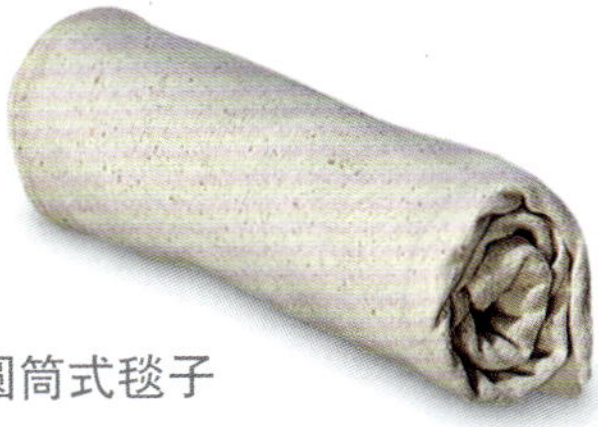

圆筒式毯子

这种毯子用于在躺卧体式和后弯体式中支撑颈背，它有助于消除胸廓的紧张感，或在后弯体式（如倒手杖式）中支撑背部某一小部分。而在英雄坐或俯卧式英雄坐中，它有助于放松大腿和脚踝。将一张棉质的毯子对折四次，然后将它卷成紧实的圆筒状（见上图）。

下面两种辅助工具可以提高某些体式的习练效果。瑜伽带可以防止肌肉或关节的拉伤，并且进一步伸展肢体。绷带则使你的意识更容易转向内，这有助于你完全放松。

瑜伽带

在躺卧手抓脚趾腿部伸展式、头碰膝前曲伸展式以及完全船式的最终姿势中，瑜伽带让你在没有紧张的情况下达到所要求的拉伸状态。瑜伽带的长度约为60厘米，是质地较硬的编织带，在其中一端有一个小扣环。

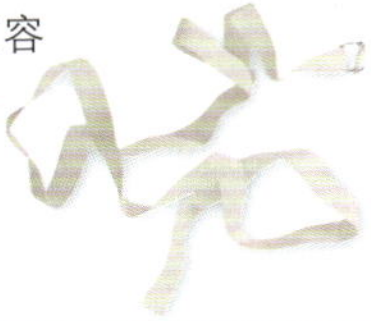

绉纱绷带

这种用于蒙眼睛的绷带长度为2.5~3米，宽度为10厘米。它有助于将眼球收回眼窝中。在挺尸式和呼吸控制法中它会使头脑变得冷静，让面部肌肉和神经系统得到放松。

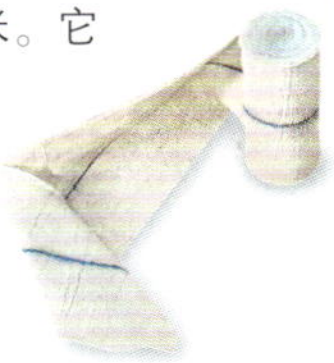

体式解压

Tadasana Samasthithi
稳固的山式

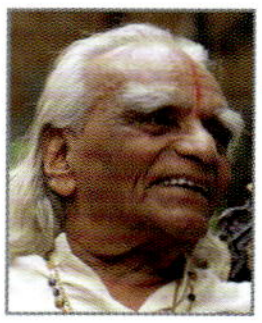

这个体式是所有站立体式的起点。上提胸骨即心轮（见49页）之所在，有助于减轻压力，增强自信，而最终体式所达至的完美平衡会提升你的觉察力。在梵文中，tadasana意为“山式”，samasthithi则指一种“直立稳固的状态”。

◎ 益处

有助于治疗抑郁症
改善不正确的姿势
强健膝关节
恢复双脚活力，矫正扁平足
减轻坐骨神经痛
预防痔疮
增强控尿功能
强健并上提盆骨和腹部

◎ 注意事项

如果你患有压力性头痛、偏头痛、眼疲劳、低血压、膝部骨关节炎、暴食症、腹泻、失眠或白带过多，请不要习练这个体式。如果你有平衡问题，应该在习练时将双脚分开约25厘米。

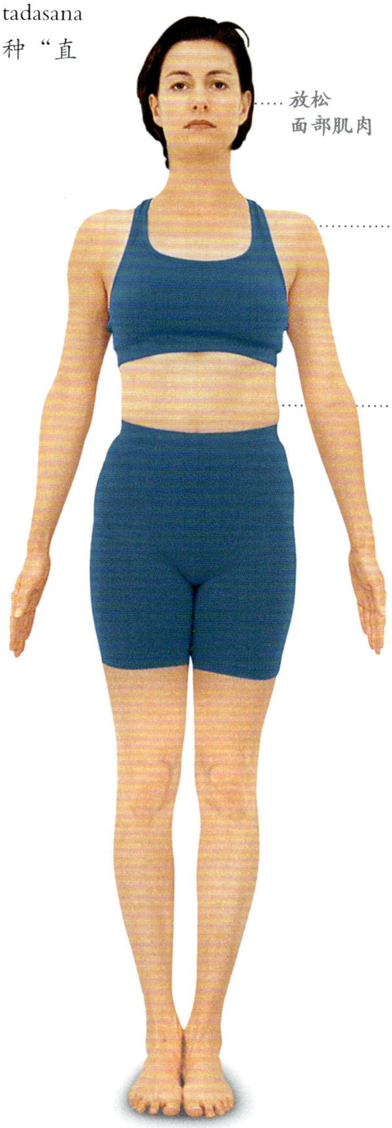

辅助工具（见175页）
墙面帮助身体准确地调整归位。墙面使得对体式的调整变得容易些，最终的姿势也更稳定。

1 赤足站立于一个平稳、光洁的平面。双脚并拢，脚跟着地。初学者可以将双脚分开约5厘米，这样会容易些。

2 双臂沿身体两侧伸展，掌心朝向大腿，手指指向地面，颈部向上伸展，保持颈部肌肉的柔软与放松。

3 身体的重量均匀地分布于双脚外沿与内缘以及脚趾与脚跟上。收紧髌骨，展开双膝后侧。内旋大腿前侧。收紧臀部。下腹部内收，胸廓上提。

4 头部保持直立，眼睛看向正前方。有意识地均匀呼吸。体会身心是一个不可分割的整体，并感觉能量由内涌现。在此体式上停留30~60秒。

Tadasana Urdhva Hastasana
双臂向上伸展的山式

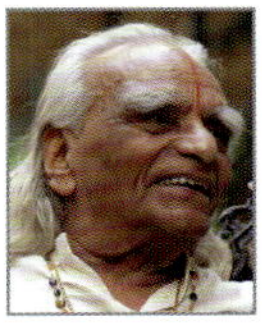

这是山式的一个变体，在此体式中双臂向上伸展。在梵文中，urdhva可解释为“向上”，hasta则意为“双手”。这个体式被推荐给那些办公室人群，因为它锻炼了手臂、肩关节、手腕、指关节以及手指。

◎ 益处

有助于治疗抑郁症，增强自信

强壮和刺激腹部、骨盆、躯干以及背部

缓解关节炎

减轻坐骨神经痛

强健膝关节

舒展胭绳肌

矫正扁平足

◎ 注意事项

如果你患有压力性头痛、偏头痛、眼疲劳、低血压、膝部骨关节炎、暴食症、腹泻、失眠或白带过多，请不要习练这个体式。如果你患有高血压，则不要在此体式上停留超过15秒。如果你有椎间盘突出，保持双脚分开。如果你患有子宫脱垂，则保持脚尖并拢，脚跟分开。

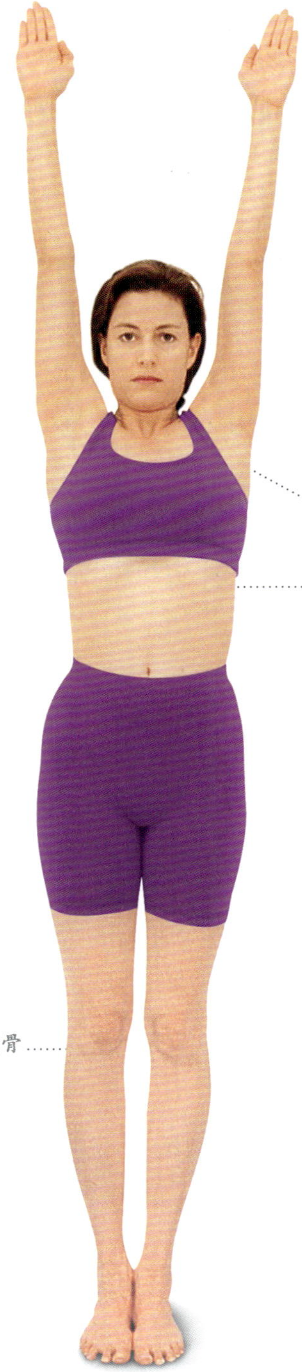

辅助工具（见175页）
墙面帮助身体准确地调整归位。墙面使得对体式的调整变得容易些，最终的姿势也更稳定。

1 以山式（见60页）赤足站立于一个平稳、光洁的地面。吸气，从腰部开始伸展，双臂经胸前上提至肩的高度。打开双掌，掌心相对。

2 双臂上举于头部上方，与地面垂直。伸展双臂和十指。推肩胛骨收入身体。

3 从肩膀开始进一步向上伸展双臂，保持双臂相互平行。朝天花板方向延伸手腕、手掌及手指。感觉这一延伸是沿着身体两侧进行的。

4 内收下腹部。转动手腕以便掌心朝前。保持这个姿势20~30秒，均匀地呼吸。

Tadasana Urdhva Baddanguliasana
十指相交的山式

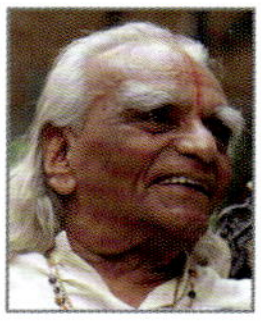

这是山式（tadasana）的一个变体。在梵文中urdhva是“向上”之意，baddha意味着“被抓紧”或“被束缚”，而anguli则可译为“手指”。在此体式当中，大脑放松却警醒。你将意识到整个身体（从双脚至相交的十指）的强烈伸展。感觉能量流从双脚上行至指关节。

◎ 益处

增强自信，有助于治疗抑郁症
缓解关节炎
伸展肩部、手臂、手腕和手指
有助于治疗脊椎病
强健并激活躯干、背部、腹部和盆骨
强健膝关节
减轻坐骨神经痛
矫正扁平足

◎ 注意事项

如果你有心脏病、压力性头痛、偏头痛、低血压、失眠、膝部骨关节炎、暴食症、腹泻或白带过多，请不要习练这个体式。如果你有高血压，则不要在此体式中停留超过15秒。如果你患有小儿麻痹、膝外翻或者平衡问题，那就保持双脚分开20厘米。如果你常常背痛或有椎间盘突出或子宫脱垂，则保持双脚大脚趾尖并拢，脚跟分开。

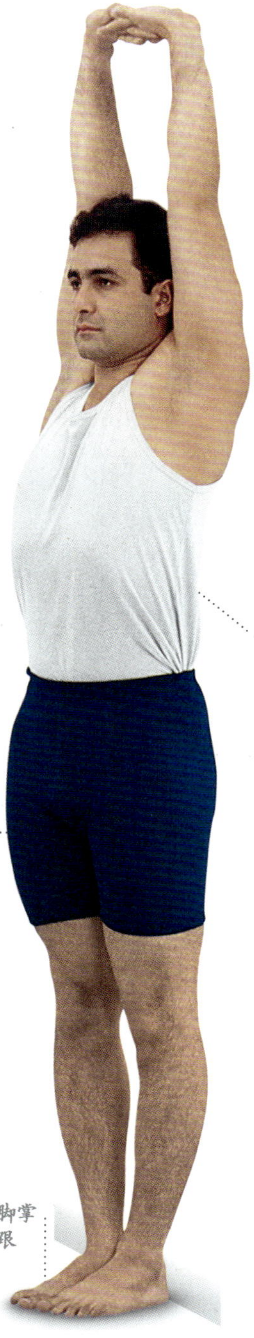

辅助工具（见175页）
墙面帮助身体准确地调整归位。通过墙壁，对体式进行一些调整会变得容易些，最终的姿势也会更平稳。

1 以山式（见60页）赤足站立于平稳、光洁的地面，背靠墙壁。双臂抬至胸前，掌心朝向胸部。从指根开始十指紧紧相交，左手小手指在右手小手指的下方（见左小图）。

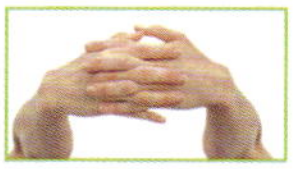

2 保持十指相交，掌心向外翻转（见下方小图）。呼气，双臂向前伸直到与肩同高。然后吸气，将双臂举至头顶上方，直到与地面垂直。充分地伸展双臂，锁肘关节。感觉手掌的伸展。在这个体式上停留30~60秒。

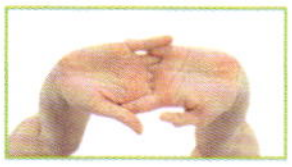

Paschima Baddha Hastasana
双臂背后相叠的山式

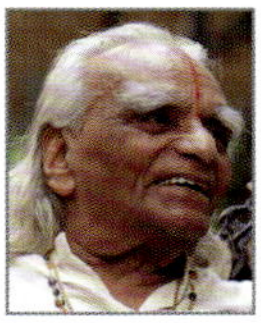

Paschima Baddha Hastasana这句梵文的意思为“双手在背后相叠”。baddha的意思为“被束缚”或“被抓紧”。它是双手背后合十的山式（见182页）的简易版，帮助你为常规体式做好身体准备，因为双手背后合十的山式要求背部和双臂更伸展、更富柔韧性。

◎ 益处

增强自信，有助于减轻抑郁症
有助于治疗颈椎关节强直
缓解肩膀、手臂、手腕和手指的关节炎
强健膝关节、减轻坐骨神经痛
矫正扁平足

◎ 注意事项

如果你患有心绞痛、压力性头痛、偏头痛、眼疲劳、失眠、低血压、膝部骨关节炎、白带异常或暴食症，请不要习练这个体式。如果你有椎间盘滑脱，请保持双脚分开。如果你有子宫移位，保持双脚大脚趾尖并拢，脚跟分开。如果你患有小儿麻痹症或平衡问题，则保持双脚分开至少25厘米。

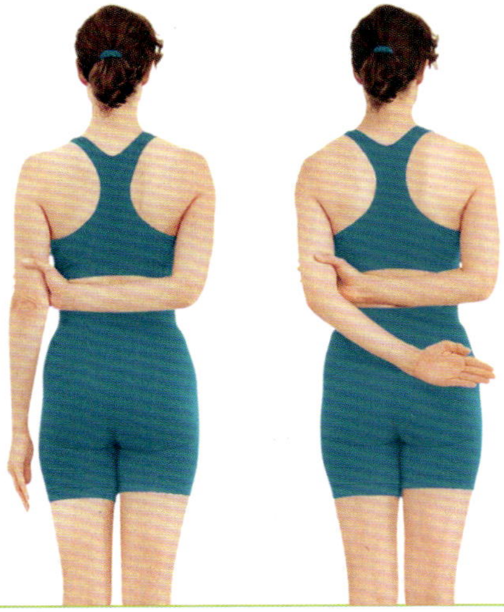

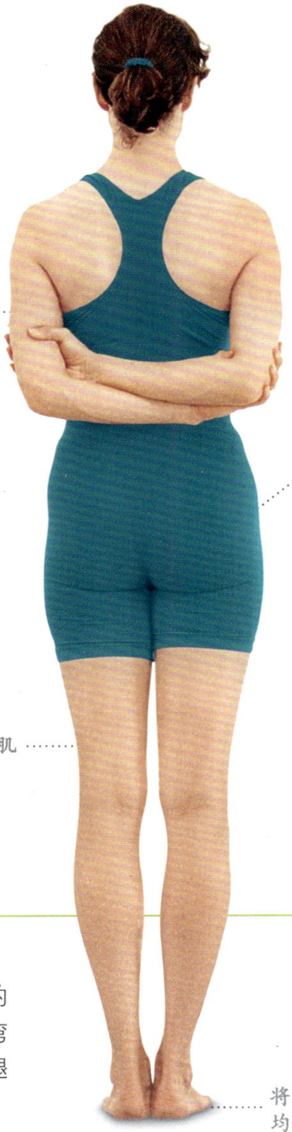

2 用左手抓住右肘正上方。抓得稳但不紧。两前臂压靠背部。上臂稍转向内，肘关节向后推，但不要让它们抬起来。起初，在此体式中停留20~30秒。通过习练，将停留时间延长到1分钟。在这个过程中，你应该均匀地呼吸。

1 以山式（见60页）赤足站立于平稳、光洁的地面。右臂置于身后并抓住左肘正上方。弯曲左臂并置于身后。伸展双腿，想象着你正将腿部的皮肤、肌肉以及腿骨向腰部上提。

Tadasana Paschima Namaskarasana
双手背后合十的山式

◎ 益处

减轻抑郁症
缓解颈椎关节强直
增强上半身、手臂、手肘以及手腕的柔韧性
强健膝关节
减缓坐骨神经痛
矫正扁平足

◎ 注意事项

如果你患有压力性头痛、偏头痛、低血压、失眠、膝部的骨关节炎、暴食症、腹泻或白带过多，请不要习练这个体式。如果你有高血压，在此体式中停留不要超过15秒。如果你患有小儿麻痹、膝外翻或有平衡问题，保持双脚分开20厘米。如果你经常背痛、有椎间盘突出或子宫脱垂，则保持双脚并拢，双膝分开。

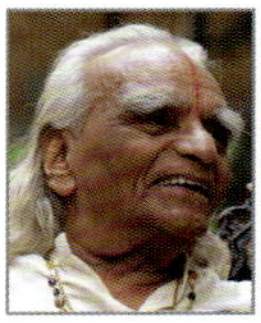

在这个体式中，双手在背后合十（这是印度致敬问候的手势，称为namaskar）。这一伸展要求上半身和手臂有相当的柔韧性。先习练双臂背后相叠的山式（见181页），直到肩关节、肘关节和腕关节足够灵活，得以轻松地完成这个体式。

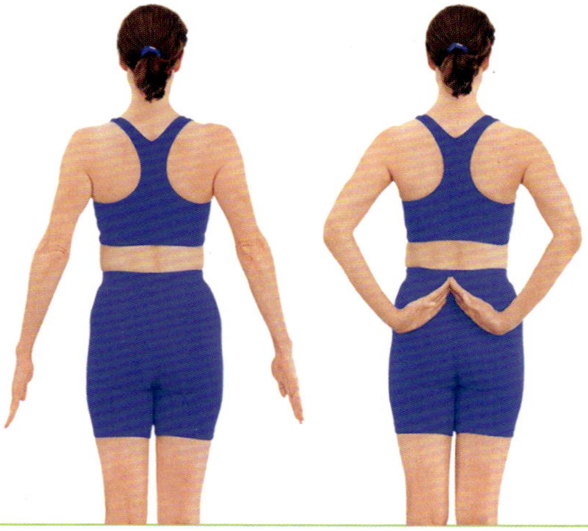

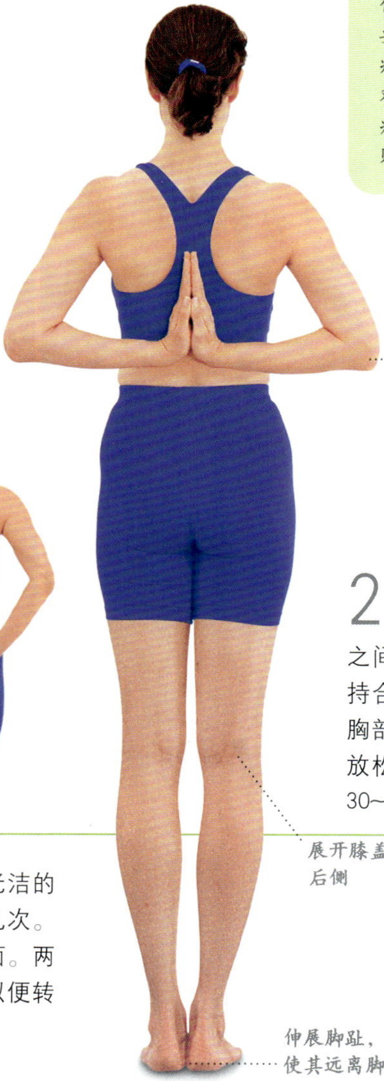

2 双掌相互抵压并沿着背部向上移动，直至它们到达两肩胛骨之间的位置。从掌根至指尖双手保持合十。下推双肘以便伸展上臂和胸部。注意保持打开胸廓及腋窝。放松颈部和双肩，在此体式中停留30~60秒，均匀地呼吸。

1 以山式（见60页）赤足站立于平稳、光洁的地面。轻柔地将手臂向内、向外翻转几次。将手臂置于身后，双手合十，指尖朝向地面。两大拇指落于下背部。双肘向后移，转手腕以便转动指尖，先是指向背部，然后指向上方。

Tadasana Gomukhasana
双手相扣成牛面式的山式

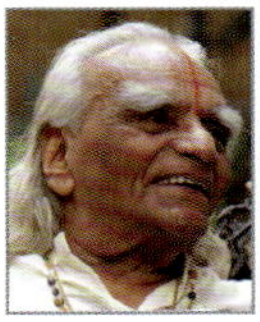

在这个体式的最终姿势中相扣的双手形成牛面状（梵文Gomukha的意思为“牛面式”）。这也是山式的一个变体，它激活了肩膀和背部的肌肉。伸展手臂的动作有助于缓解肩部、手肘、手腕和手指的关节炎。

◎ 益处

增强自信，有助于治疗抑郁症
缓解颈椎关节强直
通过打开胸腔来改善呼吸
强壮膝关节
减轻坐骨神经痛
矫正扁平足

◎ 注意事项

如果你有心脏病、压力性头痛、偏头痛、眼疲劳、失眠症、低血压、膝部的骨关节疼痛、腹泻或白带过多的话，请避免习练这个体式。如果你患有小儿麻痹症、先天性双腿畸形或膝外翻，则保持双脚分开25厘米。如果你有背痛、椎间盘滑脱、子宫移位或手腕关节疼痛的话，则保持大脚趾并拢、脚跟稍微分开。

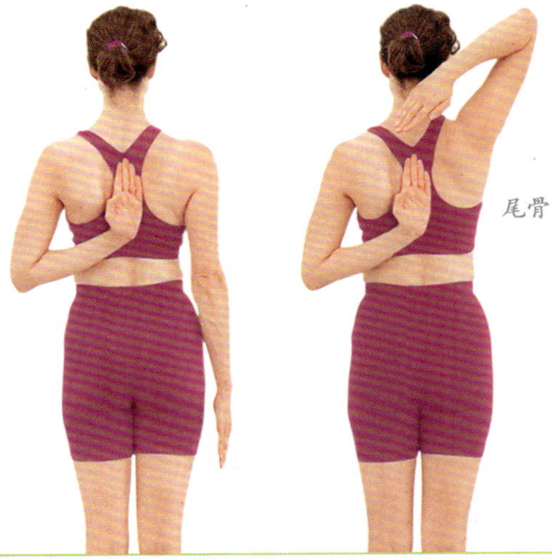

1 以山式（见60页）赤足站立于平稳、光洁的地面。左臂置于身后，将左手手背放于中背部。抬右臂，弯曲右肘并向下移动右手，掌心朝向身体。

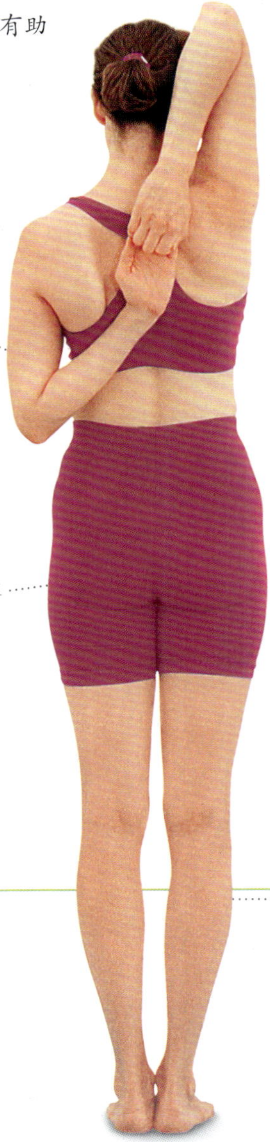

2 右掌置于左掌上方，并且两手十指相扣。如果这样做有困难，那就让双手的指尖相碰。不要强迫手臂弯曲，给自己时间来调整动作。有意识地放松双臂。打开右侧腋窝以便在胸部和右上臂间创造一个空间。右肘向上向后，而右前臂贴靠头部。进一步放低左手肘。然后将左手腕的背面置于背部。在此体式中停留20~30秒。在另一侧重复同样的动作。

Utthita Trikonasana
三角伸展式

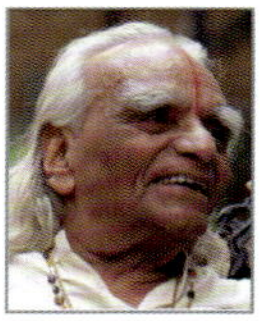

这个体式是经典三角伸展式（见62页）的一个变体。有规律地习练它将开发贮存在尾骨的能量（生命力与力量的重要源泉）。这对于那些在压力下高效工作的人群来说很有帮助。这个体式激活了脊柱，使其保持柔韧性和自然的曲线。它能缓解背痛，减轻颈部、肩膀和膝部的僵硬。

辅助工具（见174页）

一面墙，一块木砖和一张瑜伽垫。靠墙习练支撑身体，减轻身体的紧张，帮助身体正确地调整归位。瑜伽垫可以防滑，有助于保持体式的最终平衡。木砖帮助那些背部僵硬者手落地，并让脊柱、颈部和肩膀更好地伸展。

◎ 益处

强健腹部器官

刺激消化系统，缓解胃炎、胃酸过多和胀气

强健盆腔器官，改善因日常的久坐少动或错误姿势所带来的影响

缓解背痛

减轻肩、颈及膝部僵硬

增强手臂和腿部的韧带

有助于改善月经失调

◎ 注意事项

如果你患有压力性头痛、偏头痛、眼疲劳、腹泻、低血压、静脉曲张，或是当你感到抑郁或极度疲劳时，请不要习练这个体式。类风湿关节炎患者在发烧时也应该避免此体式。在月经期间也不要进行这一习练。如果你患有高血压，在习练中不要抬头看体式中上举的手臂。如果你患有颈椎关节强直的话，则不要长时间地抬头向上看。

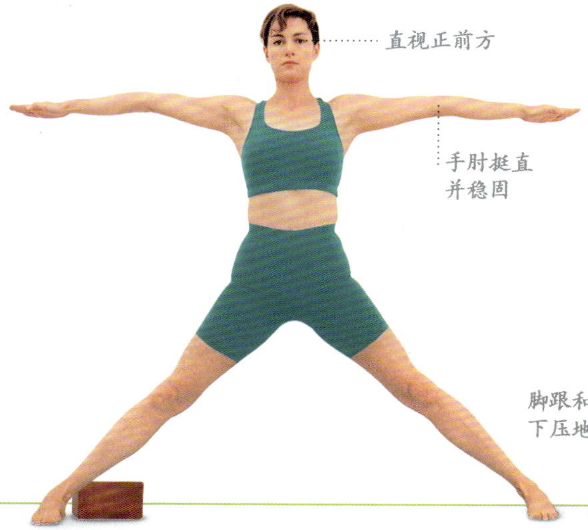
直视正前方
手肘挺直
并稳固

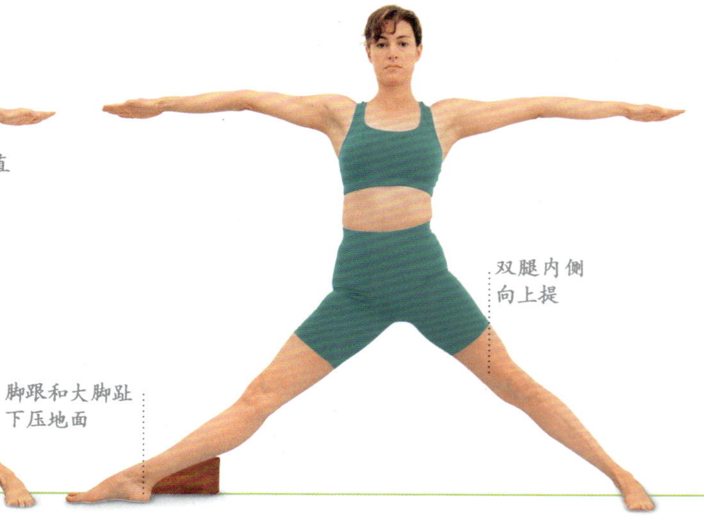
脚跟和大脚趾
下压地面
双腿内侧
向上提

1 将瑜伽垫靠墙铺开。将一块木砖长边面朝下放置在垫子的右侧边缘。以山式（见60页）站立于垫子中央。吸气，然后双脚打开约1米距离。脚跟和臀部必须碰触墙面。双臂从两侧抬起直到与肩膀同高。

2 将右脚右转直到与墙边平行。左脚稍转向右。左脚跟和左侧臀部应该碰触墙壁。保持左腿伸直。双臂伸展远离身体，并且保持与地面平行，掌心朝下。

古鲁的教导

“在这个体式中，你必须让双臂充分向外伸展。看看我是如何拉直和延伸这位学员的手臂、手腕和手指。”

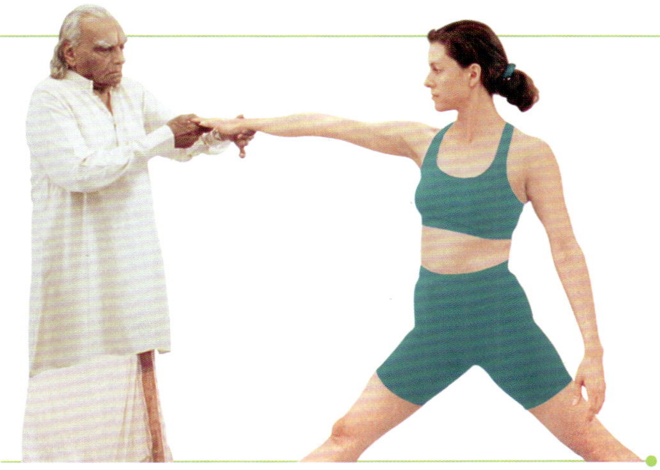

3 身体向右侧弯，并将右臂向地面延伸。右手掌放于木砖上。尾骨内收。与此同时，保持左侧臀部及双肩紧压墙壁。左臂上举朝向天花板。转头看左手拇指。将身体的重量落于两脚跟而非右手掌上，均匀地呼吸，但不是深呼吸。在此体式中停留20~30秒。在另一侧重复相同的动作。

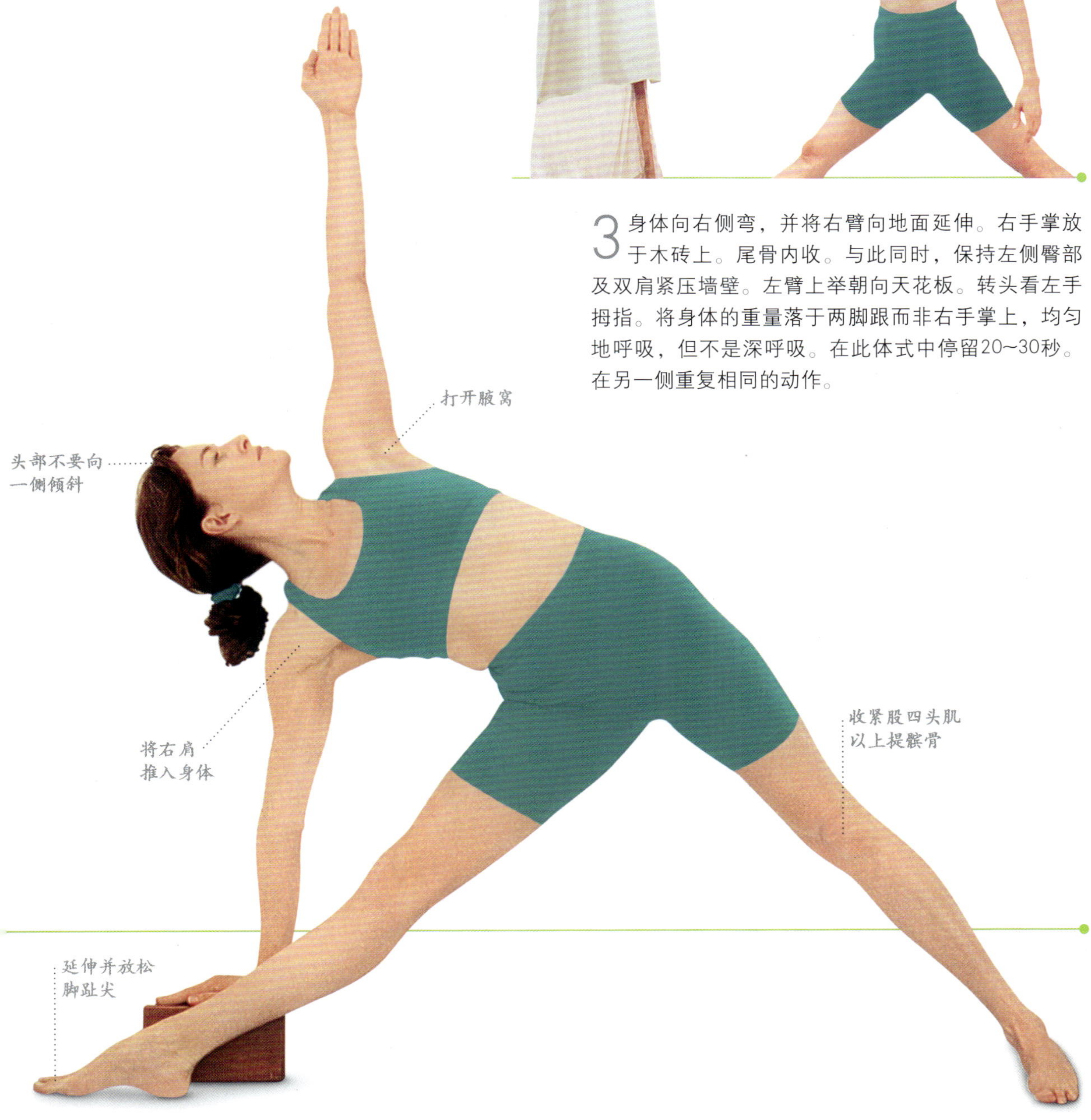
打开腋窝
头部不要向一侧倾斜
将右肩推入身体
收紧股四头肌以上提髌骨
延伸并放松脚趾尖

Utthita Parsvakonasana
加强侧伸展式

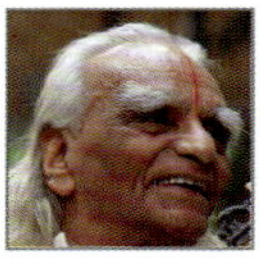

这个体式是经典三角侧伸展式（见72页）的一个变体。在这个变体中，习练者背靠墙壁并在下落手的下方放一块木砖。在这个体式的最终姿势中，人们通常习惯性地将身体重量压向弯曲的腿上。使用这里所推荐的辅助工具将防止这种情况出现，也使习练者在没有压力或受伤的情况下，更自由地调整姿势。

◎ 注意事项

如果你患有压力性头痛、偏头痛、膝部骨关节炎、风湿热、静脉曲张、低血压、慢性疲劳综合征、腹泻、牛皮癣、失眠、抑郁、暴食症，请不要习练它。

经期或经期前紧张或白带过多，请避免习练。如果你月经不调或月经较多，在非经期一定要习练此体式，经期则应避免习练。如果你患有颈椎关节强直，那么在最终姿势上只做短暂的、向上看的动作。高血压患者应该看向地面。

辅助工具（见174页）

一面墙和一块木砖。墙面的支撑可以减少疲劳，以便习练者能够在这个姿势中停留更长的时间，也可使头、颈正确地调整归位。木砖被放置于下落手下方、一个合适的高度。这对那些脊椎僵硬或触地困难的习练者很有帮助。木砖也有助于保持最终姿势的稳定性。

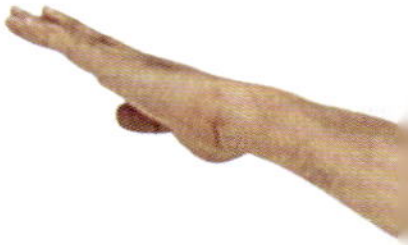

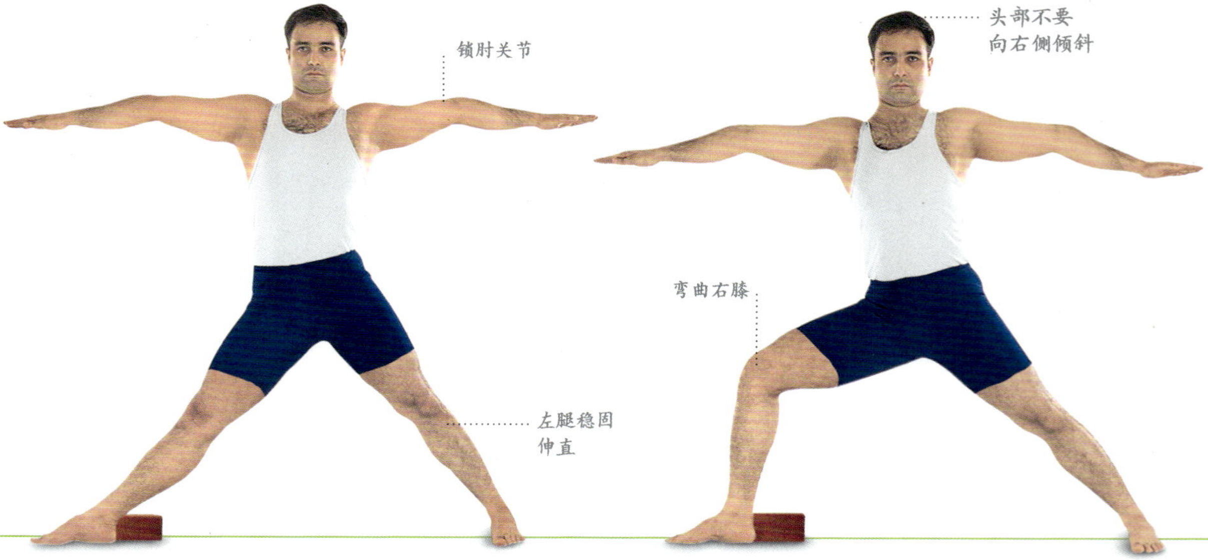

1 背靠墙面以山式（见60页）站立，脚跟和臀部碰触墙壁。在右脚后侧放置一块木砖。吸气，双脚打开1米的距离。右脚向右侧外转直到右脚与墙面平行。

2 左脚稍转向右，左脚外沿紧紧下压地面，弯曲右膝，下推大腿直到小腿与地面成直角。伸展左臂远离左肩。

古鲁的教导

“看我如何在这位学员右侧的浮肋区域给予支撑。我将其底肋和浮肋从右转向左，使这个部位不再置于身后。这一支撑帮助他通过收紧左侧臀部和朝天花板方向转动左侧躯干来改善平衡。”

◎ 益处

纠正肩膀和肩胛骨的错位

缓解背痛和颈椎的扭伤

增强髋关节和脊柱的柔韧性

强健腿部和膝部，特别是腘绳肌

伸展和强健腹部器官及盆腔器官

通过缓解胃炎、胃酸过多和胀气来促进消化

有助于缓解月经失调

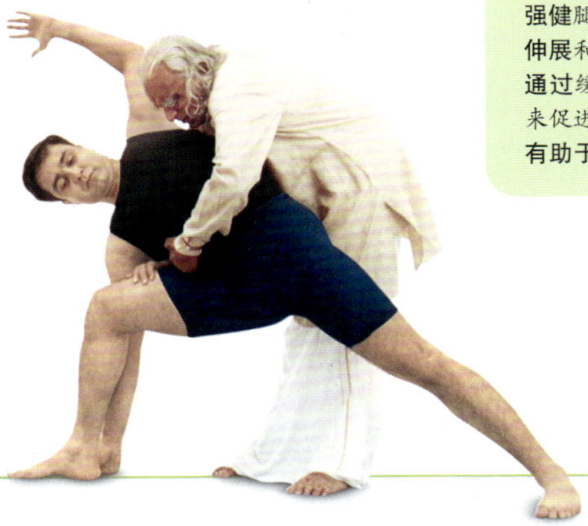

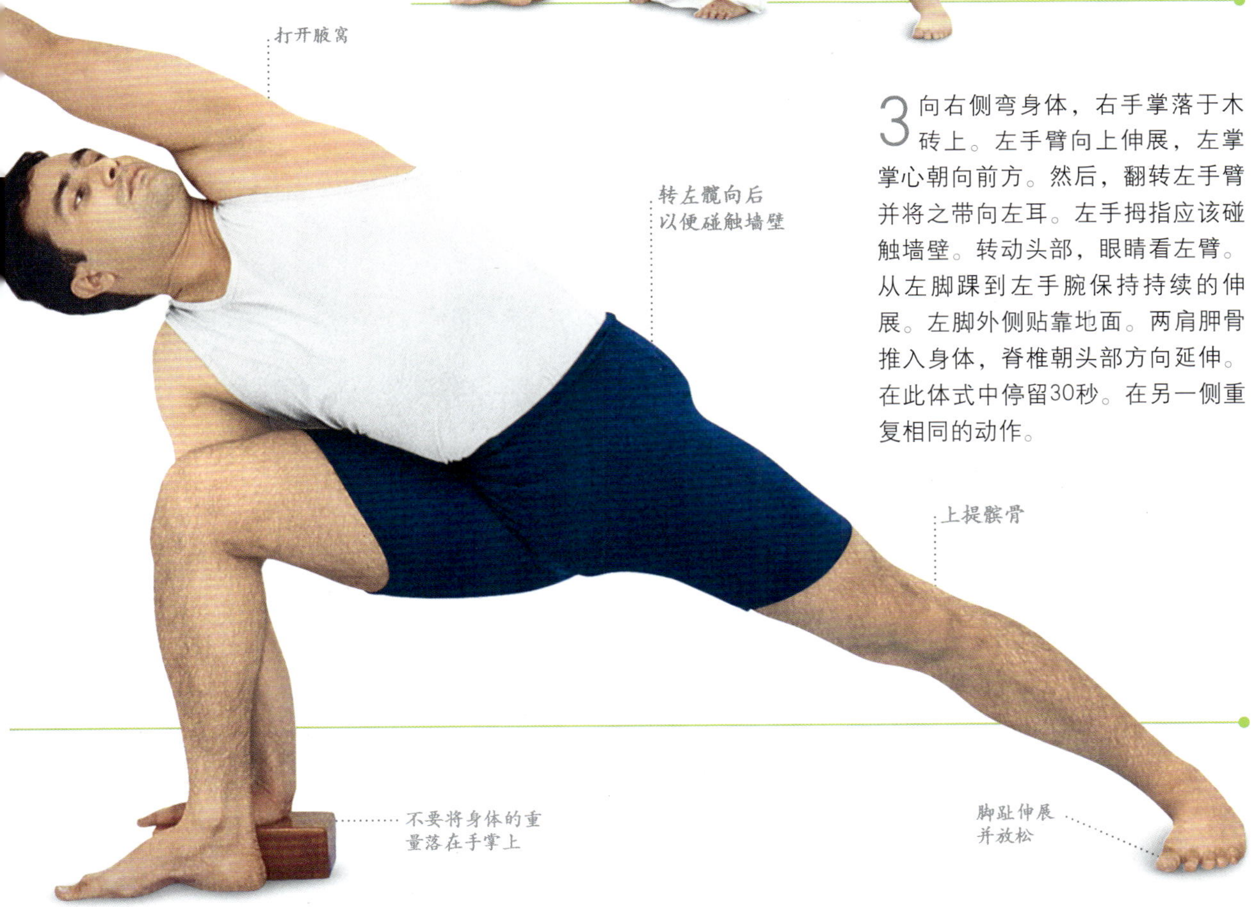
打开腋窝
转左髋向后
以便碰触墙壁
上提髌骨
不要将身体的重
量落在手掌上
脚趾伸展
并放松

3 向右侧弯身体，右手掌落于木砖上。左手臂向上伸展，左掌掌心朝向前方。然后，翻转左手臂并将之带向左耳。左手拇指应该碰触墙壁。转动头部，眼睛看左臂。从左脚踝到左手腕保持持续的伸展。左脚外侧贴靠地面。两肩胛骨推入身体，脊椎朝头部方向延伸。在此体式中停留30秒。在另一侧重复相同的动作。

Ardha Chandrasana
半月式

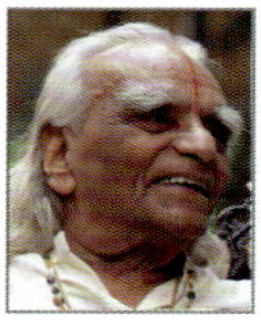

在梵文中，ardha意为“半”，而chandra则可译为“月亮”。在这个体式中，身体成半月状。有规律地习练它可以延长专注的时间。它也可以提高身体协调性和运动反射性。它使脊椎得到深度伸展，强健脊柱附近的肌肉，从而保持脊柱的灵活和自然曲线。

◎ 益处

通过旋转和活动脊椎关节来保持脊椎肌肉的柔软

强健腰椎和骶椎，减轻背痛

矫正双肩的错位

有助于缓解坐骨神经痛

促进脚部的血液循环

缓解胃炎和胃酸过多

矫正子宫脱垂

如果靠墙做的话，这是唯一能消除疲劳的站立体式

◎ 注意事项

如果你患有压力性头痛、偏头痛、眼疲劳、静脉曲张、腹泻或失眠，请不要习练。如果你有高血压，那么不要向上看举起的手臂，而要直视前方。

辅助工具（见174页）

一面墙和一块木砖。墙面使姿势更稳定，同时也有助于头、颈调整归位。对于那些背部僵硬、手不能触地的习练者来说，木砖使此体式变得更容易些。

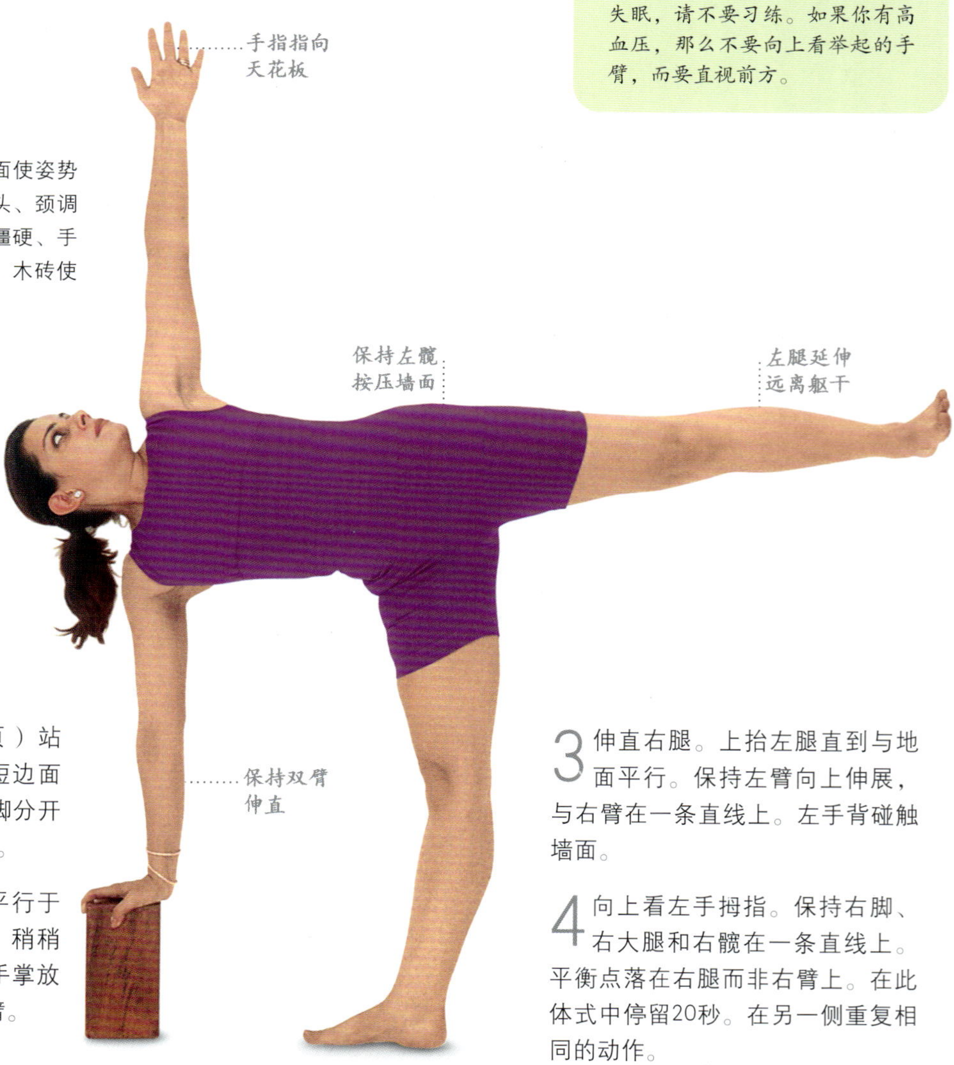
手指指向天花板
保持左髋按压墙面
左腿延伸远离躯干
保持双臂伸直

1 以山式（见60页）站立。将木砖靠墙短边面朝下放置。吸气，双脚分开1米。抬双臂与肩同高。

2 右脚外转向右，平行于墙面；左脚内转，稍稍朝右。弯曲右膝，右手掌放于木砖上方。上抬左臂。

3 伸直右腿。上抬左腿直到与地面平行。保持左臂向上伸展，与右臂在一条直线上。左手背碰触墙面。

4 向上看左手拇指。保持右脚、右大腿和右髋在一条直线上。平衡点落在右腿而非右臂上。在此体式中停留20秒。在另一侧重复相同的动作。

Uttanasana
站立前曲式

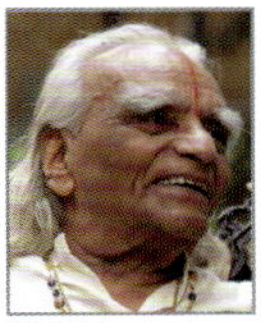

这个体式是经典站立前曲式（见84页）的一个更轻松省力的版本。它帮助初学者和背部僵硬的习练者获得最终体式上的伸展。最终姿势有五种不同的变体，习练那个让你感觉最舒适，也最符合你需要的变体。这是一个既给内心带来平静又恢复体力的体式，它使心肺放松并获得能量。

◎ 益处

有规律地习练，可以减轻抑郁症
治疗失眠，消除疲劳
增加大脑供血，安抚大脑细胞和交感神经系统
调节血压
缓解偏头痛和压力性头痛
强健腹部器官
通过中和胃酸来消除胃痛
增强和拉伸腘绳肌
增加髋关节的灵活性
强健膝关节及其周围的组织和肌肉

◎ 注意事项

如果你患有膝部的骨关节炎或者腹泻，请不要习练。类风湿关节炎患者在发烧时也应避免做此体式。如果你有低血压，那么逐渐地从体式中还原，避免头晕。

辅助工具（见174页）一块泡沫砖和五块木砖。将三块木砖叠放在泡沫砖的上方。在瑜伽砖的两侧各放一块木砖。

特别提示 除非你背部肌肉柔韧性足够好，否则请使用辅助工具来支撑头部。

特别益处 抚慰、平静身体和头脑。

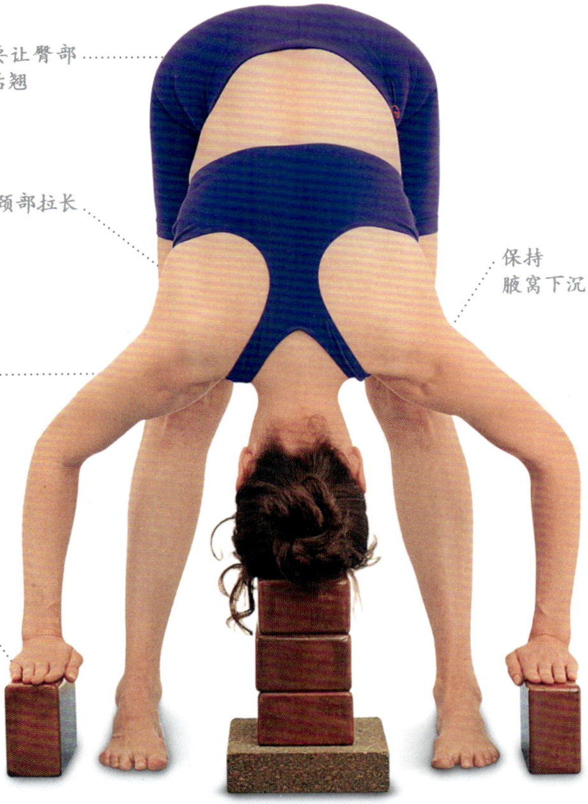

1 以山式（见60页）站立。双腿分开30厘米。双脚相互平行，脚趾朝前。上提髌骨。

2 吸气，朝天花板方向上抬双臂，掌心朝前。脊柱向上延伸。

3 从腰部开始朝地面向前弯曲。为了加强脊椎的伸展，脚跟压按地面。这也是正确习练这个体式的关键。向下拉长躯干的两侧。

4 将头顶落于身体前方的瑜伽砖上。双掌放在两脚旁侧的木砖上。髌骨内收。拉伸腘绳肌并上提两腿的内侧。感觉从脚跟到头顶有一种持续的伸展。在此体式中停留1分钟。

变体1　双手抱肘

辅助工具（见174页）
一块泡沫砖和三块木砖。这个变体对于初学者和背部僵硬得无法将双手触地或放于木砖上的习练者来说会更容易些。

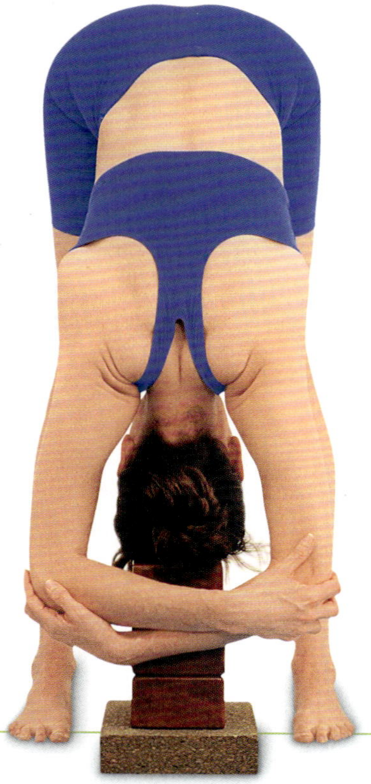

进入体式 将泡沫砖放于地面，然后把三块木砖叠加于其上方。遵照上述体式的步骤1、2和3，将头顶放于瑜伽砖的上方。用右手抓住左手肘。用左手抓住右手肘。让相叠的手臂沉向地面。保持此体式1分钟。

变体2　手握脚踝

辅助工具（见174页）
一块泡沫砖和三块木砖。瑜伽砖支撑头部，使前曲的体式更为简单易行。

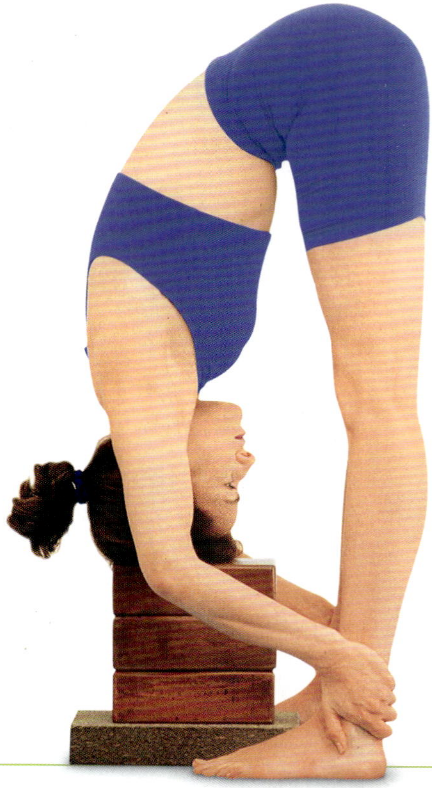

进入体式 将泡沫砖放在地面上，然后把三块木砖叠加于其上。遵照上述体式的步骤1、2和3。呼气，将头顶放于瑜伽砖上。双手抓握脚踝。均匀地呼吸，在此体式中停留1分钟。抓握脚踝这个动作使体式更平稳、更牢固，这将便于你进一步向下弯曲。

“有规律、持之以恒、警醒地习练瑜伽是达到意识平稳的基础。”

变体3　手掌着地

辅助工具（见174页）

一块泡沫砖和三块木砖。一旦背部肌肉有了足够的柔韧性，你就无须使用木砖支撑双手，而在最终姿势中将双掌平放在地面上。

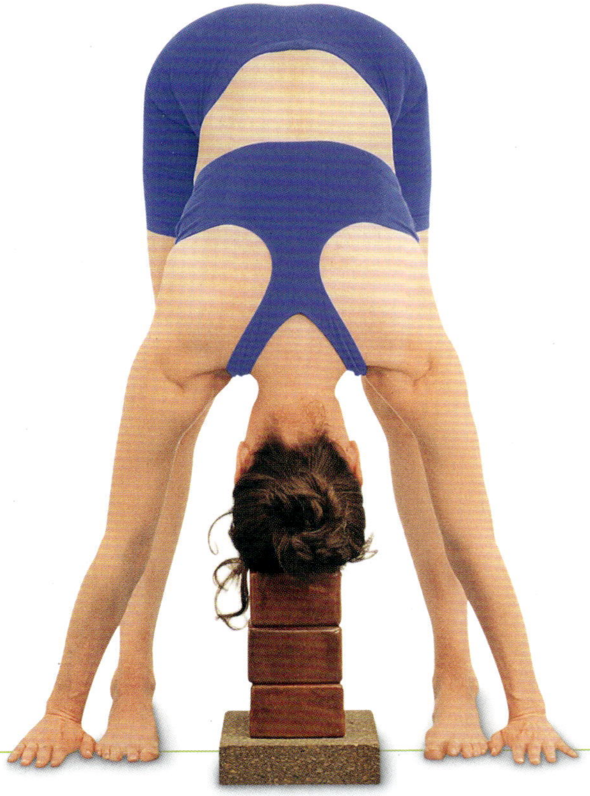

进入体式 如变体2所示摆放瑜伽砖。接着，遵照上述体式的步骤1、2和3，头顶落于瑜伽砖上方。然后，将双掌平放于地面，刚好在双脚外侧（见小图）。确保脚跟紧贴地面，拉伸大腿后侧的腘绳肌。每侧手的大拇指应该碰触小脚趾。身体的重量应该均匀地分布于脚趾和脚跟上。均匀地呼吸，在此体式中停留1分钟。

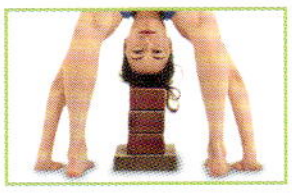

变体4　手掌置于木砖上

辅助工具（见174页）

两块木砖。习练此变体的必要条件：你感觉背部肌肉有足够的柔韧性，可以在头部无支撑的情况下保持身体向前弯曲。变体1~4是循序渐进的高级步骤。

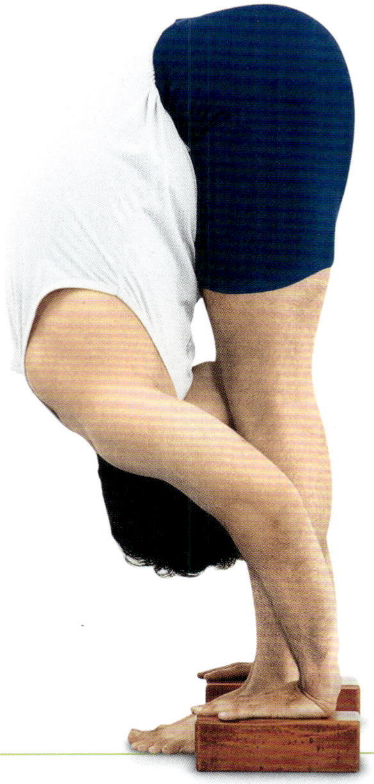

特别提示 如果你是初学者或者易患高血压、头痛、颈椎强直症、失眠、偏头痛或椎间盘滑脱者，请不要习练这个体式。

进入体式 站立时双脚并拢。将两块木砖分别平放于双脚的旁侧，木砖的长边平行于双脚。遵照上述体式的步骤1、2、3。当你从腰部开始向前弯曲时，将手掌置于木砖上，下巴贴靠双膝。在此体式中停留1分钟。

Prasarita Padottanasana
加强腿部伸展式（双角式）

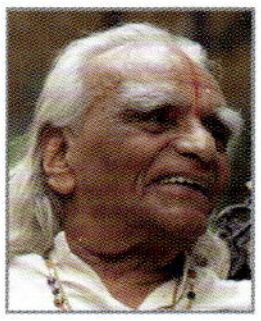

在梵文中，prasarita意为“向外伸展”或“展开”，pada则意为“腿”或“脚”。这个体式使双腿得到高强度的伸展。在此体式中，躯干倒置，头部落于地面或木砖或抱枕上。这个体式既放松身心又恢复体力，通常放在系列站立体式的结尾部分，而在系列头倒立（见130页）之前习练。它可以镇静身体和大脑，带来平静与安详感。

◎ 益处

缓解抑郁症，增强自信
使头脑和交感神经系统平静
使心脏和肺部充满活力
降低血压
减轻压力性头痛、偏头痛和疲劳
强健腹部器官
通过中和胃酸来减轻胃痛
减轻下背部疼痛
强健膝关节，使髋关节更灵活
调节月经量

◎ 注意事项

在此体式中停留不要超过1分钟，对初学者而言更是如此。如果你有低血压，那么从该体式中逐渐地还原，以避免头晕。在习练这个体式的过程中，不要让头部倾向一侧或缩短颈部。

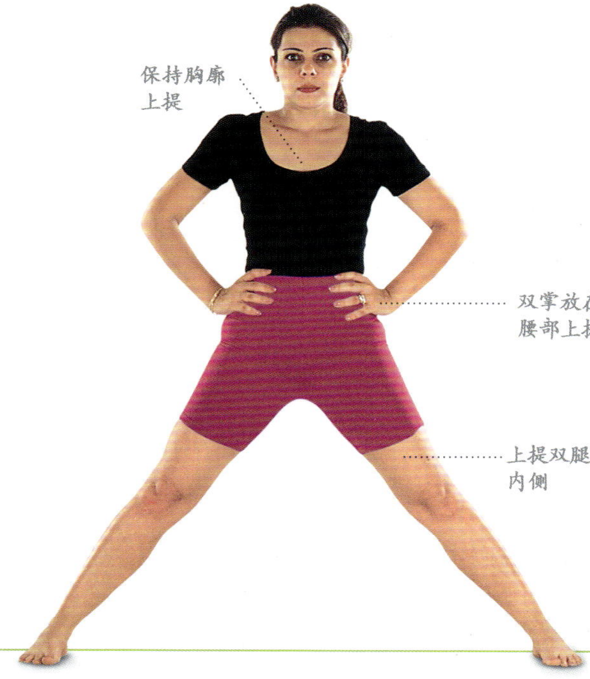
保持胸廓上提
双掌放在腰上，腰部上提
上提双腿内侧

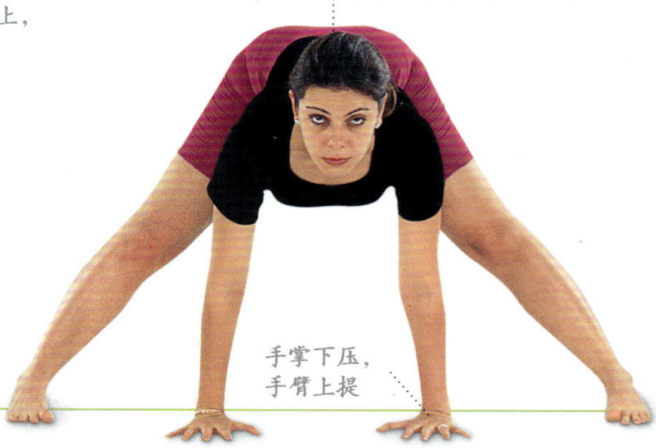
保持背部前凹，尾骨内收
手掌下压，手臂上提

1 以山式（见60页）站立。双手放于髋部，大拇指放于背部，其余手指放于髋部前侧。吸气，两脚分开，相距1.2米。两脚应该相互平行，脚趾朝前。脚的外侧贴靠地面，保持背部挺直。

2 呼气，上提髌骨。身体向前弯曲，延伸脊柱，躯干朝地面方向下落。向前弯曲时，眼向上看以确保背部前凹（见421页）。双手离开髋部向地面下落。手掌平放在地面上，手指张开。

3 弯曲双肘，手掌依旧平放在地面上。将头顶置于两掌间的地面上。前推胸骨，内收腹部，将股骨（大腿骨）和腹股沟向后移动以减轻头部压力。在此体式中停留1分钟。

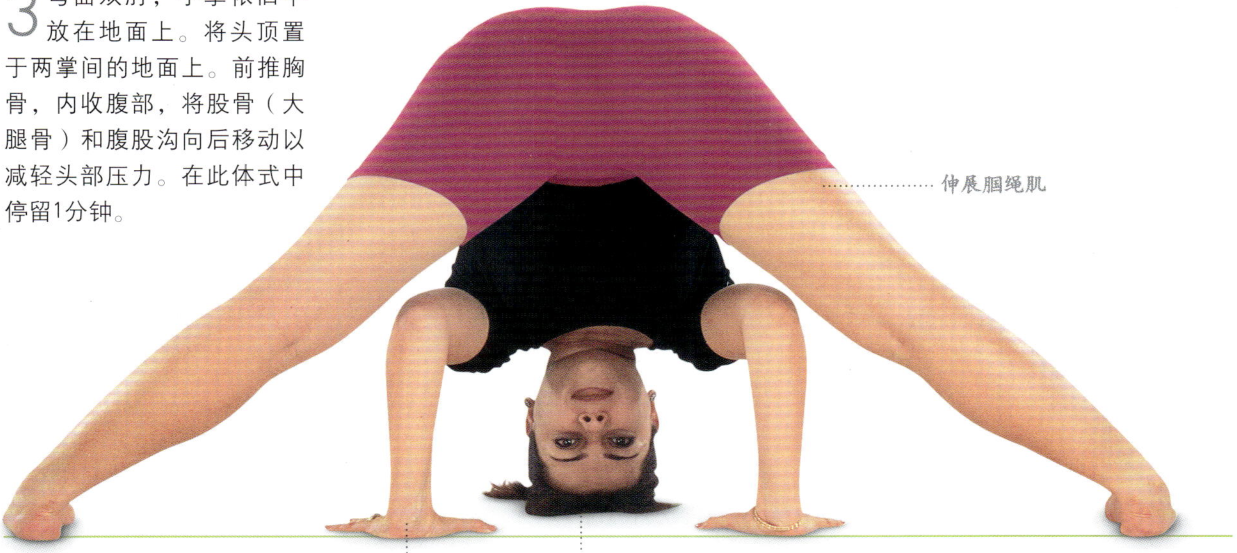
伸展腘绳肌
确保头部和双手在一条直线上
放松头部和颈部

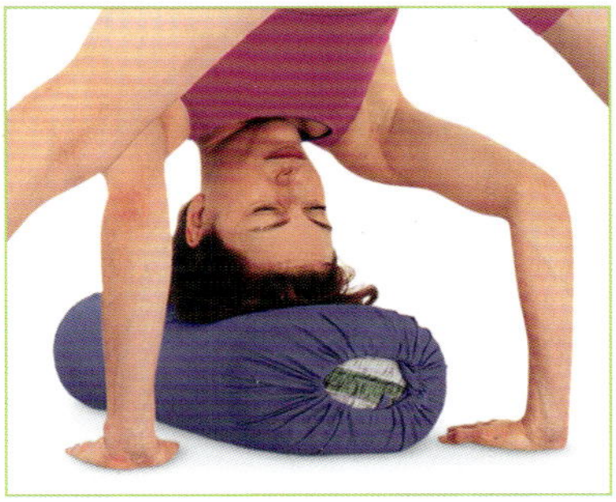

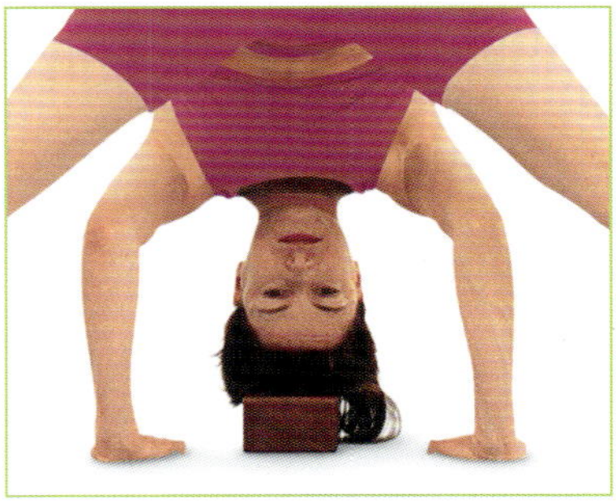

变体1 头置于抱枕上

辅助工具（见174页）一个抱枕。它帮助下背部僵硬的习练者在不紧张的情况下更有效地完成最终姿势。

进入体式 将抱枕放于地面，平端置于两脚之间。遵照上述体式的步骤1、2和3习练。当你向前弯曲时，将头顶落于抱枕的中央。放松头部和颈部。然后将身体的重量移向两脚跟。在此体式中停留1分钟。

变体2 头置于木砖上

辅助工具（见174页）一块木砖。如果你的脊柱僵硬或头部难以落在地面上的话，木砖将对你很有帮助。使用木砖直到你的脊柱和背肌变得更加灵活。变体1和2是循序渐进的高级步骤。

进入体式 将木砖宽边朝下放于地面，位于两脚前方。然后遵照上述体式的步骤1、2和3习练。身体向前弯曲，将头顶落于木砖上。在此体式中停留1分钟。

Adhomukha Svanasana
下犬式

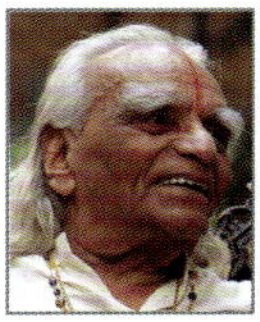

这一倒立伸展体式为心、肺提供新鲜的血液，增强整个身体的体质。Adhomukha梵文意为“脸朝下”，而svana则可译为“狗”。这个体式及其变体是经典下犬式（见80页）的简易版本，使四肢得到更好的伸展，头脑获得平静和安抚。

◎ 益处

强健和放松神经系统，有助于缓解抑郁症和焦虑症
治疗呼吸困难、心悸、过度疲劳和中暑
使血压和心率变得平稳
对慢性便秘、消化不良和胆汁过多均有帮助
缓解肩部、手腕和手指的关节炎
减轻下背部疼痛
增强髋部、膝部和踝关节的柔韧性
强健双腿的韧带和肌腱
消减因慢跑、竞走等体育锻炼对膝部的软骨或腘绳肌所造成的损伤
强健足弓，预防跟骨骨刺

辅助工具（见174页）

一面墙和三块木砖。靠墙摆放的两块木砖，为双手提供了支撑，伸展双臂，缓解肩关节的紧张。第三块木砖帮助那些背部僵硬的习练者达到最终的姿势。

特别益处

有助于提高自信，缓解头痛和高血压。有助于放松心脏，恢复心脏活力。减轻女性更年期的“头重感”。

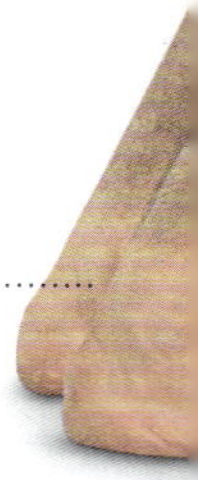

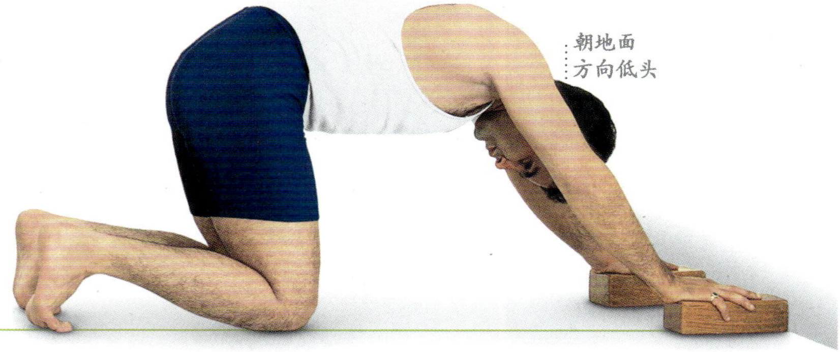

1 面朝墙跪立，身体距墙面约1米。将两块木砖平放于地面，与肩同宽并贴靠墙壁。将第三块木砖长边面朝下放在地面上，距墙面约45厘米，双脚分开约45厘米。将双掌置于抵靠墙壁的两块木砖上。

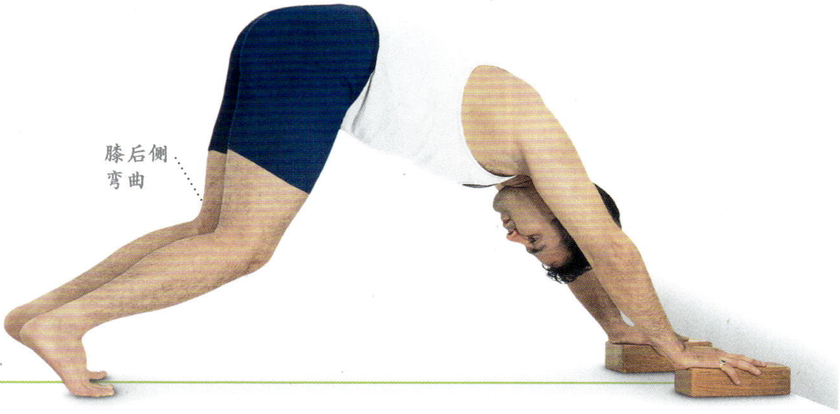

2 双掌下压木砖，同时双脚向后退几步，使脚和手的距离约为1.2米。确保双脚和双手在一条直线上，并且等距离分开。提起脚跟，伸展双腿，然后放低脚跟落到地面上，充分地伸展双臂。

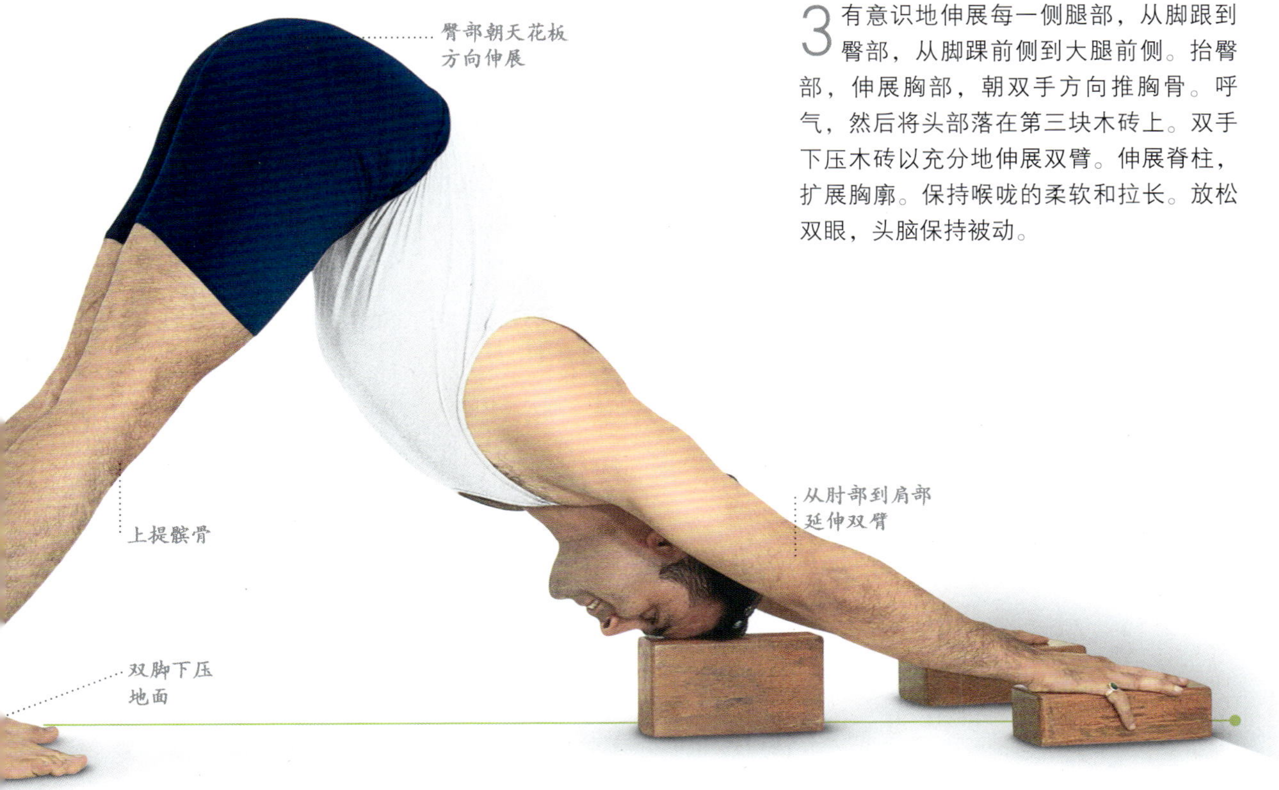
臀部朝天花板方向伸展
上提髌骨
双脚下压地面
从肘部到肩部延伸双臂

3 有意识地伸展每一侧腿部，从脚跟到臀部，从脚踝前侧到大腿前侧。抬臀部，伸展胸部，朝双手方向推胸骨。呼气，然后将头部落在第三块木砖上。双手下压木砖以充分地伸展双臂。伸展脊柱，扩展胸廓。保持喉咙的柔软和拉长。放松双眼，头脑保持被动。

变体1　双手抵靠墙壁

辅助工具（见174页）
一面墙和一块木砖。用手指抵靠墙壁来支撑双肩，从而减轻肩关节的紧张。

特别益处 有助于缓解肩部、肘部、手腕和手指的关节炎。

进入体式 遵照上述体式的步骤1、2习练，只是省略了辅助双手的木砖。将手指放在墙面上，同时确保双掌紧紧地贴靠地面。然后遵照上述体式的步骤3。

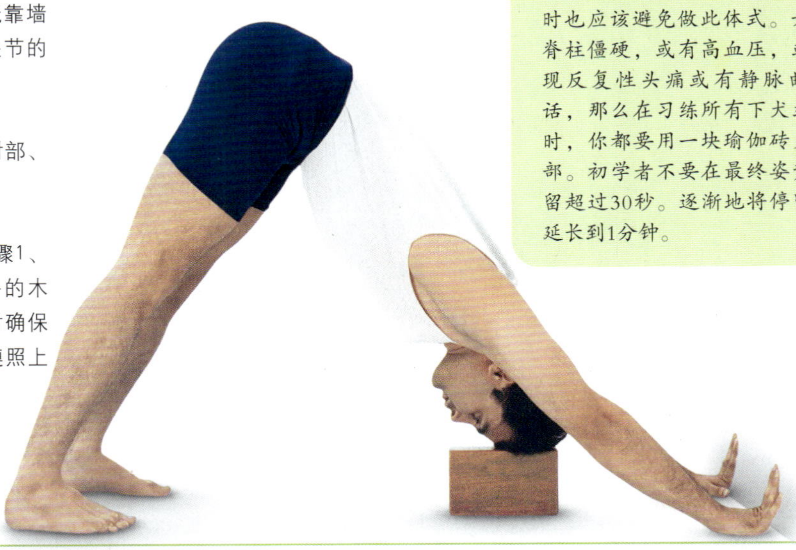

◎ 注意事项

如果你有腹泻，请不要习练这个体式。类风湿关节炎患者在发烧时也应该避免做此体式。如果你脊柱僵硬，或有高血压，或易出现反复性头痛或有静脉曲张的话，那么在习练所有下犬式变体时，你都要用一块瑜伽砖支撑头部。初学者不要在最终姿势中停留超过30秒。逐渐地将停留时间延长到1分钟。

“当你正确、均衡、最大限度地伸展你的身体时，体式的道德规范将自然而至。”

变体2 头落于抱枕上

辅助工具（见174页）
一个抱枕和一张瑜伽垫。抱枕支撑头部，这有助于背部较僵硬的习练者在不紧张的情况下更轻松地完成前曲动作。瑜伽垫可防止你在向外伸展时滑倒。

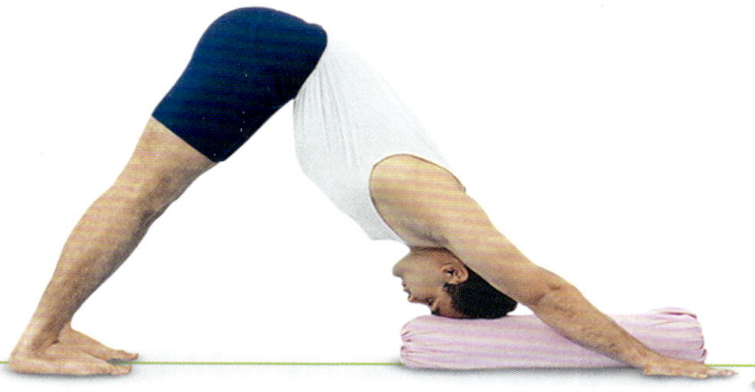

进入体式 将瑜伽垫铺在地面上。将抱枕放在垫子上，其长边平行于垫子的长边。遵照上述体式的步骤1、2、3习练，将头部放置于抱枕靠末端部分。在这个变体中，双掌应该直接落于地面上，省去支撑双手的木砖。

变体3 脚跟抵靠墙面

辅助工具（见174页）
一面墙和一块木砖。将脚跟抵靠墙壁以便减轻膝盖和髋关节的压力。

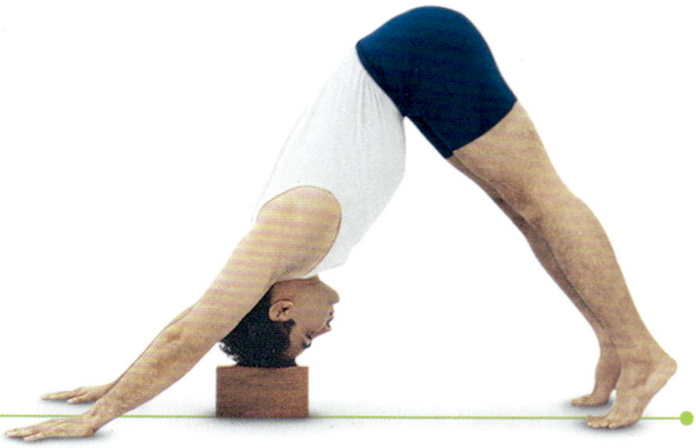

特别益处 强健小腿肌肉、跟腱和足弓。减少小腿肌肉抽筋，拉伸背部。

进入体式 以山式站立，背部离墙面1.2米。跪立，然后将双手置于地面上。双脚向后退几步，脚跟抵靠墙面。锁肘关节，然后遵照上述体式的步骤3习练。

Dandasana
手杖式

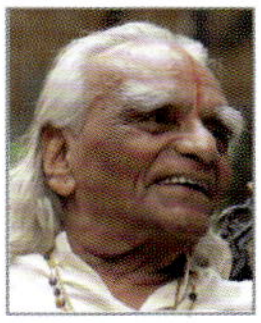

这个体式是所有坐立前曲和扭转体式的基础。它有许多益处，其中最重要的一点是改善体态。手杖式教你脊柱完全挺直地坐直，这对于那些工作时久坐少动的人很有帮助。有规律地习练它可以按摩和刺激腹部器官和盆腔器官。

◎ 益处

促进消化

健肾

有助于预防坐骨神经痛

伸展并激活腿部肌肉

通过伸展脚部肌肉，防止脚部疲劳

◎ 注意事项

如果你患有哮喘、支气管炎、呼吸困难、类风湿关节炎、溃疡、暴食症或处于经前紧张期，那么习练此体式时将背部贴靠墙壁；经期也应该靠墙习练。

辅助工具（见174页）

一张瑜伽垫，两块木砖和一张折叠过的毯子。折叠毯放于臀部下方帮助延长脊柱下段，两块木砖则放置于双手下方以辅助伸展躯干。

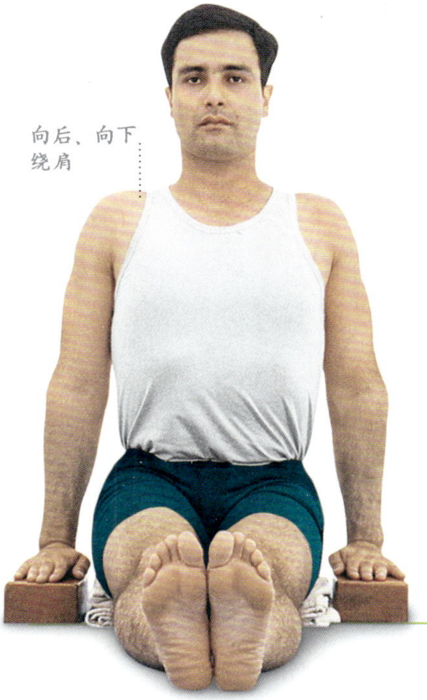

1 保持脊柱挺直坐在一张折叠过的毯子上，双膝弯曲。两块木砖分别平放于髋部的两侧。然后，手掌放在木砖上，坐于两坐骨上。

2 依次伸直双腿。双腿和双脚内侧相互并拢。拉长小腿肌肉，延伸双膝和脚趾。保持膝盖伸直。手掌下压木砖，伸展双肘和双臂。

3 上提腹部，释放横膈膜的紧张。在此体式中停留1分钟。初学者也许会发现将双脚稍稍分开，习练会容易些。初学者在此体式上只需停留30秒。

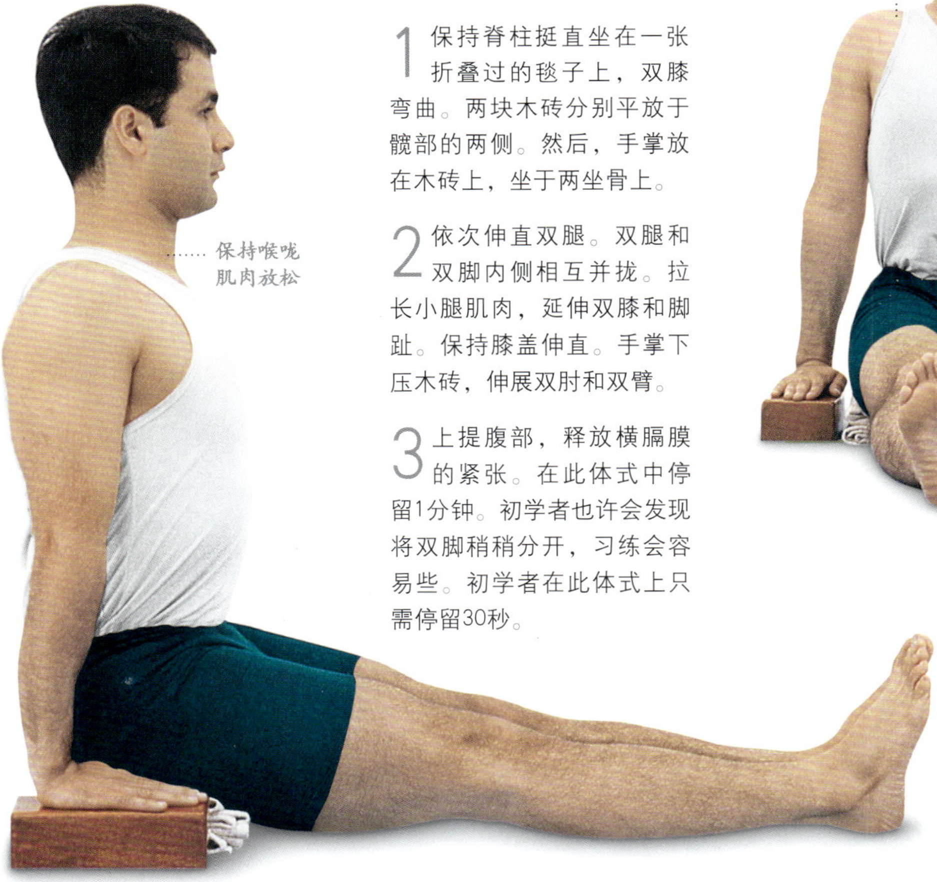

Virasana
英雄式

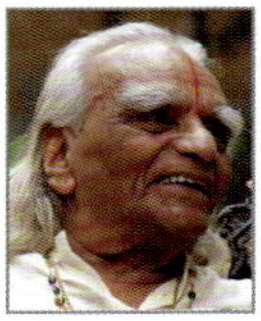

这是经典英雄式（见96页）的一些变体，使用卷起来或折叠过的毯子、木砖或抱枕。这样设计是为了让那些髋部、膝盖或踝关节僵硬的习练者更容易地完成该体式。另外，脊柱的伸展可以提高心脏功能，帮助改善身体所有部位的血液循环。

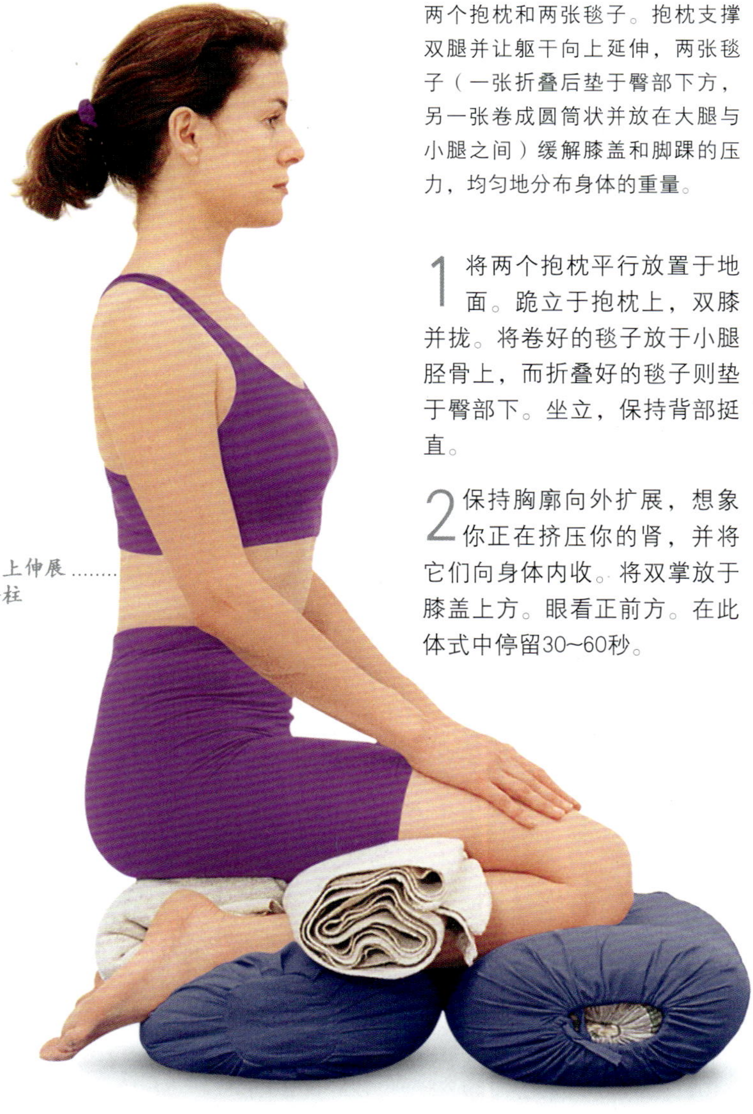

辅助工具（见174页）

两个抱枕和两张毯子。抱枕支撑双腿并让躯干向上延伸，两张毯子（一张折叠后垫于臀部下方，另一张卷成圆筒状并放在大腿与小腿之间）缓解膝盖和脚踝的压力，均匀地分布身体的重量。

1 将两个抱枕平行放置于地面。跪立于抱枕上，双膝并拢。将卷好的毯子放于小腿胫骨上，而折叠好的毯子则垫于臀部下。坐立，保持背部挺直。

2 保持胸廓向外扩展，想象你正在挤压你的肾，并将它们向身体内收。将双掌放于膝盖上方。眼看正前方。在此体式中停留30~60秒。

◎ 益处

减少髋关节的僵硬

减轻由于长期站立所引起的腿部血管发炎

减轻膝部的疼痛或炎症，强健膝部软骨

缓解痛风和风湿性疼痛

强健腘绳肌

强壮足弓，缓解小腿、脚踝和脚跟的疼痛

◎ 注意事项

在习练过程中如果你感到腿部抽筋的话，可以将双腿前伸成手杖式（见94页）。如果你有头痛、偏头痛或腹泻，应避免习练此体式。

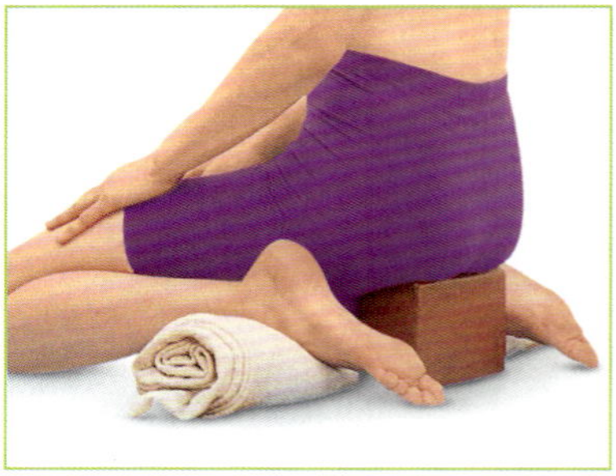

变体1 坐于木砖上

辅助工具（见174页）

一张毯子和一块木砖。毯子减轻了膝盖的压力，木砖支撑了臀部。

进入体式 跪立于地面。双脚分开，木砖立于其间，坐在木砖上。当你的身体变得更灵活时，用一张折叠过的毯子取代木砖。将卷成圆筒状的毯子置于木砖前方并放在两脚踝下方。双脚应该朝向身后，而脚趾则落于地面。伸展两脚掌。遵照上述体式的步骤2习练，在此体式上停留30~60秒。

Urdhvamukha Janu Sirsasana
脸朝上单腿伸展式

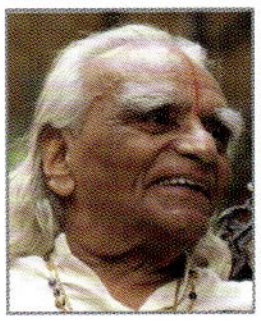

这个体式是经典头碰膝前曲伸展坐式（见106页）的一个富于创意的改良版。在这个版本中，背部挺直，头部向后倾斜。在梵文中urdhvamukha的意思为“向上看”。在此体式中，眼朝上看和头部上仰同步进行。这一动作刺激了松果腺和脑垂体，也帮助大脑恢复活力。

◎ 益处

缓解下背部和中背部的疼痛
减轻颈部的僵硬
强肾和强健腹部器官
缓解痔疮
按摩生殖器官和盆腔器官，改善它们的功能
预防前列腺肿大
调节月经量，缓解月经失调
矫正子宫脱垂

◎ 注意事项

在你感到疲劳时或有低血压、压力性头痛、偏头痛、眼疲劳、失眠或腹泻，不要习练这个体式。如果你患有膝部骨关节炎，就在弯曲的膝盖下方放一块木砖。

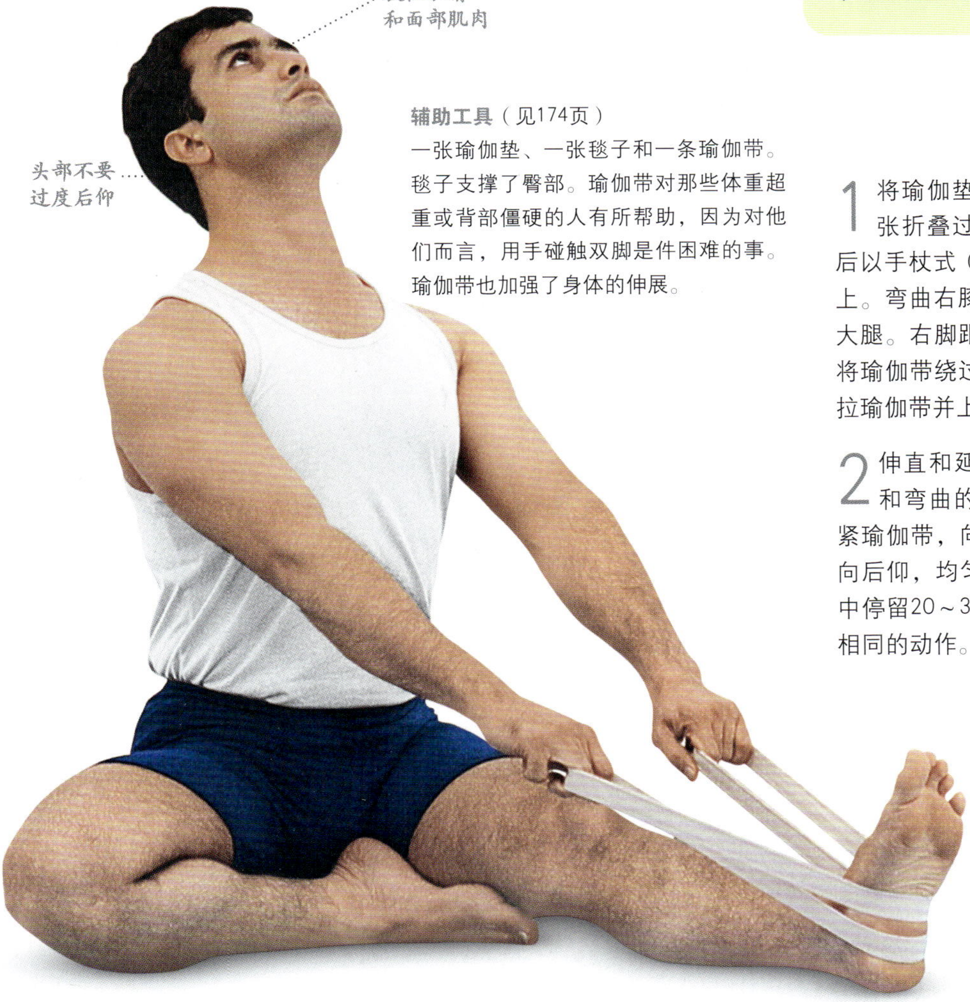

放松眼睛和面部肌肉

头部不要过度后仰

辅助工具（见174页）
一张瑜伽垫、一张毯子和一条瑜伽带。毯子支撑了臀部。瑜伽带对那些体重超重或背部僵硬的人有所帮助，因为对他们而言，用手碰触双脚是件困难的事。瑜伽带也加强了身体的伸展。

1 将瑜伽垫铺在地面上，放一张折叠过的毯子于其上，然后以手杖式（见94页）坐于毯子上。弯曲右膝以便右脚掌碰触左大腿。右脚跟应该抵靠腹股沟。将瑜伽带绕过左脚跟上部。用力拉瑜伽带并上提躯干。

2 伸直和延展双臂。将两大腿和弯曲的膝部压向地面。抓紧瑜伽带，向上伸展脊柱。头部向后仰，均匀地呼吸。在此体式中停留20～30秒。在另一侧重复相同的动作。

Baddhakonasana
束角式

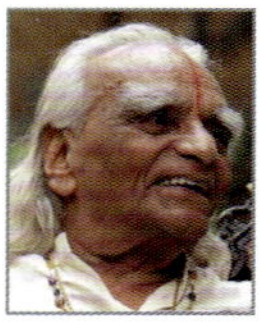

在这一坐立体式中，膝盖弯曲、双脚相连成束角。Baddha在梵文中意为“固定的”或“被缚的”，而kona可译为“角”。采用辅助工具使之比经典束角式（见100页）更容易些，也更舒适些。有规律地习练这个体式有助于缓解僵硬的髋部、腹股沟以及腘绳肌。

◎ 益处

刺激心脏，改善盆腔的血液循环
强健脊椎、腹部器官和盆腔器官
预防疝
缓解坐骨神经痛和静脉曲张
减少痛经、月经不调以及白带过多

◎ 注意事项

如果你患有哮喘、支气管炎、呼吸困难、类风湿关节炎、心脏病或经期前紧张，那么习练这个体式时应该靠墙坐立。请勿让脊椎的下段内凹，因为这样会伤及腰部和髋部。

辅助工具（见174页）
一个抱枕和两块木砖。垫在臀部下方的抱枕抬高了腹部，放松了腹股沟，从而使膝盖可以轻松地落向地面。在每侧膝盖下方各放一块木砖可以减轻髋部的僵硬。

1 将抱枕垂直于身体放置（见下方小图）并坐于抱枕上。在每一侧髋部旁各放一块木砖。以手杖式（见94页）坐立。弯曲膝盖，脚底板相合。将脚跟朝抱枕方向靠近。对初学者来说，将抱枕平行于髋部放置（见上方小图）也许能更好地完成这一动作。

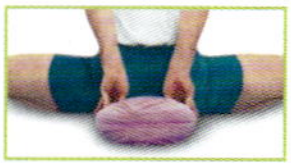

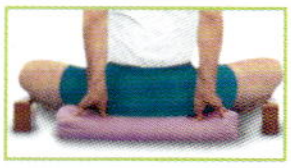

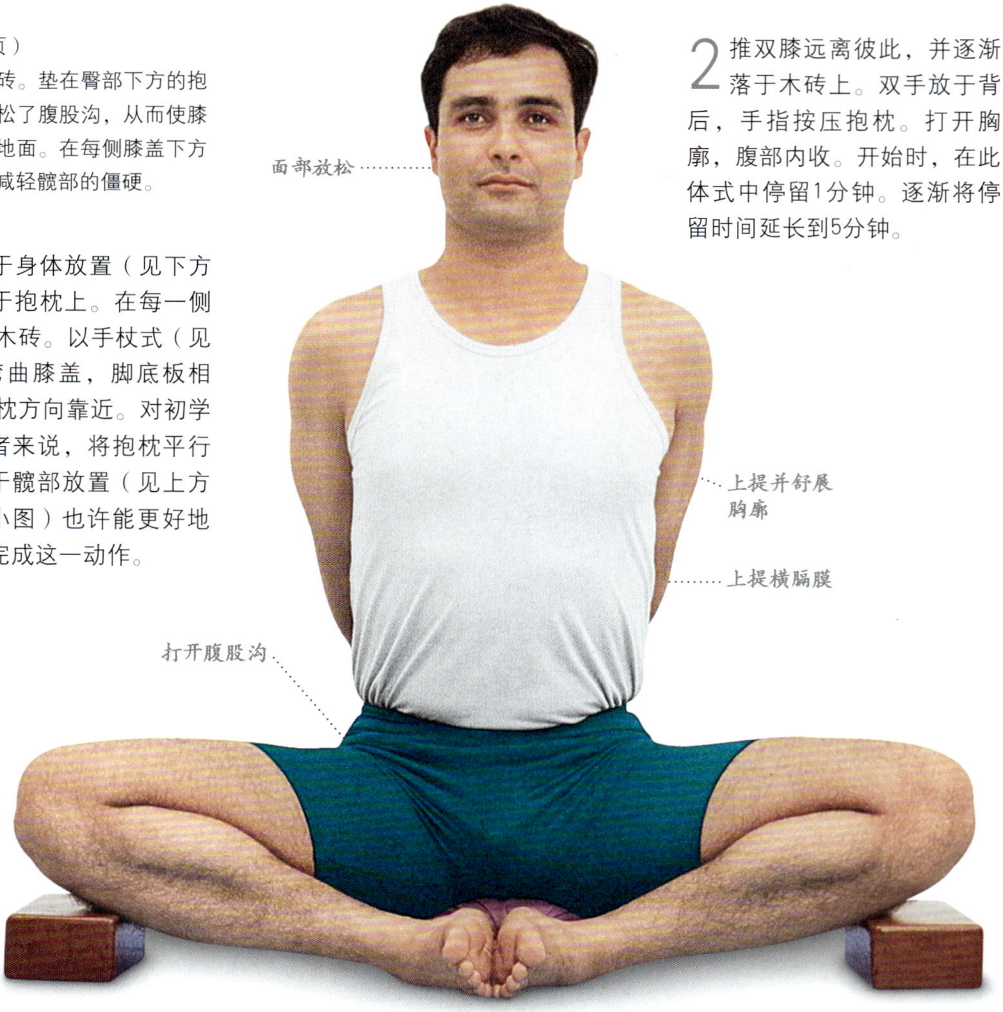
面部放松
上提并舒展胸廓
上提横膈膜
打开腹股沟

2 推双膝远离彼此，并逐渐落于木砖上。双手放于背后，手指按压抱枕。打开胸廓，腹部内收。开始时，在此体式中停留1分钟。逐渐将停留时间延长到5分钟。

Swastikasana
吉祥坐

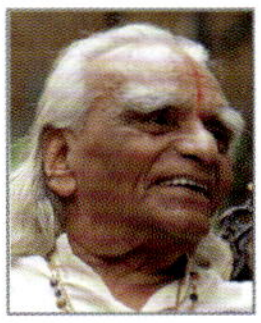

在梵文中，Swastika意为“吉祥”和“幸福”。这个体式是瑜伽基础体式之一，它体现了瑜伽通过沉思冥想提升灵性和身体活力的特点。有规律地习练这个体式可以改善腿部的血液循环。我建议那些长期站立的人习练它。它还可以平静大脑，使之焕发活力。

◎ 益处

让疲劳的腿、脚得到休息
缓解腿部静脉的炎症
使髋关节和腹股沟更柔韧
强健膝部软骨，减轻膝部疼痛
改善膝部的血液循环，消除其炎症

◎ 注意事项

如果在做此体式时腿部疼痛的话，你可以将一张折好的毯子放在双脚下面。

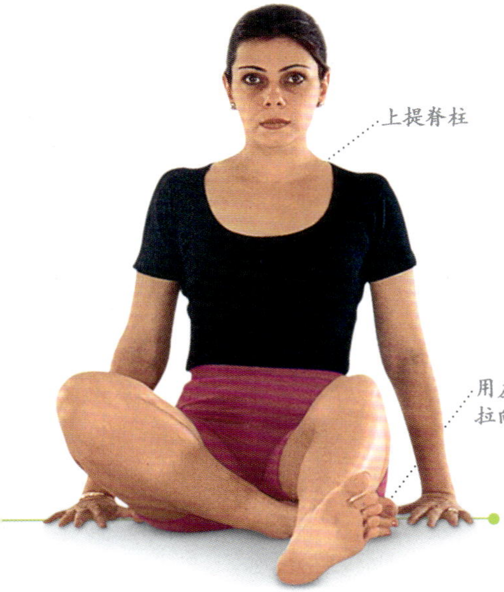
上提脊柱
用左手将右脚
拉向左大腿下方

1 以手杖式（见94页）坐立。伸展脊柱，打开胸廓。弯曲双膝。将右脚放于左大腿下方，而将左腿放于右大腿下方。

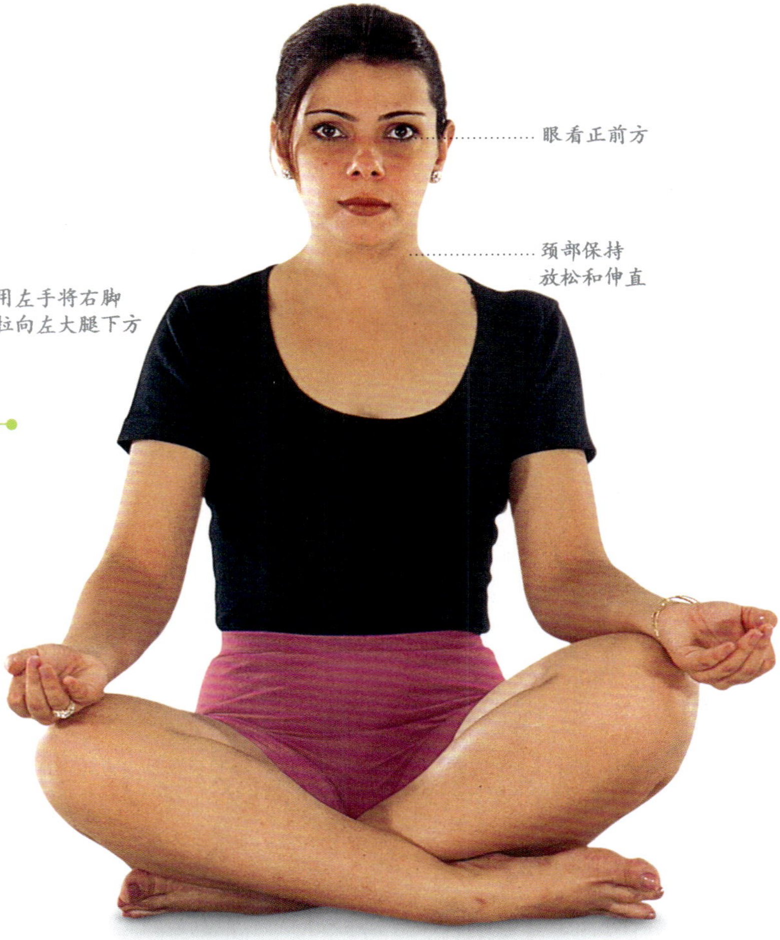
眼看正前方
颈部保持
放松和伸直

2 交叉双腿，然后将双手放于膝上，掌心向上，五指并拢。颈部和脊柱必须伸直，但不要紧张。在此体式中停留30~60秒。在另一侧重复相同的动作。

Paripurna Navasana
完全船式

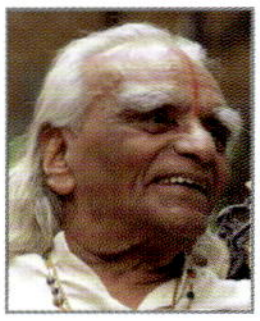

在这个体式中，身体摆成船的形状。“Paripurna”一词在梵文中意为“完全的”或“充分的”，而nava则意为“船”。使用辅助工具习练此体式，使你在不拉伤胃部肌肉和背部肌肉的情况下可以保持在最终姿势中。有规律地习练这个体式可强健肌肉和腹部器官。

◎ 益处

加快身体的新陈代谢

改善腹部的血液循环

强健腹部肌肉和器官

缓解消化不良和肠胃胀气

强肾

通过强壮脊椎的肌肉减轻下背部疼痛

◎ 注意事项

如果你有心脏病或低血压，请不要习练这个体式。如果你患有呼吸困难、哮喘、支气管炎、感冒鼻塞、偏头痛、慢性疲劳症、失眠、颈椎关节强直、严重背痛、腹泻或月经失调，也要避免做此体式。

辅助工具（见174页）

一面墙，两张半犁式矮凳，两张毯子，一块瑜伽垫。凳子支撑腿部和背部，释放腹部的紧张。瑜伽垫平铺于地面，两张毯子对背部和双脚起到缓冲压力的作用。

特别提示

在你的胃部肌肉、手臂、腿部和背部足够强壮到能使你独自保持这个体式之前，两张凳子是必备的辅助工具。在习练当中，确保不要让头、颈处于紧张状态。

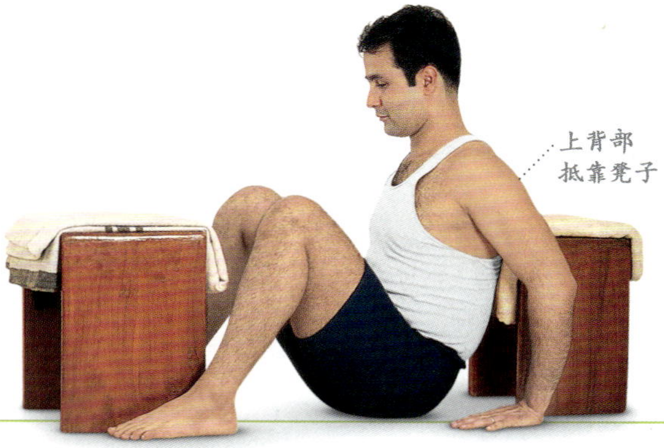

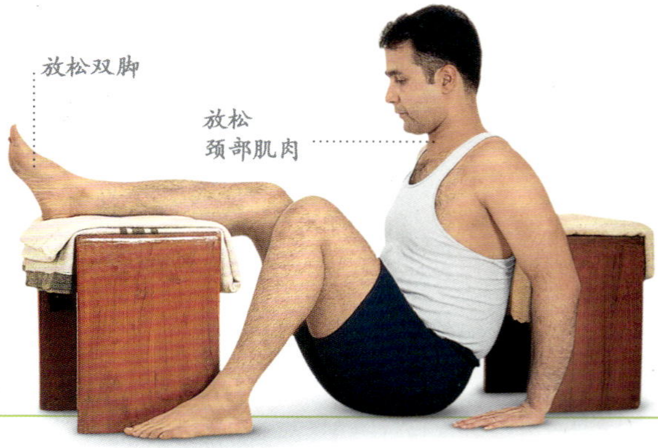

1 将瑜伽垫平铺地面，短边靠墙。将一张凳子靠墙放置。将另一张凳子放在离第一张凳子约1.2米处，并且两张凳子在一条直线上。在每一张凳子上放一块折叠过的毯子。坐于两张凳子的中间，背部抵靠贴墙的凳子。将手掌放于臀部的后方，手指朝前。弯曲膝盖。

2 身体的重心落于坐骨上，双掌下压瑜伽垫。抬起右腿，将小腿放在前方的凳子上，右脚脚跟应该放在凳子上。这样，凳子会缓冲背部和小腿的压力，均匀地呼吸。

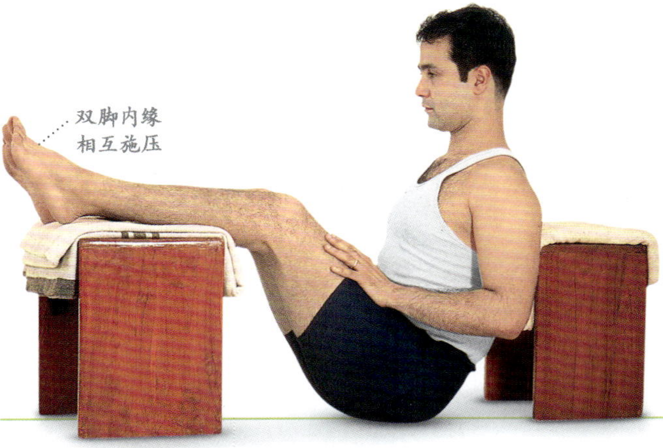
双脚内缘
相互施压

3 现在抬左腿，将小腿放在你前方的凳子上。双膝和双脚并拢。两脚脚跟下压凳子。双掌放于大腿上。

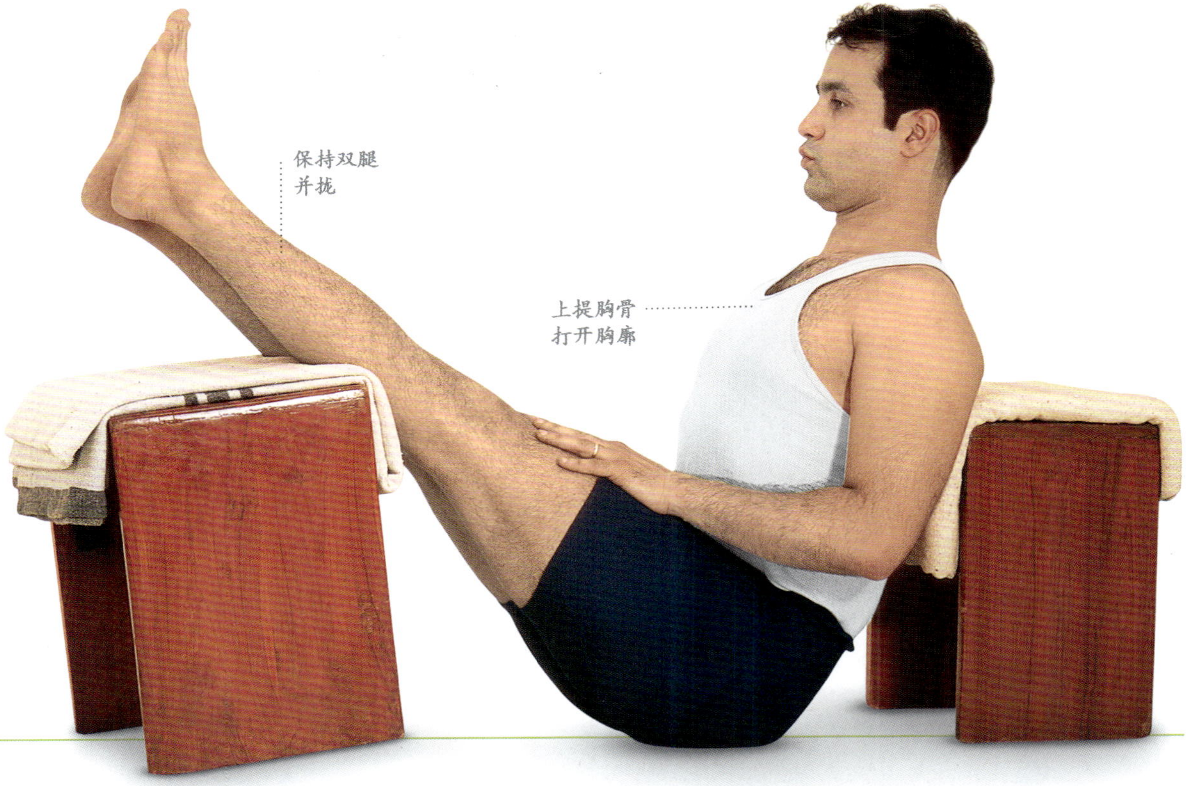
保持双腿
并拢
上提胸骨
打开胸廓

4 呼气，将手掌放回地面上。将双手下压，向上伸展躯干。肩胛骨内收。双腿并拢并伸直，将小腿抬离凳子。将手掌放回大腿上。大腿肌肉向内翻转，感受腿部的伸展。保持腹部放松。在此体式中停留1分钟。随着习练的次数增多，可以逐渐将停留的时间延长到5分钟。

完全船式变体

变体1 一条较长的瑜伽带

辅助工具（见174页）
一条长的瑜伽带或将这两条瑜伽带扣在一起来支撑双脚和背部。

特别提示 将瑜伽带围绕上背部，而不是下背部或中背部。否则，可能会导致疼痛。

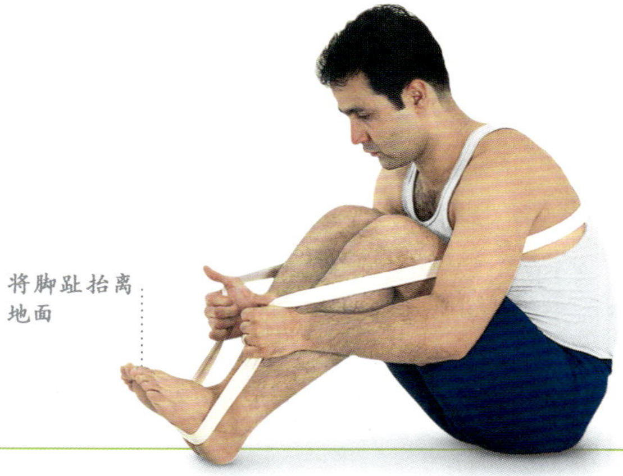
将脚趾抬离地面

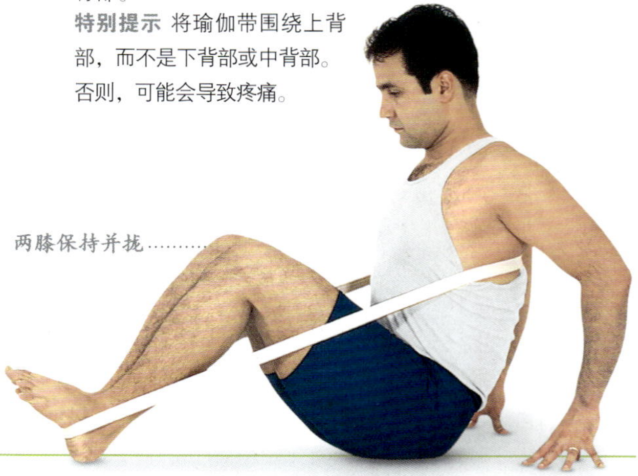

1 坐在瑜伽垫上。弯曲双膝。将瑜伽带穿过头部，并把带子的一端绕在上背部，刚好在肩胛骨下方。将带子的另一端绕在双脚掌上，刚好在脚跟上方。收紧瑜伽带到一个合适的长度——不要太松也不要太紧。

2 双手放于臀部后侧，并且分开约15~20厘米，手指朝前。手指尖按压地面。双手稍稍向后移动。脚跟保持着地，脚趾朝前。双膝并拢，双脚并拢。肩部和背部保持平直。

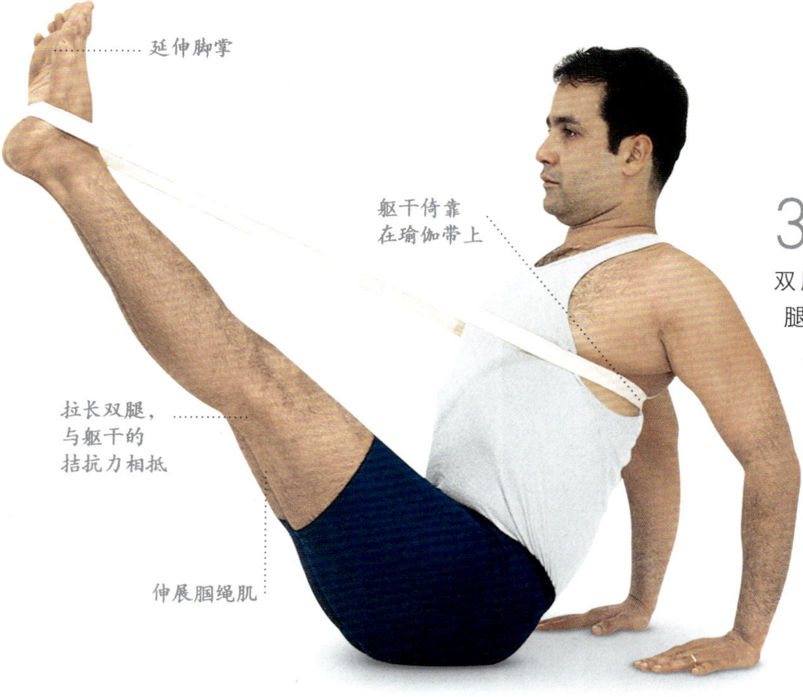
延伸脚掌
躯干倚靠在瑜伽带上
拉长双腿，与躯干的拮抗力相抵
伸展腘绳肌

3 双掌紧紧按压地面来支撑身体。背部倚靠在瑜伽带上。缓慢地将双脚抬离地面。向上伸直并伸展双腿。脊柱保持挺直，从尾骨直到颈部后侧。上提胸骨，打开胸廓。放松面部肌肉。要意识双腿和躯干的伸展。腹部应该柔软而放松。在此体式中停留1分钟。随着习练次数的增多，将停留的时间延长到5分钟，均匀地呼吸。

Upavista Konasana
坐角式

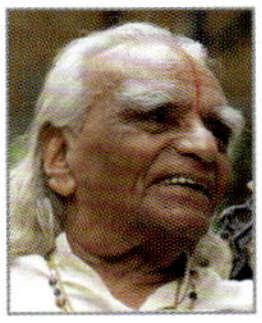

这一坐角式版本进行了一些改良以便帮助初学者和那些背部僵硬而无法向两侧伸展双腿的人。它的名称取自梵文的“upavista”（意为“坐立”）和“kona”（意为“角”）这两个词。这个体式可放松因压力而变得紧张的腹部肌肉。

◎ 益处

有助于治疗髋关节炎
缓解坐骨神经痛
有助于预防和减轻疝
按摩生殖系统的器官
刺激卵巢，调节月经量，缓解痛经
改善月经失调
矫正子宫脱垂或膀胱下垂

◎ 注意事项

如果你患有哮喘，在习练这个体式时，一定要靠墙坐在一张折叠好的毯子上。上提和打开胸廓，让呼吸变得轻松。

辅助工具（见174页）一面墙，用以支撑背部，并使呼吸轻松。

1 靠墙坐下。然后以手杖式（见94页）坐立，双肩和背部贴靠墙面。保持背部挺直。身体的重量落在两坐骨上。手掌放在地面，位于髋部两侧，手指朝前，看向正前方。

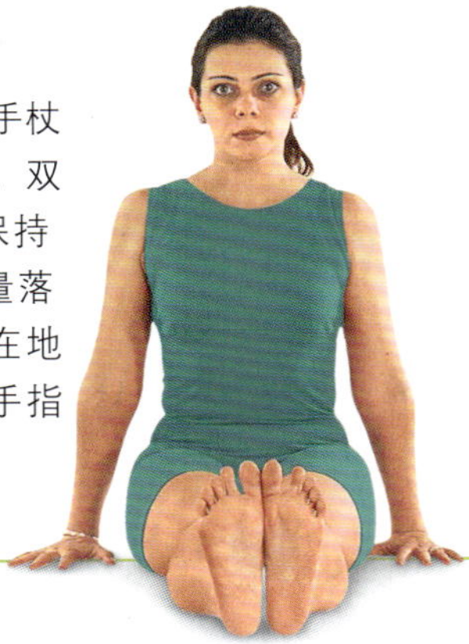

2 手掌向地面施压以便上推躯干。呼气，尽量分开双腿。用双手依次将双腿向两侧进一步推开。

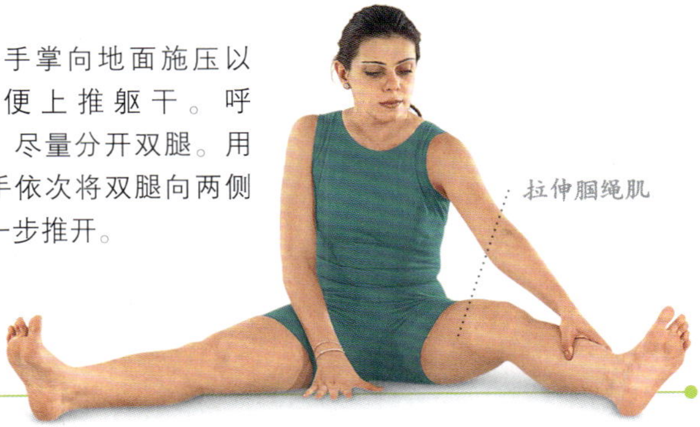

3 双手移向臀部后侧，手掌落于地面。脚跟和大腿下压地面。上提腰部和躯干的两侧。朝正前方转大腿以便髌骨朝向天花板。身体的重量落于两坐骨上，髋骨与坐骨平行。从大腿至脚跟伸展每一条腿。在此体式中停留1分钟（稍后，将时间延长为3~5分钟）。

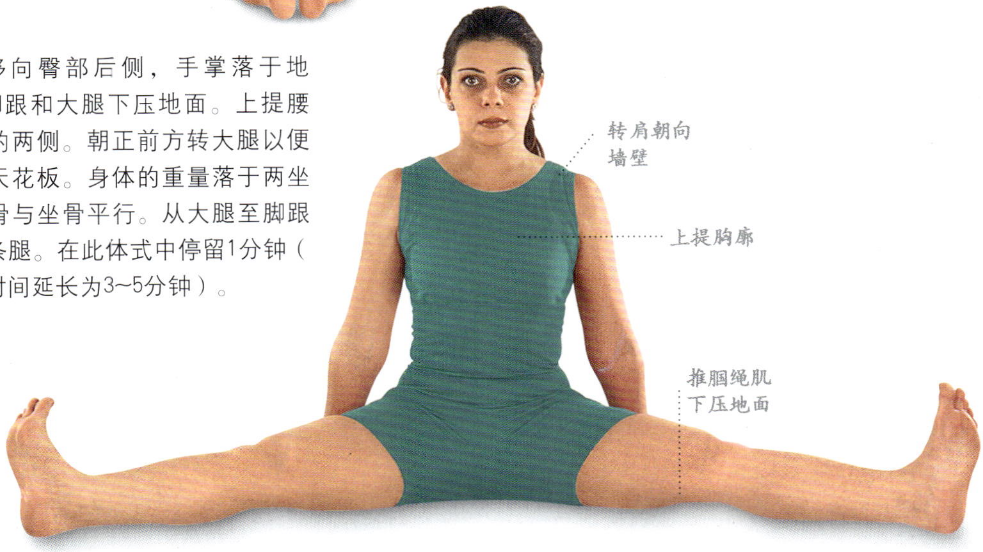

Paschimottanasana
加强背部伸展式

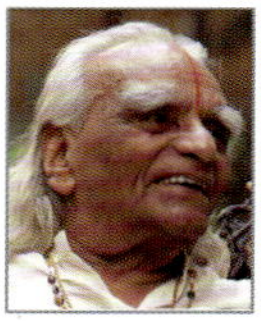

这一加强背部伸展式的版本综合使用了五种辅助工具，从而更易于为那些背部僵硬的习练者所接受。这些改良不仅使背部得到渐进式的伸展，而且缓解了下背部疼痛，使脊柱更灵活。习练此体式，可以镇静大脑，静心，使全身焕发活力。

◎ 益处

增强记忆力

镇静交感神经系统

防止疲劳

心脏得到休息，使血压和脉搏恢复正常

减轻慢性头痛、偏头痛和眼疲劳

舒缓紧张的面部肌肉

减少喉咙和横膈膜因压力引起的收缩或紧张感

改善骨盆区域的血液循环，强健盆腔器官

调节内分泌腺的血液供给，激活肾上腺，放松甲状腺

为皮肤降温

强壮椎关节，伸展脊柱韧带

◎ 注意事项

如果你患有哮喘、支气管炎或腹泻，请不要习练。如果你患有颈椎关节强直，也不要习练它。

辅助工具（见174页）

两个抱枕，用于支撑头部，也便于背部僵硬的人们在体式中更轻松地停留。

特别益处

习练这些变体，将为坐骨神经、静脉曲张和关节炎患者解除病痛。如果你有头痛或手臂和肩膀疲劳的情况，采用此体式可达到放松的目的。有助于治疗尿失禁。

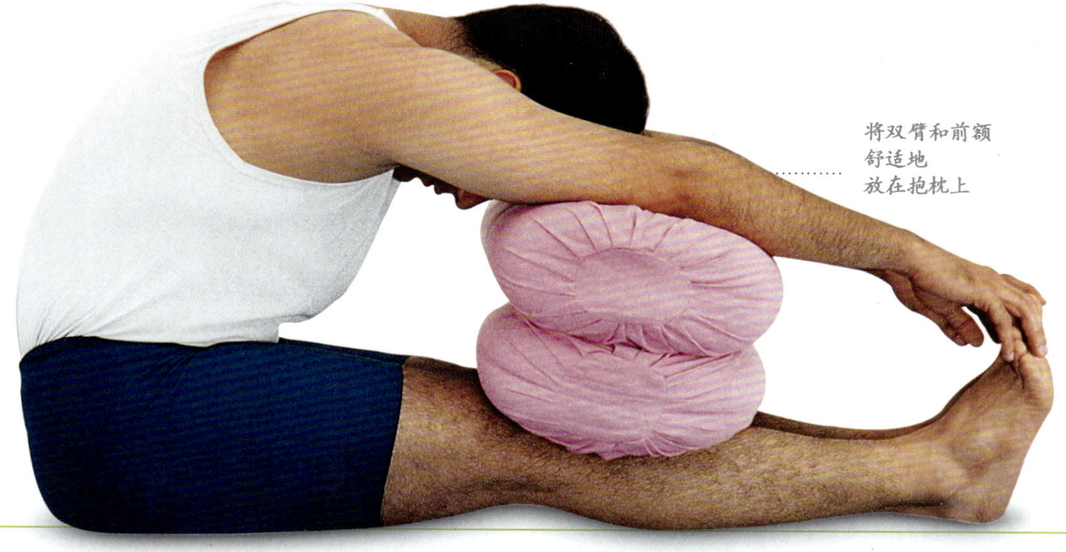

将双臂和前额舒适地放在抱枕上

1 以手杖式（见94页）坐立。将相叠的两个抱枕横放在双膝上。确保两侧的脚踝、脚跟和大脚趾并拢。双臂朝抱枕方向伸展并向前弯曲。抓住脚趾下方，保持双腿伸直。两侧的大腿与膝盖并拢。

2 从脊椎底部开始前曲，腰部向前推。朝双脚方向延伸躯干，延伸从腹股沟至肚脐这一段。确保不要让腹部肌肉收缩。将双肘和前臂落于抱枕上。保持腿部（大腿与小腿）肌肉处于完全伸展状态。

3 伸展颈部。双肩向下向后推移远离双耳。前额均等地落于抱枕上，不要让头部向一侧倾斜。双臂应该伸直却不紧张。有意识地放松颈椎、面部、眼睛和双耳。均匀地呼吸，在此体式中停留5分钟。

“正是在习练瑜伽体式的过程中，
你学会了调整的艺术。”

变体1 三个抱枕

辅助工具（见174页）三个抱枕。坐于一个抱枕上，这会抬高躯干，使向前弯曲变得容易些。

特别提示 如果你患有静脉曲张，请避免习练这个体式。

特别益处 减少胃酸过多，防止溃疡的形成。缓解痛经和经前紧张。有助于治疗因压力引起的生殖系统疾病。预防纤维肌瘤的形成。通过放松子宫肌肉来调节月经量。减轻阴道干涩与瘙痒。

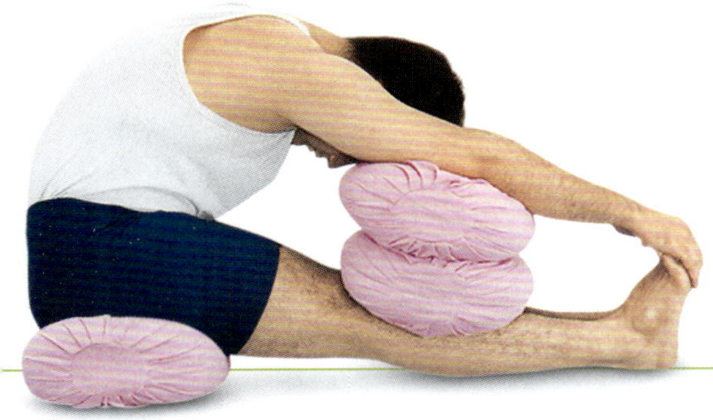

进入体式 将一个抱枕放在你的背后，以便抱枕较长边的中央碰触臀部后侧。弯曲膝盖。手掌下压抱枕，臀部坐在抱枕上。然后，遵照上述体式的步骤1、2、3进行习练。

变体2 两个抱枕和一块木砖

辅助工具（见174页）两个抱枕和一块木砖。木砖放在脚跟下方使双腿得到深度的伸展。

特别益处 缓解膝部和脚踝的骨关节炎。预防静脉曲张和坐骨神经痛。使劳累的双腿恢复活力。伸展小腿和腘绳肌腱，以便放松双腿。

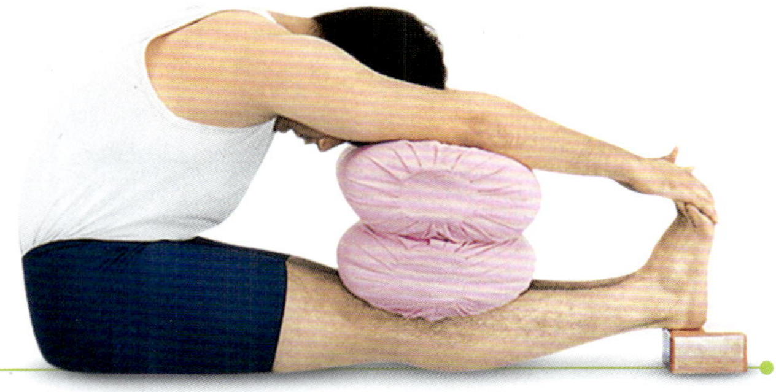

进入体式 将木砖横放于双脚附近（其长边朝向你）。将两脚跟依次放在木砖上的同时，用双手支撑着膝盖后侧。然后，遵照上述体式的步骤1、2和3习练。千万不要收紧腿部肌肉。延伸大腿肌肉，双膝紧紧贴靠地面。

“专注于保持脊柱的挺直。
保持头脑警醒是脊柱的职责所在。”

变体3 两个抱枕和一条瑜伽带

辅助工具（见174页）一条瑜伽带和两个抱枕。瑜伽带为那些身体过于僵硬而无法抓住双脚的人提供帮助。

特别益处 放松疲劳的双脚。缓解脚踝的骨关节炎。防止坐骨神经痛和静脉曲张。有助于提高脊柱向前伸展的幅度。

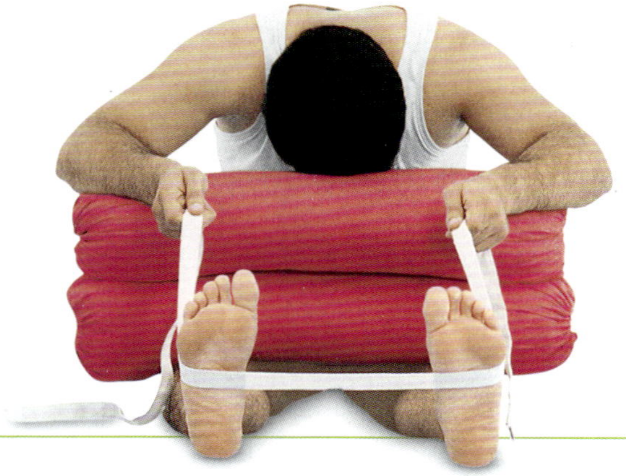

进入体式 遵照上述体式的步骤1，但要将双脚分开30厘米的距离。脚趾朝向天花板。每一只手都抓住瑜伽带的一端，并将瑜伽带绕过双脚。不断地缩短瑜伽带的长度直至你感到拉得非常紧。遵照上述体式的步骤2、3习练。双肘向两侧张开，保持瑜伽带的拉紧程度。

变体4 两个抱枕和一张凳子

辅助工具（见174页）一张敞开式矮凳子和两个抱枕。凳子有助于伸展手臂和脊柱。它放松了头部后侧、喉咙、横膈膜、胸部和背部。

特别益处 有助于缓解抑郁症。刺激肝、肾。减轻溃疡、胀气、便秘和消化不良。防止静脉曲张和坐骨神经痛。缓解髋部的骨关节炎。预防纤维肌瘤的形成，减轻阴道瘙痒。在月经期间习练这个体式，可以调节月经量，减少痛经。如果习练时用绉纱绷带遮盖眼睛的话，可以缓解压力性头痛和偏头痛。它可以帮助你调整肌肉归位。因为此时双腿的外沿得到了支撑。

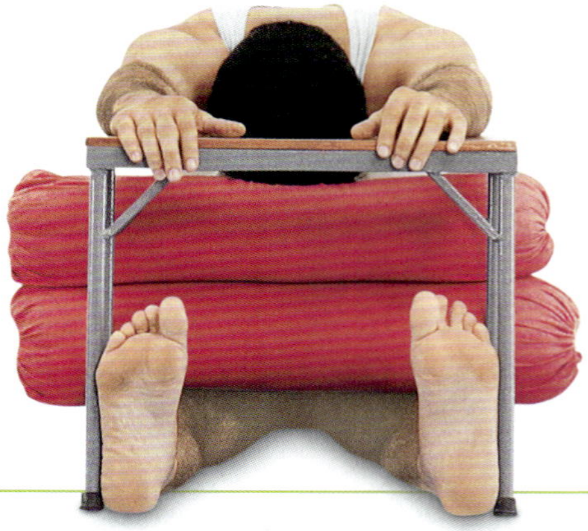

进入体式 将凳子放在地面上。以手杖式坐立，将双腿伸直并穿过凳子。将两腿分开以便其碰触凳子的内侧。然后，遵照上述体式的步骤1、2和3进行习练，但不要用手抓住脚趾。将双臂朝抱枕方向伸展，用手抓住凳子较远的一边。将前额落于抱枕上方，闭上双眼。均匀地呼吸。如果在双脚并拢（见小图）的情况下习练这个体式，可以加深脊柱的伸展。放松颈部、横膈膜和背部。

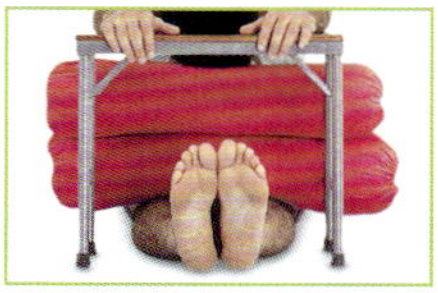

Adhomukha Paschimottanasana
脸朝下加强背部伸展式

◎ 益处

缓解压力性食欲不振

有助于治疗胃酸过多、溃疡、厌食症、暴食症和酗酒

强肝健肾

减轻下背部疼痛

◎ 注意事项

在你腹泻期间或身体正出现哮喘或支气管的各种症状时，请不要习练这个体式。

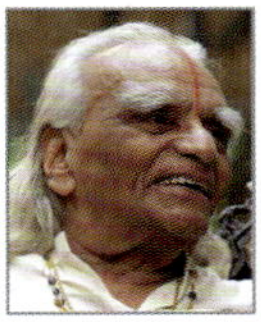

在梵文中，paschim的字面意思为“西方”。在瑜伽术语中，指整个身体的后侧，从脚跟到头部。在此体式中，这一区域得到了强烈的伸展。即便如此，辅助工具仍然可以使你轻松地伸展背部，并在紧张的情况下舒适地在体式中停留。有规律地习练它可以强肝健肾。这个伸展也缓解了下背部疼痛。

辅助工具（见174页）

一张敞开式矮凳和两个抱枕。凳子提升了躯干的高度，也帮助那些背部僵硬的人更容易完成前曲的动作。使用抱枕支撑躯干，便于习练者在此体式中得到休息与放松。

1 坐在凳子的前端，将两抱枕放在凳子旁侧。抓住凳子，伸直双腿，腿脚的左、右两侧并拢。在双腿上放一个抱枕，抱枕与腿部平行。将第二个抱枕叠放其上，但距离脚趾更近一些（稍近5厘米）。伸直背部，向上伸展躯干。做几次呼吸。

2 眼朝下看，朝向双腿推躯干。双臂朝抱枕方向伸展。务必从脊椎底部开始伸展。腹部保持放松，正常地呼吸。双手越过抱枕抓住前脚掌。

3 胸部舒适地落于抱枕上方，前额落于第二个抱枕上。然后，抓住双脚，进一步向下拉伸躯干。如果你够不着脚趾，那么就尽量将双手向下延伸并放在第二个抱枕上。在此体式中停留1分钟。经过不断习练，将停留的时间延长至5分钟。当你的前曲动作日臻完美时，你可以减少使用抱枕的辅助。

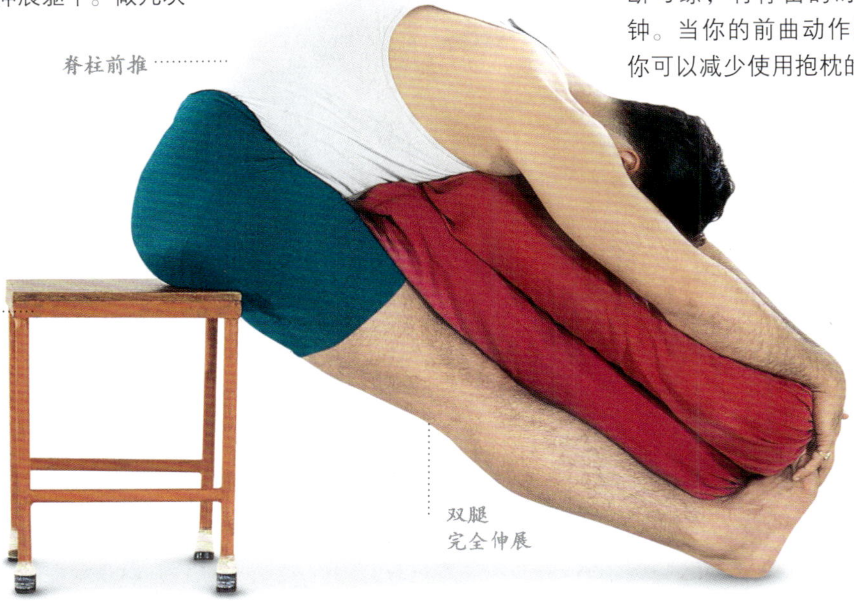

Janu Sirsasana
单腿头碰膝式

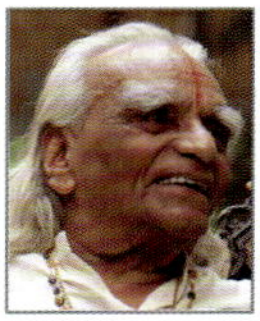

这个体式使大脑和交感神经系统平静下来。此时，内心脱离了感官的束缚，而焦虑烦躁的心情也得以平息。这是经典头碰膝式（见106页）的改良版，当中采用了辅助工具。它放松心脏，也激活了心轮（见57页），有助于治疗抑郁症、缓解失眠。

◎ 益处

增强记忆力
减轻慢性头痛、偏头痛和眼疲劳
有助于血压恢复正常
减轻心绞痛
缓解因压力引起的食欲不振
恢复肾上腺活力，使甲状腺得到放松
改善控尿功能
预防前列腺肥大
减少痛经、缓解阴道的干涩与瘙痒
防止纤维肌瘤，调节月经量

◎ 注意事项

如果你患有腹泻，请避免此体式，否则将加重病情。如果你的膝部僵硬或患有膝部骨关节炎，那么习练时将一块木砖放在弯曲的膝部下方。如果你有压力性头痛或偏头痛，在习练这个体式时，应该使用绉纱绷带来遮盖双眼。

辅助工具（见174页）

一个抱枕，一张毯子和一张敞开式矮凳。抱枕和毯子支撑了头部，帮助那些背部僵硬的人更轻松地向前弯曲。敞开式矮凳便于手臂从肩膀至手指均得到伸展。同时也放松和伸展了头部和颈部的后侧，为脊柱带来牵引式的延伸。

特别提示

如果你患有感冒、哮喘或支气管炎，请用辅助工具进行习练，因为经典体式习练无法使之得到缓解。

1 将一张矮凳放在地板上。以手杖式（见94页）坐立，双脚穿过矮凳。身体的重量落在坐骨上方。双掌放于髋部旁侧下压地面，伸直背部。弯曲左腿，将左脚跟带向腹股沟。左脚脚趾应该碰触右大腿，两腿应该成钝角。将弯曲的膝盖向后推。保持右腿完全伸直。将抱枕放于右小腿上方，并把一张折叠好的毯子放在抱枕上方以增加高度。

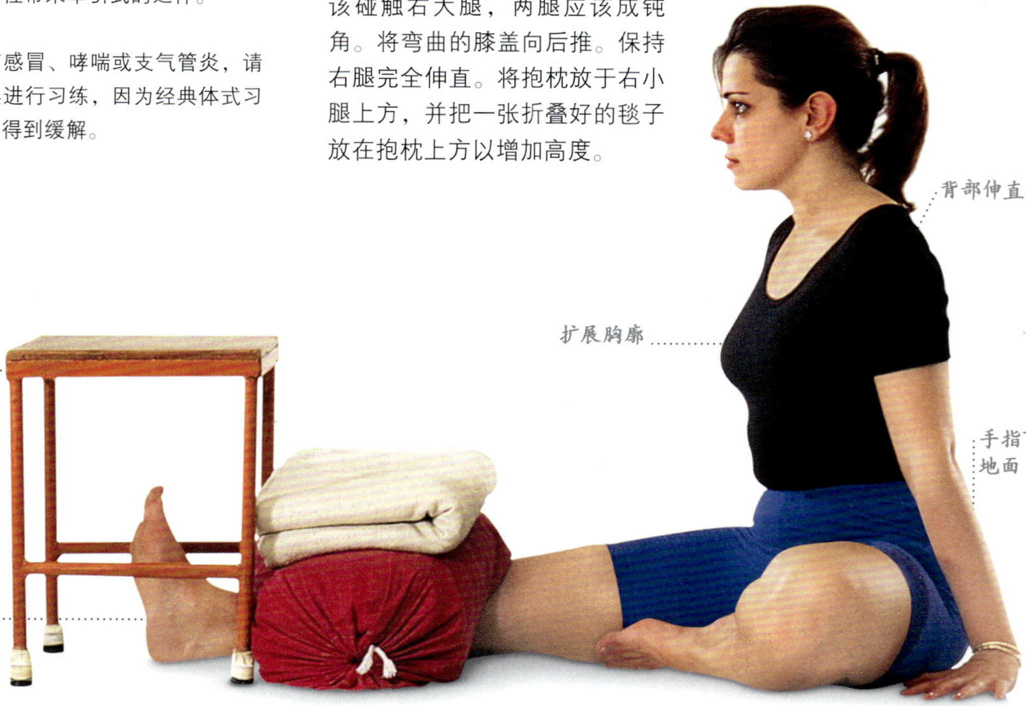

2 呼气，从脊椎底部（而非从肩胛骨）开始向前弯曲。朝抱枕方向伸展双臂，手掌落于凳子上。左膝贴靠地面。

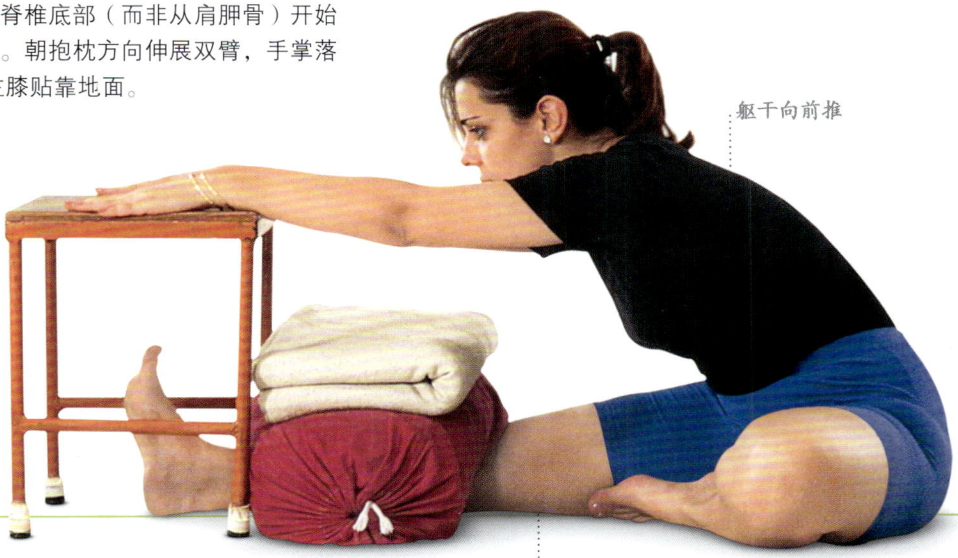
躯干向前推
从大腿根到脚跟
伸展右腿

3 躯干向前推，抓住凳子较远的一端。从腹股沟到肚脐伸展躯干，在向前弯曲时不要让腹部收缩。前额落于毯子上，闭上眼睛。抱枕的高度或毯子的厚度取决于背部的柔韧程度。如果你不能舒适地将前额下落，就应该添加一个抱枕。一旦你可以轻松地落下前额，就将抱枕移开。缓慢地呼气以便释放颈部和头部的紧张。在这个姿势中停留约1分钟。在另一侧重复相同的动作。

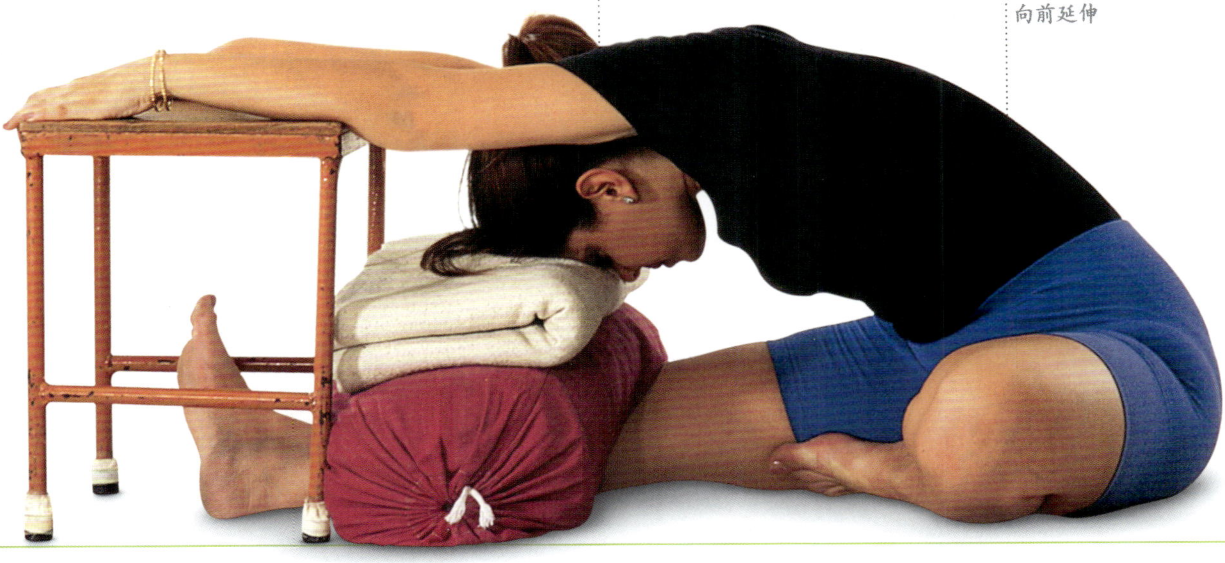
保持头部
和颈部放松
脊柱
向前延伸

Adhomukha Virasana
脸朝下的英雄式

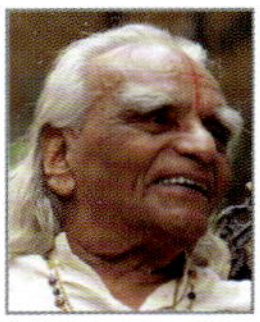

这是经典英雄式（见96页）。Vira在梵文中意为“英雄”或“武士”，adho有“向下”的含义，而mukhs则意为“脸”。这是一个非常放松身心的体式，因为它能使前脑安静下来。它还起到减压、缓解眼部疲劳、镇静神经和静心的作用。此体式也有助于你在劳累了一整天后恢复精力。

◎ 益处

减轻呼吸困难、头晕、疲劳和头痛
缓解高血压
伸展和强健脊柱、缓解背部和颈部的疼痛
减少胃酸和胀气
缓解痛经和因月经引起的抑郁

◎ 注意事项

如果你有小便失禁的情况，请不要习练这个体式。如果你有偏头痛或压力性头痛，那么就在前额和眼睛上绑上绉纱绷带。

辅助工具（见174页）
一个抱枕和两张毯子。抱枕支撑头部，减轻背部的僵硬。其中一张毯子支撑胸部，置于大腿下方的另一张毯子则缓解脚踝的疼痛。如果你患有偏头痛或压力性头痛，那么就在眼睛周围缠上绉纱绷带。

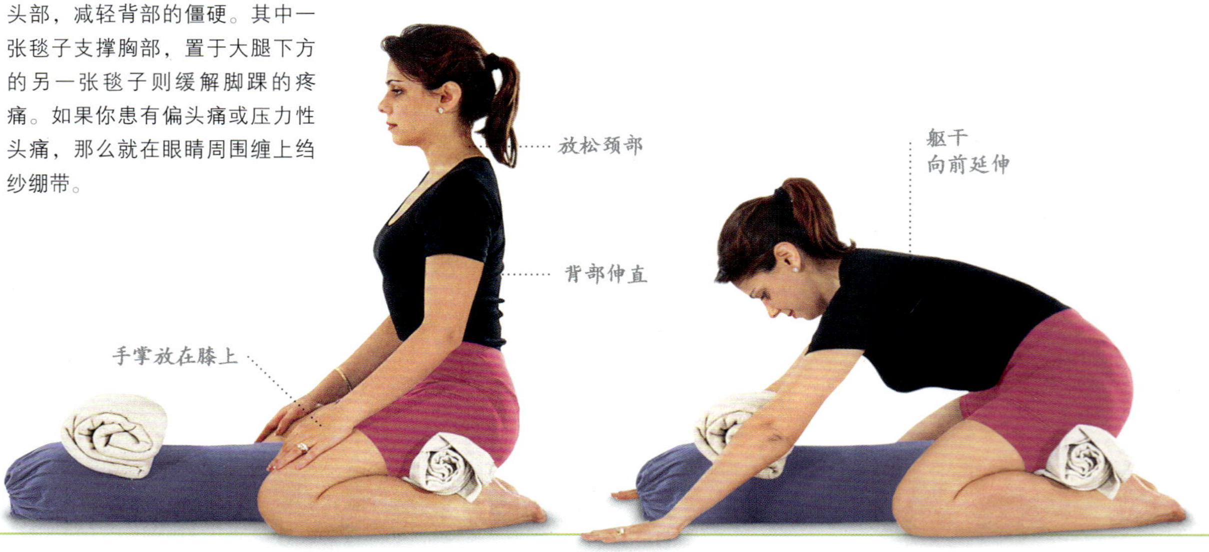
放松颈部
背部伸直
手掌放在膝上
躯干
向前延伸

1 将一个抱枕置于地面，将一张卷好的毯子放在抱枕上。跪立，抱枕夹在两膝之间。将第二张毯子横放在小腿和脚跟上。臀部落于毯子上。两手放在双膝上，双脚并拢。想象着你正在将自己的双肾收入体内。停留30秒。

2 将抱枕移向你自己。抱枕的前端应该在两膝之间。将抱枕朝身体方向拉近以便使其正好位于腹部下方。将卷好的毯子摆放在抱枕上，以便脸庞可以贴靠毯子上方。然后，呼气，躯干向前移动。完全伸展双臂，双手放在地面上，并且分别置于抱枕较远一端的左、右两侧。

古鲁的教导

"我的双手压在这名学员的骶骨和腰椎区域，所给的压力就好比一个支点。在体式中，不要抬起臀部，向前伸展躯干和双手。下背部保持稳定，并向前伸展。"

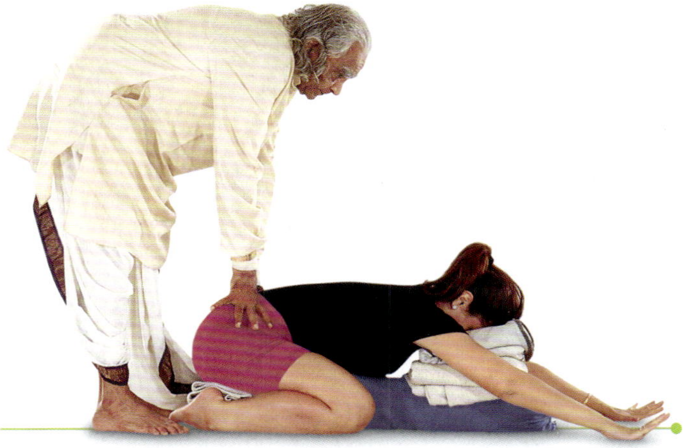

3 胸部落向抱枕。双臂向前伸展，延长颈部后侧，前额和面部靠在毯子上。大腿下压，臀部朝地面下沉。腹部保持放松。打开腋窝，伸展胸骨。胸部前推，打开胸廓。在抱枕上进一步向前伸展躯干和脊椎以便放松身体。确保臀部落在另一张毯子上，在体式中停留30~60秒。

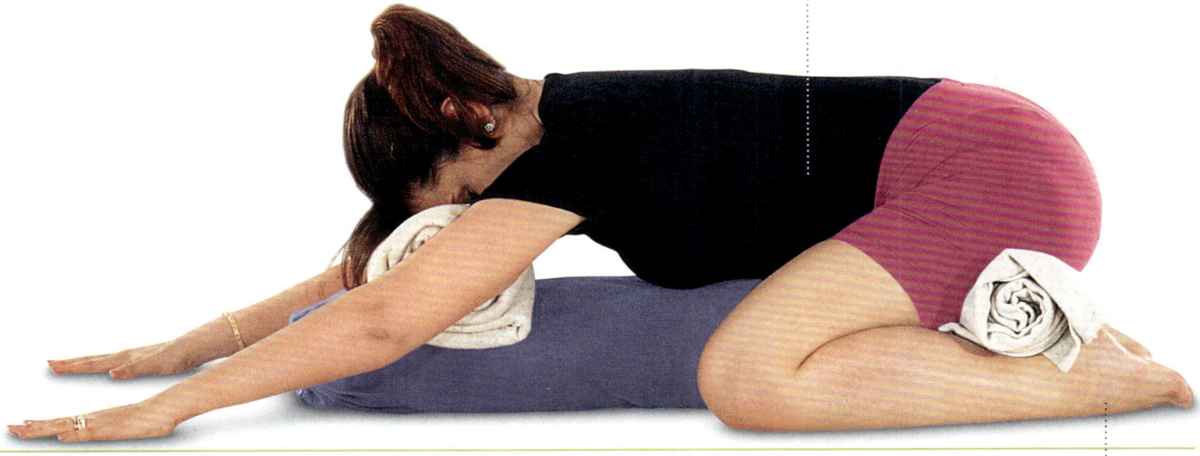

变体1 两个抱枕

辅助工具（见174页）
两个抱枕和两张毯子。这两个抱枕帮助那些背部僵硬的人轻松地在体式中停留。增加的高度使胸部更容易下落。

进入体式 将两个抱枕叠放在你的前方，接着遵照上述体式的步骤1习练。然后将抱枕移向身体。位于下方的抱枕前端应该夹在双膝之间。将这两个抱枕拉靠向身体以便上方抱枕的一端触及你的腹部。将卷好的毯子放在上方抱枕较远的一端。然后遵照上述体式的步骤2、3习练。

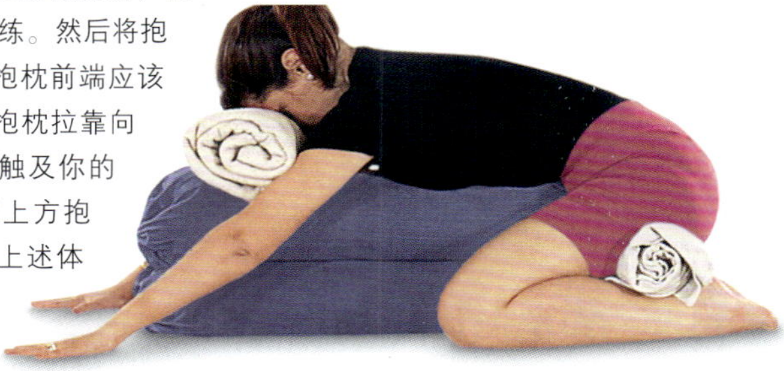

Adhomukha Swastikasana
脸朝下盘腿式

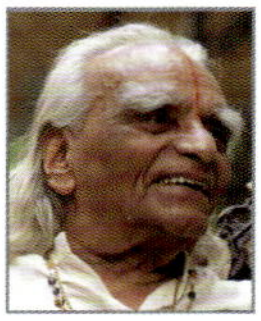

在这个体式中，盘腿坐立，将头部、胸部和双肩靠在长凳、抱枕和毯子上。这是个非常放松的体式，缓解背部、颈部和心脏的紧张，减轻经前紧张的各种症状。有规律地习练对那些容易焦虑、紧张以及情绪波动较大的人很有裨益。

◎ 益处

镇静交感神经系统，消除压力与疲劳

缓解偏头痛、压力性头痛

减轻心悸和呼吸困难

有助于预防恶心和呕吐

缓解髋关节的疼痛

放松疲劳的双腿，改善膝部血液循环

◎ 注意事项

如果因为脚部疼痛而不能以英雄式坐立的话，可以用此体式替代。如果患有压力性头痛或偏头痛，请在眼睛周围缠上纱绷带。

辅助工具（见174页）

两个抱枕、一张长凳、一张瑜伽垫和一张毯子。垫在臀部下方的抱枕提升了躯干的高度以便于向前弯曲。长凳、瑜伽垫、抱枕以及前胸与长凳间的毯子支撑头部，也防止了颈部疲劳。

1 将一个抱枕放在地面上，与长凳成直角。将瑜伽垫和另一抱枕沿着长凳的长边摆放。在抱枕的前端与长凳前缘之间放一张折叠过的毯子。

2 以吉祥坐坐姿（见201页）盘腿坐在抱枕上。务必让身体的重心正好落在两坐骨内侧。

3 呼气，向前弯曲，胸部靠在折叠过的毯子上。前额置于抱枕上。双臂前伸，肘部弯曲，将右手放在左前臂上，左手放在右前臂上。缓慢地呼气，头、颈的紧张便会消除。保持颈部肌肉放松和延长。在此体式中停留2分钟，均匀地呼吸。

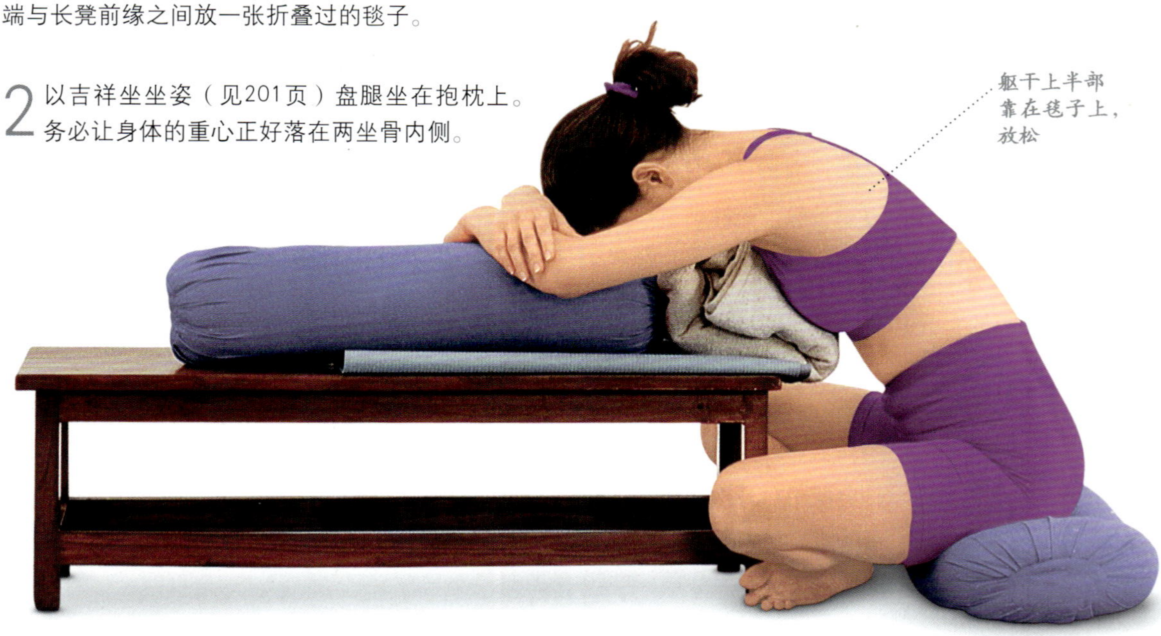

Bharadvajasana on a chair
巴拉瓦伽扭转式（椅上）

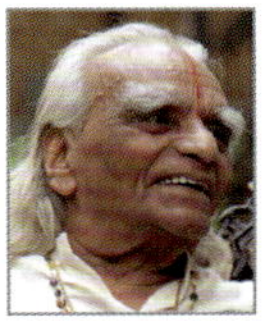

这个体式的经典版（见120页）是坐立扭转的基本体式。对于初学者来说，要达成这个体式有时可能并不容易。但它也可以坐在椅子上完成。如果你年纪偏大、体重超标或者久病初愈，我建议你采用它的一些改良版进行习练。

◎ 益处

使脊柱肌肉更有柔韧性
缓解下背部的关节炎
减轻颈部和肩膀的僵硬
缓解膝部的风湿病
锻炼腹部肌肉
促进消化

◎ 注意事项

如果你患有支气管炎、头痛、偏头痛或腹泻，请避免习练这个体式。

辅助工具（见174页）
一张椅子，支撑身体，使躯干得到有效而安全的扭转。

1 侧坐在椅子上，身体右侧靠向椅背。坐直，呼气。双手抓住椅背的外侧。

2 脊柱上提，同时将躯干以脊柱为轴向右扭转。转动身体时呼气，但不要屏息。眼睛看向右肩的后方。在此体式中停留20~30秒。在另一侧重复相同的动作。

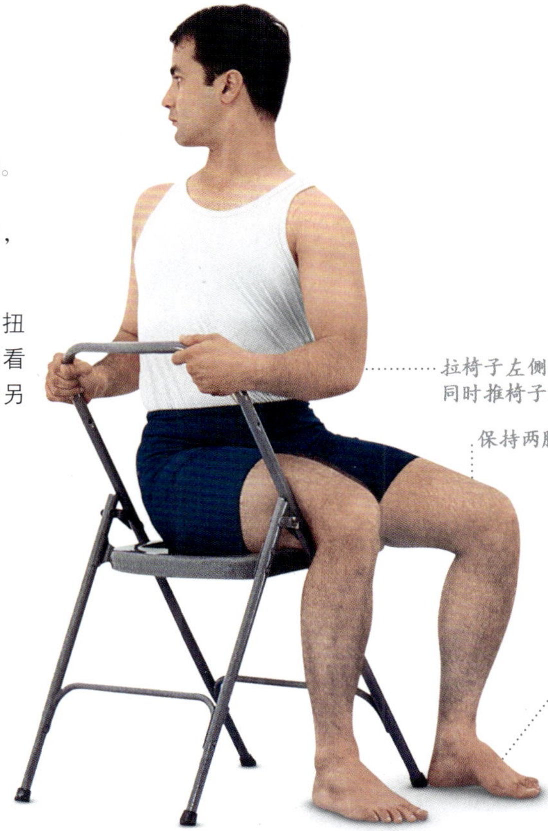

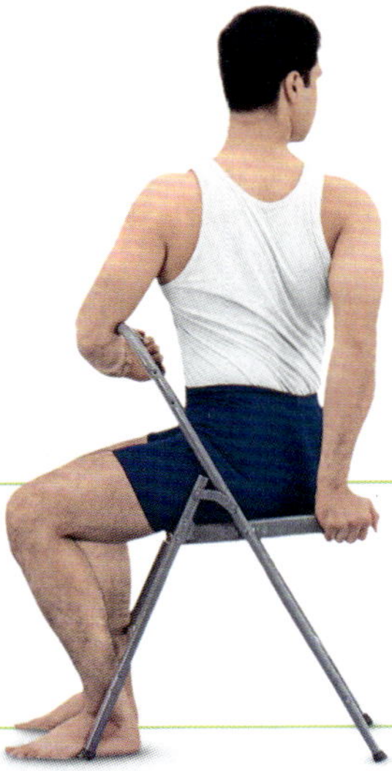

变体1　双腿穿越椅背

特别益处
这个变体为习练者带方向感，在不影响身体正确归位的情况下，更大地增加了身体的扭转幅度。

进入体式 将双腿放于椅背和椅面之间。用右手抓住椅面，用左手抓住椅背。上提脊柱，向右侧转动躯干。在此体式中停留20~30秒。在另一侧重复相同的动作。

Bharadvajasana
巴拉瓦伽扭转式

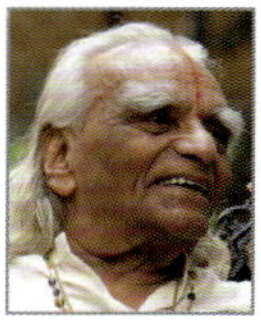

这是经典坐立扭转式（见120页）的一个变体。它作用于胸椎和腰椎，同时改善腹部器官的血液循环。有规律地习练它可以增加整个身体的柔韧性。此体式也有助于治疗膝部的痛风、颈椎关节强直以及脚跟、膝部、髋部和肩膀的关节炎。

◎ 益处

解除下背部、颈部和肩部的疼痛与僵硬

减轻髋关节、小腿、脚跟和脚踝的疼痛

使腘绳肌更柔韧

有助于治疗肾、肝、脾和胆囊的疾病

改善消化不良和胀气

强健子宫的肌肉

◎ 注意事项

如果你患有心脏病、偏头痛、头痛、严重的眼疲劳、感冒鼻塞或胸部充血、腹泻、慢性疲劳综合征、抑郁或者失眠，请不要习练这个体式。

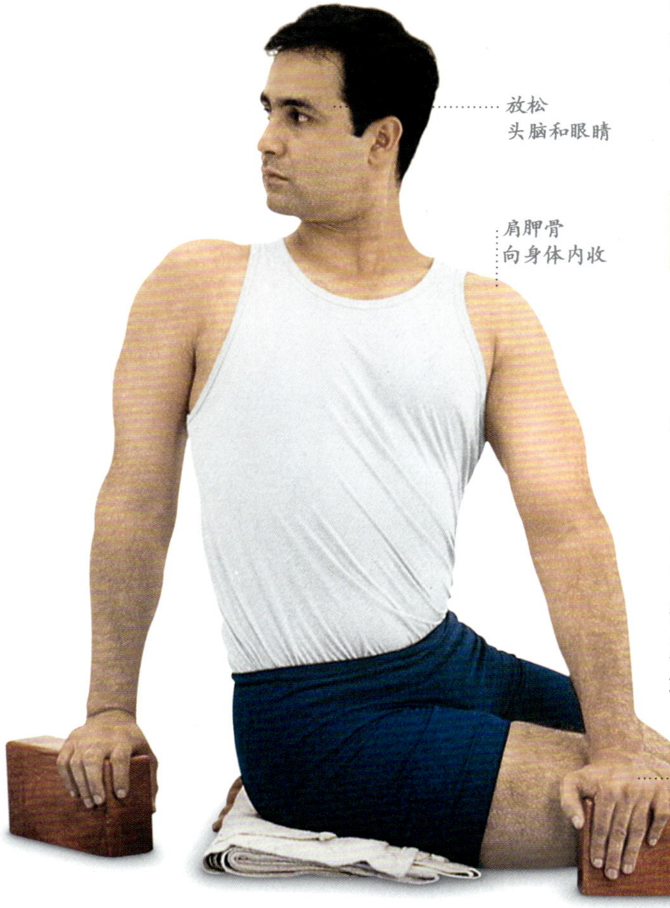
放松
头脑和眼睛
肩胛骨
向身体内收
双手下压木砖

辅助工具（见174页）

一张毯子和两块木砖。折叠过的毯子支撑了臀部，也有助于保持身体的直立状态。双手对木砖所产生的压力，使脊柱伸直，也促进脊柱的扭转。

1 以手杖式（见94页）坐立于一张折叠过的毯子上，弯曲膝盖，双脚放在左侧臀部的旁边。将左脚踝放右足弓上（见小图）。两膝并拢。

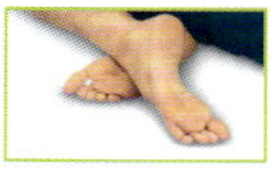

2 将两块木砖长边面朝下放置，一块放在右侧臀部的后方，另一块放在右膝旁。然后伸展脊柱并吸气。

3 呼气，躯干转向右侧。将右肩向后移。右手放在身后的木砖上，而左手则放在身旁的木砖上。双手下压木砖。上提脊柱和胸部。不要屏息。呼气，眼睛看向右肩后方。在此体式中停留20~30秒。在另一侧重复相同的动作。

Marichyasana
玛里琪扭转式

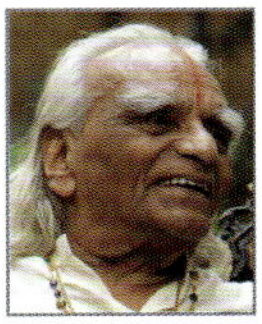

这个体式是对两个经典的玛里琪式的改良与组合，其中一个是向前弯曲式，另一个则为扭转式（见124页）。辅助工具帮助躯干保持归于中心与直立的状态，也作用于胸椎与腰椎，从而增加脊柱扭转的幅度。习练这个体式有助于缓解背部、颈部和肩膀的僵硬。

◎ 益处

缓解下背部疼痛和颈椎关节强直
改善腹部器官的血液循环
促进消化，减少胀气
有助于治疗疝
强健肝肾

◎ 注意事项

如果你患有心脏病、偏头痛、头痛、感冒或胸闷、腹泻、便秘、慢性疲劳综合征、失眠或者抑郁，请不要习练这个体式。

辅助工具（见174页）

一张毯子和一块木砖。毯子支撑臀部，提升躯干，增加脊柱扭转的幅度。它也防止了弯曲腿向一侧倾斜。平放于地面并在手掌下方的木砖改善脊椎扭转的质量，使躯干保持直立状态。

1 以手杖式（见94页）坐立于折叠过的毯子上。将一块木砖放置于身后。右膝弯曲。确保让右小腿胫骨与地面垂直，而右脚跟则碰触腹股沟。左腿保持伸直。

2 弯曲右手肘，将右上臂靠在右腿内侧（见小图）。将左手放在身后的木砖上，保持左臂伸直。

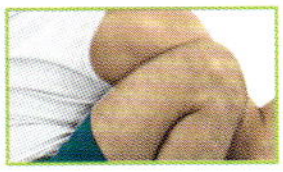

右臂与右膝相互施压且压力相同。左手下压木砖。

3 上提躯干，呼气，转向左侧。确保不要让弯曲腿倾斜，也别让右臂与右膝间留有空隙。眼睛看向左肩后方。在此体式中停留20~30秒。在另一侧重复相同的动作。

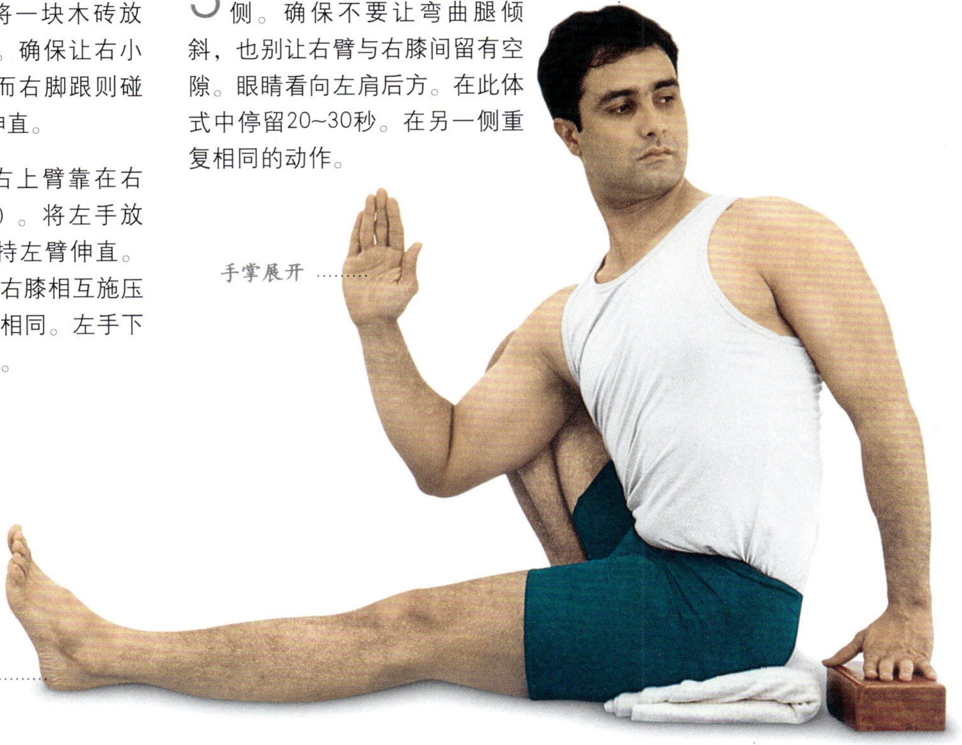
保持放松头部、眼部和颈部
手掌展开
脚的重心落于脚跟的中心线上

Utthita Marichyasana
加强玛里琪扭转式

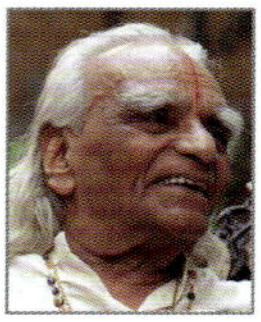

这是经典玛里琪扭转式（见124页）的变体，在习练时通过高凳的协助将身体抵靠墙面。这个体式作用于脊柱周围的肌肉和韧带，这些都是我们在一般的日常生活中极少得到锻炼的部位。辅助工具有助于身体在没有压力状况下完成扭转动作。我建议患有下背部疼痛的习练者尝试它。

◎ 益处

缓解颈部和肩膀的僵硬
改善脊椎的韧带，使之保持柔韧性
减轻下背部、髋部和尾骨的疼痛
预防腿部肌肉随年纪而萎缩
防止坐骨经神痛
改善消化不良
缓解胀气

◎ 注意事项

如果你患有严重的心脏病、动脉阻塞、高或低血压、偏头痛、严重的眼疲劳、感冒、支气管炎、呼吸困难、慢性疲劳、抑郁、失眠、腹泻、便秘或膝部骨关节炎的话，请不要习练这个体式。妇女在经期也应该避免习练此体式。

辅助工具（见174页）

一面墙、一张高凳和一块圆形木砖。对于那些背部僵硬的人来说，凳子使他们更轻松地完成扭转体式。放在左腿下方的木砖有助于达到更好的扭转效果。

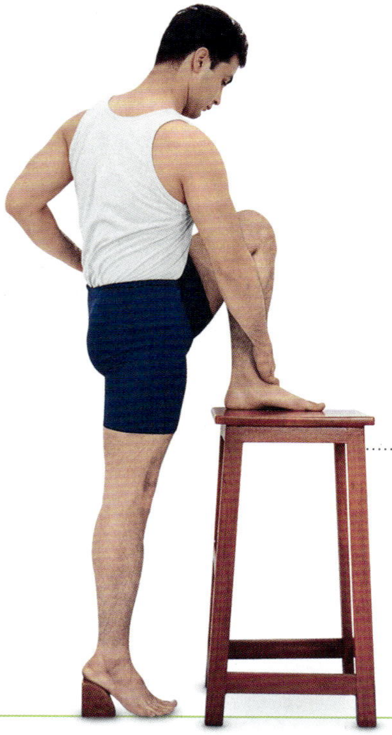
确保凳子在大腿中部的高度

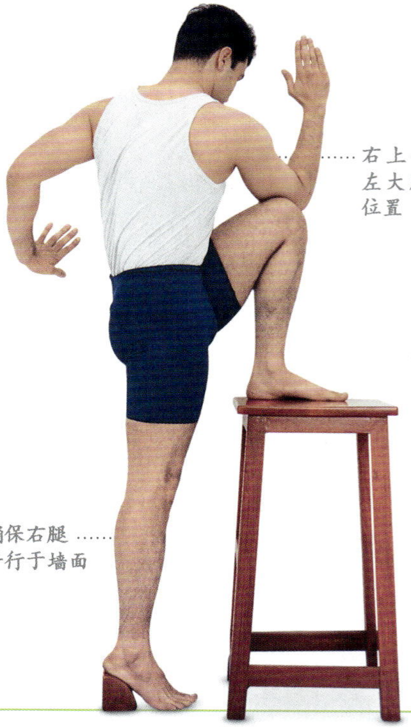
右上臂通过抵靠左大腿以固定好位置
确保右腿平行于墙面

1 将一张高凳靠墙放置。脸朝凳子站立，左肩碰触墙面。将木砖放在右脚跟下方。左脚踩在凳子上，左掌放于墙面与腰同高的位置，保持右腿伸展。

2 弯曲右臂，右肘落于左膝外侧。右手掌放在墙面上。左手掌压向墙面，将躯干推离墙面。务必让身体垂直于地面。

“完全的伸展带来完全的放松。”

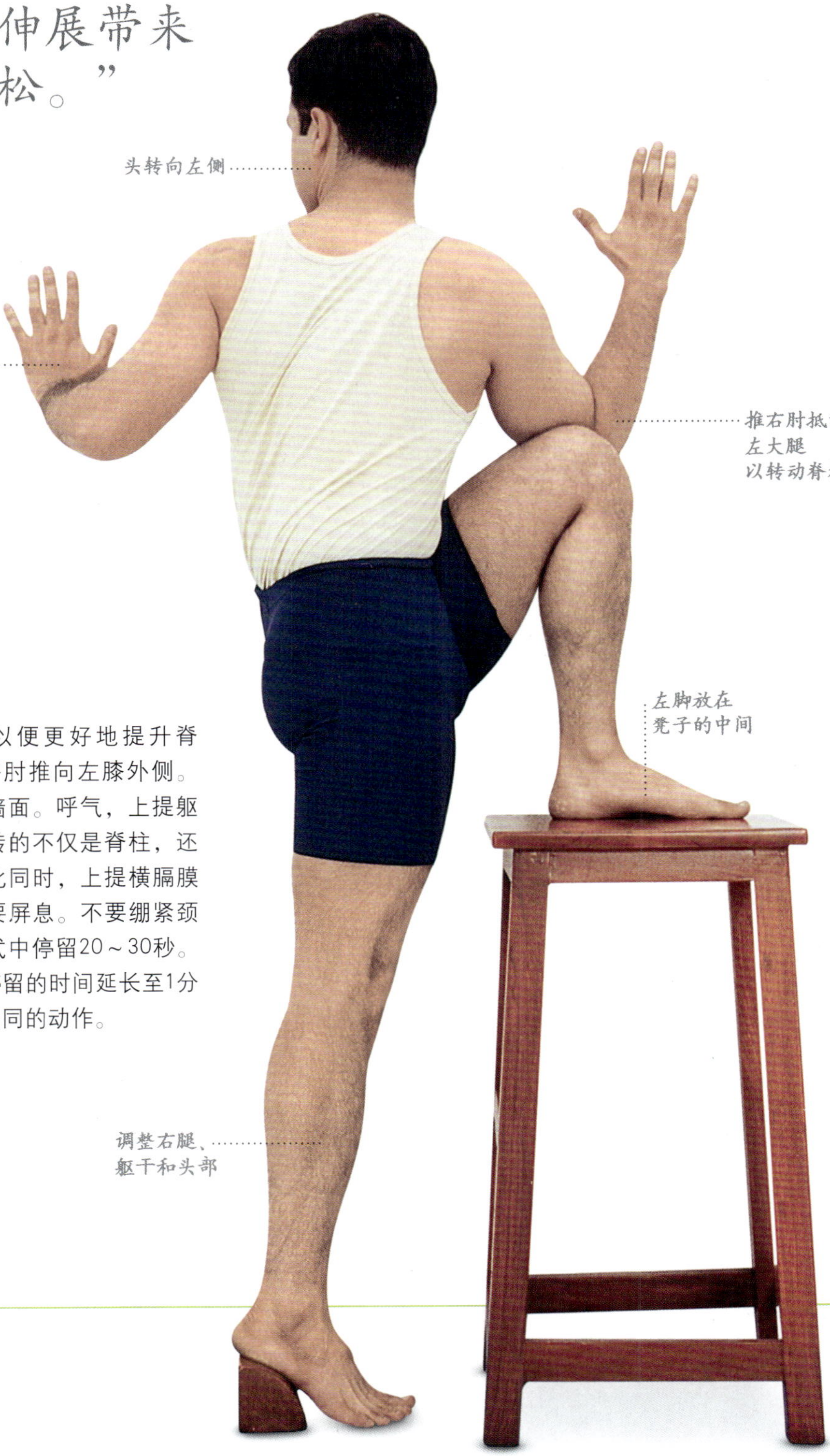
头转向左侧
左手掌
平放于墙面
推右肘抵靠
左大腿
以转动脊柱
左脚放在
凳子的中间
调整右腿、
躯干和头部

3 左腿下压凳子以便更好地提升脊柱。呼气，右手肘推向左膝外侧。与此同时，双掌压墙面。呼气，上提躯干。向左转动，左转的不仅是脊柱，还有腰部和肋骨。与此同时，上提横膈膜和胸骨。旋转时不要屏息。不要绷紧颈部和喉咙。在此体式中停留20～30秒。随着不断习练，将停留的时间延长至1分钟。在另一侧重复相同的动作。

Parsva Virasana
英雄坐侧扭转式

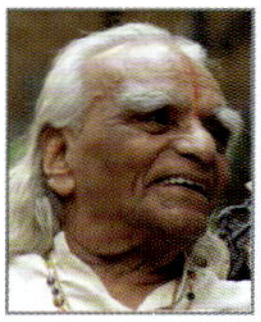

这个体式有效地伸展腰部和背部的两侧，从而改善脊椎区域的血液循环，也使得肩膀和颈部更加灵活自如。在梵文中Parsva意为“旁”或“侧”，而Vira则可译为“英雄”。

◎ 益处

通过锻炼腹肌来促进消化和治疗胀气

缓解下背部疼痛

减轻痛风、风湿病和膝部的炎症

减轻髋关节僵硬，使腘绳肌更柔韧

减少小腿、脚踝和脚跟的疼痛

强健足弓，矫正扁平足或跟骨骨刺

缓解肩颈的感染或扭伤

◎ 注意事项

如果你患有偏头痛、头痛、严重眼疲劳、支气管炎、感冒鼻塞或者腹泻，请避免此体式。如果你容易抑郁、极度疲劳或失眠，也不要习练这个体式。

辅助工具（见174页）

一张毯子和一块木砖。坐在毯子上可以减少膝盖和踝关节的压力。横放在手掌下方的木砖使你更轻松地转动躯干，也更有效地上提和伸展脊柱。

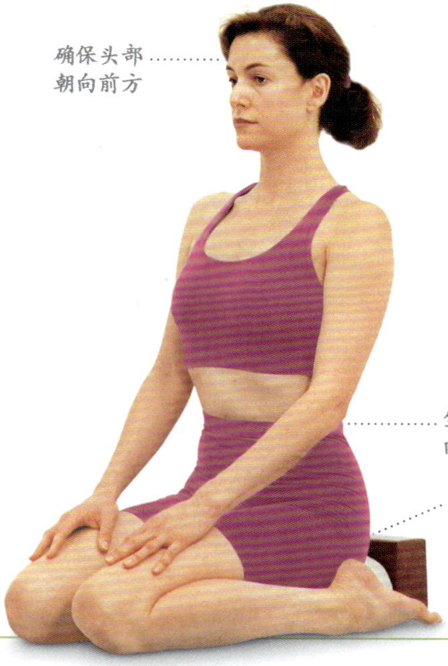
确保头部朝向前方
坐立时背部向上伸直
小腿肌肉由内向外翻转

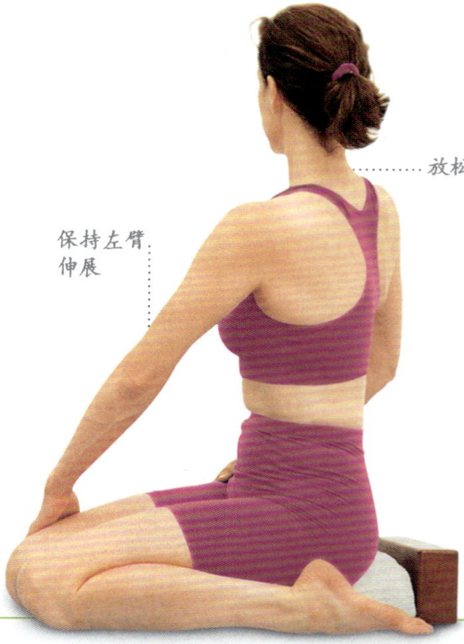
放松肩颈
保持左臂伸展

1 跪立在瑜伽垫上，双膝并拢。逐渐分开双腿。折叠毯子，然后将毯子放在两脚之间。臀部落在毯子上，千万不要坐在双脚上。将木砖放置地面，位于臀部后侧且与之平行。双手放在膝盖上。坐立时头部、颈部和背部伸直。停留30~60秒。

2 呼气，然后将左手放在右大腿外侧并握住右大腿。右手放在右髋上。小腿内侧应与大腿外侧相碰触。推两脚跟的内侧抵靠髋部。伸展脚踝，然后从脚趾到脚跟伸展双脚，感觉能量流穿过双脚。

3 打开胸廓，把关注点放在双肾。想象着你正将双肾向身体内收。通过上提臀部内侧，保持脊椎直立向上。膝盖紧紧贴靠地面，进一步向上伸展躯干。呼气，然后向右扭转胸部和腹部。右肩胛骨向身体内收，左手进一步向右大腿施压。

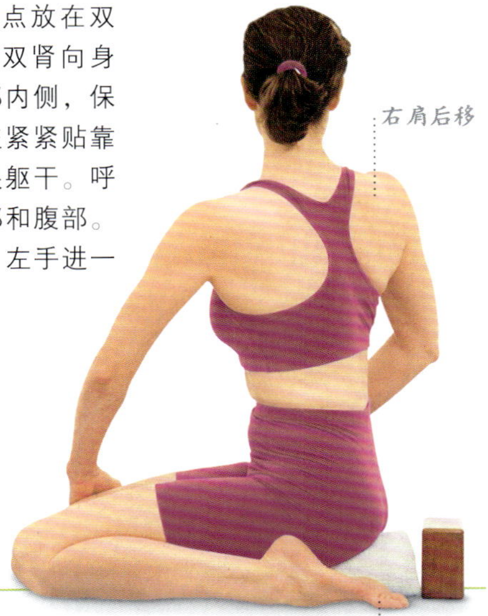

“这个体式放松劳累的双腿，使之恢复活力。我建议那些长久站立的人习练这个体式。”

4 转动身体，上提胸廓和腰部远离髋部，躯干进一步向右侧扭转。伸直左臂，朝脊柱方向内收左肩胛骨。将右手放在木砖上并用力下压。务必让臀部两侧落在折叠过的毯子上。呼气，再次将躯干向右侧扭转一些。在转动躯干时，你若感觉不适，那就在两脚踝下方放上一条卷好的毛巾并坐在木砖上（见小图）。在此体式中停留20~30秒。随着不断习练，将停留的时间延长至1分钟。在另一侧重复相同的动作。

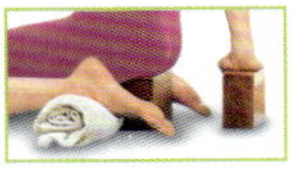

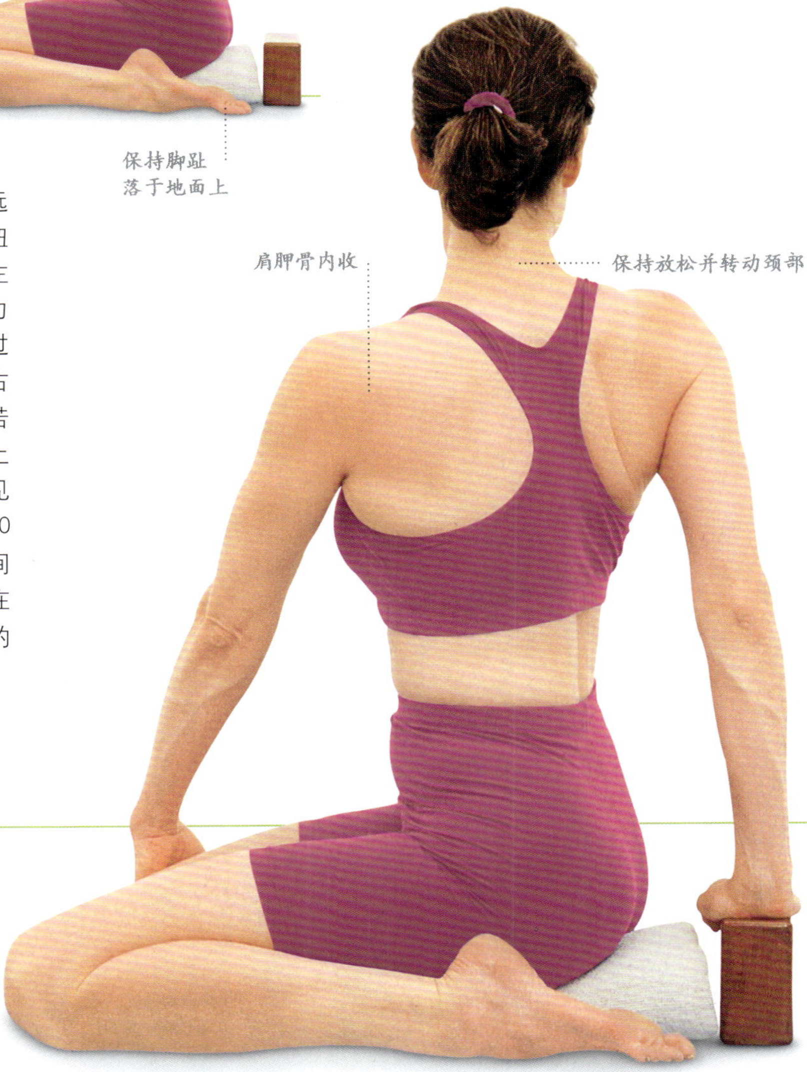

Salamba Sarvangasana
肩倒立

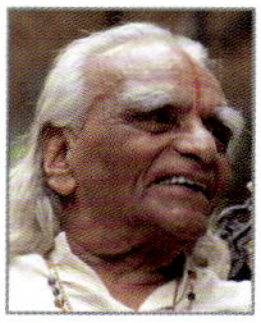

在这个体式的经典版（见136页）中，用双手和肩膀支撑背部，使习练颇费体力。在这一改良版中，椅子帮助习练者在没有紧张的情况下更轻易地在体式中停留。

辅助工具（见174页）

一张椅子，一个抱枕和一张毯子。椅子支撑身体，防止紧张，也帮助你更好地在体式中达至身体的平衡。用手抓住椅子的两条后腿使胸部得到扩张。抱枕支撑颈部和肩膀，提升胸部，使呼吸变得轻松自如（这对于那些颈部僵硬的人很有帮助）。毯子用于防止椅子的边缘刮碰背部。

◎ 益处

减压，缓解神经疾病
减轻偏头痛和压力性头痛
缓解高血压和失眠
缓解心悸
改善甲状腺和甲状旁腺的功能
缓解颈椎关节强直和肩部疼痛
缓解支气管炎、哮喘、鼻窦炎和感冒鼻塞
预防静脉曲张
缓解溃疡、结肠炎、慢性便秘和痔疮

◎ 注意事项

不要在月经期间习练这个体式。在习练中，勿让双肩从抱枕上滑落到地面。这会压迫颈部，可能导致受伤。

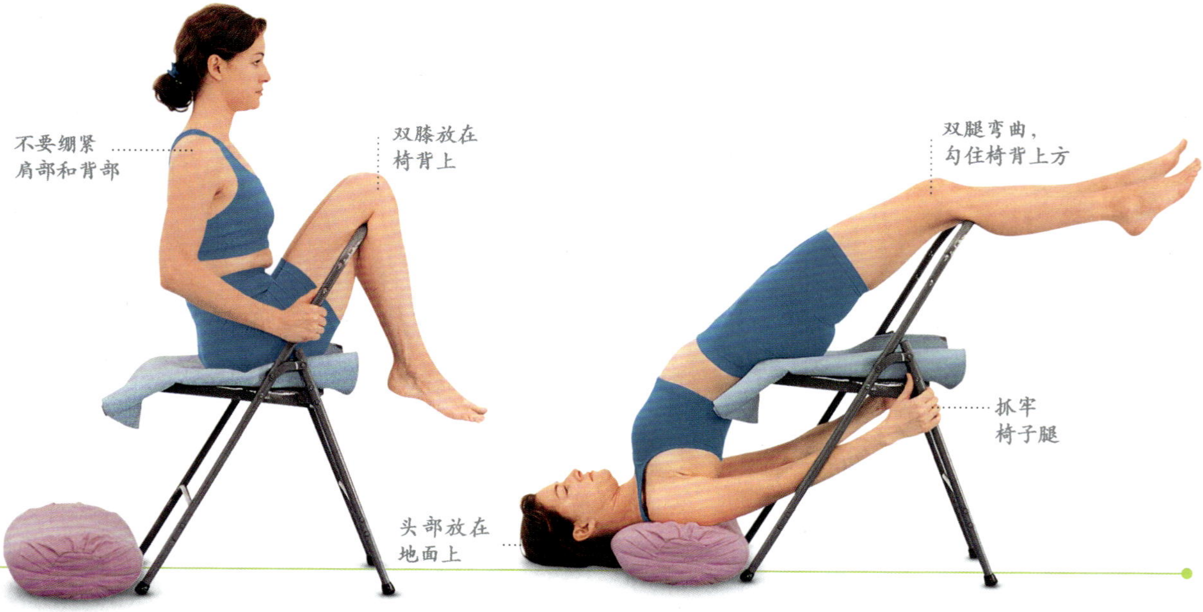
不要绷紧
肩部和背部
双膝放在
椅背上
双腿弯曲，
勾住椅背上方
抓牢
椅子腿
头部放在
地面上

1 将抱枕横放在地面上，平行于椅子的两条前腿。在椅面上方覆盖一张毯子，并让毯子超出椅子的前端。侧身坐于椅子上，胸部朝向椅背。抓住椅背两侧，双腿依次放在椅背上端。双手顺着椅背滑落，臀部移向椅面的后端。

2 背部落于椅面上，身体缓缓地从椅面上滑落，务必让臀部两侧固定在椅面上。当你向下滑动时，双臂带向椅面下方。双手依次穿越椅子的前腿去抓握后腿。伸直双腿，停留1分钟。

3 头部舒适地躺在地面上，颈部和双肩则落在抱枕上。抓住椅面的后端。弯曲膝盖，将双脚放在椅背的上沿。务必让臀部靠在椅子的前端。

"有规律地习练对整个身体都有好处。我建议在大病康复期间习练此体式。"

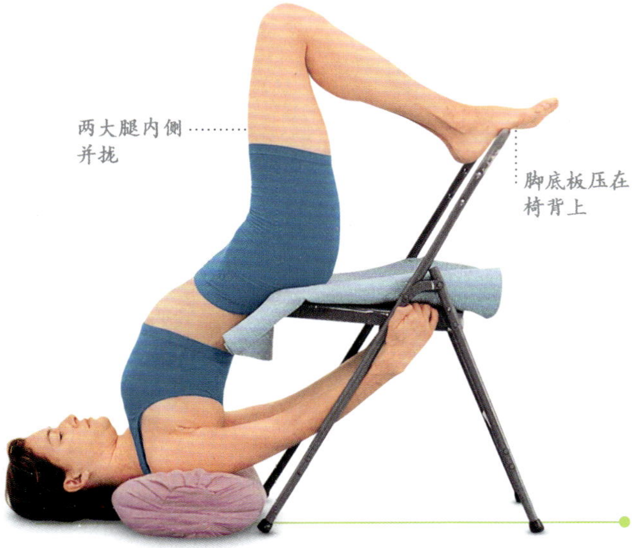

4 双手仍旧抓牢椅面，然后依次伸直双腿。臀部、下背部和腰部均靠在椅面的前端。上提胸椎和肩胛骨。握住椅面的双手再抓紧一些。从腹股沟到脚跟延伸双腿内侧。两大腿内旋。放松颈部。不要屏息。在此体式中停留5分钟。

从体式中还原

呼气，双脚放在椅背上。稍稍推开椅子。臀部和背部滑落至抱枕上。休息几分钟。转向右侧，从抱枕上滑落，坐起。

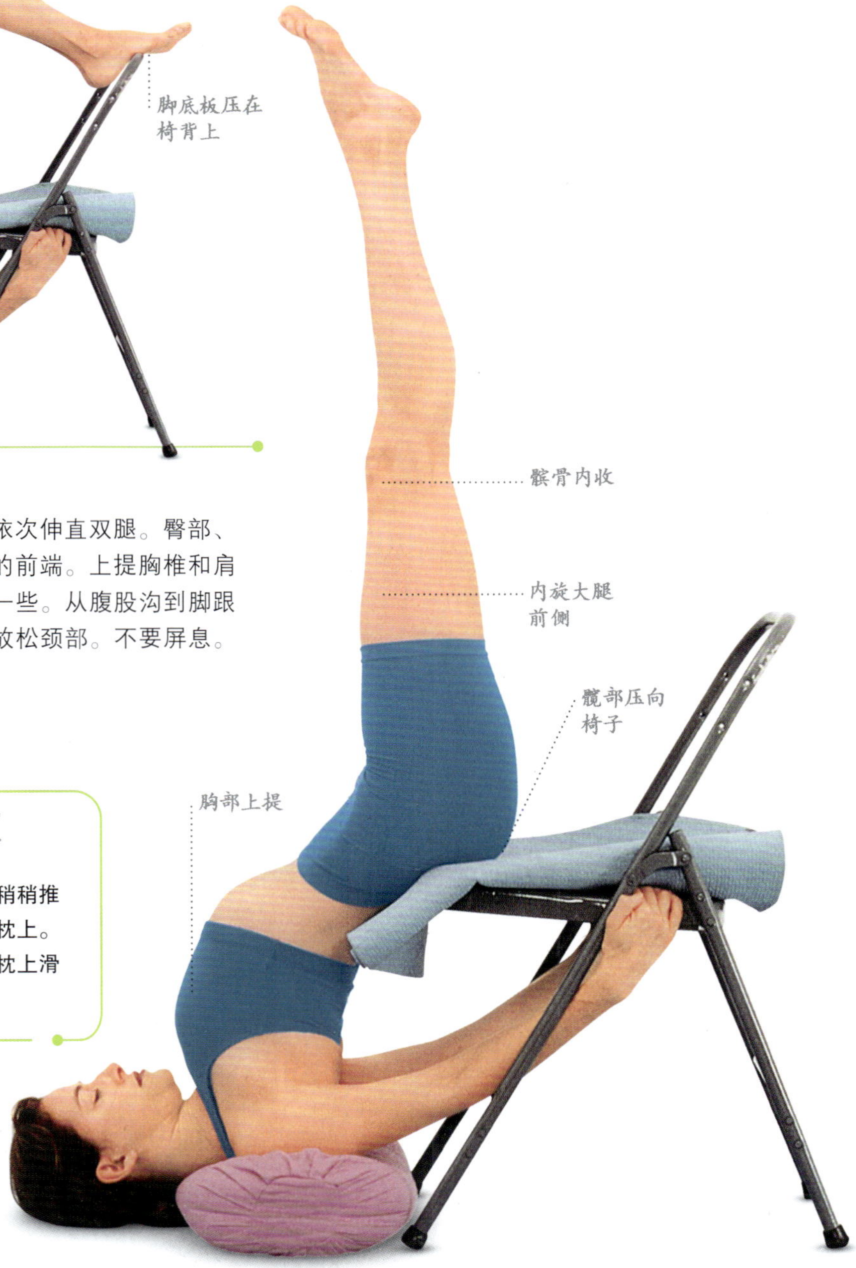

Halasana
犁式

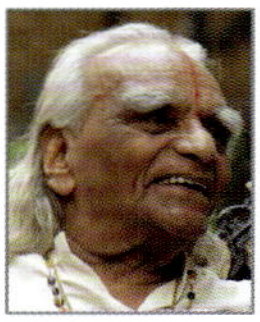

犁式（见142页）的这一版本使用了一张椅子、一张凳子和两个抱枕来支撑颈部、脊柱、躯干和双腿。这样一来，习练者就可以轻易地在体式中停留。习练这个体式有助于减轻焦虑和疲劳所带来的负面影响。在这个体式中锁下颌，可以安抚神经和放松头脑。我建议那些患有甲状腺疾病的人尝试习练它。

◎ 益处

缓解疲劳、失眠和焦虑
减轻压力性头痛、偏头痛和高血压
缓解心悸和呼吸困难
改善甲状腺、甲状旁腺的功能
缓解喉咙疾病、哮喘、支气管炎、感冒鼻塞
缓解背痛、腰痛以及背部和脊椎的关节炎

◎ 注意事项

如果你有颈椎关节强直，请不要习练这个体式。经期也不要尝试此体式。如果你患有髋部的骨关节炎、背痛、消化性溃疡或经前紧张症或体重超标，那就在最终姿势中将双腿分开。如果在最终姿势中你感到喉咙有窒息感或头部有沉重感，也要分开双腿。

辅助工具（见174页）
一张椅子、一张毯子、两个抱枕和一张凳子。椅子使你自信地完成体式，并从体式中还原，也使你舒适地伸展脊柱。毯子覆盖在椅子边缘缓冲背部压力，抱枕置于双肩下方以防止颈部和头部的紧张。放在凳子上的第二个抱枕支撑了大腿。凳子承受了身体的重量，也支撑了双腿。

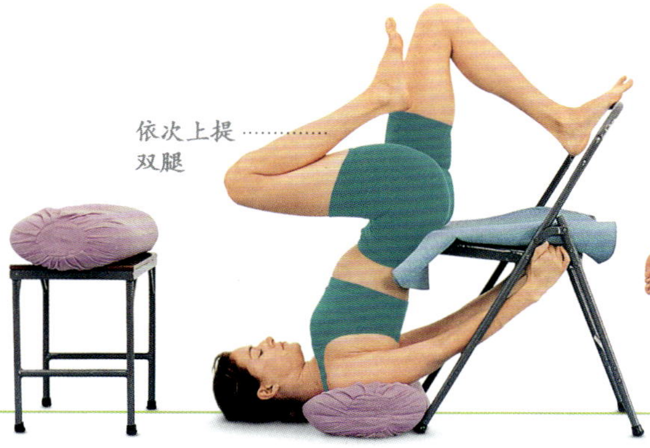

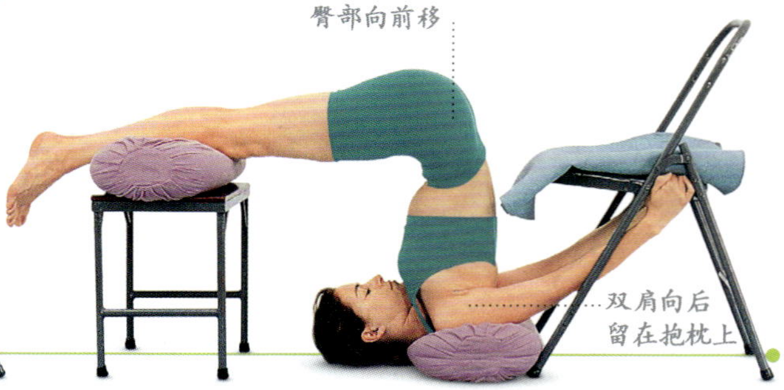

1 将一张折叠过的毯子铺在椅面上，务必使之盖过椅子的前端。将一抱枕横放于地面，其较长边碰触椅子的两条前腿。将一张凳子放在抱枕前方的60厘米处，将第二个抱枕放在凳子上，与第一个抱枕在一条直线上。然后遵照肩倒立（见222页）的步骤1、2、3习练。随后用双手抓住椅面的后端，将双腿带向凳子，臀部贴靠椅面。

2 依次将双腿放于凳子上方的抱枕上。务必让颈部伸展且舒适地落于地面。双肩放置于地面上的抱枕上。臀部前移直到小腿胫骨放于抱枕上，躯干垂直于地面。

3 双臂从椅子下方收回。稍稍将重心移向双肩后侧，双臂带向头顶上方。双臂落地且置于头部两侧，相互平行，掌心向下。弯曲手臂，左手放在右肘下方，右手则放在左肘下方。腹部和骨盆保持柔软。从脚跟至大腿伸展双腿。让眼球沉入眼窝——不要向上看。放松面部肌肉和喉咙。非常重要的一点：在此体式中保持喉咙延伸。你必须将胸部带向下巴，而非下巴靠向胸部。随着大脑放松，呼吸将更加深长。闭上双眼。在这个体式中停留3分钟。

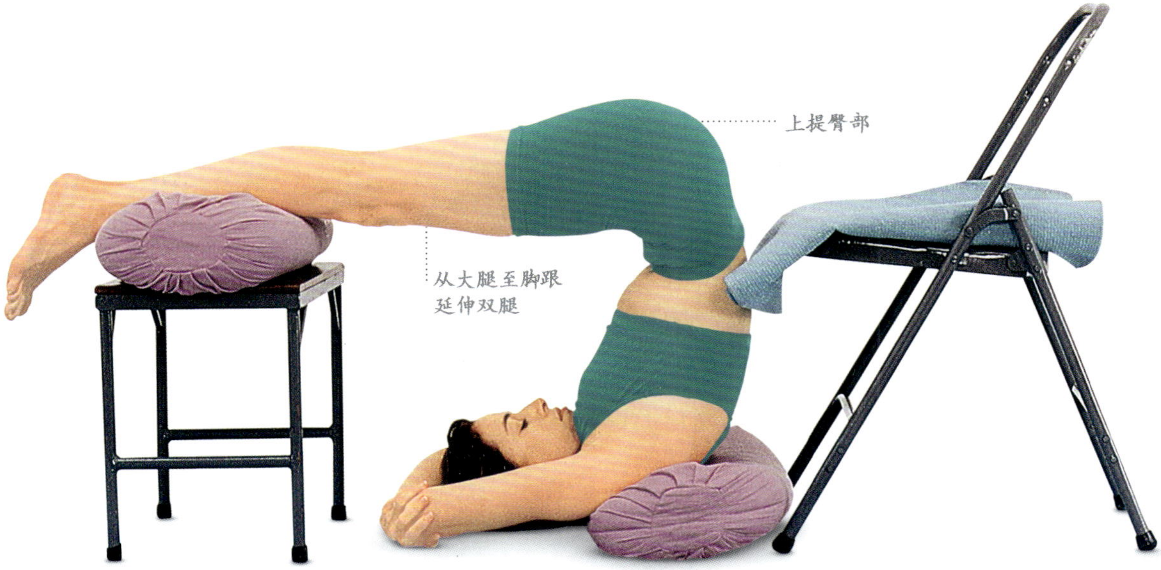

从体式中还原

在最终体式中停留我所建议的时间后，慢慢地睁开眼睛。双臂在头部两侧向前伸展。然后，严谨地遵照步骤1、2、3进行习练。确保动作不要过猛，因为这样有可能给颈部或背部造成压力。在每个步骤之间停顿数秒钟。

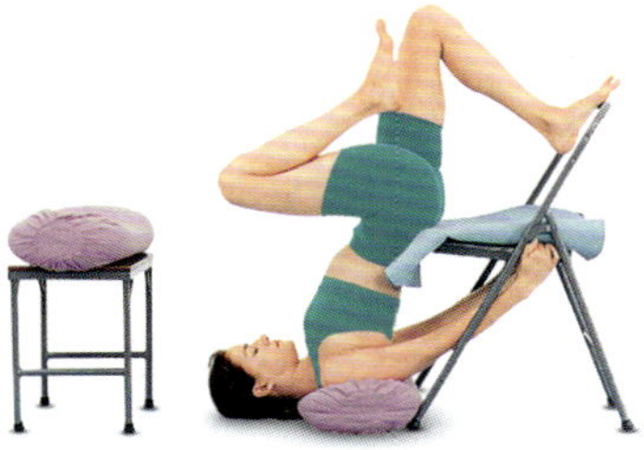

1 抓住椅子的两侧。髋部后移以便臀部落在椅子的前端。依次将双腿上提，抬离抱枕，双腿放于椅背上。

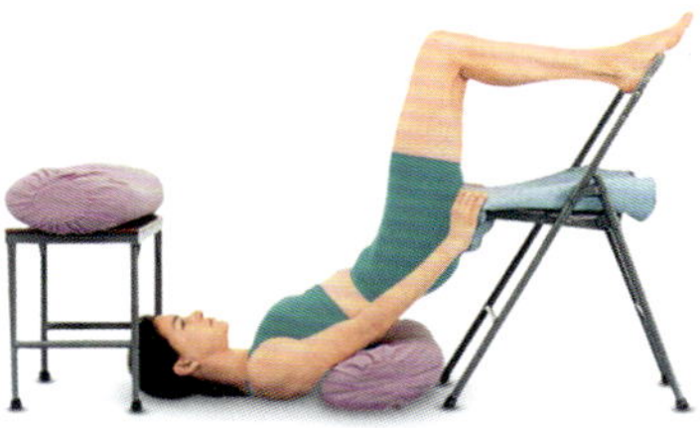

2 抓住椅子的前端。臀部离开椅子。将双肩推离抱枕，落于地面上。躯干稍稍向后方滑动直到头部移至凳子的四条腿之间。

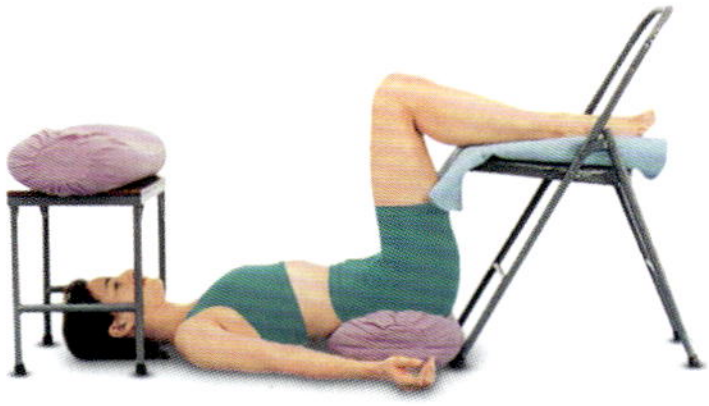

3 双臂落地，臀部置于抱枕上。将小腿落在椅面上。将凳子向身后推移。双腿落地。侧身向右，然后坐立。

Viparita Karani
倒剪式

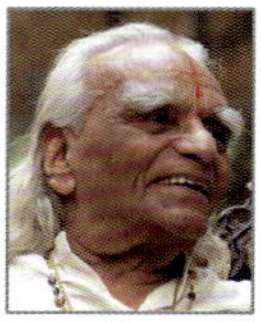

这是一个恢复体力和放松身心的体式，但对于初学者以及背部僵硬的人来说要达成最终体式相当不容易。使用辅助工具后，这个体式变得更容易达成，也让人更放松。在梵文中，Viparita 意为“倒置的”，而Karani则意为“正在进行中”。当身体倒置时，血液和荷尔蒙能够更好地在体内循环。

◎ 益处

调节血压
有助于治疗心脏疾病
有助于治疗眼、耳疾病，压力性头痛和偏头痛
缓解心悸、呼吸困难、哮喘、支气管炎和喉咙疾病
缓解关节炎和颈椎关节强直
减轻消化不良、腹泻和恶心
有助于治疗肾病
防止静脉曲张

◎ 注意事项

虽然在其他时间里习练此体式可以缓解月经失调，但在月经期间不要习练。确保颈部和双肩稳稳地落在地面上。必要时，只使用一个抱枕。

辅助工具（见174页）
一面墙，一块木砖，两个抱枕和一张毯子。墙面支撑双腿。抱枕支撑了背部和臀部。夹在墙面与抱枕之间的木砖创造了空间以便稍稍放低臀部。毯子将两个抱枕和一块木砖裹成一个整体。

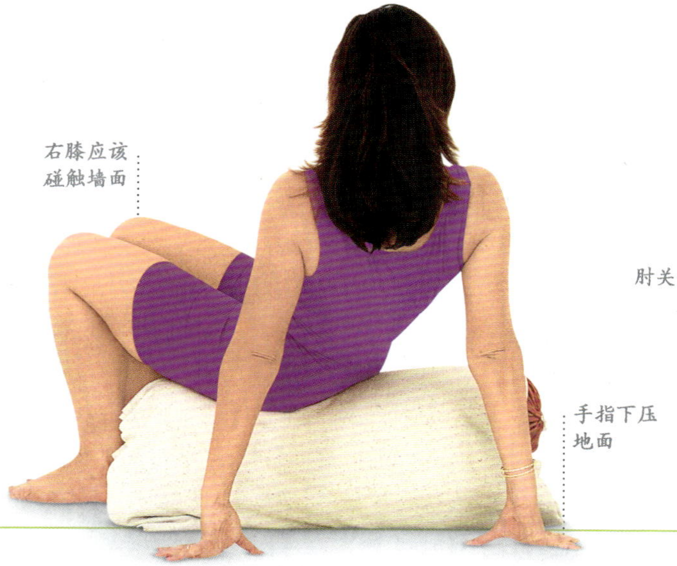

右膝应该碰触墙面
手指下压地面

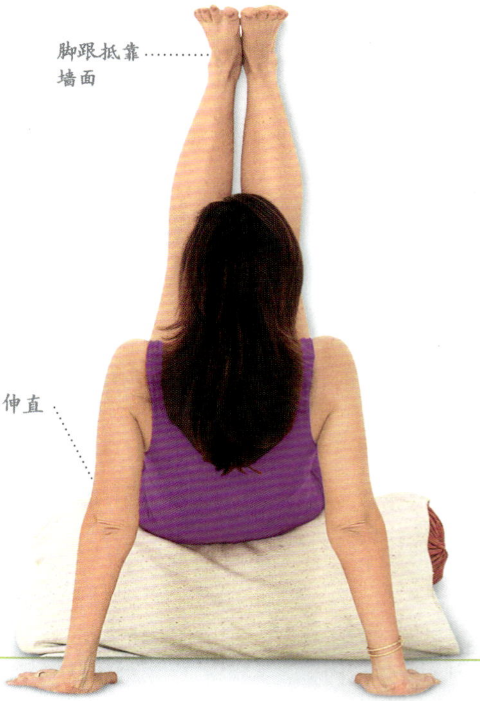

脚跟抵靠墙面
肘关节伸直

1 将木砖靠墙横放于地面。依次放置两个相叠的抱枕，并与木砖平行。用毯子把它们包裹起来。然后侧身坐于抱枕的中间，双手平放于身后的地面上。

2 躯干转向墙面，与此同时，依次上抬双腿放在墙上。双膝稍微弯曲。用双掌支撑身体，手指朝向抱枕。双掌下压地面，将臀部进一步移向墙面。

“此体式可以消除精神疲劳，增强自信，减轻抑郁症。”

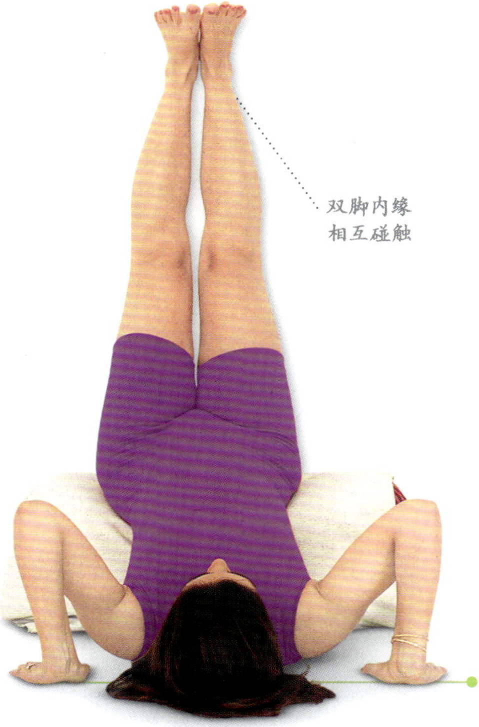
双脚内缘
相互碰触

3 弯曲双肘，让躯干下落直到双肩放于地面。完全挺直双腿。如果臀部已经离开墙面的话，弯曲双膝，双脚靠在墙上。然后，双掌向地面下压，上提髋部，并将臀部靠近墙面一些。再次伸直双腿。

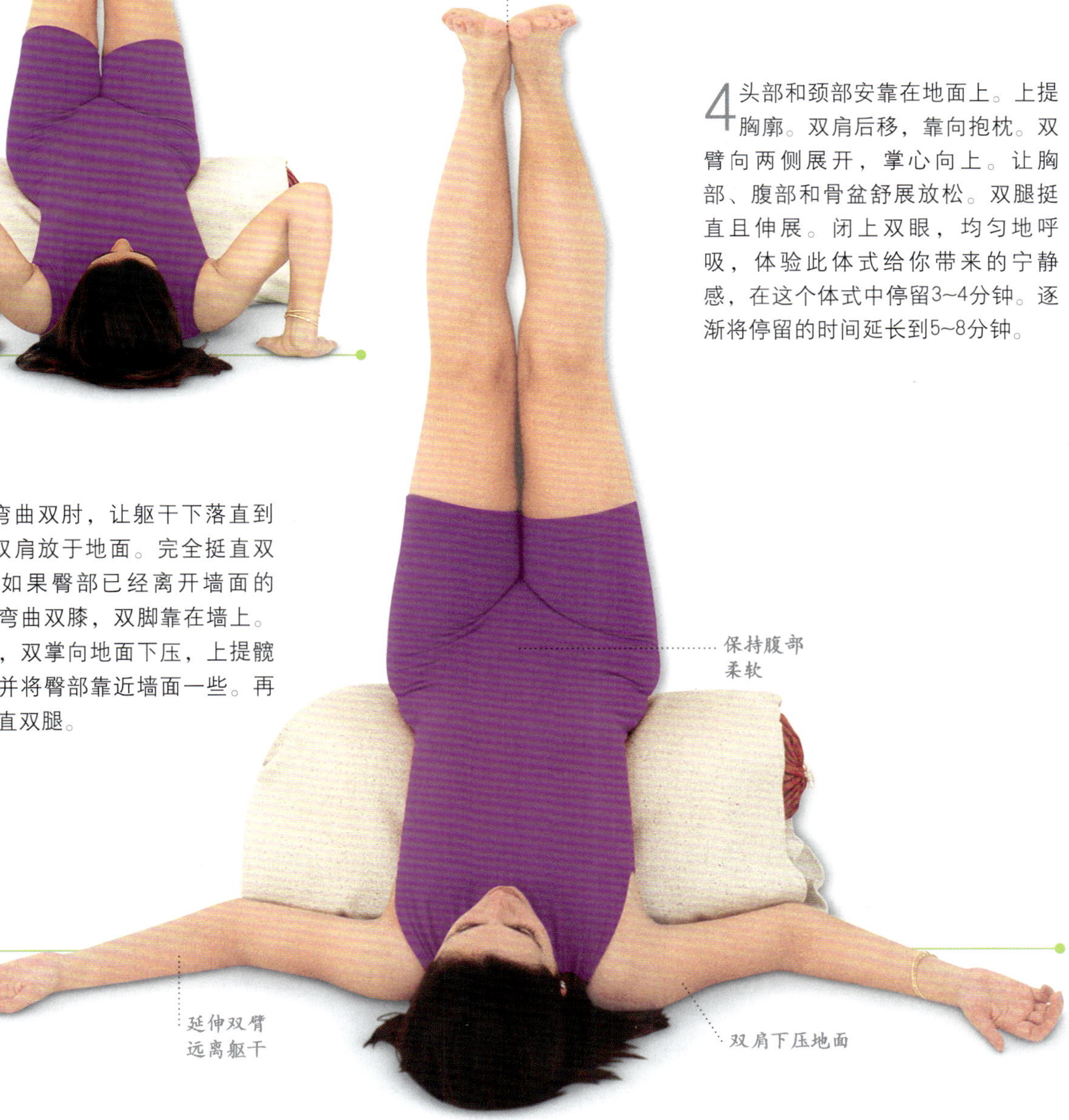
不要让双脚
朝一侧倾斜
保持腹部
柔软
延伸双臂
远离躯干
双肩下压地面

4 头部和颈部安靠在地面上。上提胸廓。双肩后移，靠向抱枕。双臂向两侧展开，掌心向上。让胸部、腹部和骨盆舒展放松。双腿挺直且伸展。闭上双眼，均匀地呼吸，体验此体式给你带来的宁静感，在这个体式中停留3~4分钟。逐渐将停留的时间延长到5~8分钟。

Setubandha Sarvangasana
桥式肩倒立

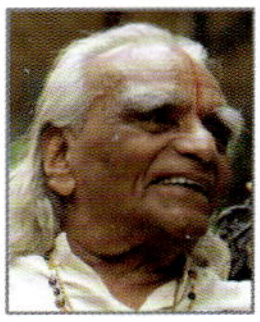

在梵文中，setu意为“桥”，bandha可译为“形成”，sarvanga则有“整个身体”之意。在这个体式中，身体弯曲成桥的形状。此体式中的锁下颌，使不断涌现的念头静止下来，也安抚了头脑。

辅助工具（见174页）

一张长凳，一个抱枕，两张毯子和一条瑜伽带。长凳使双腿和臀部得到伸展，也使背部保持后弯状态。一个抱枕加上覆盖上方的一张折叠过的毯子，支撑了头部和颈部。必要时可以将一张毯子包裹着抱枕以调节抱枕的高度和稳定性。瑜伽带使双腿在毫无压力的情况下并拢。

特别益处

在此体式中，躯干倒置的动作可以强健背部肌肉，从而缓解颈部压力和背痛。

◎ 益处

通过放松心脏的肌肉、促进动脉的血液循环来预防动脉栓塞或心脏骤停

通过镇静大脑和扩展胸部来预防血压的波动、高血压症以及抑郁症

缓解眼或耳疾病、偏头痛、压力性头痛、神经衰弱和失眠

改善消化不良，强健腹部器官

消除背痛，强健脊椎，缓解颈部的紧张

有助于放松疲惫的双腿，预防静脉曲张

◎ 注意事项

在最终姿势中确保下背部贴靠长凳的边缘。臀部不要碰触长凳的边缘，但也不要离得太远，否则双肩将会提起，造成颈部压力。如果你处于大病的康复期，请习练此体式的变体2。

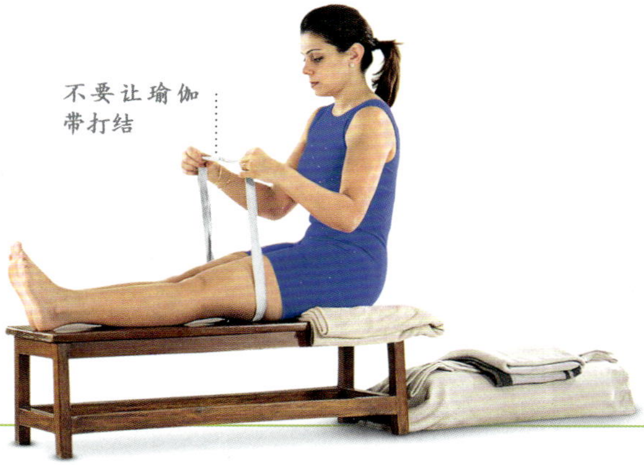
不要让瑜伽带打结

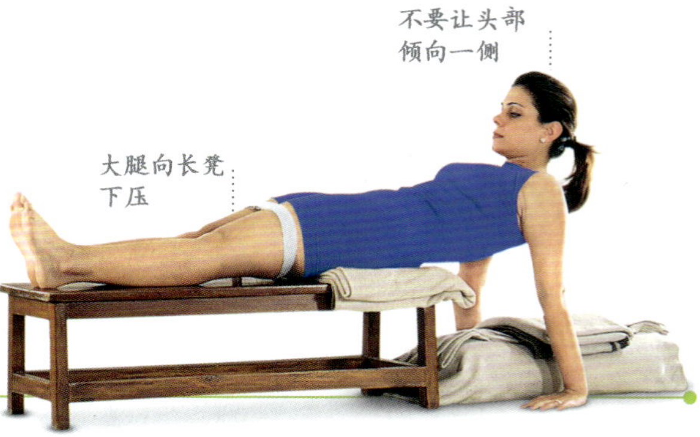
不要让头部倾向一侧
大腿向长凳下压

1 将一张折叠过的毯子铺在长凳的一端。将抱枕放在地面上，与长凳在一条直线上，并且与长凳的一端相连。将一张折叠过的毯子放在抱枕上。然后坐在铺于长凳的毯子上，双腿伸展。将瑜伽带放在两大腿下方，并缠绕大腿的中部。

2 呼气，背部朝抱枕下落。双手分别落于抱枕两侧的地面上，十指朝前。双臂应该支撑着上背部。两侧的大腿、膝盖和脚并拢，脚跟放在长凳上，脚趾朝上。双臂朝地面下落。

“通过这个体式，新鲜的血液被输送到大脑而使身心放松，也使精力与体力更加充沛。”

3 身体进一步下落以便头部后侧和双肩靠在抱枕上。伸直双腿。双脚保持并拢。脚跟和脚趾向前延伸远离躯干，这样可以促进双腿的伸展。双臂沿着地面向两侧伸展，掌心朝向天花板。在此体式中停留3分钟。逐渐地将停留时间延长到5~8分钟。

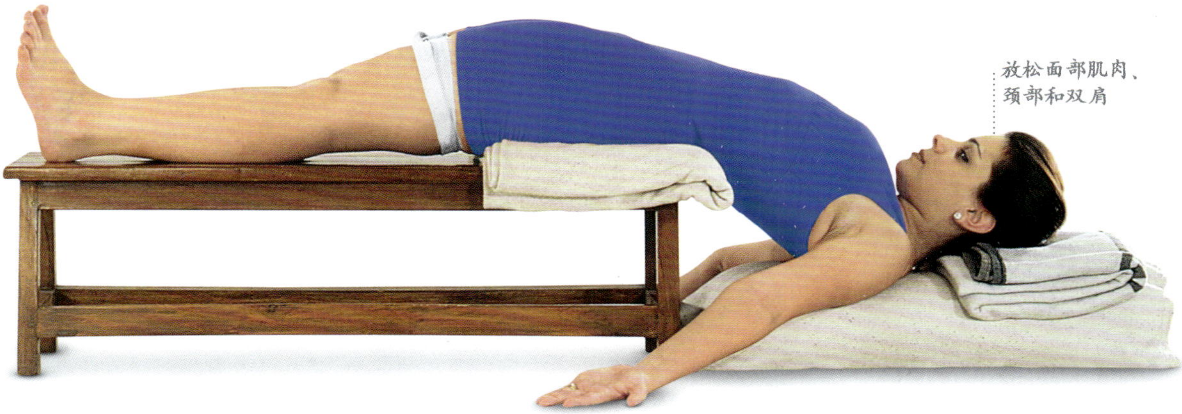

变体1　使用一张卷好的毯子

辅助工具（见174页）一张长凳、一张瑜伽垫、一张毯子、一条瑜伽带和一个抱枕。毯子支撑了颈部。

特别益处 有助于缓解颈椎关节强直。

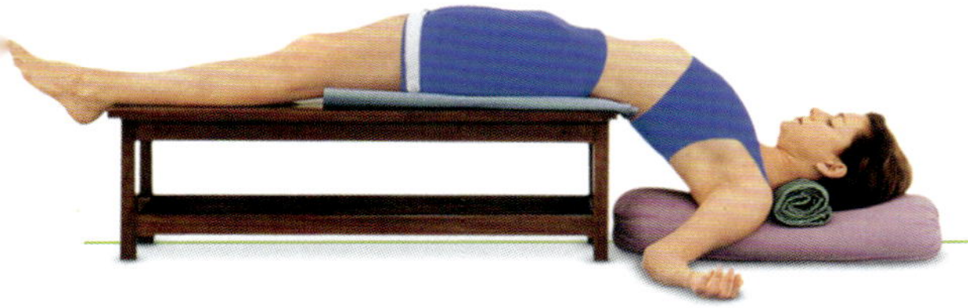

进入体式 将一张毯子卷好并放置于抱枕中央。将一张瑜伽垫铺在长凳上。遵照上述体式的步骤1、2、3习练。在最终姿势中双臂弯曲。将一个抱枕放在小腿下方（见小图），伸展了双腿，可以预防静脉曲张以及缓解髋部和膝部骨关节炎。

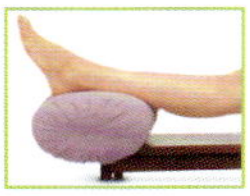

变体2　躺在四个抱枕上

辅助工具（见174页）四个抱枕，一张瑜伽垫和三条瑜伽带。对于初学者来说，这个变体更容易习练。如果你年纪偏大、体型超标或正处于康复期，这个变体也适用于你。

特别益处 抱枕有助于进一步打开胸廓，从而缓解呼吸困难和慢性支气管炎。

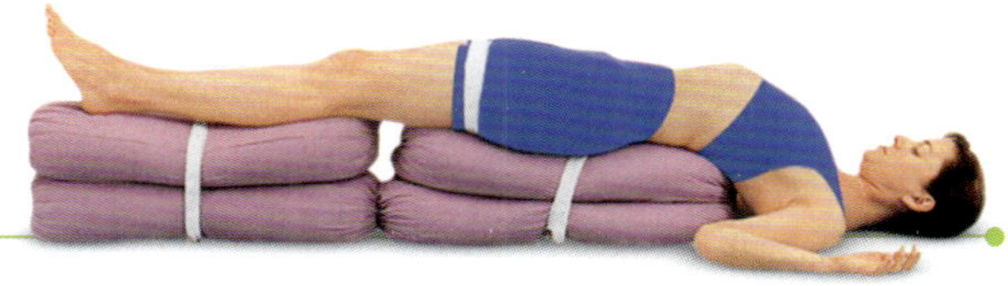

进入体式 把两个抱枕横放在瑜伽垫上。将另两个抱枕叠放于其上方。把每两个叠放的抱枕用一条瑜伽带绑起来，将你的两条大腿也用一条瑜伽带捆绑。躺在这四个抱枕上。身体向下滑动以便头部和双肩落在瑜伽垫上。双手分别放在头部两侧。然后遵循上述体式的步骤3习练。

Viparita Dandasana
倒手杖式

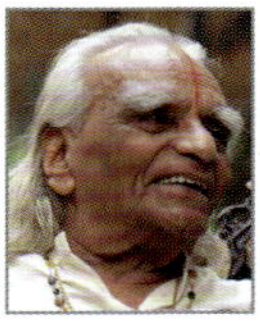

在这一体式经典版本中，手、脚、头均落于地面上。据说，这个姿势象征着瑜伽士向神圣力量致敬。使用了辅助工具的改良版使这个体式更易于习练，也有助于平静情绪化的或烦躁不安的大脑。在梵文中“viparita”一词意为“倒置的”，而danda则可译为“手杖”。

辅助工具（见174页）一张椅子、一个抱枕、一条毯子、一张瑜伽垫和一条毛巾。椅子支撑背部，并提高颈部和双肩的柔韧性。用手抓住椅子的两条腿可以打开胸廓，从而缓解呼吸道疾病和心脏病。在抱枕上方铺上一张毯子用以支撑头部。这样可以镇静神经，调节血压。瑜伽垫可以防止椅子的边缘刮碰背部。毛巾支撑了腰椎。

◎ 益处

使大脑平静和放松

促使情绪稳定，建立自信心

刺激肾上腺、甲状腺、脑垂体和松果体

轻柔地按摩心脏，使心脏更强壮，从而预防动脉栓塞

增加肺活量

减轻消化不良和胀气

增加脊柱的柔韧性

缓解下背部疼痛

矫正膀胱移位或子宫脱垂

减轻痛经，有助于治疗绝经所带来的各种症状

◎ 注意事项

在患偏头痛期间不要习练这个体式。如果你有压力性头痛、眼疲劳、便秘、腹泻或失眠，也请避免此体式。如果你感到头晕，则中止这个体式的习练。如果你有背痛的情况，那么在习练此体式前后必须做数次扭转体式。

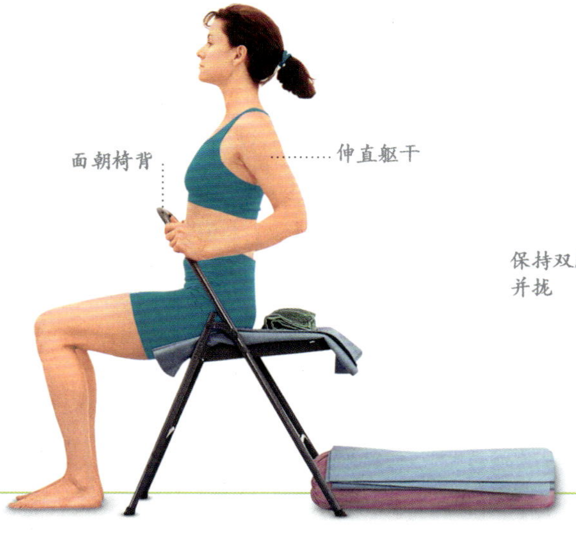

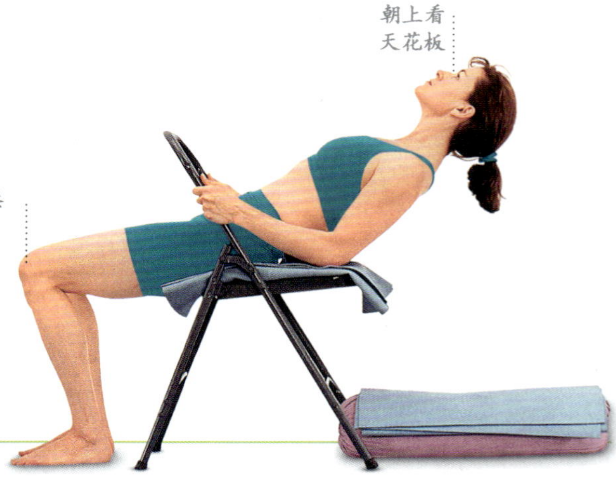

1 将抱枕放在椅子前方，抱枕一端置于椅子两前腿之间。将一张毯子铺在抱枕上。用瑜伽垫覆盖椅子的前端，将一折叠过的毛巾放在垫子上。双脚穿越椅背后坐下。需要时，可以用一条瑜伽带将两条腿捆绑在一起（见小图）。

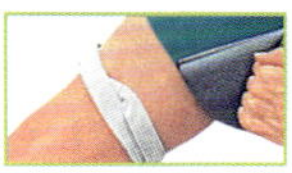

2 抓住椅背两侧，朝椅背方向滑动髋部直至臀部靠在椅面后端。呼气，胸部上提，整个背部下弯。躯干下落，与此同时，确保折叠的毛巾垫在腰椎下方。

3 进一步下弯背部。务必让下背部靠在椅面的前端。双手依次穿过椅子下方去抓住椅子的两条后腿。头部放在抱枕上。保持头部垂直于地面，因为如果头部过于向后倾斜会压迫颈部和喉咙。闭上双眼（初学者必须睁开双眼以免身体失衡）。双腿伸直以便进一步伸展背部。在此体式中停留30～60秒。随着不断的习练，将停留的时间延长至5分钟。

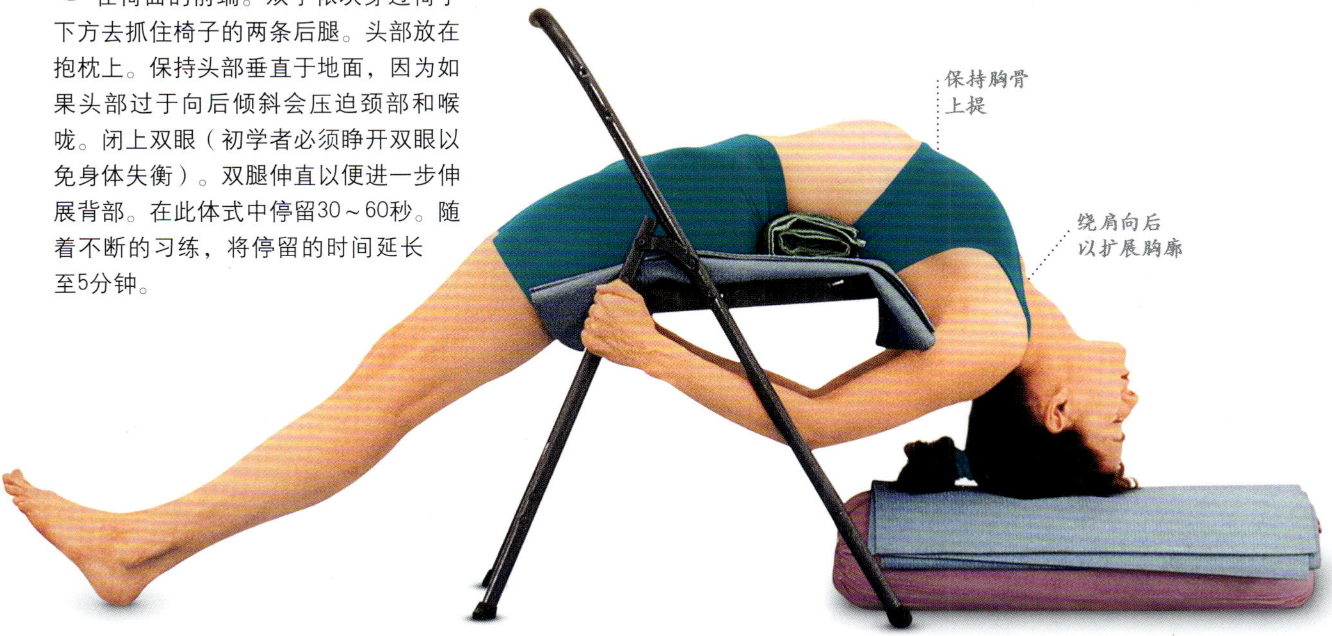

变体1 双脚置于凳子上

辅助工具（见174页）一张椅子、一张敞开式矮凳，一块卷起来的毛巾、一张折叠过的毯子，一张瑜伽垫，一个抱枕和一条瑜伽带。凳子支撑双脚。瑜伽带将双腿并拢。

特别益处 缓解腹泻、腹部痉挛和消化不良。缓解颈椎关节强直。减轻背部、肩部和颈部的疼痛。

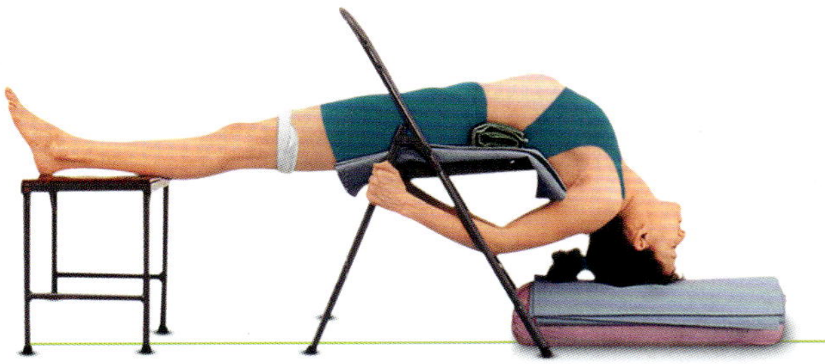

进入体式 将凳子放在距离椅子60厘米的地方。遵照上述体式的步骤1习练。将双脚放置于凳子上，然后遵照步骤2、3进行习练。

变体2 双脚抵靠墙面

辅助工具（见174页）一面墙、一张椅子、一块卷好的毛巾、一张折叠过的毯子和一张瑜伽垫。墙面支撑双腿，加强了在最终姿势上的伸展。

特别益处 使腹部和胸部得到加强伸展，从而增加脊柱拱起的幅度。

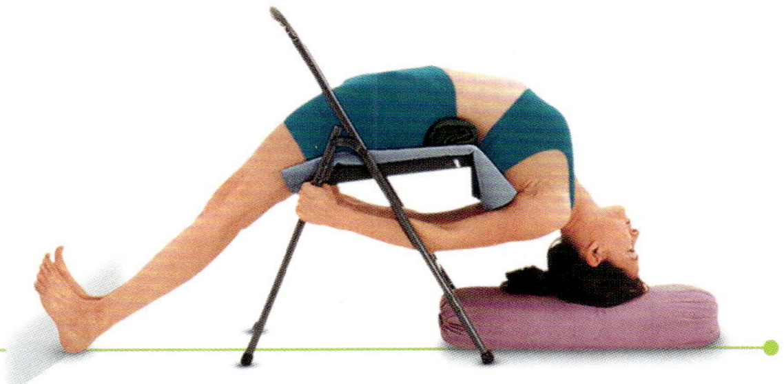

进入体式 将椅子放置于距离墙面60厘米的地方。遵照上述体式的步骤1、2和3习练，但要将脚底用力抵靠墙面。需要时，伸直双腿，将椅子稍稍推离墙面。

Ustrasana
骆驼式

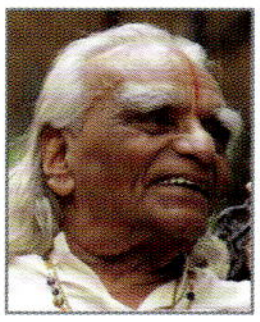

经典骆驼式（见148页）的这一改良版本采用了辅助工具支撑背部。这样一来，习练起来就不那么费力。在此体式中，胸廓的扩展平复了情绪的波动，从而起到减压的作用。如果你正处于意志消沉或情绪容易波动或焦虑不安，它会帮助你增强自信。对于青少年，这个体式特别有好处。

◎ 益处

提升对病菌感染的抵抗能力
刺激肾上腺、脑垂体、松果体和甲状腺
增加肺活量，有助于维持肺组织的弹性
强健肝、肾和脾
强健脊柱，减轻下背痛和背部关节炎所引发的疼痛
通过强健腿部、腘绳肌腱和脚踝，有效预防静脉曲张
通过拉伸骨盆区域来矫正子宫脱垂
促进卵巢的血液循环，强健卵巢
缓解痛经和绝经所带来的各种症状

◎ 注意事项

如果你有偏头痛、压力性头痛、眼疲劳、类风湿关节炎、膝部骨关节炎、腹泻、便秘或易失眠，请不要习练这个体式。在月经期也不要习练此体式。

辅助工具（见174页）

一张敞开式矮凳，一张半犁式矮凳，两个抱枕和两张折叠过的毯子。两张凳子支撑背部，轻柔地按摩心脏，促进冠脉血的流动。这有助于预防动脉栓塞，缓解心绞痛。此体式上提躯干和横膈膜，扩展胸廓，放松大脑。在此体式中，放在每一张矮凳上的抱枕支撑背部和头部以便背部左右对称地向后弯曲。两张毯子支撑了头部和颈部。

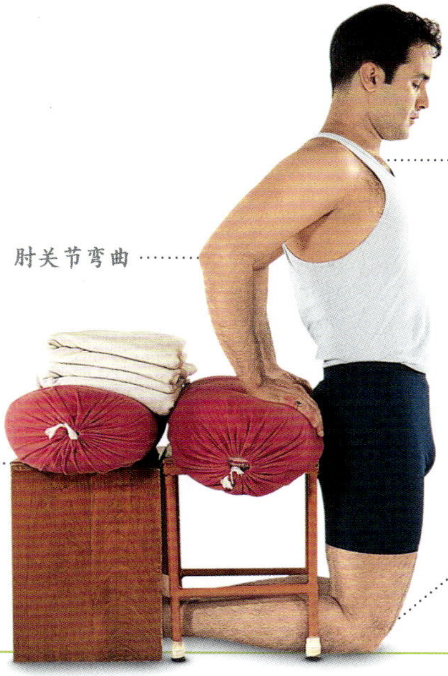
放平双肩
肘关节弯曲
两张凳子必须在同一高度
身体的重量均匀地分布于双膝上

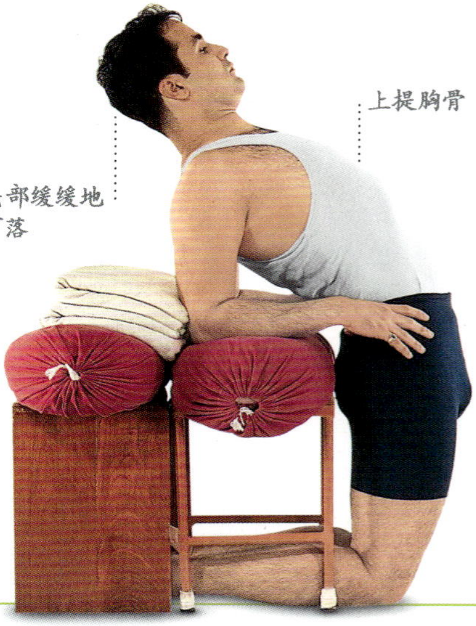

1 将敞开式矮凳放在地面上，并在其上方横放一个抱枕。将第二张凳子放于其后。将另一抱枕放在第二张矮凳上方，而两张毯子则放于其上。跪立于敞开式矮凳前方，双掌落于矮凳上方的抱枕上。依次将两条小腿移入凳子四条腿的中央。臀部应该碰触凳子上方的抱枕。

2 背部逐渐向后弯曲，躯干朝向敞开式矮凳上方的抱枕下落。当双肘落向第一个抱枕时，你应该扩展胸廓。然后将肘部压向抱枕，双手放在髋部，头部后仰，朝向铺在第二张凳子上方的毯子移动。

古鲁的教导

“一旦头部落于折叠过的毯子上，你必须确保胸廓扩展、移动肩胛骨收入身体。看一看我是如何用拇指将这名学生的双肩向后压，并将腋窝和胸部向前、向上翻转。上提胸骨。当胸部上移时，确保头部在毯子上并向后延伸。”

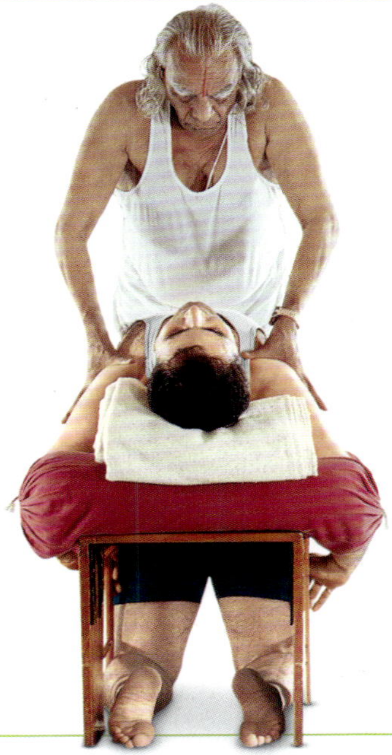

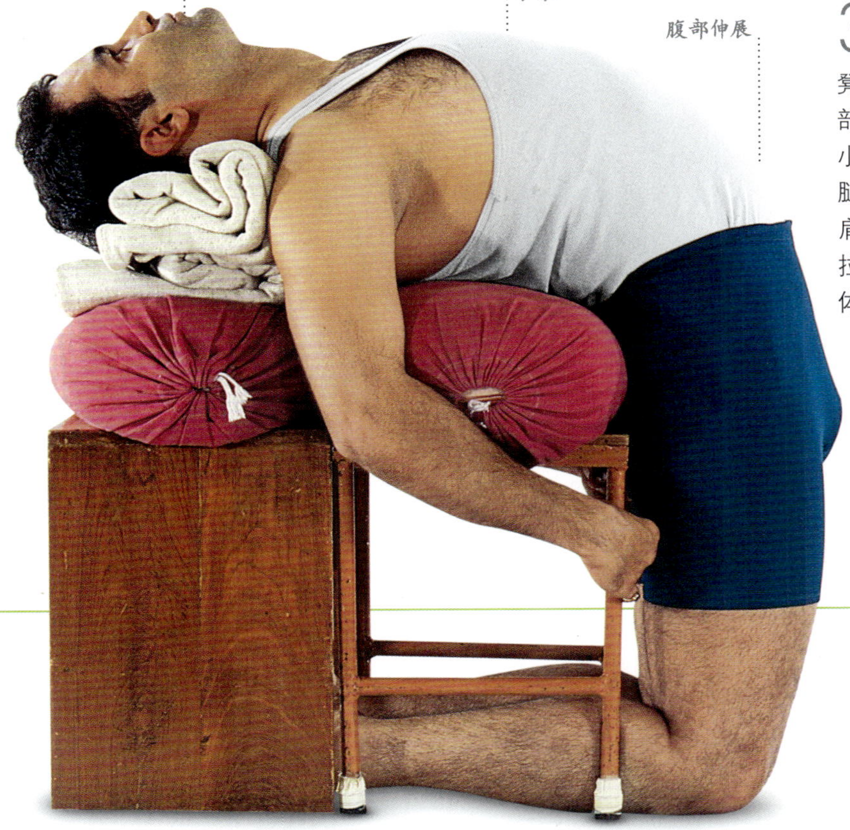

3 躯干朝敞开式凳子上方的抱枕下落，以便将头部落在第二张凳子上方两张折叠过的毯子上。颈部后仰，但不要让你的喉咙紧张。小腿胫骨向地面按压，将股骨（大腿骨）向前推，使其远离凳子。绕肩向后，肩胛骨朝脊柱方向移动。拉脊柱、尾骨和背部肌肉收入身体。伸展大腿、髋部和臀部。闭上双眼。均匀地呼吸。在此体式中停留1分钟。随着不断的习练将停留时间延长至3分钟。

Supta Padangusthasana
仰卧手抓脚趾腿部伸展式

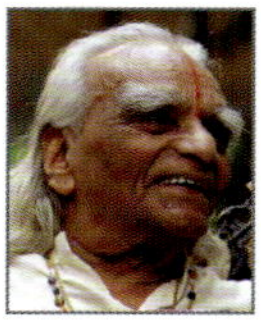

在梵文中，supta意为“躺下”，pada意为“脚”，而angustha则是“大脚趾”。使用瑜伽带是因为手指不能轻易地碰触脚趾。将瑜伽带绕在一只脚的脚掌上，双腿因此而得到伸展。这一拉伸加强了盆骨区域的柔韧性，促进腿部血液循环，也使腿部肌肉更强壮。

◎ 益处

有助于心脏病的康复

通过摆正骨盆的位置，消除下背部僵硬，并缓解背痛

预防疝

拉伸腘绳肌腱和小腿肌肉，强健膝盖，从而有助于治疗髋部骨关节炎和膝部骨关节炎

强健髋关节和腰椎

减轻坐骨神经痛

有助于减轻经期的各种不适，如经期痉挛、月经量过多或痛经

◎ 注意事项

如果你有哮喘、支气管炎、偏头痛、压力性头痛、眼疲劳或腹泻，不要习练这个体式。如果你有高血压，请在头部和颈部下面放一张折叠过的毯子。

辅助工具（见174页）

一张瑜伽垫、一面墙和一条瑜伽带。墙面将向外伸展的脚固定住，不让它左右倾斜，同时也确保身体能够正确地调整归位。将瑜伽带绕在抬起脚的脚掌上，对于髋部和骨盆区域僵硬的人们来说，这使此体式更容易达成。

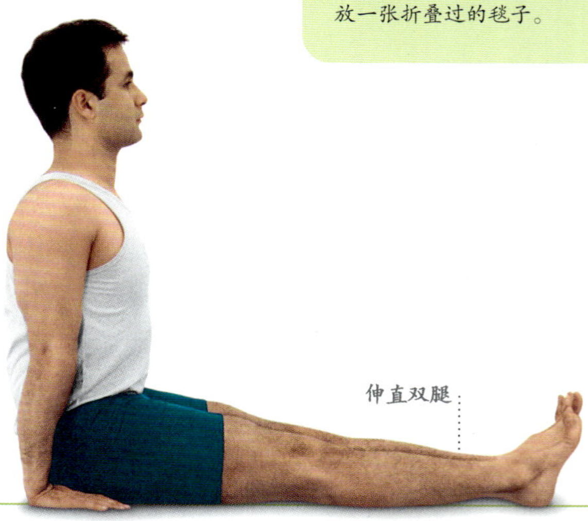
伸直双腿

1 将瑜伽垫靠墙摆放。以手杖式（见174页）坐立，脸朝向墙面。将瑜伽带放在身边。两脚的脚掌应该舒适地贴靠墙面，脚趾朝上。双手下压瑜伽垫。

2 背部落于瑜伽垫上，在下落过程中用双手支撑躯干直到头部枕在垫子上。弯曲右膝，将右膝带向胸部。左脚掌贴靠墙面。将瑜伽带绕在右脚掌上。两手分别抓握瑜伽带的一端。务必让双手抓握瑜伽带的位置尽量靠近右脚。这将打开胸部，并保持有规律、均匀的呼吸。保持伸展腿紧紧贴靠瑜伽垫。

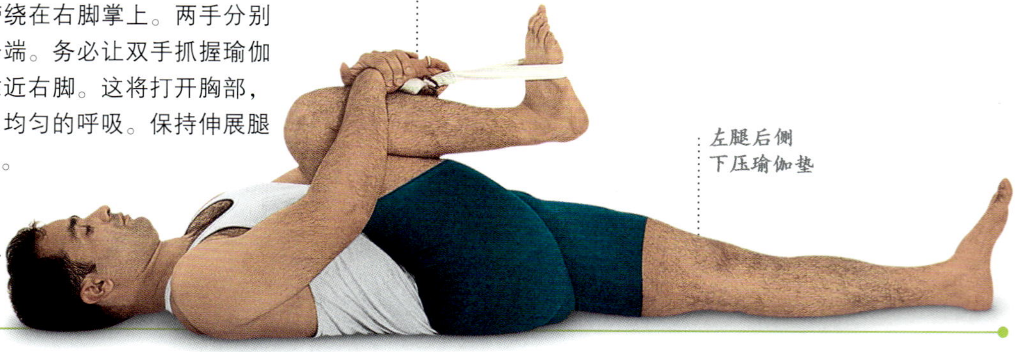
保持下背部
压向地面
左腿后侧
下压瑜伽垫
不要让头部
向一侧倾斜

“仰卧手抓脚趾跟部伸展式使腿部肌肉更强健。”

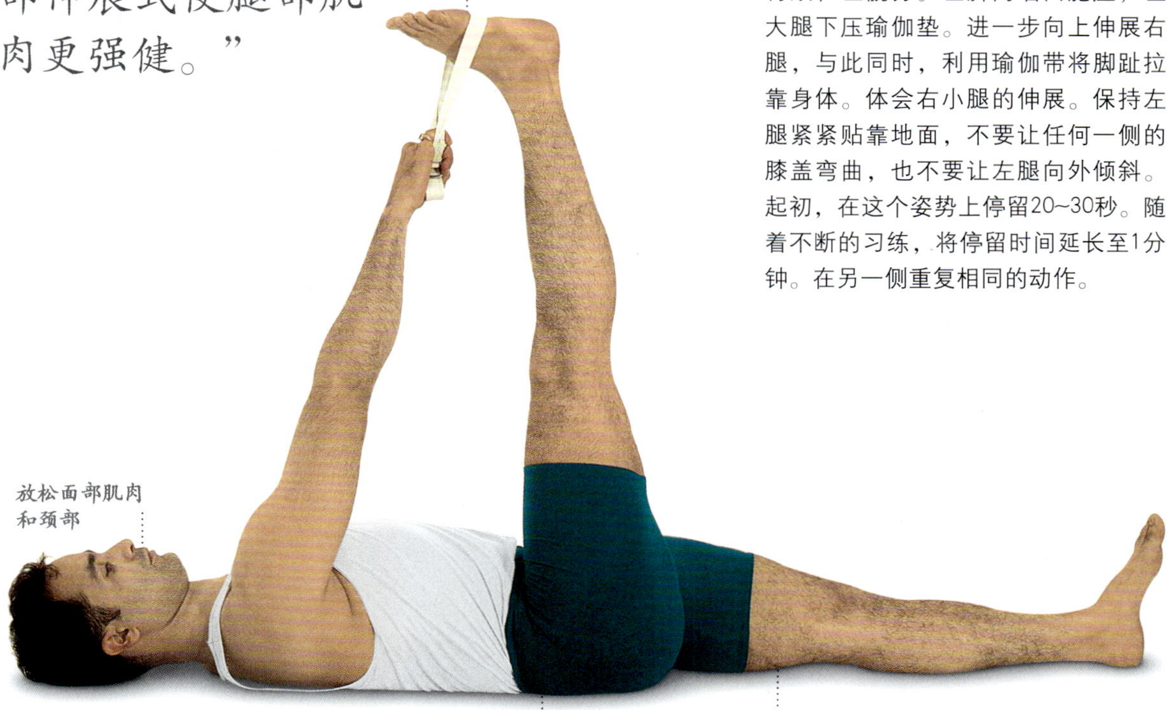
伸展右脚掌
放松面部肌肉和颈部
大腿骨向髋臼（髋关节）推入，右侧髋部和腰部下压地面
拉伸双腿的腘绳肌

3 吸气，伸直右腿直到它与地面垂直。用右手抓握瑜伽带的两端。左臂放在左髋旁。左脚向墙面施压，左大腿下压瑜伽垫。进一步向上伸展右腿，与此同时，利用瑜伽带将脚趾拉靠身体。体会右小腿的伸展。保持左腿紧紧贴靠地面，不要让任何一侧的膝盖弯曲，也不要让左腿向外倾斜。起初，在这个姿势上停留20~30秒。随着不断的习练，将停留时间延长至1分钟。在另一侧重复相同的动作。

变体1 脚落于木砖上

辅助工具（见174页）一张瑜伽垫、一面墙、一条瑜伽带和一块木砖。对于骨盆僵硬的人来说，置于脚下方的木砖使此体式更易于达成。

特别提示

当腿向木砖下落时，你必须保持腿部伸直。在这一动作过程中，弯曲腿部可能会让身体受伤。

进入体式

将木砖放在你身体的右侧。遵照上述体式的步骤1、2、3。抬起右腿之后，呼气，然后将右腿向右侧下落。保持右腿完全伸直。右脚放在木砖上，提拉瑜伽带，伸展右腿。在此体式中停留20~30秒。在另一侧重复相同的动作。

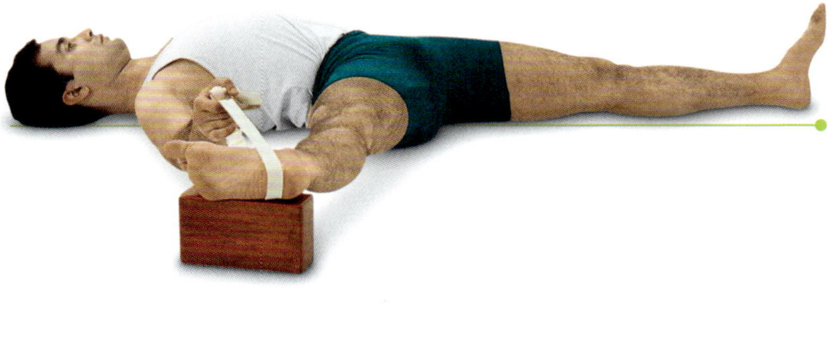

Supta Baddhakonasana
仰卧束角式

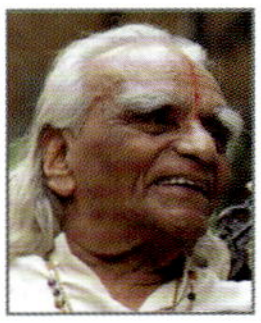

在梵文中，“supta”一词意为“躺卧”，baddha意为“固定的”，而kona则可译为“角”。这是一个非常放松的体式，即使是那些做过冠状动脉搭桥手术的人也可以习练。它轻柔地按摩心脏，也有助于疏通阻塞的动脉。同时，此体式也促进了腹部的血液循环。仰卧束角式按摩和强健了腹部器官。

◎ 益处

调节血压

髋部和腹股沟变得更加柔韧时，可以有效地预防疝

缓解下背部疼痛

缓解静脉曲张和坐骨神经痛

减轻因痔疮引起的疼痛

改善消化不良和胀气

强肾，改善控尿功能

促进卵巢区域的血液循环，对青春期和更年期特别有益处

减少痛经和白带过多

矫正子宫脱垂

◎ 注意事项

在习练中，如果感到任何压力，请用两个抱枕取代一个。如果腹股沟区域有压力感，那么就在两膝下方的木砖上各放一条折叠过的毛巾或毯子。

辅助工具（见174页）

一个抱枕、一张毯子、一张瑜伽垫和两块木砖。抱枕支撑背部，也上提前胸。毯子支撑头部从而消除头、颈的压力和沉重感。瑜伽带帮助习练者轻易地保持双腿成束角的状态。木砖支撑大腿，从而减轻了腹股沟的压力。

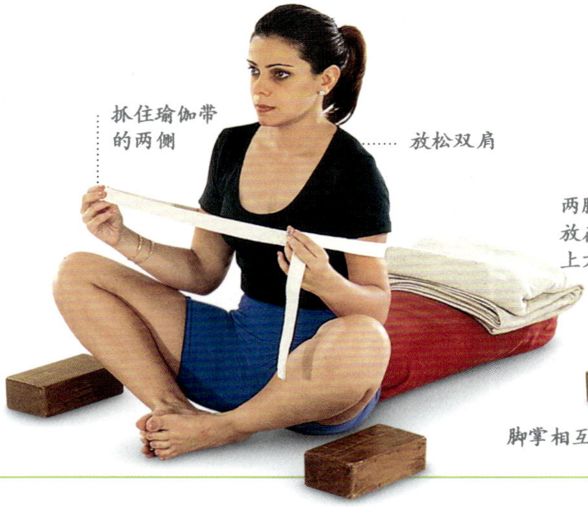

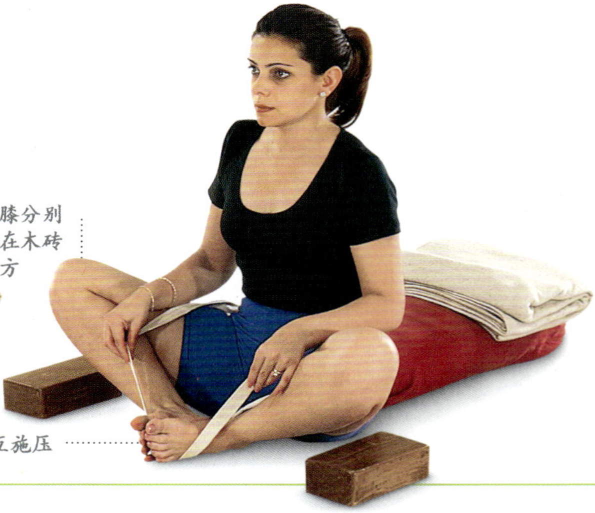

1 以手杖式（见94页）坐立。将一个抱枕置于身后，让其最小面的一侧抵靠臀部，而在其较远一端则放上一张折叠过的毯子。将两块木砖分别平放于髋部两侧。弯曲膝盖。两脚掌并拢。将两脚跟收向腹股沟。扣好瑜伽带并将其套在双肩上。

2 将瑜伽带下挪到腰部下方，然后将带子的一头移至双脚下方。让整条带子经由脚踝和大腿内侧，而后将其拉紧。双脚更靠近腹股沟一些。瑜伽带不要过紧或者过松，可以相应地调整扣子的位置。确保抱枕的一端碰触臀部。在每一侧大腿下方各放置一块木砖。

古鲁的教导

“若想将双膝落于地面的话，你首先必须展宽大腿内侧以便拉伸膝盖内侧的韧带。推双腿内侧朝向膝盖，展宽腹股沟。随后，你的双膝将会更轻松地下落。瑜伽带所处位置也同样重要。在这里，我正为这名学员调整瑜伽带的位置以尽量让大腿平展。”

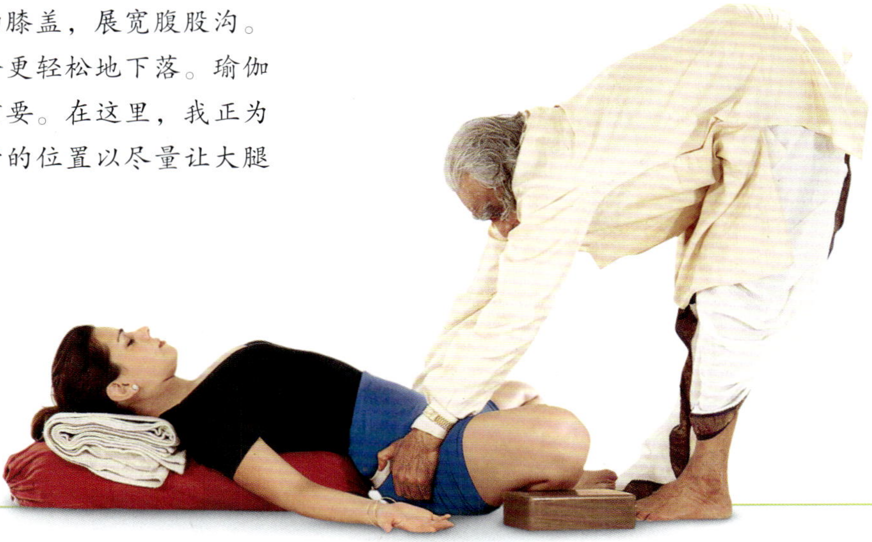

3 两手肘放在地面上，头部和背部落于抱枕上。务必让抱枕舒适地支撑着你的整个背部和头部。脊柱应该处于抱枕的中心线上。双臂向两侧展开，掌心向上。放松全身，腹股沟向两侧外展。感觉骨盆区域的扩展以及脚踝和双膝的放松。起初，在此体式中停留1分钟。随着不断习练，将停留时间延长至5~10分钟。

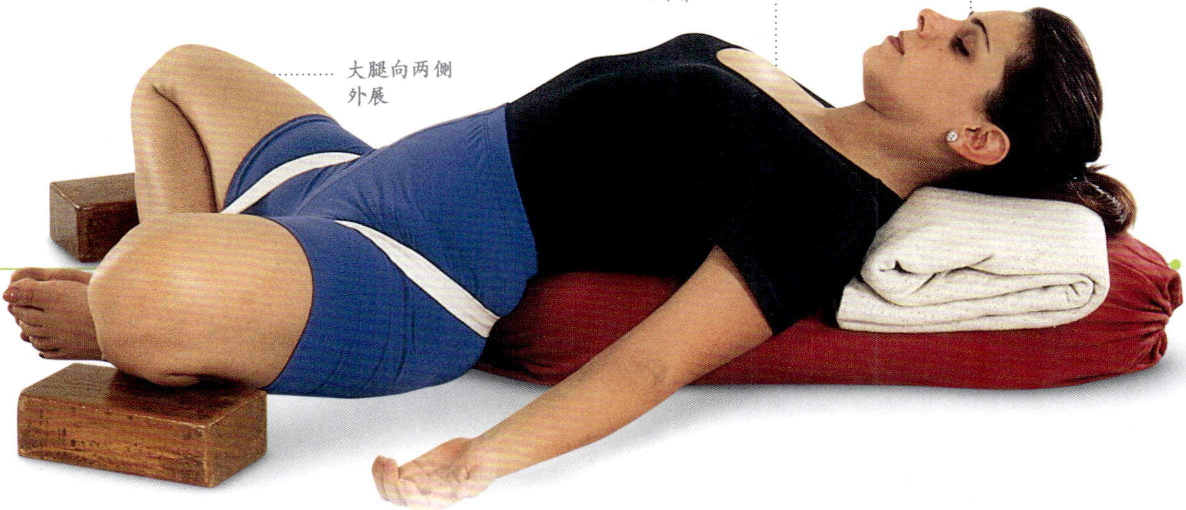
打开并上提胸廓
保持眼部放松
大腿向两侧外展

Supta Virasana
卧英雄式

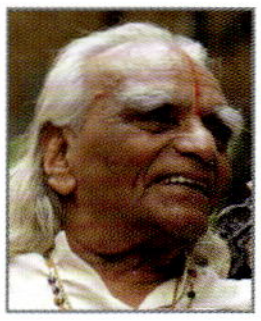

与经典的卧英雄式（见158页）相比，这是一个消耗体力较少的版本。你应该在体式习练的开头部分习练此体式，因为它可以平静烦躁不安的大脑，为瑜伽习练带来适宜的心境。

辅助工具（见174页）

一个抱枕和一张卷起来的毯子。抱枕帮助背部僵硬的人更轻松地习练此体式。抱枕还可以防止膝盖抬离地面，也有助于保持胸部的上提和躯干的伸展。垫在头部下方的折叠好的毯子可以防止眼疲劳，也确保头颈不会向一侧倾斜。

◎ 益处

通过轻柔地按摩和强健心脏，促进冠动脉血流动，有助于预防动脉栓塞
增强肺组织的弹性
增强抵抗病毒感染的能力
缓解消化不良、胃酸过多和胀气
矫正子宫脱垂，强健盆腔器官
缓解下背部疼痛
减轻膝部的炎症，缓解痛风和风湿痛
缓解腿、脚的疼痛，放松腿脚，从而消除长时间站立所带来的负面影响
有助于矫正扁平足

◎ 注意事项

如果你有心绞痛、部分动脉栓塞，或正处于冠状动脉搭桥手术的康复期，那么只能在有关专家的指导下方可习练此体式。

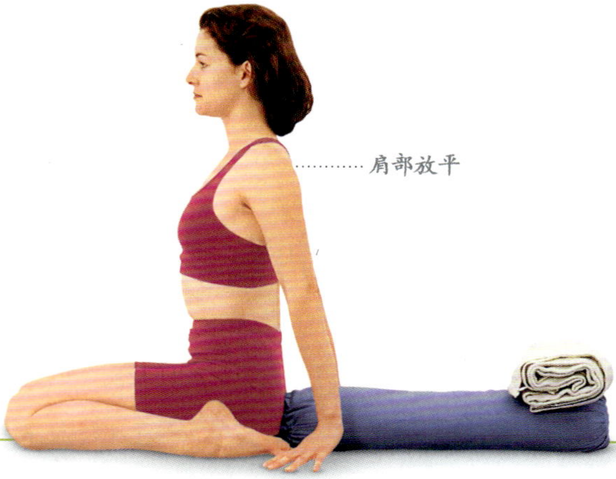

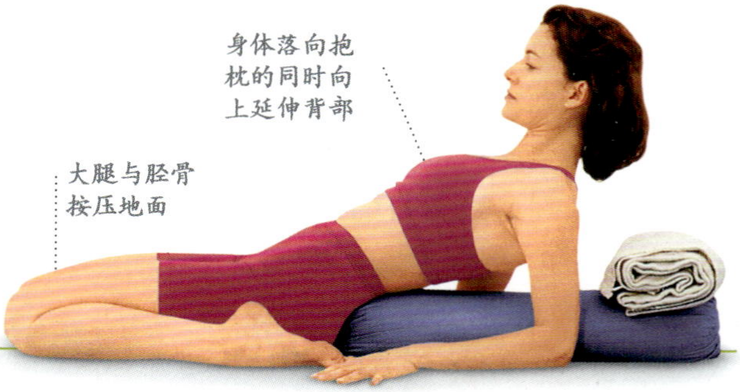

1 以英雄式（见96页）跪立，将一抱枕放于身后，抱枕的一端碰触臀部。将一卷好的毯子放在较远的另一端。务必让双脚内侧触碰髋部。保持背部挺直。十指落于地面，分别位于脚趾的旁侧。

2 手掌按压地面，弯曲双肘，背部斜靠向抱枕。依次将两侧的肘部和前臂落于地面。背部慢慢地下落，落于抱枕上。为了避免给骨盆区域或大腿带来压力，你应确保双膝紧紧贴靠地面。

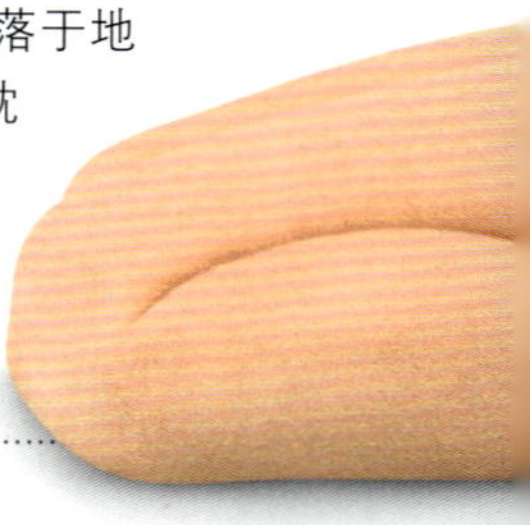

“此体式消除疲劳，激发身体活力。其中，胸廓的扩展对心脏特别有好处。”

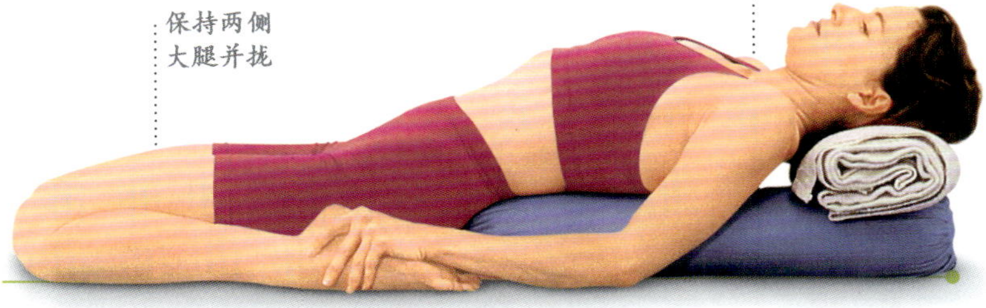
双肩不要抬起
保持两侧大腿并拢

3 一旦背部落于抱枕，就将头部后侧靠在卷好的毯子上。胸廓保持充分的舒展。两肩胛骨下压抱枕以便上提胸廓。朝抱枕方向延伸脚趾和脚踝。用双手将两脚推靠髋部一些。延伸骨盆，压左右大腿并拢。

4 手臂向两侧外移，掌心向上。延伸颈部，但要放松喉咙。轻轻地合上眼皮。体会大腿和腹部的放松以及胸廓的上提。你应该感觉到从颈椎到尾骨持续的伸展。起初，在此体式中停留1分钟。随着不断的习练，将停留时间延长至5~10分钟。

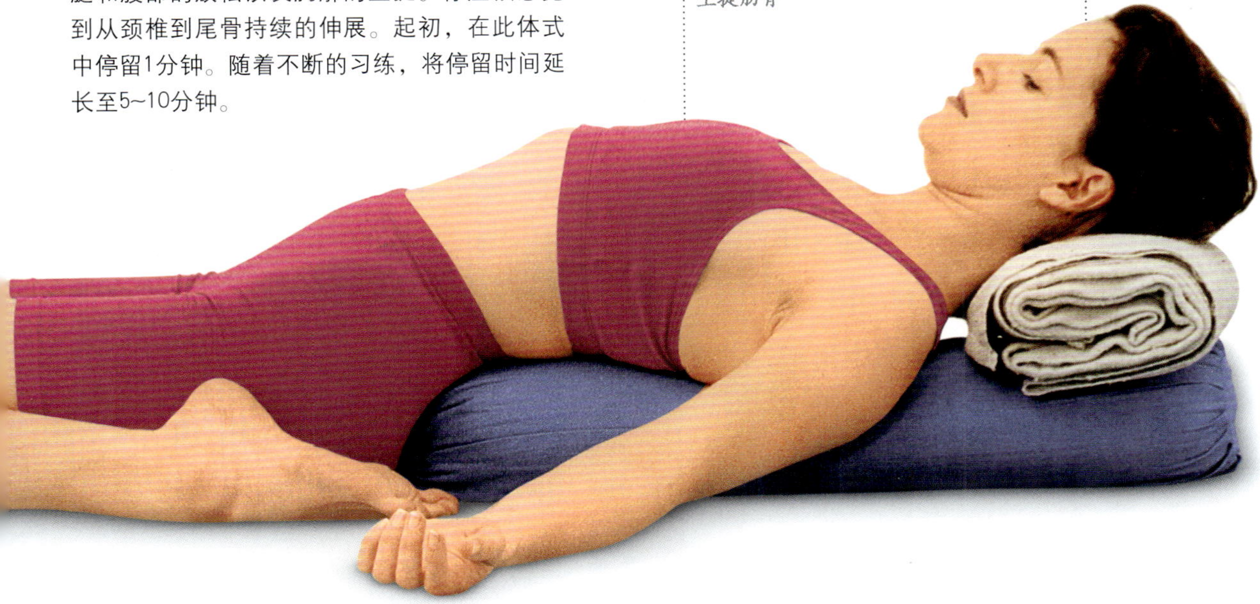
打开胸廓，上提肋骨
放松面部肌肉

Savasana
挺尸式

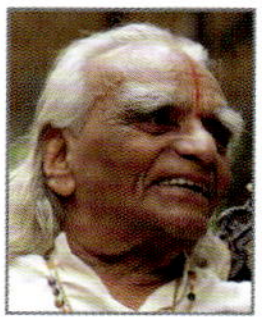

在经典挺尸式（见162页）的这个版本中，辅助工具使最终姿势的一些细微调整更容易达成。在体式当中，平稳而流畅的呼吸使能量流向身体，使精神焕发，同时也缓解我们在日常生活中遭遇的种种压力。

◎ 益处

消除身心疲劳

放松和镇静交感神经系统

有助于治疗高血压，缓解偏头痛和压力性头痛

减轻呼吸道疾病所引发的各种症状，**使呼吸**更轻松

加快病后康复的进程

有助于进入恢复精力的无梦睡眠，特别是对那些有睡眠问题的人更有益

◎ 注意事项

这个体式通常放在瑜伽习练的最后阶段进行。一次瑜伽习练只做一遍挺尸式。在尝试这个版本前，初学者应该习练无任何辅助工具的挺尸式5周，并在最终姿势中停留5分钟。在使用辅助工具的习练挺尸式最初的10周内，你应该用绉纱绷带缠绕前额，但不要覆盖双眼。如果双眼被绷带覆盖而让你感到孤独、焦虑或抑郁，不管什么时候出现这种情况，请都不要使用绷带进行习练。

辅助工具（见174页）

一张折叠过的毯子、一个抱枕、一条绉纱绷带和一张瑜伽垫。抱枕支撑背部，提升胸廓，释放横膈膜。折叠过的毯子抬高了头、颈，使大脑宁静而清晰。如果你患有感冒、咳嗽或哮喘，在此体式中头部和胸腔的上提将有助于呼吸更舒畅。绷带为双眼遮挡光线，也使面部皮肤、肌肉和韧带放松、变得柔和，从而安抚了眼睛、耳朵和大脑。

你也可以在习练乌加依呼吸控制法和间断呼吸控制法时这样安排辅助工具的摆放。

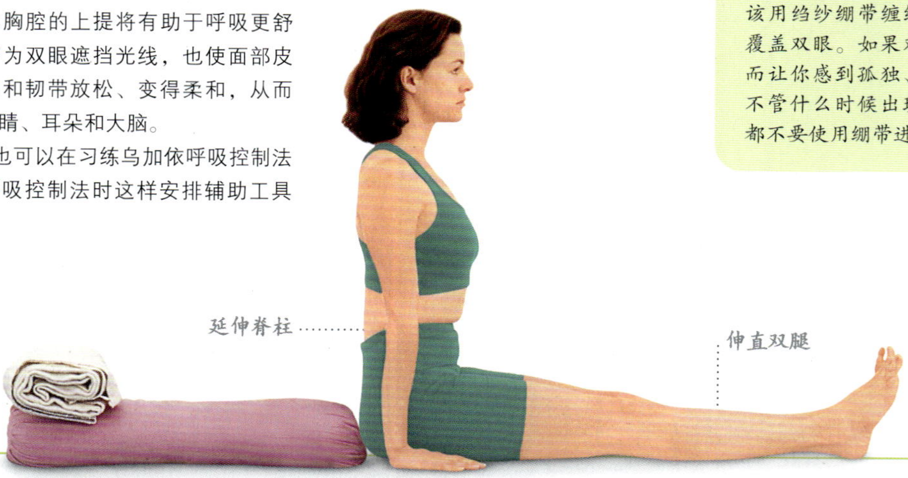

1 将瑜伽垫铺在地上。将一抱枕放在垫子上，抱枕的长边平行于垫子的长边。以手杖式（见94页）坐立，抱枕的短端抵靠臀部，将一张折叠过的毯子放于抱枕的另一端。如果你患有膝部骨关节炎或腿部疲劳，可以在膝盖下方放上一个抱枕（见小图）。

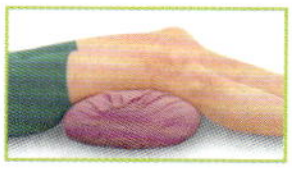

2 遵照乌加依呼吸控制法（见246页）的相关指引将绷带缠绕前额。然后，将双肘和前臂着垫。背部落于抱枕上，脊椎一节一节地依次下落，直到头部舒适地枕在折叠过的毯子上。臀部平稳地置于瑜伽垫的中央。双臂向两侧展开，掌心向上，双手着地。

“这个体式中的静止状态并不是冥想，而是表明你掌控着内在的自我以及臣服于更高层次的崇高意识。”

从体式中还原

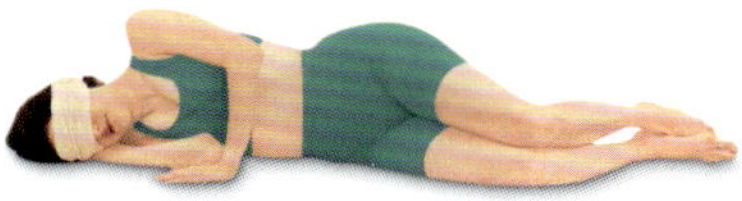

1 当你从此体式中还原时，不要让颈部和喉咙有紧张感。将双臂收回身体两侧，双腿并拢。轻轻地向右侧翻身，离开抱枕，将右手掌放在头部下方。保持左手掌着地并靠近胸部，双膝微微弯曲。在此停留，休息片刻。让身心决定你应该在何时起身。

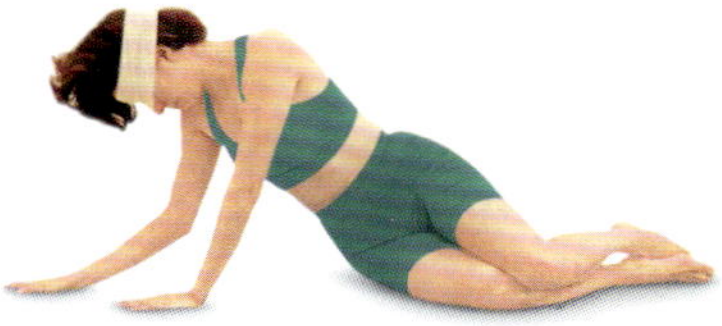

2 当你准备好时，用左手将身体推起成坐姿。盘腿而坐，轻轻地松开绷带。不要在躺着的时候脱掉绷带，因为那样可能会让面部神经和头盖骨神经紧张。慢慢地睁开双眼，如果你睁眼时太突然，那么你的视线也许会变得模糊不清。伸直双腿，以手杖式坐立。

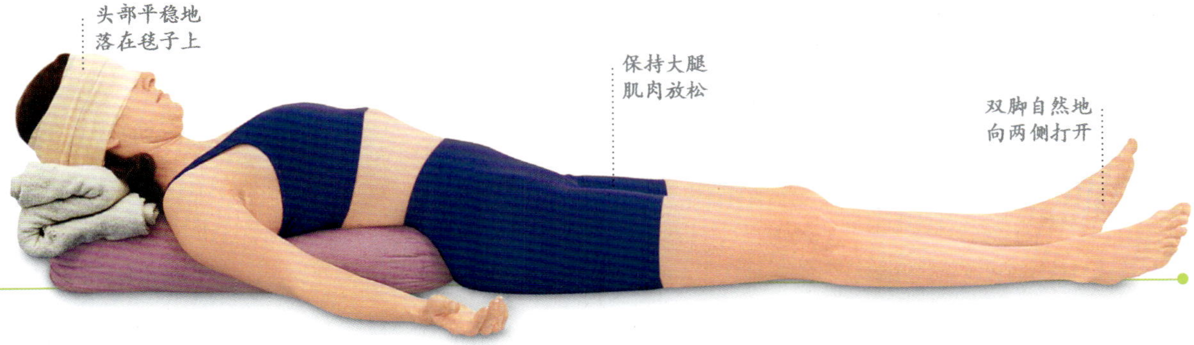

3 伸直双腿，将双腿对称地向两侧展开，但不要影响腰部的延伸。呼气，把关注点放在呼吸上，然后上提和伸展横膈膜，使之放松下来。双臂与身体保持一段令你感觉舒适的距离。如果双臂被放得过近或过远，你的肩膀将会被抬离抱枕。远离颈部伸展双肩。背部的中央必须在抱枕的中心线上。保持腹部柔软而放松。扩展胸廓，放松喉咙，直到颈部有一种舒畅感。确保头部不要向后倾斜。放松面部肌肉和颌骨，不要咬紧牙关。

4 保持呼吸通畅而轻松，但不要深呼吸。让眼球在眼窝中放松，而周遭的一切从视线中褪去。当身体的、心理的、精神的、心智的和灵性的层面都汇集到一起时，你可以感觉到能量从大脑流向身体。

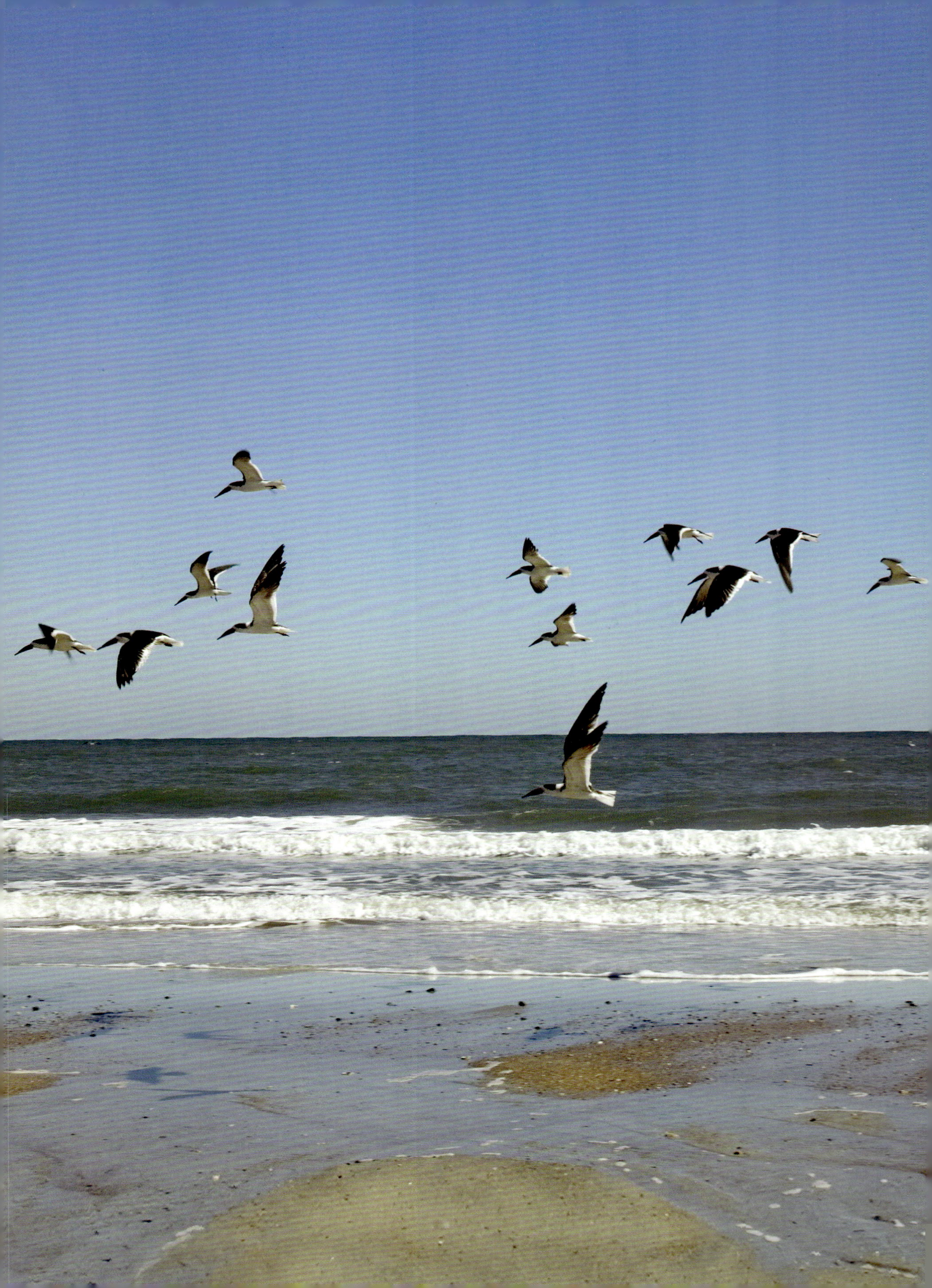

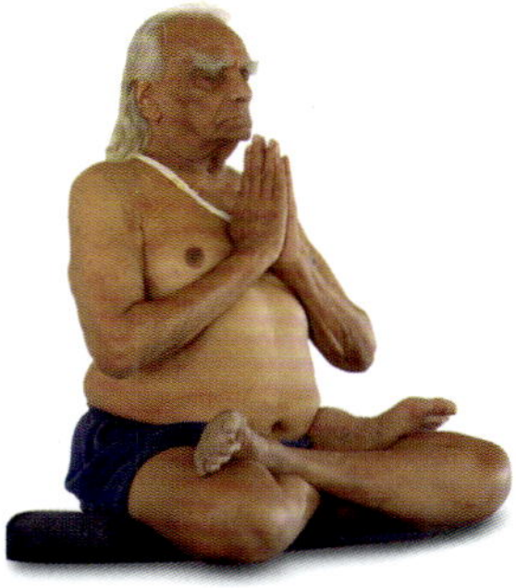

第6章 呼吸控制
（使用辅助工具）

“身的节奏，心的旋律，灵的和音，
共同创造了生命协奏曲。”

呼吸是生命的根本，而气息（prana）是生命的能量。呼吸控制的艺术是控制及利用这种生命能量。专注于呼吸可以清除身体各通道里的阻塞，让能量自由地流动，并与生命能量连接。圣哲帕坦伽利说过，念的专注与明晰是通过呼吸控制培养起来的，它开启了通往深层放松，乃至冥想的道路。在呼吸控制中使用辅助工具可以镇静身体，释放心与气息完全融为一体，充分地汲取生命能量。

呼吸控制的重要性

在呼吸控制中，呼吸运动得到升华，变成一个有控制的、延长的、呼与吸的过程。在这个过程中产生宇宙能量——prana。这一生命能量为我们提供了从事任何活动所必需的力量与活力。

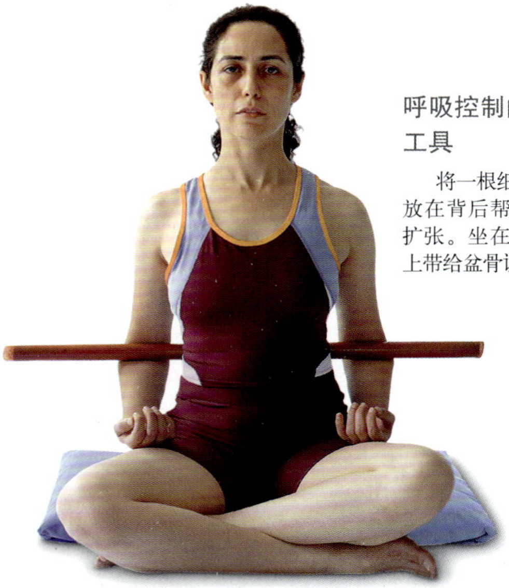

呼吸控制的辅助工具

将一根细长的木棒放在背后帮助肋骨腔扩张。坐在一个枕头上带给盆骨调整。

虽然“prana”一词通常被译为“呼吸”，但其实是指呼吸过程中充满着能量的那股力。我们呼与吸的基本元素中含有这股力，并以生命能量的形式表现出来。一旦呼吸运动停止，这种生命能量便会消失。

呼吸控制法的习练

Prana意为呼吸，而ayama意为呼吸的调节。Pranayama就是呼吸的科学，指将每一个呼与吸的回合拉长、延伸、扩展以及拓宽的过程。同时，它也包括屏息，即对呼吸采取有意识、有节奏的控制。屏息与呼的延长、吸的延长，就是呼吸控制的艺术。

正如有些人会将神视为创造者、维持者与毁灭者那样，prana与pranayama都扮演着生命能量的角色。呼气可以将摧毁生命的毒素带出体外，吸气与屏息则将能量分布于全身。

心与气息

据说，心与气息是人的终身伴侣。有气息的地方，心是专注的；心活跃的地方，息是专注的。习练呼吸控制就是为了平静内心，通过深长、有节奏的呼吸运动掌控心。

息的声音

通过呼吸控制的调节，气息拥有自己的声

“在呼吸控制中，智性应该坚定不移，如无风之烛火。”

音：Soham。吸气的声音为“sa”而呼气的声音为“ham”。Soham被解释为“他，我是”以及“我是他”。在呼吸控制中，注意力完全倾注于呼吸上。正是这种对气息的全然觉知将人带向冥想的艺术。

吸气的技巧不仅是将心专注于气息，也是将个人与其核心（灵魂）相连接。内屏息（吸气后的屏息）时，灵魂与躯体交织在一起。这是灵魂与我们的天性（躯体）神圣地融合。在呼气的过程中，灵魂再次进入广漠的空间。此时心消融了，而躯体（prakriti）与灵魂的神圣结合也就出现了。

冥想之路

Pura意为寄居所或城市，而寄居于此地的人被称为Purusa。因此，躯体是寄居所，而寄居者就是灵魂。呼吸控制的益处可以在虔诚的精神修炼中得以体现。这种修炼道路将人从自我实现带向一个更高层次的灵性实现。呼吸控制扮演着三大角色：创造者梵天（Brahma）、维持者毗湿奴（Vishnu）以及毁灭者玛哈史瓦拉（Maheshwara）。

呼吸的步骤

正如梵天被视为创造者那样，吸气成为生命的缔造者。内屏息是生命的维持者（Vishnu）。呼气的过程是将毁灭性的生命能量逐出体外。这一过程摧毁体内的污垢，延长寿命。最终，外屏息（呼气后的屏息）让人完全臣服，将心与息都臣服于内在的真我（灵魂）。

这样一来，呼吸控制被比拟为三位一体（创造者、维持者和毁灭者）的神。吸气创造生命能量，屏息保持生命能量，呼气则延长生命。体式的习练可以被视为“行动中的瑜伽”，它培养个人对身、心、意识的认知。同样地，呼吸控制被认为是将人导向奉爱之道。因而在瑜伽八分支（见44页）中，呼吸控制被视为“修行的心脏”。

没有prana这种能量，人们无法尝试或成就任何事情。Prana是世间一切事物的基础。呼吸控制艺术是产生这种能量的过程。有建设性地运用prana，会引领我们走上全面健康的道路。呼吸控制的益处可以被我们完整彻底地感知，从皮肤达至灵魂，从灵魂达至皮肤。

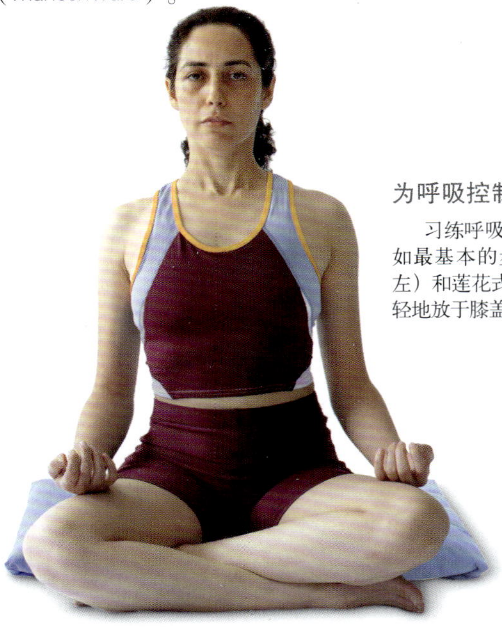

为呼吸控制做好准备姿势

习练呼吸控制时应该采取坐姿，如最基本的盘腿式——简易坐（图左）和莲花式（图右）。双手应该轻轻地放于膝盖上方，掌心向上。

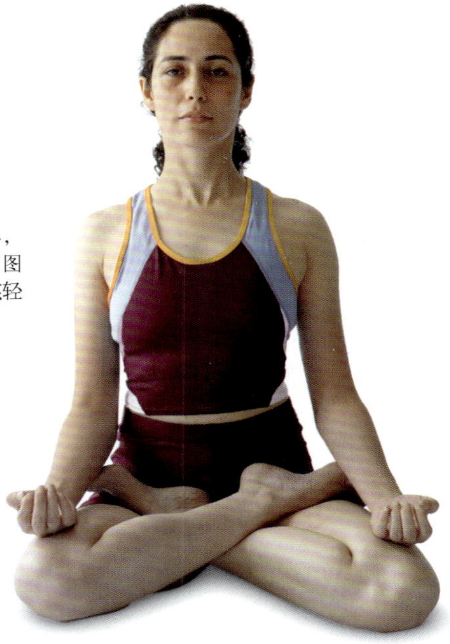

Ujjayi Pranayama
乌加依呼吸控制法

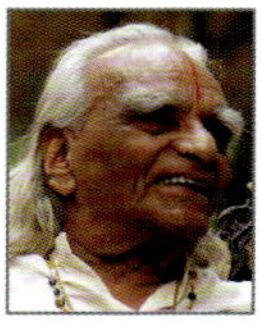

这是呼吸控制法（见28页）的基本形式。在梵文中，ut意为“扩张”，jaya意为“征服”，prana意为“生命能量”。呼吸控制法不仅仅是吸与呼的循环周期，也不只是深呼吸。习练呼吸控制法的意义远非于此，它连接我们的生理层面与灵性层面。

◎ 益处

缓解抑郁症，增强自信
缓解心脏病
使血压恢复正常
减轻哮喘
激发神经系统活力

◎ 注意事项

我不建议初学者尝试这种呼吸控制法。中级习练者必须在习练时使用辅助工具。在吸与呼或两者间隙时千万不要吞咽唾液。如果你有严重的背痛或便秘，则不要习练这个体式。如果你感到疲倦，也不要采用这种方式，因为体力不支会对肺和心脏造成伤害。在呼吸控制法完成后不要习练那些耗费体力的体式。在习练呼吸控制法之前，你可以习练一些躺卧的体式，以便扩张腹腔和横膈膜。

辅助工具（见174页）

两块泡沫砖、两块木砖、一张卷好的毯子、一条绉布绷带和一张瑜伽垫。毯子和两块木砖将头部抬至与胸同高，释放并扩张横膈膜。同时辅助工具支撑中背部和胸腔，有助于伸展肋间肌。泡沫砖抬高胸部，使腹部肌肉放松。卷好的毯子有助于放松头脑，中止念头的不断涌现。绉布绷带，有助于精神专注，将意识转而向内。

准备阶段

将绷带一端放在刚过耳朵的地方，把它缠绕前额3圈，绕圈时覆盖住眼睛和耳朵，务必让绷带的末端藏在太阳穴的地方，正如吉塔·艾扬格大师在学生身上所示范的那样（见下图）。如果你将其末端藏在头部后侧的话，你就无法将头部匀称地靠在毯子上。一定不要让绷带绕得太紧或太松。绷带应该盖住你的前额和双眼，但不应该压向鼻梁。

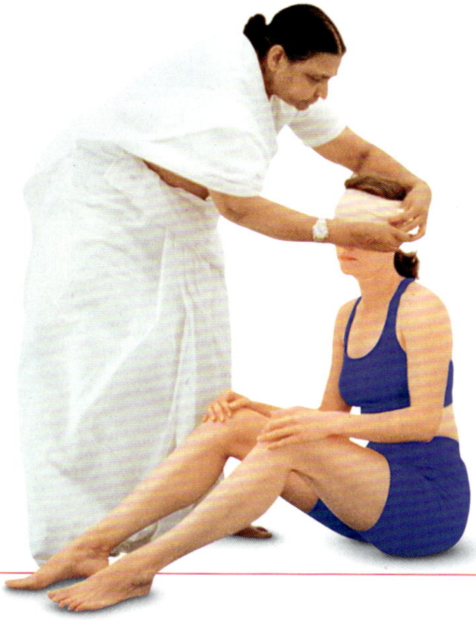

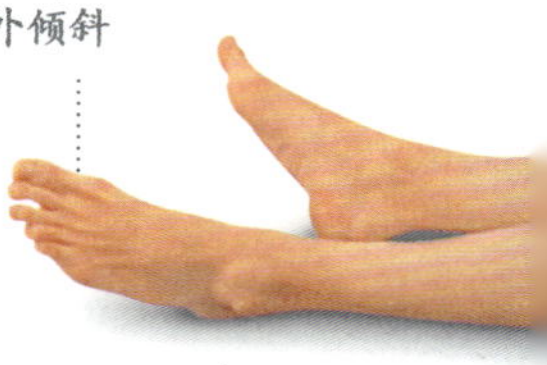

让双脚向外倾斜

古鲁的教导

“小心翼翼地遵照有关的指令去做。记住：错误的习练可能给肺部和横膈膜带来压力。每天在固定的时间里安排40~60分钟习练呼吸控制法。一定不要在刚吃过饭或者是刚进行了一场消耗能量的体式习练后马上开始呼吸控制。”

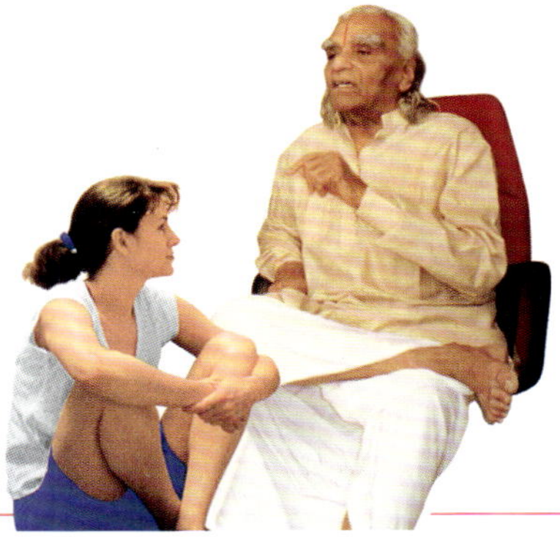

1 将瑜伽垫铺在地面上。将两块泡沫砖放于离垫子边缘约30厘米的地方，位于上端的泡沫砖要突出来一些，超出位于下方的泡沫砖的右端（见小图）。将两块木砖横放在地面上，第一块平行于泡沫砖，第二块与第一块成直角。将一卷好的毯子放在第二块木砖上。

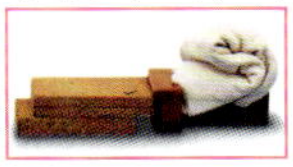

2 以手杖式坐立，缠上绷带。将手肘和前臂置于瑜伽垫上，背部朝泡沫砖方向下落。在臀部和木砖之间应该留有一个小空隙，正如吉塔·艾扬格大师向学生展示的那样（见下图）。将双肩落在第一块木砖上，推肩胛骨下端向胸部内收，远离脊柱，也不要朝向耳朵。这有助于拓宽胸腔以便吸气变得深长。让头部后侧舒适地靠在卷好的毯子上，但不要向后倾斜。放松颌骨，放松下颌骨上方的舌头，这样有助于防止唾液的积聚。

3 放松喉咙。缓慢地依次伸出双腿。有意识地放松身体的每一个部分，包括你的皮肤。想象着你正将头部皮肤推向前额。这会平静前脑，与此同时，保持前脑的警醒。这是获得身心和神经生理上完全放松的关键所在。注意力集中于胸部你所想象的某一点，以便排除所有外在的干扰。完全而轻柔地合上眼帘，但不要紧闭双眼。如果瞳仁向上移动，那么头脑将充满思绪和紧张。向内看，体验转向内在的各种感官意识。

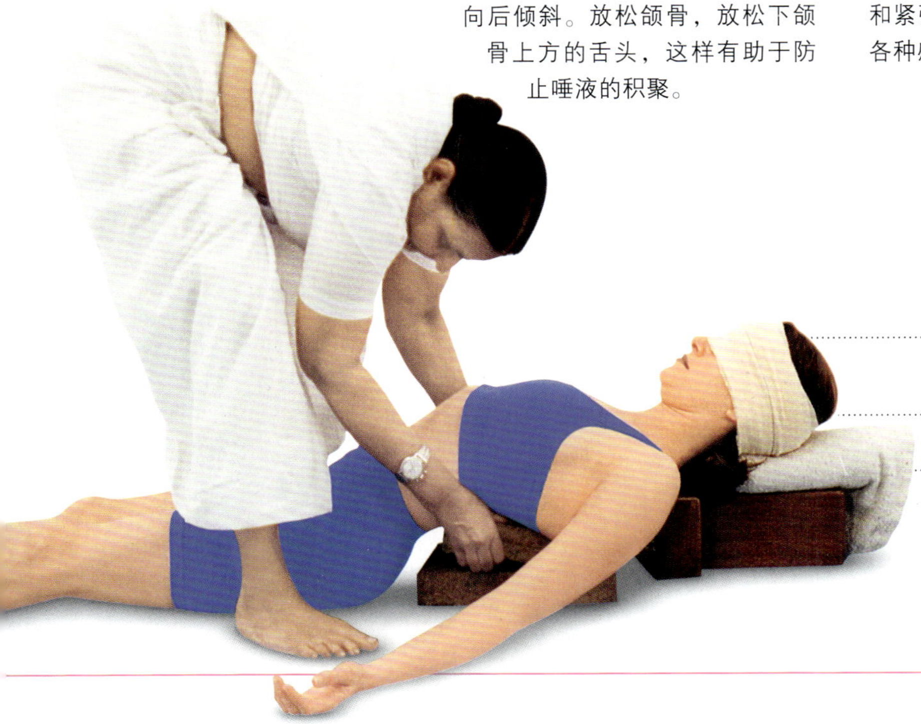

“乌加依呼吸控制法分为四个阶段。有次序地尝试习练每一个阶段，一次一个阶段。”

四大阶段 循序渐进地尝试以下四大阶段。每一个呼吸回合都以吸气开始，呼气结束。呼与吸的时间相等，不要担心呼吸的时间长短或者屏息，随着不断的习练，呼吸将变得平稳、有节奏并且产生能量的震荡。初学者不应该尝试超出我所建议的呼吸控制回合。在达到你的忍耐极限之前必须停顿。习练每一个呼吸控制阶段5~8分钟。

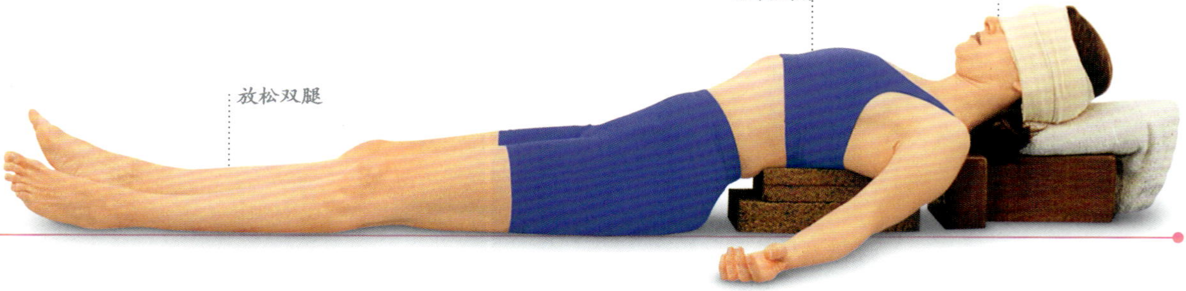

1 这是一个准备阶段，包括正常呼与吸。自然地呼吸，但要有意识地进行。当你吸入气息时，充分扩张胸廓，但不要让横膈膜紧张。留意你的呼吸，但不要进行深呼吸。习练这一呼吸控制法10个回合。

2 这一阶段包括正常的吸气与深深的呼气。吸气，然后缓慢、深长且平稳地呼气。将肺部的空气排空。保持胸骨上提。让横膈膜与腹部同步移动，形成一个通畅且节奏统一的呼吸循环。习练这一呼吸控制法15个回合。

3 这一阶段包括深深的吸气与正常的呼气。不费力地呼气，然后缓慢而深长地吸气。感觉到气息从盆骨上移至喉咙的凹陷处，然后向躯干的每一侧扩散。习练这一呼吸控制法15~20个回合。

4 最后的阶段包括深深的吸气与深深的呼气。呼气，排空肺部，在此过程中没有任何紧张感。然后，缓慢、深长且平稳地吸气。静静地呼气直至感觉肺部完全排空。习练这一呼吸控制法15~20个回合。以某次呼气来结束。

从体式中还原

轻轻地向右侧翻身离开泡沫砖。慢慢地坐起来，移开瑜伽砖。然后以挺尸式（见上图）躺下，将一张毯子放在头、颈的下方。在此体式中停留5分钟，正常地呼吸。然后再次翻身至右侧。将左手放在右手上，停顿一会儿，然后用左手支撑身体，慢慢地坐起来，盘腿而坐。将绷带撤去，缓缓地睁开眼睛。休息片刻。

Viloma 2 Pranayama
间断呼吸控制法

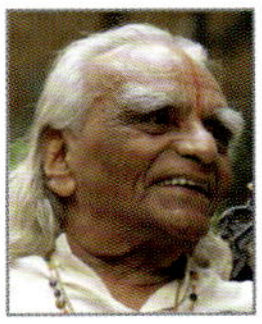

这一呼吸控制法分三个阶段进行习练，每一个阶段可能需要习练3~4周才能达至完美。每个阶段会比前一阶段更精微难辨，也需要更高层次的知觉力。在梵文中viloma意为“与自然规律相逆”，因为习练此呼吸控制法时，在每一个呼吸回合中都屏息2秒。

◎ 益处

带来身体的轻盈和心的宁静
调节血压
缓解眼疲劳和头痛
减轻感冒、咳嗽和扁桃体炎的症状
有助于治疗经血过多和子宫出血
减少情绪的波动和经前紧张性头痛
有助于治疗更年期的各种症状

◎ 注意事项

如果你有严重的背痛、便秘或腹泻，请不要习练。如果你感到呼吸困难或疲劳，那么就结束你正在进行的呼吸控制法，进行几次正常的呼吸循环后再恢复呼吸控制法的习练。只有在一次完整的呼气后才吞咽唾液。习练阶段一的呼吸控制回合数次，接着进行阶段二的呼吸控制习练。之后才按部就班地尝试所有三个阶段的习练。不要以阶段三作为呼吸控制习练的开头部分。在达到你的极限之前必须停止习练。初学者习练不应超过6个回合。

辅助工具（见174页）
两块泡沫砖、两块木砖、一条绷带和一张瑜伽垫。泡沫砖支撑胸部的上方，从而舒展横膈膜、中背部和胸腔，这有助于伸展肋间肌。绉纱绷带帮助你将意识转而向内。

进入体式
将泡沫砖和木砖按照乌加依呼吸控制法（见246页）的要求放置。遵照挺尸式（见240页）的步骤进行。然后，习练几次乌加依呼吸控制回合。这将打开你的胸廓，刺激你的肋间肌。

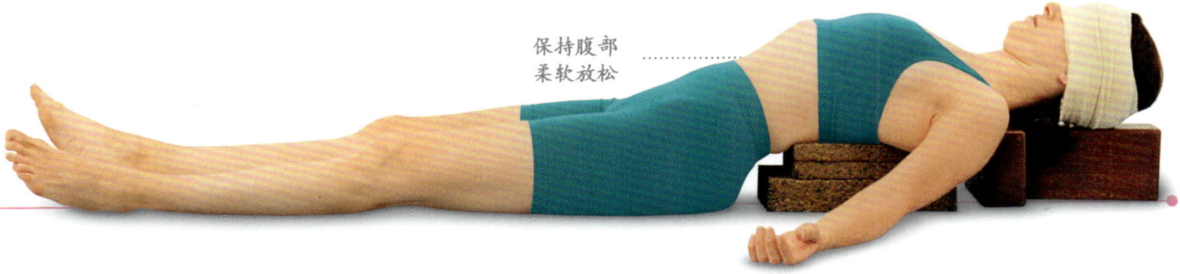

1 保持胸骨上提、横膈膜稳定。不费力地、缓慢深长地吸气呼气。呼气应该持续2~3秒。然后，在吸气前停顿2秒。这就构成了一个呼吸控制回合。重复习练3~5遍。

2 现在，你的呼吸应该在每一次停顿时轻松地逐渐减弱，而恢复吸气时也感到同样的轻松。遵循阶段一的指示，只是呼气的时间比停顿的时间长些。在7~10分钟内完成15~20个回合，然后以挺尸式休息。

3 进行几个步骤1和步骤2的呼吸控制回合。关注停顿的静默。体会这种宁静感。

从体式中还原

习练乌加依呼吸控制法一个回合（见246页），然后按照挺尸式还原步骤去做（见241页）。

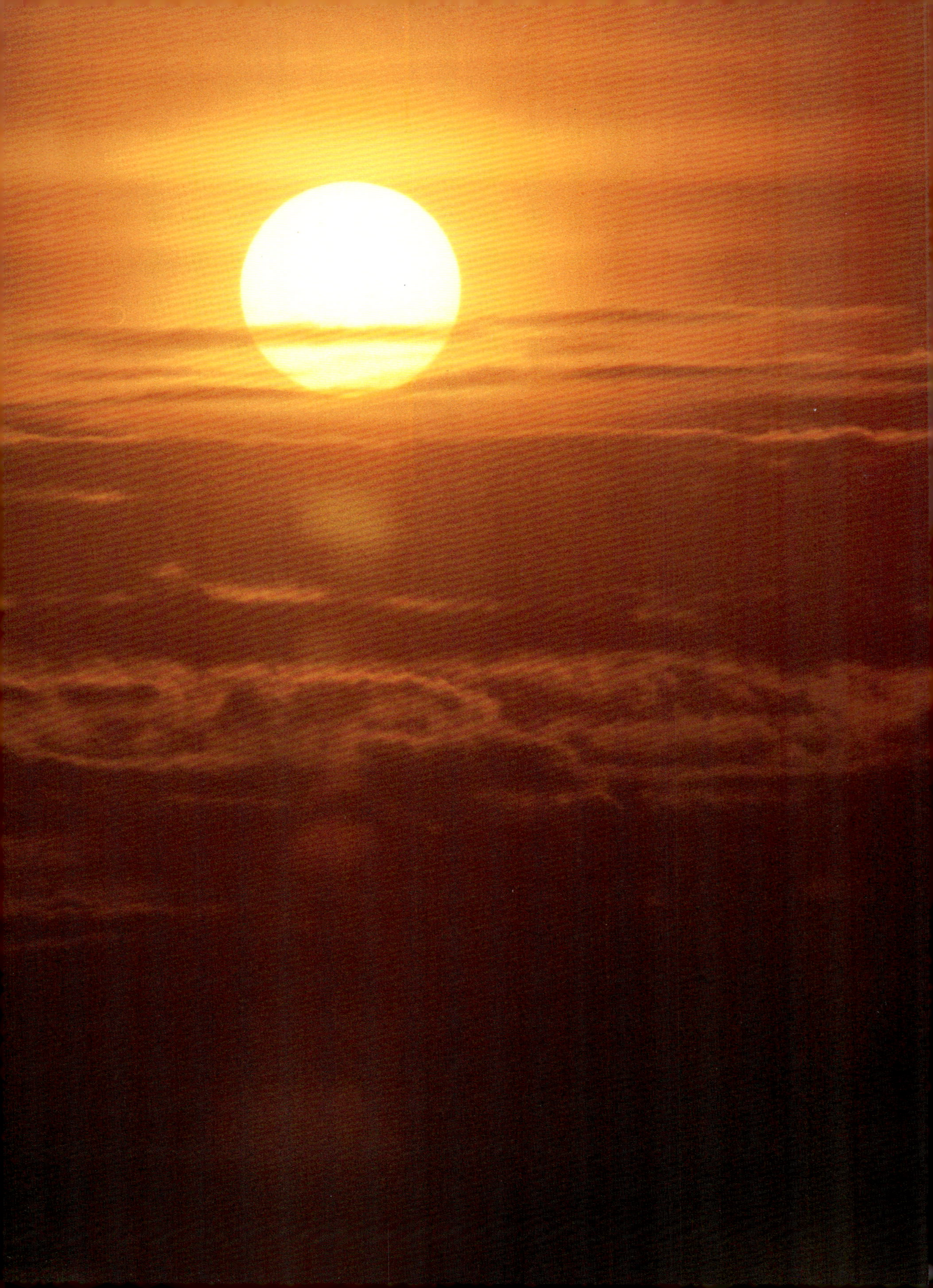

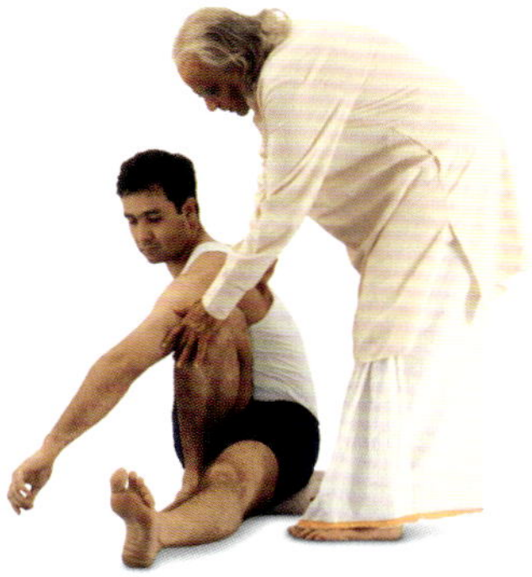

第7章 瑜伽疗法

"瑜伽是通向平静、安宁和快乐之门的金钥匙。"

瑜伽有助于康复我们身体中那些曾经受损、受创的或仅仅是被我们忽视和疏漏的部位。医学的治疗方法能够加速愈合的进程，但却往往不能根除病根。古代瑜伽师认识到疾病的治愈方法存在于我们自身。他们制定了一套作用于我们自然特性的疗愈方法，以便身体各系统尽可能高效率地运作，既能预防疾病，也能疗愈疾病。瑜伽体式当中的身体运动增进身体受损部位的血液供给，从而恢复这些部位的活力。瑜伽体式的习练也提高了我们对疼痛的耐受力。

瑜伽疗法

瑜伽的康复体系是基于这样一个前提：身体必须能够尽可能地按自然规律运作。习练那些我所推荐的体式首先让身体恢复活力，然后再着手处理疾病的根源。

瑜伽疗法的四大支柱是医生、药物、治疗师和患者。根据瑜伽的世界观，圣哲帕坦伽利是医生，体式是药物，瑜伽导师是治疗师，学生则是患者。向“患者”推荐体式时要根据他们的患病情况、生理及心理状况。这是一项必须谨慎从事的工作。如果医生的诊断错误或者药量不合适，治疗对于患者而言实际上是一种伤害。同样，体式若无法适应个人的需要则会反过来伤及健康。你应该谨慎小心地遵循我所建议的体式流程。

人体是一台非常复杂的机器，是一个由肌肉、关节、神经、静脉、动脉和毛细血管巧妙交织而成的网络。要确保所有这些部分配合默契且在最佳的环境下处于良好的工作状态是件很困难的事情。最常见的情形是，各种疾病（无论是小恙还是重疾）都会影响身体的状态。瑜伽科学以及印度养生学（阿育吠陀Ayurveda，它是一种以草药疗法为基本内容的印度传统医学体系）将影响身心的疾病分为三大基本类别。第一大类别是由于自己忽视或滥用身体造成的疾病；第二大类别是与生俱来的先天性疾病；第三大类别是由于我们身体系统的五大元素（以太、风、火、水和土）中任何一种元素的不平衡所引起的疾病。瑜伽可以治疗这三类疾病，但是其治愈的速度和效果则取决于疾病的类型、病情的进展、患者的体质以及他（或她）是否积极配合治疗。

瑜伽疗法的原理

瑜伽疗法的整个过程是基于对体式的挑选和编排，这些体式伸展身体某些具体部位而阻隔其他部分。然而，你必须记住：对于严重的或先天性的残障，瑜伽体式也许无法带来完全的康复，但在许多情况下却可以缓解由此而引发的一些身心痛苦。举个例子，推荐给艾滋病人的体式流程（见301页）可以减轻某些症状，症状的缓解可以提高患者的士气和自信。

众所周知，瑜伽疗法的另一个益处是提升患者的知痛点（痛感阈）以及耐受力。当

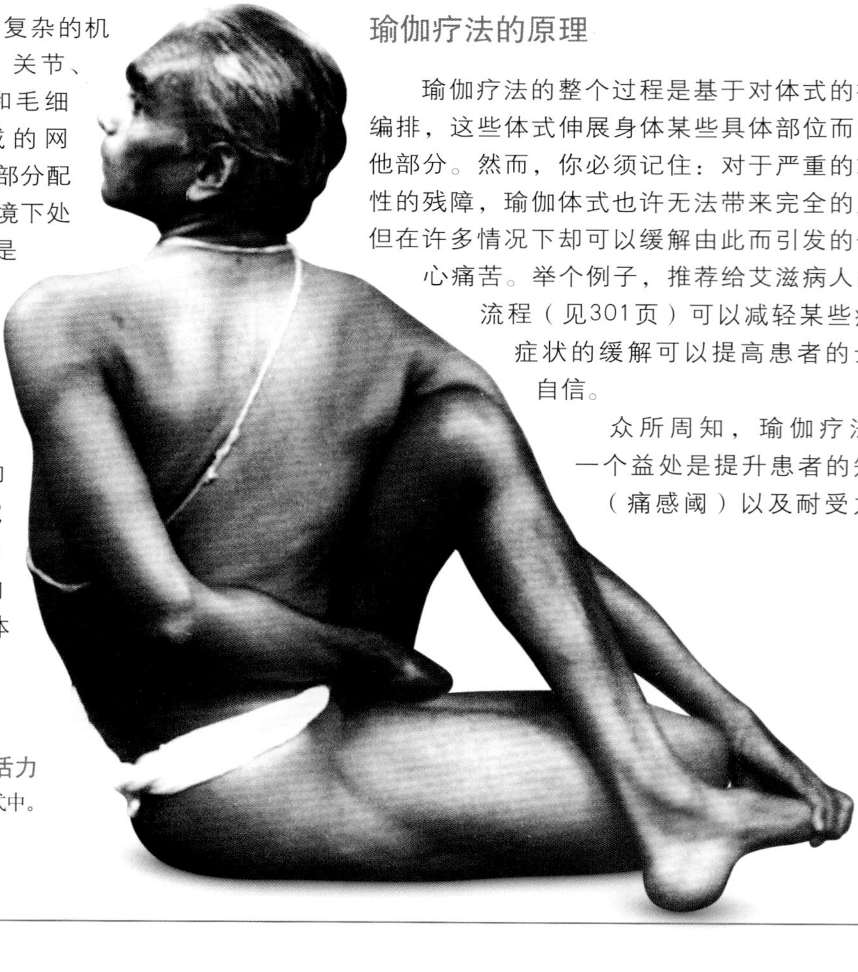

瑜伽疗法恢复身体活力
艾扬格大师在完全鱼王式中。

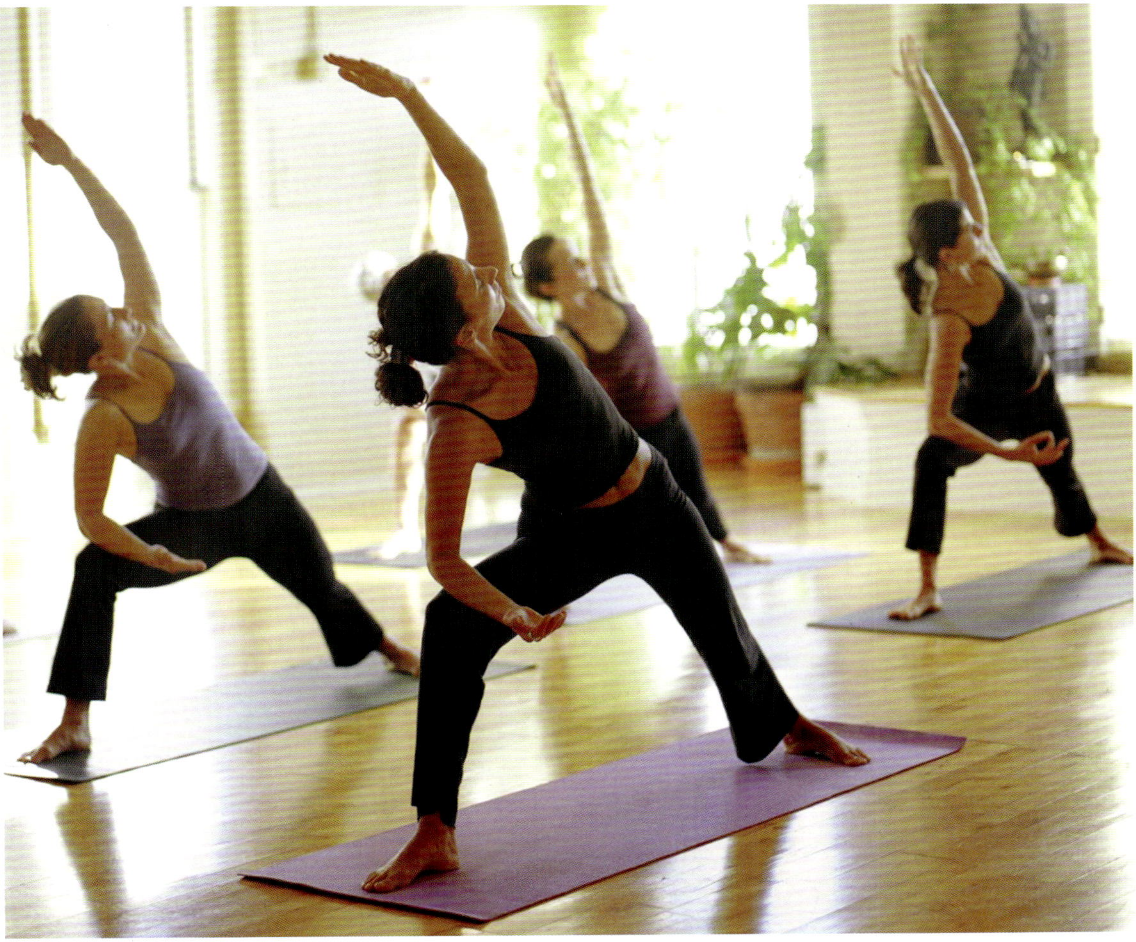

定期习练，坚持不懈
瑜伽疗法中包括身体特定部位的伸展和其他部位的放松。

然，你只有耐心、勤奋地习练我所推荐的体式，这种情形才会发生。瑜伽使大脑平静、让神经得到安抚，从而降低了人们对疼痛的恐惧。通常恐惧造成的伤害，在许多病例中，并不亚于疼痛本身。

药物加快了治愈的进程，但其本身不是一种疗法。只有自然本身才是终极的疗法。简言之，瑜伽疗法的内在理念是使人的身体系统尽可能高效而合乎自然地运作。然而，这个自然过程是以自有的节奏与速度运作的，有时候它的速度可能相当缓慢。

瑜伽疗法以了解整个人体及其运作方式为起点。治疗师会认真地研究特定疾病的起因与进展，尤其是那些受疾病影响最严重的身体部位。治疗的目的不是治愈具体的症状，而是要解除疾病的根源。

“健康不是一件讨价还价的商品，它必须通过辛勤的汗水来换取。”

体式与健康

瑜伽体式习练改善身体的柔韧性、使头脑更警醒。同时，体式也镇静神经和抚慰腺体，放松大脑，维护身体的、生理的和情绪的平衡状态。有规律地习练体式可以提高自信，增强意志力，也可以滋润关节，提高身体的灵活性，带来对每一块肌肉、每一个关节和每一个器官的觉知力。体式的不同组合改善每一块肌肉和每一个关节的活动范围，有助于身体的左、右两侧保持协调一致。

体式的疗效原理

体式的基础是伸展、弯曲、扭转和放松的一些简单原则。这些动作对身体各大系统产生不同的效果。要么治愈或激发身体的某些具体部位，要么把这些部位封闭起来。与此同时，这是一种整体疗法，其目的是净化和强健身体的每一个器官、每一块骨骼和每一个细胞。瑜伽治疗是物理治疗、心理治疗和精神治疗的综合体。这种治疗学并不把物质体与生理体区分开来。体式是属于生物—生理—心理范畴的姿势。通过体式，我们在身体内部筑起了许多“堤坝”。血液和能量被带到这些堤坝，随后堤坝将逐步开放以便各脏器吸收新鲜而具康复力的血液和能量。当身体的某一部位被疾病侵袭时，丧失了它的感知力。在习练有具体疗效的体式组合的过程中，能量从这些堤坝里流出并源源不断地流向身体的患病区域，瑜伽疗愈之旅也由此开始。

至关重要的一点是必须从外围逐步地向患病中心区域展开工作。首先，应该调节身体患病区域的外围部分，使之变得强壮，进入良好的工作状态。

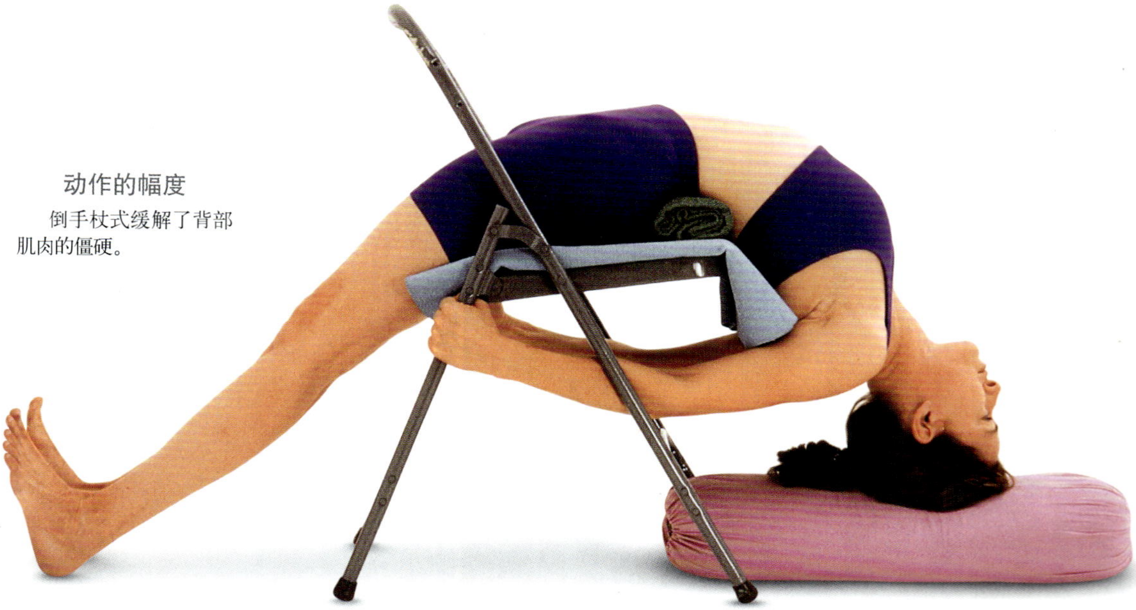

动作的幅度

倒手杖式缓解了背部肌肉的僵硬。

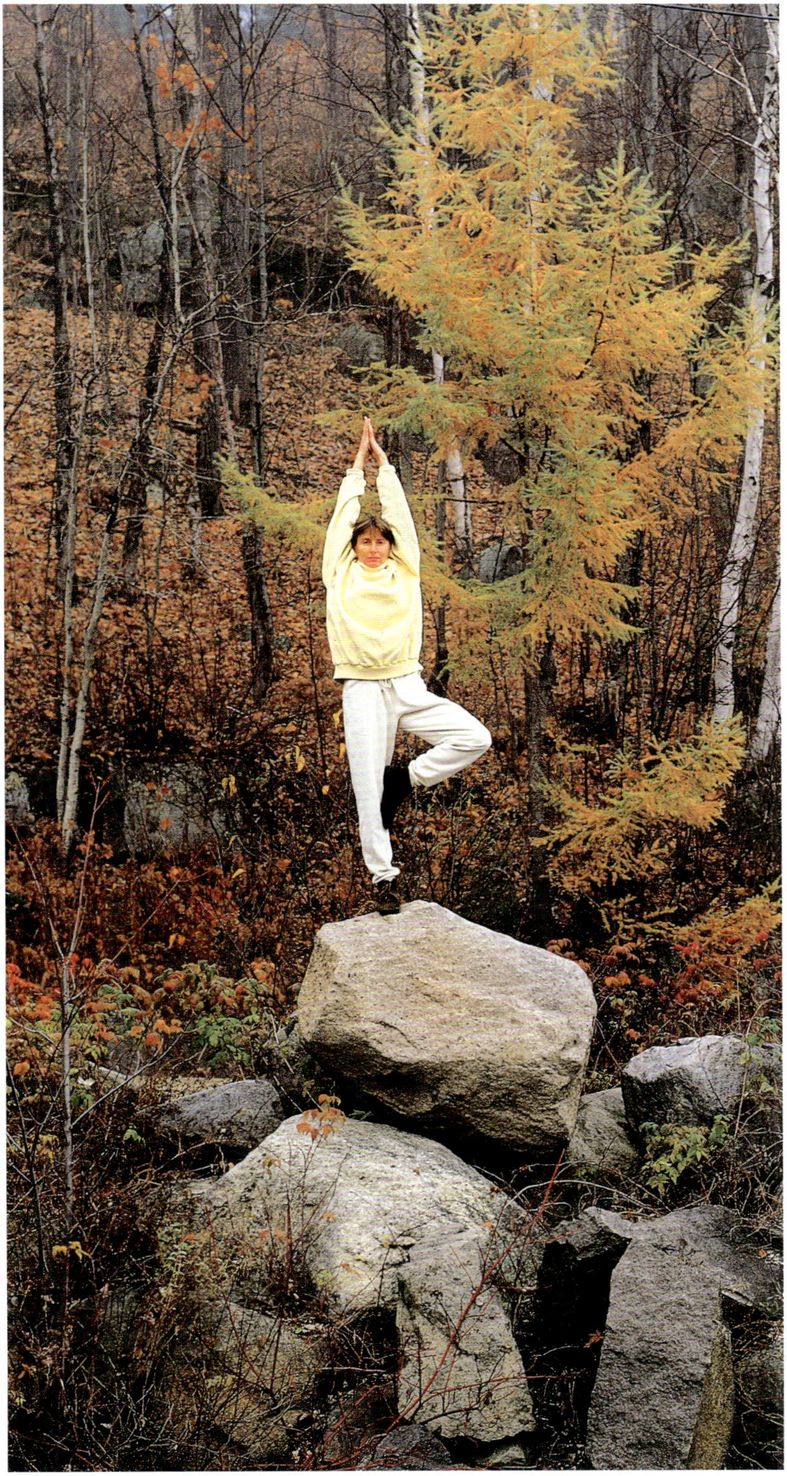

只有到那时，才能着手解决疾病。但有时，如果是最近出现的健康问题，我们就应该直接处理它，以免其进一步恶化。

大脑与身体

瑜伽疗法中非常重要的一点是它教会我们掌控大脑对身体所造成的影响。“大脑”（brain）一词在这里是指广义的大脑，涵盖了心意、智力，也包含着思想、体验和想象。来自大脑的能量向人体全身各个部位提供生命活力和疗愈力。瑜伽习练使大脑变得平静和被动，让它能够接受和降伏痛苦，而不是与痛苦抗争。如此，能量会作用于疗愈、而不会消耗在与压力和痛苦的抗争之中。

瑜伽疗法最终的目的是教导大脑与身体协同工作。具体的体式作用于身体的不同系统，如呼吸系统、循环系统、消化系统、内分泌系统、免疫系统或生殖系统。因此，习练者必须遵循体式的组合与编排，这样瑜伽的疗程才会产生功效。你应该遵照针对你的具体疾病而推荐的体式流程习练，并且制定一个日程表习练所推荐的体式（见400页）。如果治疗的过程漫长，你也不要灰心丧气。请记住：坚持不懈是瑜伽习练的核心所在。

全面的疗法

瑜伽关注身体的每一个器官、每一块骨骼、每一块肌肉和每一个细胞。

心脏与血液循环

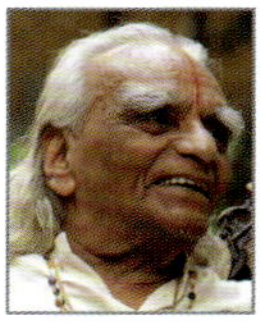

心脏是将血液泵送到全身各个部位的器官。它位于胸腔内，在左肺和右肺之间。由动脉、静脉和毛细血管组成的循环系统既能将血液从心脏输送向全身，也能将血液从全身回流到心脏。这个过程为身体供给新鲜的氧气和营养成分，也带走身体的废物。下面的体式流程是针对循环系统的某些常见疾病而设计的。

手脚冰凉

这是由于循环系统运行缓慢乏力而导致的疾病。此时，血液集中于躯干，无法准确地到达四肢的末端。这将会导致胸部疾病以及大小肠道和腹部器官的疾病。通常是由于甲状腺功能低下、压力或者精神紧张。

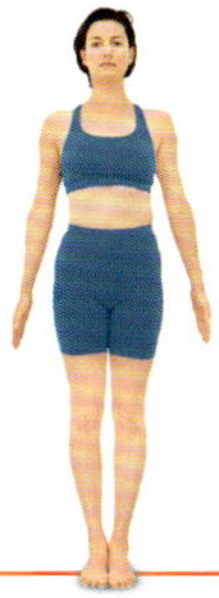

1 稳固的山式（178页）

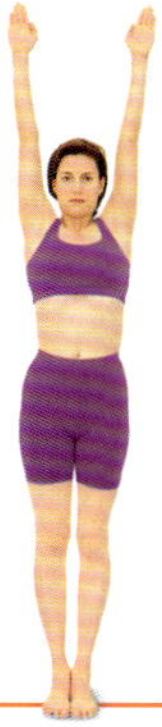

2 双臂向上伸展的山式（179页）

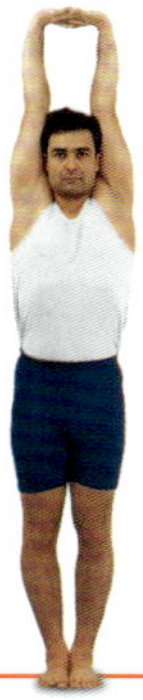

3 十指相交的山式（180页）

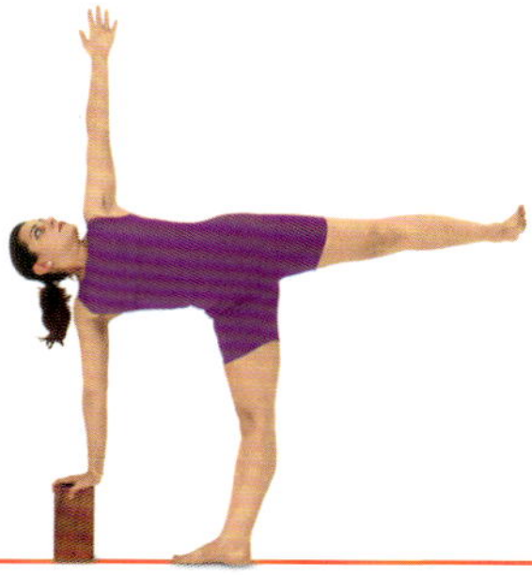

8 半月式（188页）

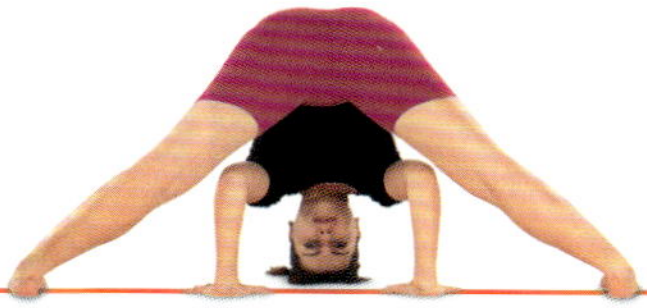

9 加强腿部伸展式（192页）

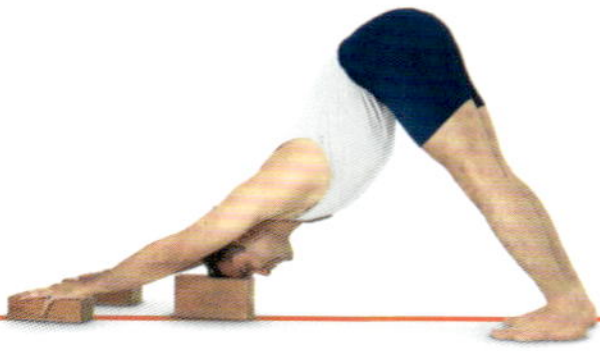

10 下犬式（194页）

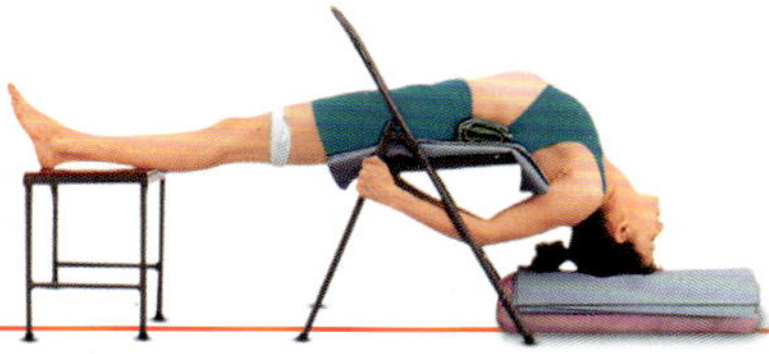

14 倒手杖式（231页）

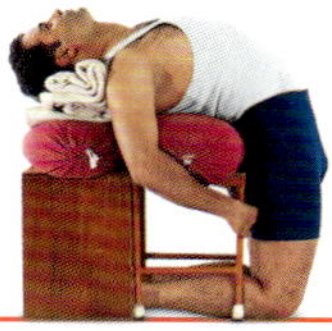

15 骆驼式（232页）

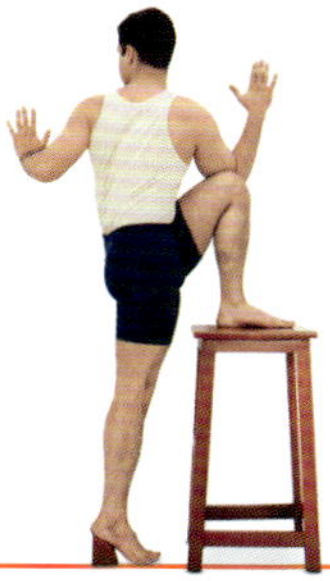

16 加强玛里琪扭转式（218页）

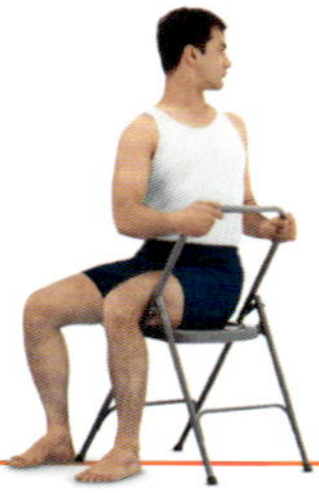

17 巴拉瓦伽扭转式（215页）

“千万别机械地习练体式。倘若如此，
身体就会变得呆钝，如死水一潭。”

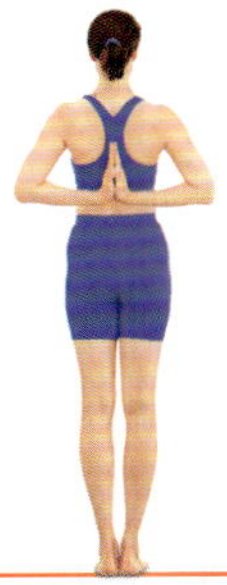

4 双手背后合十的山式（182页）

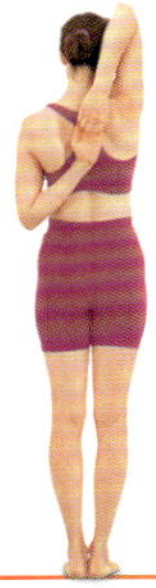

5 双手相扣成牛面式的山式（183页）

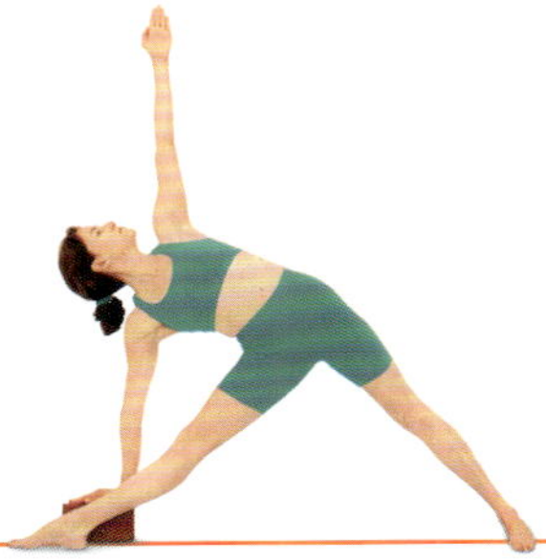

6 三角伸展式（184页）

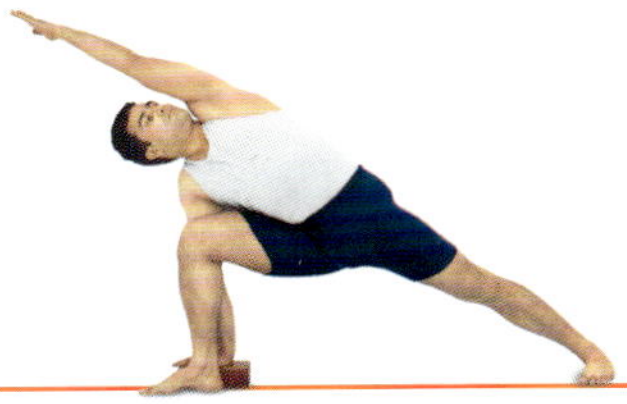

7 加强侧伸展式（186页）

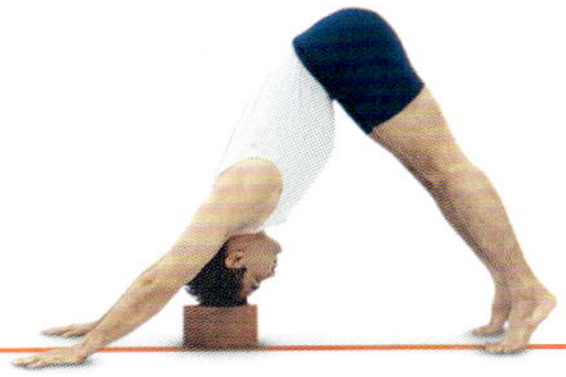

11 下犬式（196页）

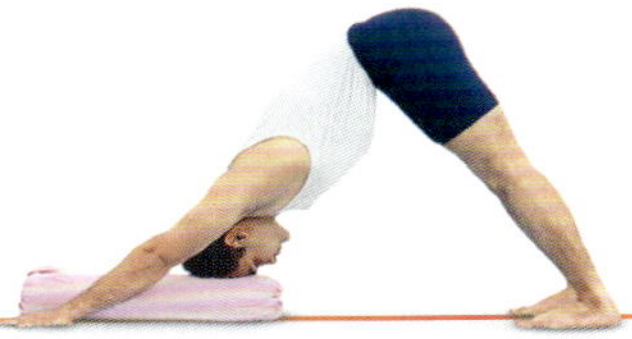

12 下犬式（196页）

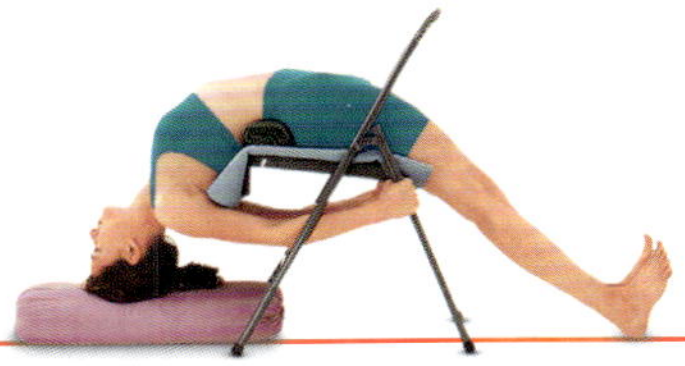

13 倒手杖式（231页）

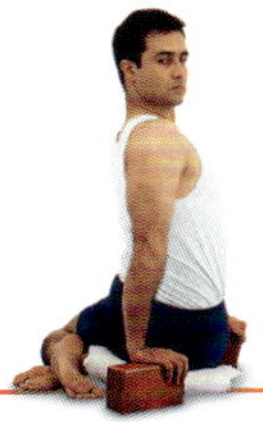

18 巴拉瓦伽扭转式（216页）

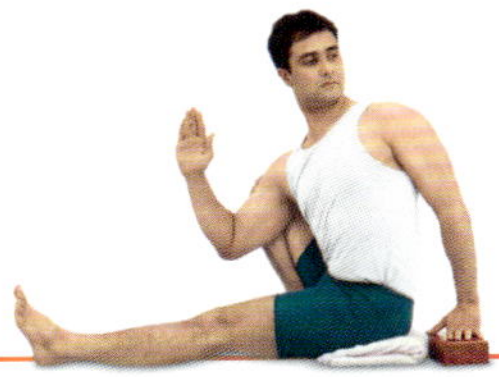

19 玛里琪扭转式（217页）

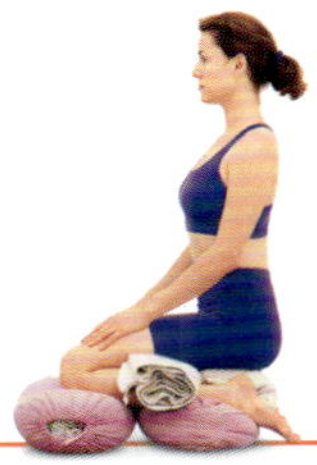

20 英雄式（198页）

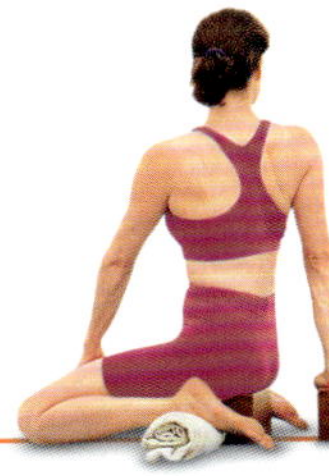

21 英雄坐侧扭转式（221页）

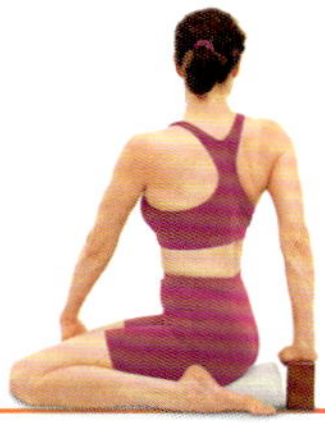

22 英雄坐侧扭转式（220页）

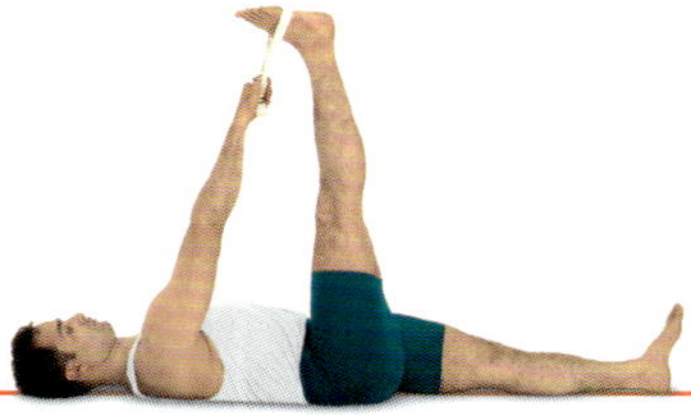

23 仰卧手抓脚趾腿部伸展式（234页）

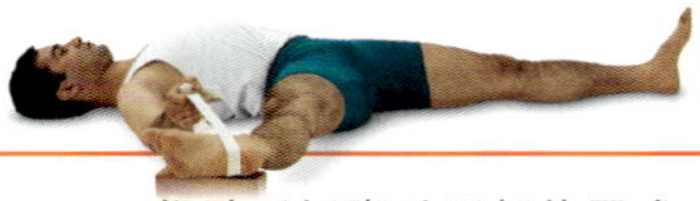

24 仰卧手抓脚趾腿部伸展式（235页）

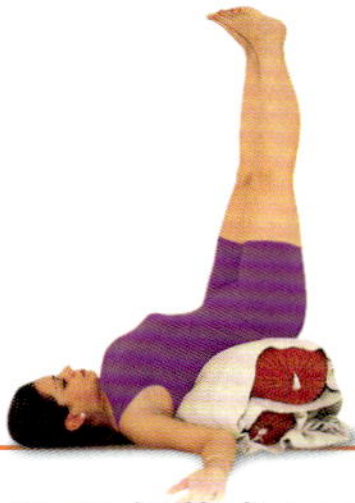

28 倒剪式（226页）

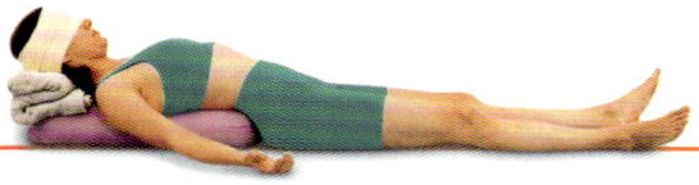

29 挺尸式（240页）

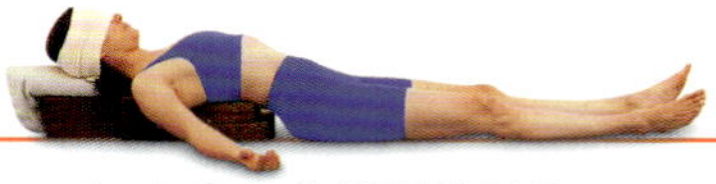

30 乌加依呼吸控制法（246页）

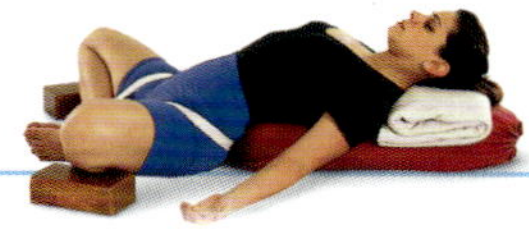

4 仰卧束角式（236页）

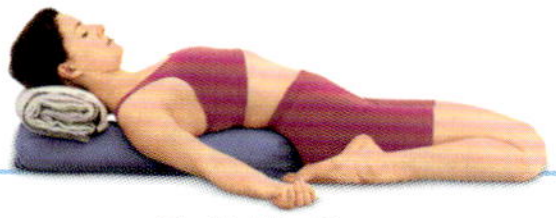

5 卧英雄式（238页）

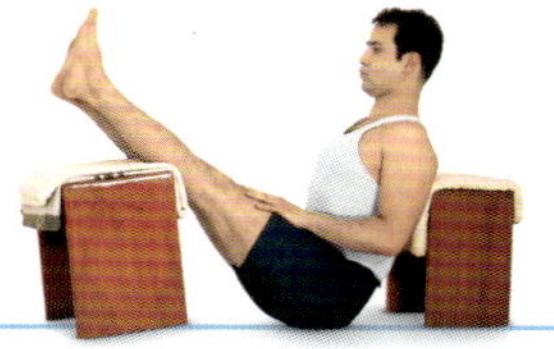

6 完全船式（202页）

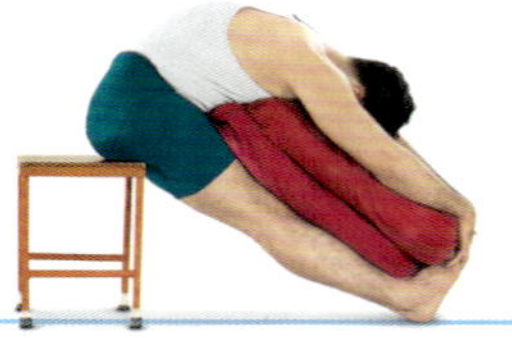

7 脸朝下加强背部伸展式（209页）

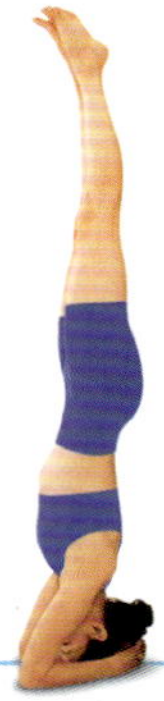

12 头倒立（130页）

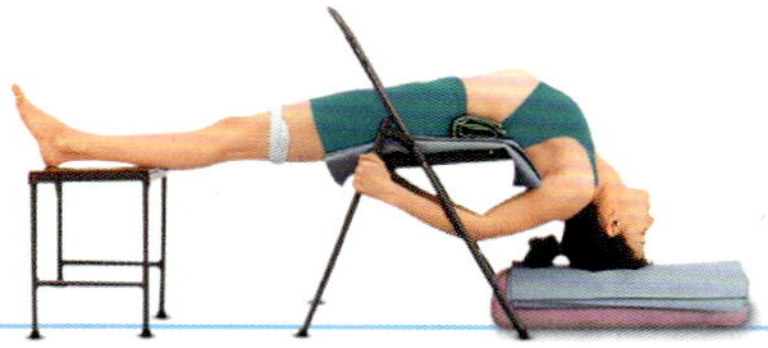

13 倒手杖式（231页）

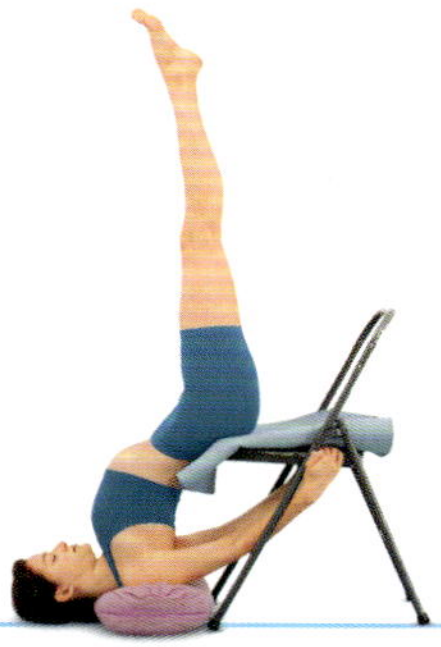

14 肩倒立（222页）

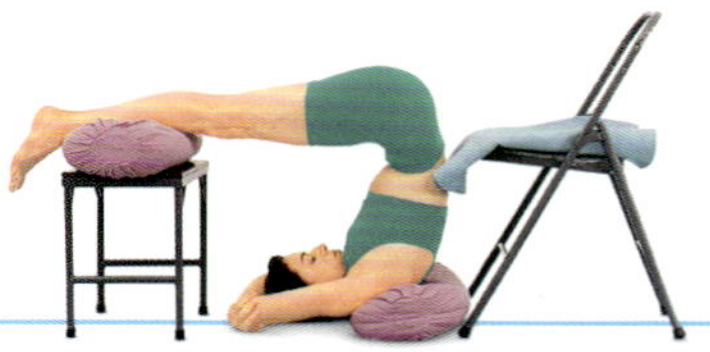

15 犁式（224页）

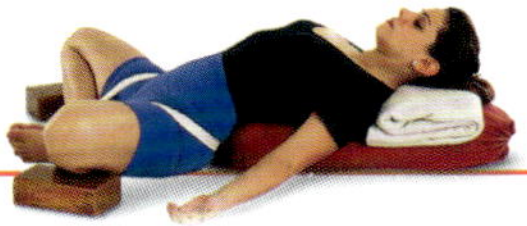

25 仰卧束角式（236页）

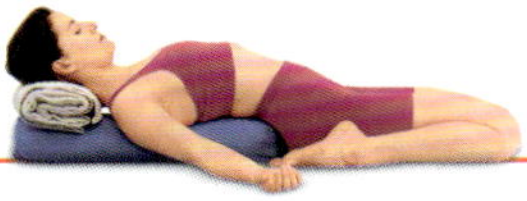

26 卧英雄式（238页）

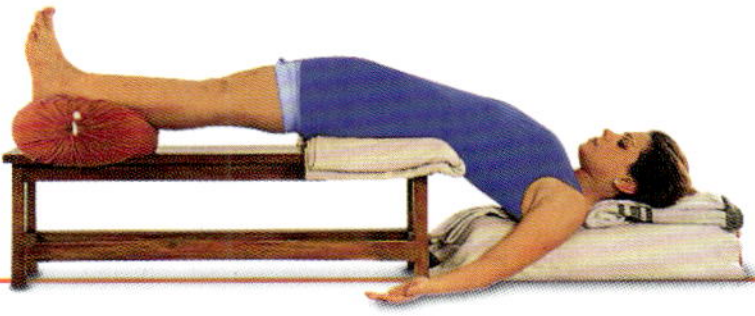

27 桥式（229页）

静脉曲张

患有此病时，腿部皮肤下面的静脉被拉长、扩张，导致腿部疼痛、疲劳和肌肉痉挛。这种情形常在怀孕和月经期间出现，长久站立工作的人也容易患此病。

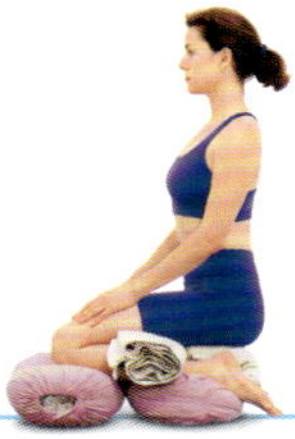

1 英雄式（198页）

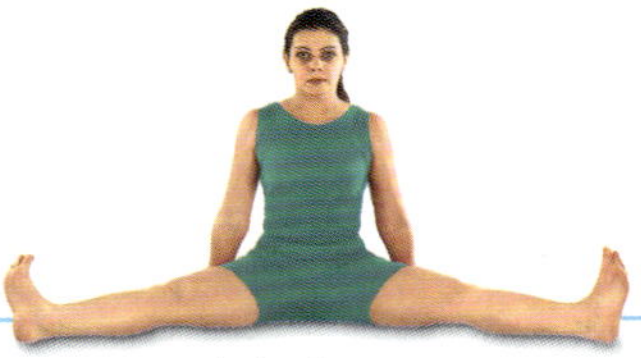

2 坐角式（205页）

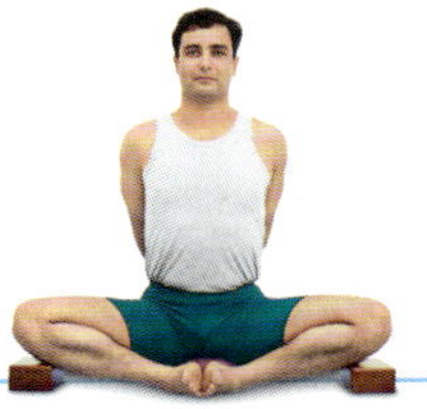

3 束角式（200页）

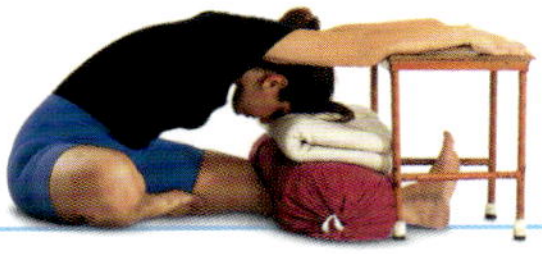

8 单腿头碰膝式（210页）

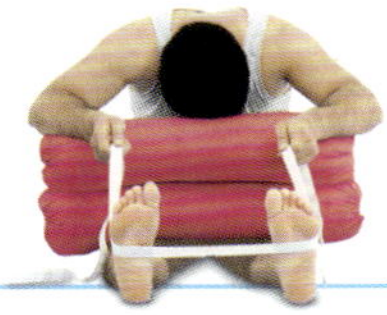

9 加强背部伸展式（208页）

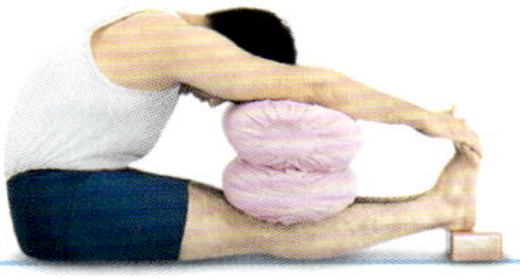

10 加强背部伸展式（207页）

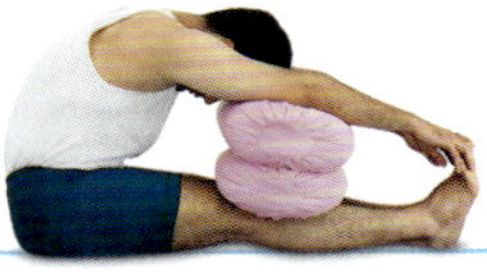

11 加强背部伸展式（206页）

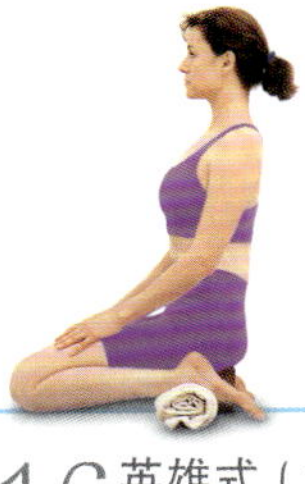

16 英雄式（198页）

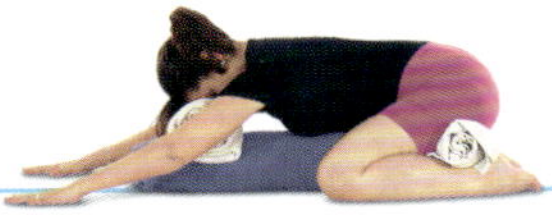

17 脸朝下的英雄式（212页）

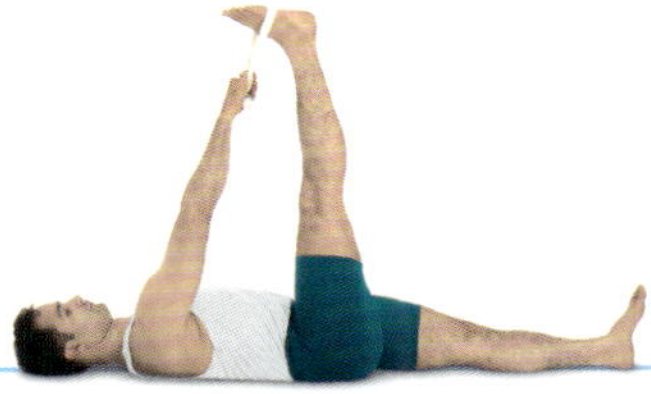

18 仰卧手抓脚趾腿部伸展式（234页）

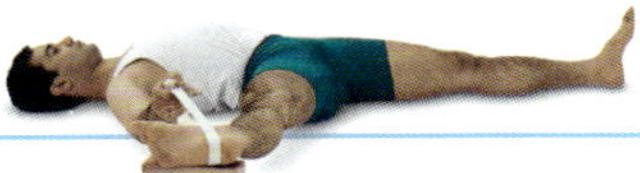

19 仰卧手抓脚趾腿部伸展式（235页）

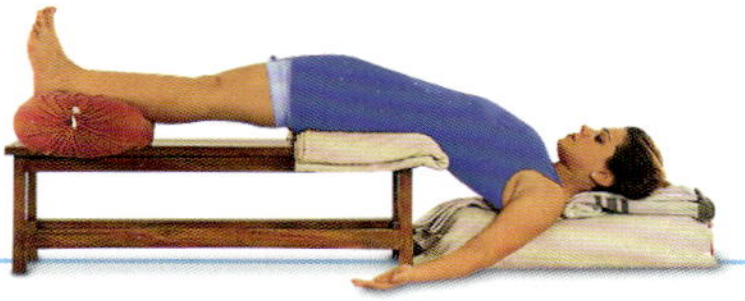

20 桥式（229页）

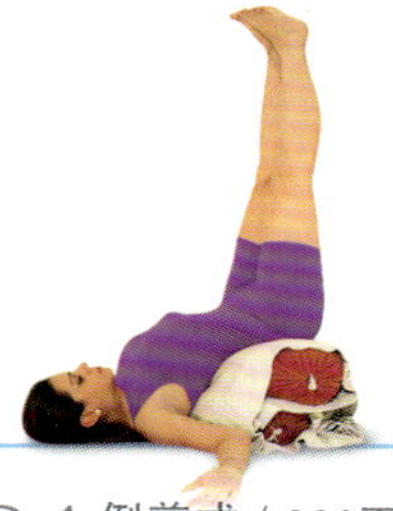

21 倒剪式（226页）

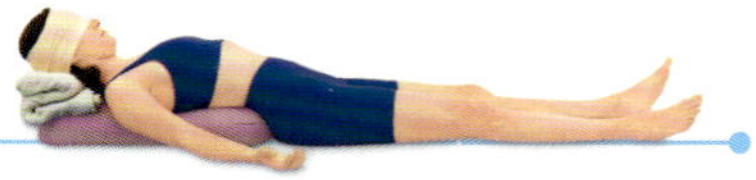

22 挺尸式（240页）

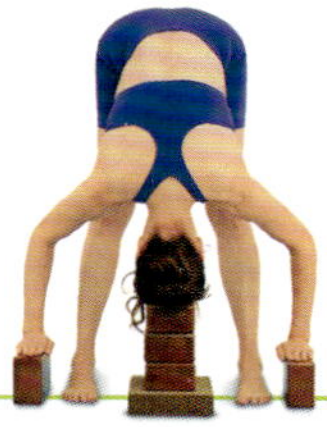

4 站立前曲式（189页）

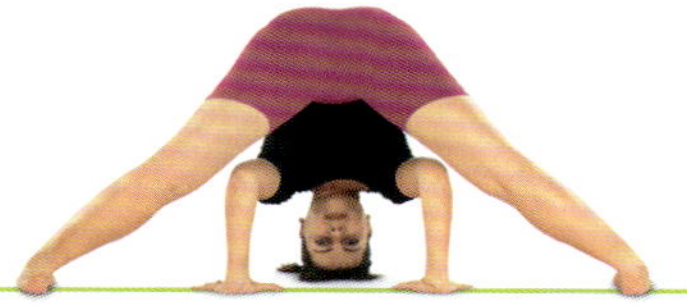

5 双角式（192页）

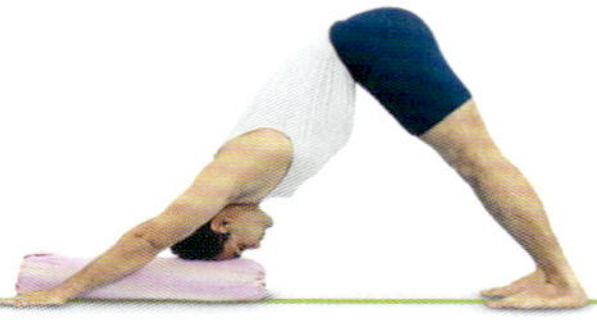

6 下犬式（196页）

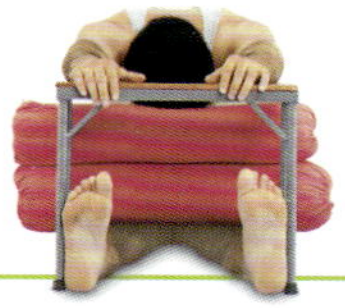

11 加强背部伸展式（208页）

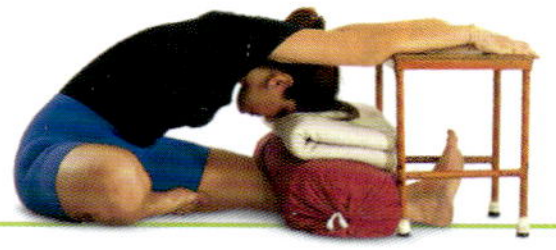

12 单腿头碰膝式（210页）

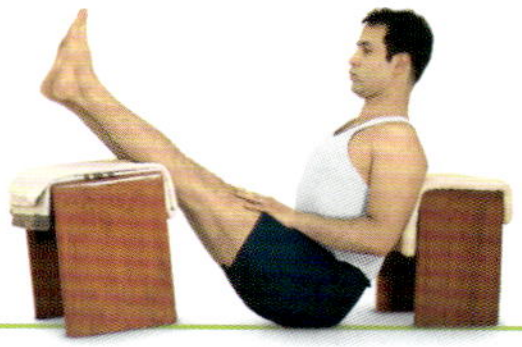

13 完全船式（202页）

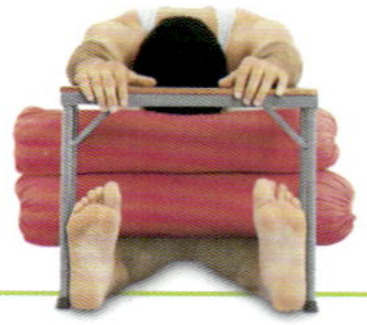

14 加强背部伸展式（208页）

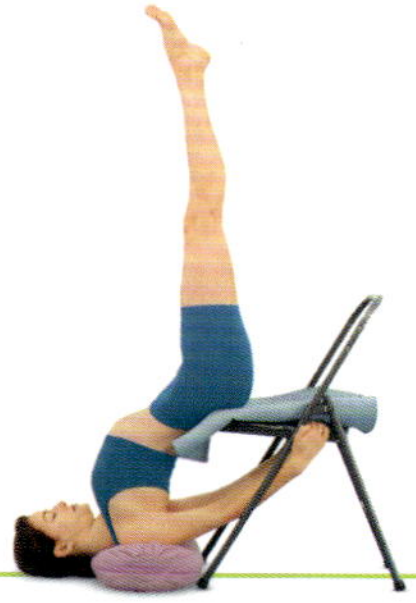

19 肩倒立（222页）

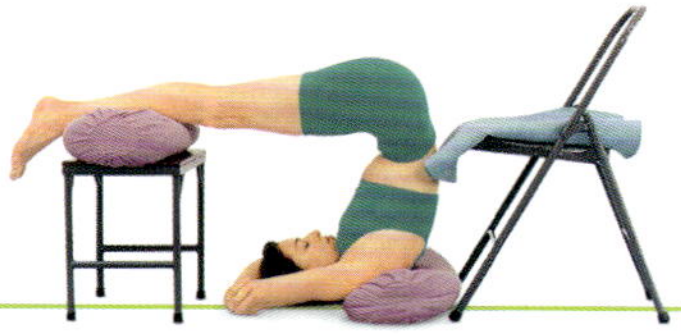

20 犁式（224页）

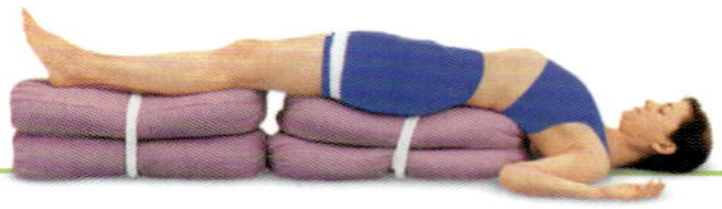

21 桥式（229页）

高血压

这种病被定义为持续存在的血压升高，也被称为hypertension（过度紧张、压力过高）。高血压有许多成因，包括心理因素、生理因素和环境因素。

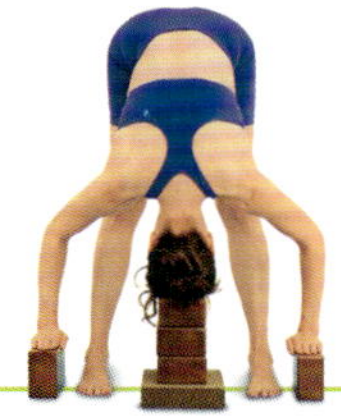

1 站立前曲式（189页）

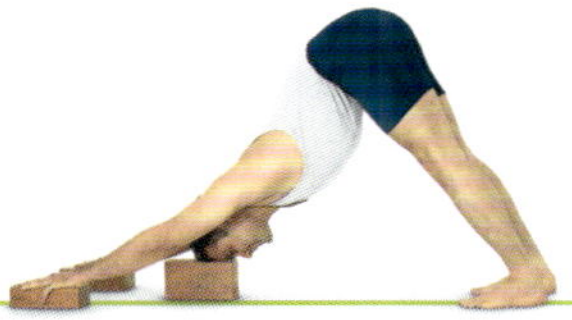

2 下犬式（194页）

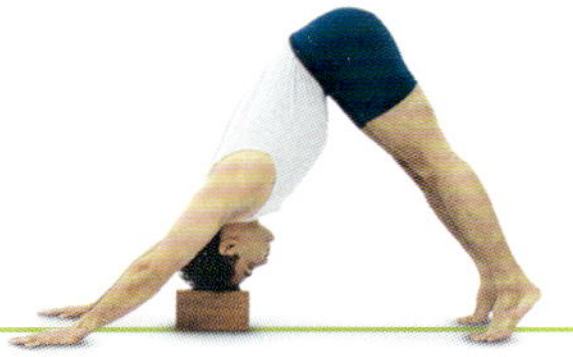

3 下犬式（196页）

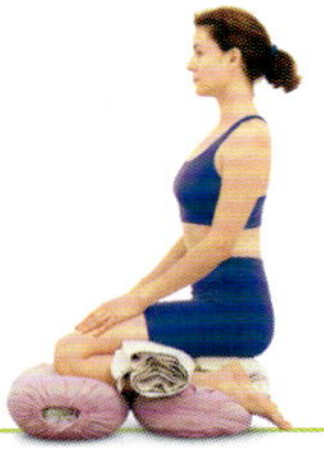

7 英雄式（198页）

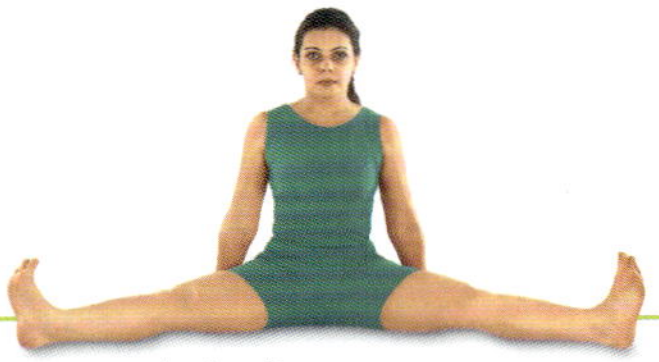

8 坐角式（205页）

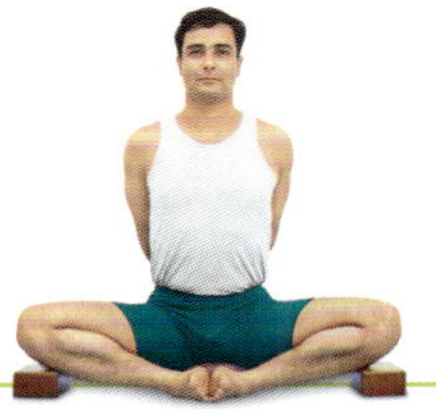

9 束角式（200页）

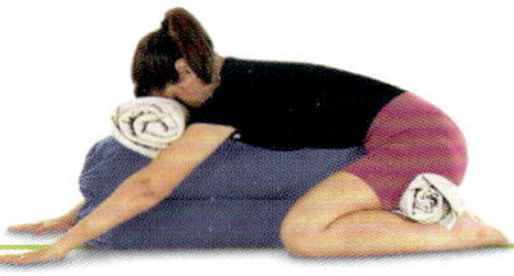

10 脸朝下的英雄式（213页）

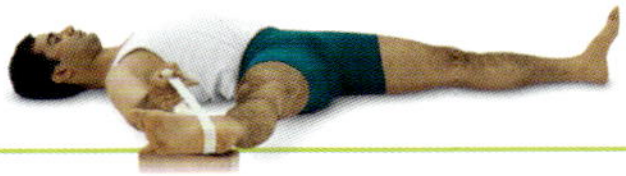

15 仰卧手抓脚趾腿部伸展式（235页）

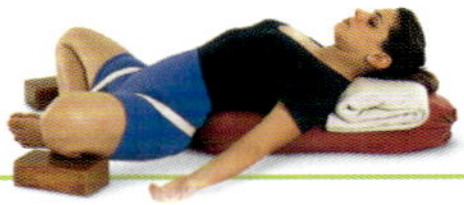

16 仰卧束角式（236页）

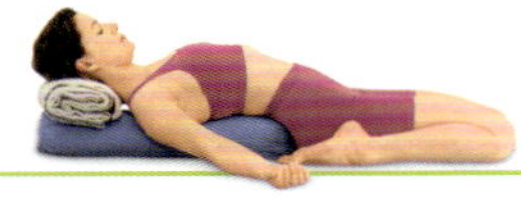

17 卧英雄式（238页）

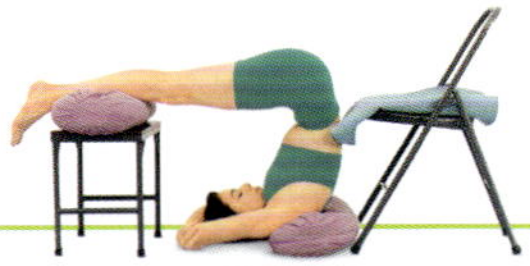

18 犁式（224页）

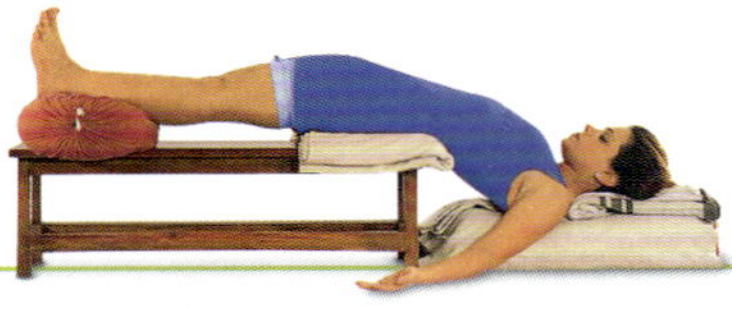

22 桥式（229页）

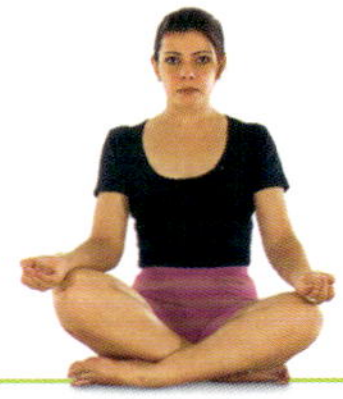

23 吉祥坐（201页）

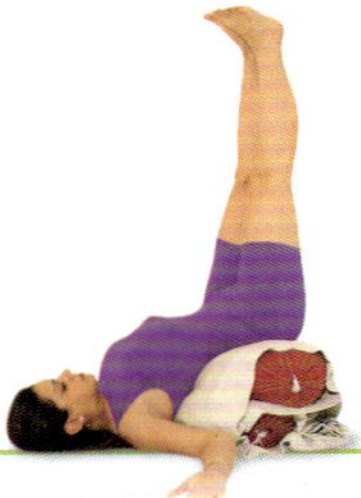

24 倒剪式（226页）

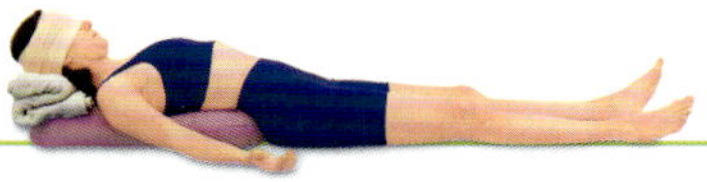
25 挺尸式（240页）

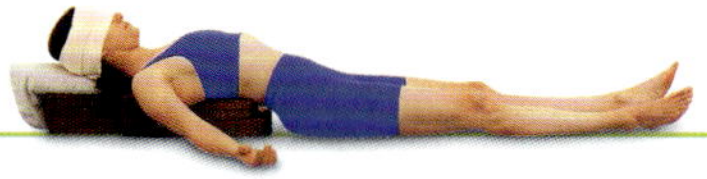
26 乌加依呼吸控制法（246页）

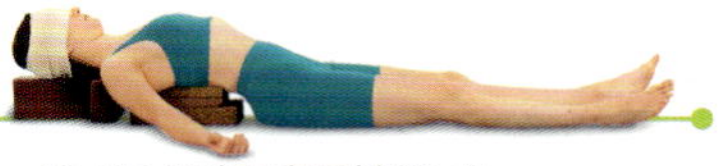
27 间断呼吸控制法（249页）

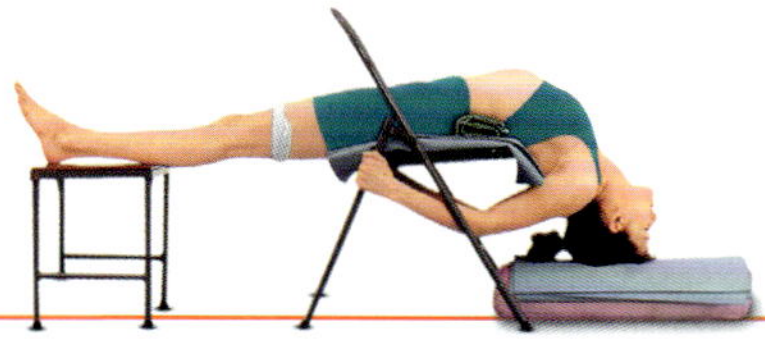
3 倒手杖式（231页）

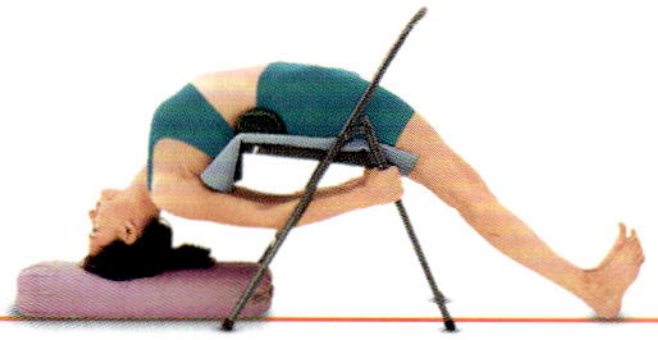
4 倒手杖式（231页）

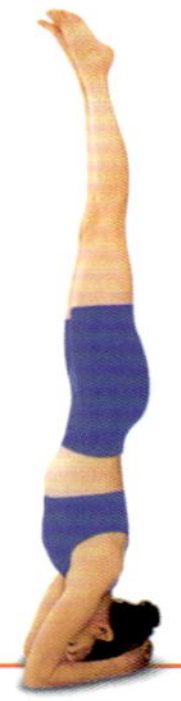
5 头倒立（130页）

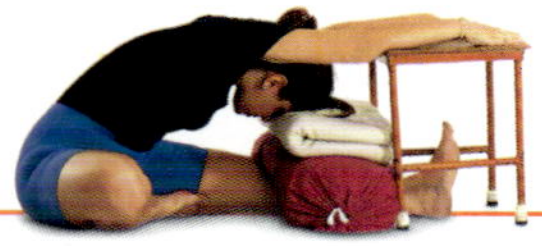
10 单腿头碰膝式（210页）

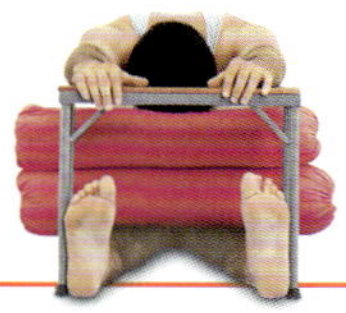
11 加强背部伸展式（208页）

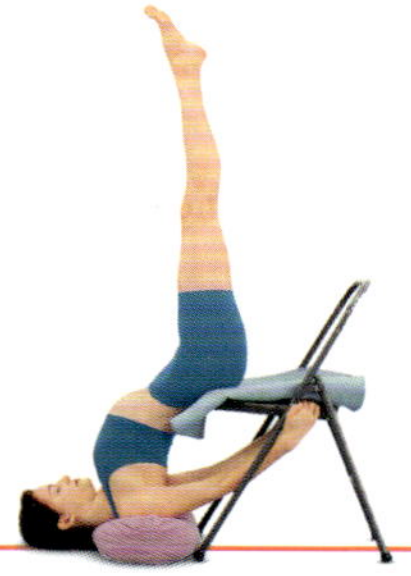
12 肩倒立（222页）

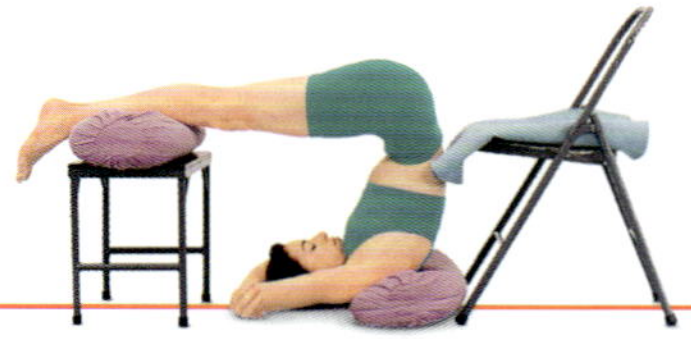
13 犁式（224页）

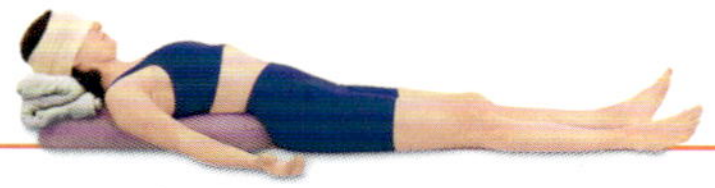
17 挺尸式（240页）

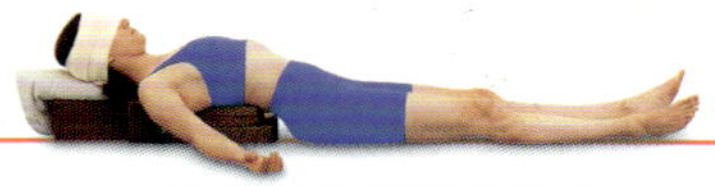
18 乌加依呼吸控制法（246页）

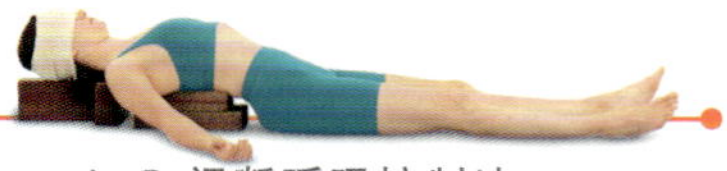
19 间断呼吸控制法（249页）

低血压

低血压（hypotension）是指血压低于将血液正常输送至全身各部位所需要的压力。这种情况将会降低大脑的供血量，往往会导致疲劳、间断性眩晕、头昏眼花、视线模糊或恶心。

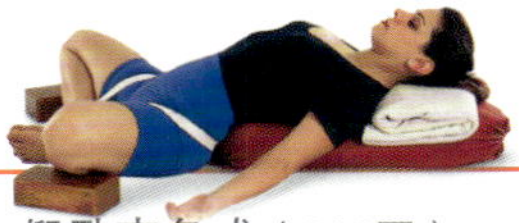
1 仰卧束角式（236页）

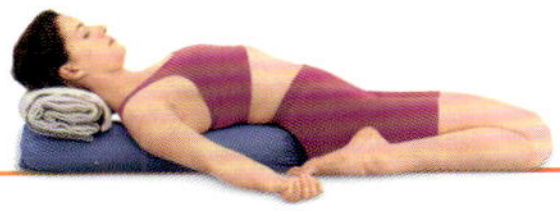
2 卧英雄式（238页）

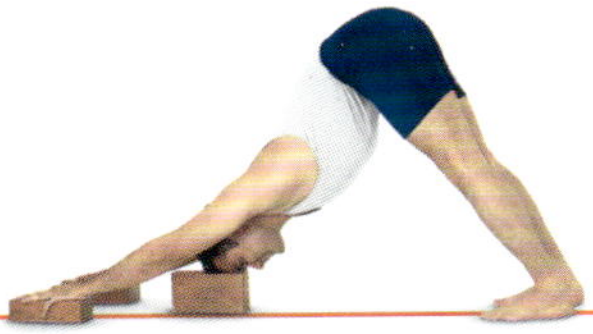
6 下犬式（194页）

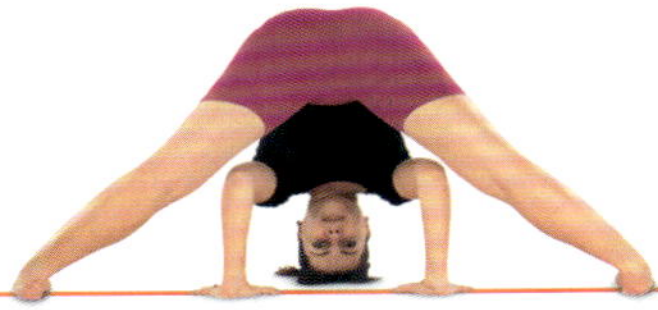
7 双角式（192页）

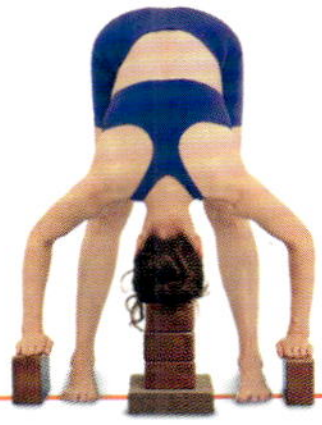
8 站立前曲式（189页）

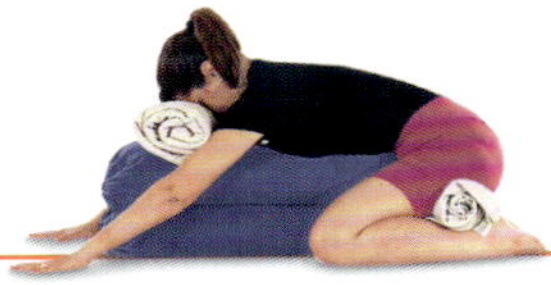
9 脸朝下英雄式（213页）

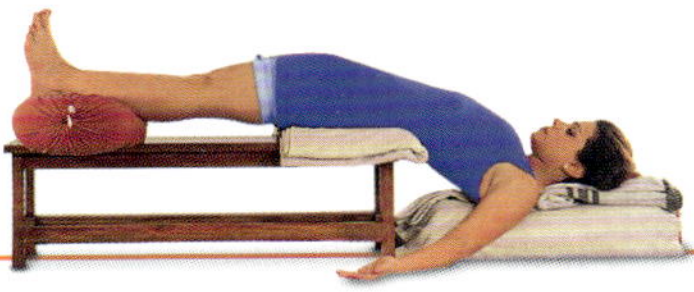
14 桥式（229页）

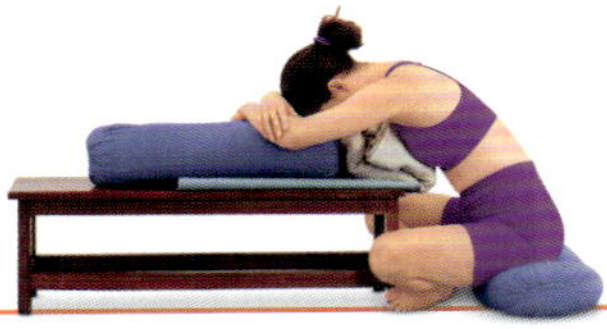
15 脸朝下盘腿式（214页）

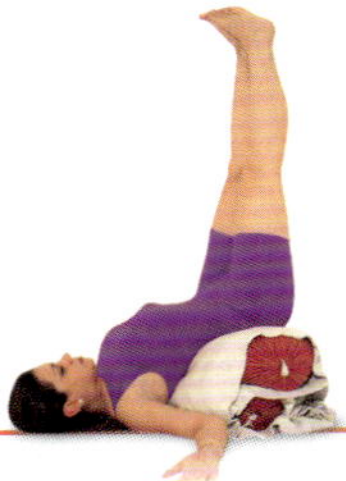
16 倒剪式（226页）

动脉栓塞

当冠状动脉阻塞时，流入心肌的血流量减少，便会发生这种情形。这一过程最终会伤及心肌，成为心脏病急性发作的主要成因。常见的症状为心绞痛或胸疼（见264页）。

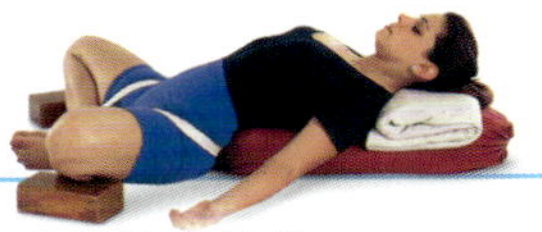
1 仰卧束角式（236页）

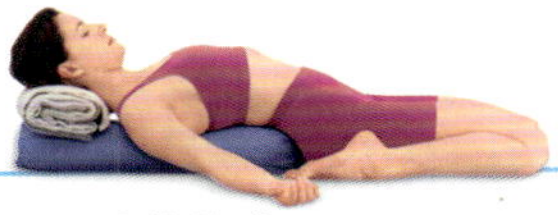
2 卧英雄式（238页）

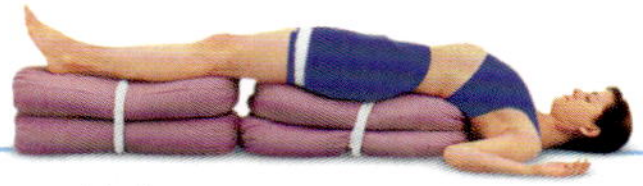

3 桥式（229页）

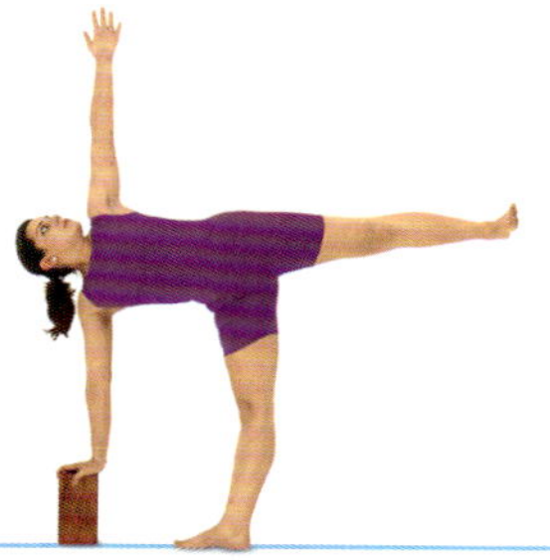

4 半月式（188页）

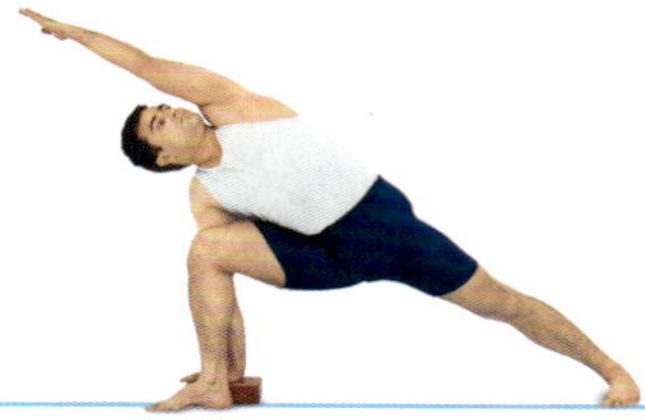

5 加强侧伸展式（186页）

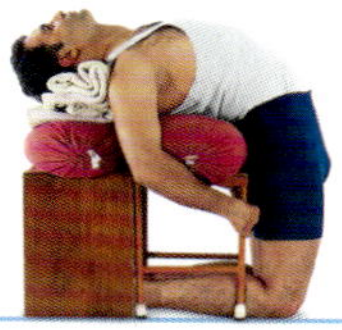

10 骆驼式（232页）

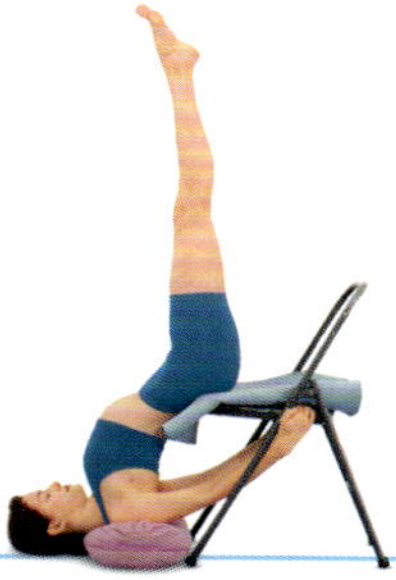

11 肩倒立（222页）

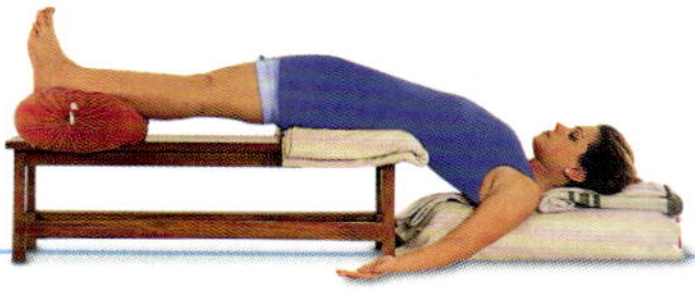

12 桥式（229页）

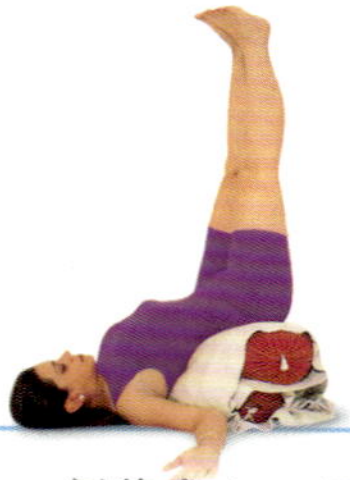

13 倒剪式（226页）

绞痛

绞痛的特点是疼痛症状呈现为从胸部向背部、颈部、手臂的放射性疼痛，并且伴随有恶心、呼吸困难和极度疲乏感。其成因包括吸烟、肥胖症、动脉栓塞（见271页）、高血压以及过度饮酒。

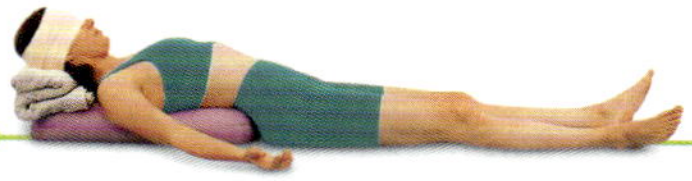

1 挺尸式（240页）

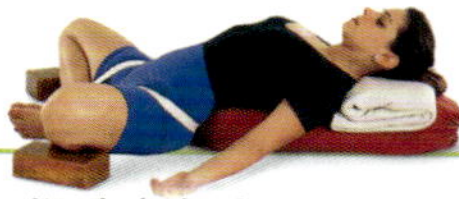

2 仰卧束角式（236页）

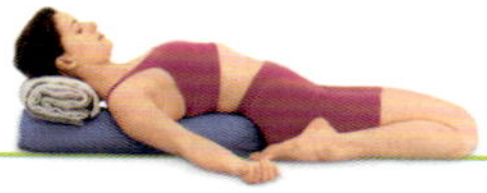

3 卧英雄式（238页）

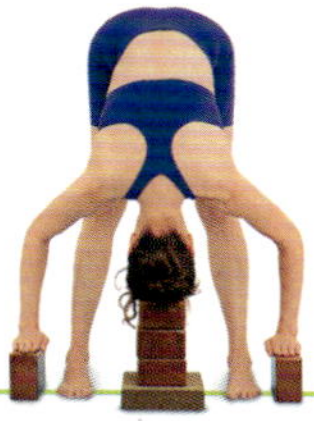

7 站立前曲式（189页）

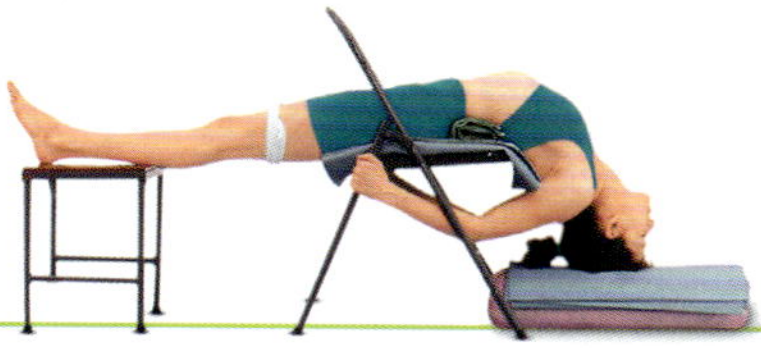

8 倒手杖式（231页）

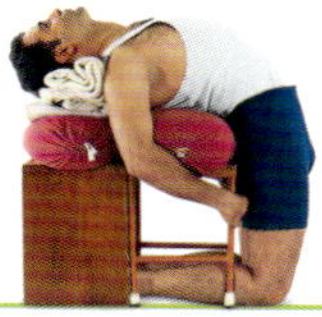

9 骆驼式（232页）

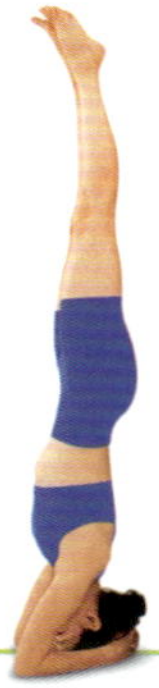

10 头倒立（130页）

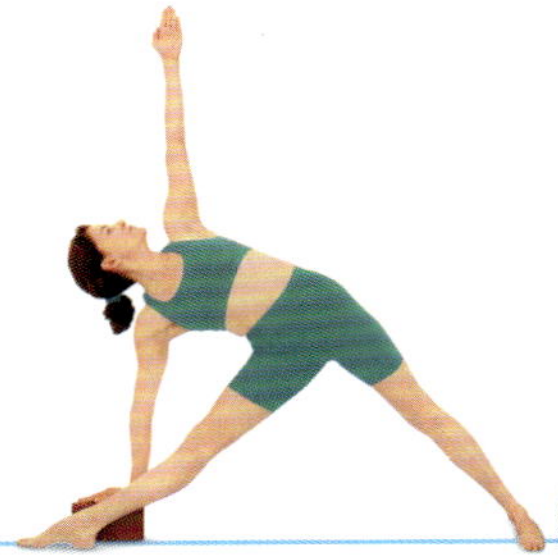

6 三角伸展式（184页）

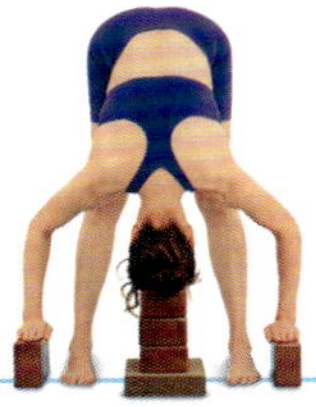

7 站立前曲式（189页）

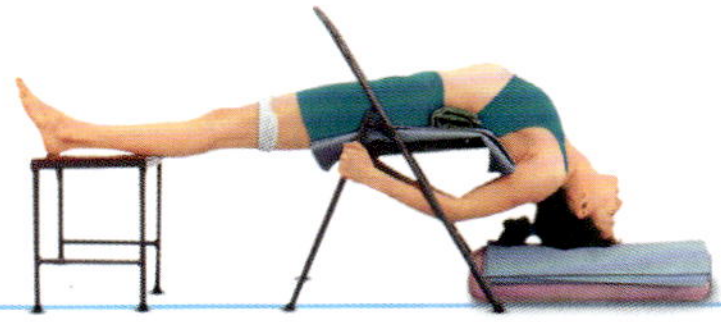

8 倒手杖式（231页）

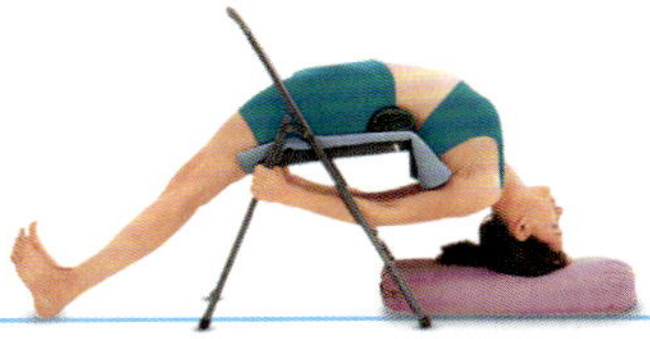

9 倒手杖式（231页）

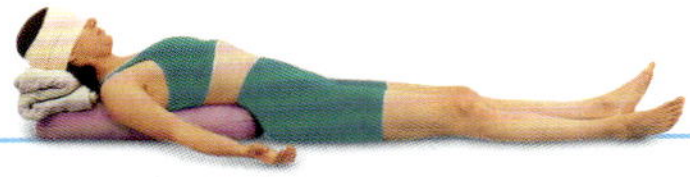

14 挺尸式（240页）

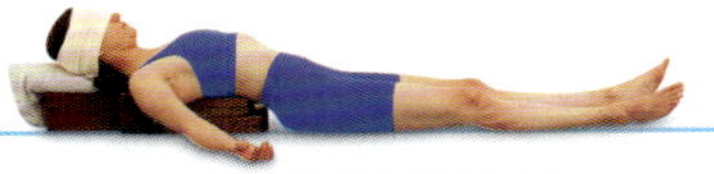

15 乌加依呼吸控制法（246页）

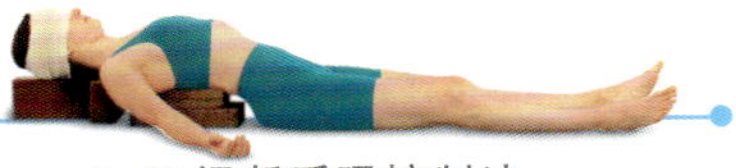

16 间断呼吸控制法（249页）

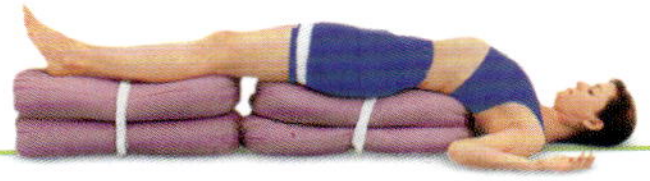

4 桥式（229页）

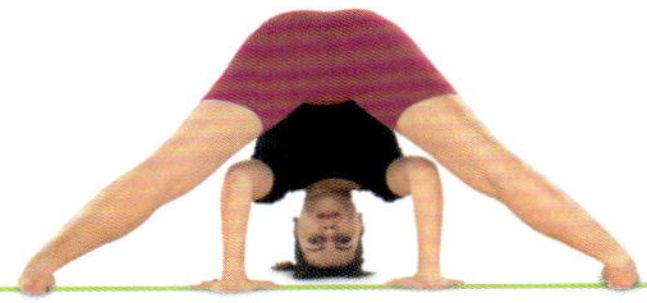

5 双角式（192页）

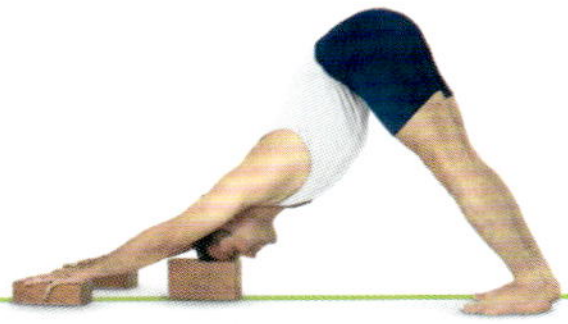

6 下犬式（194页）

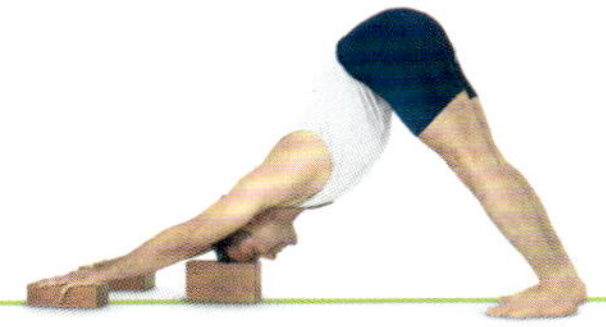

11 下犬式（194页）

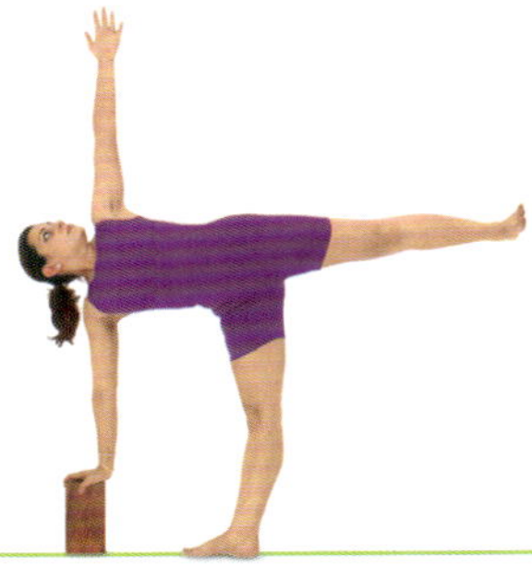

12 半月式（188页）

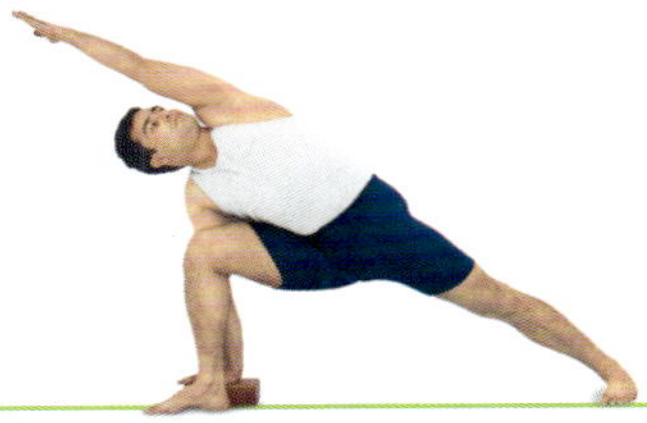

13 加强侧伸展式（186页）

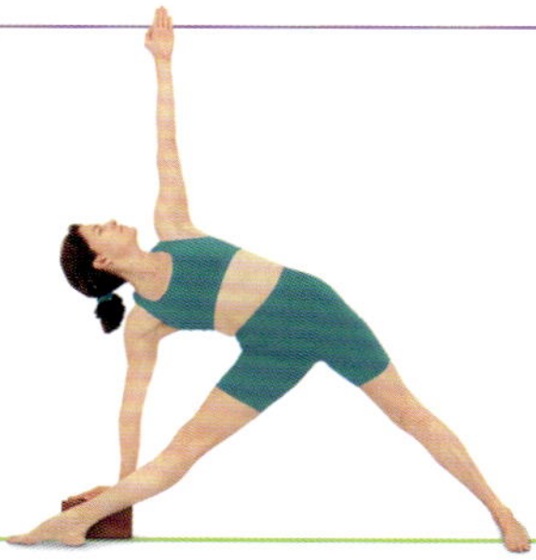
14 三角伸展式（184页）

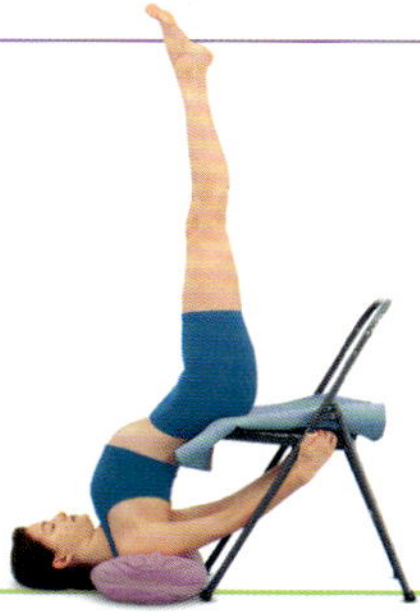
15 肩倒立（222页）

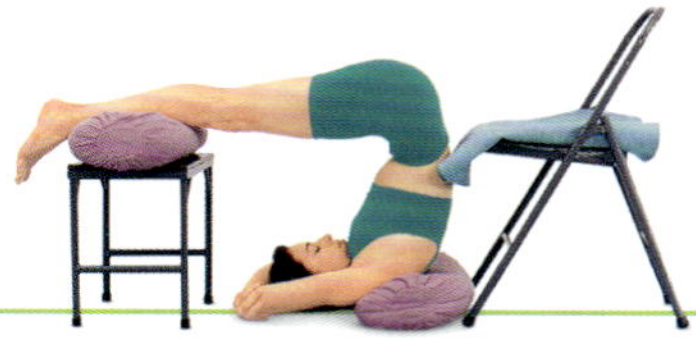
16 犁式（224页）

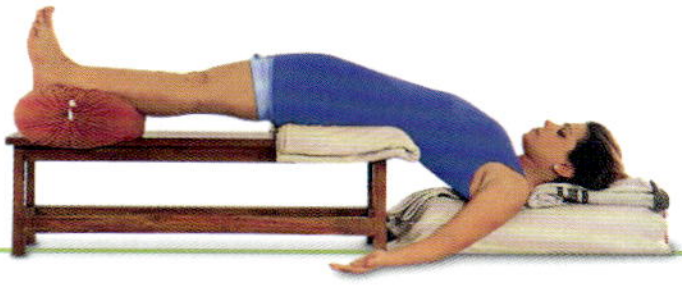
21 桥式（229页）

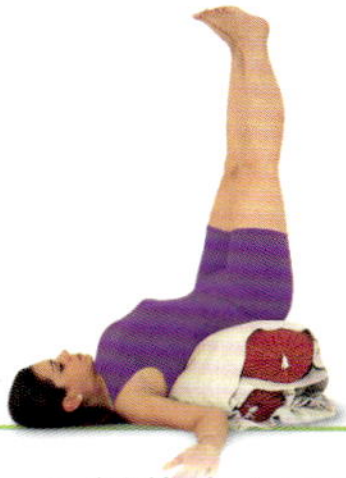
22 倒剪式（226页）

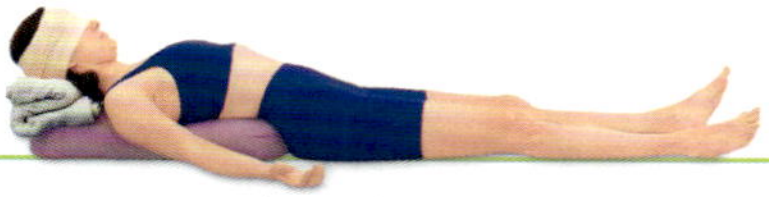
23 挺尸式（240页）

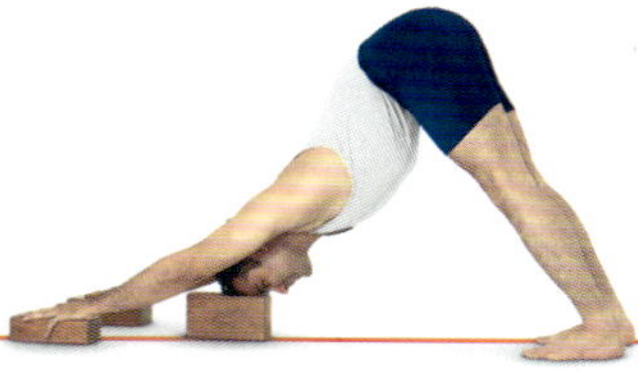
4 下犬式（194页）

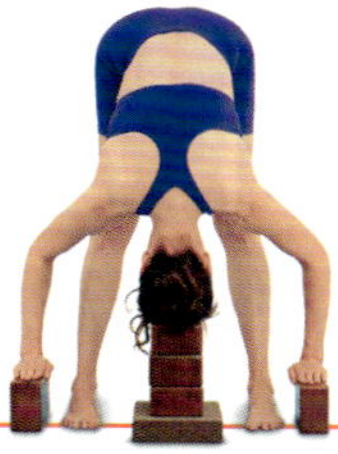
5 站立前曲式（189页）

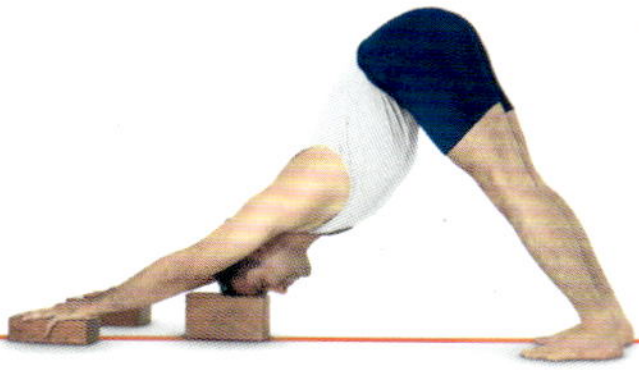
6 下犬式（194页）

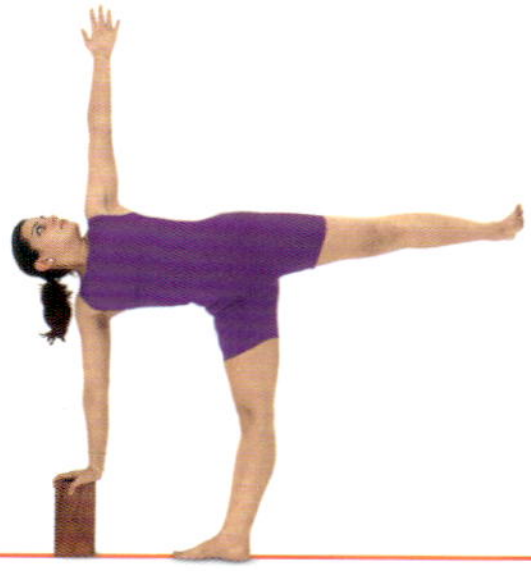
7 半月式（188页）

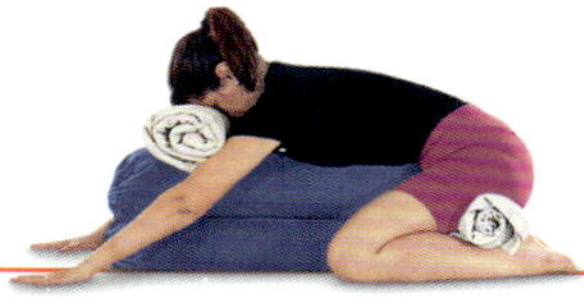
12 脸朝下的英雄式（213页）

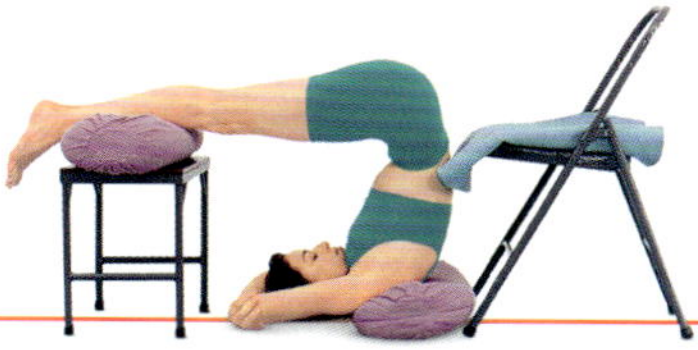
13 犁式（224页）

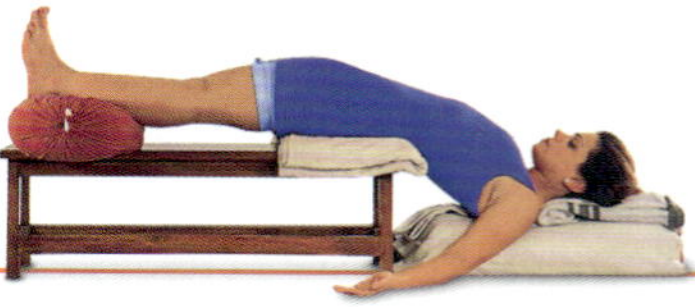
14 桥式（229页）

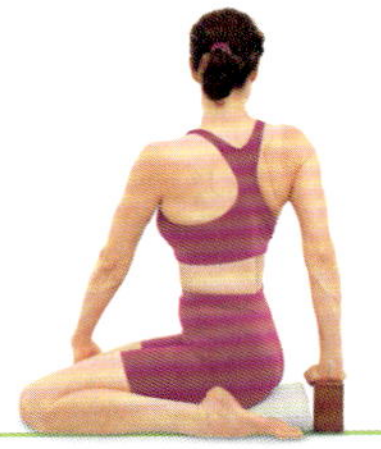

17 英雄坐侧扭转式（220页）

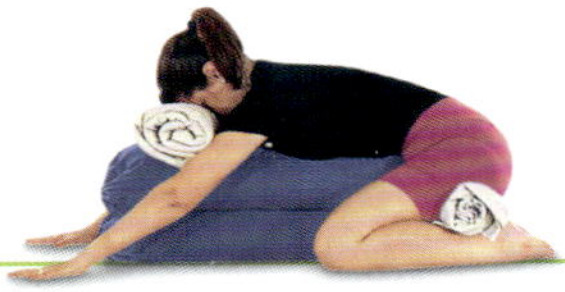

18 脸朝下的英雄式（213页）

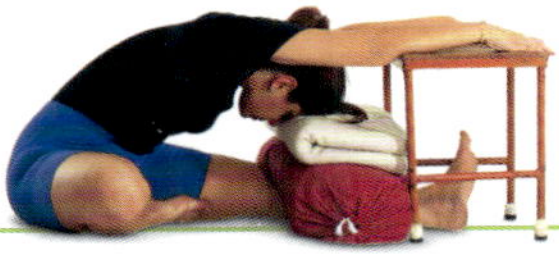

19 单腿头碰膝式（210页）

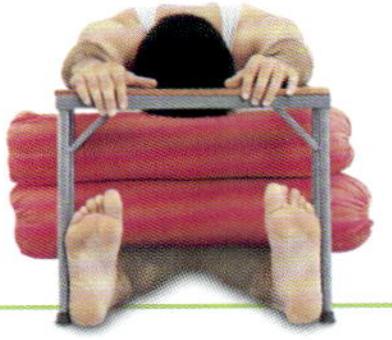

20 加强背部伸展式（208页）

心脏病急性发作

当心肌的供血量不足时，就会发生心肌梗死或称“心脏病急性发作”。这种疾病往往是由于冠状动脉逐渐阻塞（见272页）所引起的。

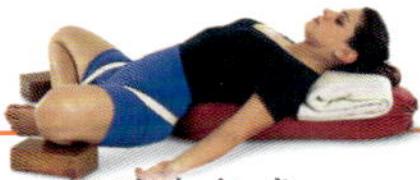

1 仰卧束角式（236页）

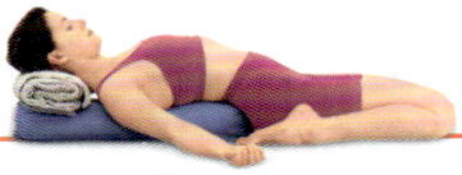

2 卧英雄式（238页）

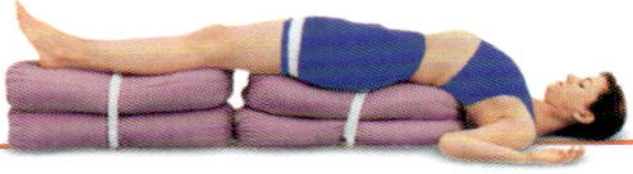

3 桥式（229页）

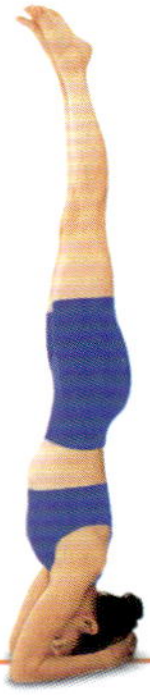

8 头倒立（130页）

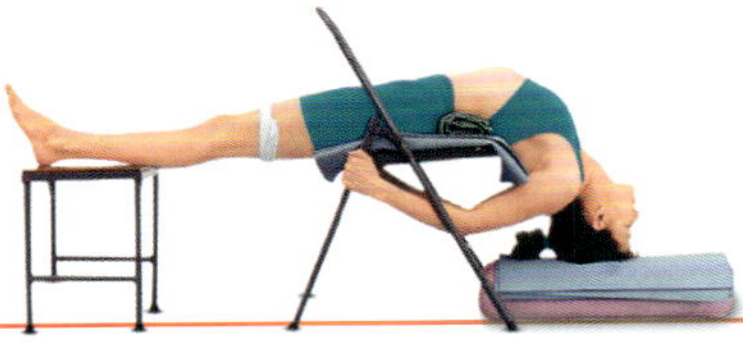

9 倒手杖式（231页）

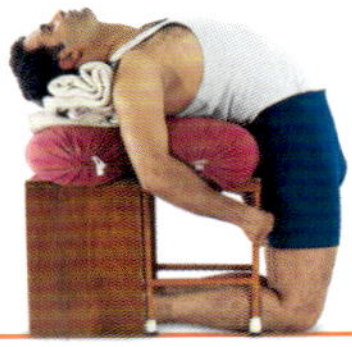

10 骆驼式（232页）

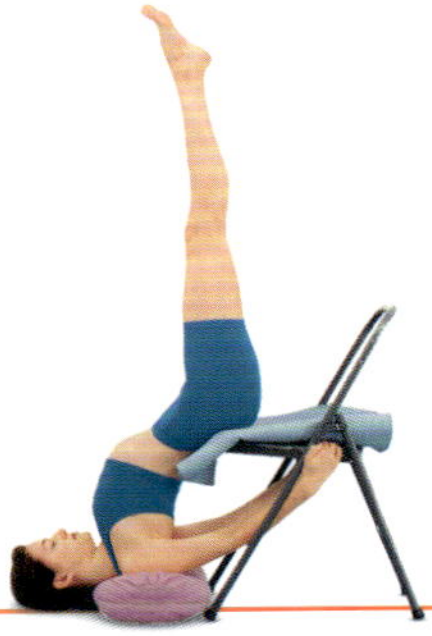

11 肩倒立（222页）

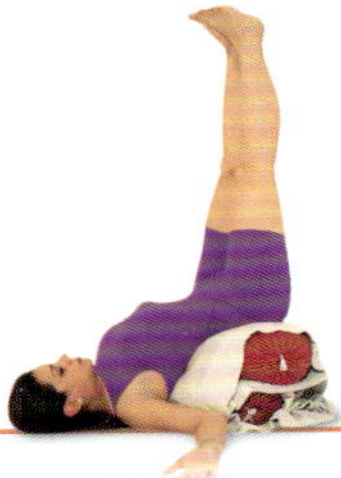

15 倒剪式（226页）

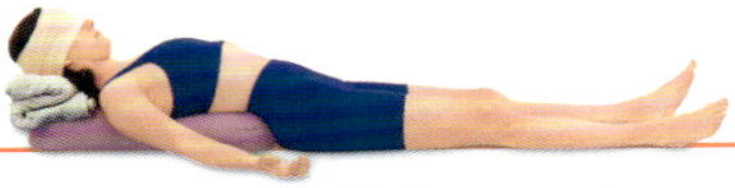

16 挺尸式（240页）

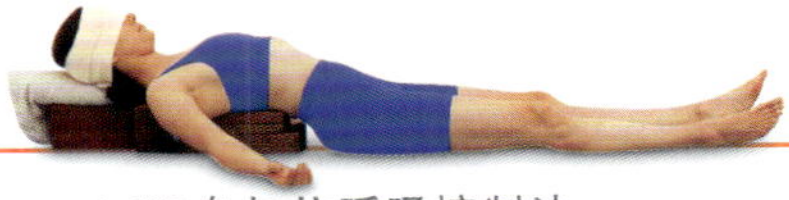

17 乌加依呼吸控制法（246页）

呼吸系统

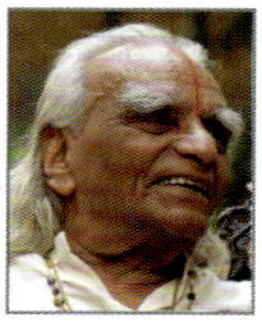

呼吸始于上呼吸道的鼻腔和咽喉部位。然后，吸入的空气流经气管和两个支气管。这些空气通道将空气导入肺。而从身体细胞代谢产生的二氧化碳则通过肺被呼出体外。瑜伽体式习练对所有呼吸道疾病都特别有益，只要你能够坚持习练以下所推荐的体式流程。

普通感冒

普通感冒是上呼吸道（包括鼻腔或咽喉）内壁黏膜受病毒轻度感染造成的。最常见的症状有鼻塞、流鼻涕、鼻窦炎、喉咙痛、打喷嚏、咳嗽和头痛等。

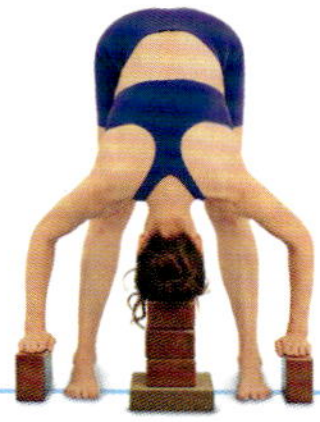

1 站立前曲式（189页）

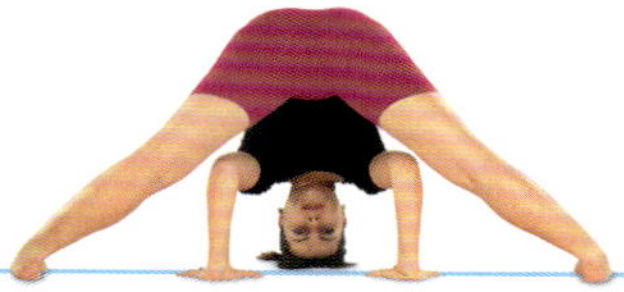

2 双角式（192页）

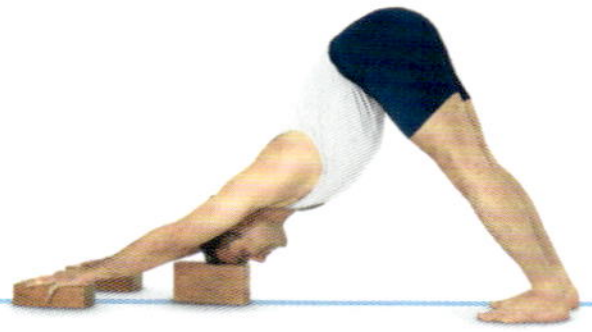

3 下犬式（194页）

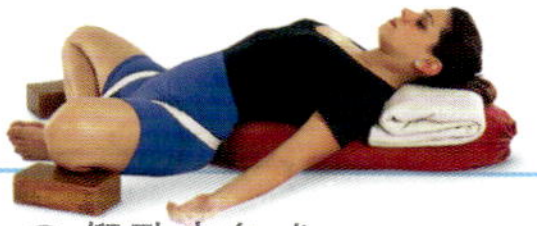

8 仰卧束角式（236页）

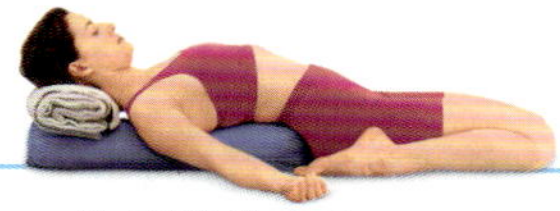

9 卧英雄式（238页）

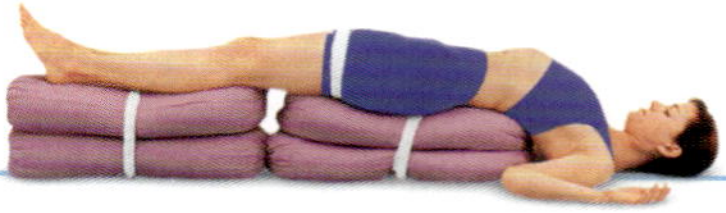

10 桥式（229页）

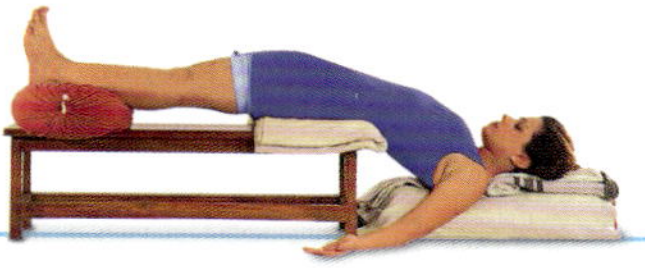

14 桥式（229页）

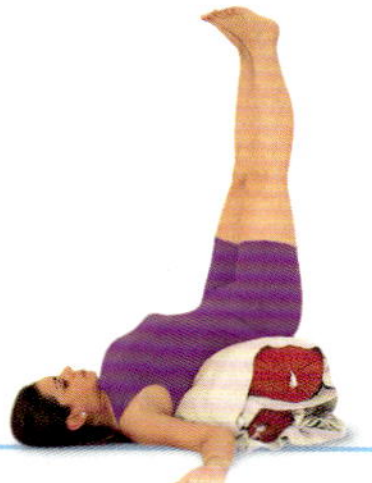

15 倒剪式（226页）

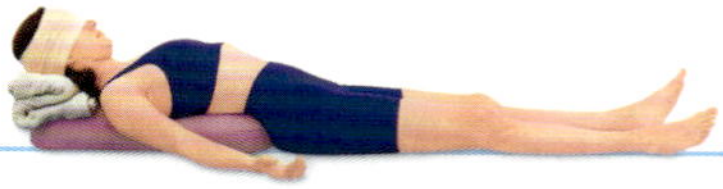

16 间断呼吸控制法/挺尸式（249/240页）

“正如树叶随风摇曳那样，你的意识随呼吸而动荡不止。”

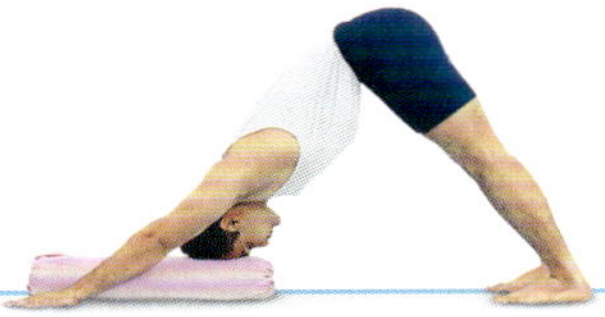
4 下犬式（196页）

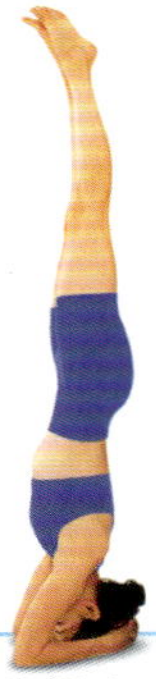
5 头倒立（130页）

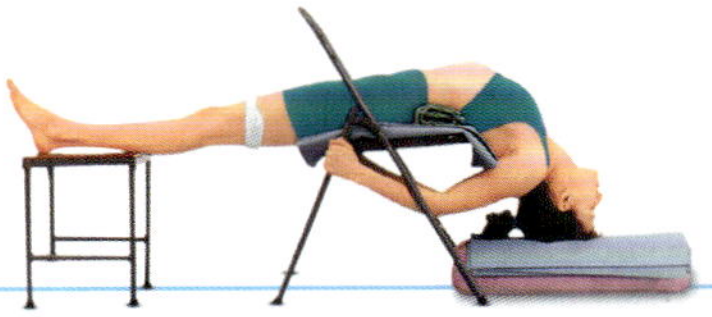
6 倒手杖式（231页）

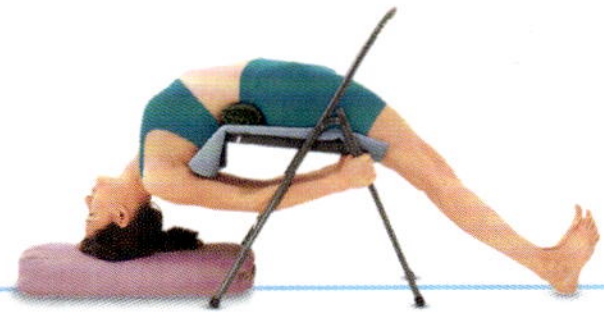
7 倒手杖式（231页）

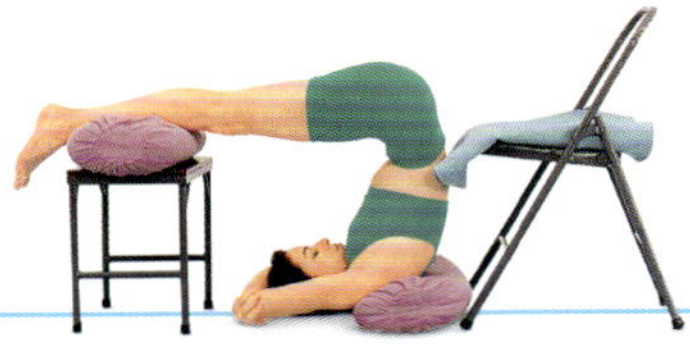
11 犁式（224页）

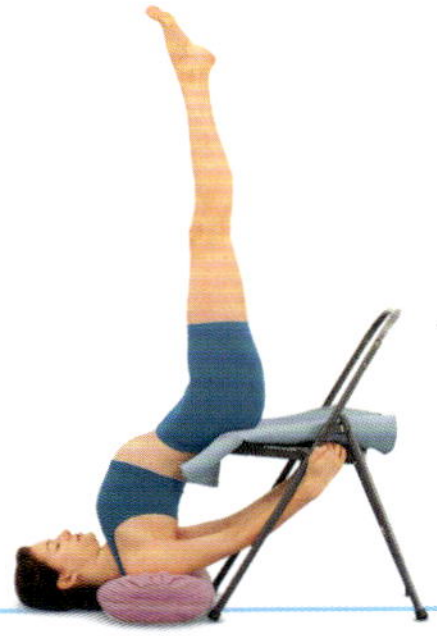
12 肩倒立（222页）

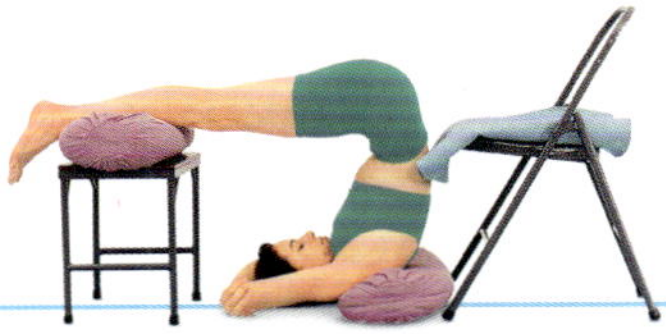
13 犁式（224页）

呼吸困难

这种疾病（dyspnoea）是肺部的弹性回缩乏力所造成的。空气被滞留于肺，肺随后膨胀。于是，横膈膜受到挤压，试图呼吸的努力导致了胸腔的过度紧张。

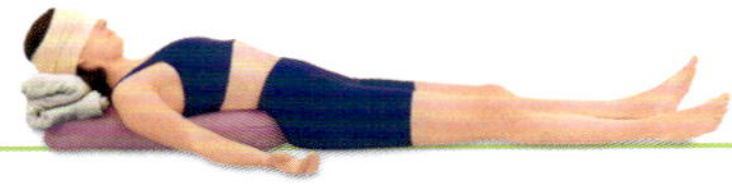
1 挺尸式（240页）

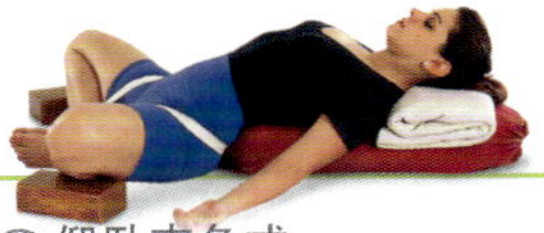
2 仰卧束角式（236页）

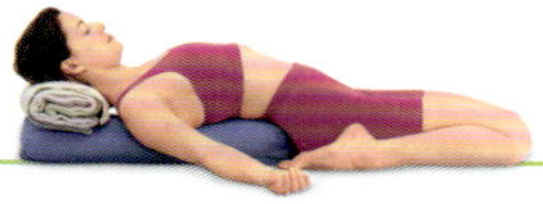
3 卧英雄式（238页）

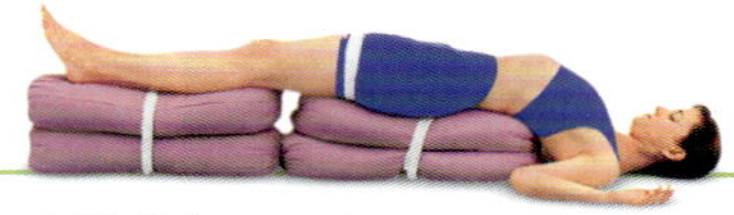
4 桥式（229页）

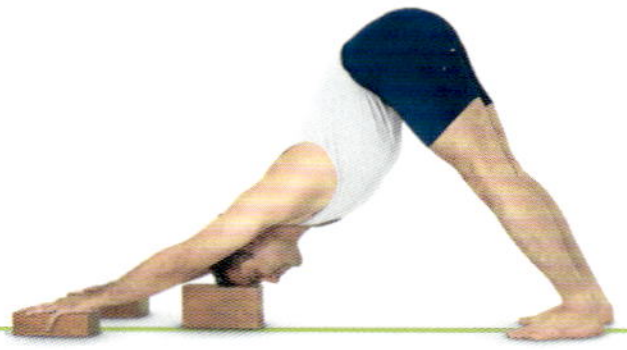
5 下犬式（194页）

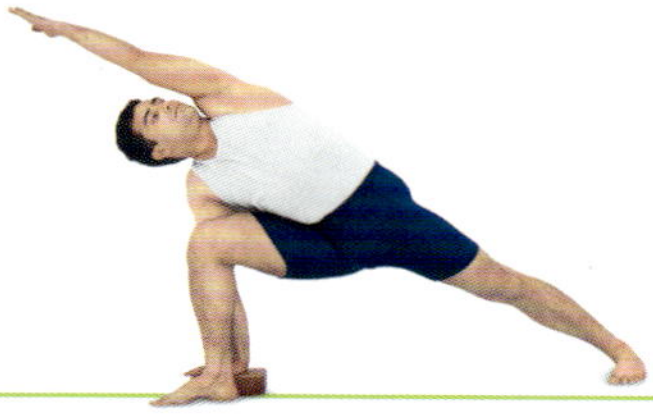
9 加强侧伸展式（186页）

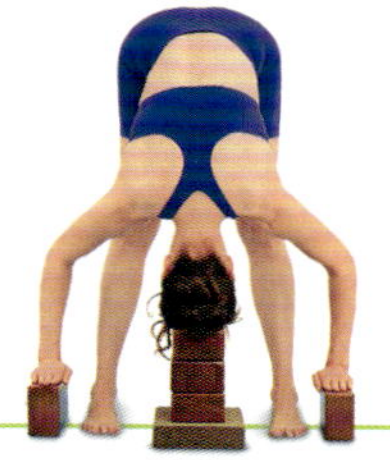
10 站立前曲式（189页）

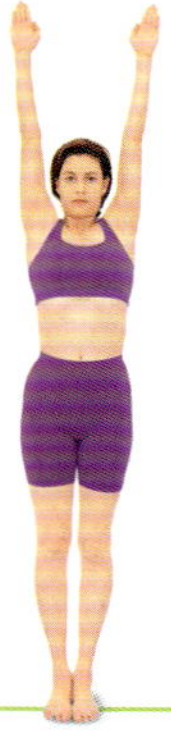
11 双臂向上伸展的山式（179页）

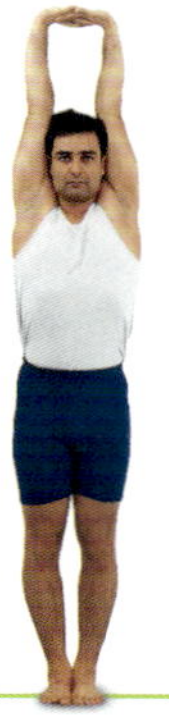
12 十指相交的山式（180页）

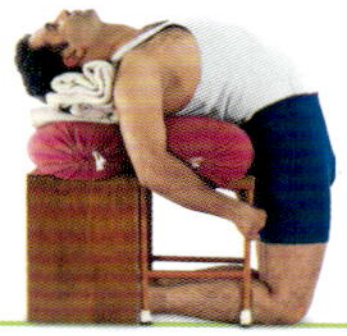
16 骆驼式（232页）

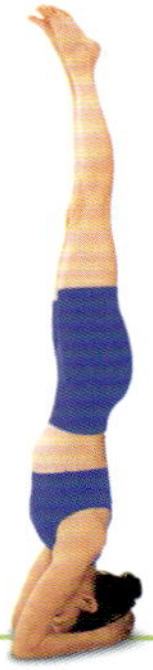
17 头倒立（130页）

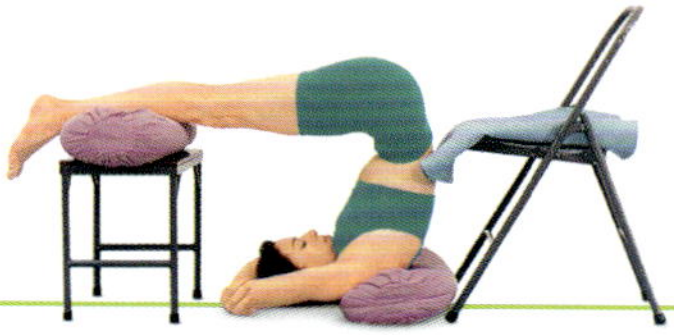
18 犁式（224页）

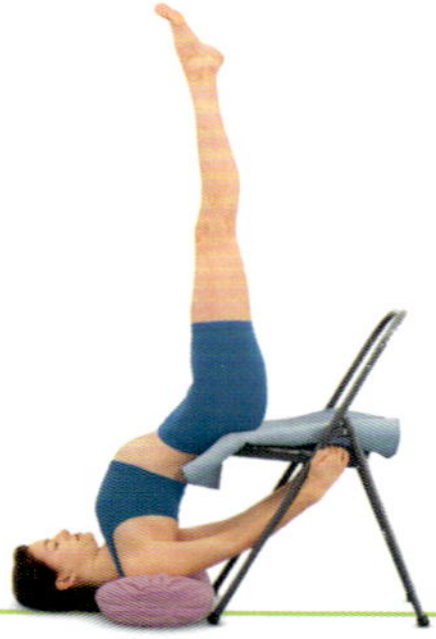
19 肩倒立（222页）

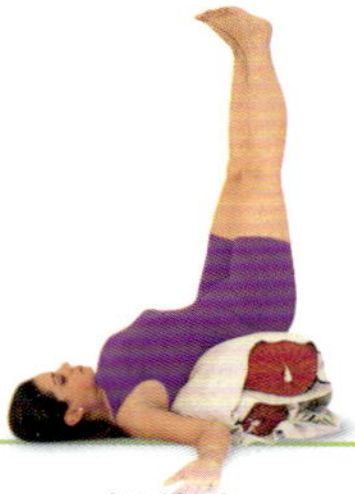
24 倒剪式（226页）

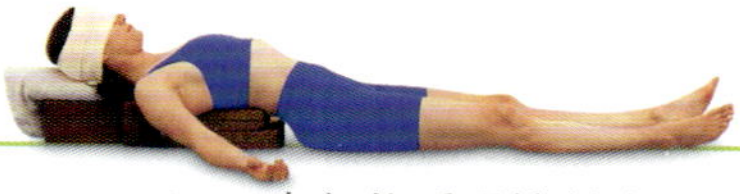
25 乌加依呼吸控制法（246页）

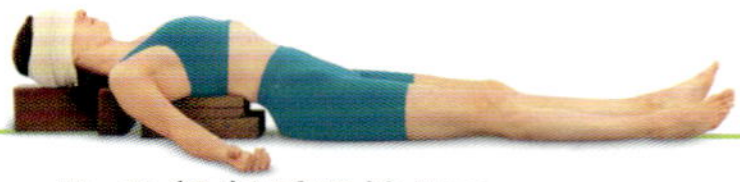
26 间断呼吸控制法（249页）

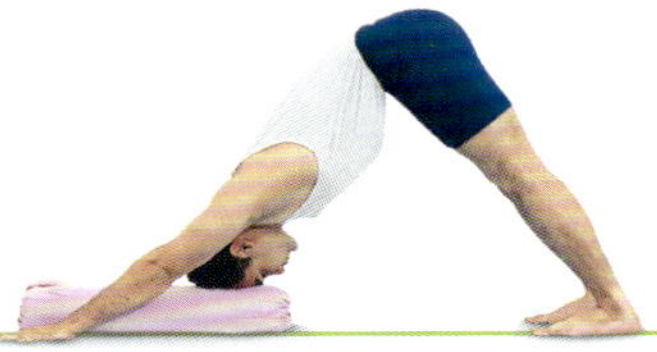

6 下犬式（196页）

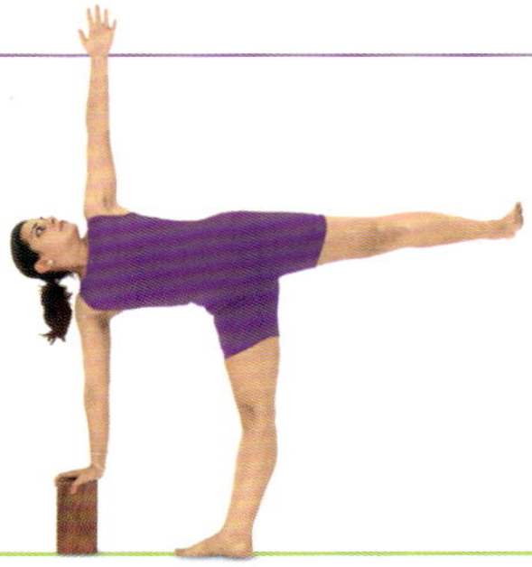

7 半月式（188页）

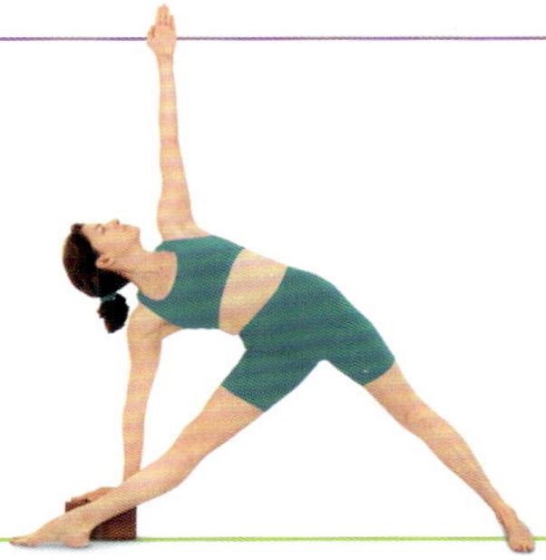

8 三角伸展式（184页）

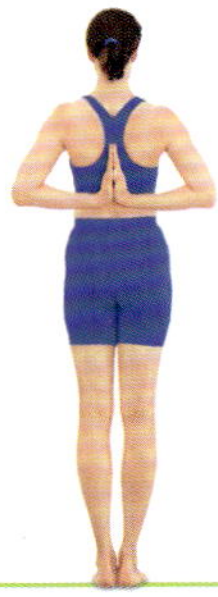

13 双手背后合十的山式（182页）

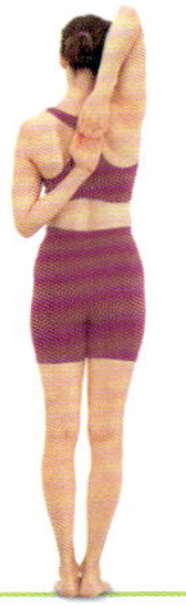

14 双手相扣成牛面式的山式（183页）

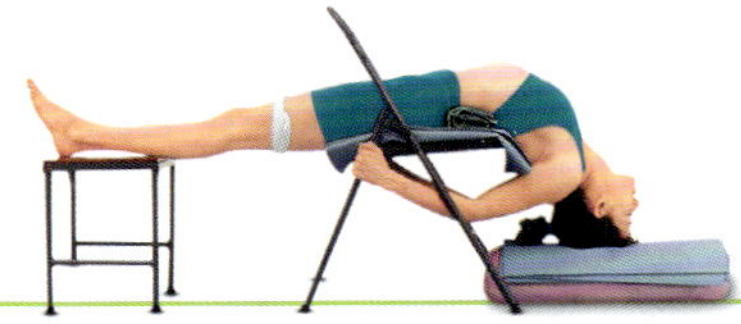

15 倒手杖式（231页）

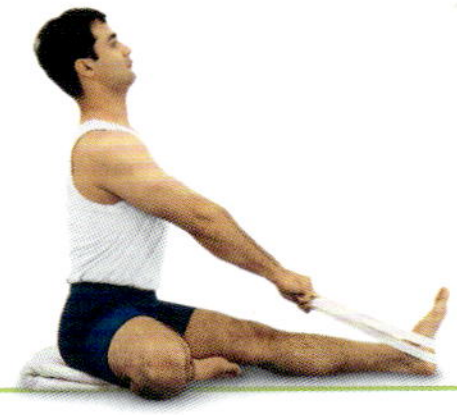

20 脸朝上单腿伸展式（199页）

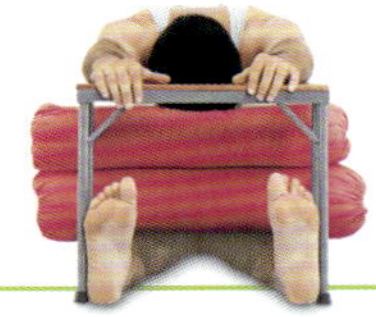

21 加强背部伸展式（208页）

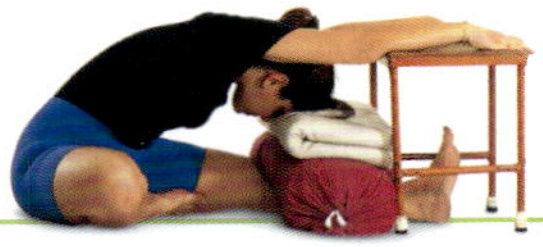

22 单腿头碰膝式（210页）

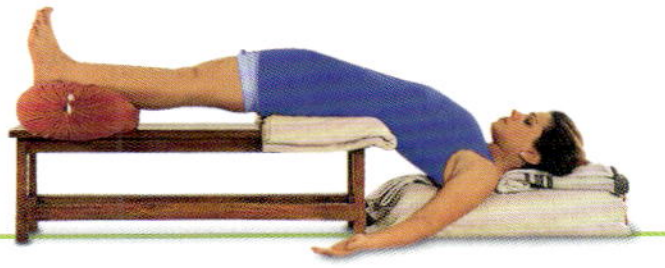

23 桥式（229页）

鼻窦炎

这是鼻窦内壁黏膜发炎或肿胀所引发的疾病。常见的症状包括鼻塞、流鼻涕、头痛以及上颚区域、眼部、脸颊或耳朵的疼痛。

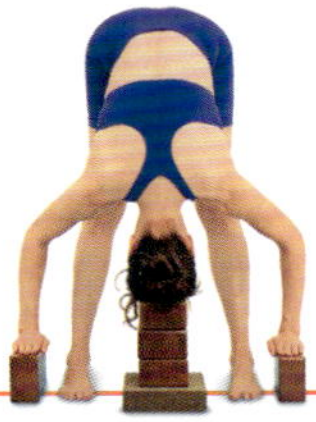

1 站立前曲式（189页）

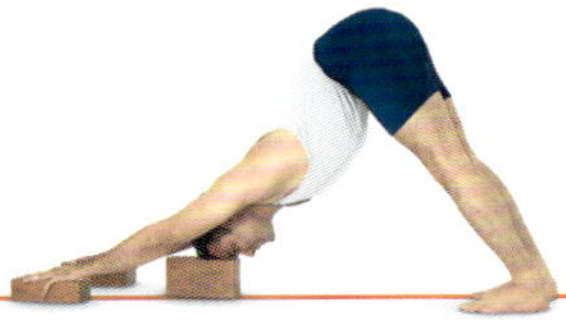

2 下犬式（194页）

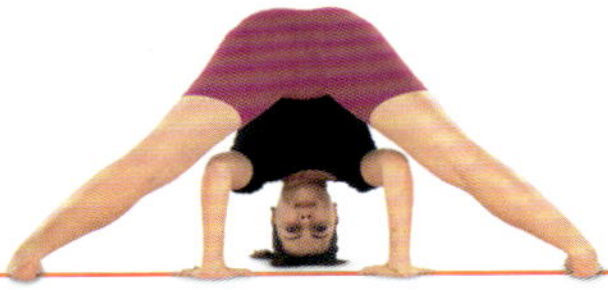

3 双角式（192页）

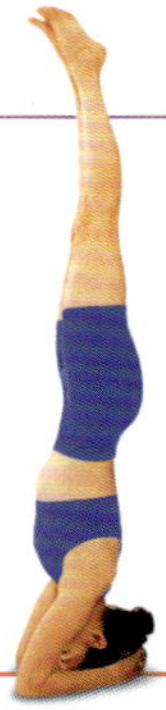

4 头倒立（130页）

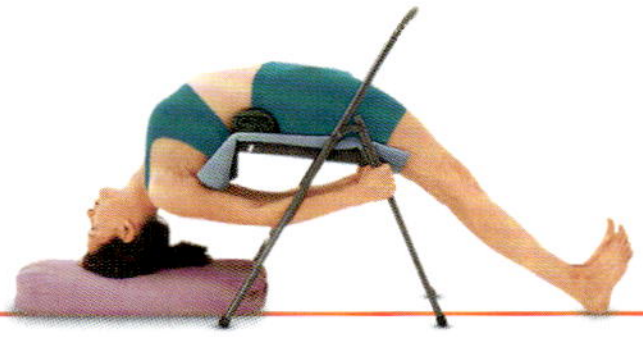

5 倒手杖式（231页）

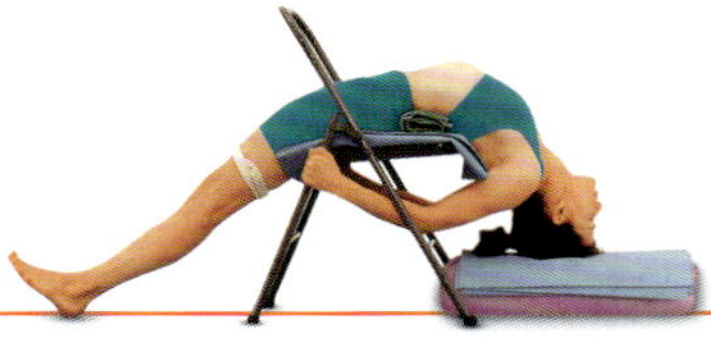

6 倒手杖式（230页）

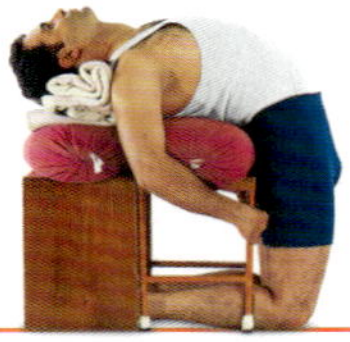

7 骆驼式（232页）

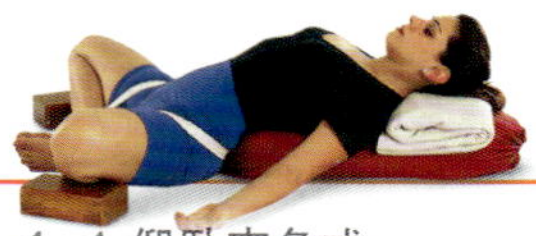

11 仰卧束角式（236页）

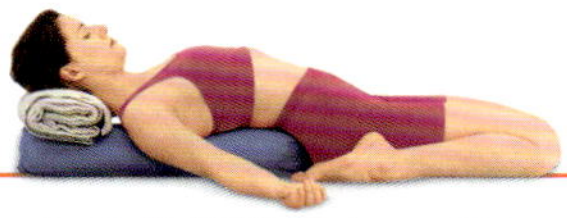

12 卧英雄式（238页）

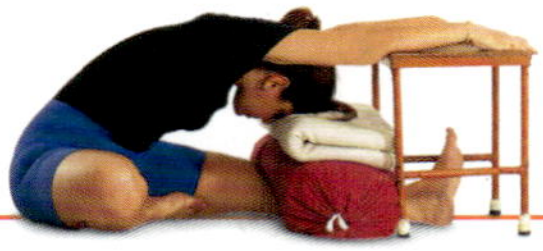

13 单腿头碰膝式（210页）

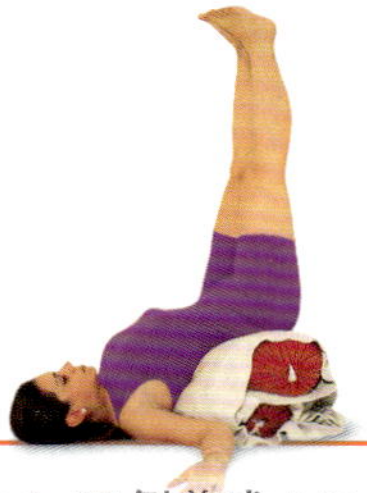

17 倒剪式（226页）

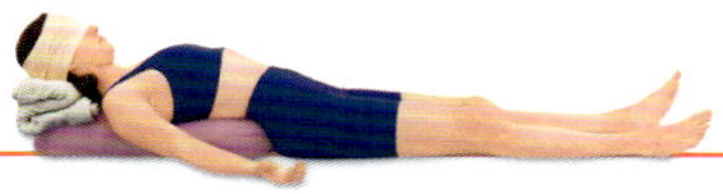

18 挺尸式（240页）

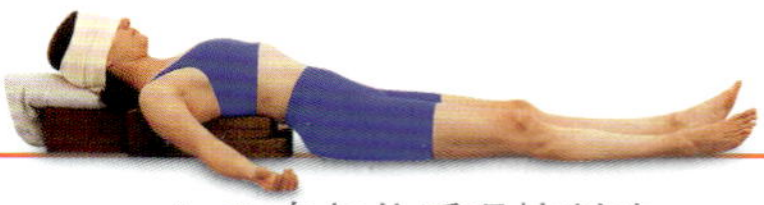

19 乌加依呼吸控制法（246页）

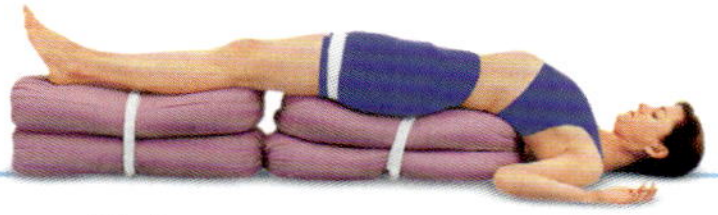

3 桥式（229页）

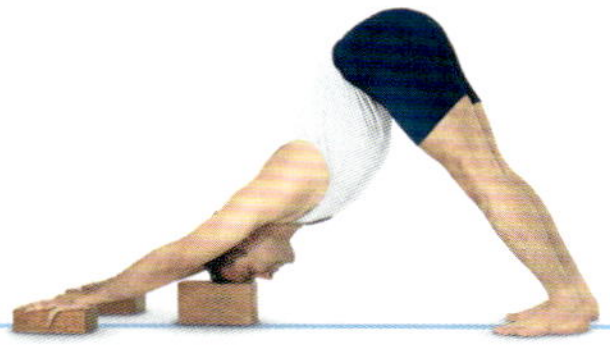

4 下犬式（194页）

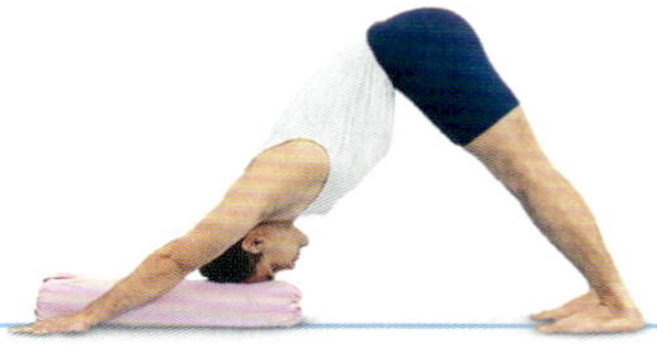

5 下犬式（196页）

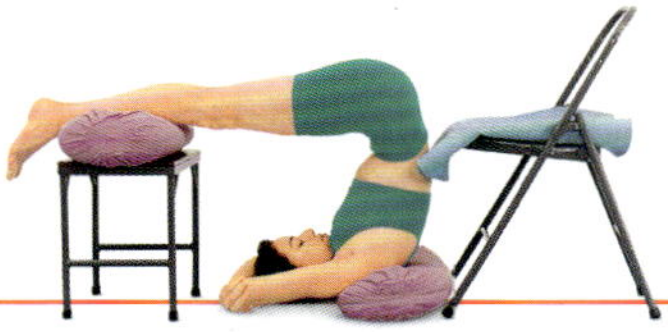
8 犁式（224页）

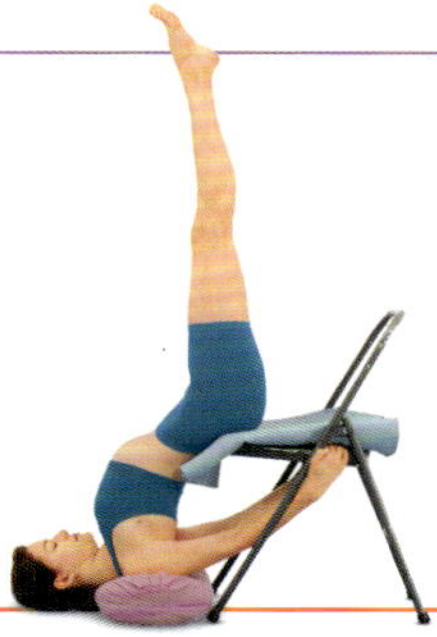
9 肩倒立（222页）

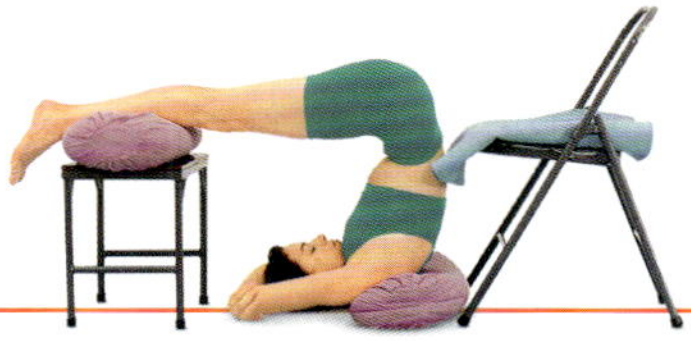
10 犁式（224页）

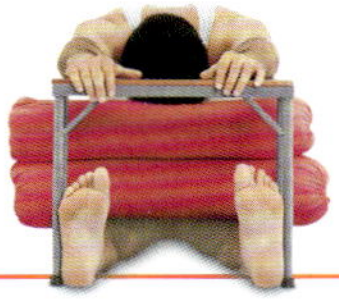
14 加强背部伸展式（208页）

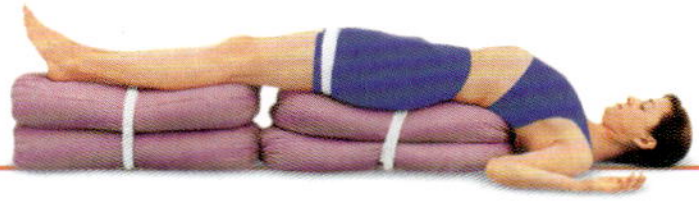
15 桥式（229页）

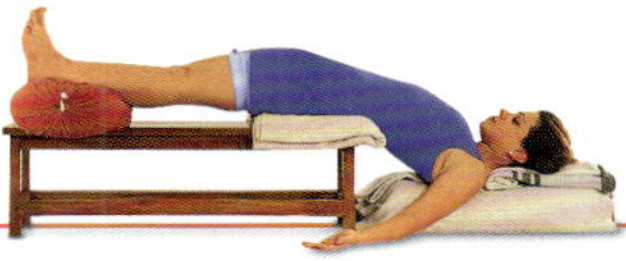
16 桥式（229页）

支气管炎

这种疾病是由支气管（连接肺与气管的管道）发炎或黏液分泌过多而引发的。常见的症状为呼吸短促、气喘和咳嗽。

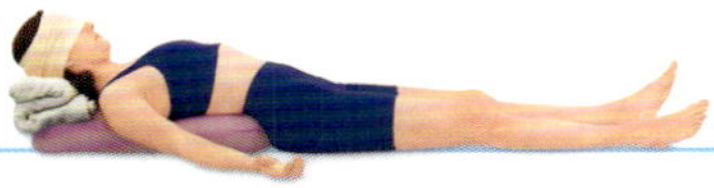
1 挺尸式（240页）

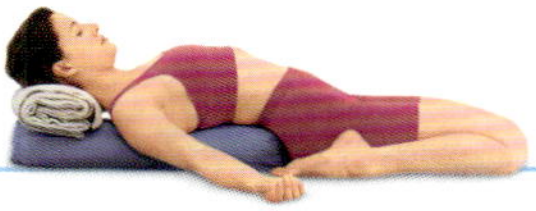
2 卧英雄式（238页）

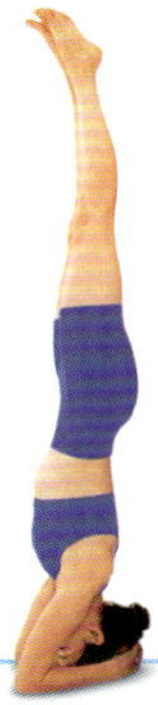
6 头倒立（130页）

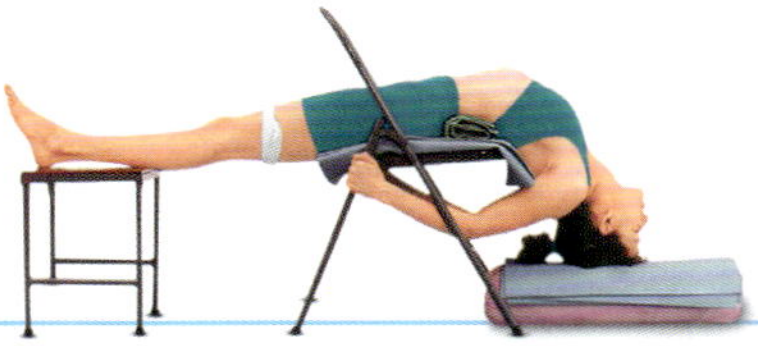
7 倒手杖式（231页）

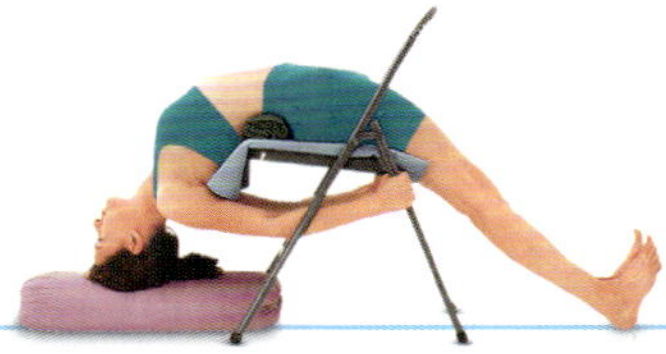
8 倒手杖式（231页）

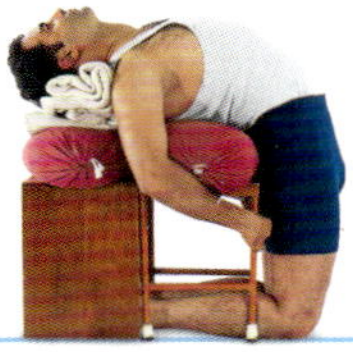
9 骆驼式（232页）

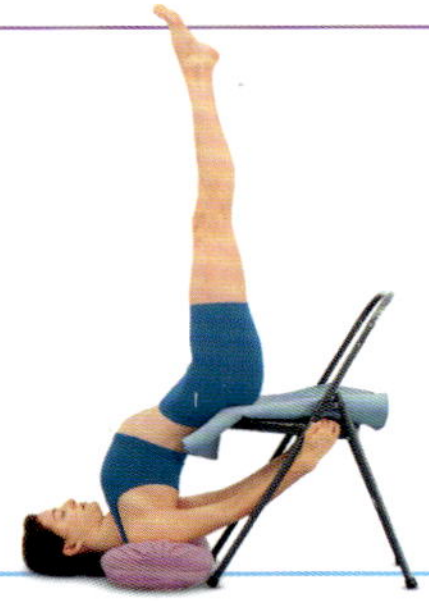

10 肩倒立（222页）

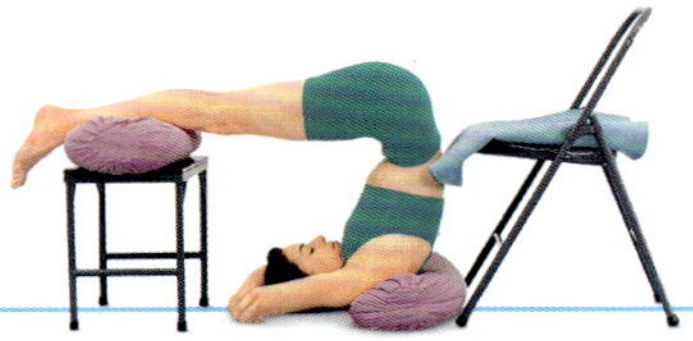

11 犁式（224页）

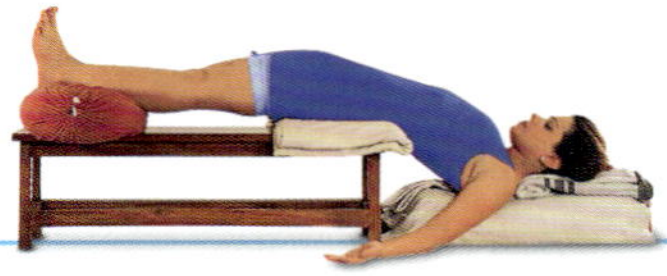

12 桥式（229页）

哮喘

患有此病时，双肺的气道收缩变窄，导致胸部有捆绑感、阵发性咳嗽、喘鸣和呼吸困难。呼吸道的炎症可以演变成慢性疾病。哮喘通常是由过敏或精神紧张所引发的。

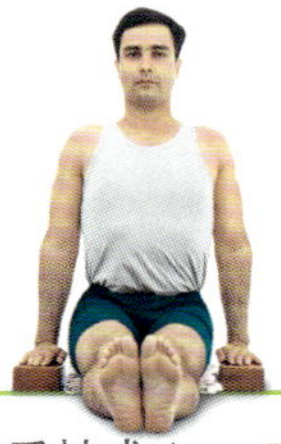

1 手杖式（197页）

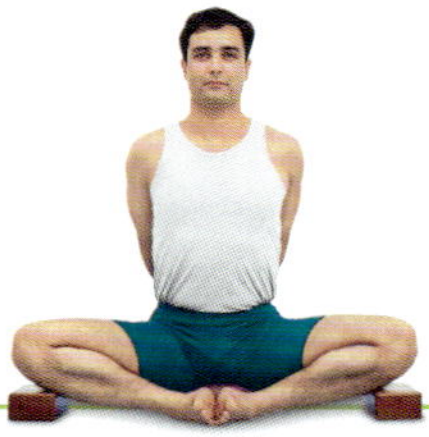

2 束角式（200页）

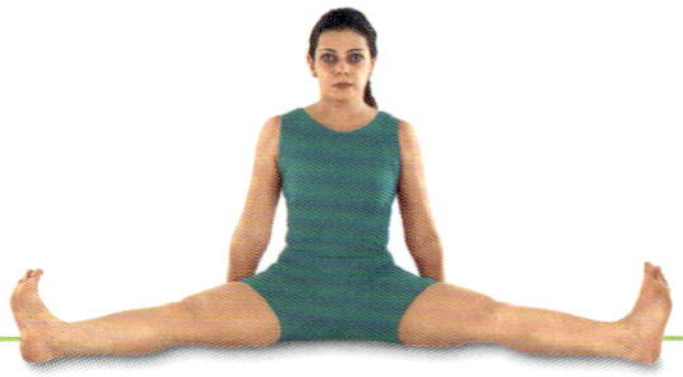

3 坐角式（205页）

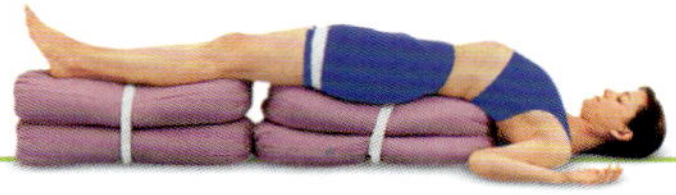

7 桥式（229页）

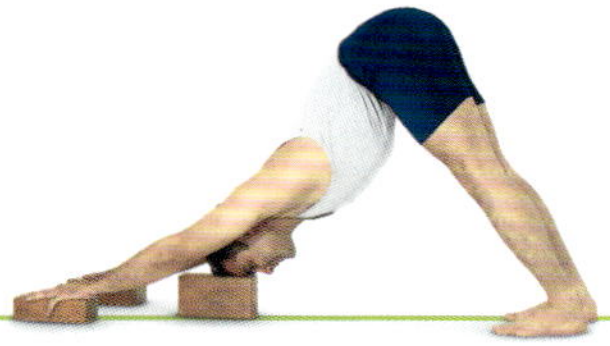

8 下犬式（194页）

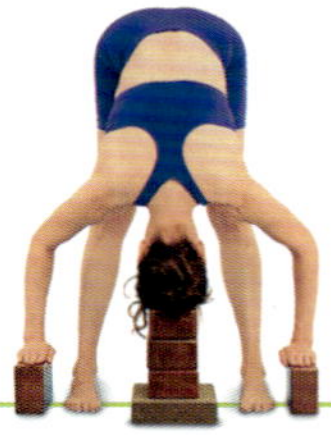

9 站立前曲式（189页）

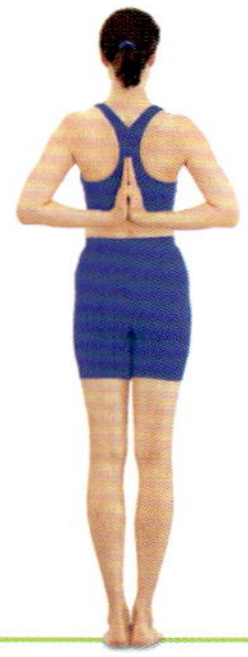

13 双手背后合十的山式（182页）

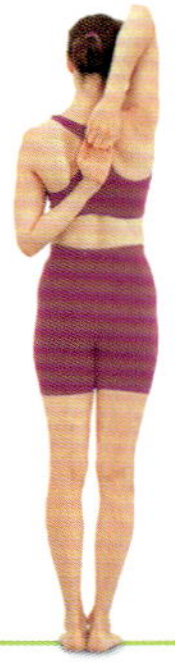

14 双手相扣成牛面式的山式（183页）

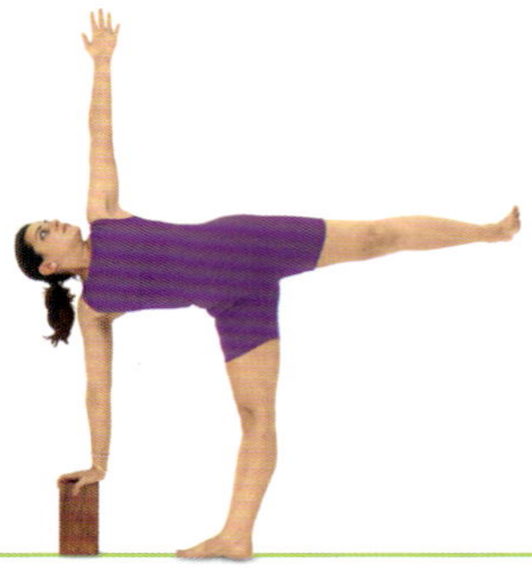

15 半月式（188页）

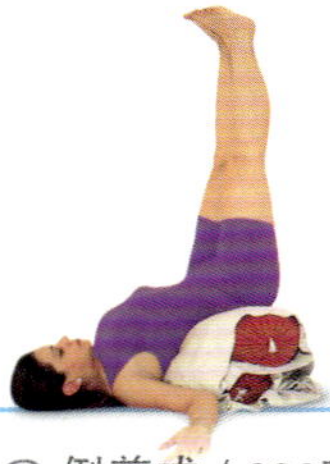

13 倒剪式（226页）

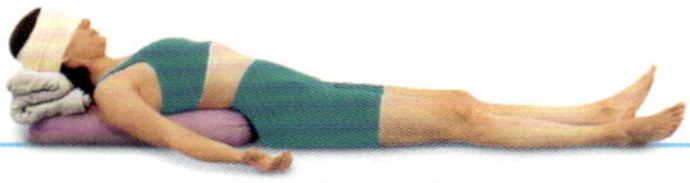

14 挺尸式（240页）

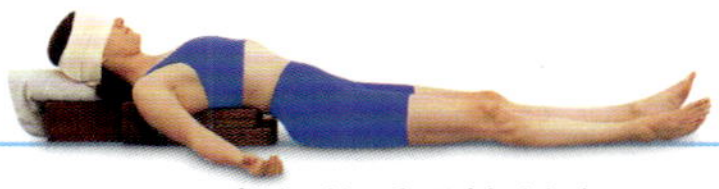

15 乌加依呼吸控制法（246页）

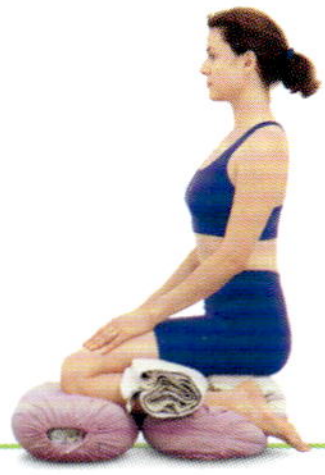

4 英雄式（198页）

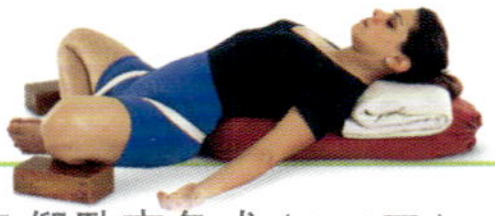

5 仰卧束角式（236页）

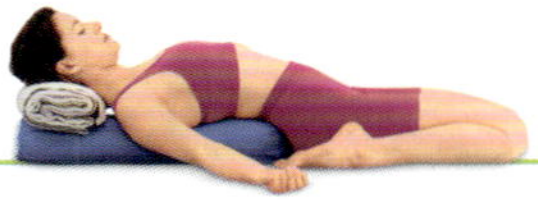

6 卧英雄式（238页）

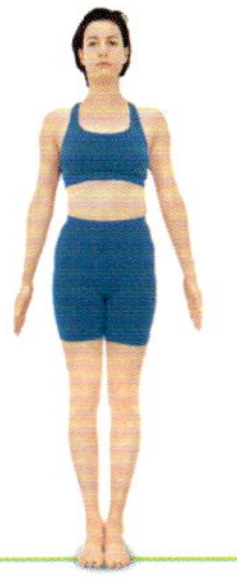

10 稳固的山式（178页）

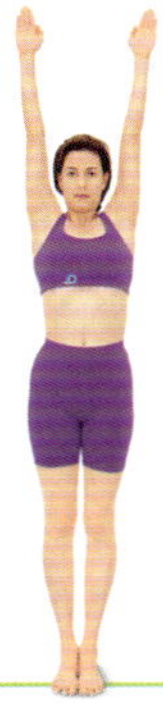

11 双臂向上伸展的山式（179页）

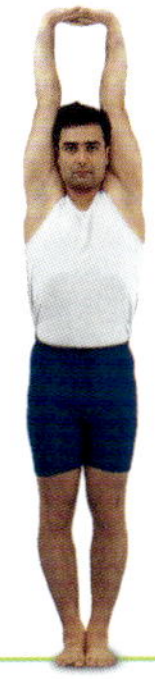

12 十指相交的山式（180页）

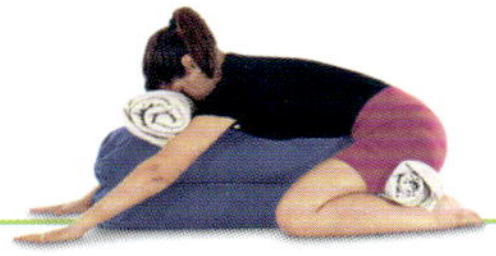

16 脸朝下英雄式（213页）

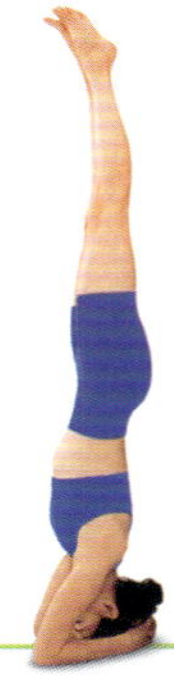

17 头倒立（130页）

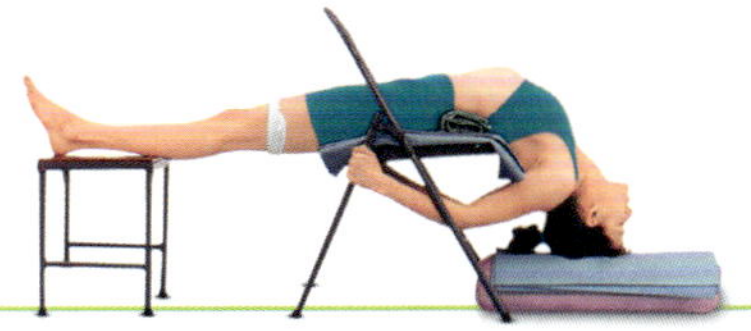

18 倒手杖式（231页）

“恐惧与疲劳阻塞人的意识。坦然地面对它们吧。随后，勇气与信心将涌入你的心。”

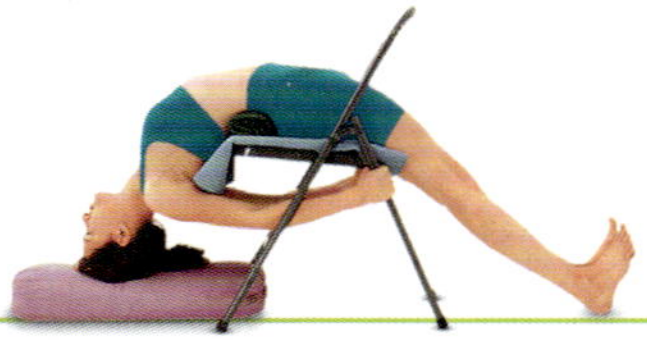

19 倒手杖式（231页）

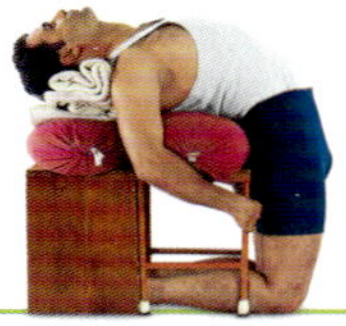

20 骆驼式（232页）

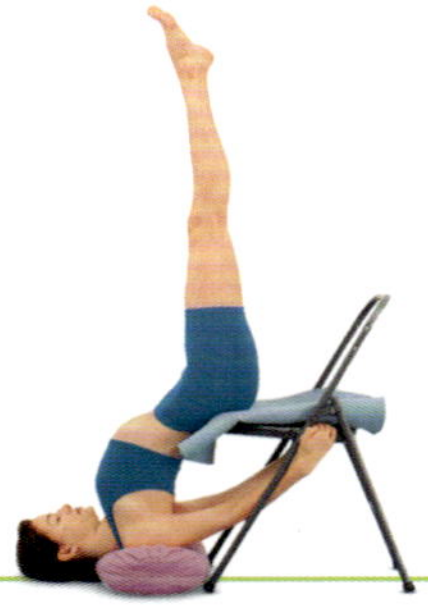

21 肩倒立（222页）

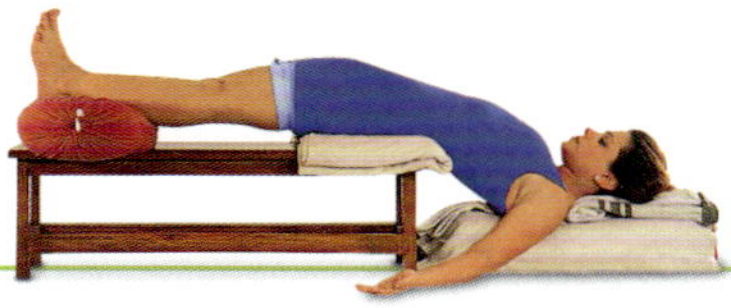

22 桥式（229页）

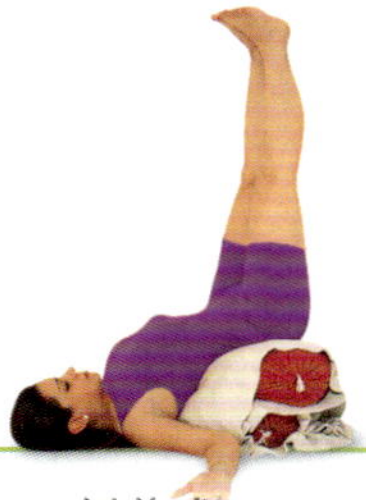

23 倒剪式（226页）

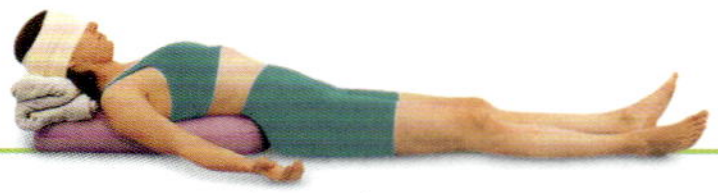

24 挺尸式（240页）

消化系统

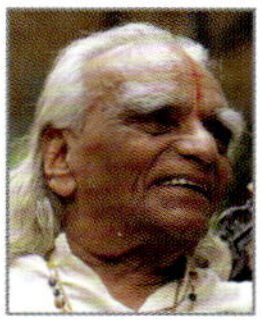

我们摄取的所有食物都必须在体内平均穿行接近11米的距离。食物穿过口腔、食道、小肠和大肠。食物与唾液以及胰脏、胆囊、肝脏的分泌液相混合，被各种消化酶和胃酸所分解。在这个过程中，营养被身体吸收。有规律地习练以下我所推荐的体式将有效地缓解各种消化系统的疾病。

消化不良

这种疾病表现为间歇性或慢性的上腹部疼痛、不适或腹胀。其他症状还包括恶心、呕吐、打嗝、胃酸过多、胀气以及持续的饱胀感。

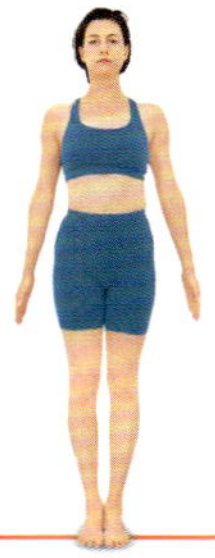

1 稳固的山式（178页）

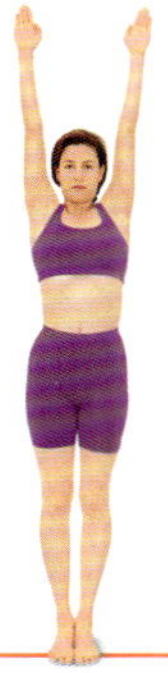

2 双臂向上伸展的山式（179页）

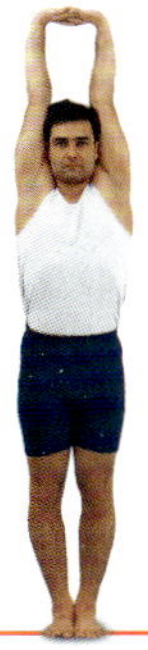

3 十指相交的山式（180页）

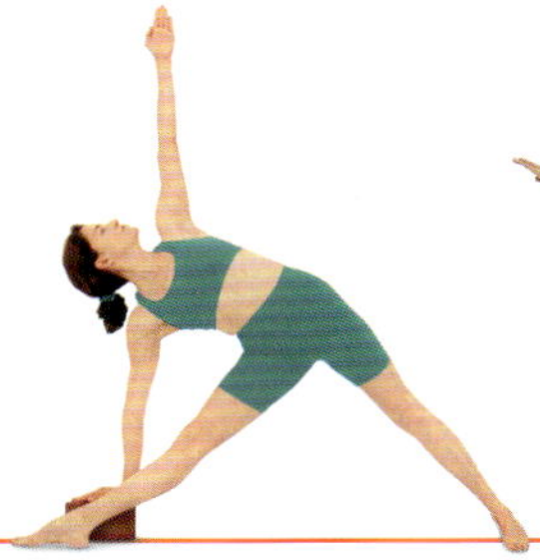

4 三角伸展式（184页）

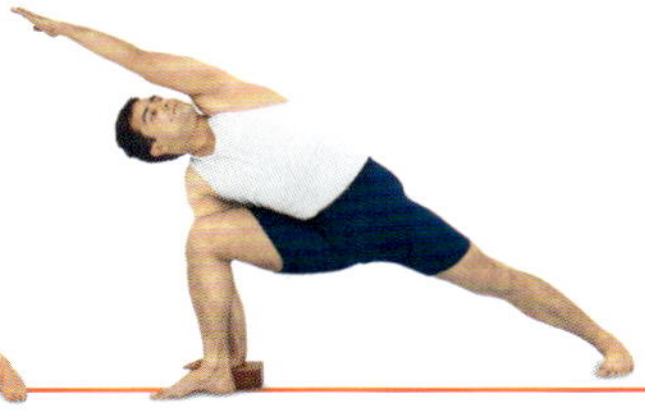

5 加强侧伸展式（186页）

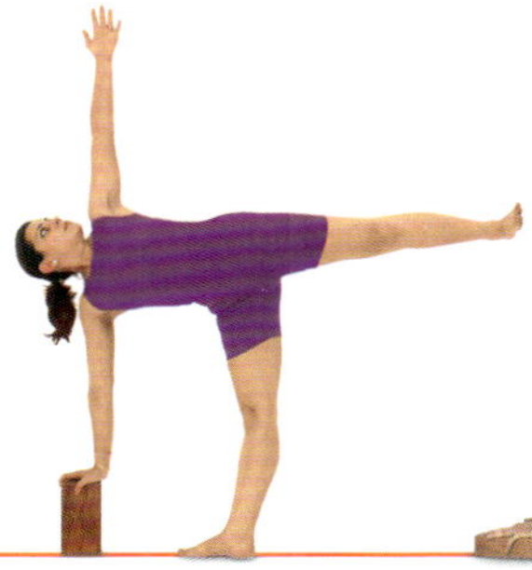

6 半月式（188页）

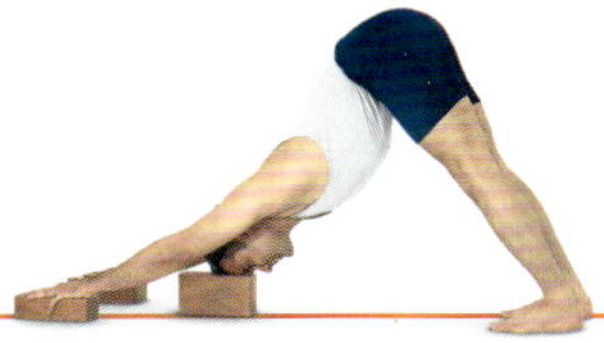

7 下犬式（194页）

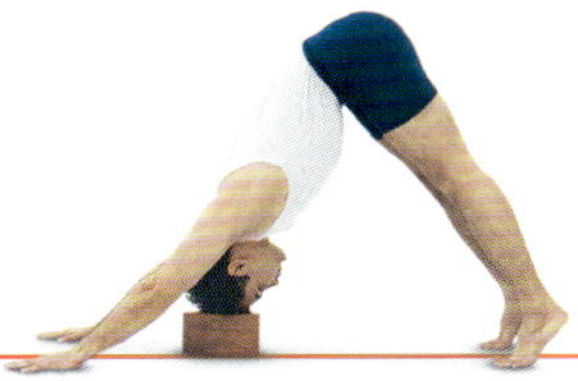

8 下犬式（196页）

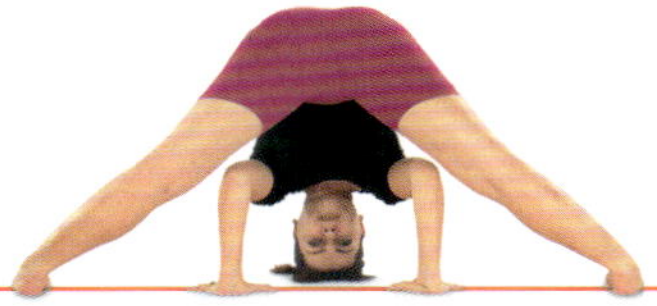

9 双角式（192页）

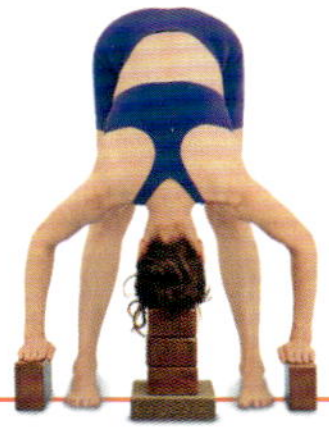

10 站立前曲式（189页）

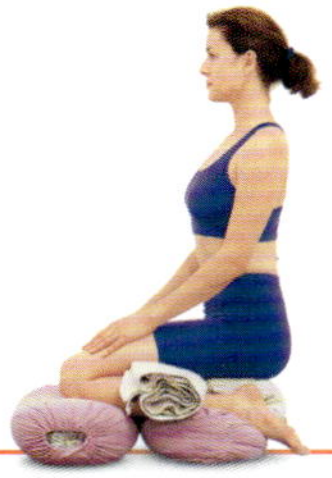

11 英雄式（198页）

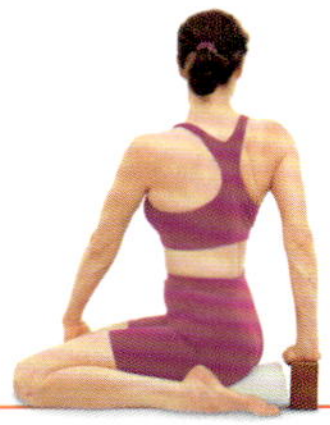

12 英雄坐侧扭转式（220页）

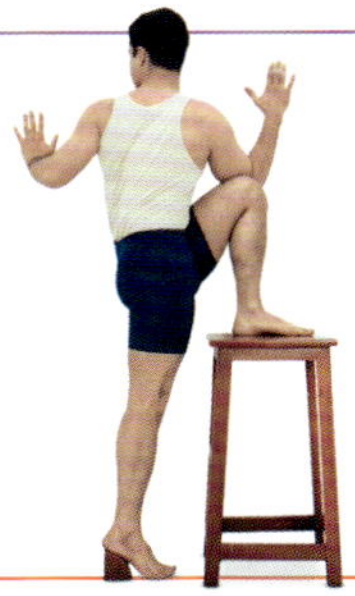

13 加强玛里琪扭转式（218页）

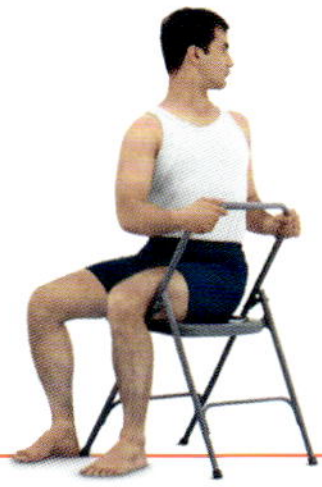

14 巴拉瓦伽扭转式（215页）

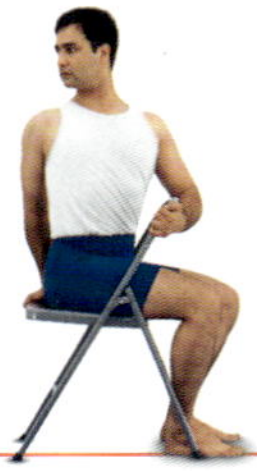

15 巴拉瓦伽扭转式（215页）

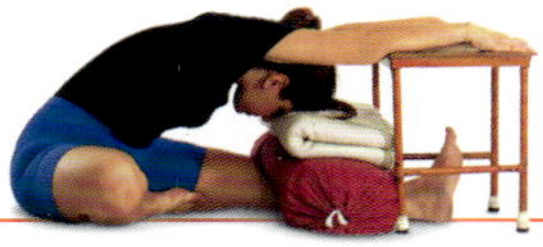

20 单腿头碰膝式（210页）

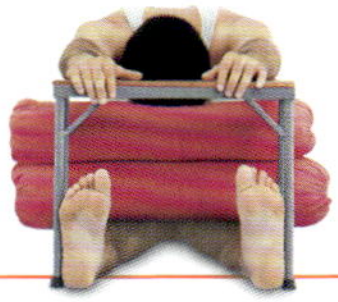

21 加强背部伸展式（208页）

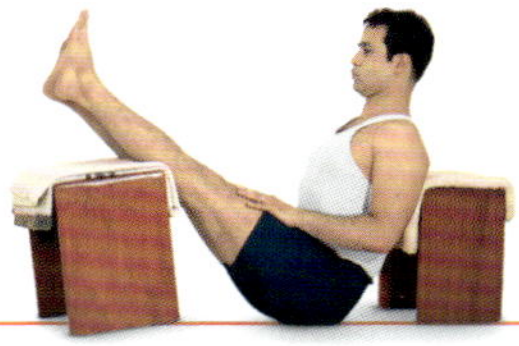

22 完全船式（202页）

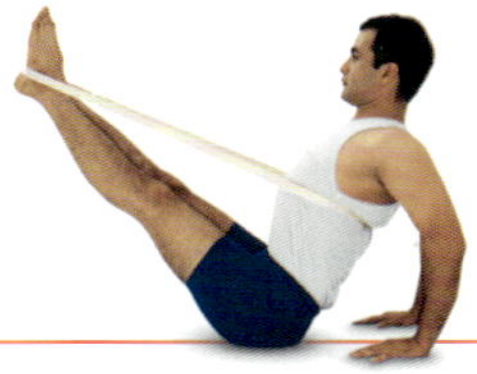

23 完全船式（204页）

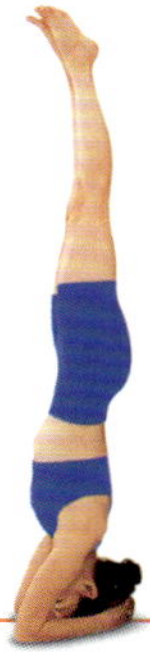

27 头倒立（130页）

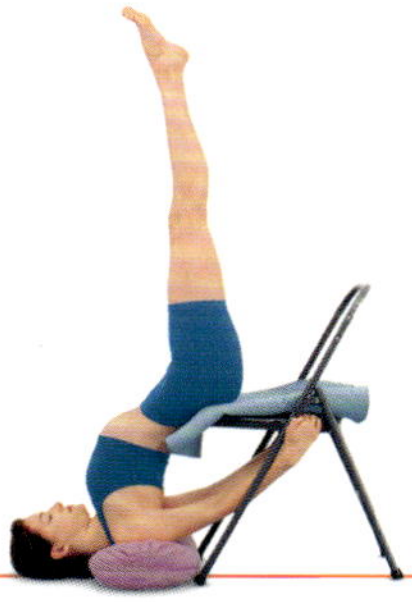

28 肩倒立（222页）

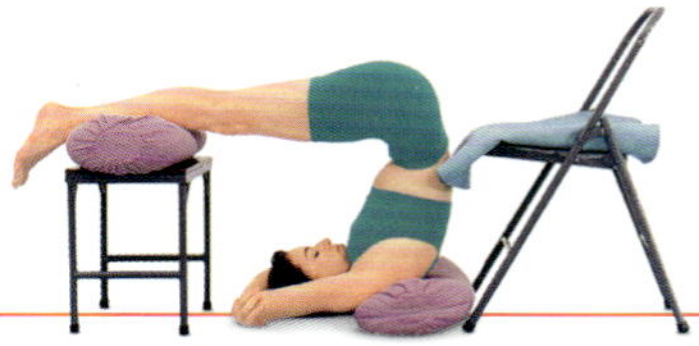

29 犁式（224页）

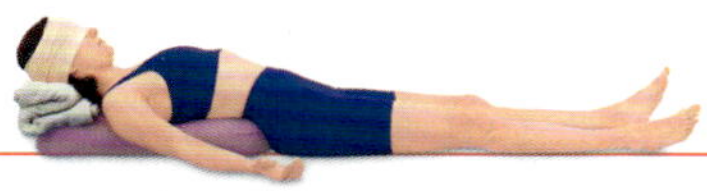

34 挺尸式（240页）

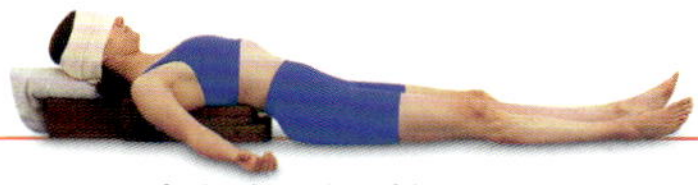

35 乌加依呼吸控制法（246页）

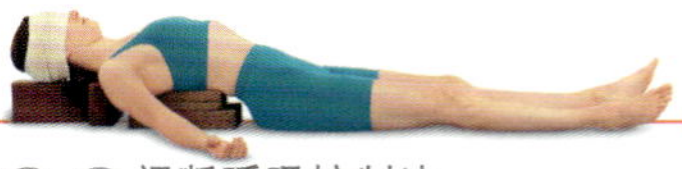

36 间断呼吸控制法（249页）

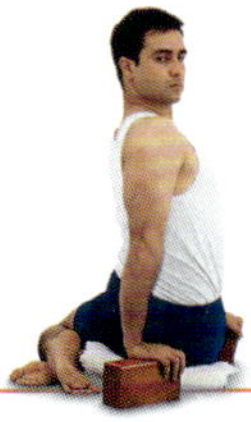
16 巴拉瓦伽扭转式（216页）

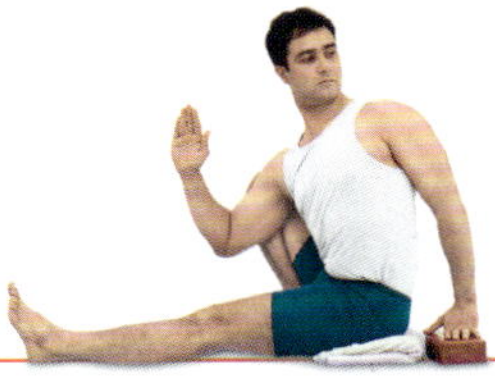
17 玛里琪扭转式（217页）

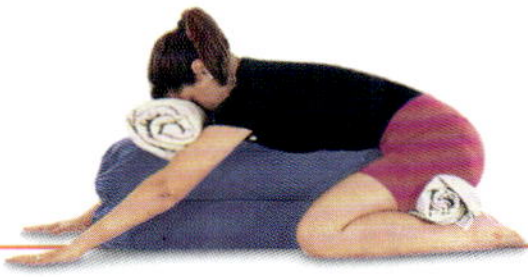
18 脸朝下的英雄式（213页）

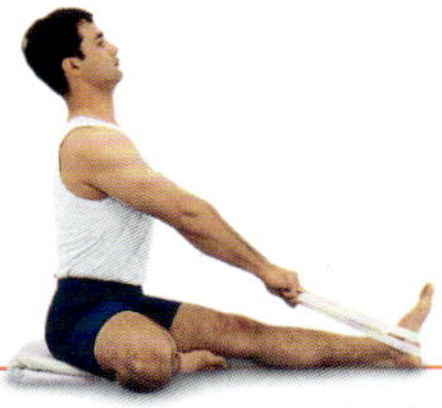
19 脸朝上单腿伸展式（199页）

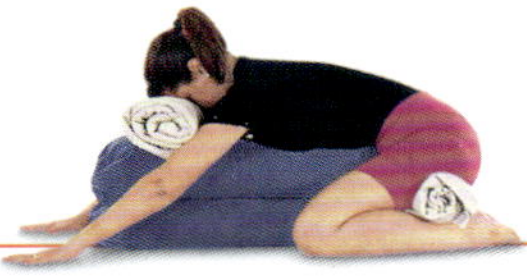
24 脸朝下的英雄式（213页）

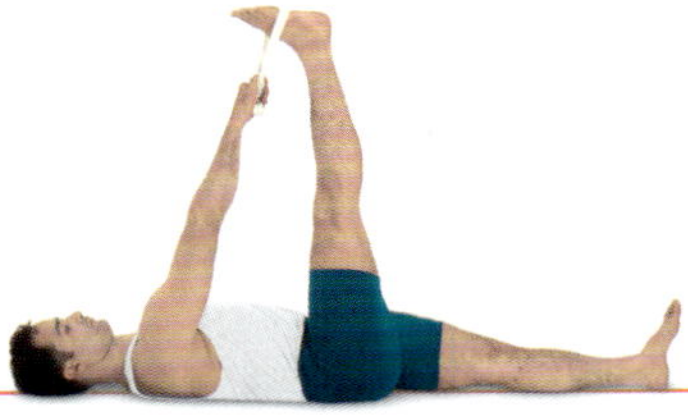
25 仰卧手抓脚趾腿部伸展式（234页）

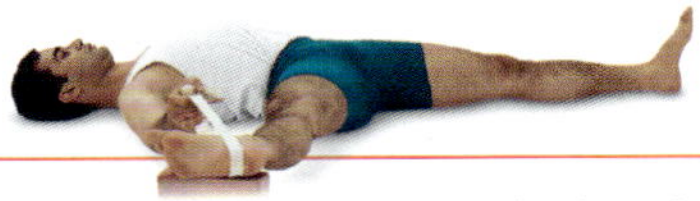
26 仰卧手抓脚趾腿部伸展式（235页）

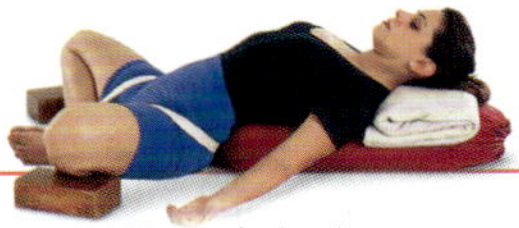
30 仰卧束角式（236页）

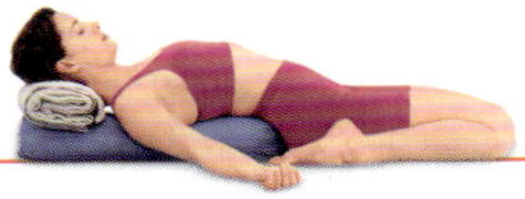
31 卧英雄式（238页）

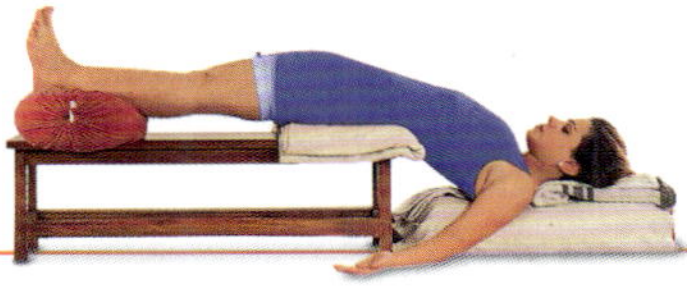
32 桥式（229页）

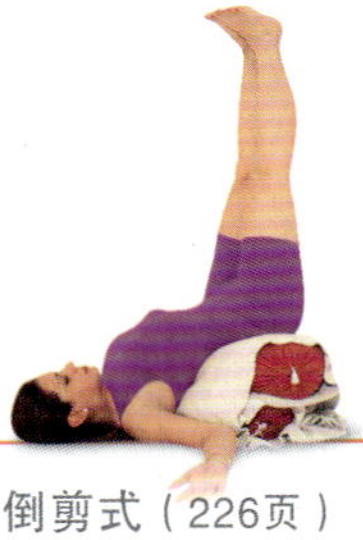
33 倒剪式（226页）

胃酸过多

这种疾病通常表现为一种下胸部（胸骨的正下方）尖锐的灼热感。引起的原因主要有暴饮暴食、食物过辣或过油腻，以及饮酒过量和滥用药物（如阿司匹林或可的松）。

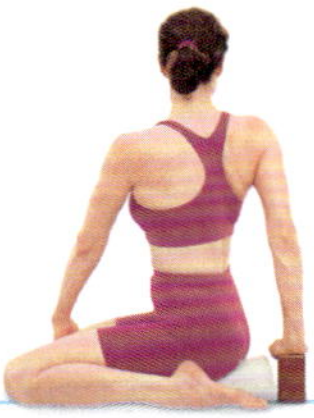
1 英雄坐侧扭转式（220页）

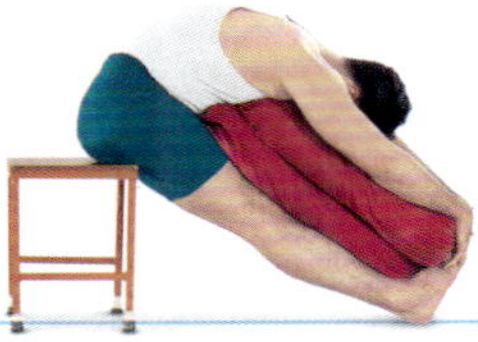
2 脸朝下加强背部伸展式（209页）

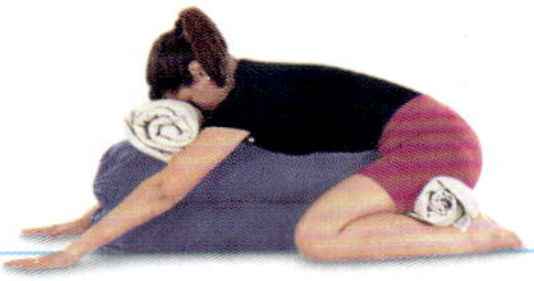
3 脸朝下的英雄式（213页）

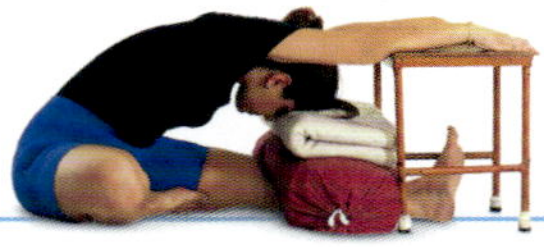

4 单腿头碰膝式（210页）

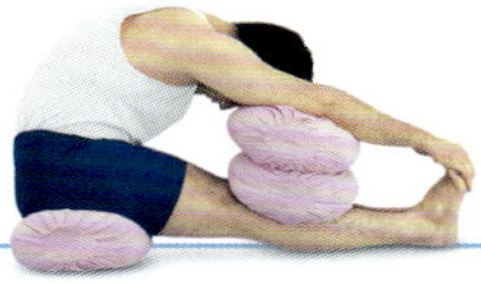

5 加强背部伸展式（207页）

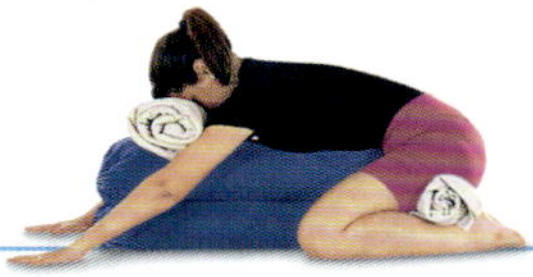

6 脸朝下的英雄式（213页）

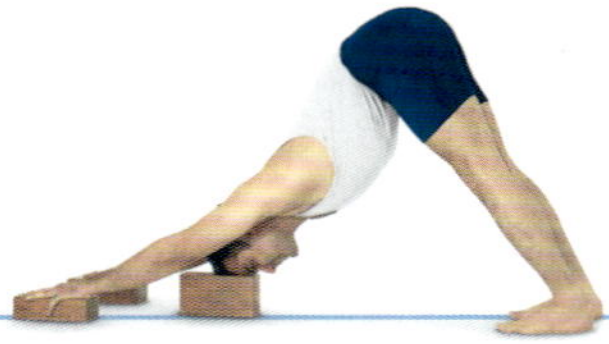

7 下犬式（194页）

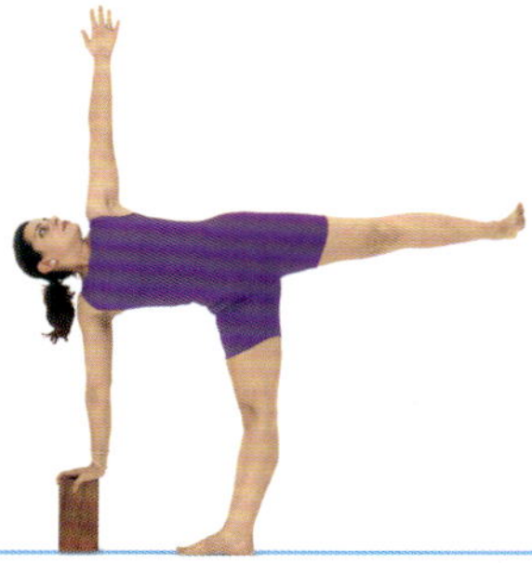

12 半月式（188页）

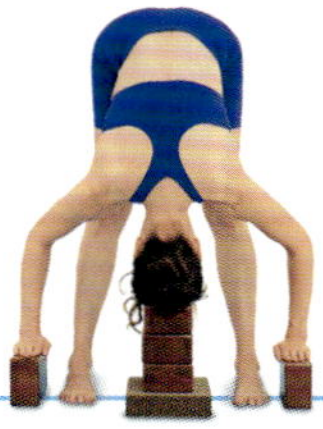

13 站立前曲式（189页）

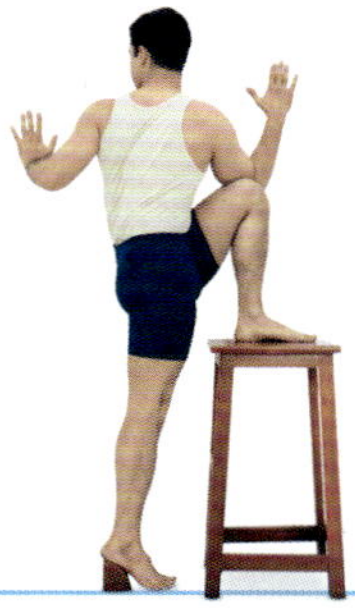

14 加强玛里琪扭转式（218页）

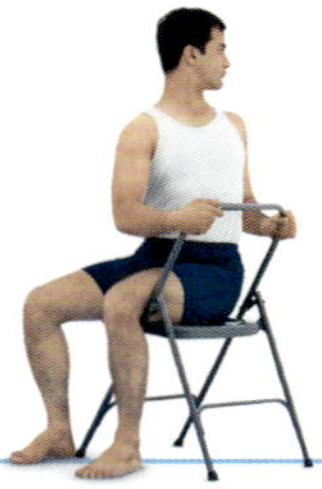

15 巴拉瓦伽扭转式（215页）

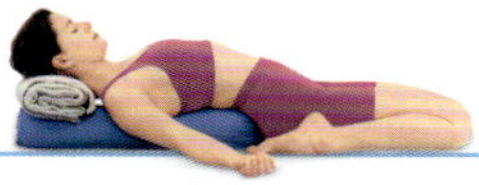

20 卧英雄式（238页）

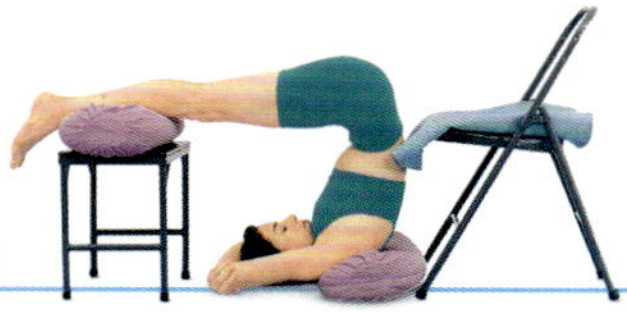

21 犁式（224页）

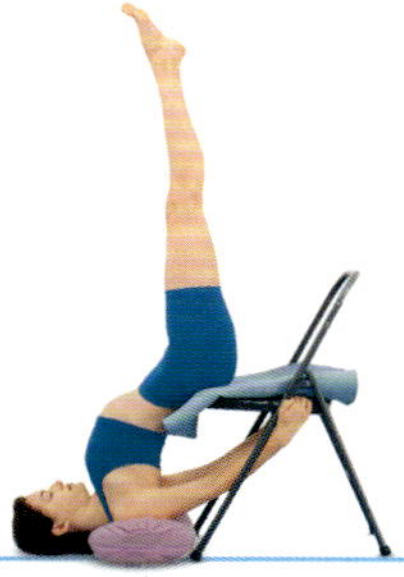

22 肩倒立（222页）

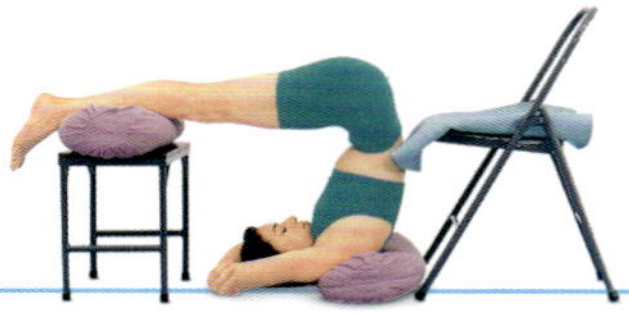

23 犁式（224页）

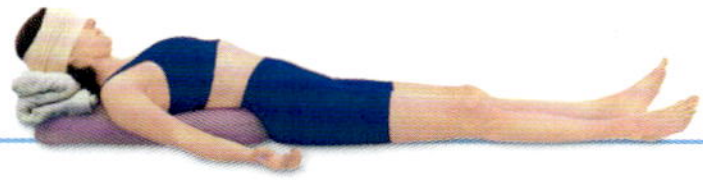

27 挺尸式（240页）

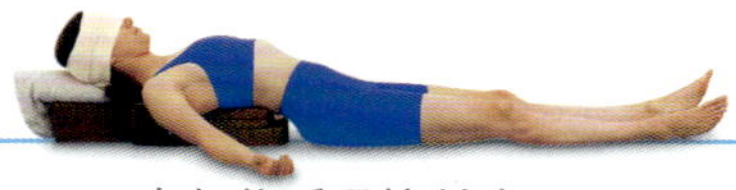

28 乌加依呼吸控制法（246页）

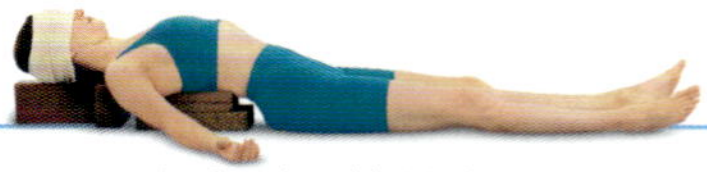

29 间断呼吸控制法（249页）

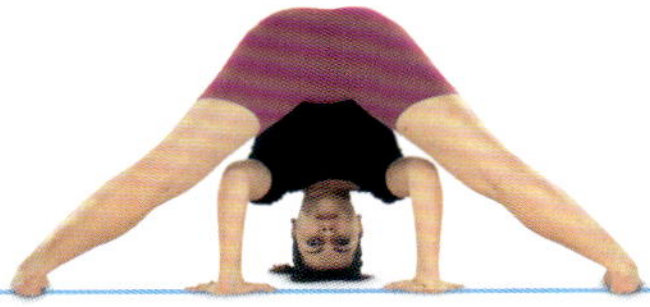

8 双角式（192页）

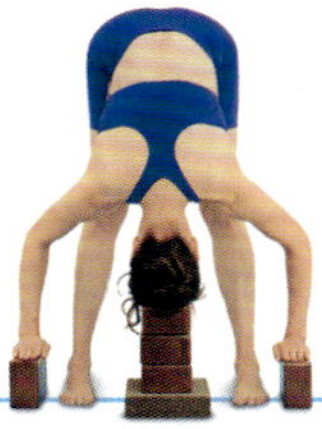

9 站立前曲式（189页）

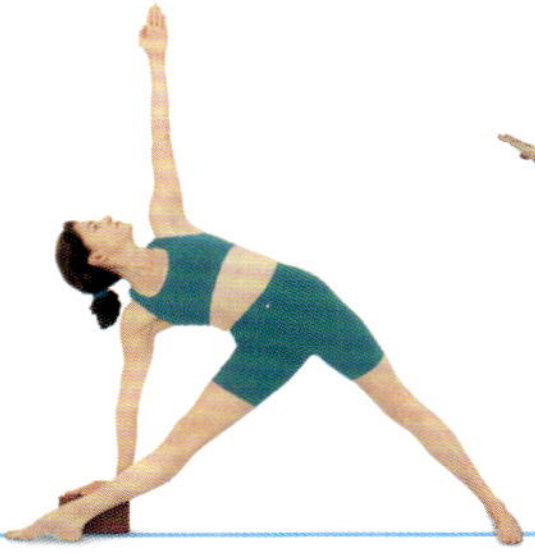

10 三角伸展式（184页）

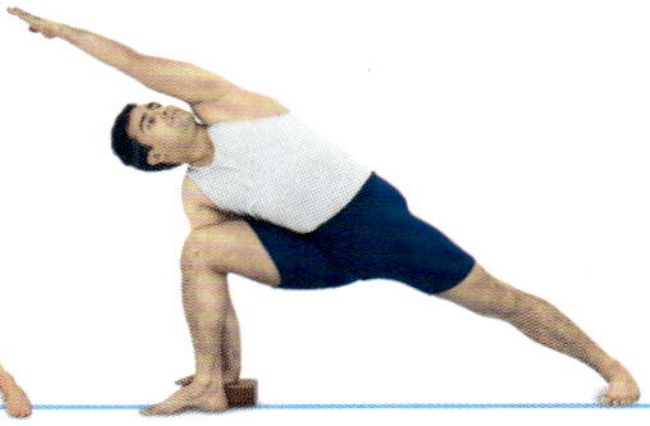

11 加强侧伸展式（186页）

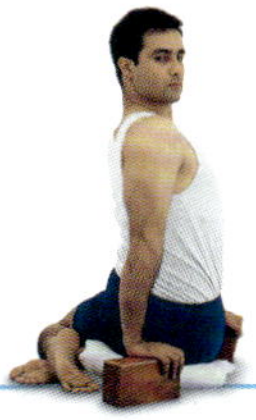

16 巴拉瓦伽扭转式（216页）

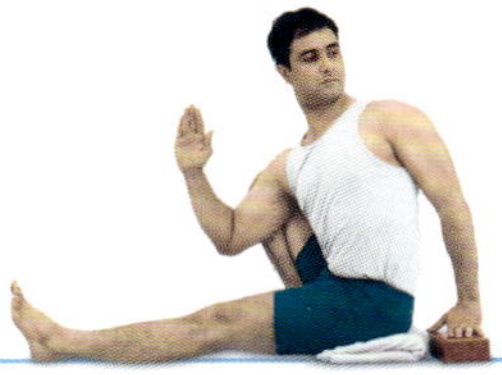

17 玛里琪扭转式（217页）

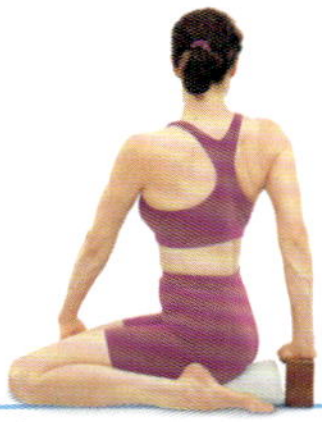

18 英雄坐侧扭转式（220页）

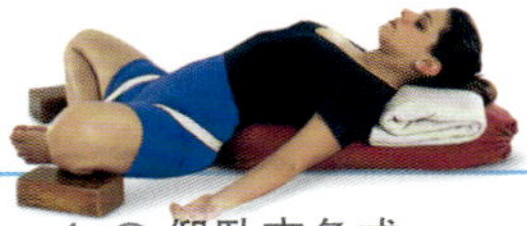

19 仰卧束角式（236页）

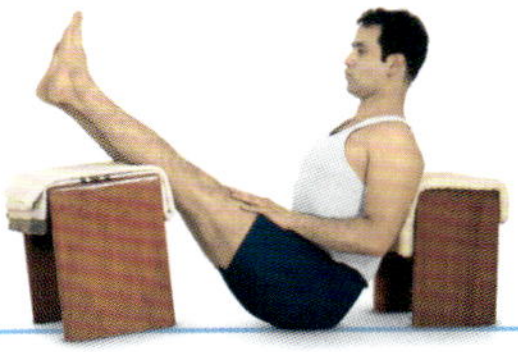

24 完全船式（202页）

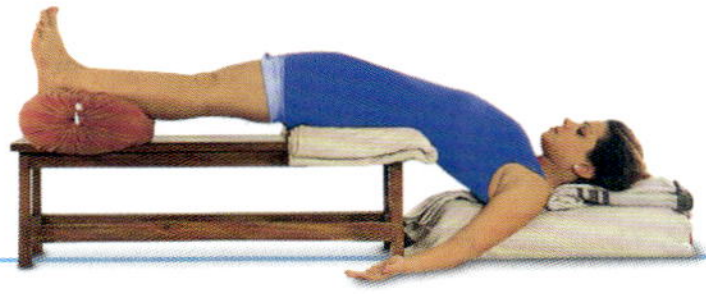

25 桥式（229页）

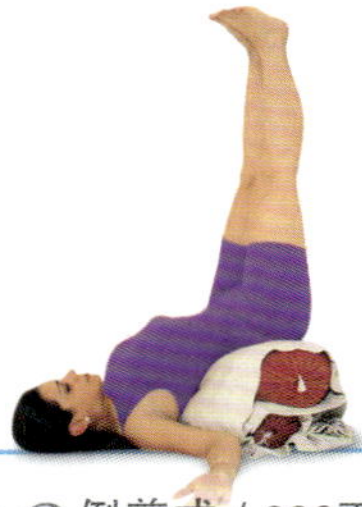

26 倒剪式（226页）

便秘

对于一些人来说，将肠道废物排出体外是一件困难、稀罕，有时甚至很痛苦的事情。这种现象往往伴随有肠道未完全清空的感觉。

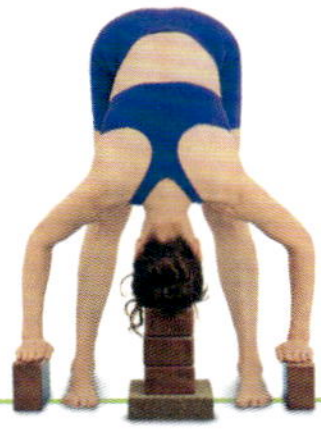

1 站立前曲式（189页）

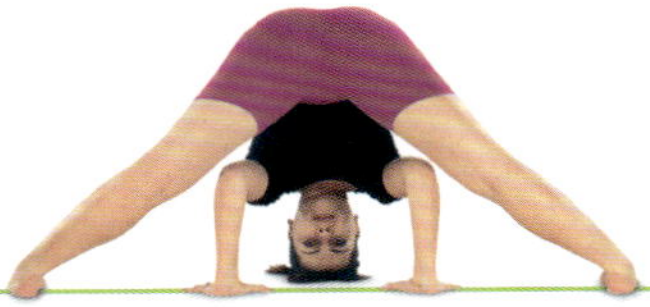

2 双角式（192页）

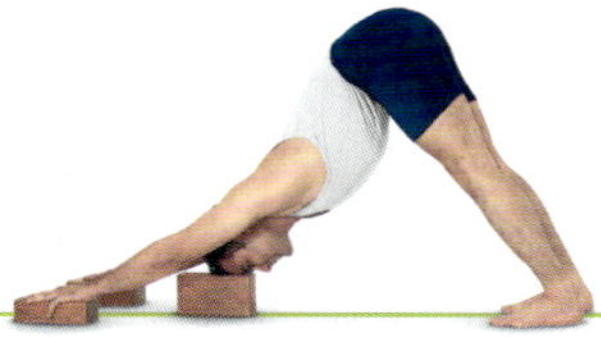

3 下犬式（194页）

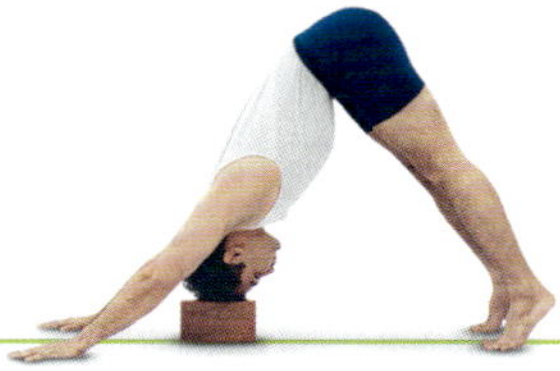

4 下犬式（196页）

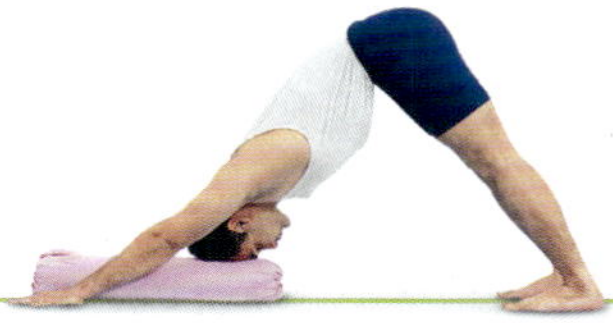

5 下犬式（196页）

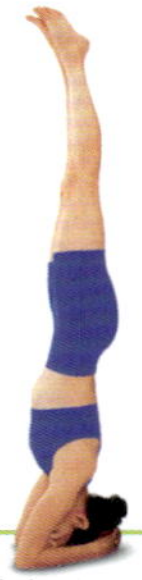

6 头倒立（130页）

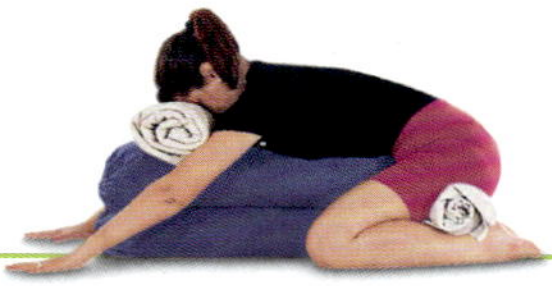

10 脸朝下的英雄式（213页）

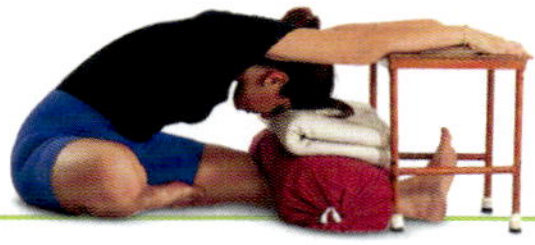

11 单腿头碰膝式（210页）

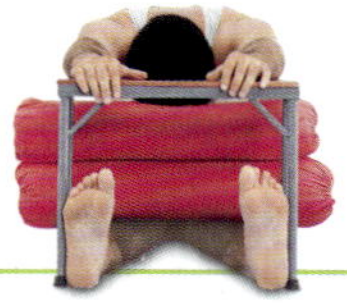

12 加强背部伸展式（208页）

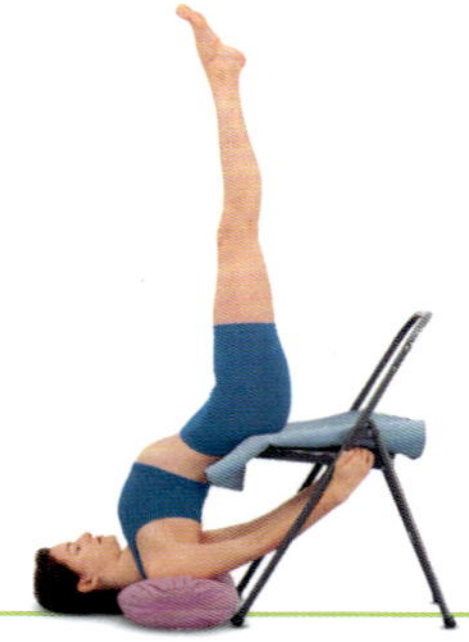

13 肩倒立（222页）

腹泻

这种疾病的特征是反复出现突发性的水样大便。这通常是肠道感染的症状。腹泻会伴随有腹部疼痛或腹胀、呕吐、发热或打寒战。

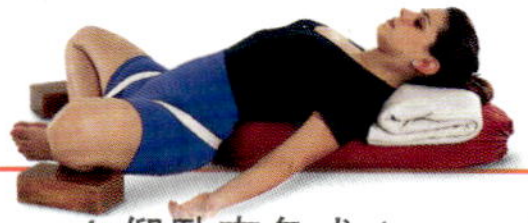

1 仰卧束角式（236页）

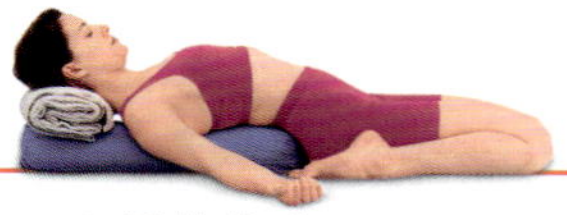

2 卧英雄式（238页）

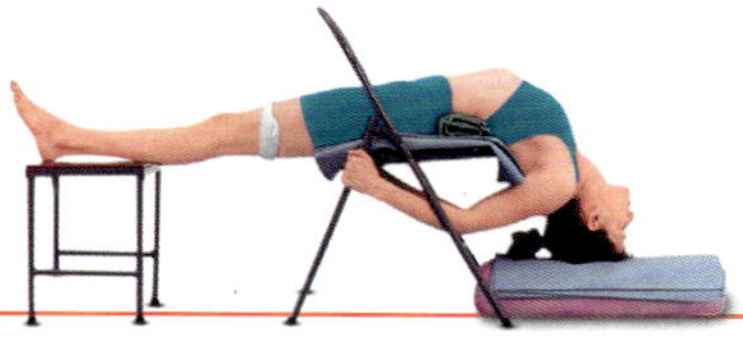

6 倒手杖式（231页）

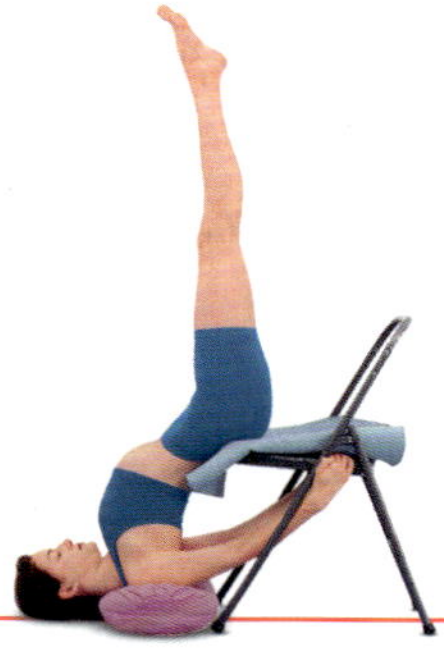

7 肩倒立（222页）

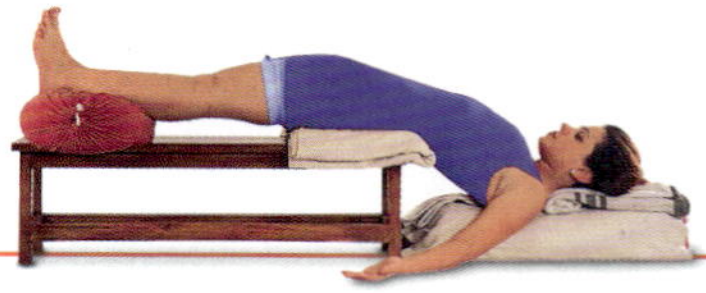

8 桥式（229页）

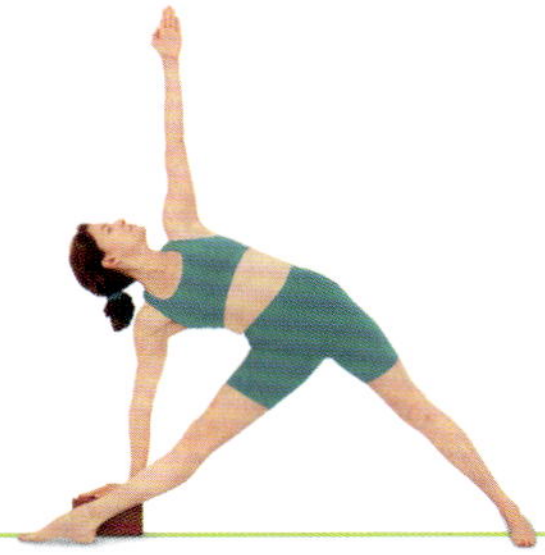

7 三角伸展式（184页）

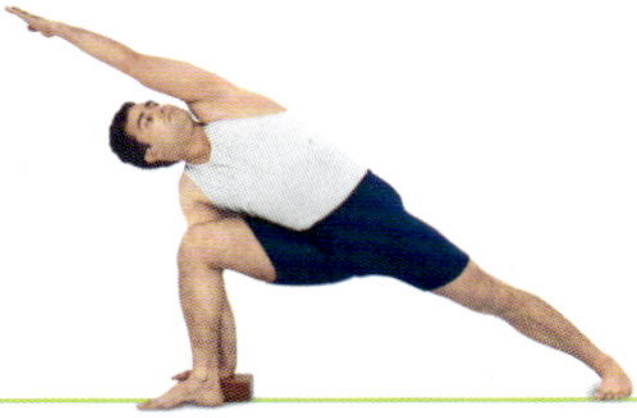

8 加强侧伸展式（186页）

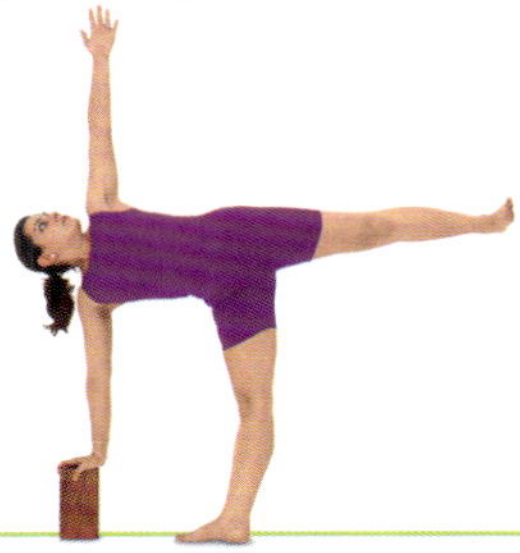

9 半月式（188页）

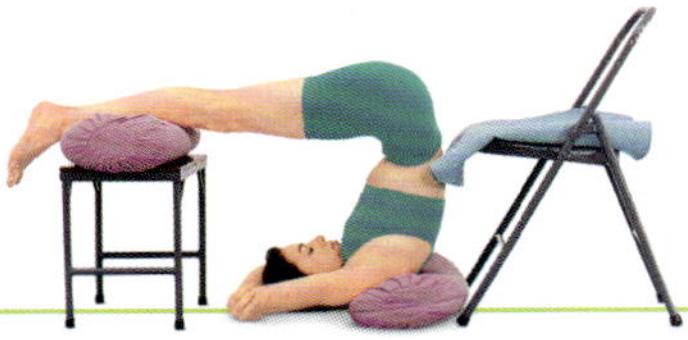

14 犁式（224页）

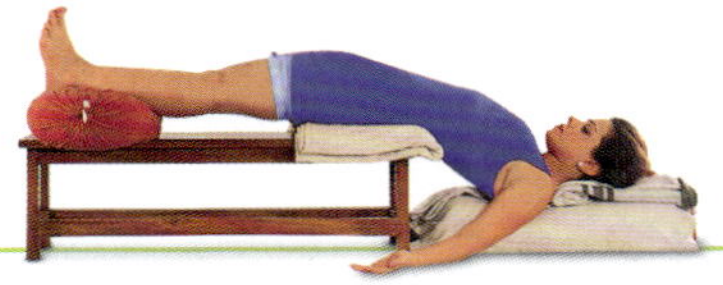

15 桥式（229页）

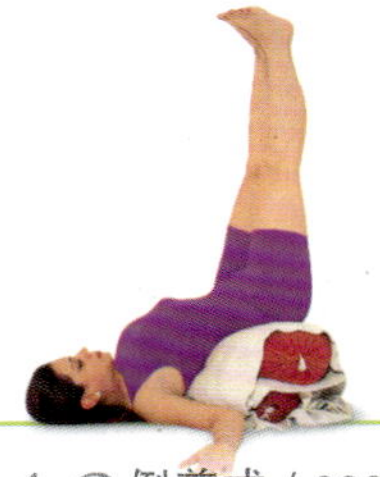

16 倒剪式（226页）

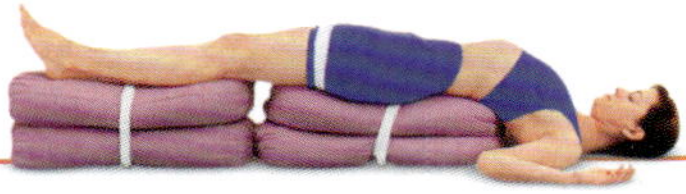

3 桥式（229页）

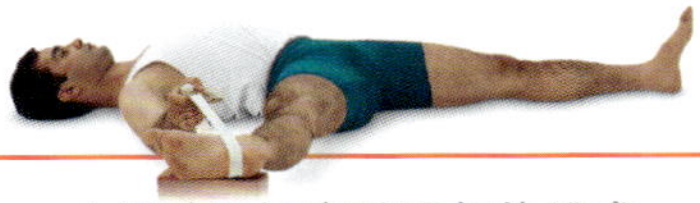

4 仰卧手抓脚趾腿部伸展式（235页）

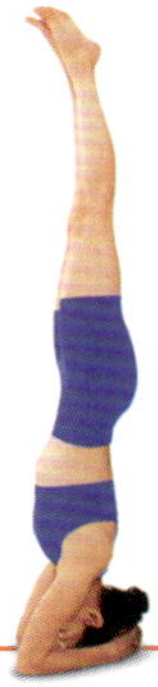

5 头倒立（130页）

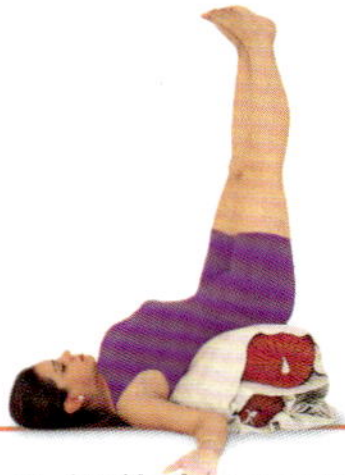

9 倒剪式（226页）

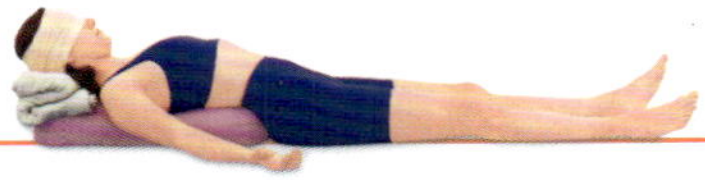

10 挺尸式（240页）

肠易激综合征

其特征为腹痛和肠功能发生变化。起因是大肠肌肉运动受到干扰。有可能导致此病的一些因素包括低纤维膳食、泻药的使用或压力过大。

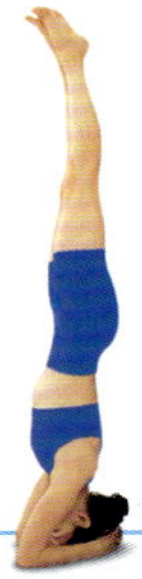
1 头倒立（130页）

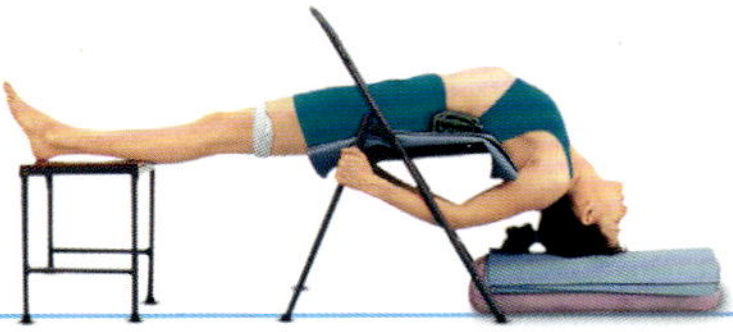
2 倒手杖式（231页）

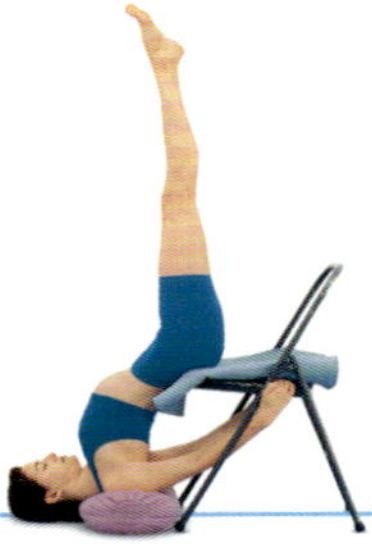
3 肩倒立（222页）

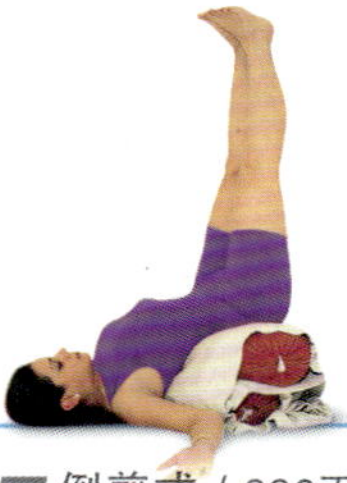
7 倒剪式（226页）

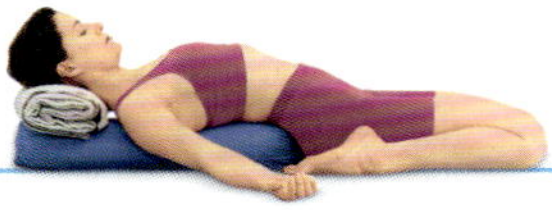
8 卧英雄式（238页）

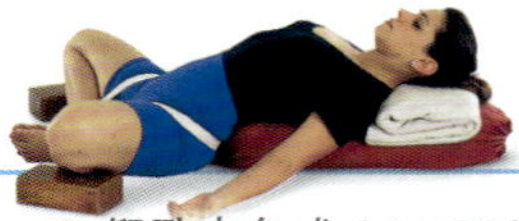
9 仰卧束角式（236页）

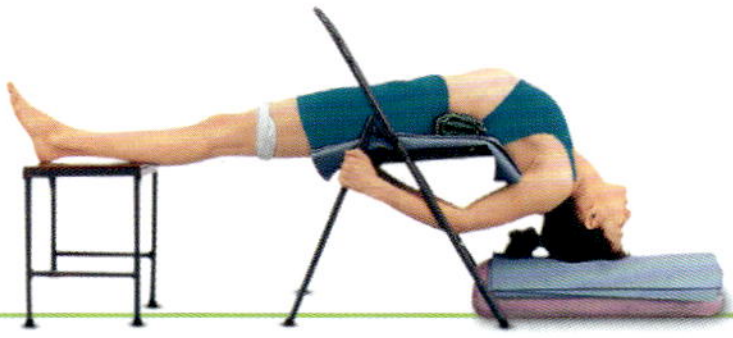
4 倒手杖式（231页）

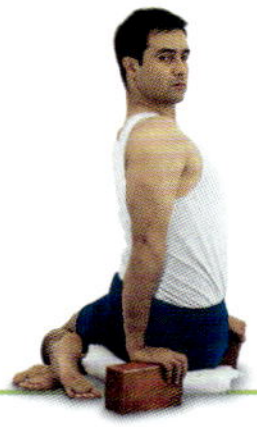
5 巴拉瓦伽扭转式（216页）

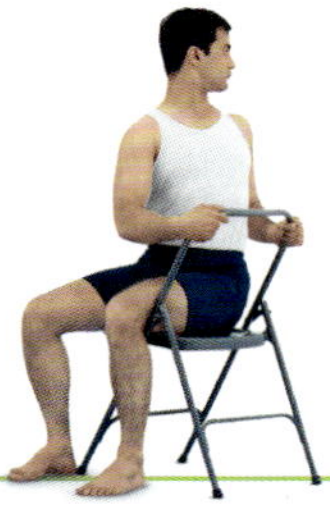
6 巴拉瓦伽扭转式（215页）

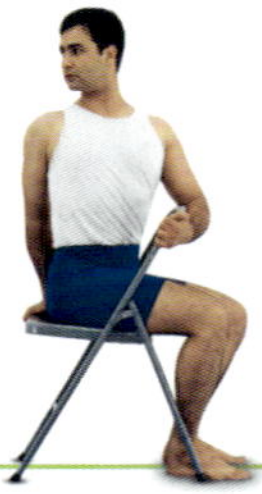
7 巴拉瓦伽扭转式（215页）

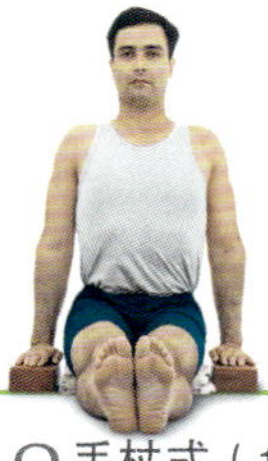
12 手杖式（197页）

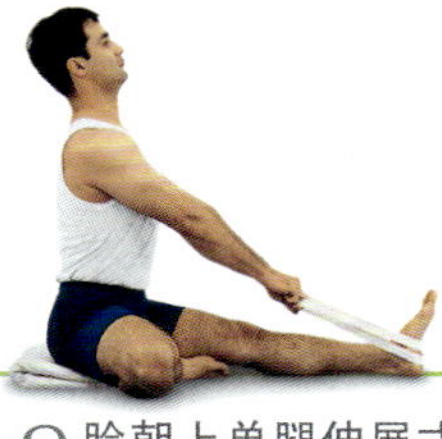
13 脸朝上单腿伸展式（199页）

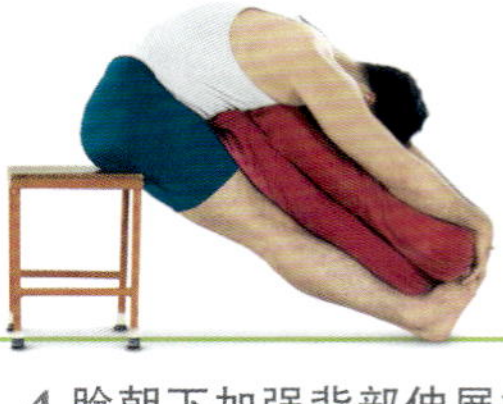
14 脸朝下加强背部伸展式（209页）

十二指肠溃疡

指十二指肠球状末端的溃疡，常见的病症是饭后1~3小时胃部灼痛。只能通过继续进食或服用抗酸剂才能缓解疼痛。其他症状包括体重下降、闹心、呕吐、眩晕和恶心。

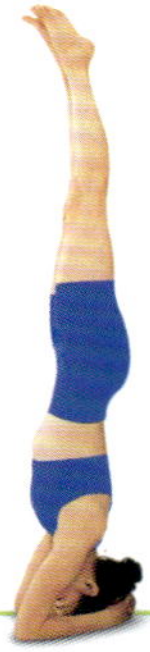

1 头倒立（130页）

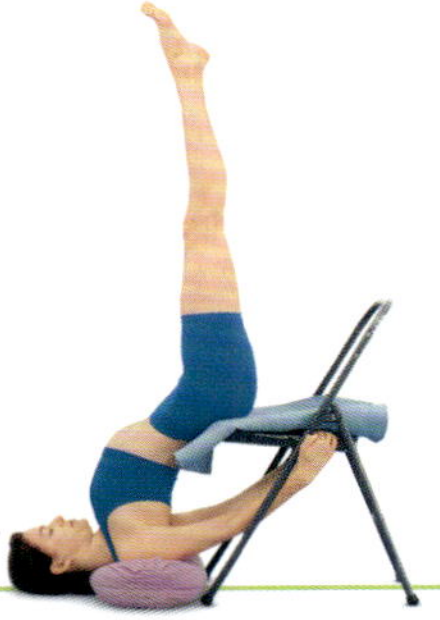

2 肩倒立（222页）

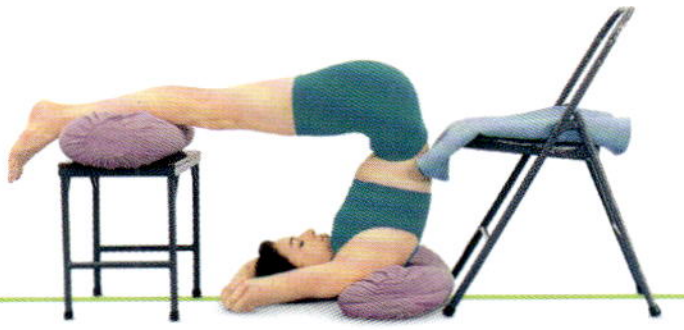

3 犁式（224页）

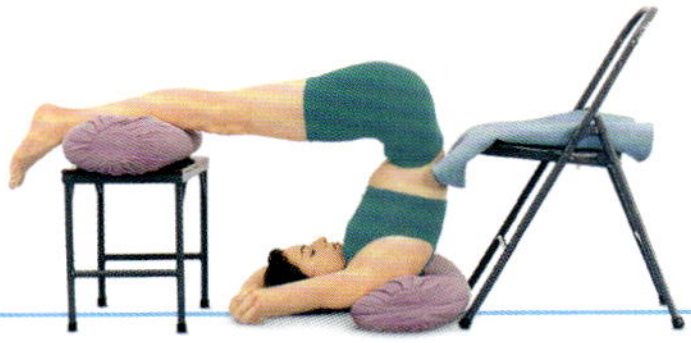

4 犁式（224页）

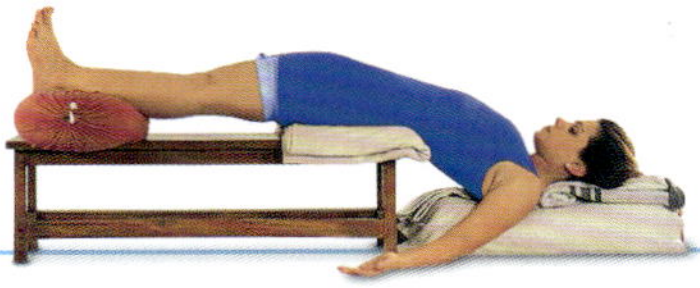

5 桥式（229页）

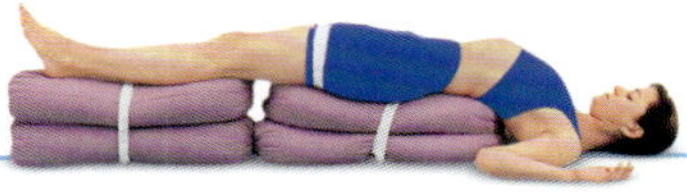

6 桥式（229页）

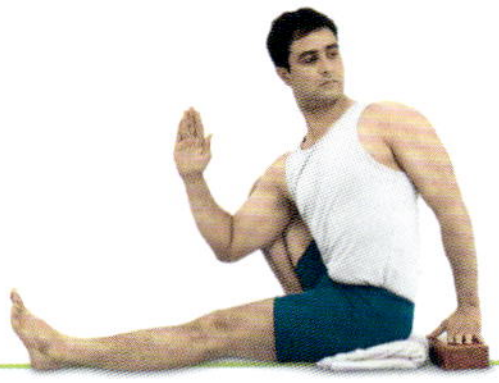

8 玛里琪扭转式（217页）

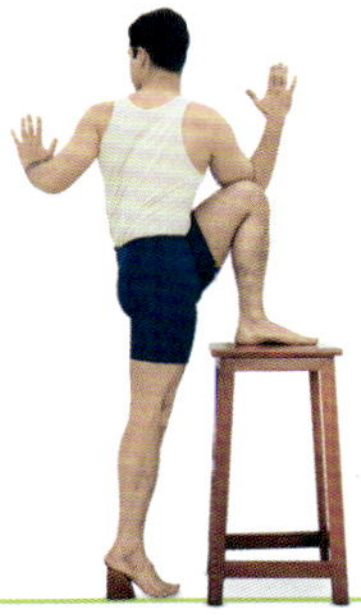

9 加强玛里琪扭转式（218页）

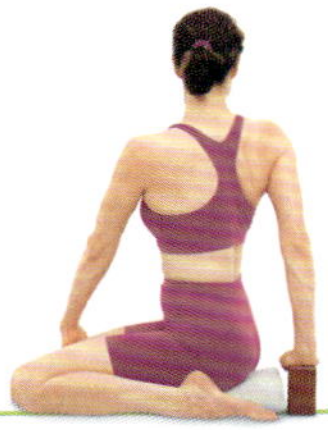

10 英雄坐侧扭转式（220页）

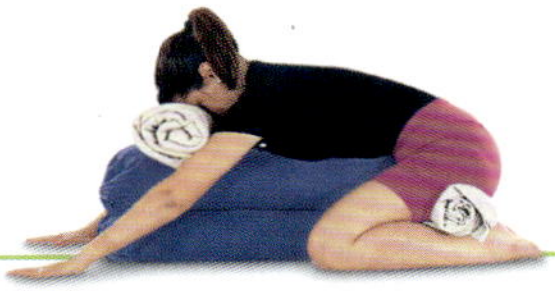

11 脸朝下的英雄式（213页）

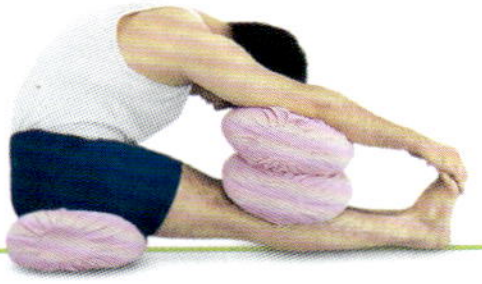

15 加强背部伸展式（207页）

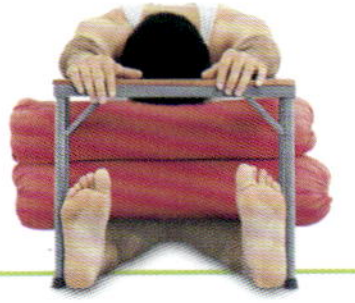

16 加强背部伸展式（208页）

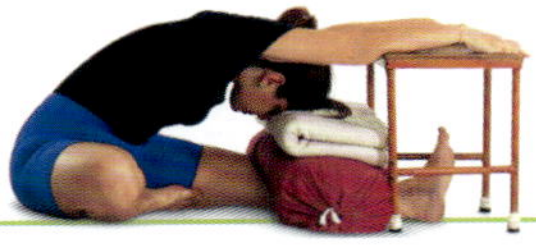

17 单腿头碰膝式（210页）

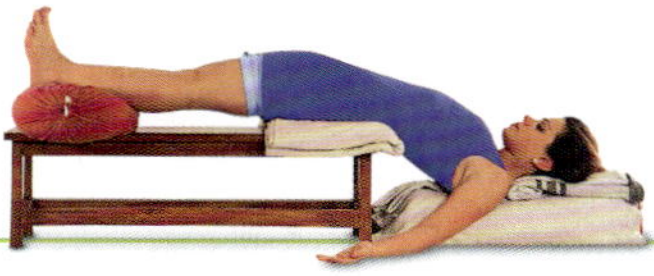

18 桥式（229页）

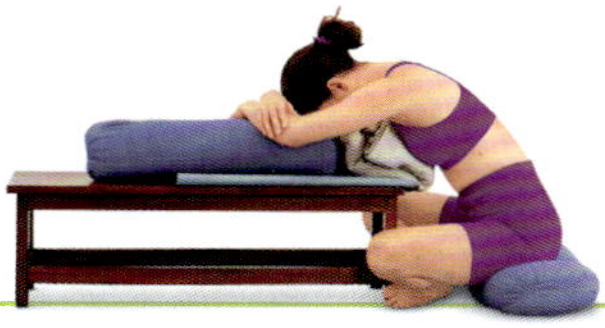

19 脸朝下盘腿式（214页）

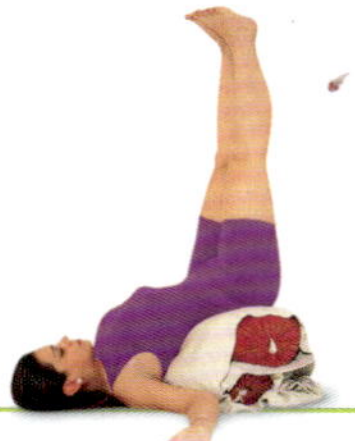

20 倒剪式（226页）

胃溃疡

胃溃疡是由于胃黏膜受胃内酸性消化液腐蚀而形成的。常见的症状表现为在胃内容物排空后出现腹痛现象。

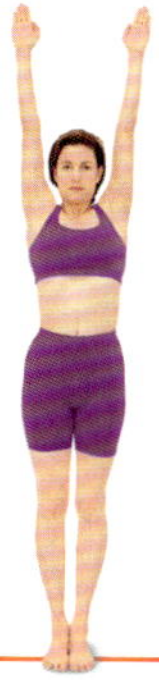

1 双臂向上伸展的山式（179页）

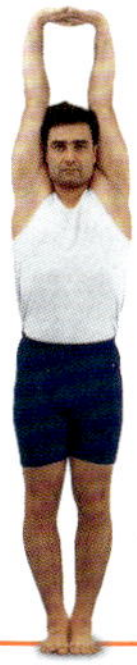

2 十指相交的山式（180页）

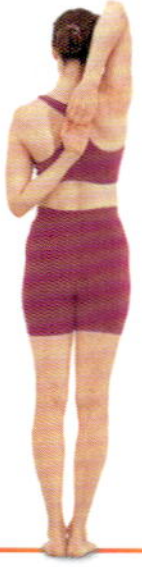

3 双手相扣成牛面式的山式（183页）

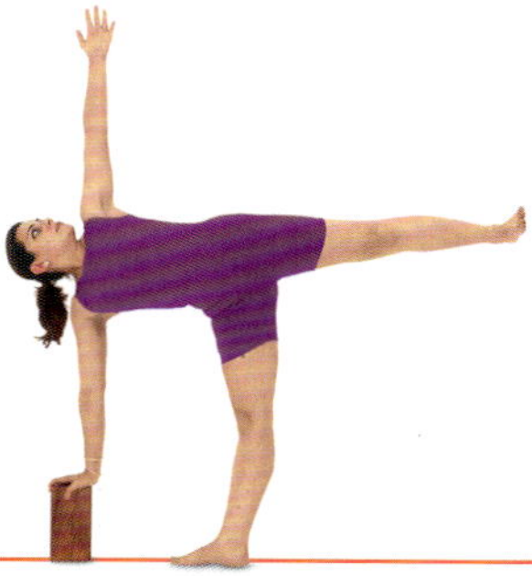

7 半月式（188页）

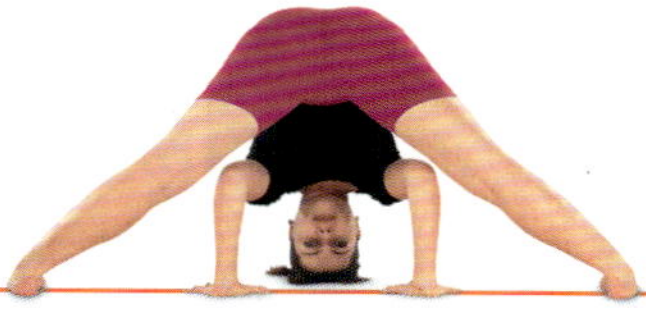

8 双角式（192页）

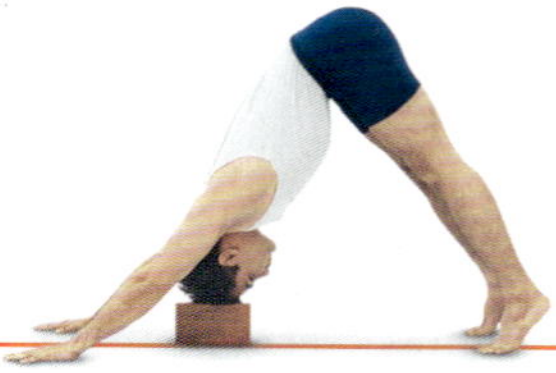

9 下犬式（196页）

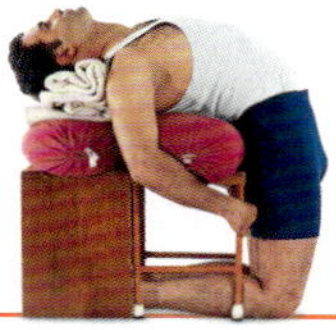

13 骆驼式（232页）

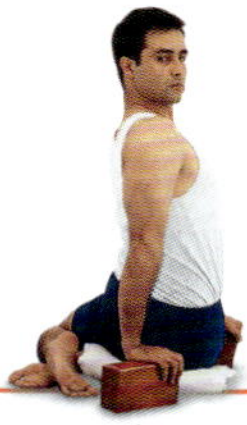

14 巴拉瓦伽扭转式（216页）

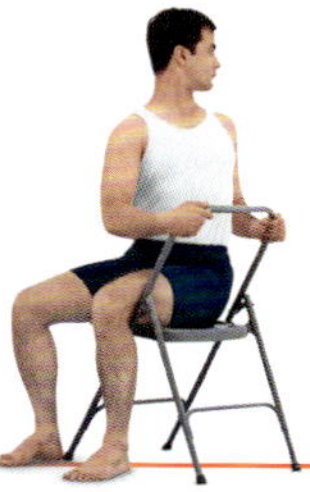

15 巴拉瓦伽扭转式（215页）

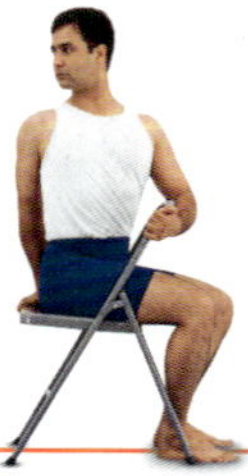

16 巴拉瓦伽扭转式（215页）

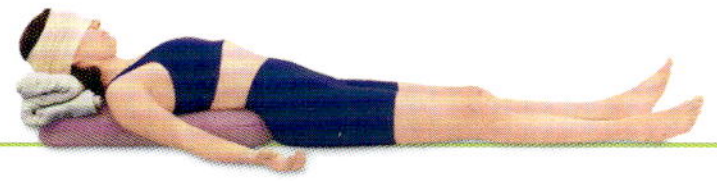
21 挺尸式（240页）

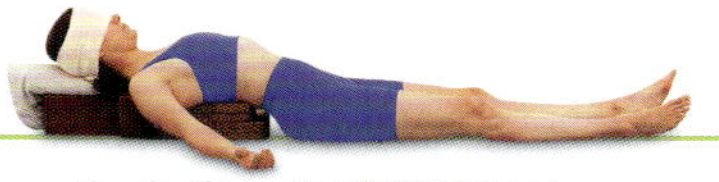
22 乌加依呼吸控制法（246页）

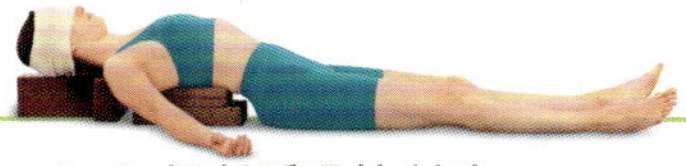
23 间断呼吸控制法（249页）

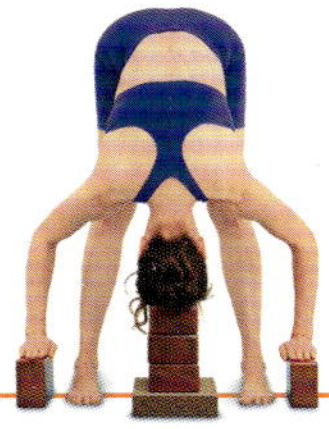
4 站立前曲式（189页）

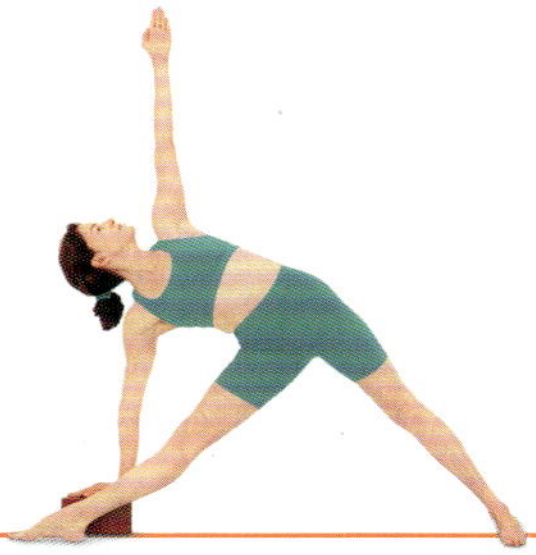
5 三角伸展式（184页）

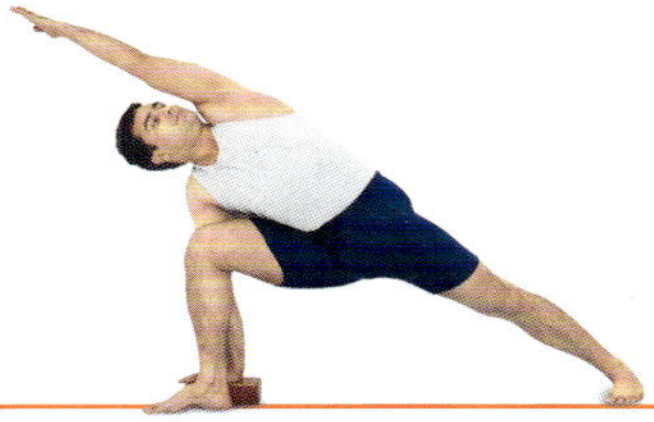
6 加强侧伸展式（186页）

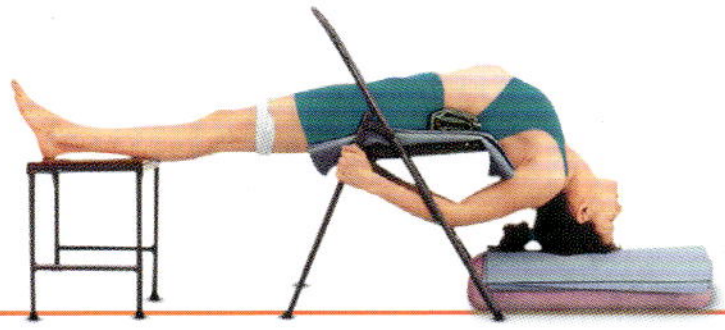
10 倒手杖式（231页）

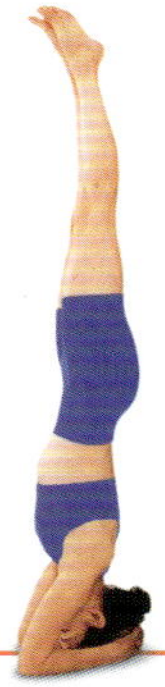
11 头倒立（130页）

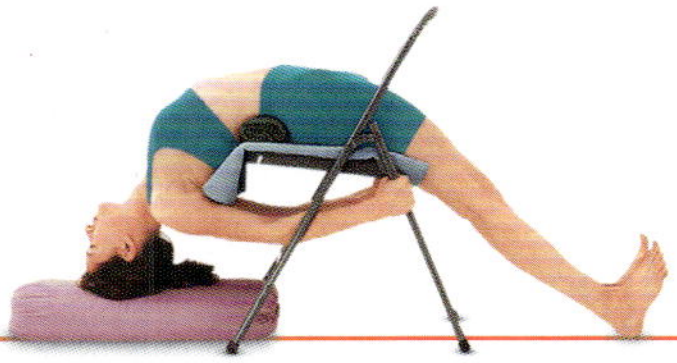
12 倒手杖式（231页）

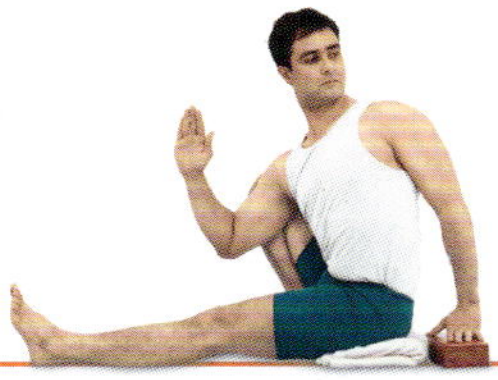
17 玛里琪扭转式（217页）

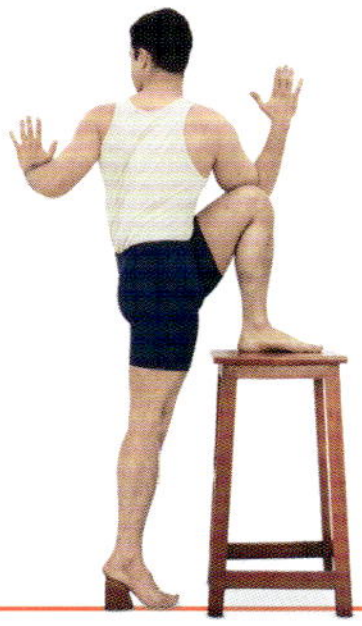
18 加强玛里琪扭转式（218页）

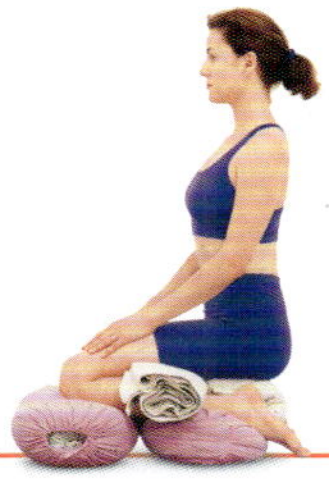
19 英雄式（198页）

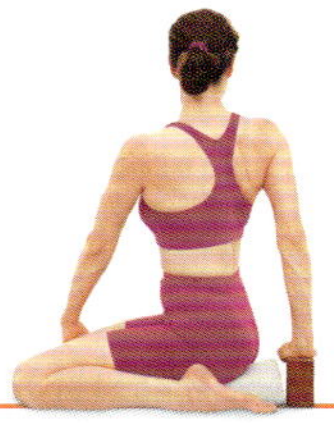
20 英雄坐侧扭转式（220页）

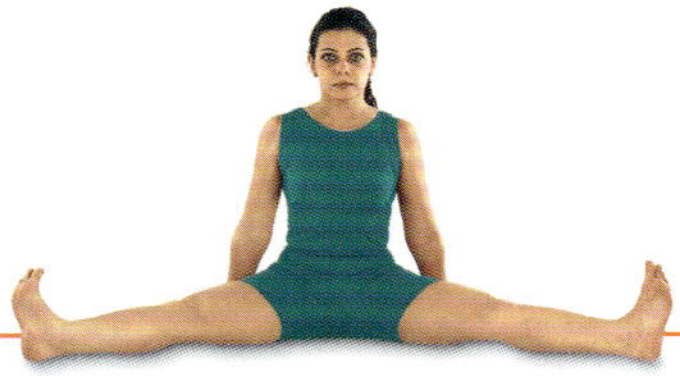

21 坐角式（205页）

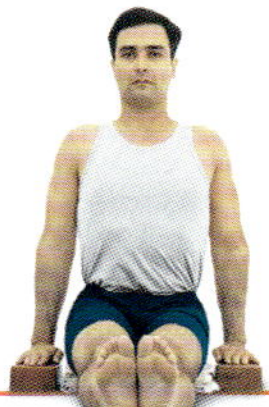

22 手杖式（197页）

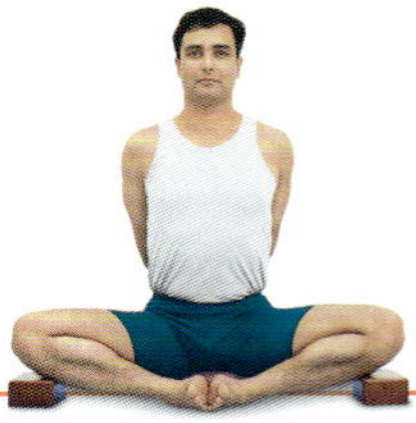

23 束角式（200页）

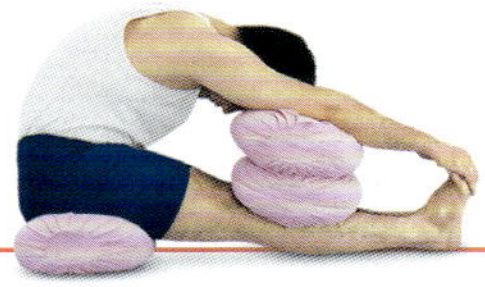

28 加强背部伸展式（207页）

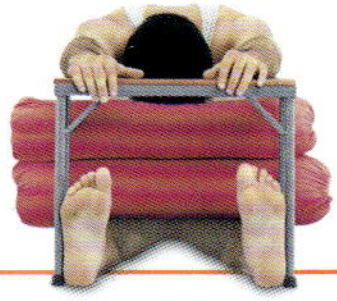

29 加强背部伸展式（208页）

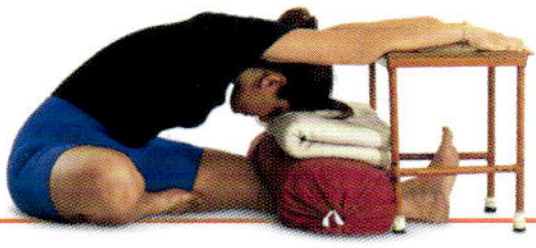

30 单腿头碰膝式（210页）

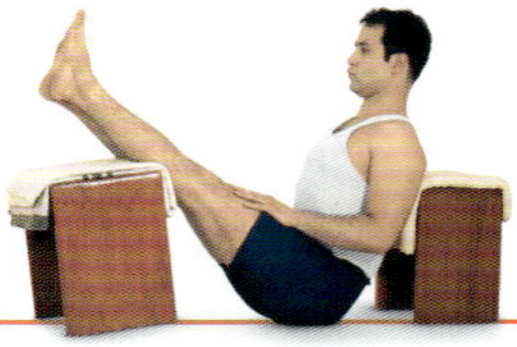

31 完全船式（202页）

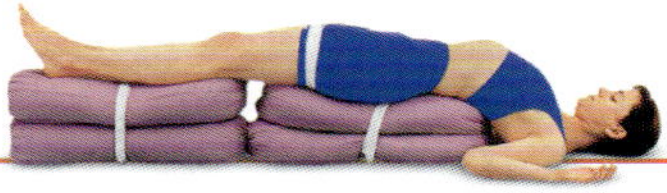

35 桥式（229页）

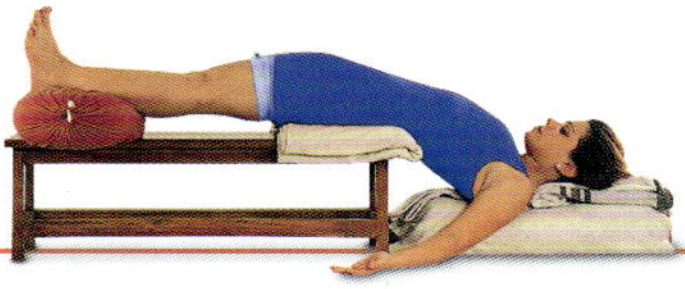

36 桥式（229页）

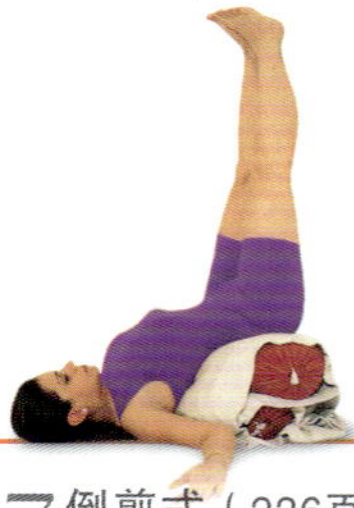

37 倒剪式（226页）

溃疡性结肠炎

此病是由结肠和直肠的炎症所引起的。常见的症状包括带有血便的腹泻、腹部疼痛或肠道痉挛以及直肠出血。此病可能会经常性发作，也可能两次之间会间隔很长时间。

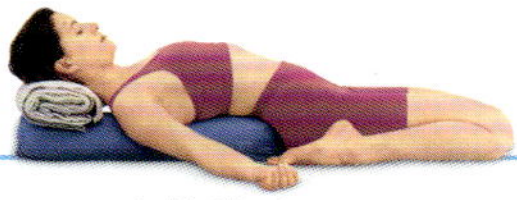

1 卧英雄式（238页）

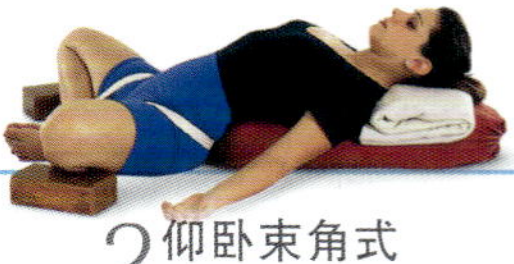

2 仰卧束角式（236页）

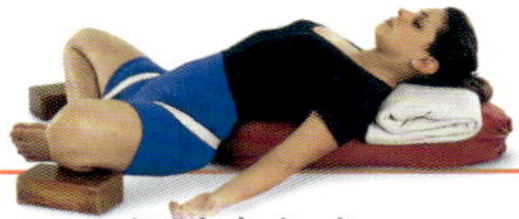

24 仰卧束角式（236页）

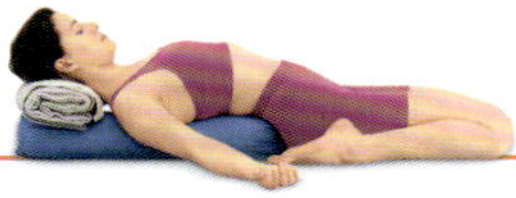

25 卧英雄式（238页）

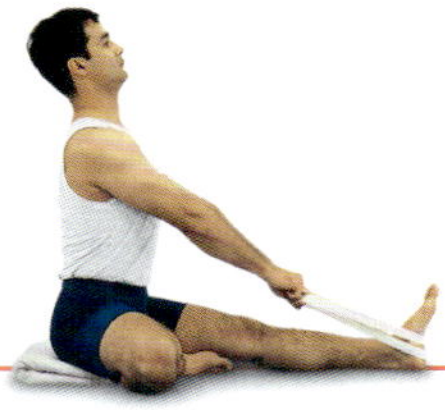

26 脸朝上单腿伸展式（199页）

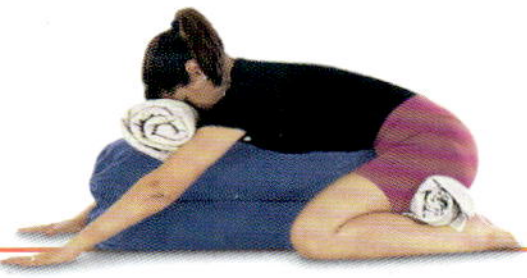

27 脸朝下的英雄式（213页）

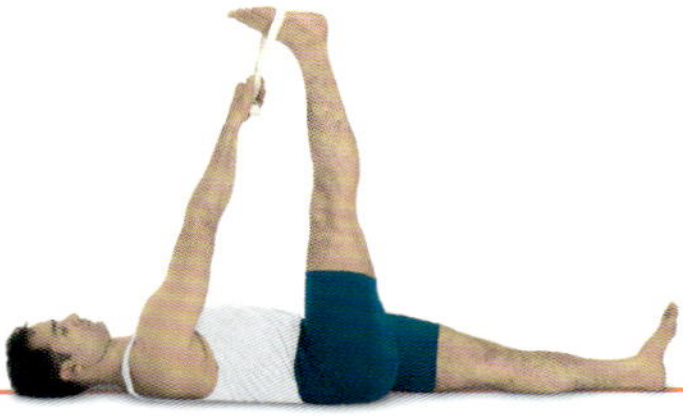

32 仰卧手抓脚趾腿部伸展式（234页）

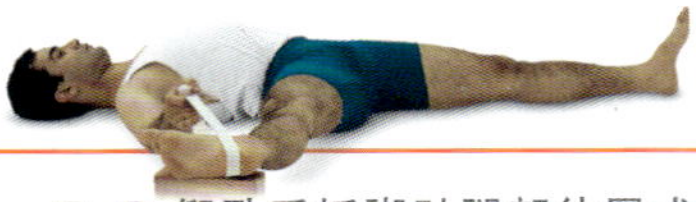

33 仰卧手抓脚趾腿部伸展式（235页）

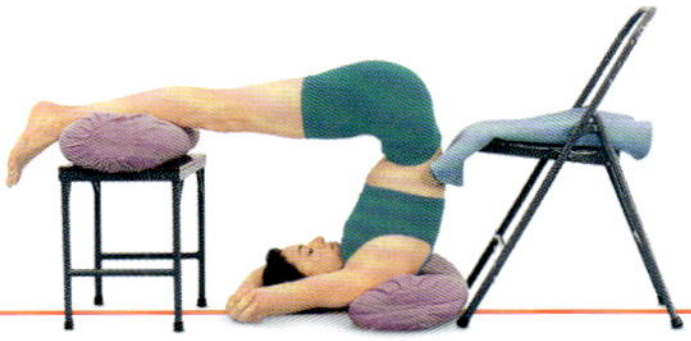

34 犁式（224页）

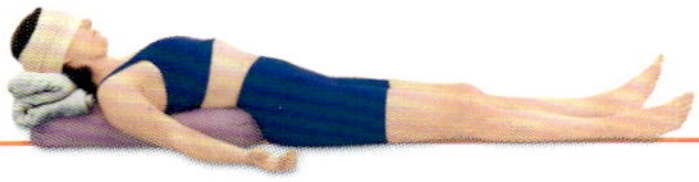

38 挺尸式（240页）

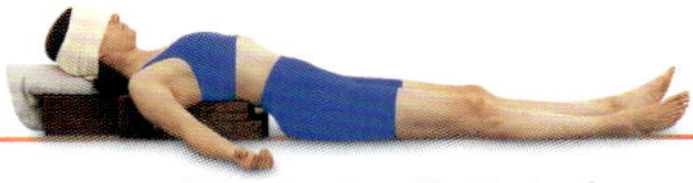

39 乌加依呼吸控制法（246页）

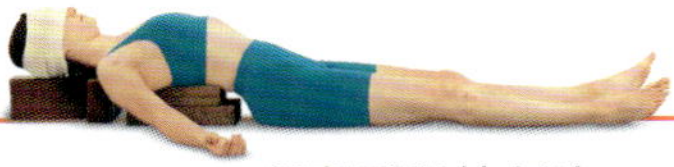

40 间断呼吸控制法（249页）

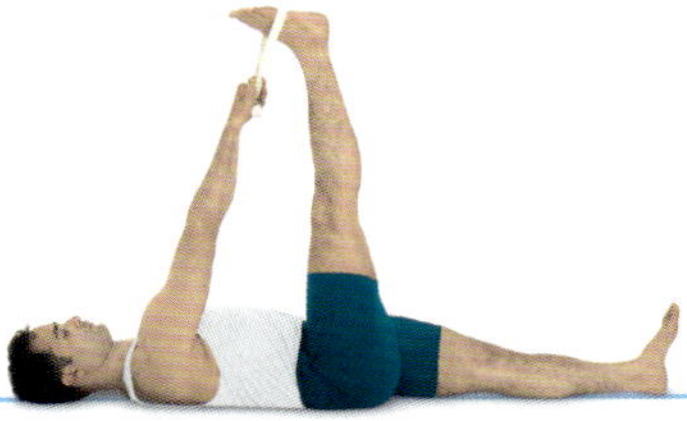

3 仰卧手抓脚趾腿部伸展式（234页）

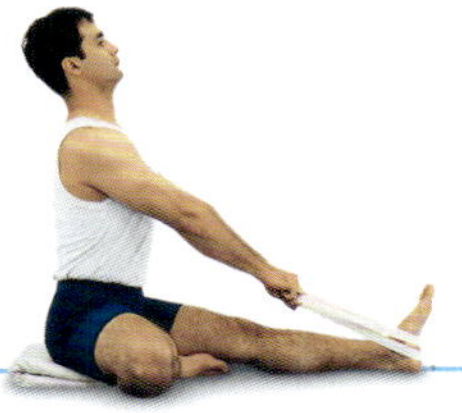

4 脸朝上单腿伸展式（199页）

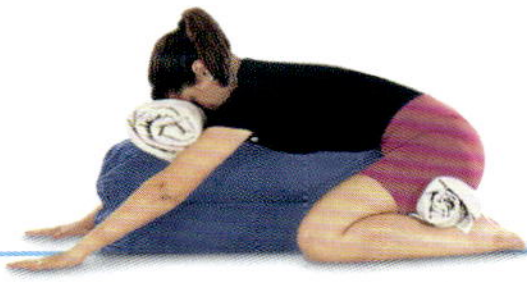

5 脸朝下的英雄式（213页）

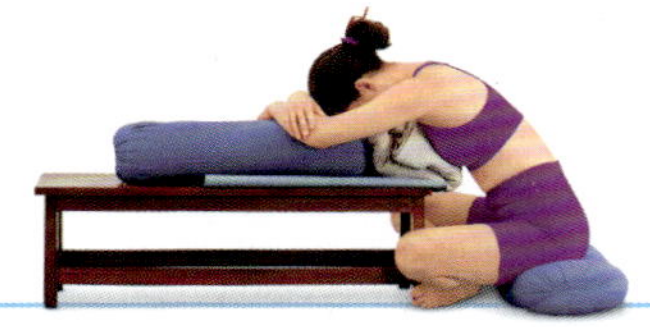

6 脸朝下盘腿式（214页）

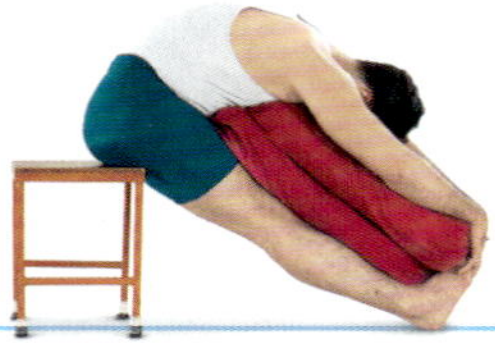

7 脸朝下加强背部伸展式（209页）

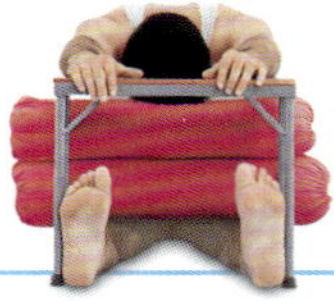

8 加强背部伸展式（208页）

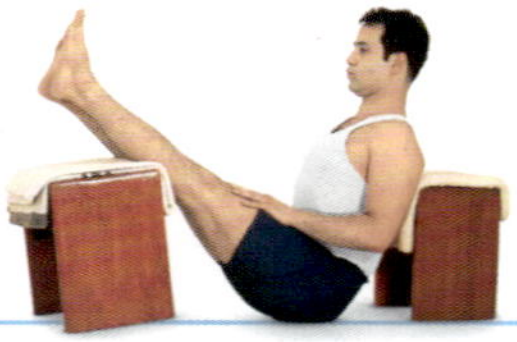

13 完全船式（202页）

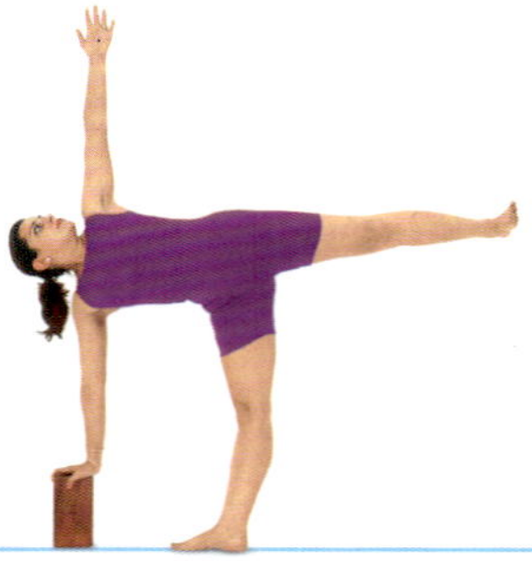

14 半月式（188页）

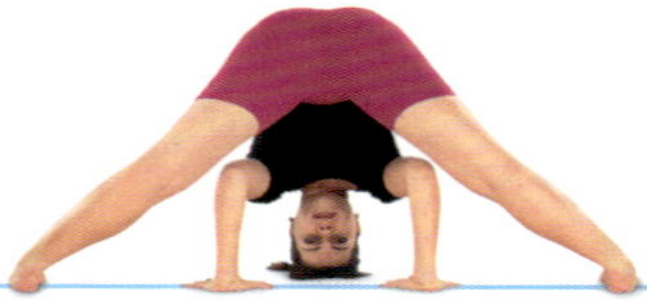

15 双角式（192页）

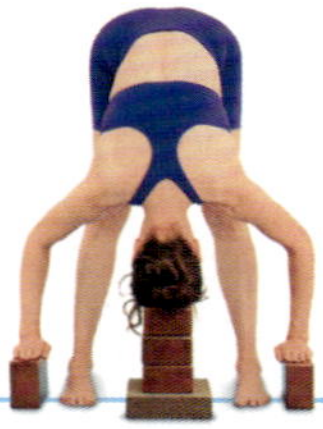

16 站立前曲式（189页）

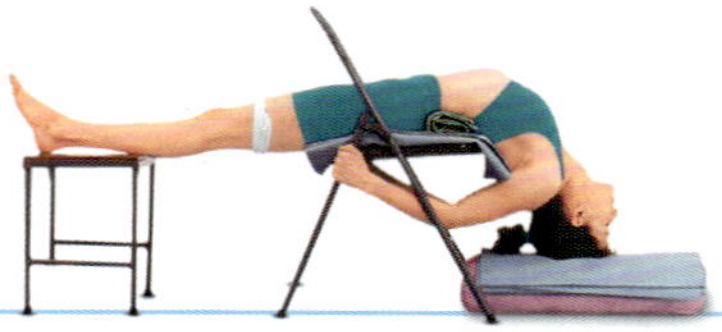

21 倒手杖式（231页）

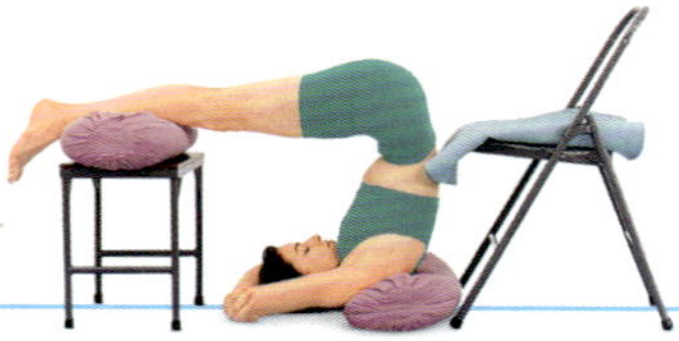

22 犁式（224页）

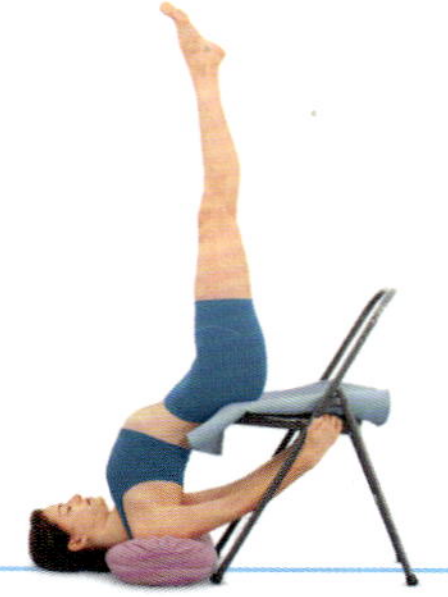

23 肩倒立（222页）

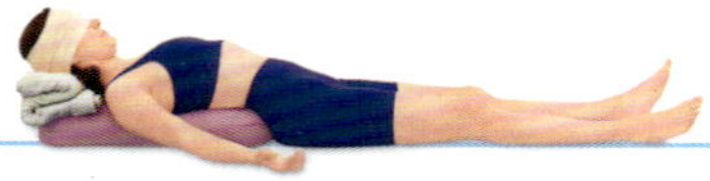

27 挺尸式（240页）

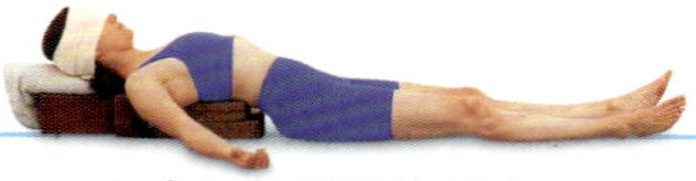

28 乌加依呼吸控制法（246页）

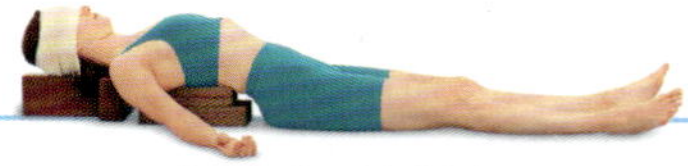

29 间断呼吸控制法（249页）

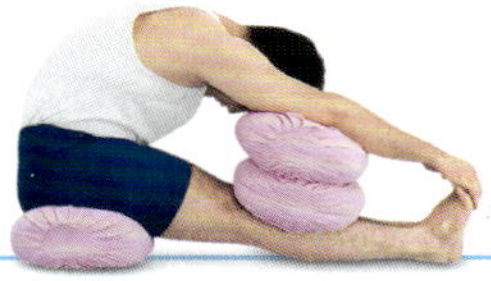

9 加强背部伸展式（207页）

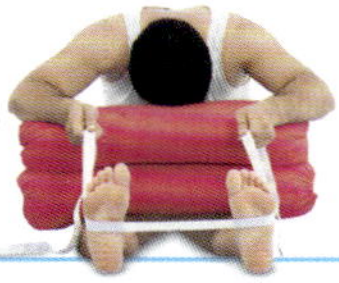

10 加强背部伸展式（208页）

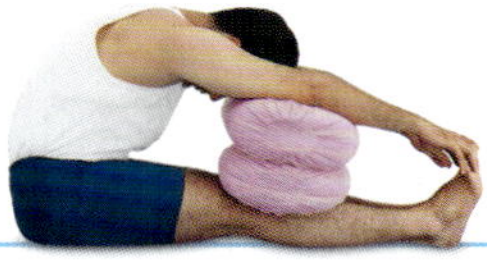

11 加强背部伸展式（206页）

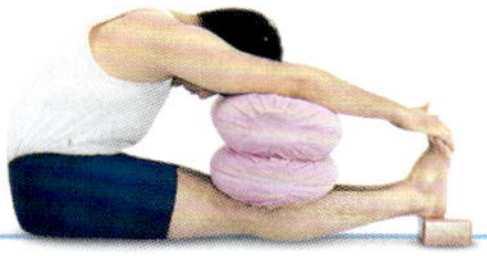

12 加强背部伸展式（207页）

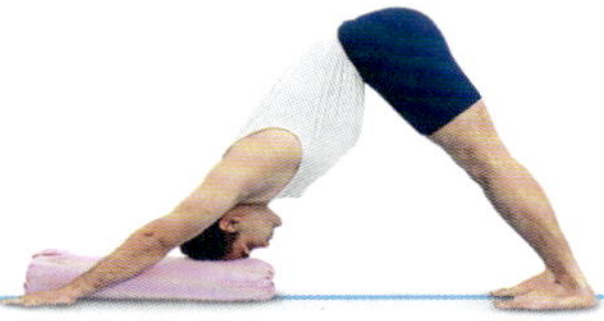

17 下犬式（196页）

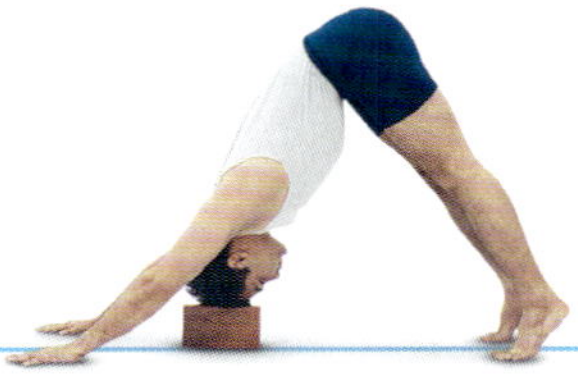

18 下犬式（196页）

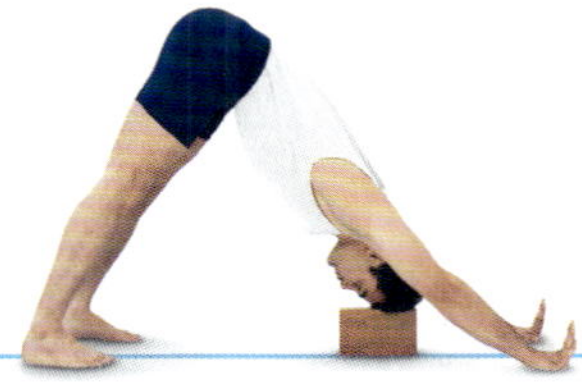

19 下犬式（195页）

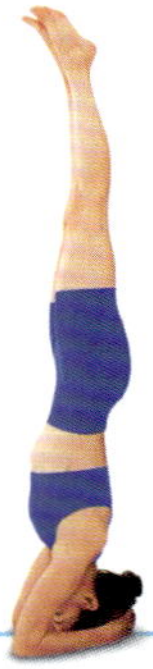

20 头倒立（130页）

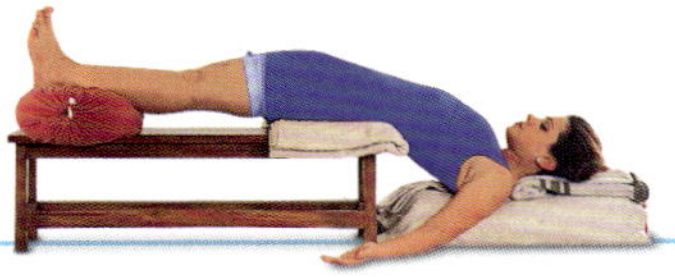

24 桥式（229页）

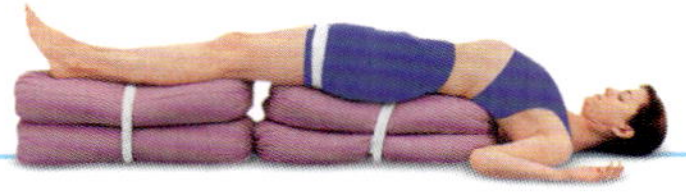

25 桥式（229页）

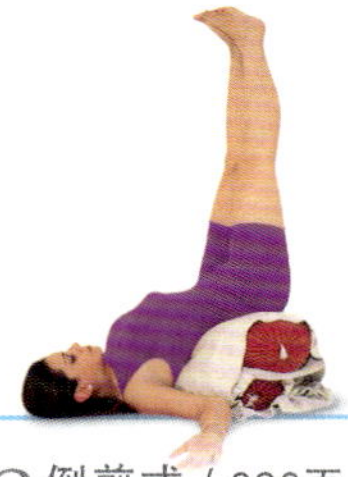

26 倒剪式（226页）

“稳固既成自然，完备与明晰随之而来。”

泌尿系统

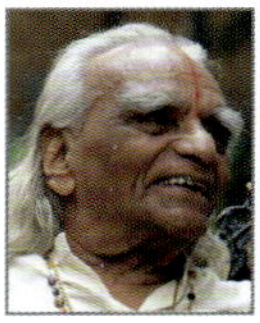

泌尿系统的组成包括肾脏、输尿管、膀胱和尿道。肾脏生产由水和一些无用的新陈代谢产物（如蛋白质）所组成的尿液。尿液排出体外后，肾脏得以维护身体的电解质和酸碱平衡。输尿管将尿液输送到膀胱，尿道则是将尿液排出体外的通道。瑜伽体式习练有助于治疗许多常见的泌尿系统疾病。

尿失禁

指尿液不由自主地从膀胱流出的现象，通常和年龄相关。其成因包括骨盆底部肌肉的乏力、中风、膀胱的炎症以及中枢神经系统的失控。

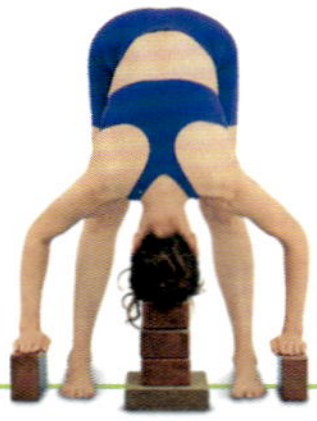

1 站立前曲式（189页）

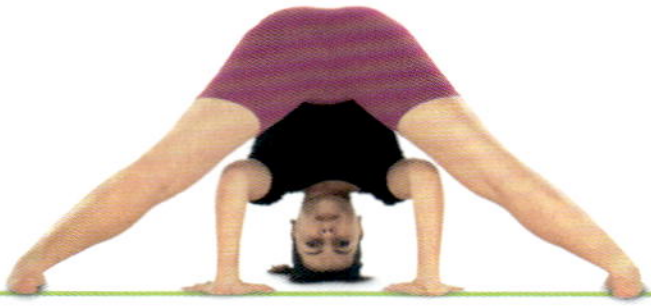

2 双角式（192页）

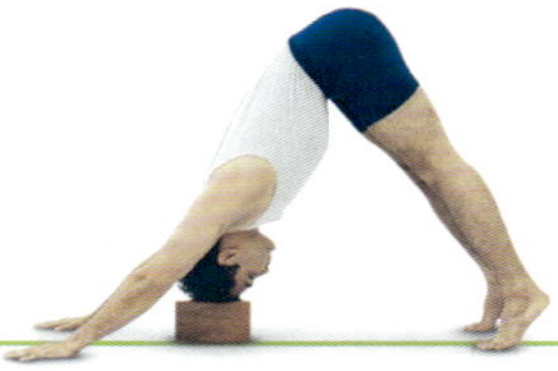

3 下犬式（196页）

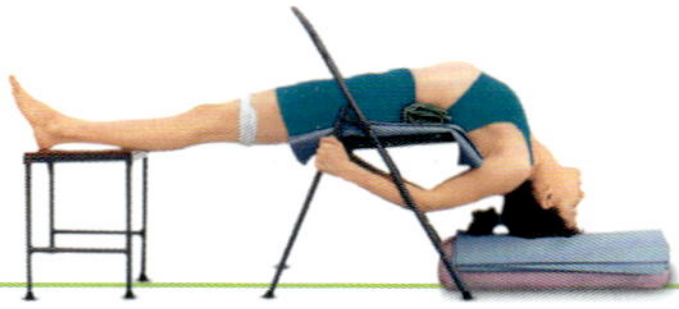

8 倒手杖式（231页）

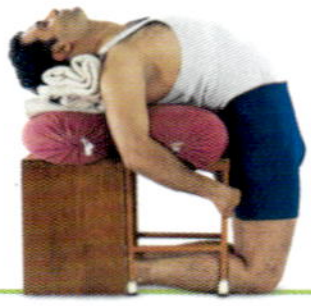

9 骆驼式（232页）

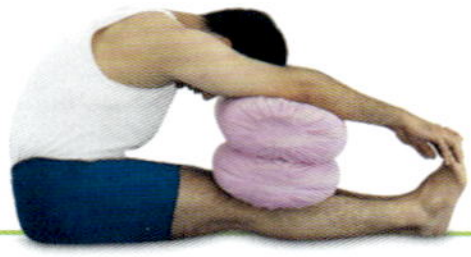

10 加强背部伸展式（206页）

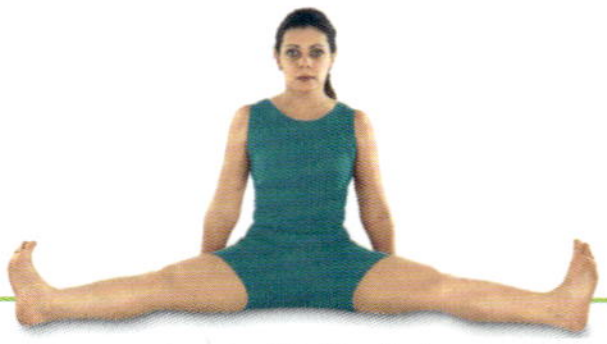

11 坐角式（205页）

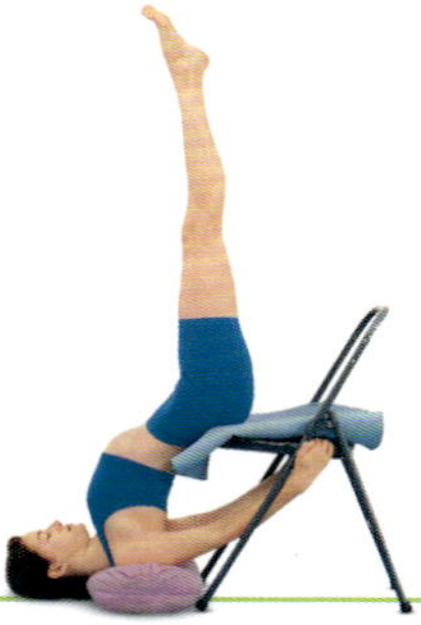

15 肩倒立（222页）

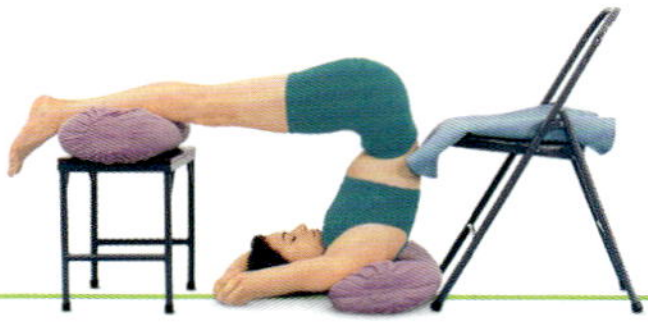

16 犁式（224页）

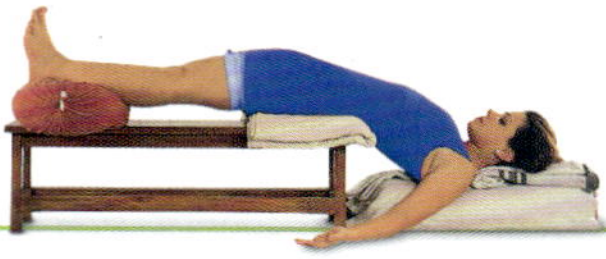

17 桥式（229页）

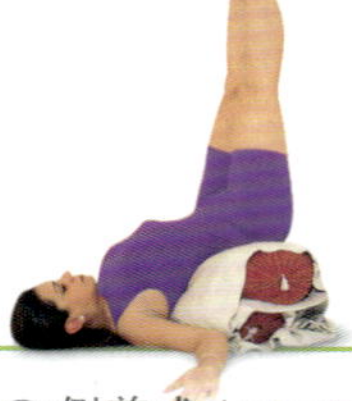

18 倒剪式（226页）

“瑜伽习练不断精进，智慧不断增长。”

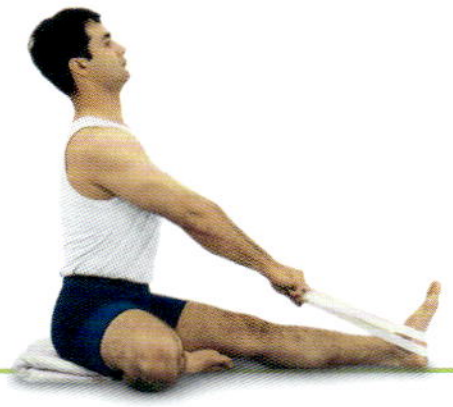

4 脸朝上单腿伸展式（199页）

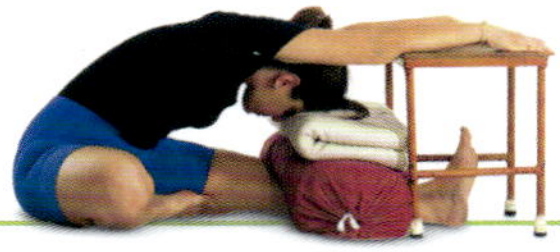

5 单腿头碰膝式（210页）

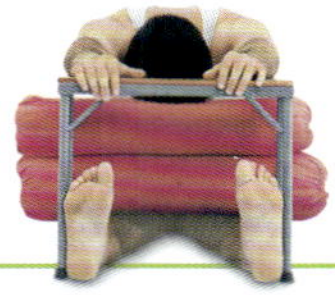

6 加强背部伸展式（208页）

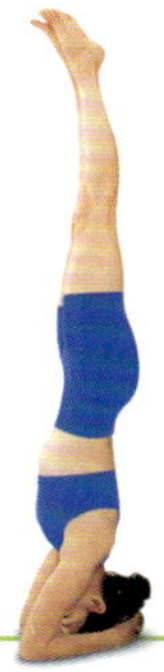

7 头倒立（130页）

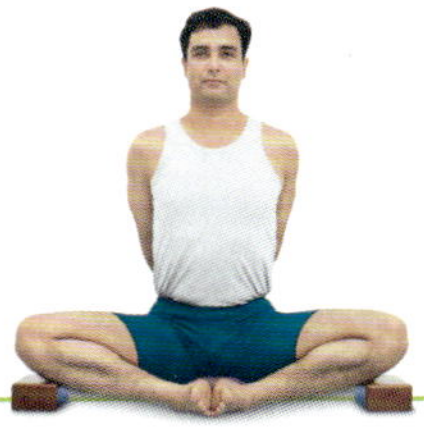

12 束角式（200页）

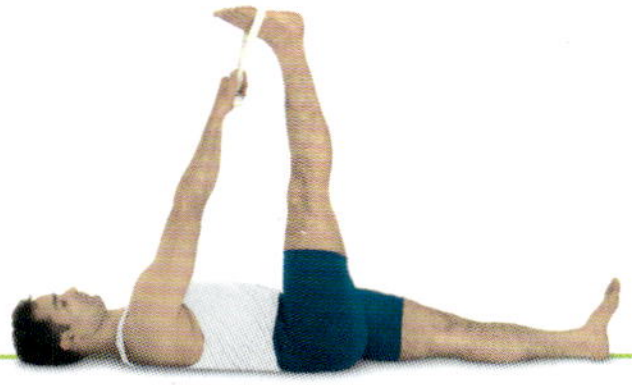

13 仰卧手抓脚趾腿部伸展式（234页）

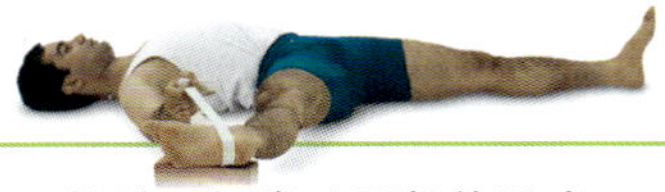

14 仰卧手抓脚趾腿部伸展式（235页）

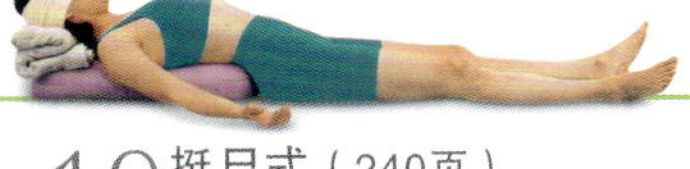

19 挺尸式（240页）

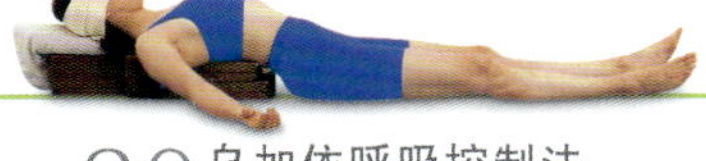

20 乌加依呼吸控制法（246页）

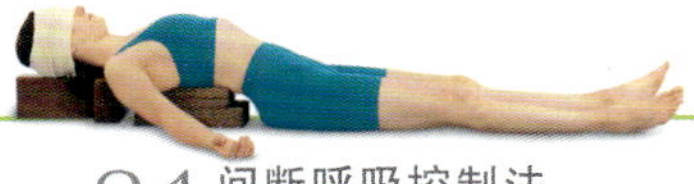

21 间断呼吸控制法（249页）

荷尔蒙系统

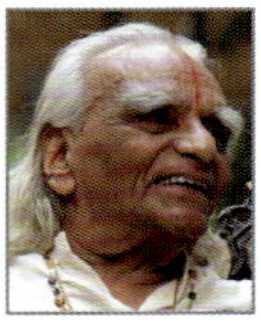

荷尔蒙是机体自然产生的化学物质，能够调节身体的一些主要功能。分泌产生的组织器官有各腺体（包括甲状腺、甲状旁腺、脑垂体、松果体、肾上腺）、睾丸或卵巢以及胰腺中的胰岛。有规律地习练这里所推荐的体式将帮助荷尔蒙有效地分泌入血液中。

肥胖症

身体脂肪过多且超过理想体重的20%的状态称为肥胖。肥胖症通常是由库欣综合征（肾上腺皮质功能亢进）、下丘脑功能紊乱、遗传因素、服用皮质类固醇药物、热量摄入过多或缺乏锻炼而引起的。

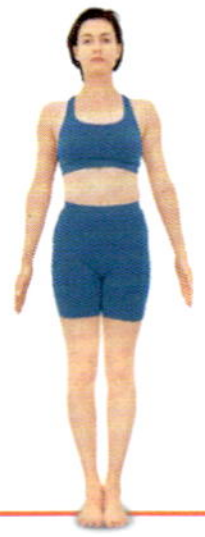

1 稳固的山式（178页）

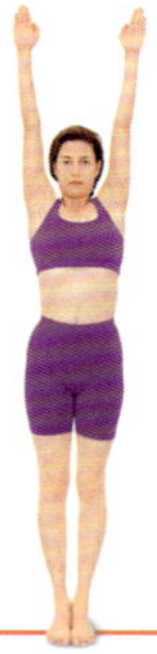

2 双臂向上伸展的山式（179页）

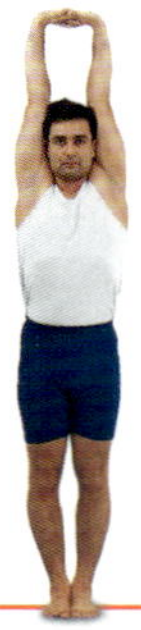

3 十指相交的山式（180页）

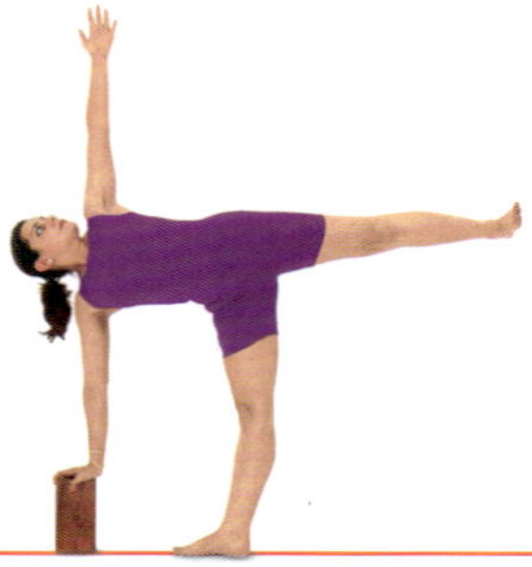

8 半月式（188页）

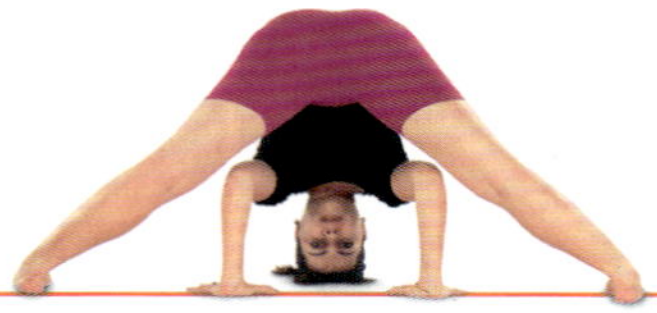

9 双角式（192页）

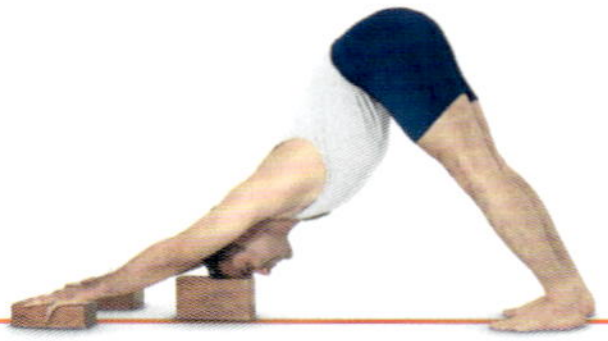

10 下犬式（194页）

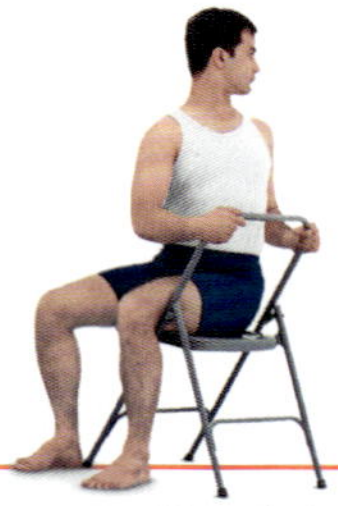

15 巴拉瓦伽扭转式（215页）

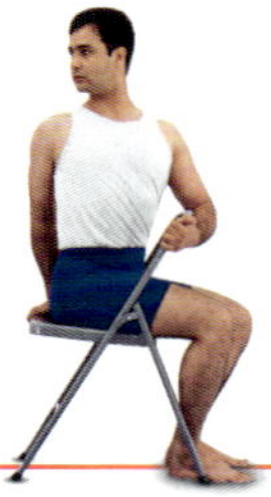

16 巴拉瓦伽扭转式（215页）

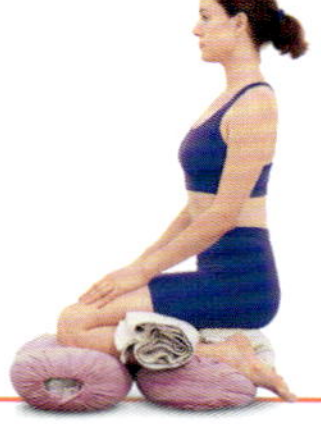

17 英雄式（198页）

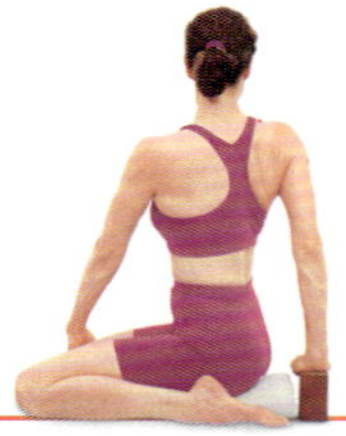

18 英雄坐侧扭转式（220页）

“瑜伽如同一面镜子，让我们从内向外看自己。”

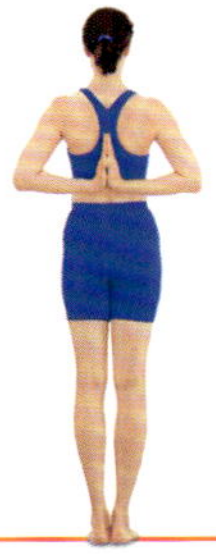

4 双手背后合十的山式（182页）

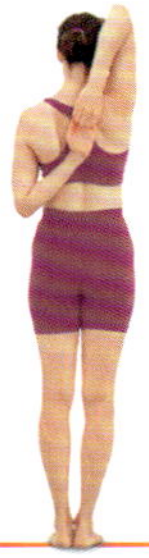

5 双手相扣成牛面式的山式（183页）

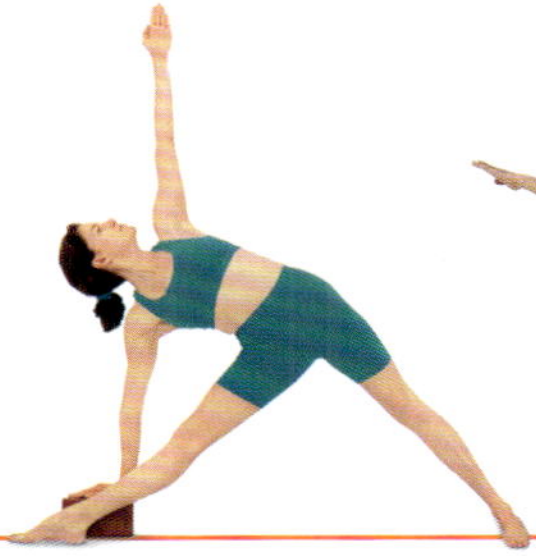

6 三角伸展式（184页）

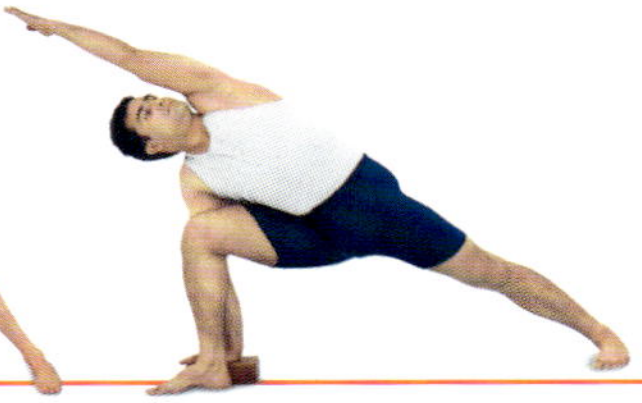

7 加强侧伸展式（186页）

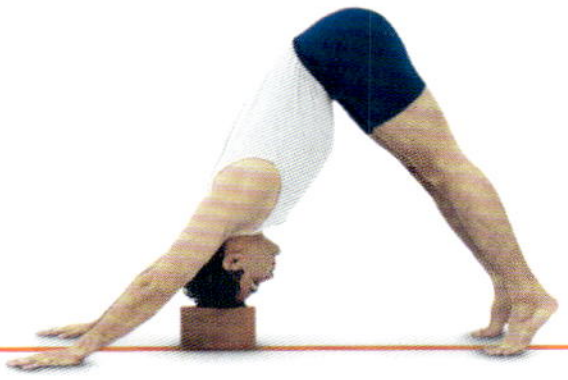

11 下犬式（196页）

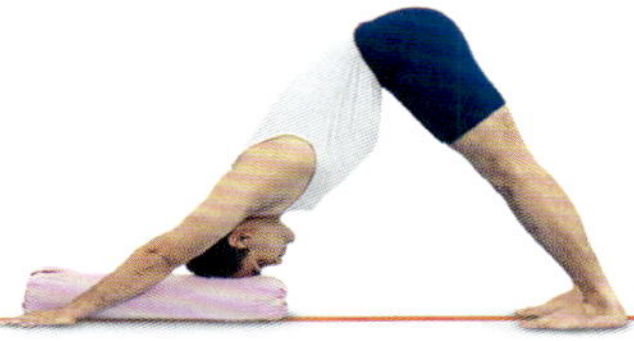

12 下犬式（196页）

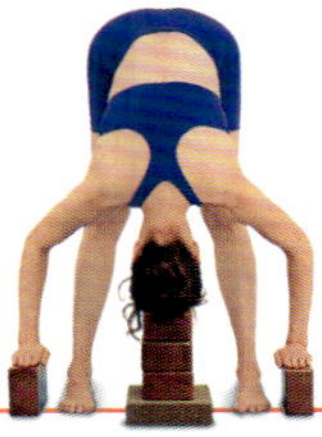

13 站立前曲式（189页）

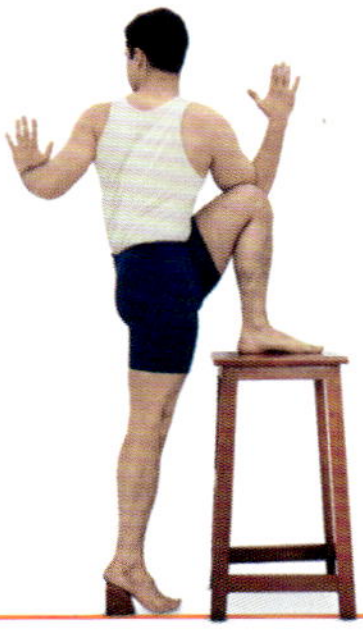

14 加强玛里琪扭转式（218页）

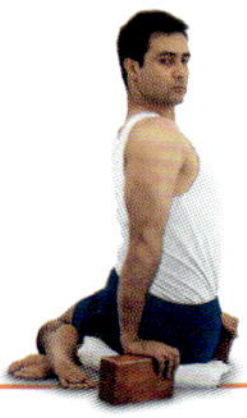

19 巴拉瓦伽扭转式（216页）

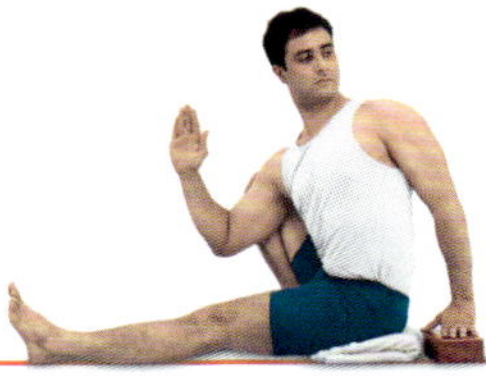

20 玛里琪扭转式（217页）

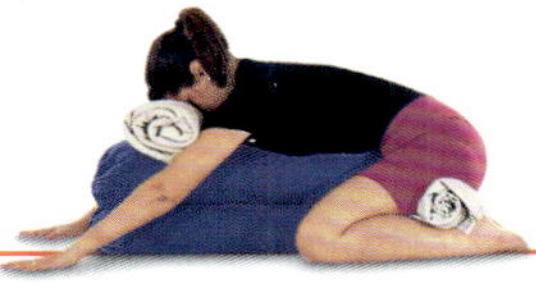

21 脸朝下的英雄式（213页）

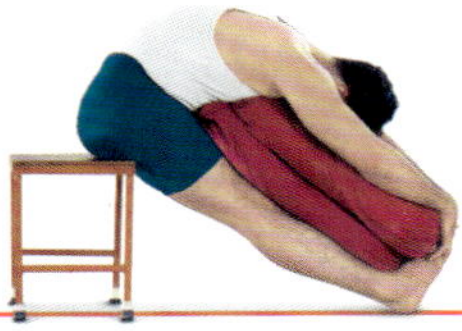

22 脸朝下加强背部伸展式（209页）

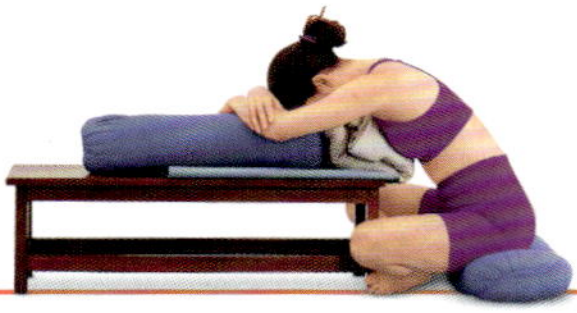
23 脸朝下盘腿式（214页）

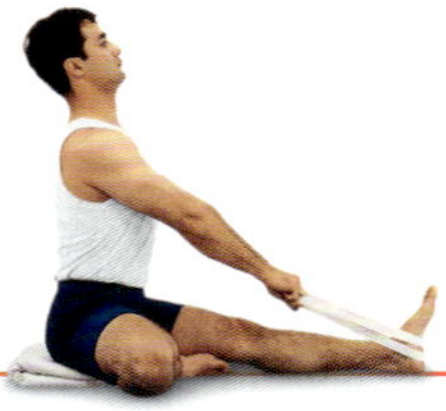
24 脸朝上单腿伸展式（199页）

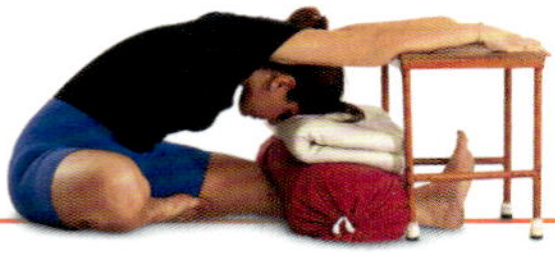
25 单腿头碰膝式（210页）

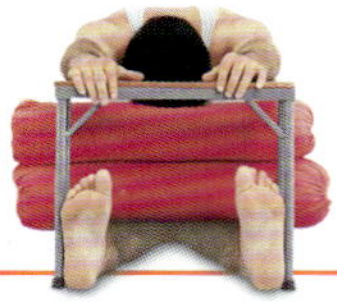
26 加强背部伸展式（208页）

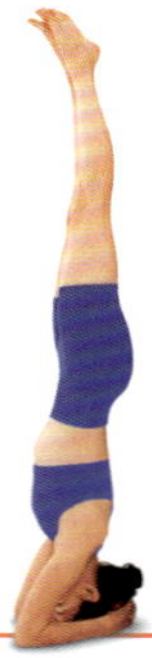
30 头倒立（130页）

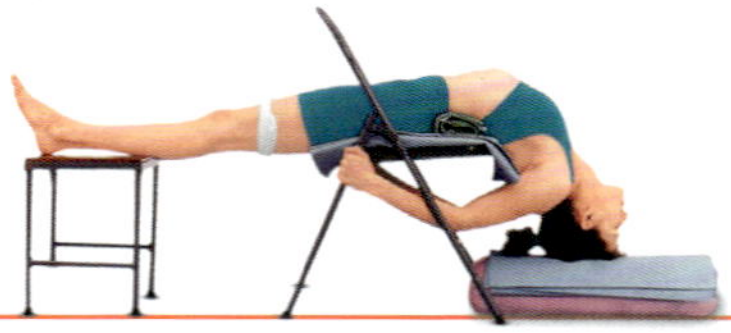
31 倒手杖式（231页）

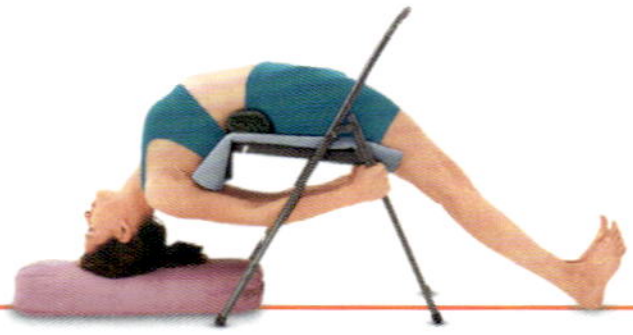
32 倒手杖式（231页）

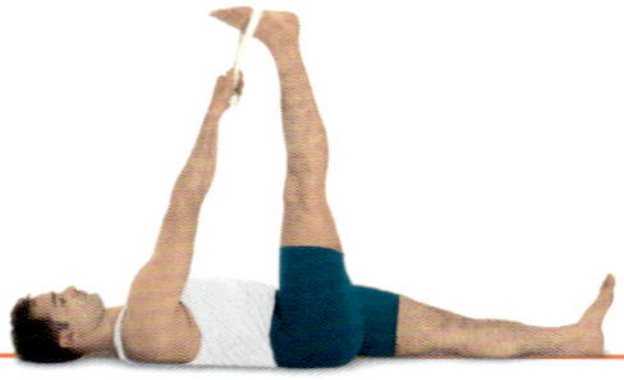
36 仰卧手抓脚趾腿部伸展式（234页）

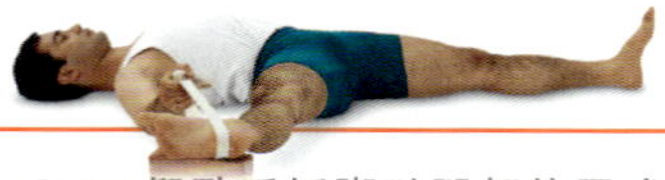
37 仰卧手抓脚趾腿部伸展式（235页）

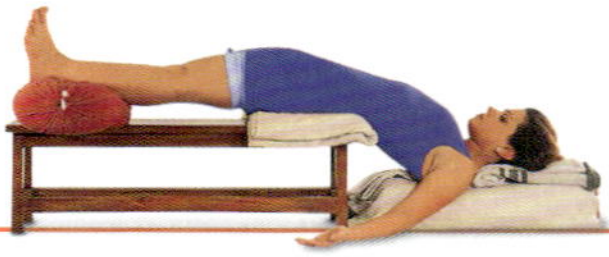
38 桥式（229页）

糖尿病

这是所有代谢类疾病中最常见的一种。其症状包括经常性口渴、尿频、强烈饥饿感、体重下降和恶心。这种疾病是胰脏产生的胰岛素不足引起的。

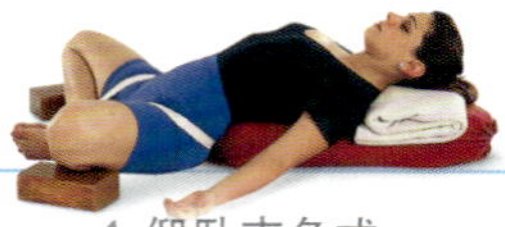
1 仰卧束角式（236页）

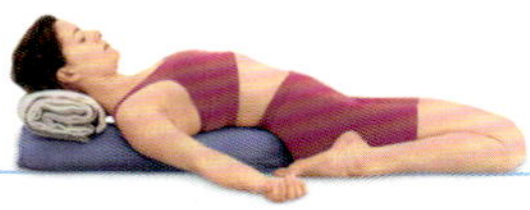
2 卧英雄式（238页）

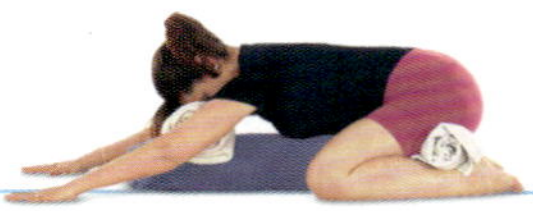
3 脸朝下的英雄式（212页）

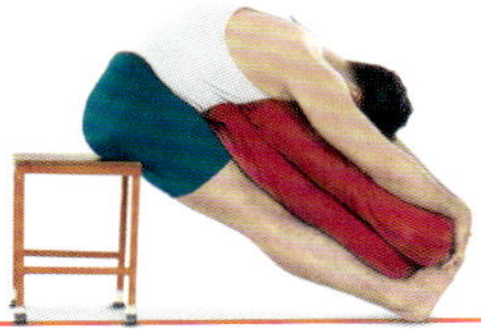

27 脸朝下加强背部伸展式（209页）

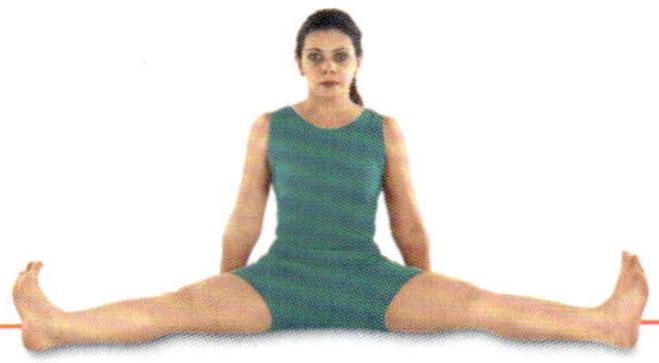

28 坐角式（205页）

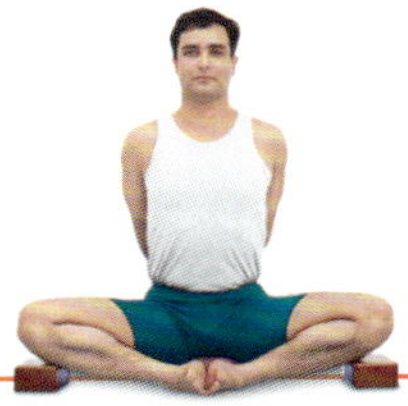

29 束角式（200页）

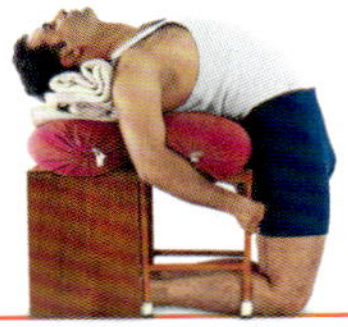

33 骆驼式（232页）

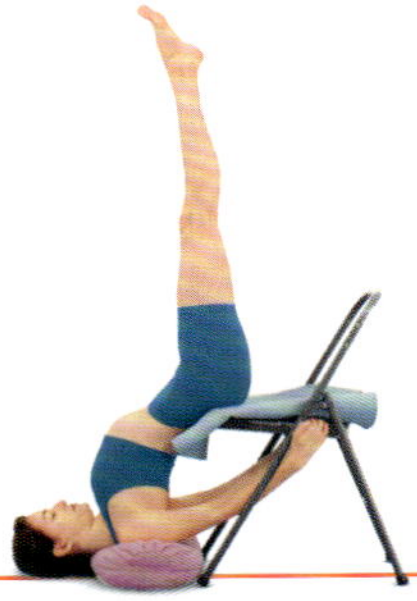

34 肩倒立（222页）

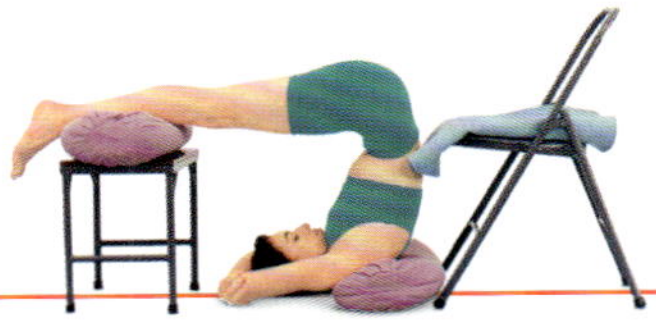

35 犁式（224页）

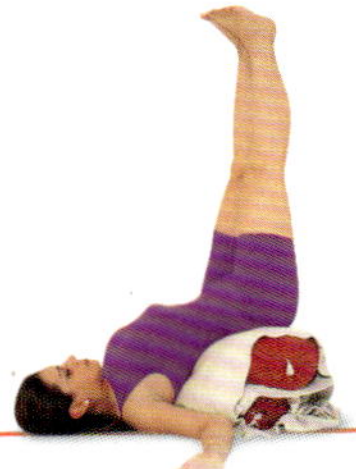

39 倒剪式（226页）

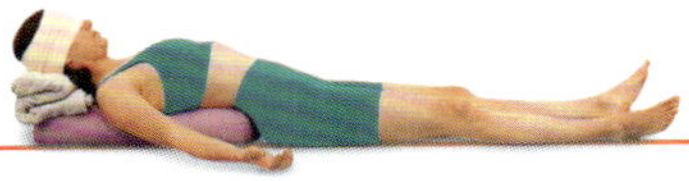

40 挺尸式（240页）

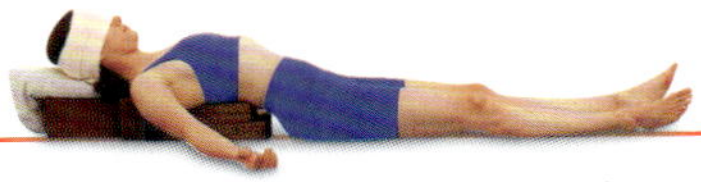

41 乌加依呼吸控制法（246页）

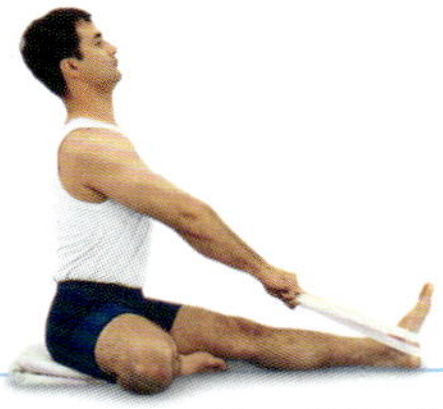

4 脸朝上单腿伸展式（199页）

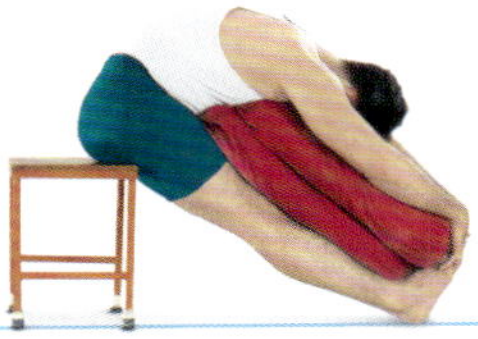

5 脸朝下加强背部伸展式（209页）

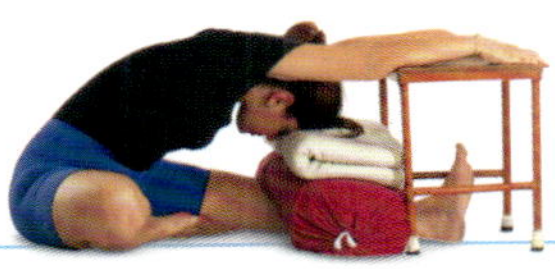

6 单腿头碰膝式（210页）

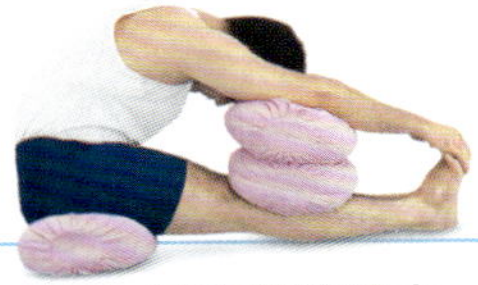

7 加强背部伸展式（207页）

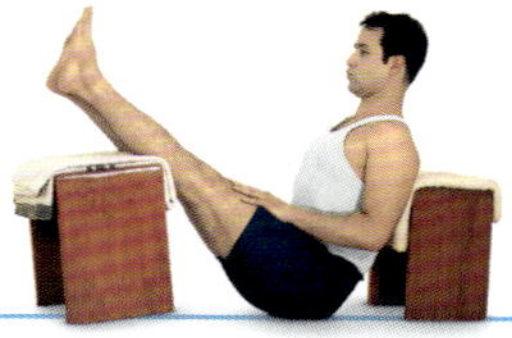

8 完全船式（202页）

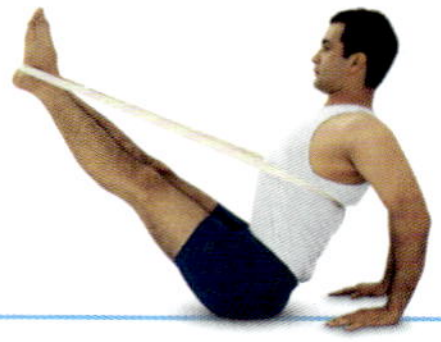

9 完全船式（204页）

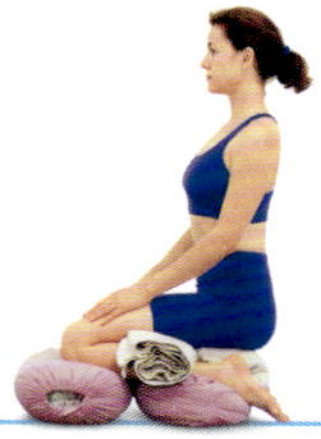

10 英雄式（198页）

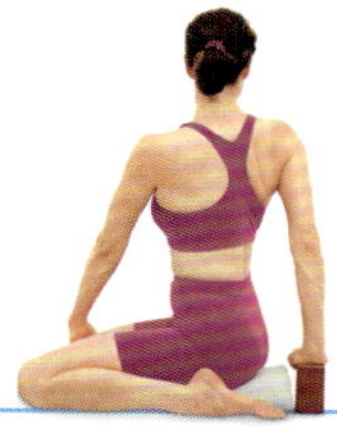

11 英雄坐侧扭转式（220页）

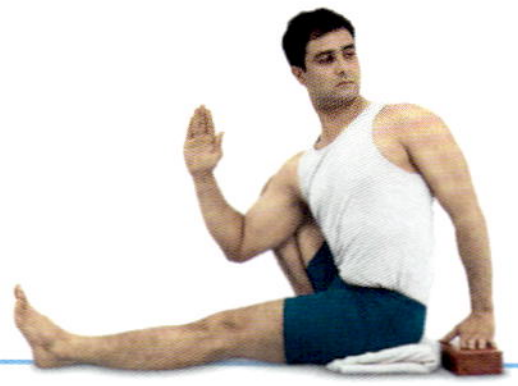

16 玛里琪扭转式（217页）

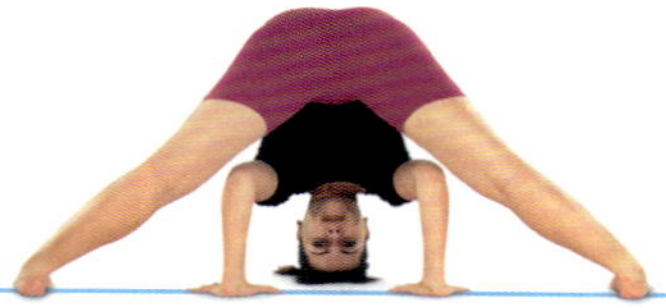

17 双角式（192页）

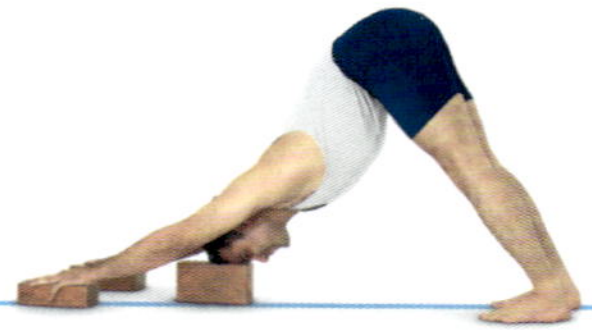

18 下犬式（194页）

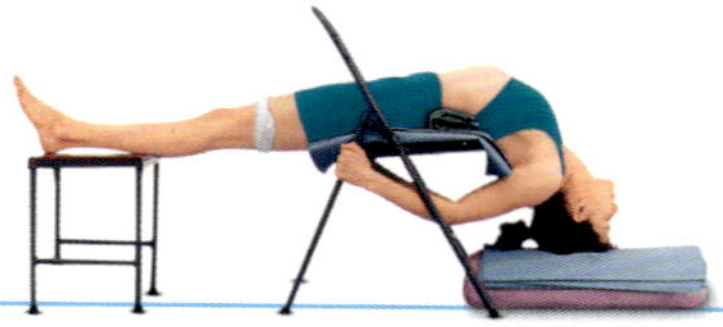

23 倒手杖式（231页）

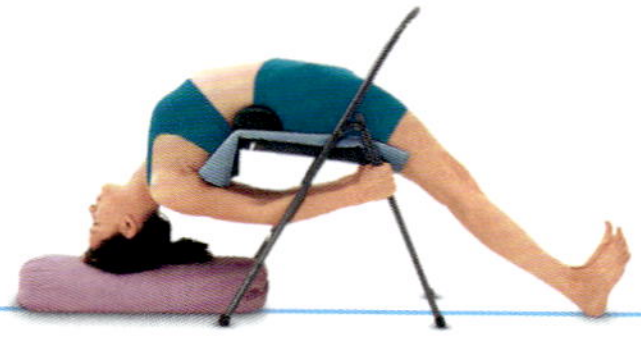

24 倒手杖式（231页）

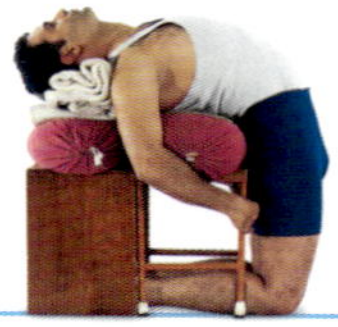

25 骆驼式（232页）

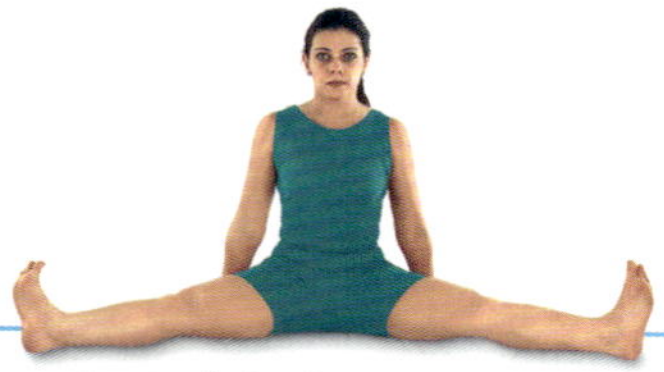

29 坐角式（205页）

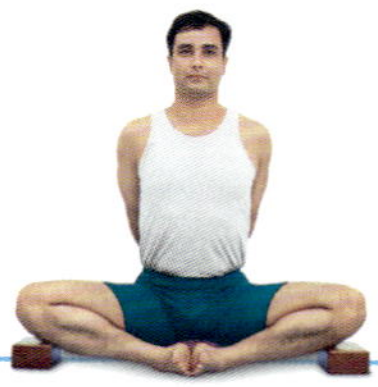

30 束角式（200页）

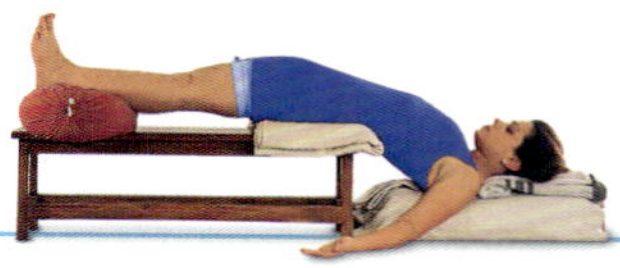

31 桥式（229页）

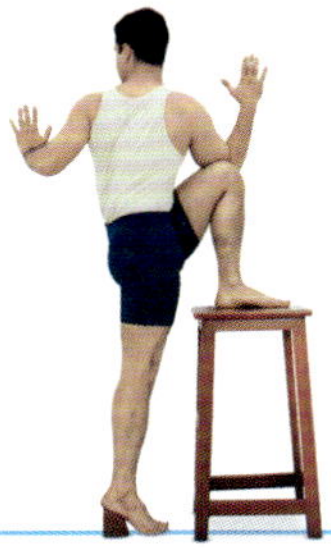

12 加强玛里琪扭转式（218页）

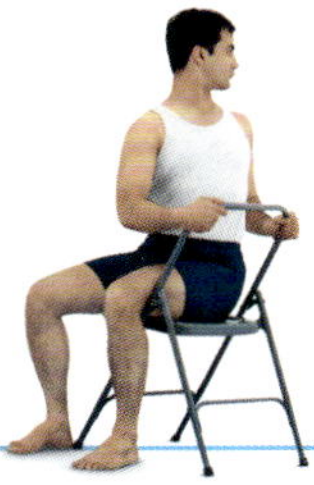

13 巴拉瓦伽扭转式（215页）

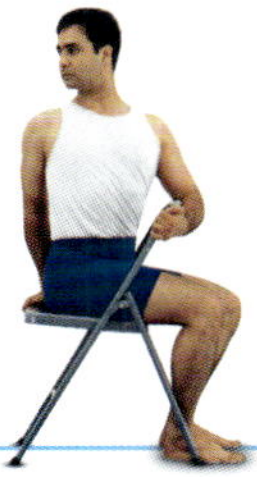

14 巴拉瓦伽扭转式（215页）

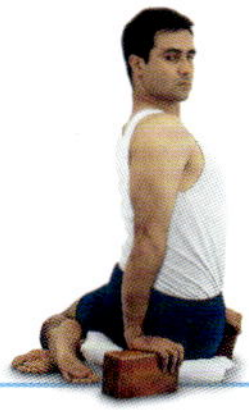

15 巴拉瓦伽扭转式（216页）

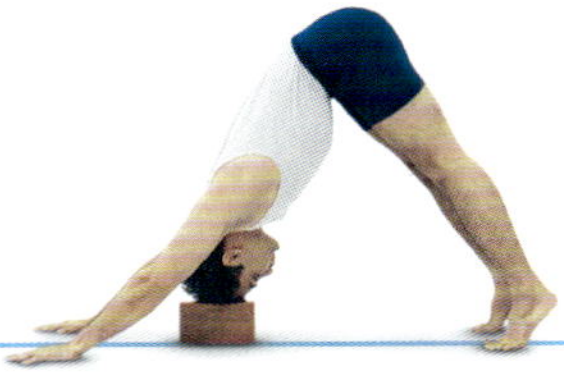

19 下犬式（196页）

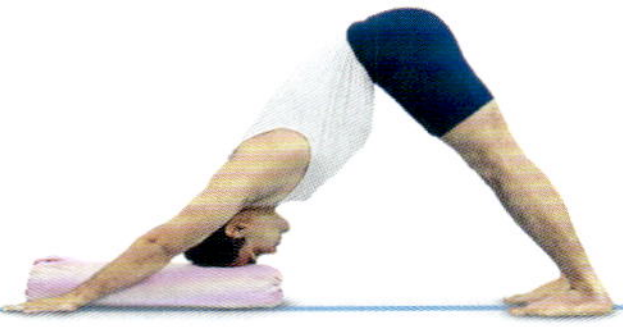

20 下犬式（196页）

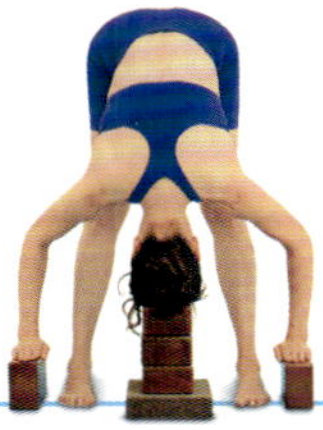

21 站立前曲式（189页）

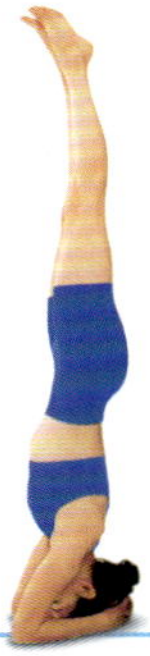

22 头倒立（130页）

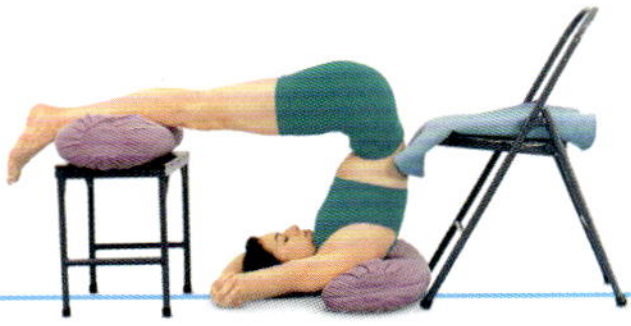

26 犁式（224页）

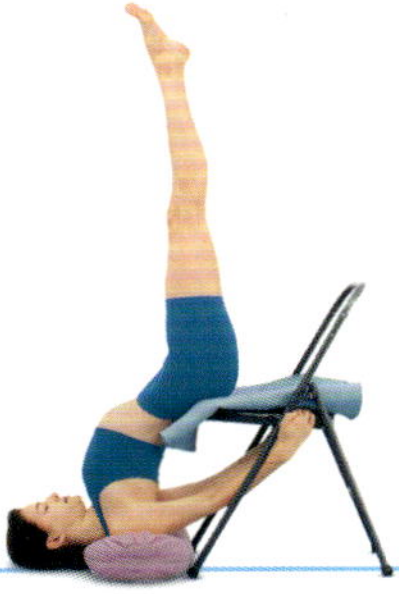

27 肩倒立（222页）

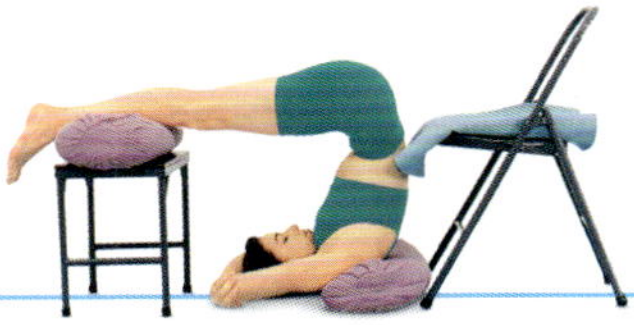

28 犁式（224页）

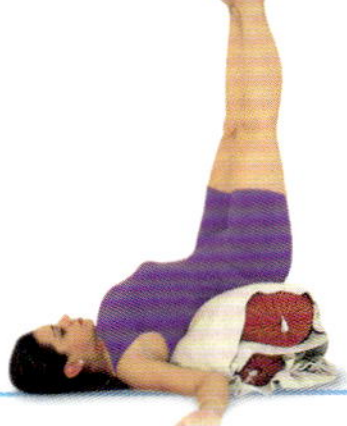

32 倒剪式（226页）

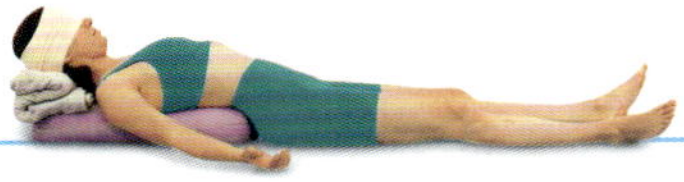

33 挺尸式（240页）

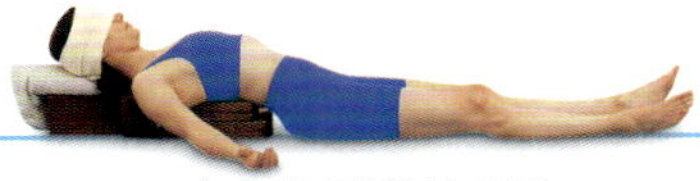

34 乌加依呼吸控制法（246页）

免疫系统

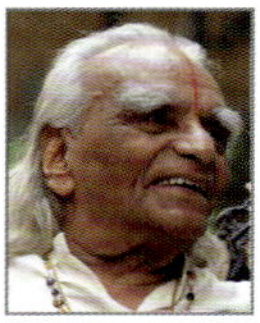

免疫系统是身体的防御机制，它使我们免遭疾病的侵害。其主要部分就是血液——一种由血浆和红、白血球而构成的液体，正是白血球阻止了微生物侵入血液。机体有两种免疫类型：先天性免疫和获得性免疫。瑜伽能够同时强化这两种免疫。有规律地习练这些推荐的体式有助于应对影响免疫力的各种疾病。

免疫功能低下

在这种情况下，身体的免疫力受损，由此将带来一系列多种多样的疾病。其表现包括体重下降，易受感染，容易疲劳，动辄发烧以及罹患一些恶性疾病。

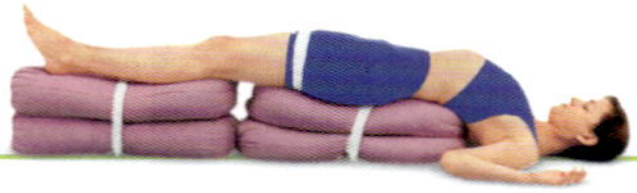

1 桥式（229页）

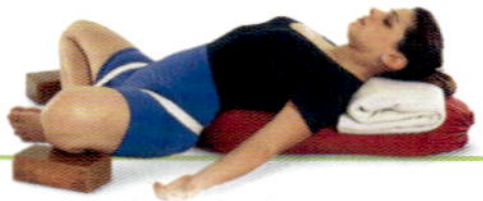

2 仰卧束角式（236页）

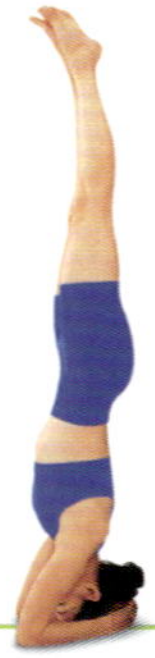

6 头倒立（130页）

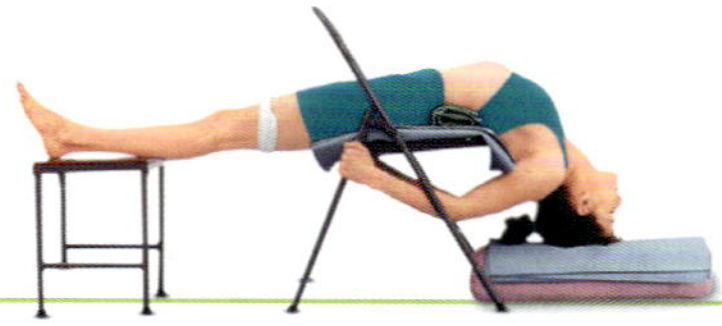

7 倒手杖式（231页）

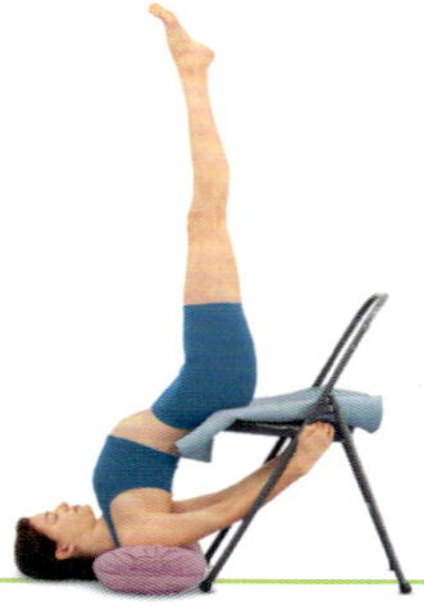

8 肩倒立（222页）

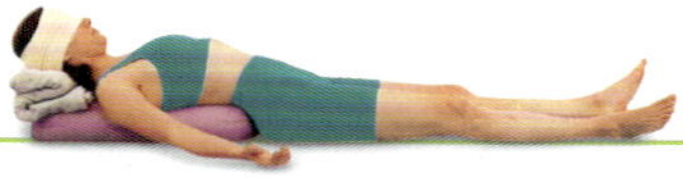

12 挺尸式（240页）

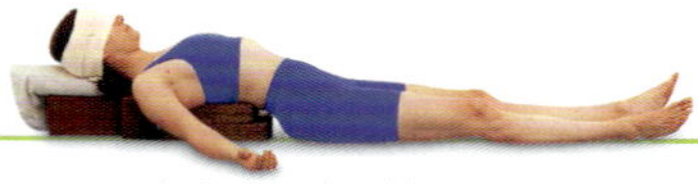

13 乌加依呼吸控制法（246页）

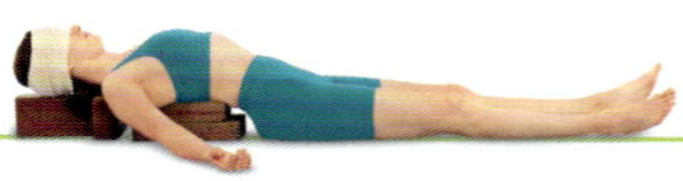

14 间断呼吸控制法（249页）

“身体应该匀称。匀称即瑜伽。”

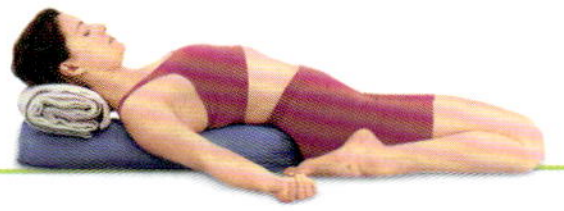
3 卧英雄式（238页）

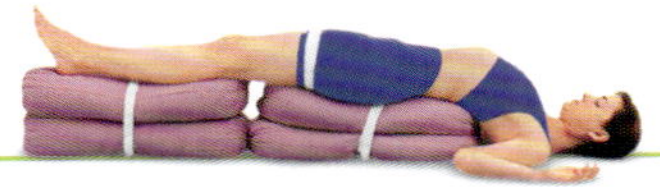
4 桥式（229页）

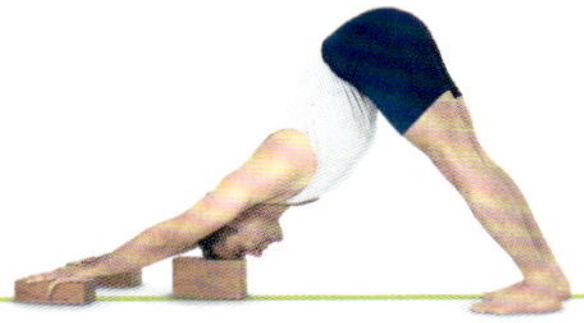
5 下犬式（194页）

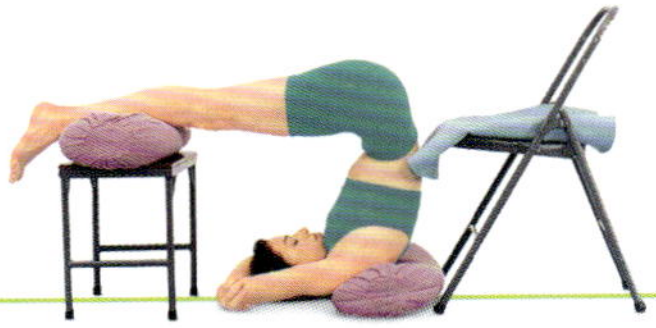
9 犁式（224页）

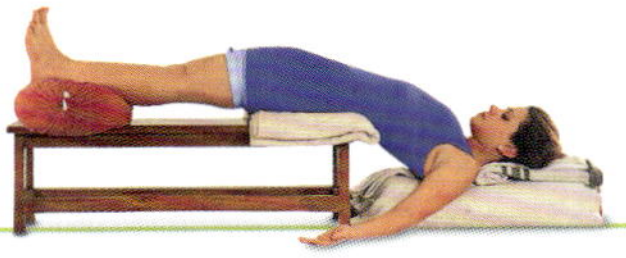
10 桥式（229页）

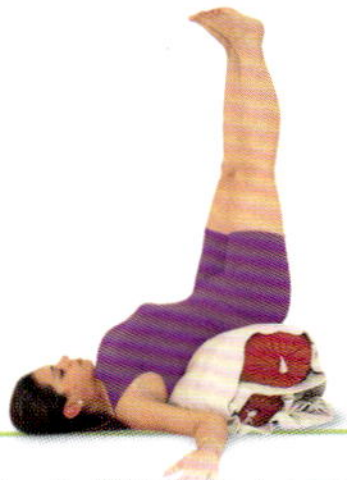
11 倒剪式（226页）

艾滋病

获得性免疫缺陷综合征（又称“艾滋病”，即AIDS）由人类免疫缺陷病毒（又称“HIV”病毒）侵犯免疫系统所引起，使得人体随时面临许多致命疾病的威胁。以下的体式流程对缓解此病的一些症状有所帮助。

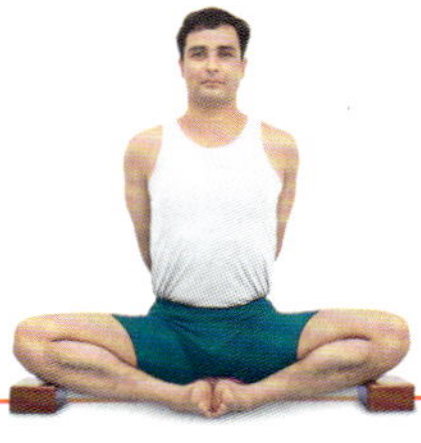
1 束角式（200页）

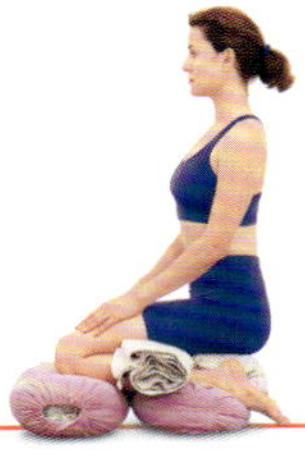
2 英雄式（198页）

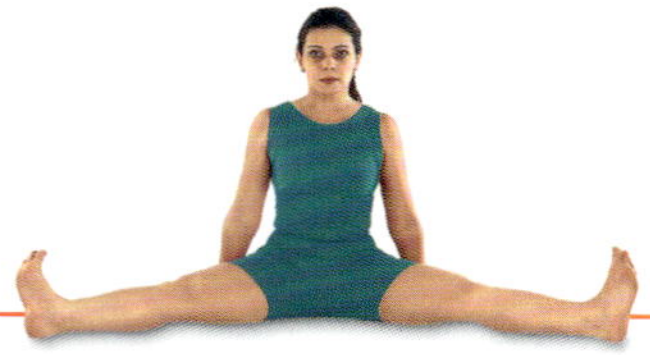

3 坐角式（205页）

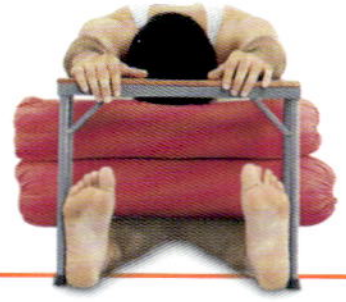

4 加强背部伸展式（208页）

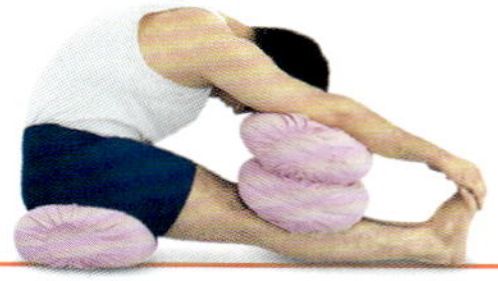

5 加强背部伸展式（207页）

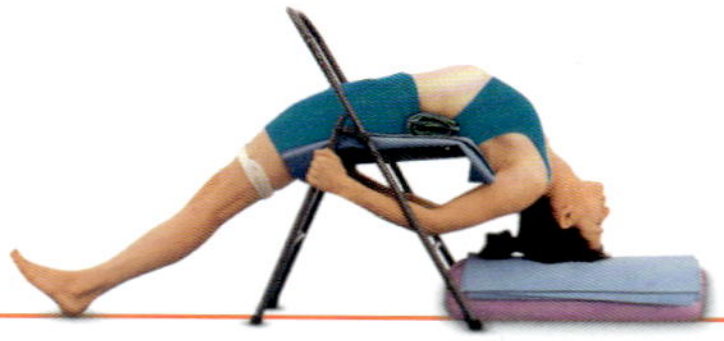

9 倒手杖式（230页）

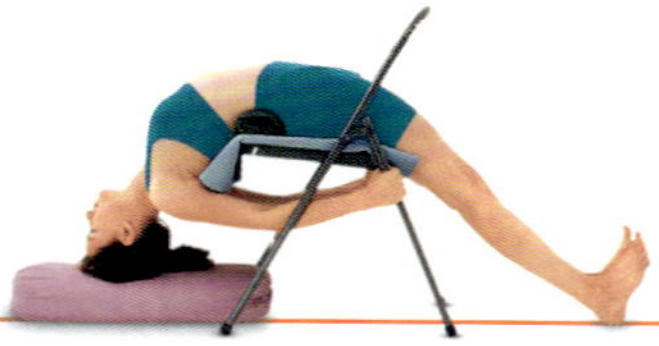

10 倒手杖式（231页）

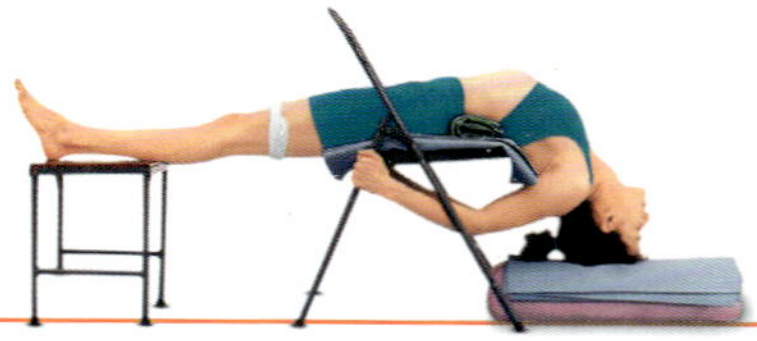

11 倒手杖式（231页）

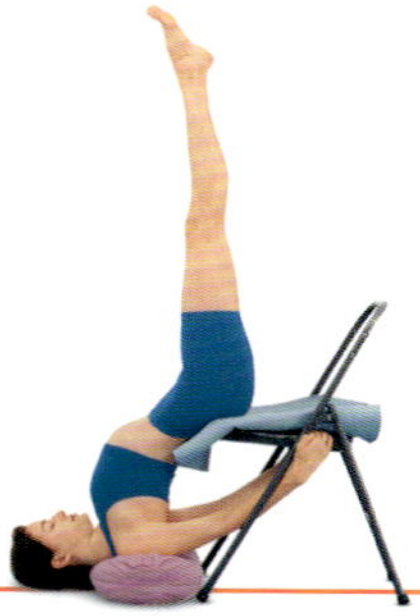

15 肩倒立（222页）

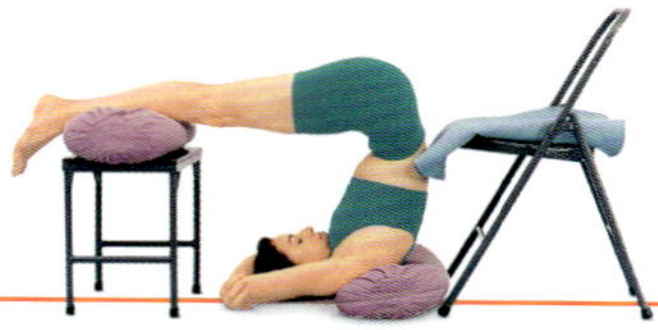

16 犁式（224页）

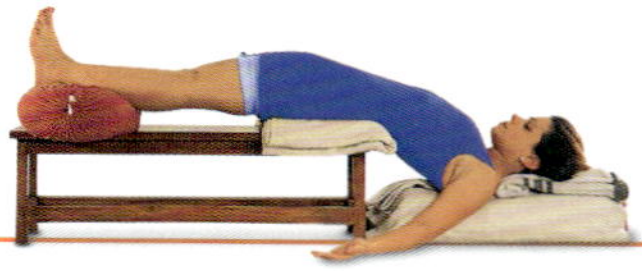

17 桥式（229页）

“瑜伽为我们所有人服务。以民族或文化来界定瑜伽，是对宇宙意识的否定。”

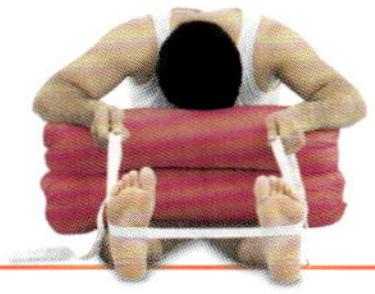
6 加强背部伸展式（208页）

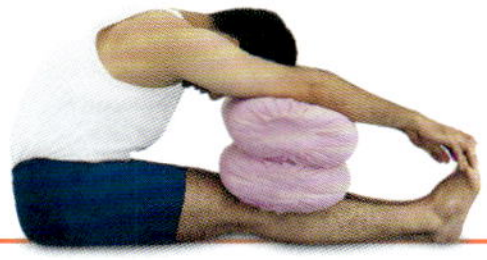
7 加强背部伸展式（206页）

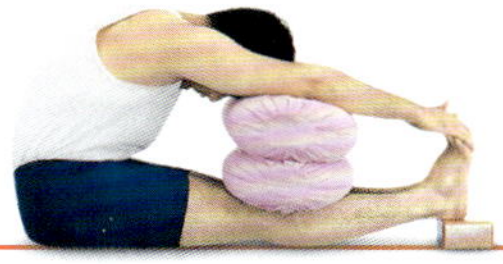
8 加强背部伸展式（207页）

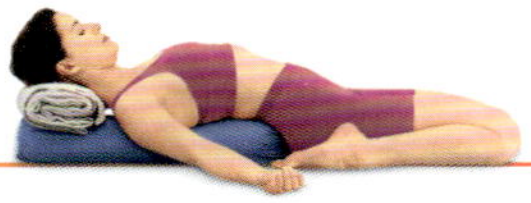
12 卧英雄式（238页）

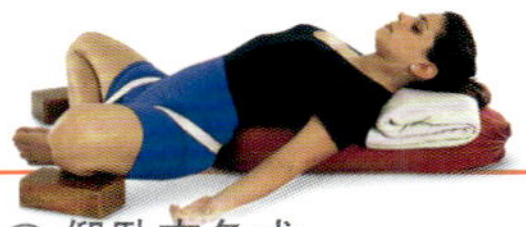
13 仰卧束角式（236页）

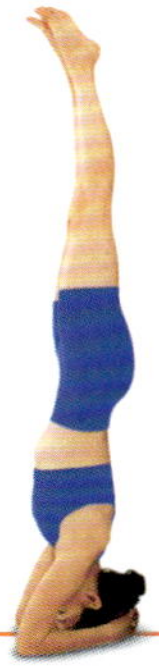
14 头倒立（130页）

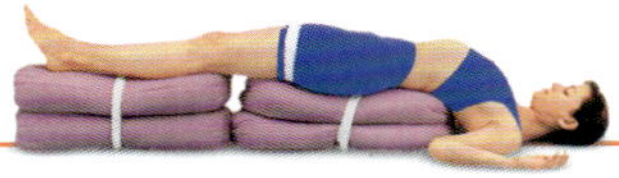
18 桥式（229页）

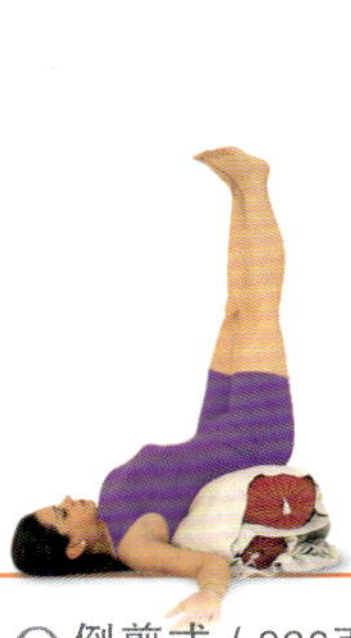
19 倒剪式（226页）

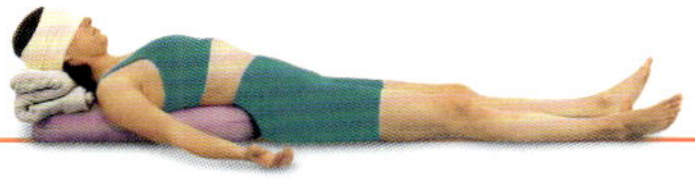
20 挺尸式（240页）

肌肉、骨骼和关节

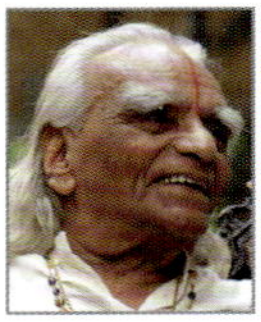

人的躯体是由骨骼和肌肉组成的。构成人体骨架的骨骼通过关节彼此相连，关节则由强壮的韧带和肌肉来固定位置。肌肉通过收缩或放松来移动与其相连的骨骼。肌肉功能的进一步完善就意味着身体更健美、更强壮。习练瑜伽强健骨骼，改善肌肉的协调性，并且提供了一种非侵入性手段来治疗有损肌肉和骨骼的疾病。

身体极度疲劳

在严重压力之下过度使用体力会导致这种状态，其特征为体力衰竭以及不愿意尽己所能。如果不能及时通过休息来缓解，不能及时消除压力因素，那么就有可能会进一步发展成为慢性疲劳综合征。

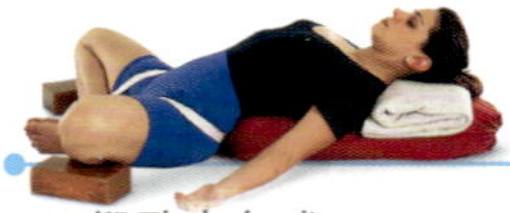

1 仰卧束角式（236页）

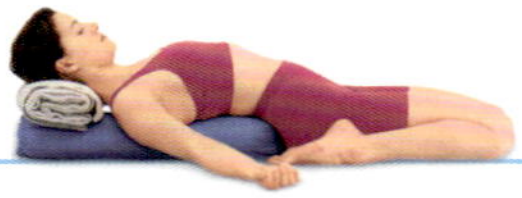

2 卧英雄式（238页）

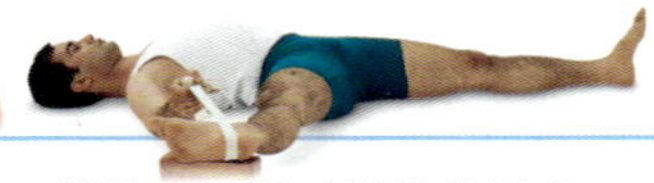

3 仰卧手抓脚趾腿部伸展式（235页）

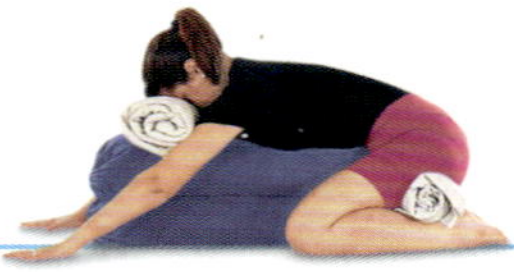

8 脸朝下的英雄式（213页）

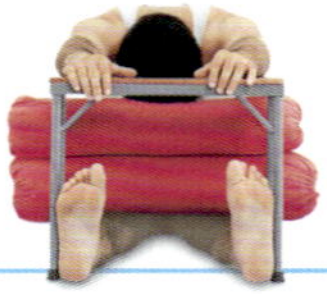

9 加强背部伸展式（208页）

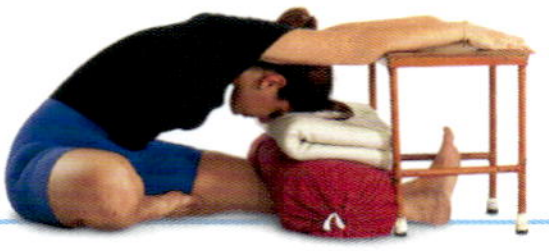

10 单腿头碰膝式（210页）

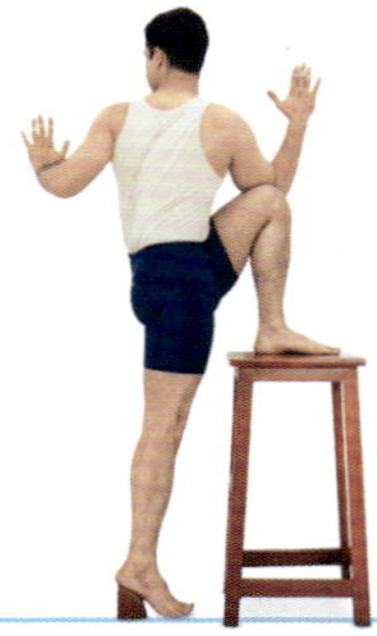

11 加强玛里琪扭转式（218页）

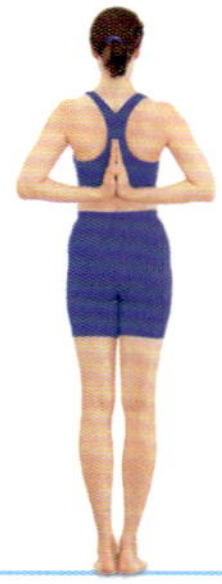

16 双手背后合十的山式（182页）

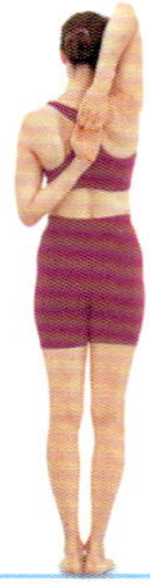

17 双手相扣成牛面式的山式（183页）

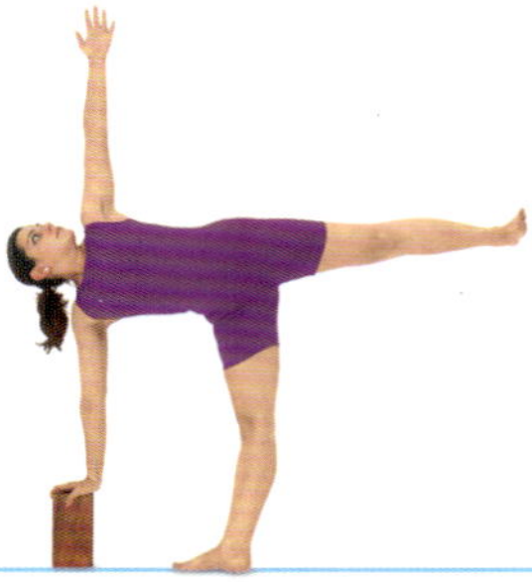

18 半月式（188页）

“真正自律下的自由，才是真正的自由。”

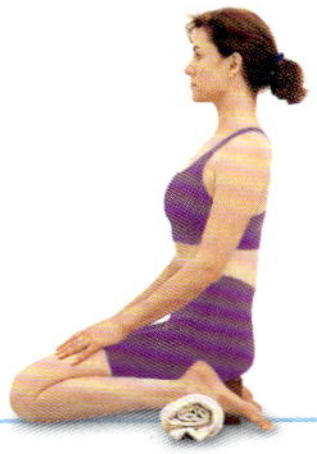
4 英雄式（198页）

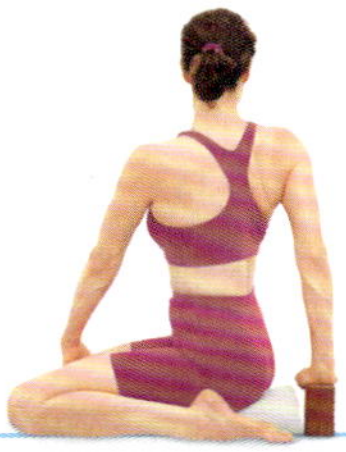
5 英雄坐侧扭转式（220页）

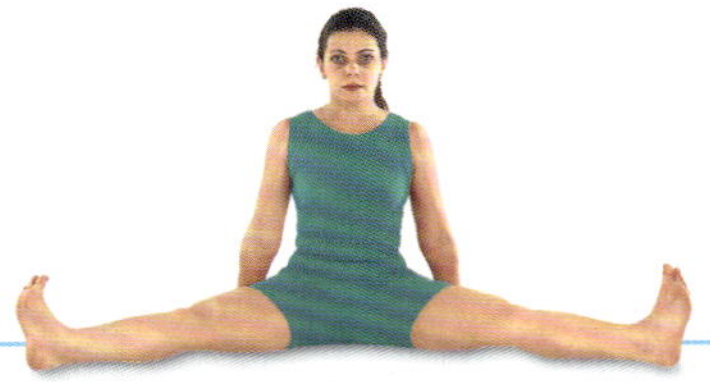
6 坐角式（205页）

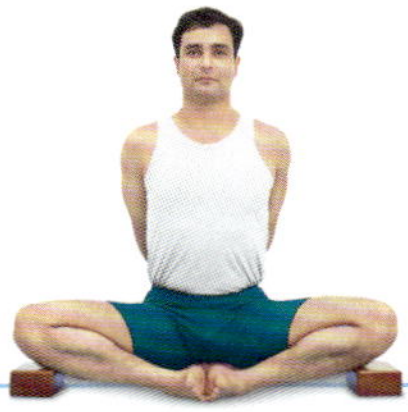
7 束角式（200页）

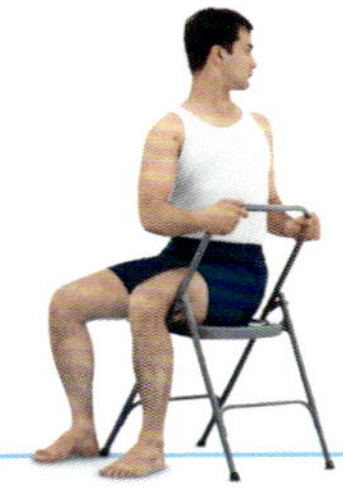
12 巴拉瓦伽扭转式（215页）

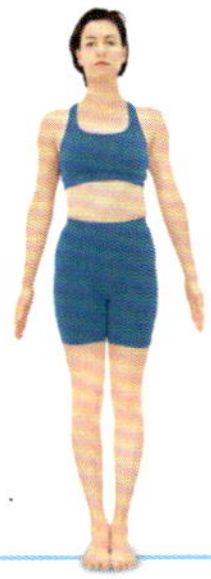
13 稳固的山式（178页）

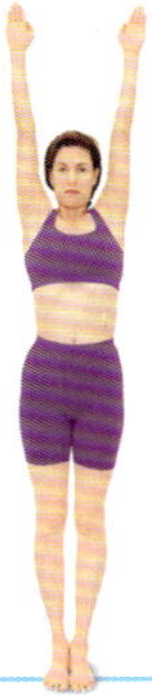
14 双臂向上伸展的山式（179页）

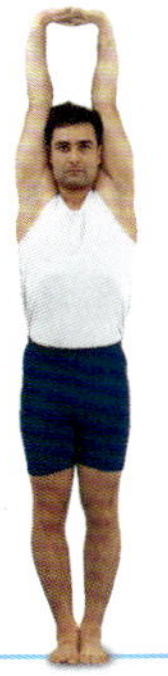
15 十指相交的山式（180页）

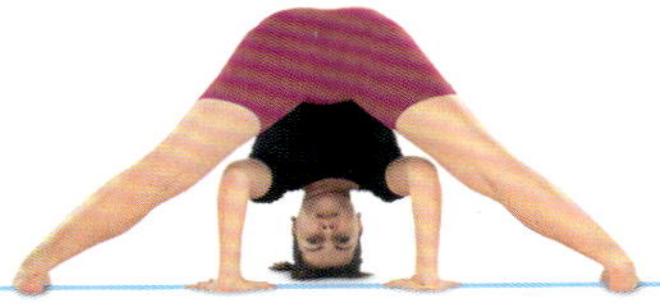
19 双角式（192页）

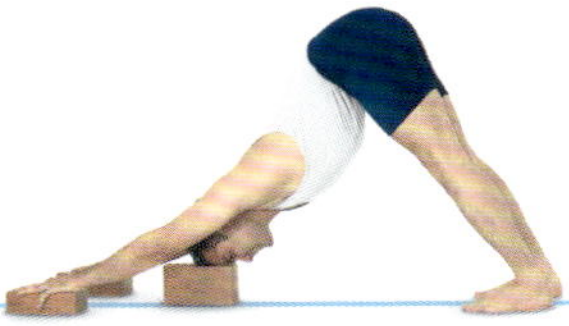
20 下犬式（194页）

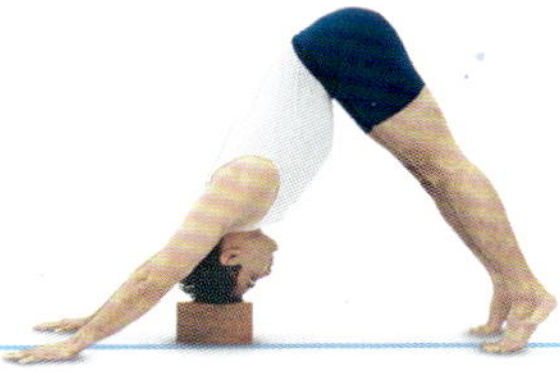
21 下犬式（196页）

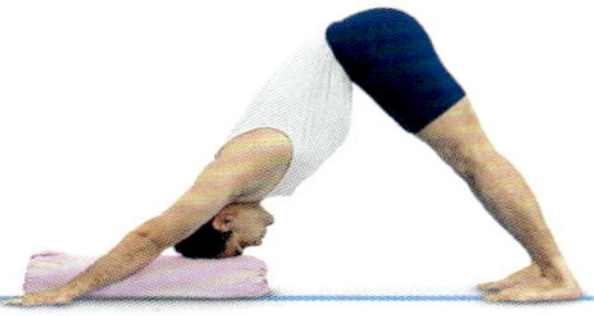

22 下犬式（196页）

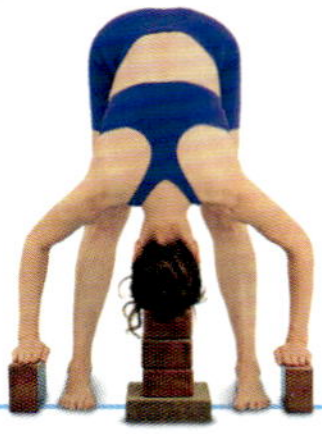

23 站立前曲式（189页）

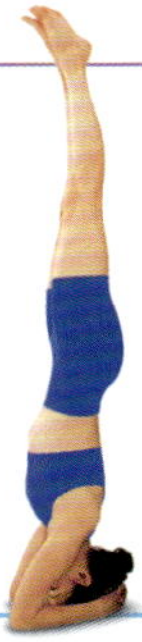

24 头倒立（130页）

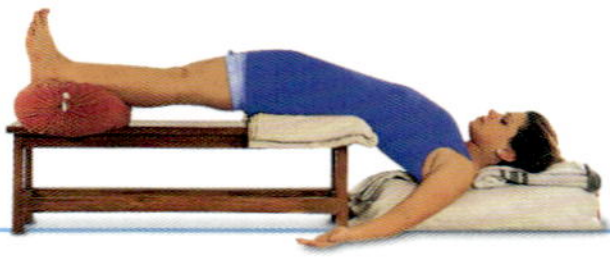

28 桥式（229页）

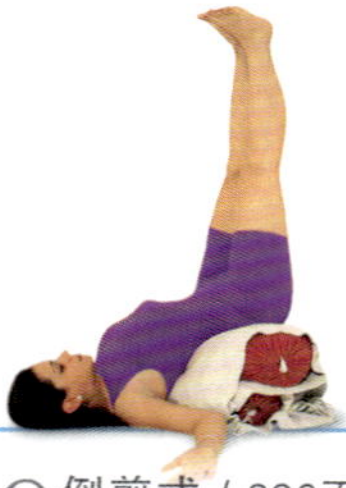

29 倒剪式（226页）

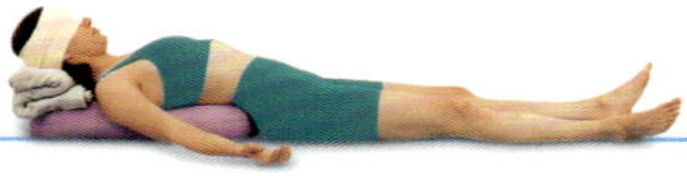

30 挺尸式（240页）

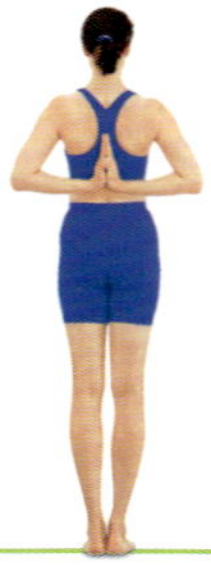

4 双手背后合十的山式（182页）

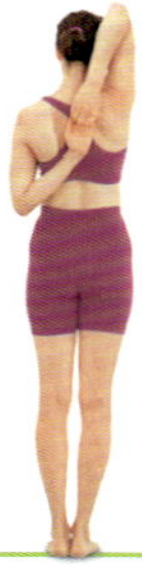

5 双手相扣成牛面式的山式（183页）

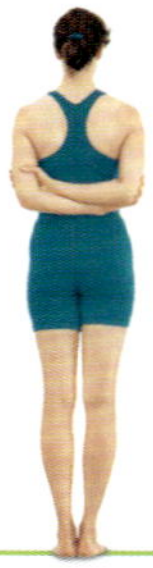

6 双臂背后相叠的山式（181页）

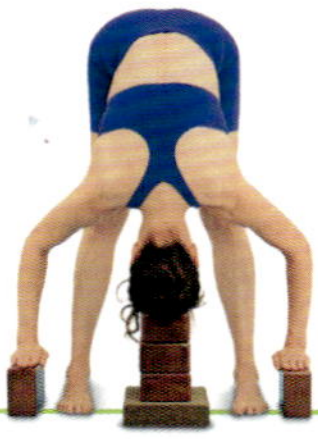

11 站立前曲式（189页）

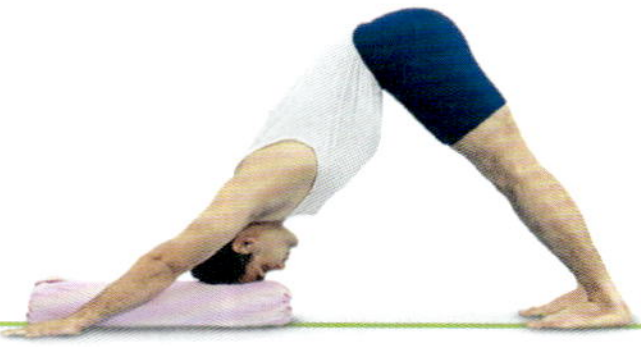

12 下犬式（196页）

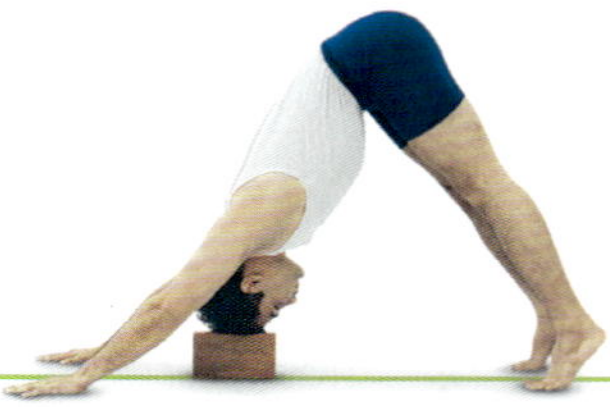

13 下犬式（196页）

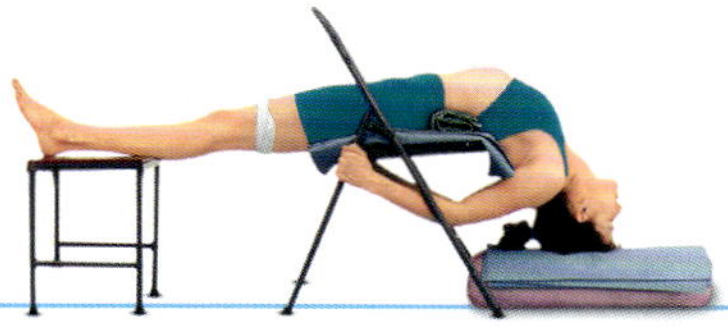

25 倒手杖式（231页）

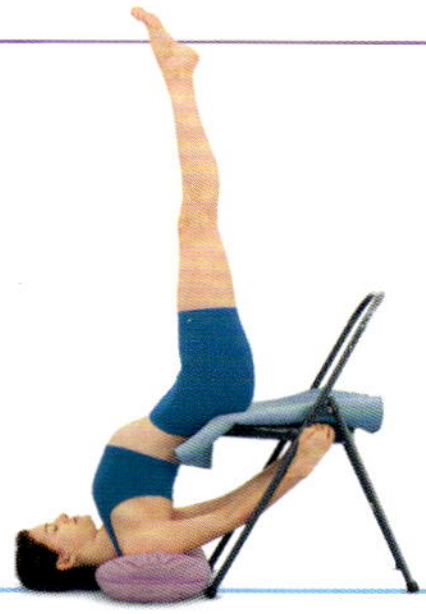

26 肩倒立（222页）

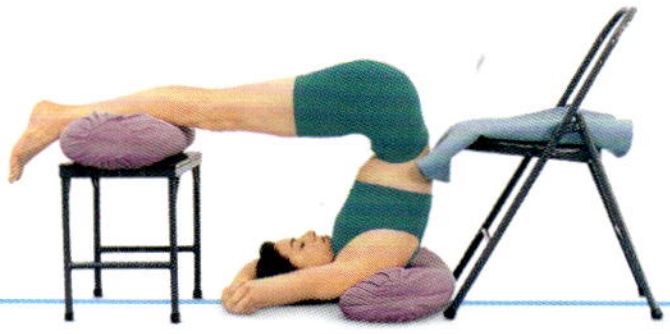

27 犁式（224页）

肌肉痉挛

当四肢或腹部的某块肌肉强烈地收缩而得不到放松时，就会出现肌肉痉挛。这通常是由于受热引起的。然而，胸部或手臂的肌肉痉挛则可能是由心脏病急性发作所引起的，应该立即寻求医疗帮助。

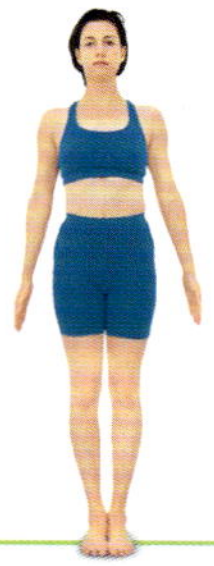

1 稳固的山式（178页）

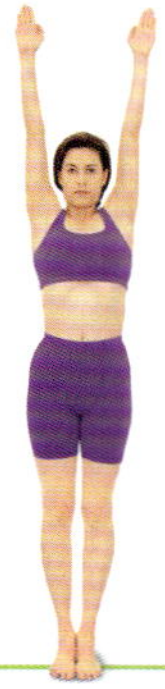

2 双臂向上伸展的山式（179页）

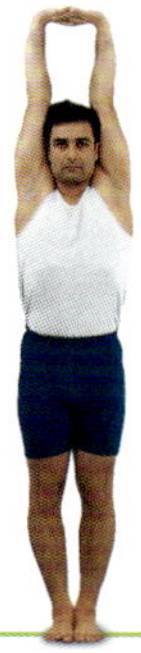

3 十指相交的山式（180页）

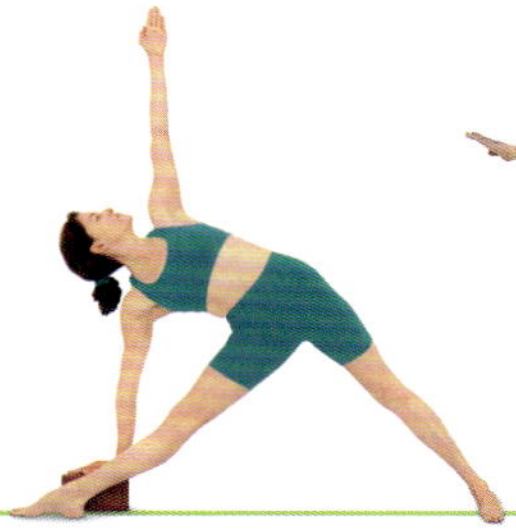

7 三角伸展式（184页）

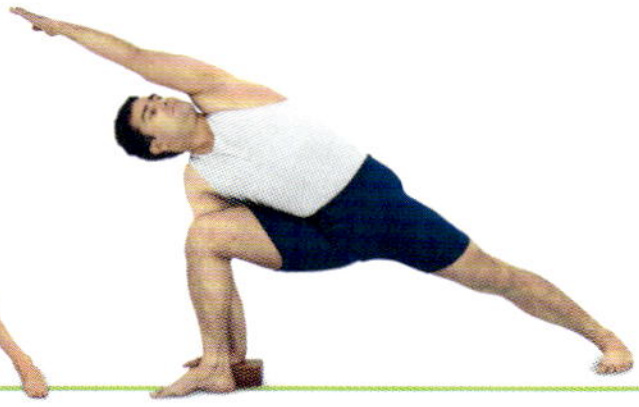

8 加强侧伸展式（186页）

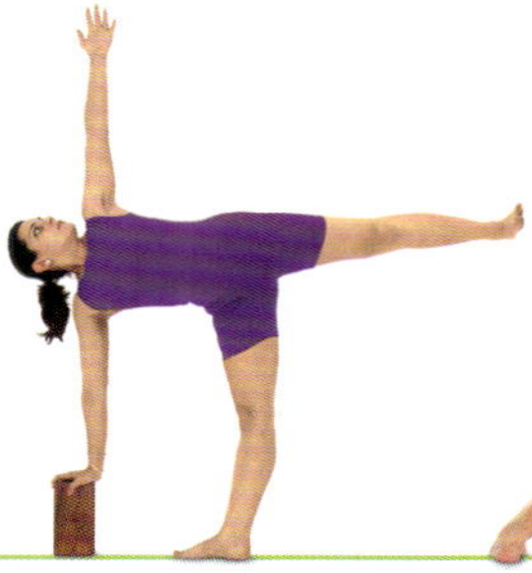

9 半月式（188页）

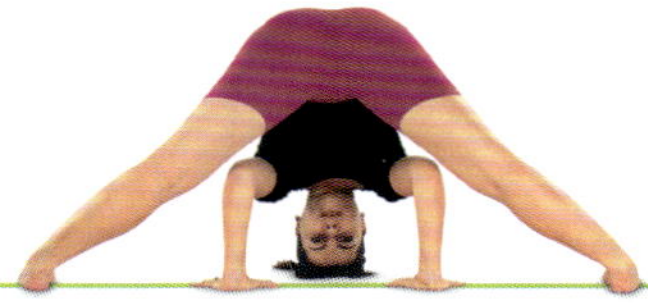

10 双角式（192页）

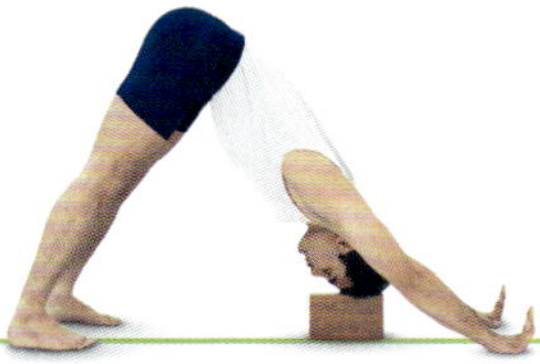

14 下犬式（195页）

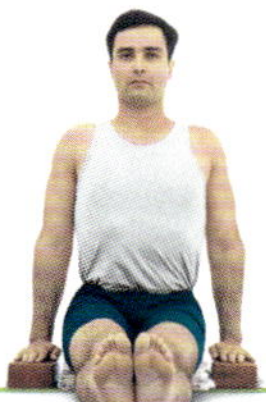

15 手杖式（197页）

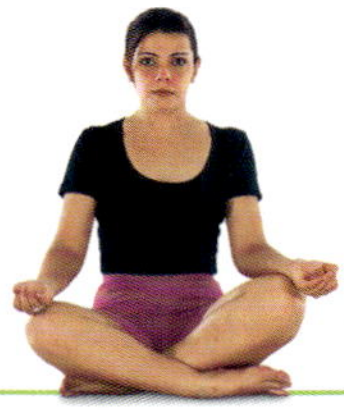

16 吉祥坐（201页）

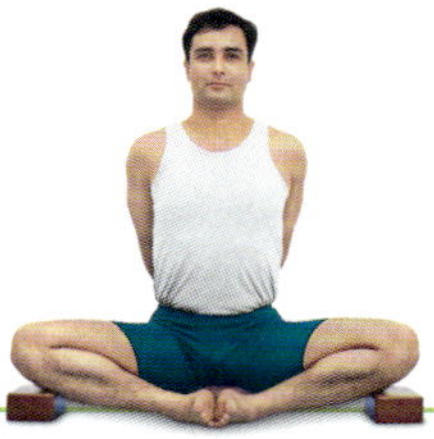

17 束角式（200页）

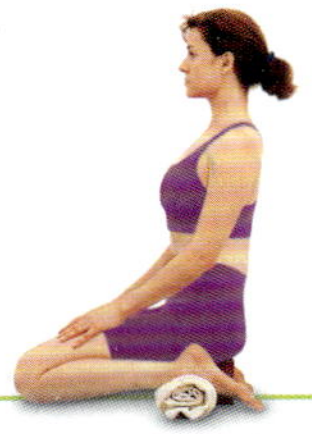

18 英雄式（198页）

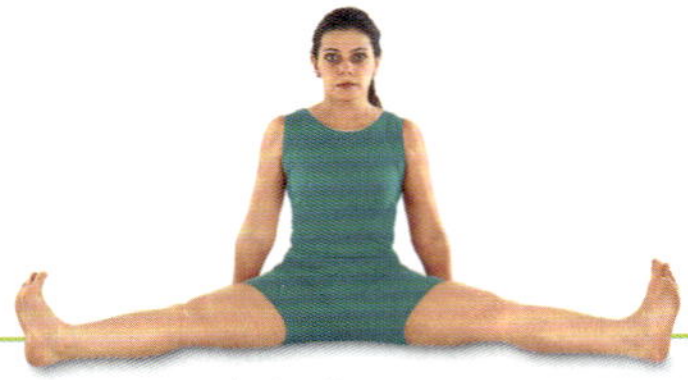

19 坐角式（205页）

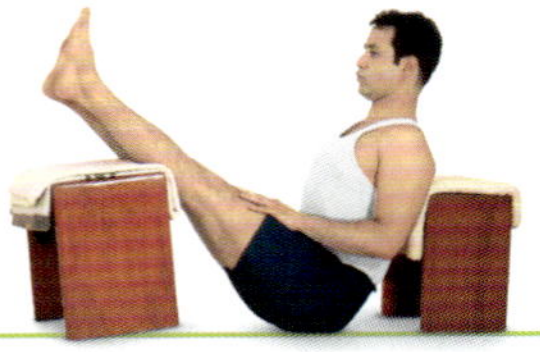

20 完全船式（202页）

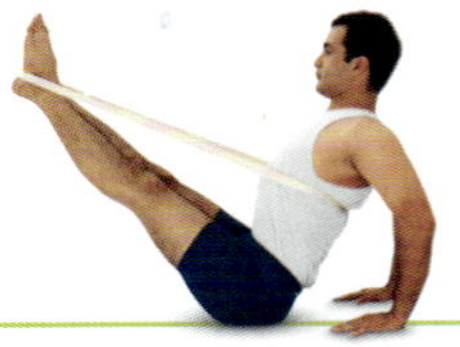

21 完全船式（204页）

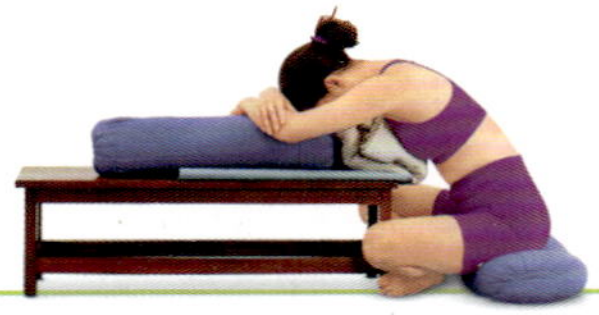

25 脸朝下盘腿式（214页）

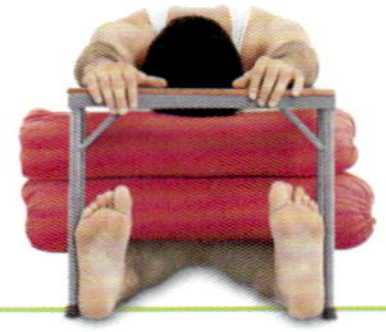

26 加强背部伸展式（208页）

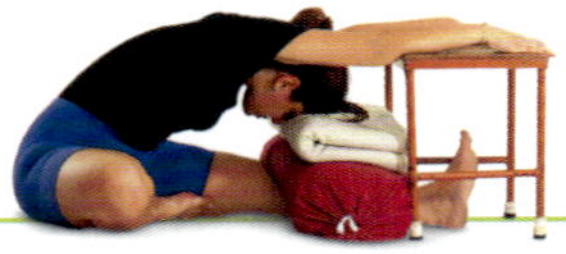

27 单腿头碰膝式（210页）

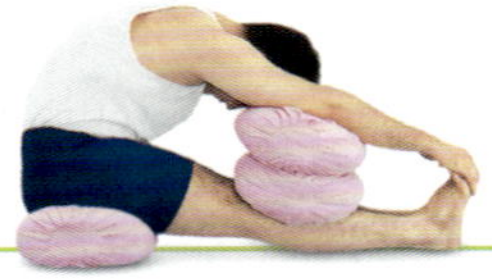

28 加强背部伸展式（207页）

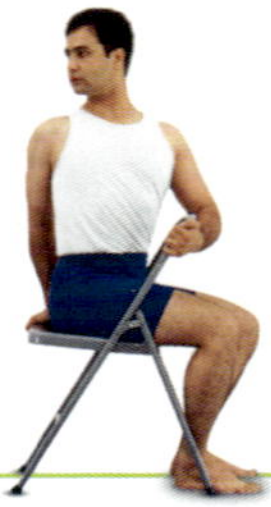

33 巴拉瓦伽扭转式（215页）

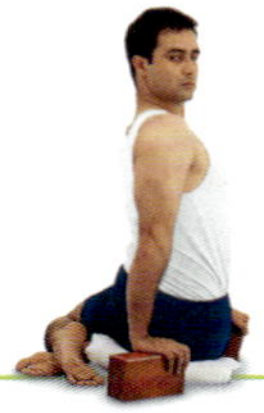

34 巴拉瓦伽扭转式（216页）

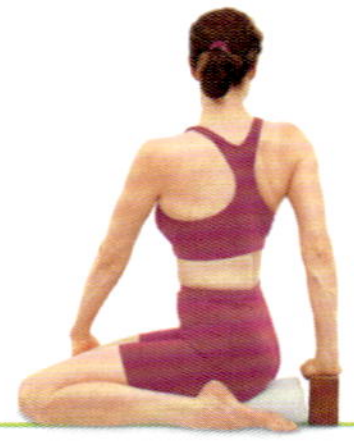

35 英雄坐侧扭转式（220页）

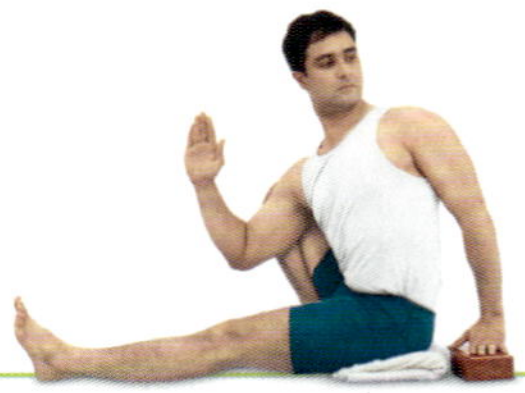

36 玛里琪扭转式（217页）

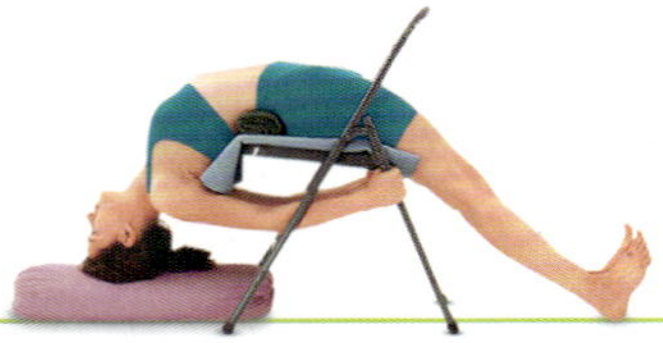

40 倒手杖式（231页）

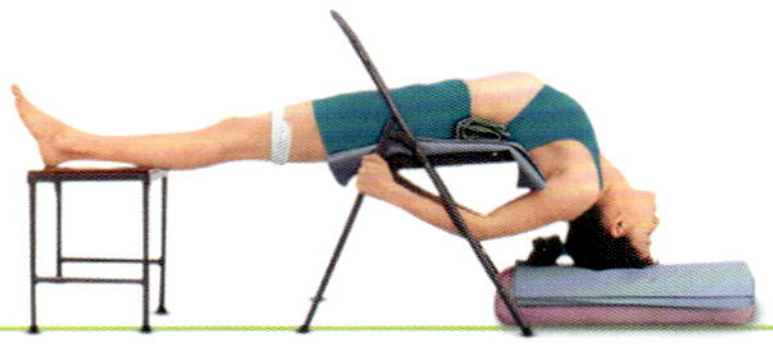

41 倒手杖式（231页）

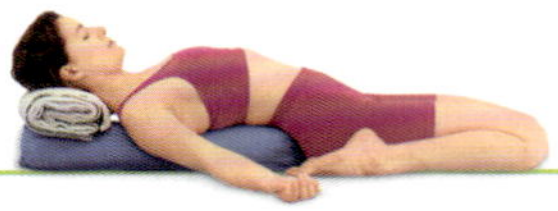

42 卧英雄式（238页）

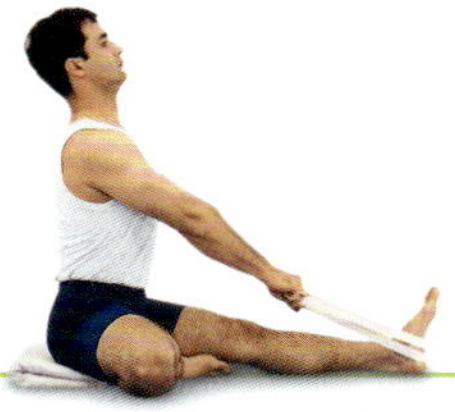

22 脸朝上单腿伸展式（199页）

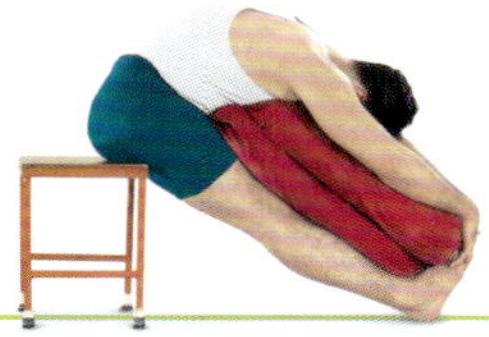

23 脸朝下加强背部伸展式（209页）

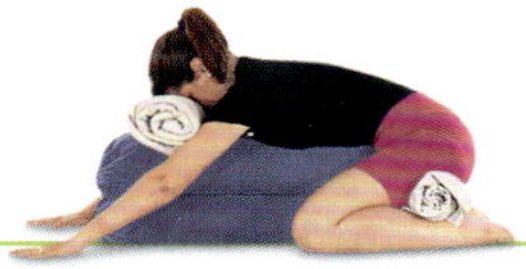

24 脸朝下的英雄式（213页）

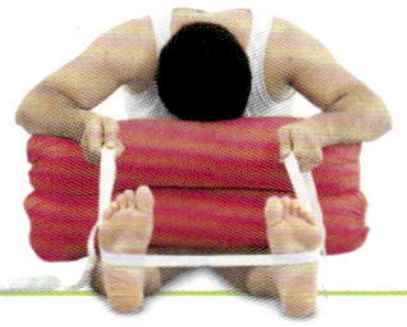

29 加强背部伸展式（208页）

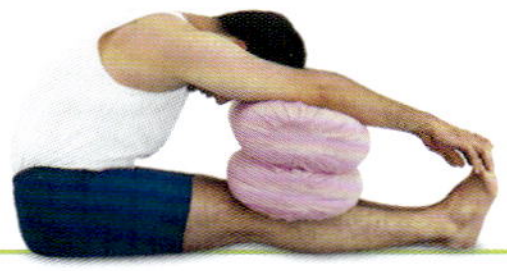

30 加强背部伸展式（206页）

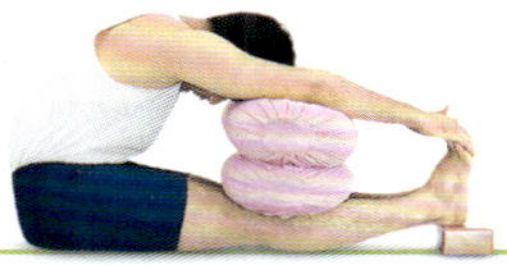

31 加强背部伸展式（207页）

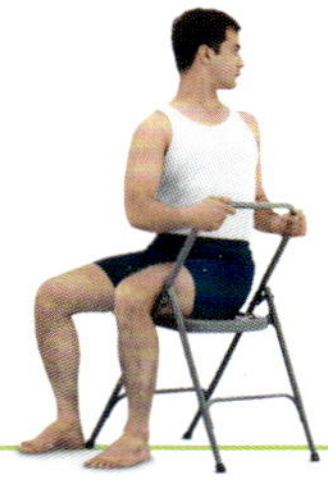

32 巴拉瓦伽扭转式（215页）

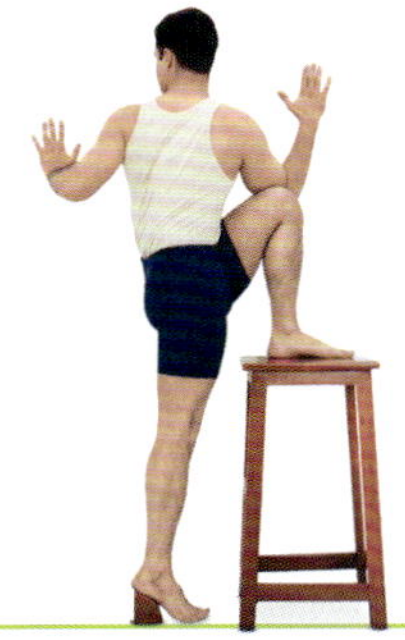

37 加强玛里琪扭转式（218页）

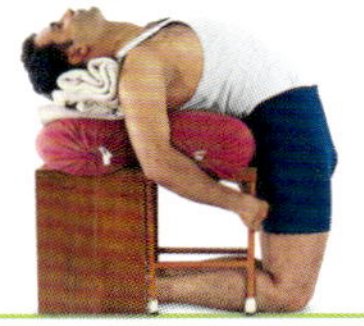

38 骆驼式（232页）

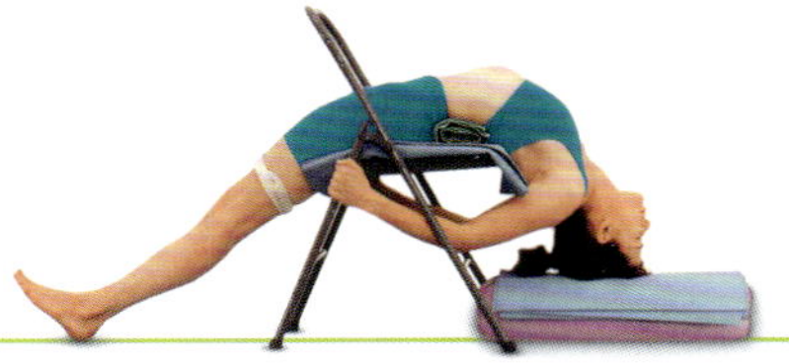

39 倒手杖式（230页）

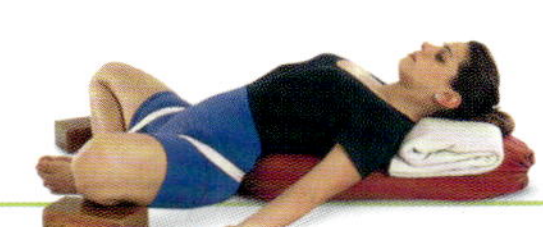

43 仰卧束角式（236页）

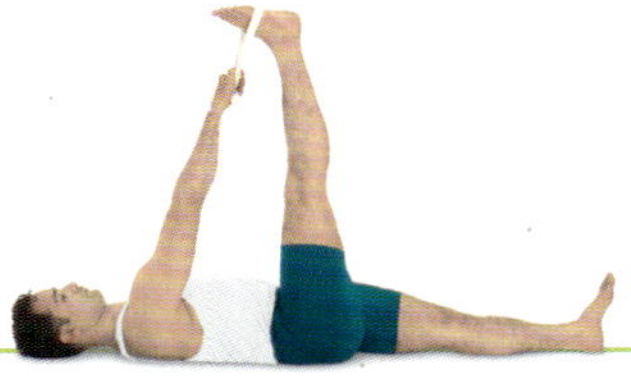

44 仰卧手抓脚趾腿部伸展式（234页）

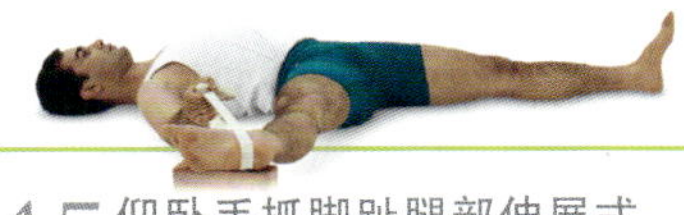

45 仰卧手抓脚趾腿部伸展式（235页）

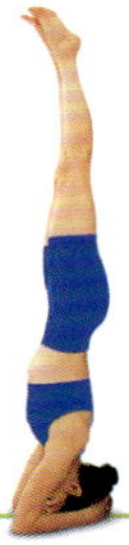

46 头倒立（130页）

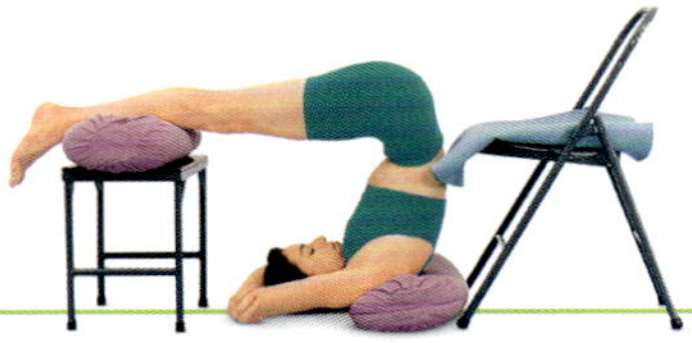

47 犁式（224页）

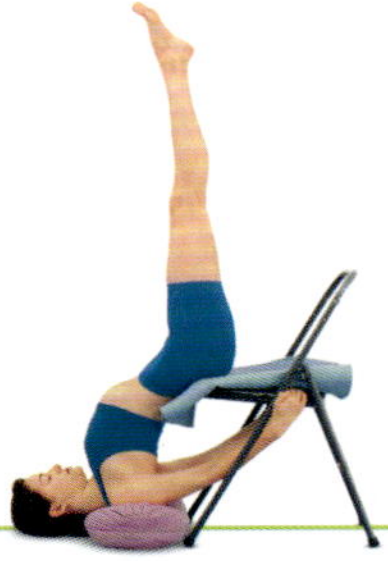

48 肩倒立（222页）

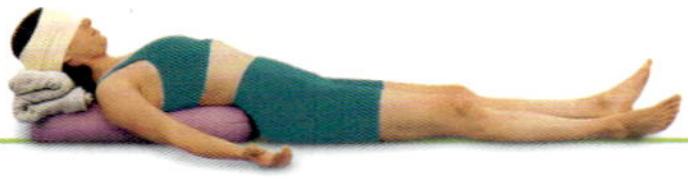

52 挺尸式（240页）

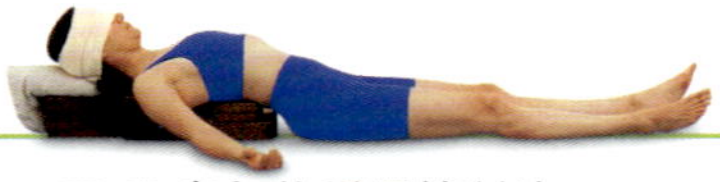

53 乌加依呼吸控制法（246页）

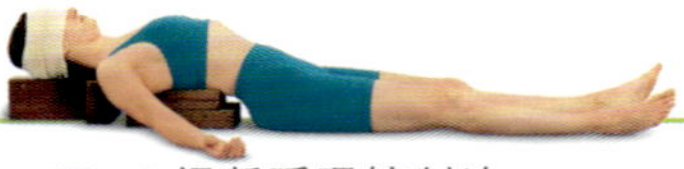

54 间断呼吸控制法（249页）

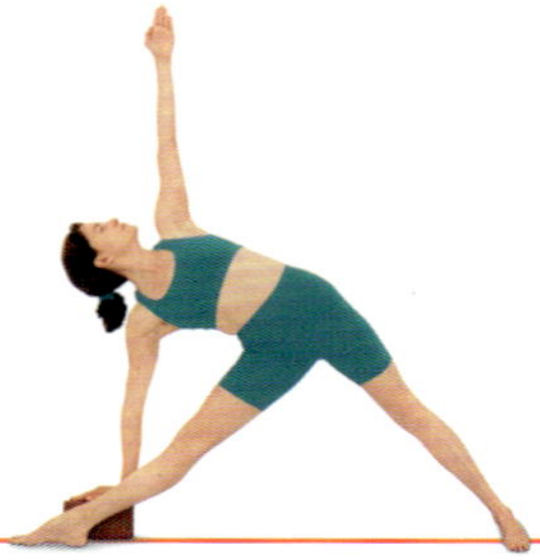

4 三角伸展式（184页）

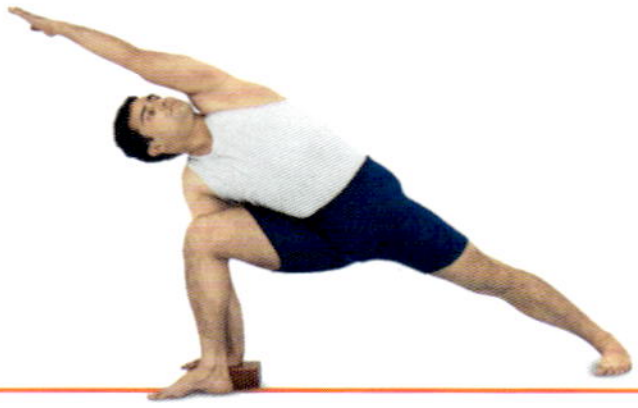

5 加强侧伸展式（186页）

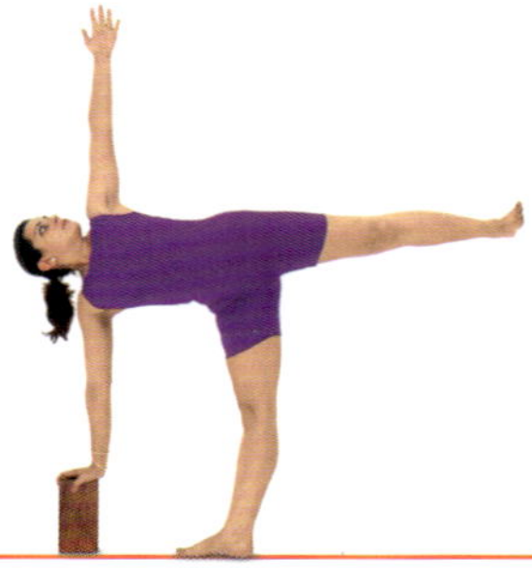

6 半月式（188页）

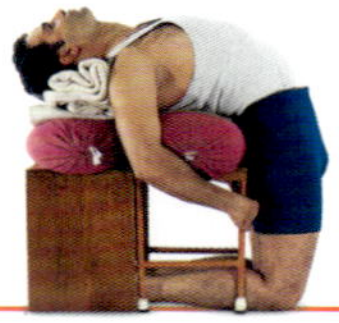

11 骆驼式（232页）

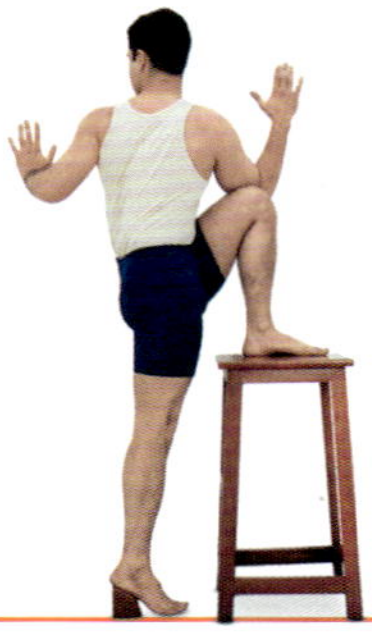

12 加强玛里琪扭转式（218页）

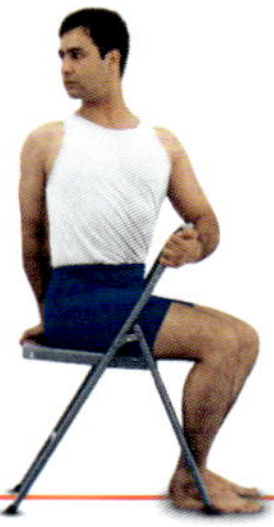

13 巴拉瓦伽扭转式（215页）

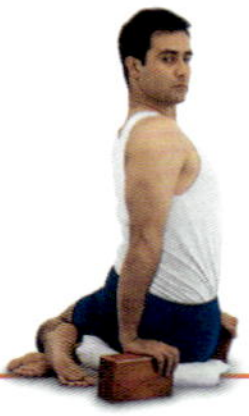

14 巴拉瓦伽扭转式（216页）

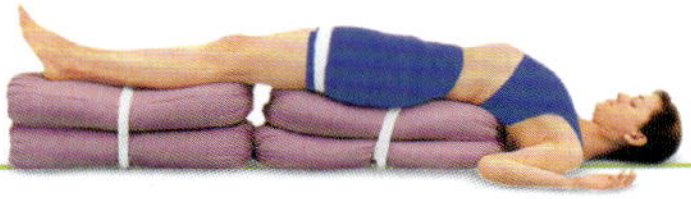

49 桥式（229页）

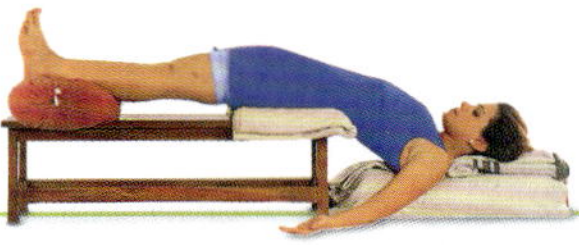

50 桥式（229页）

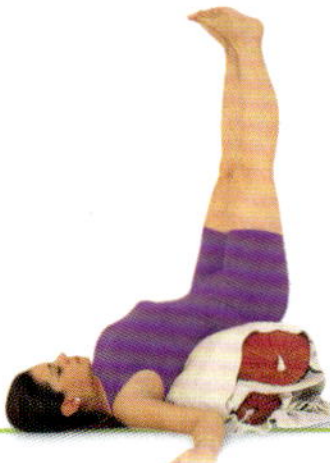

51 倒剪式（226页）

下背部疼痛

引起这一症状的常见原因不是下背部的韧带或肌肉僵硬，就是腹肌软弱无力。姿势不良以及缺乏锻炼都会导致背肌僵硬和肿胀，从而引发这个区域的疼痛。

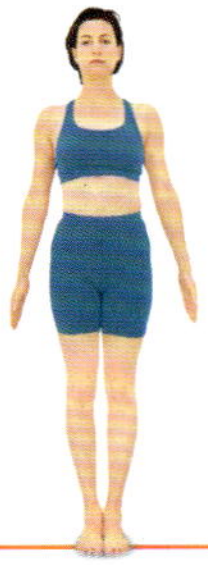

1 稳固的山式（178页）

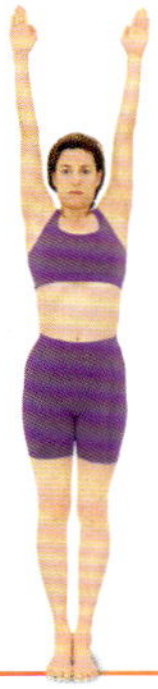

2 双臂向上伸展的山式（179页）

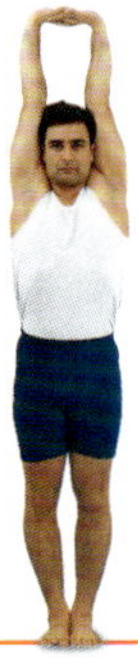

3 十指相交的山式（180页）

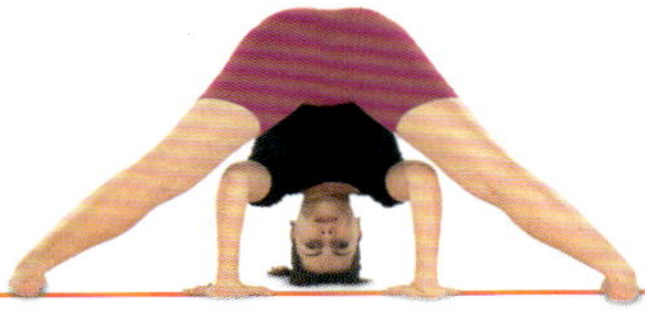

7 双角式（192页）

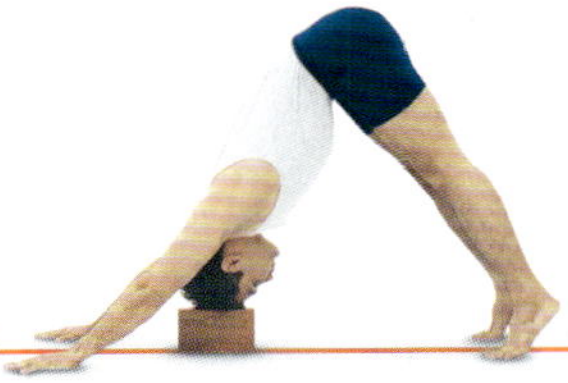

8 下犬式（196页）

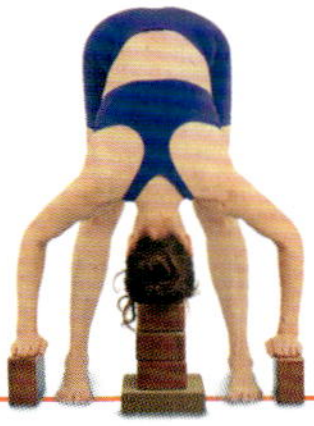

9 站立前曲式（189页）

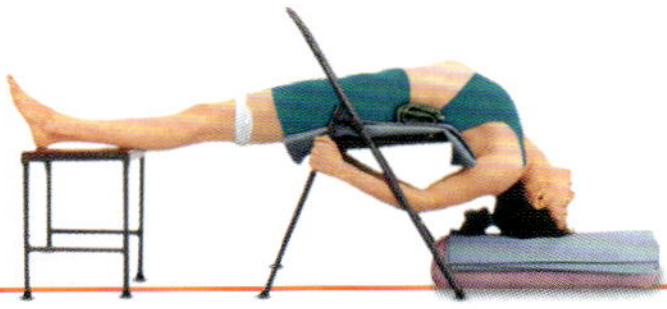

10 倒手杖式（231页）

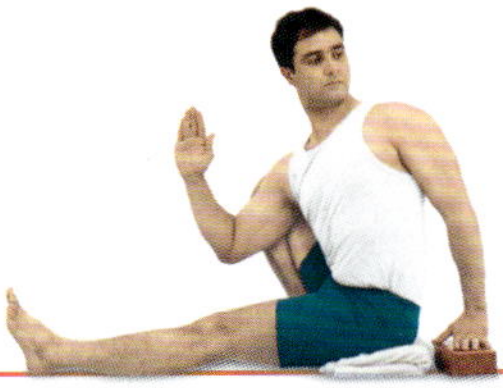

15 玛里琪扭转式（217页）

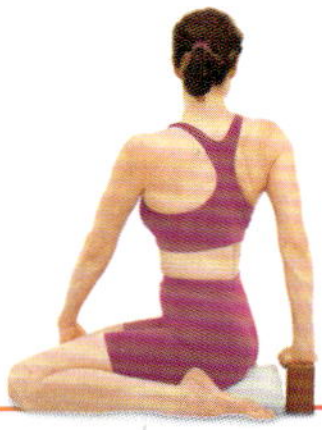

16 英雄坐侧扭转式（220页）

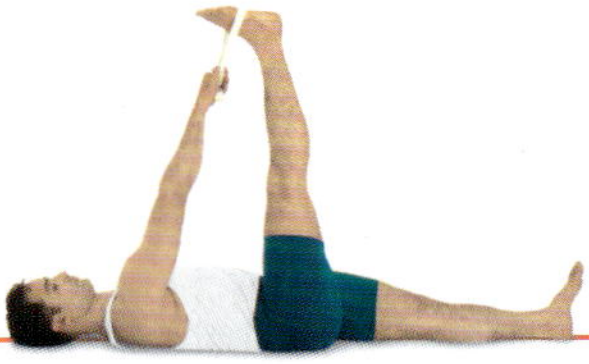

17 仰卧手抓脚趾腿部伸展式（234页）

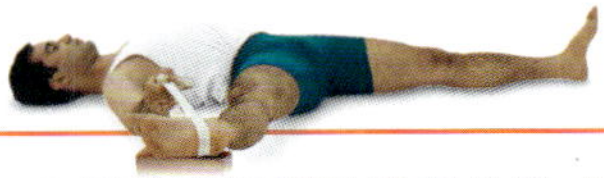

18 仰卧手抓脚趾腿部伸展式（235页）

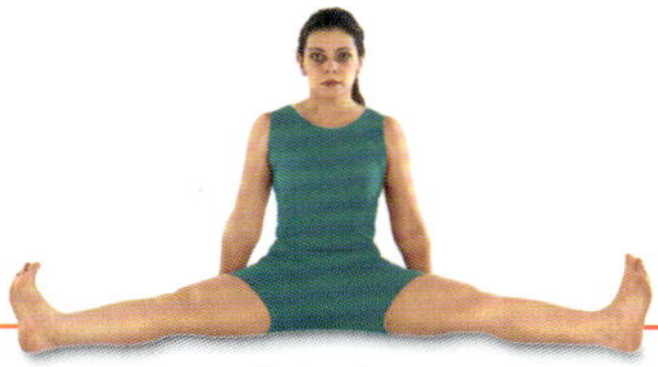

19 坐角式（205页）

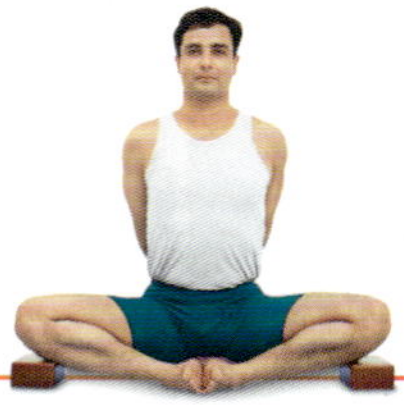

20 束角式（200页）

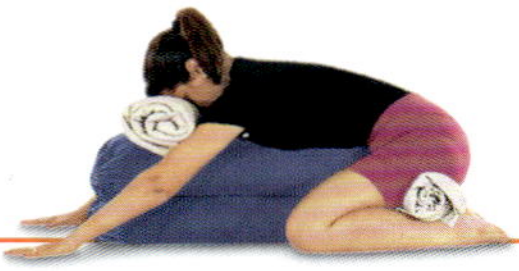

21 脸朝下的英雄式（213页）

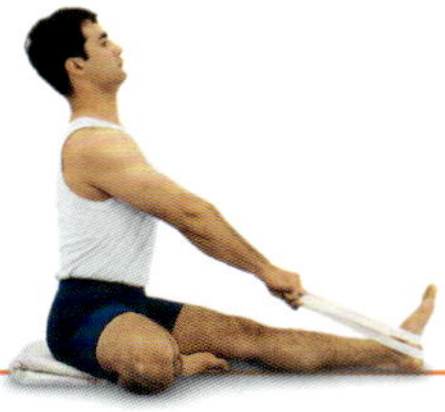

22 脸朝上单腿伸展式（199页）

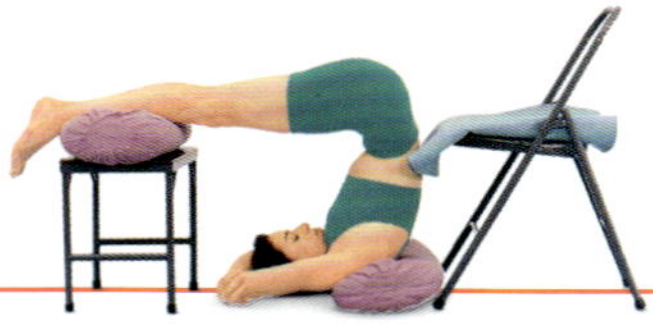

26 犁式（224页）

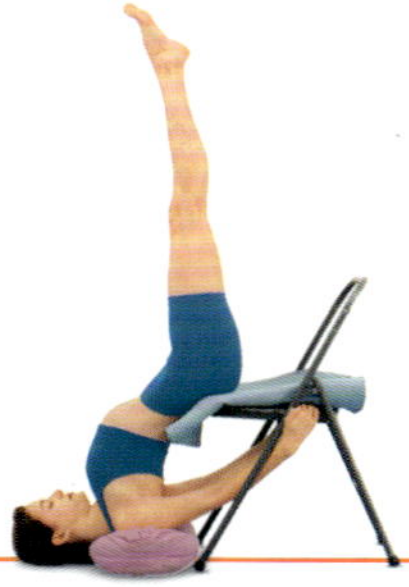

27 肩倒立（222页）

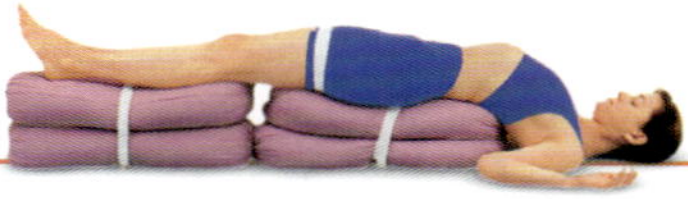

28 桥式（229页）

中背部疼痛

这通常是肌肉拉伤、关节炎或韧带撕裂所引起的。最常见的病因是椎间盘滑脱，并且会反复发作。椎间盘突出通常是体重超标或姿势不良造成的。

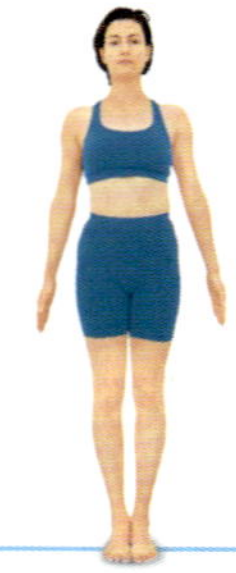

1 稳固的山式（178页）

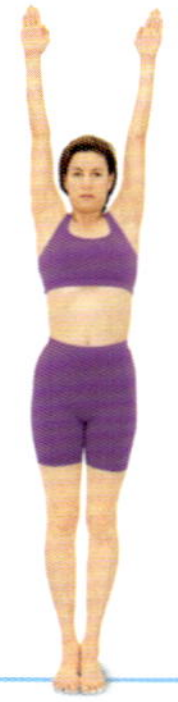

2 双臂向上伸展的山式（179页）

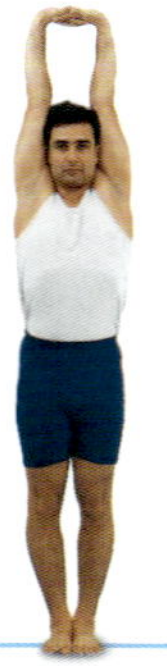

3 十指相交的山式（180页）

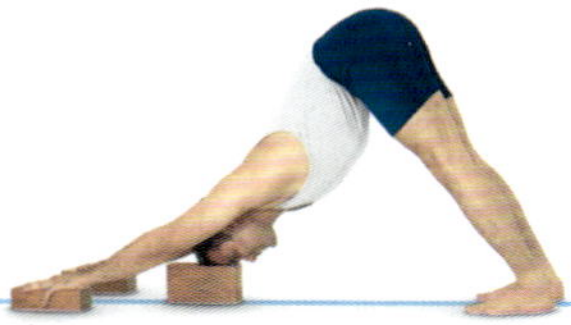

8 下犬式（194页）

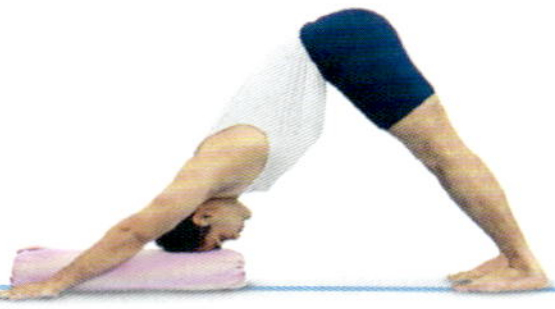

9 下犬式（196页）

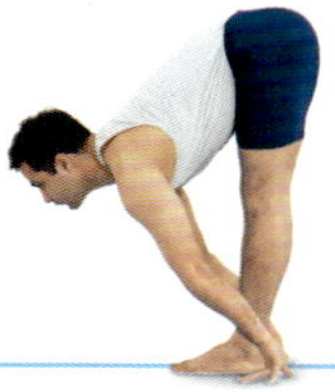

10 加强脊柱前曲伸展式（85页）

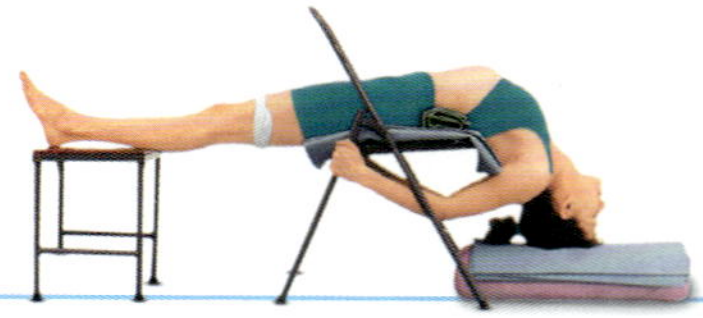

11 倒手杖式（231页）

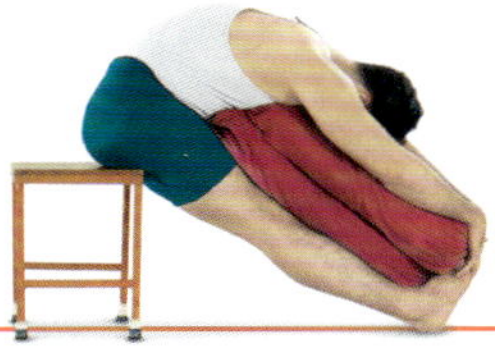

23 脸朝下加强背部伸展式（209页）

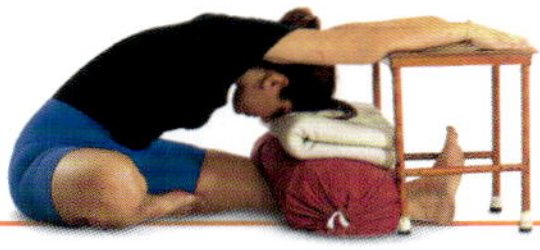

24 单腿头碰膝式（210页）

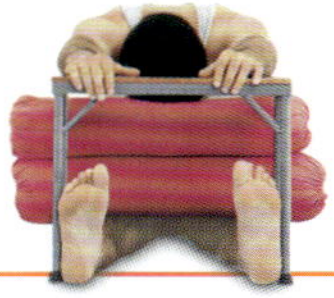

25 加强背部伸展式（208页）

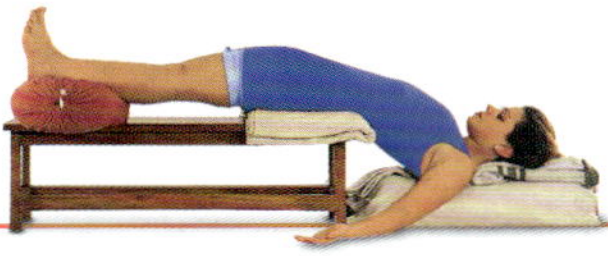

29 桥式（229页）

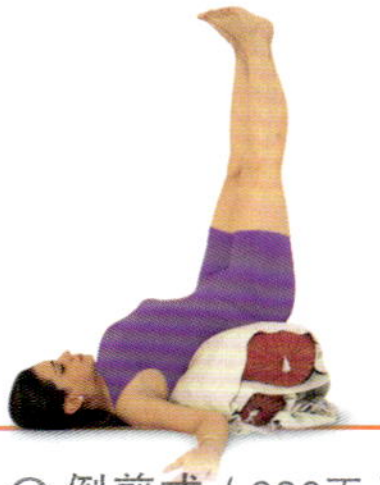

30 倒剪式（226页）

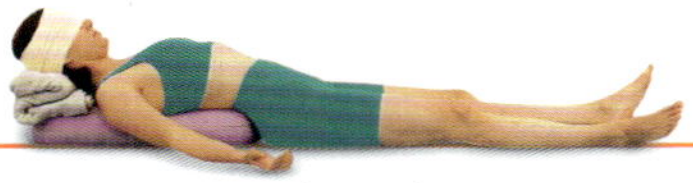

31 挺尸式（240页）

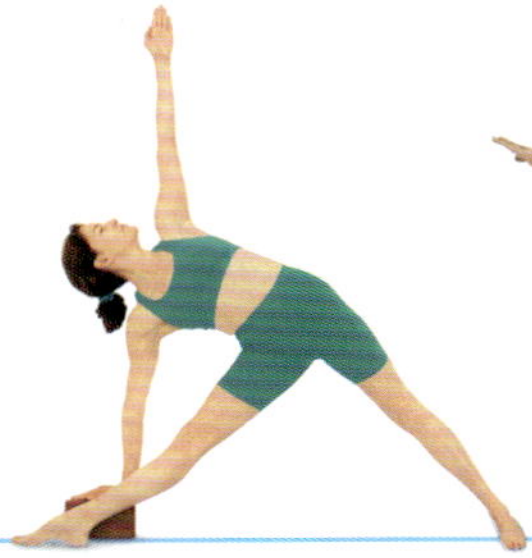

4 三角伸展式（184页）

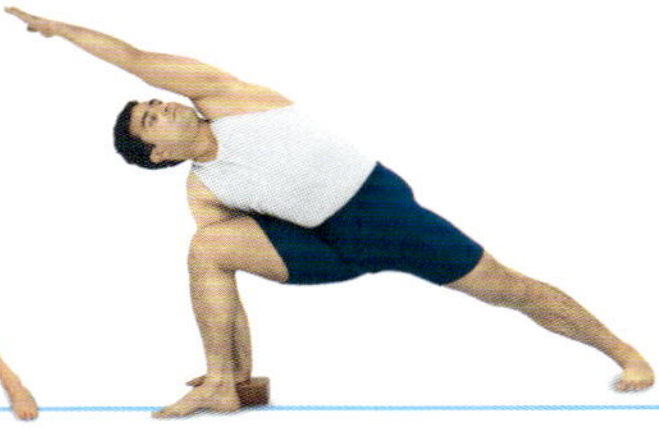

5 加强侧伸展式（186页）

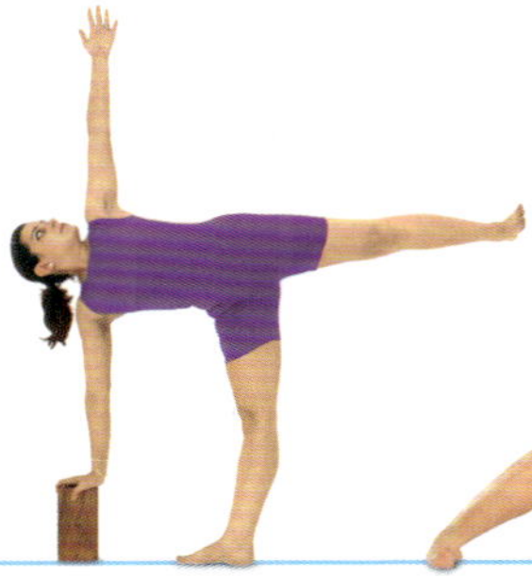

6 半月式（188页）

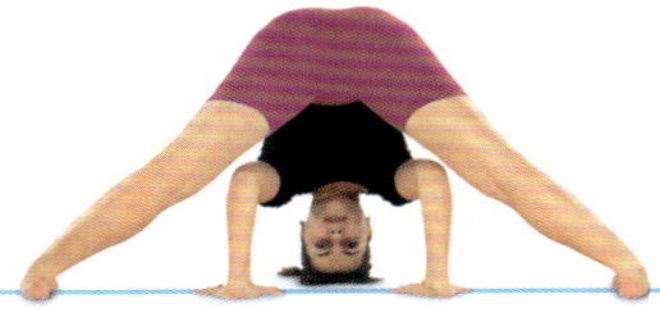

7 双角式（192页）

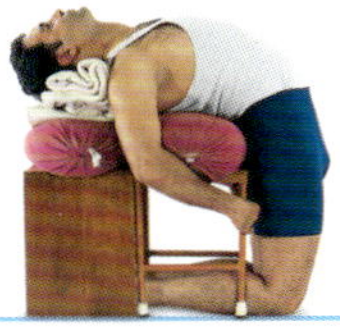

12 骆驼式（232页）

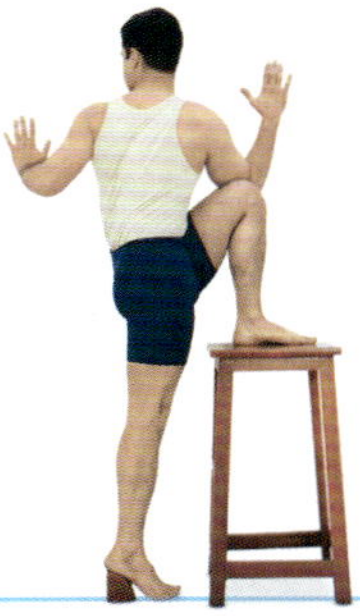

13 加强玛里琪扭转式（218页）

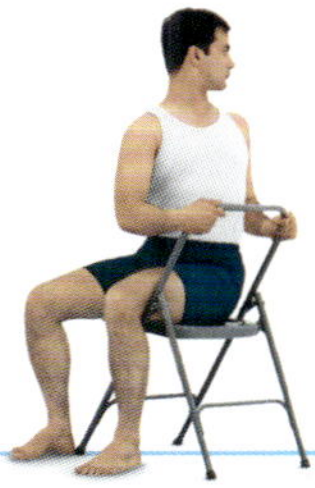

14 巴拉瓦伽扭转式（215页）

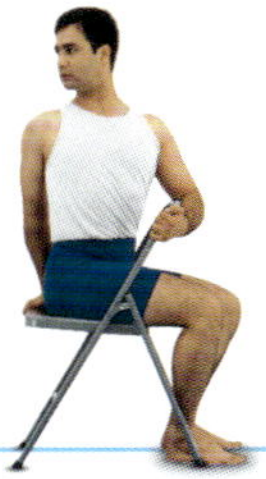

15 巴拉瓦伽扭转式（215页）

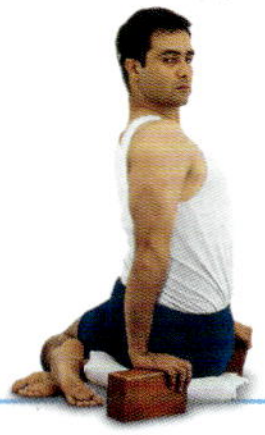

16 巴拉瓦伽扭转式（216页）

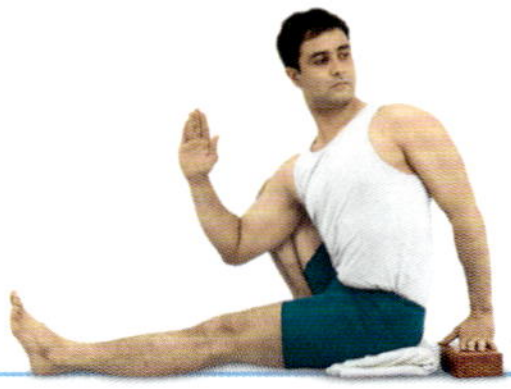

17 玛里琪扭转式（217页）

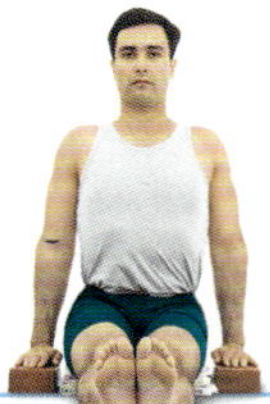

18 手杖式（197页）

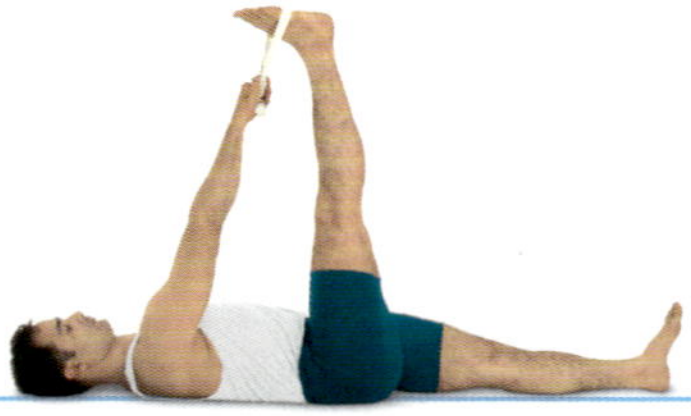

22 仰卧手抓脚趾腿部伸展式（234页）

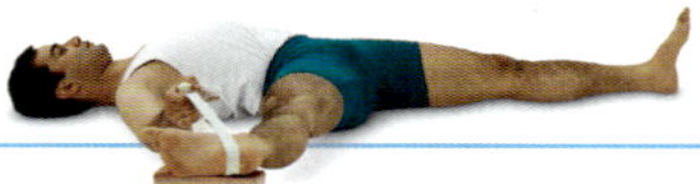

23 仰卧手抓脚趾腿部伸展式（235页）

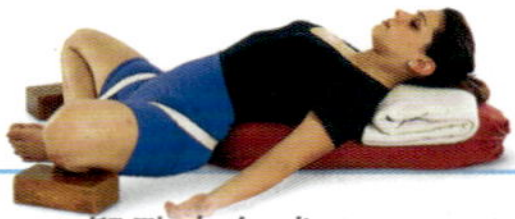

24 仰卧束角式（236页）

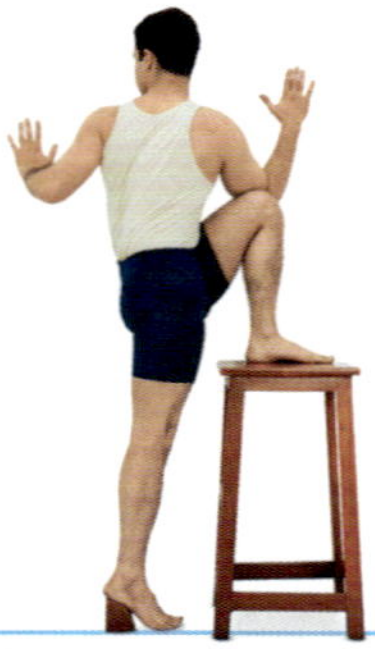

28 加强玛里琪扭转式（218页）

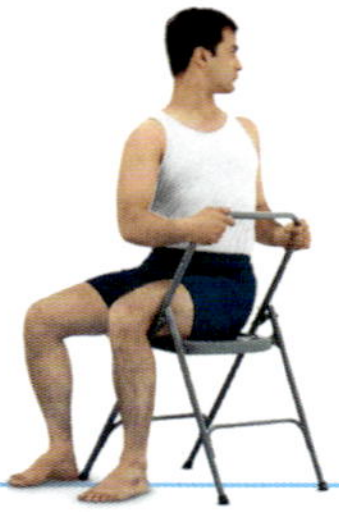

29 巴拉瓦伽扭转式（215页）

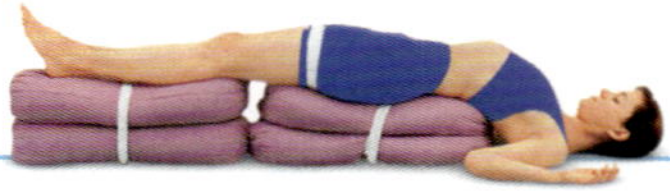

30 桥式（229页）

上背部疼痛

久坐不动的生活方式、体重超标或肌肉协调性减弱会导致上背部肌肉的退化与疼痛。其他原因还包括脊椎融合或肌肉和肌腱的炎症。

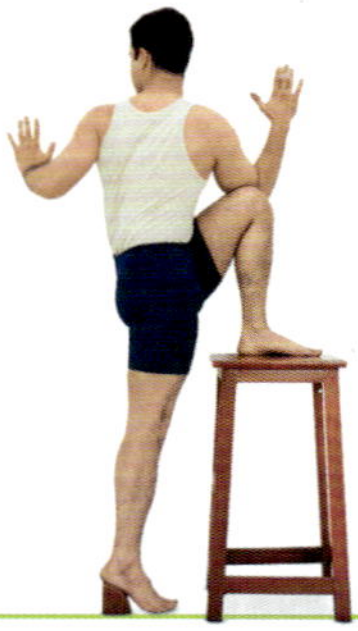

1 加强玛里琪扭转式（218页）

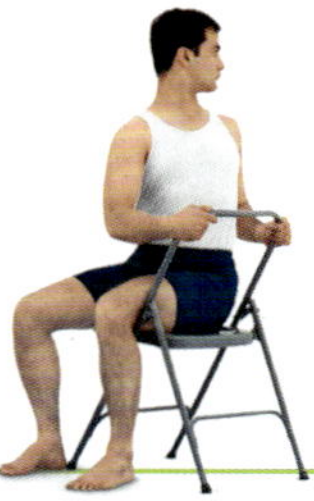

2 巴拉瓦伽扭转式（215页）

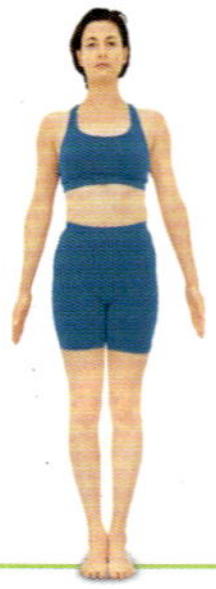

3 稳固的山式（178页）

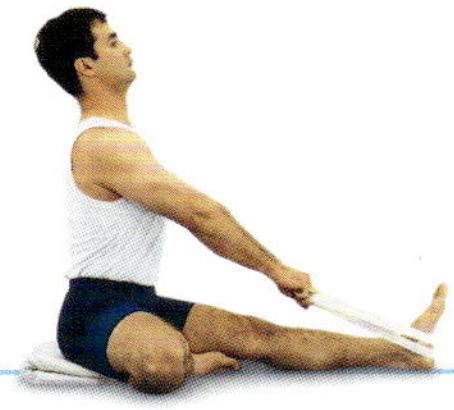

19 脸朝上单腿伸展式（199页）

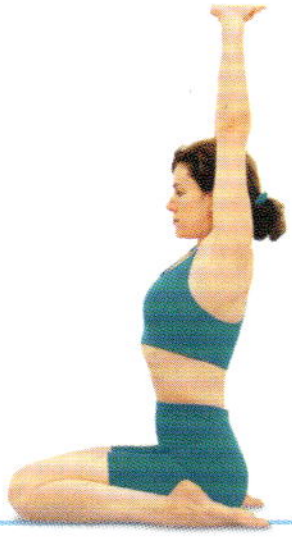

20 英雄式（96页）

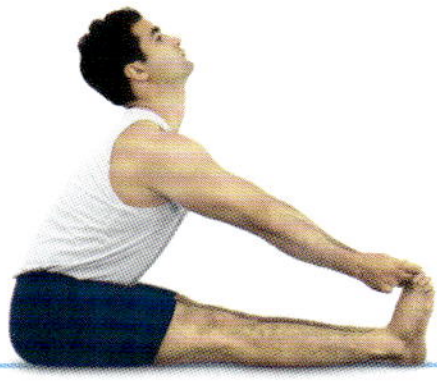

21 背部前曲伸展坐式（114页）

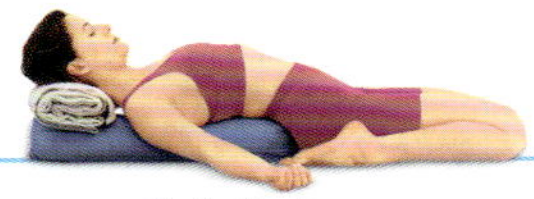

25 卧英雄式（238页）

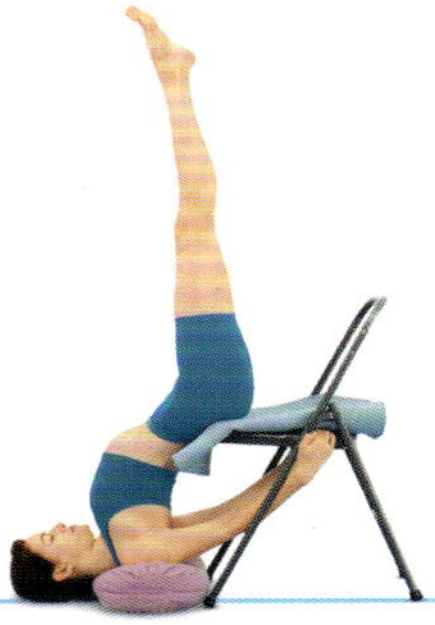

26 肩倒立（222页）

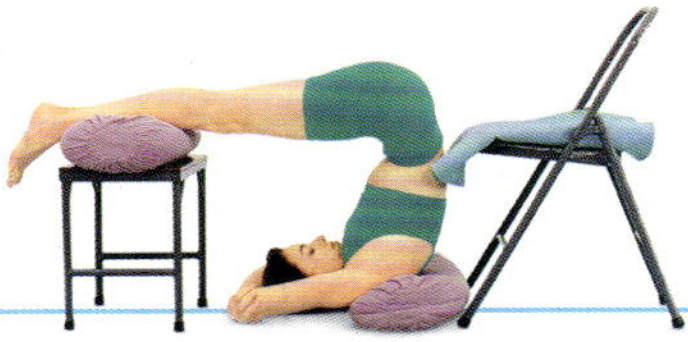

27 犁式（224页）

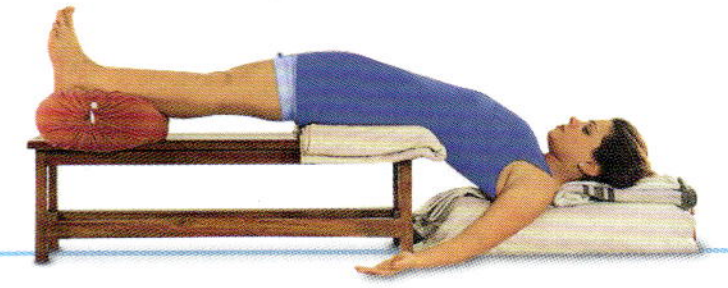

31 桥式（229页）

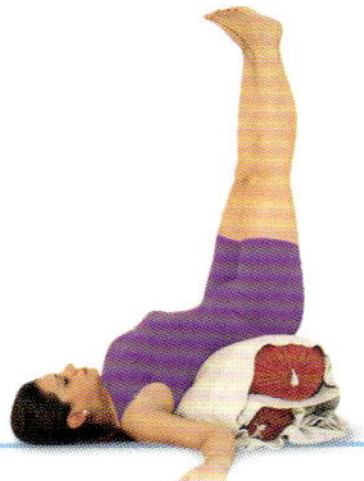

32 倒剪式（226页）

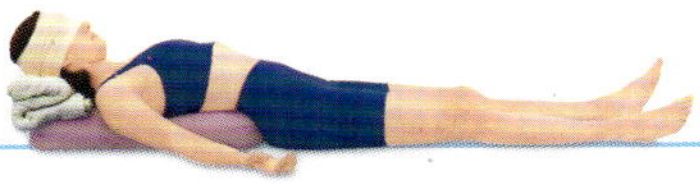

33 挺尸式（240页）

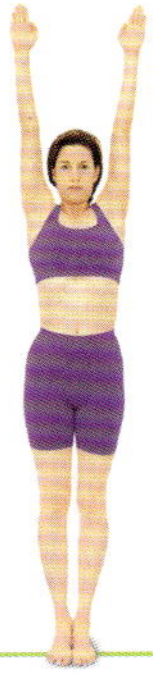

4 双臂向上伸展的山式（179页）

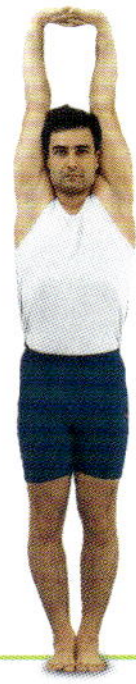

5 十指相交的山式（180页）

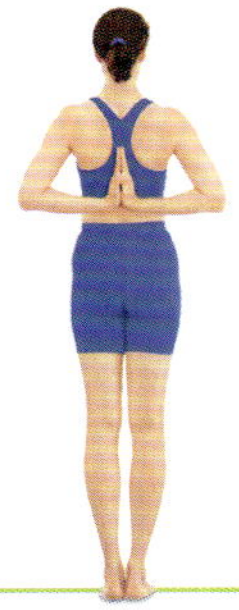

6 双手背后合十的山式（182页）

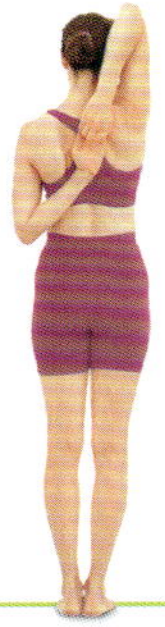

7 双手相扣成牛面式的山式（183页）

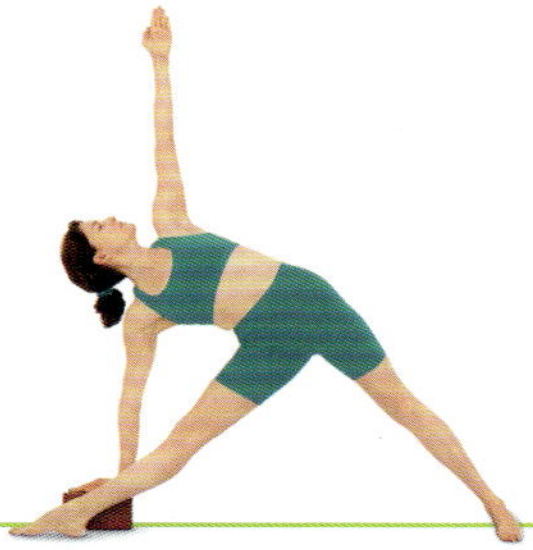

8 三角伸展式（184页）

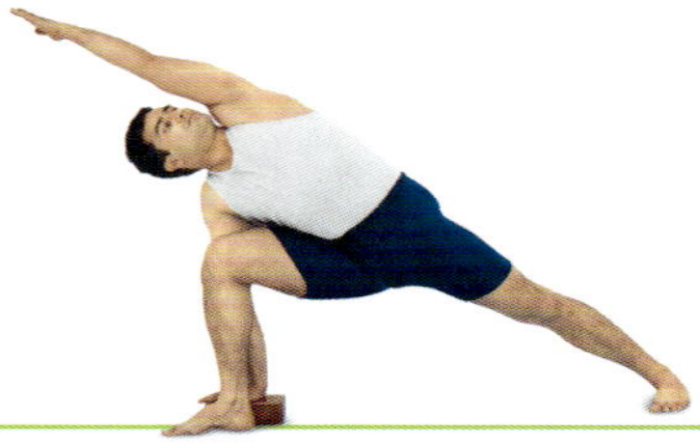

9 加强侧伸展式（186页）

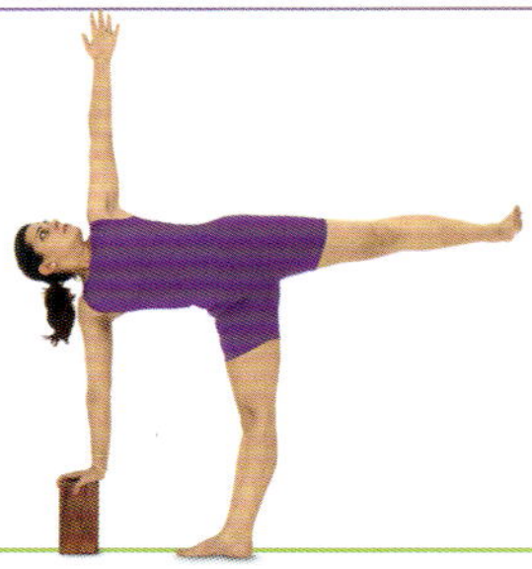

10 半月式（188页）

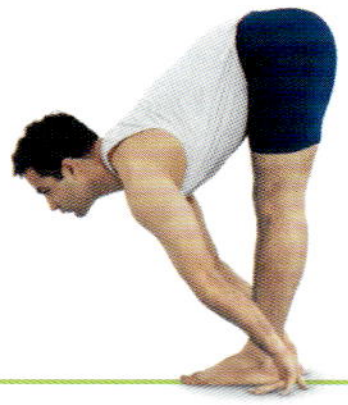

14 加强脊柱前曲伸展式（85页）

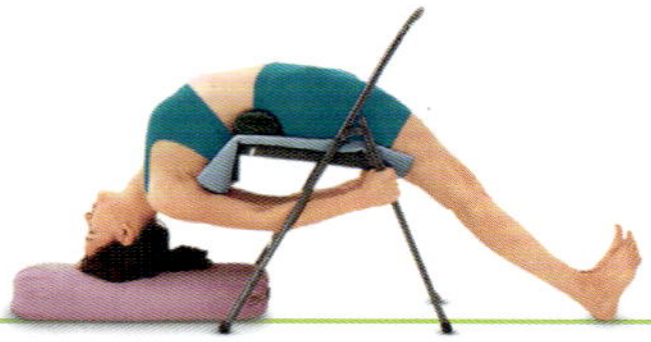

15 倒手杖式（231页）

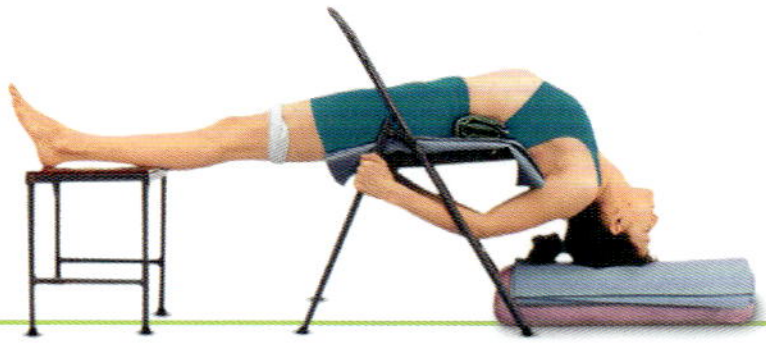

16 倒手杖式（231页）

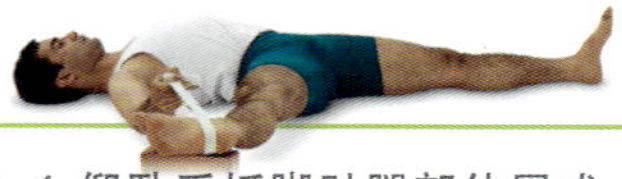

21 仰卧手抓脚趾腿部伸展式（235页）

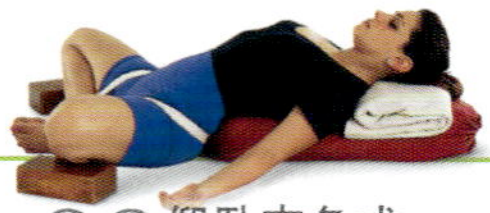

22 仰卧束角式（236页）

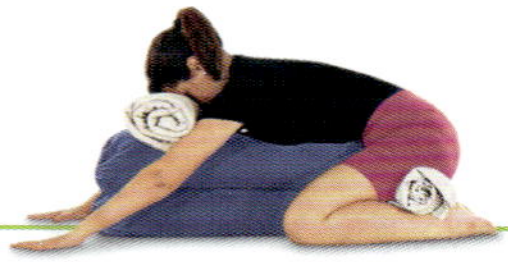

23 脸朝下的英雄式（213页）

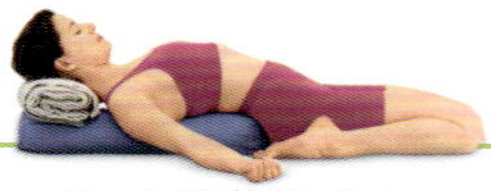

24 卧英雄式（238页）

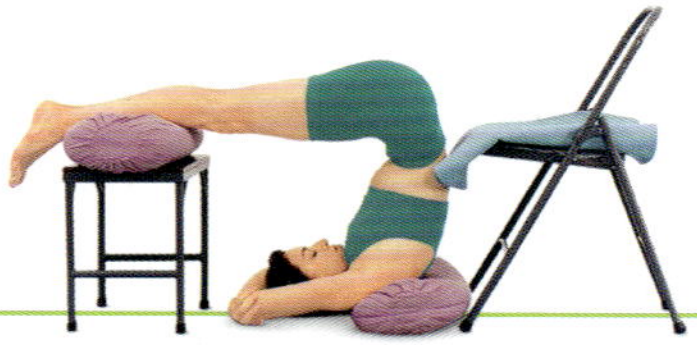

29 犁式（224页）

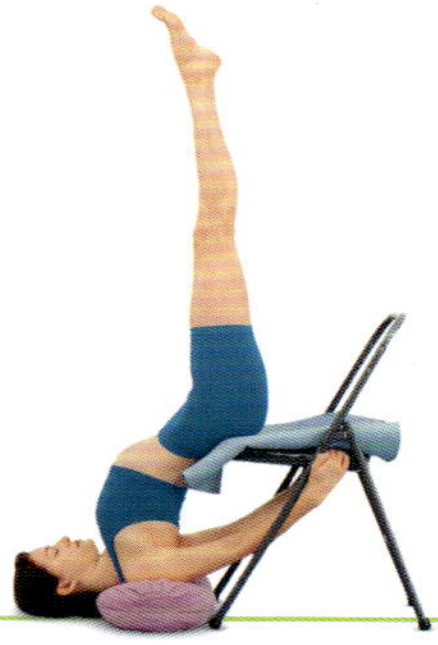

30 肩倒立（222页）

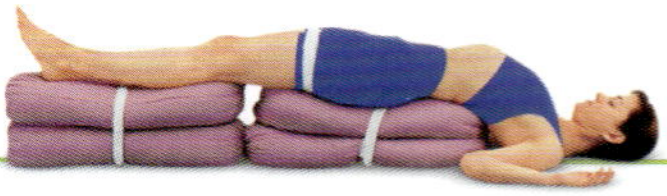

31 桥式（229页）

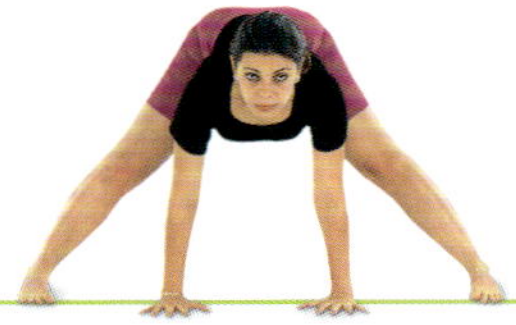

11 双角式（192页）

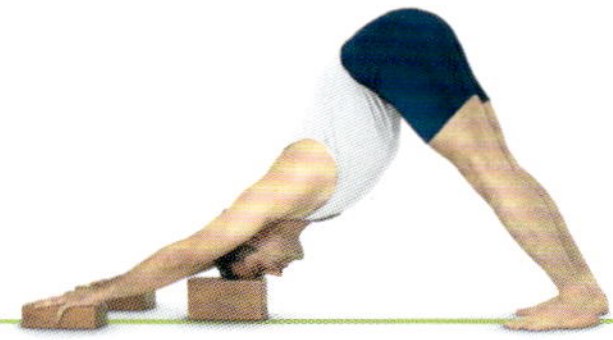

12 下犬式（194页）

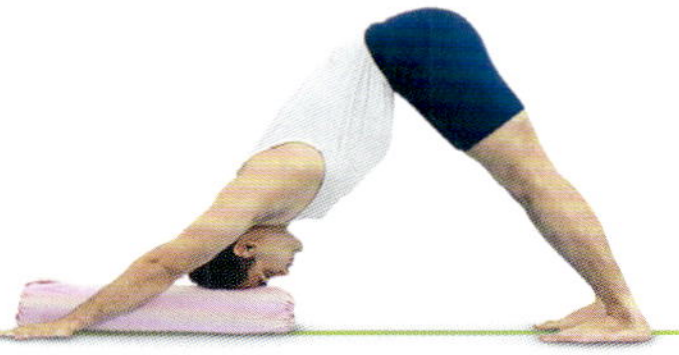

13 下犬式（196页）

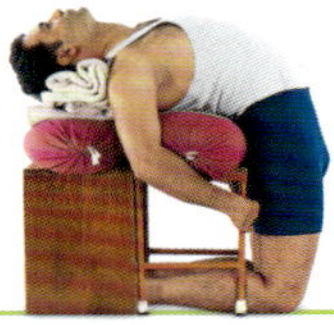

17 骆驼式（232页）

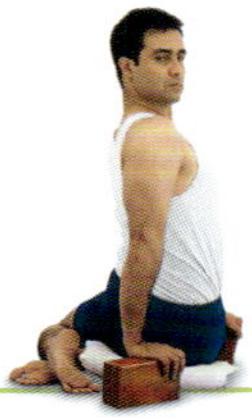

18 巴拉瓦伽扭转式（216页）

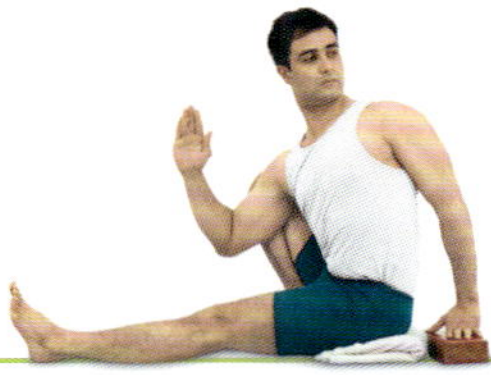

19 玛里琪扭转式（217页）

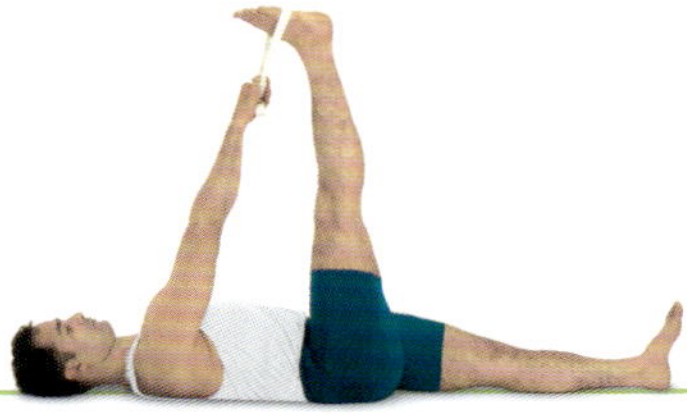

20 仰卧手抓脚趾腿部伸展式（234页）

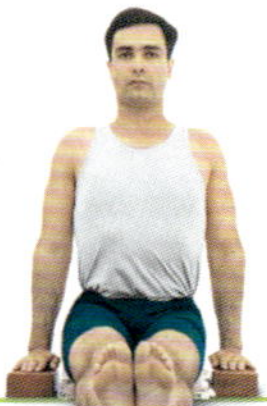

25 手杖式（197页）

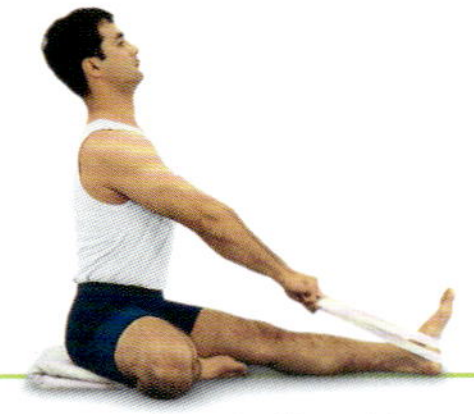

26 脸朝上单腿伸展式（199页）

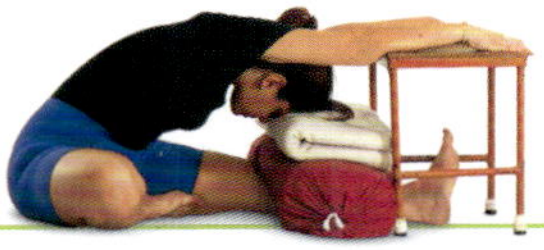

27 单腿头碰膝式（210页）

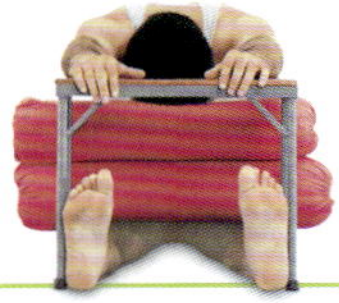

28 加强背部伸展式（208页）

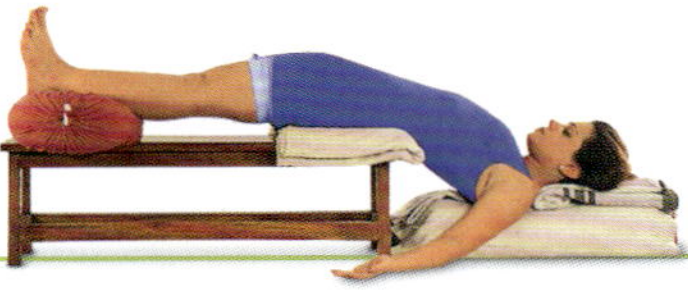

32 桥式（229页）

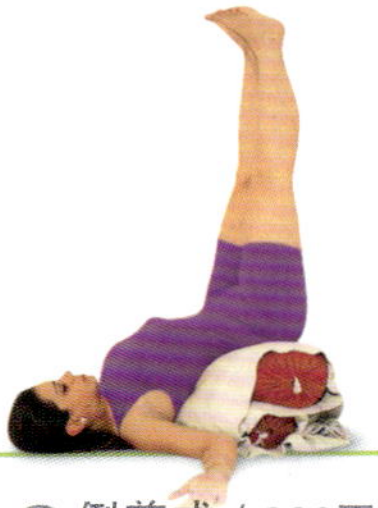

33 倒剪式（226页）

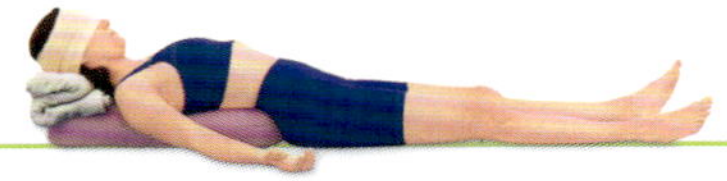

34 挺尸式（240页）

颈椎病

这是一种由颈椎各关节的磨损与撕裂所造成的脊椎退行性疾病，也被称为“颈椎骨关节炎”。症状包括手臂和肩膀的疼痛、头痛以及头晕。

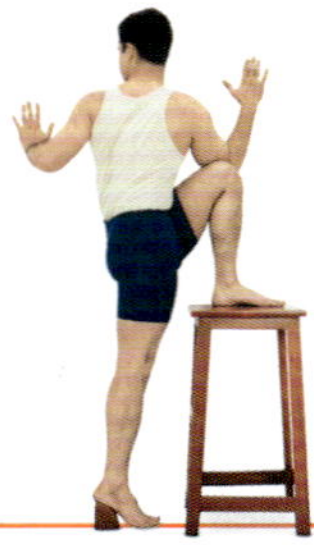

1 加强玛里琪扭转式（218页）

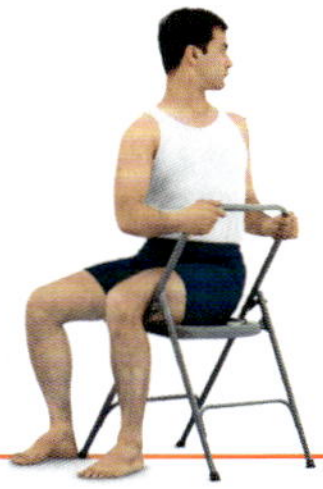

2 巴拉瓦伽扭转式（215页）

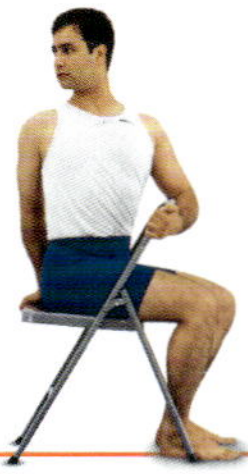

3 巴拉瓦伽扭转式（215页）

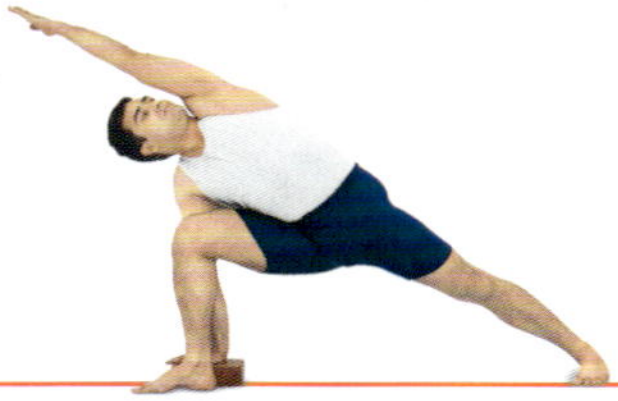

8 加强侧伸展式（186页）

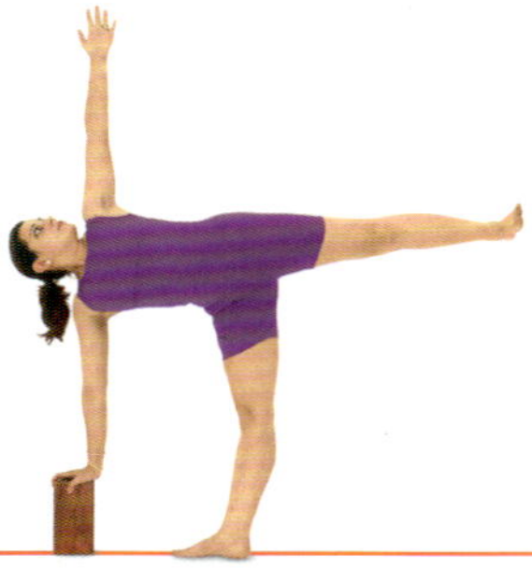

9 半月式（188页）

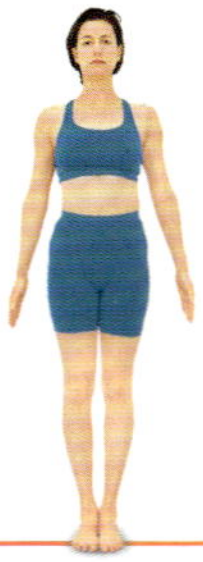

10 稳固的山式（178页）

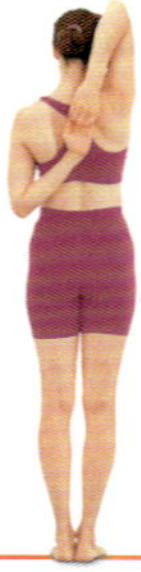

14 双手相扣成牛面式的山式（183页）

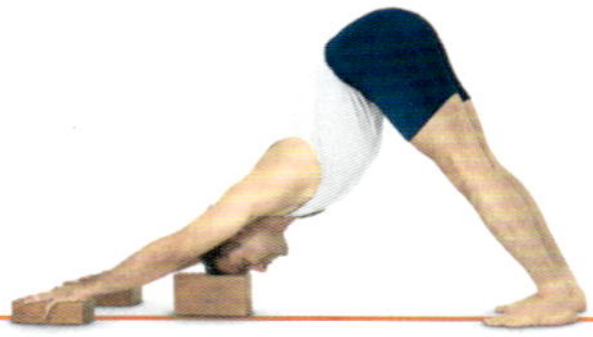

15 下犬式（194页）

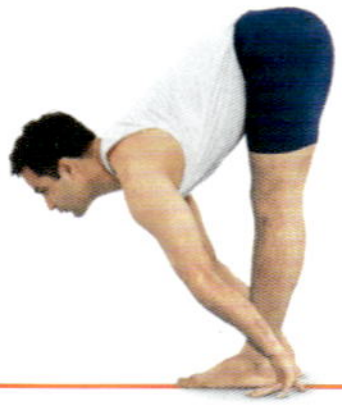

16 加强脊柱前曲伸展式（85页）

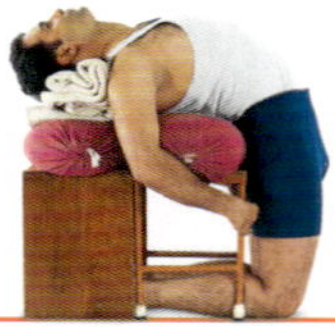

17 骆驼式（232页）

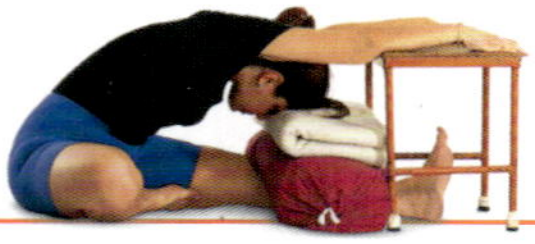

21 单腿头碰膝式（210页）

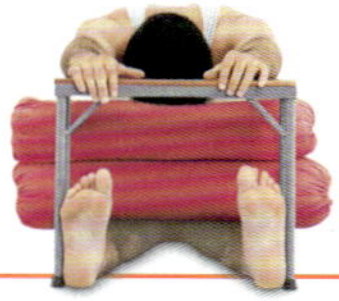

22 加强背部伸展式（208页）

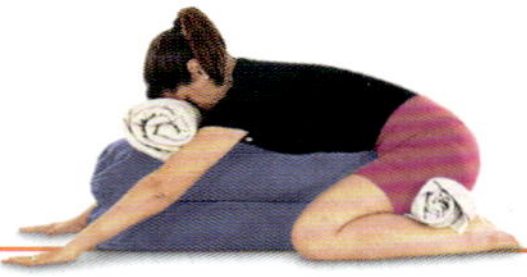

23 脸朝下的英雄式（213页）

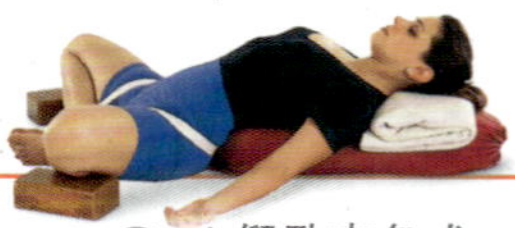

24 仰卧束角式（236页）

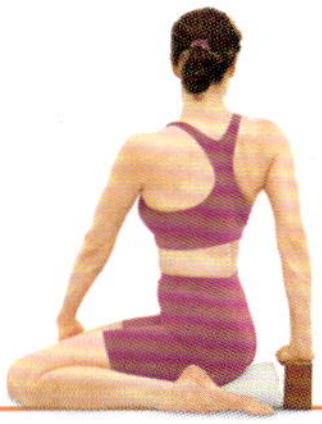

4 英雄坐侧扭转式（220页）

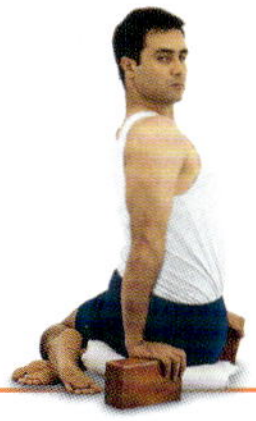

5 巴拉瓦伽扭转式（216页）

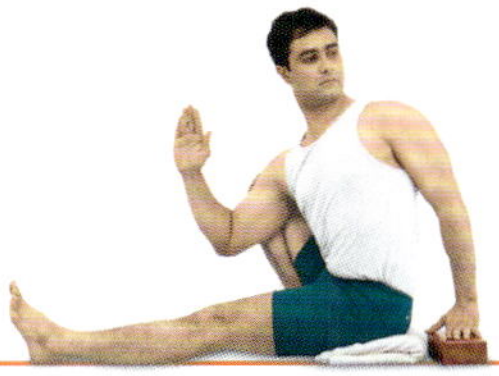

6 玛里琪扭转式（217页）

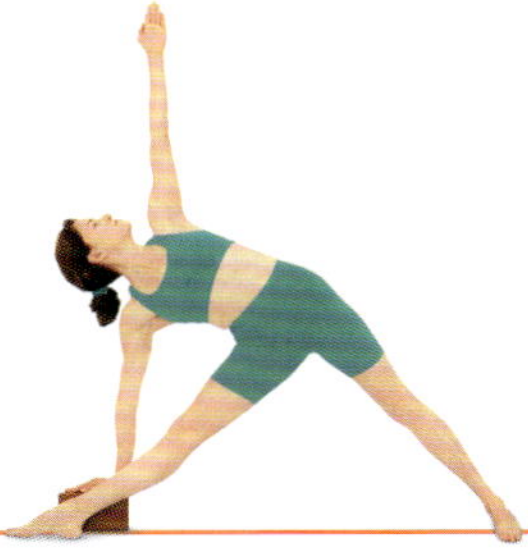

7 三角伸展式（184页）

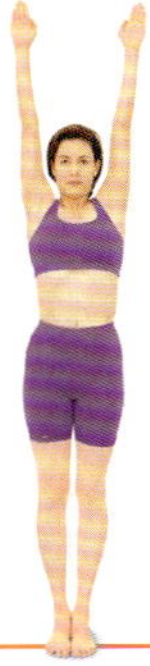

11 双臂向上伸展的山式（179页）

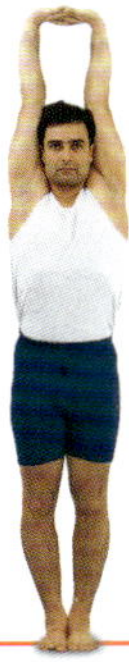

12 十指相交的山式（180页）

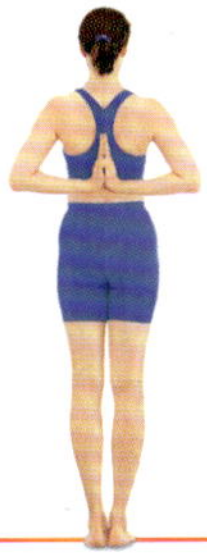

13 双手背后合十的山式（182页）

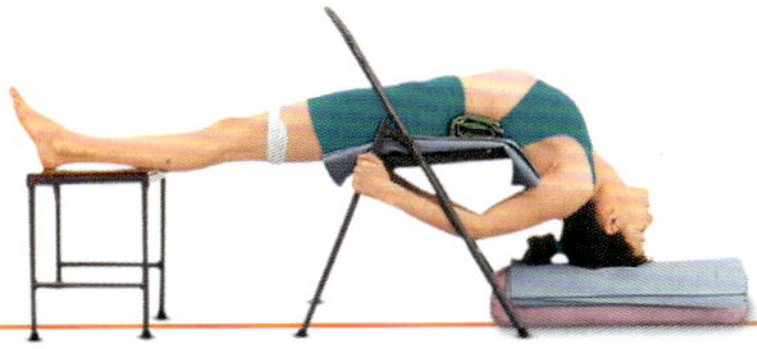

18 倒手杖式（231页）

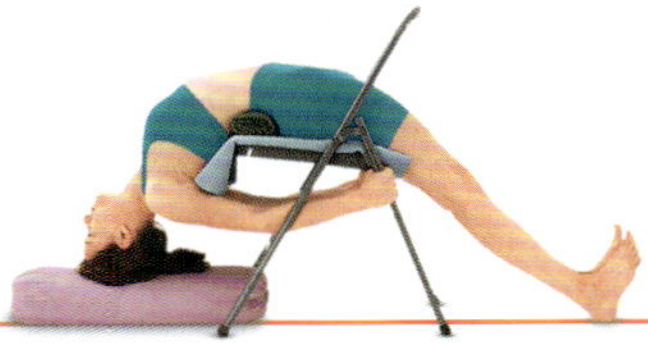

19 倒手杖式（231页）

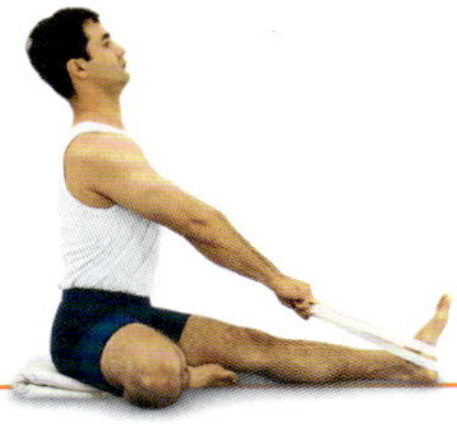

20 脸朝上单腿伸展式（199页）

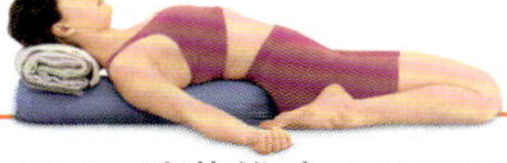

25 卧英雄式（238页）

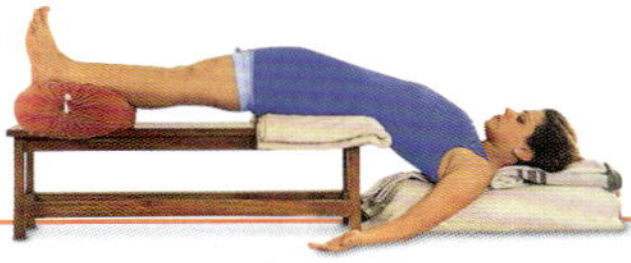

26 桥式（229页）

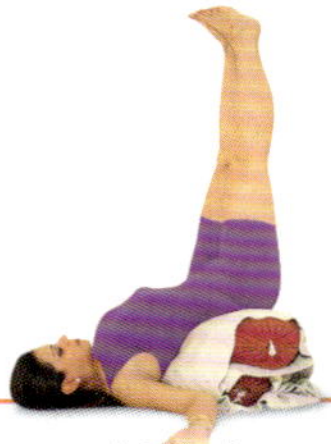

27 倒剪式（226页）

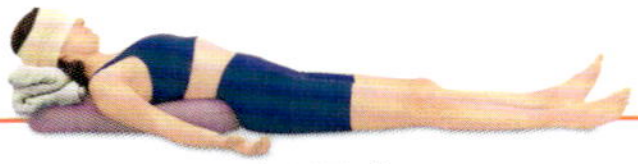

28 挺尸式（240页）

骨关节炎（肩膀）

此病的起因是关节之间的软骨组织受到侵蚀而导致骨头间相互挤压。由于钙化的发生，关节腔的间隙变得窄小，加上肩关节的肌腱增厚，就会引起剧烈的疼痛。

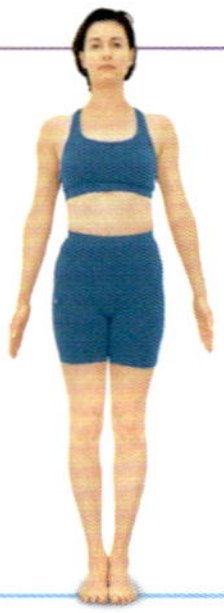

1 稳固的山式（178页）

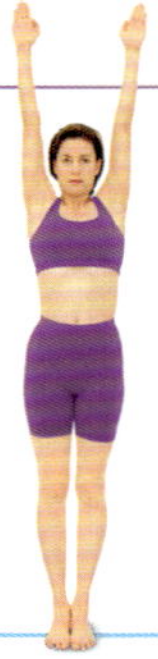

2 双臂向上伸展的山式（179页）

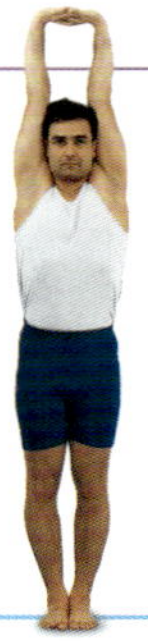

3 十指相交的山式（180页）

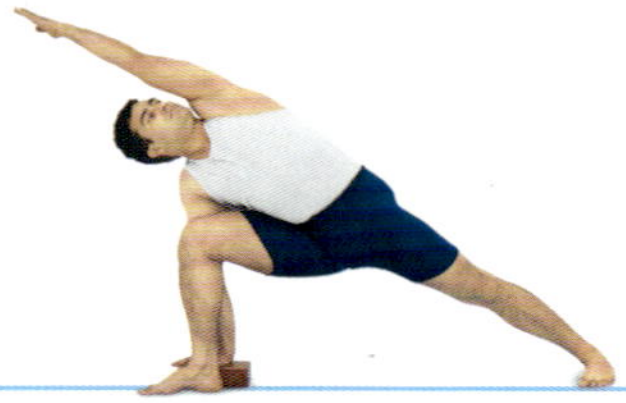

8 加强侧伸展式（186页）

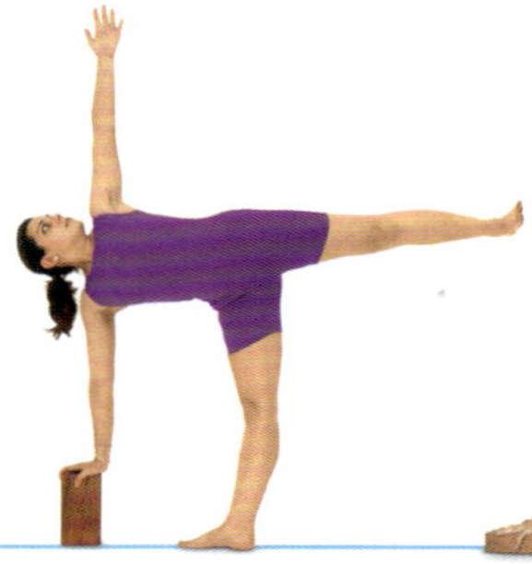

9 半月式（188页）

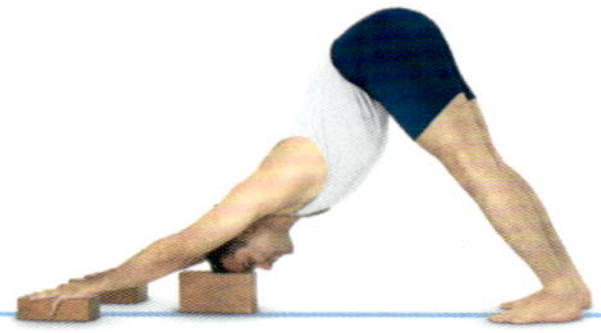

10 下犬式（194页）

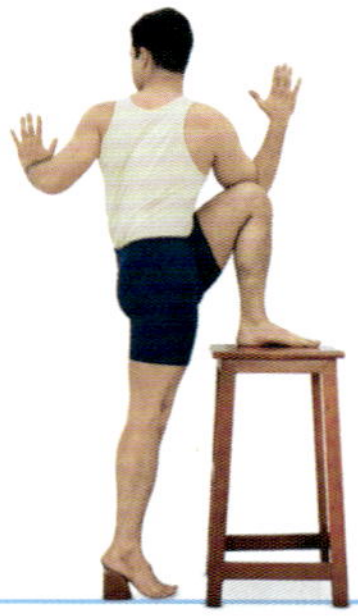

11 加强玛里琪扭转式（218页）

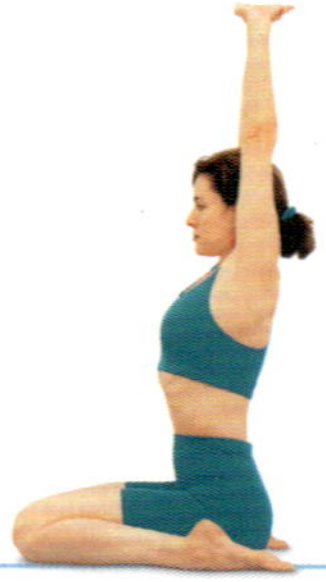

16 英雄式（96页）

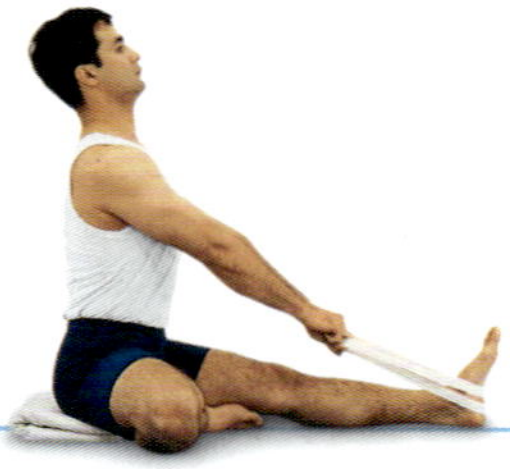

17 脸朝上单腿伸展式（199页）

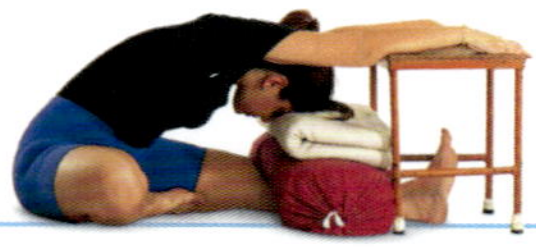

18 单腿头碰膝式（210页）

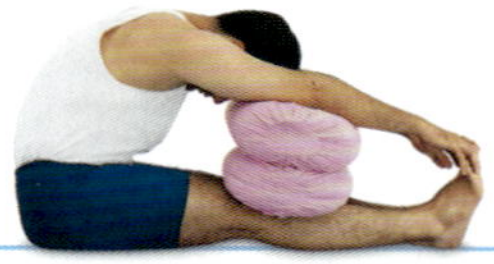

19 加强背部伸展式（206页）

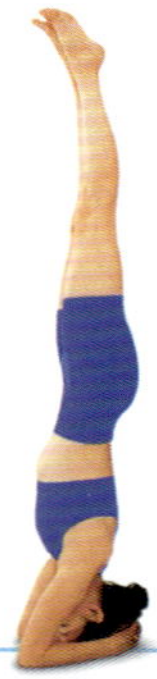

24 头倒立（130页）

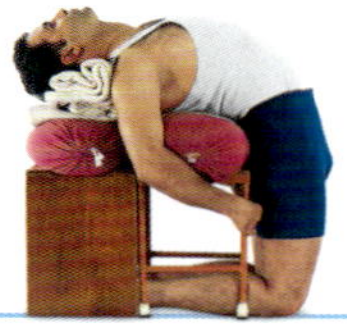

25 骆驼式（232页）

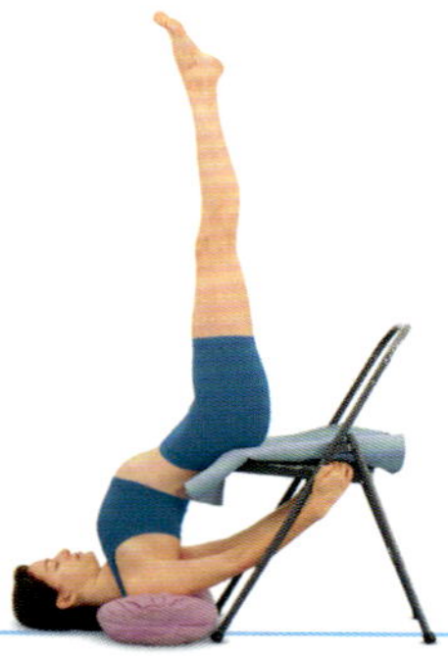

26 肩倒立（222页）

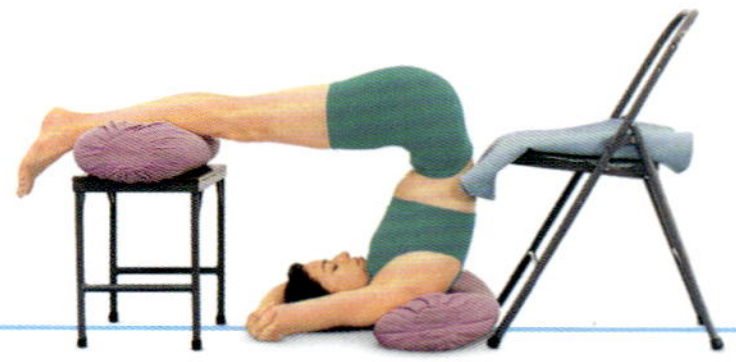

27 犁式（224页）

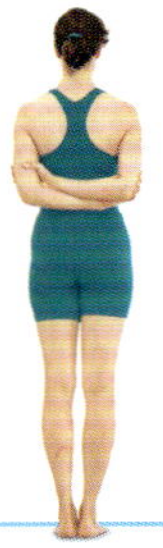

4 双臂背后相叠的山式（181页）

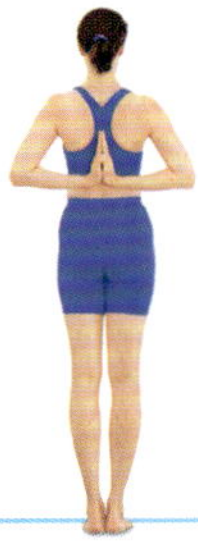

5 双手背后合十的山式（182页）

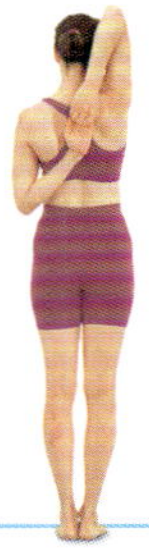

6 双手相扣成牛面式的山式（183页）

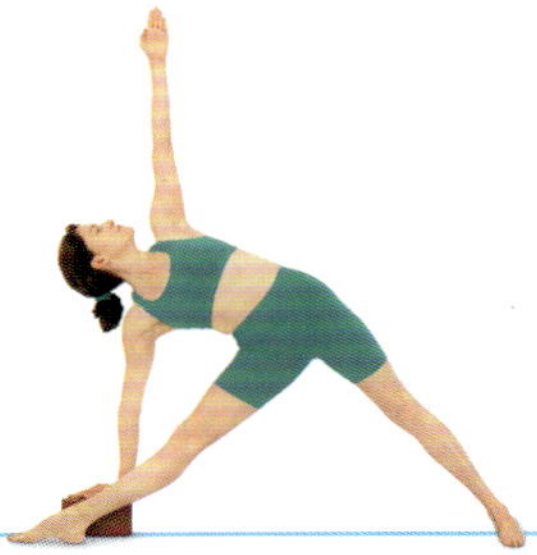

7 三角伸展式（184页）

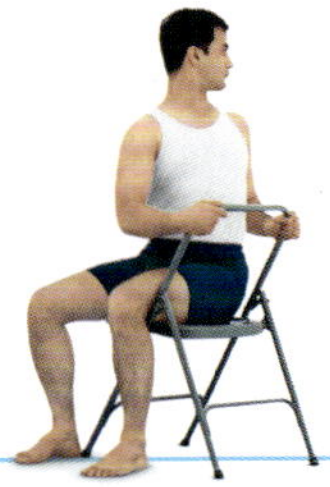

12 巴拉瓦伽扭转式（215页）

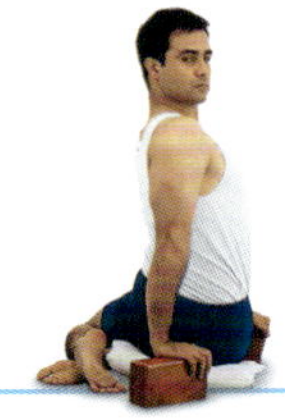

13 巴拉瓦伽扭转式（216页）

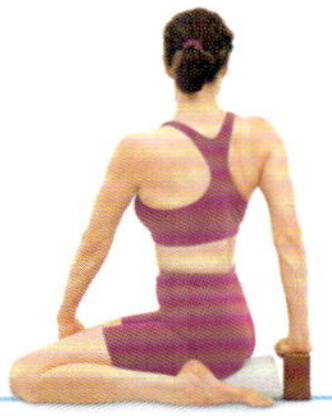

14 英雄坐侧扭转式（220页）

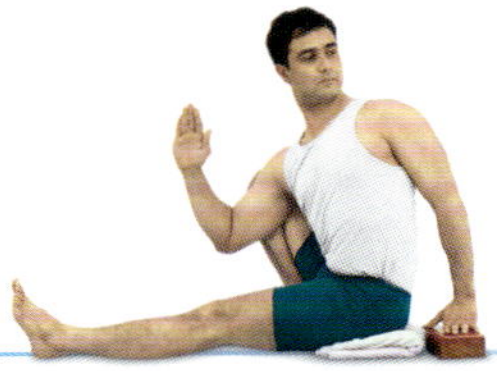

15 玛里琪扭转式（217页）

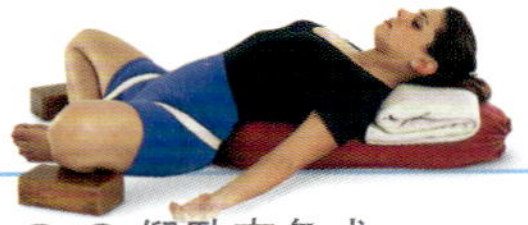

20 仰卧束角式（236页）

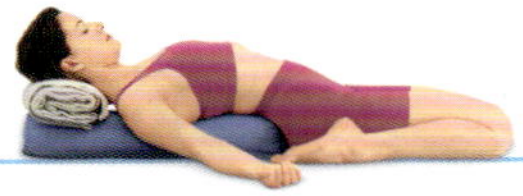

21 卧英雄式（238页）

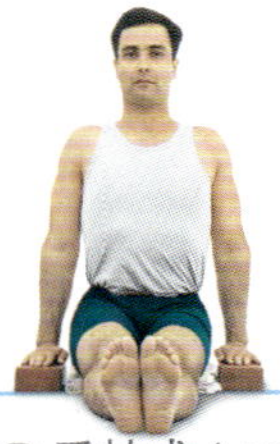

22 手杖式（197页）

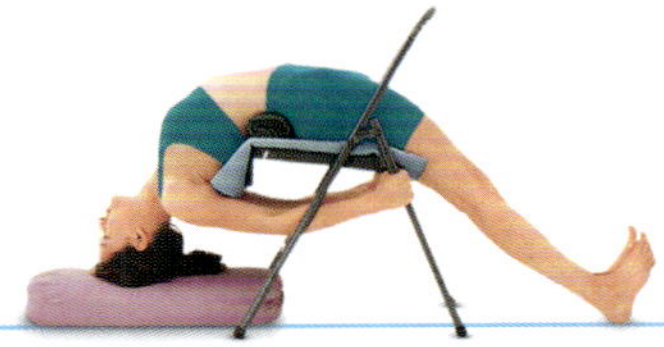

23 倒手杖式（231页）

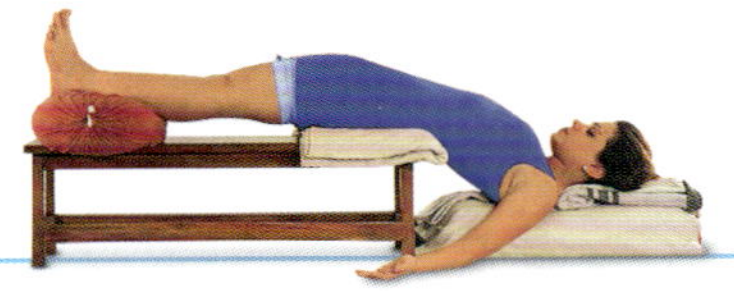

28 桥式（229页）

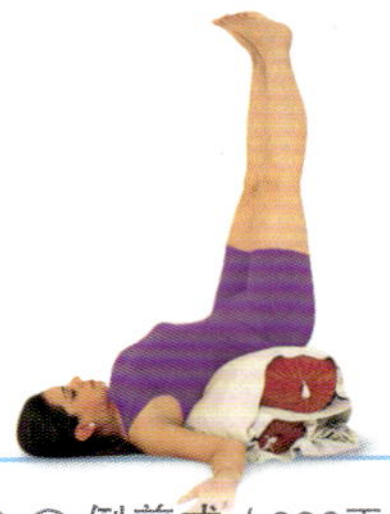

29 倒剪式（226页）

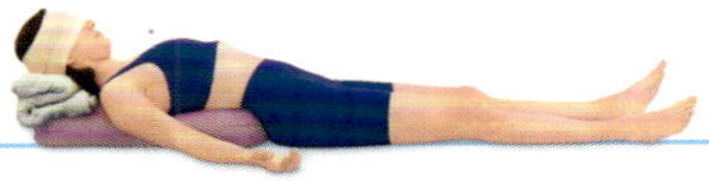

30 挺尸式（240页）

骨关节炎（手肘）

患此病时，肘关节内软骨组织已磨损，从而发生炎症和疼痛。这可能会导致骨刺的形成或者网球肘的出现。网球肘通常的症状为前臂和手肘的剧烈疼痛。

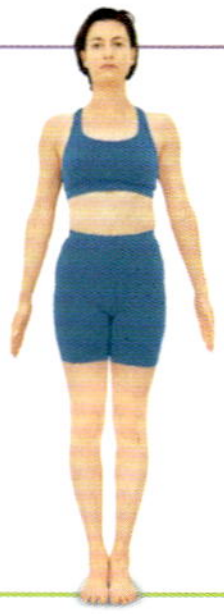

1 稳固的山式（178页）

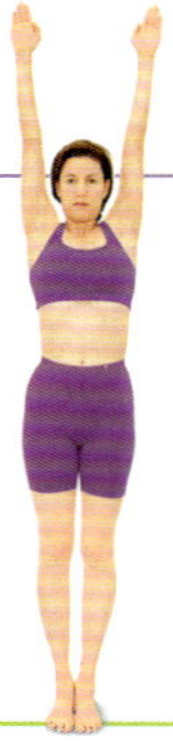

2 双臂向上伸展的山式（179页）

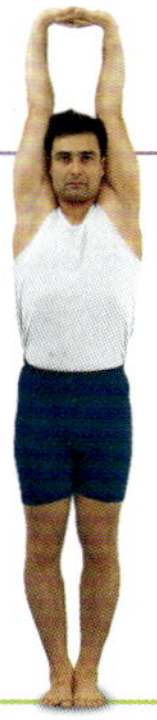

3 十指相交的山式（180页）

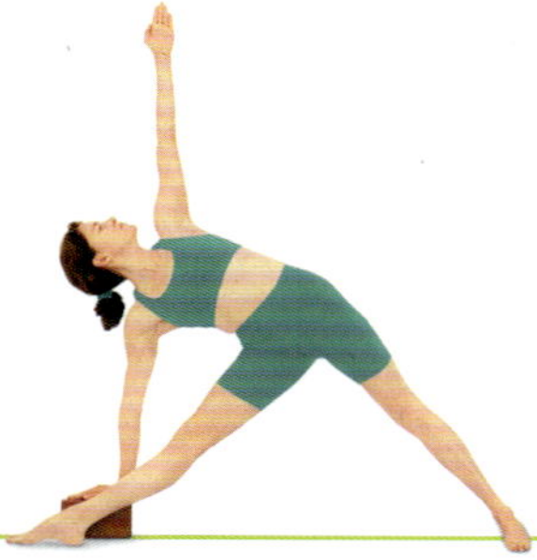

7 三角伸展式（184页）

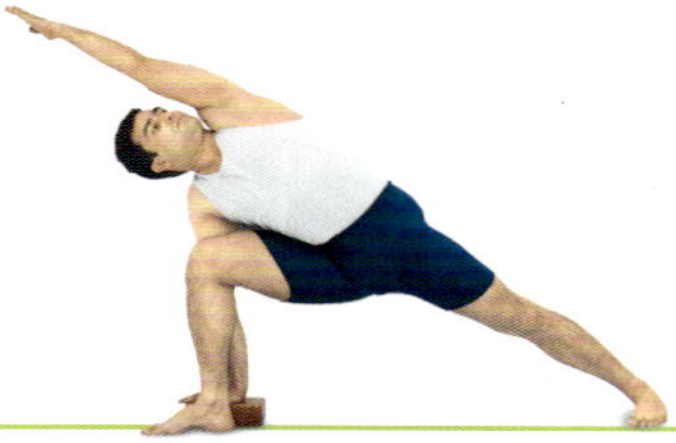

8 加强侧伸展式（186页）

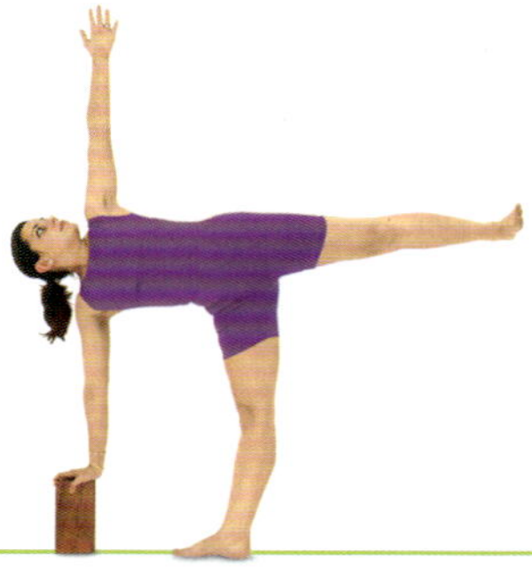

9 半月式（188页）

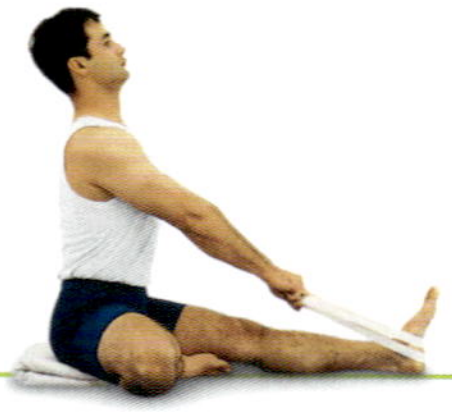

14 脸朝上单腿伸展式（199页）

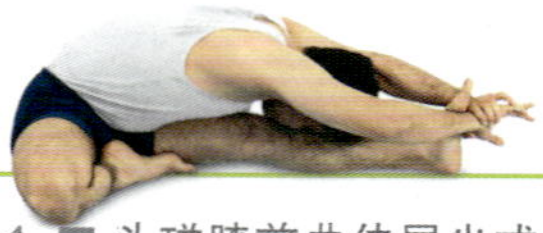

15 头碰膝前曲伸展坐式（107页）

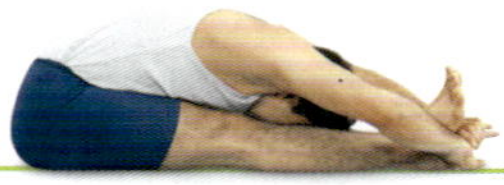

16 背部前曲伸展坐式（115页）

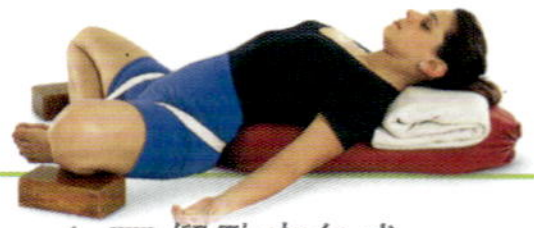

17 仰卧束角式（236页）

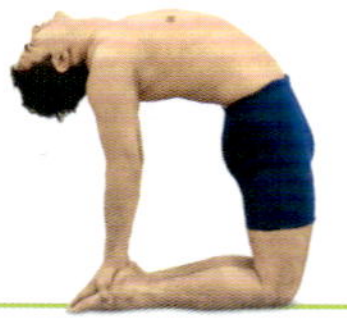

22 骆驼式（149页）

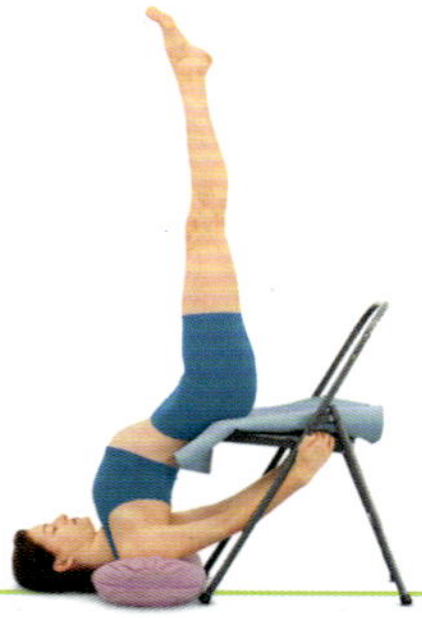

23 肩倒立（222页）

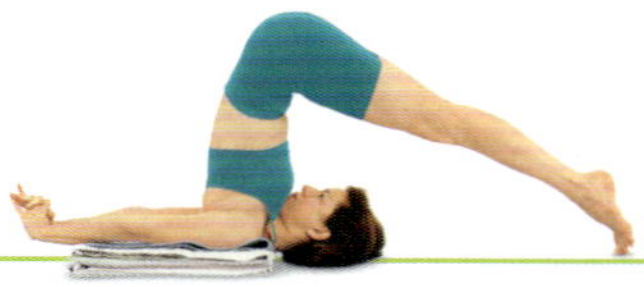

24 犁式（142页）

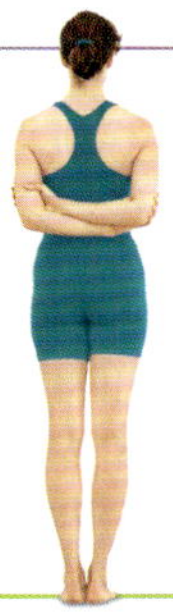

4 双臂背后相叠的山式（181页）

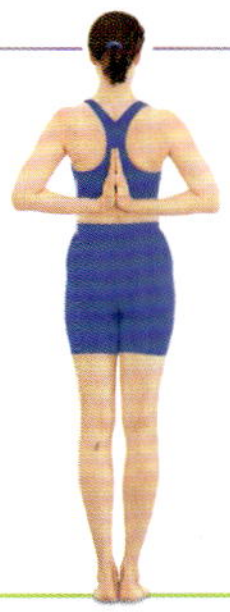

5 双手背后合十的山式（182页）

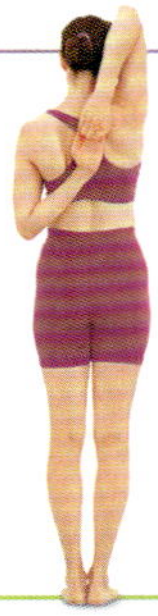

6 双手相扣成牛面式的山式（183页）

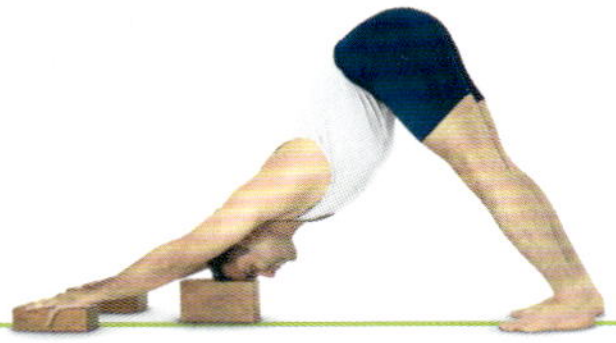

10 下犬式（194页）

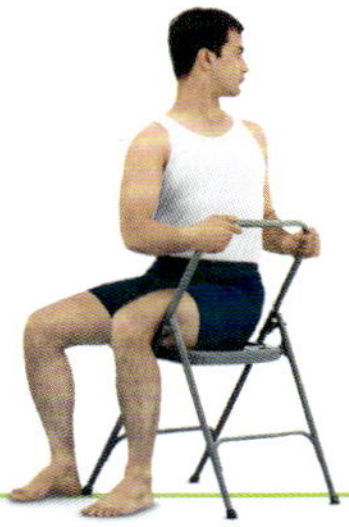

11 巴拉瓦伽扭转式（215页）

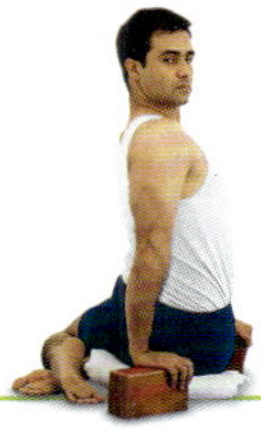

12 巴拉瓦伽扭转式（216页）

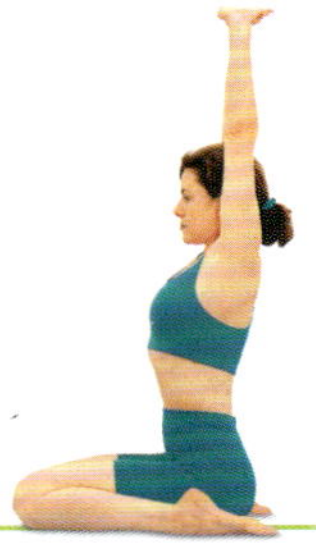

13 英雄式（96页）

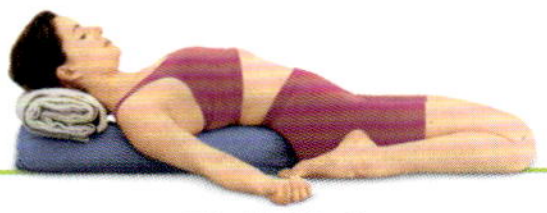

18 卧英雄式（238页）

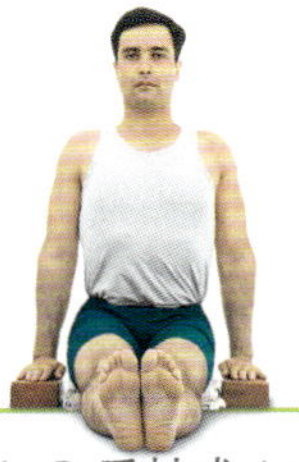

19 手杖式（197页）

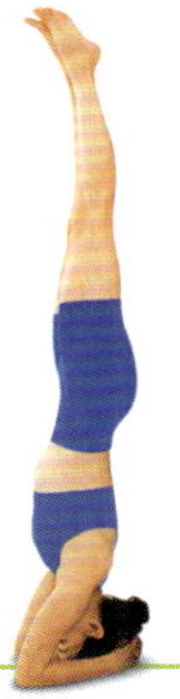

20 头倒立（130页）

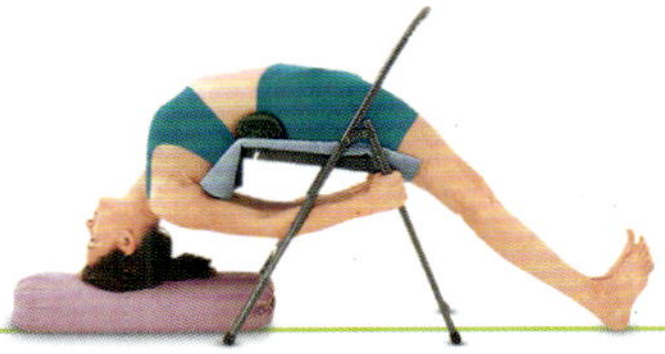

21 倒手杖式（231页）

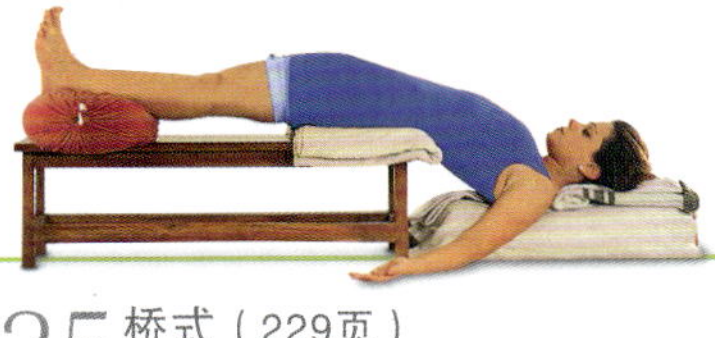

25 桥式（229页）

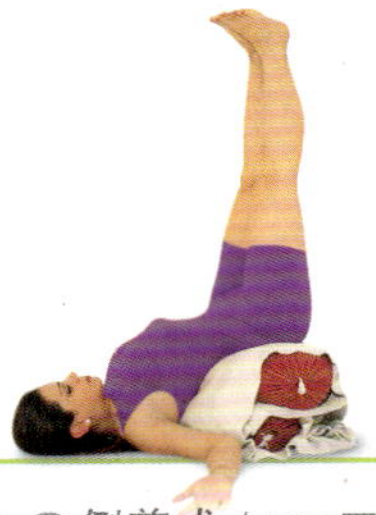

26 倒剪式（226页）

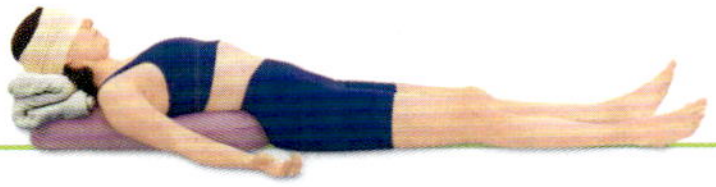

27 挺尸式（240页）

骨关节炎（手腕和手指）

在手腕处，骨关节炎通常是由某一旧伤而引发的，其特征为关节的活动受限及疼痛。手指处的骨关节炎最常见于拇指根部。

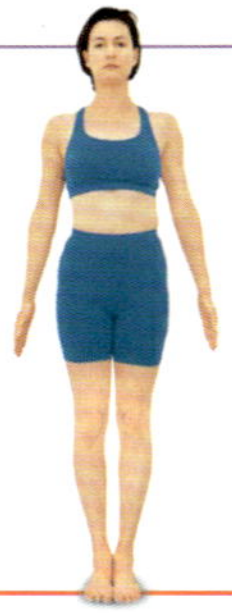

1 稳固的山式（178页）

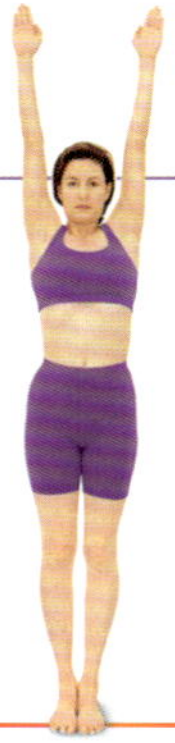

2 双臂向上伸展的山式（179页）

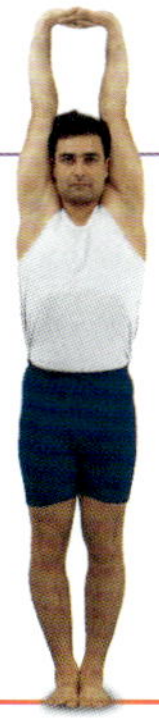

3 十指相交的山式（180页）

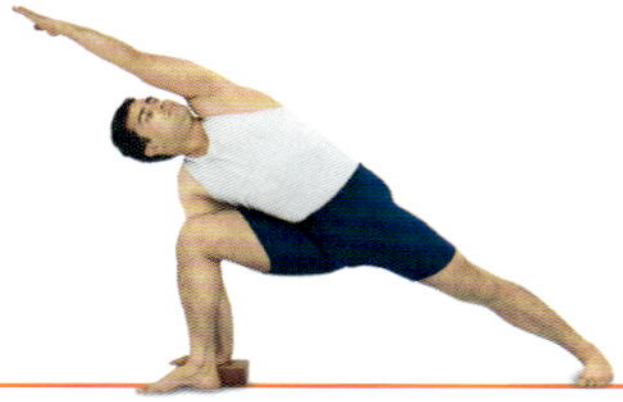

8 加强侧伸展式（186页）

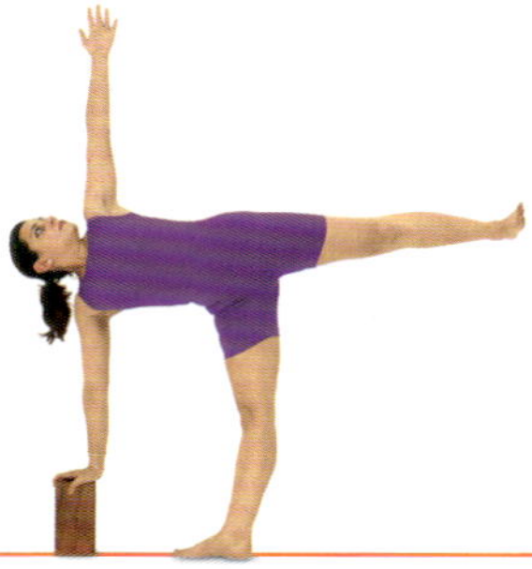

9 半月式（188页）

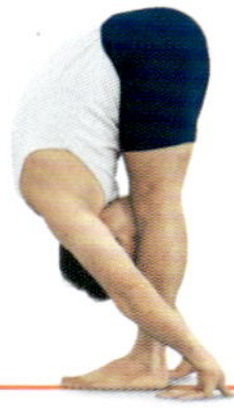

10 加强脊柱前曲伸展式（87页）

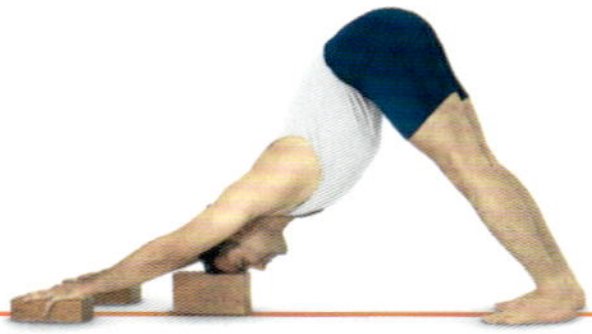

11 下犬式（194页）

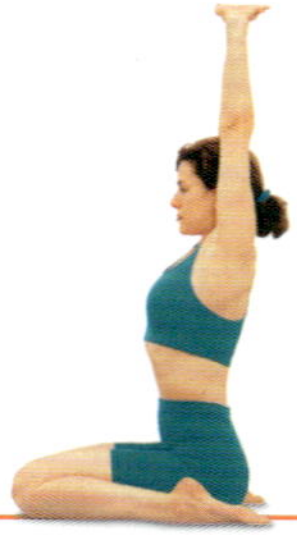

16 英雄式（96页）

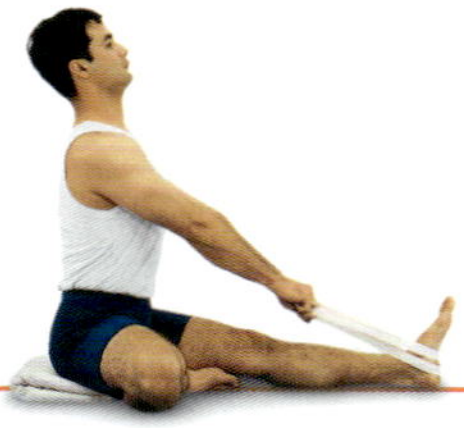

17 脸朝上单腿伸展式（199页）

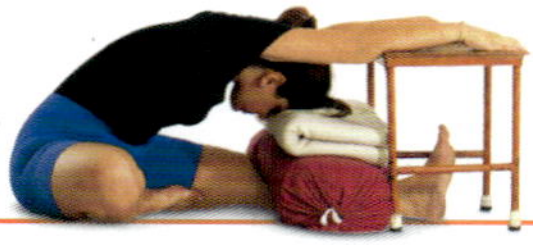

18 单腿头碰膝式（210页）

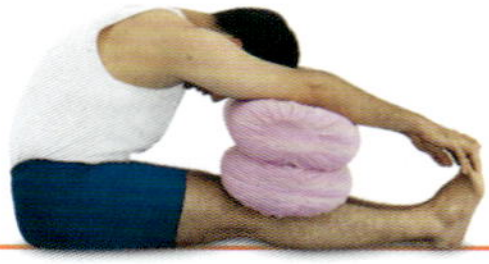

19 加强背部伸展式（206页）

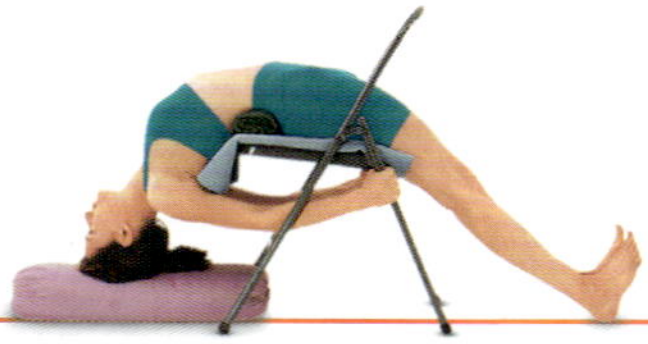

24 倒手杖式（231页）

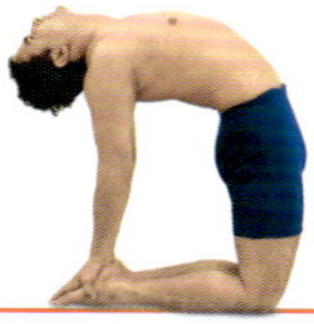

25 骆驼式（149页）

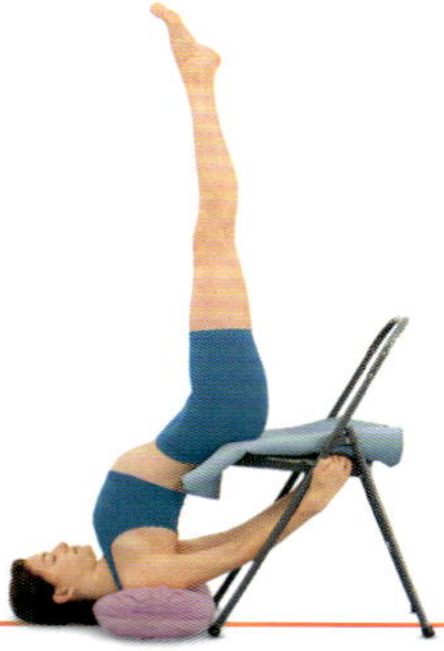

26 肩倒立（222页）

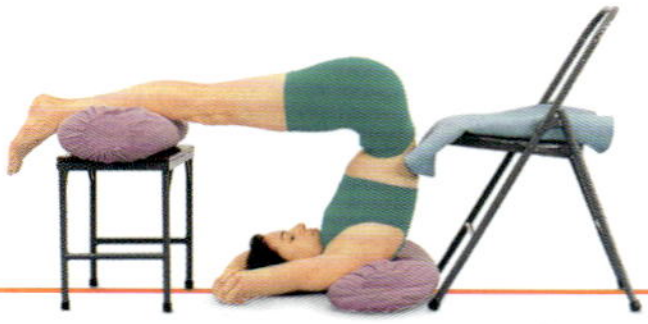

27 犁式（224页）

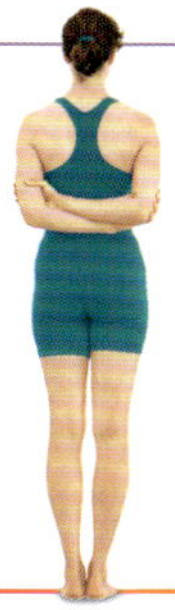

4 双臂背后相叠的山式（181页）

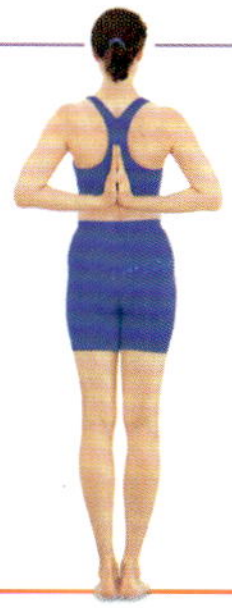

5 双手背后合十的山式（182页）

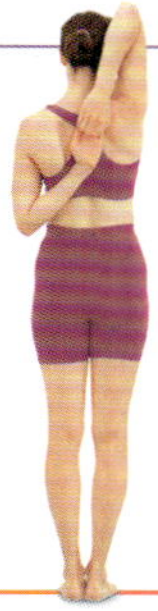

6 双手相扣成牛面式的山式（183页）

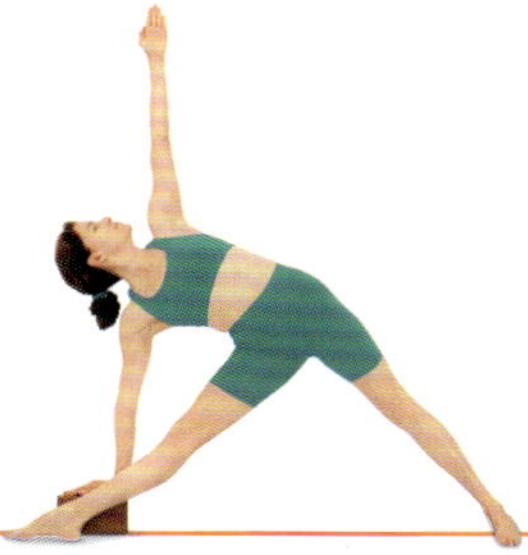

7 三角伸展式（184页）

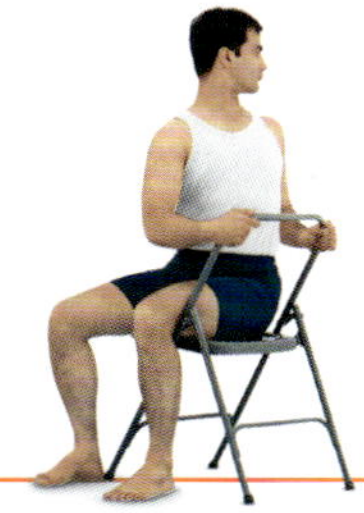

12 巴拉瓦伽扭转式（215页）

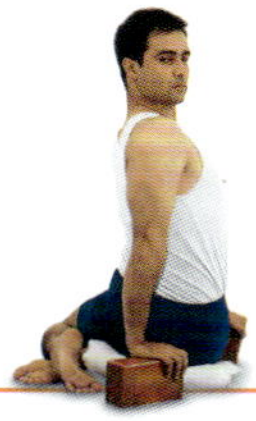

13 巴拉瓦伽扭转式（216页）

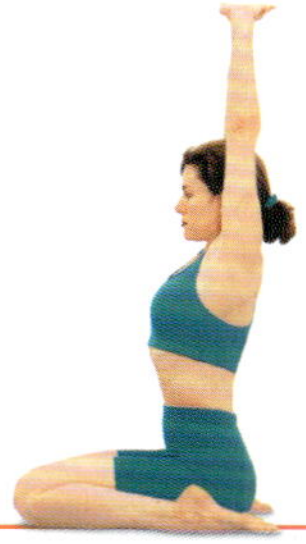

14 英雄式（96页）

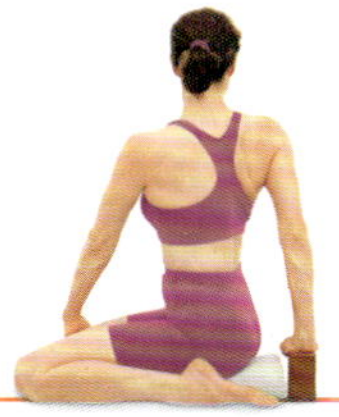

15 英雄坐侧扭转式（220页）

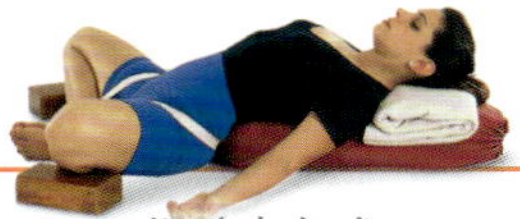

20 仰卧束角式（236页）

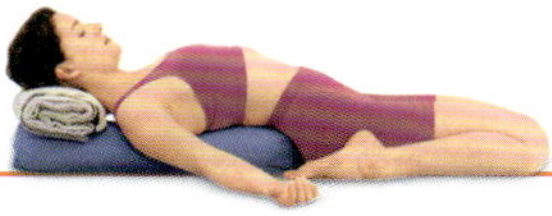

21 卧英雄式（238页）

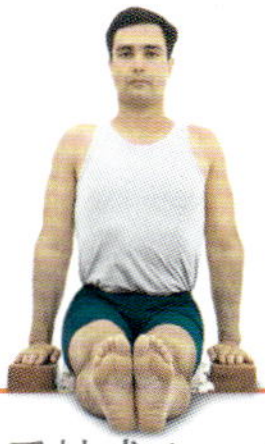

22 手杖式（197页）

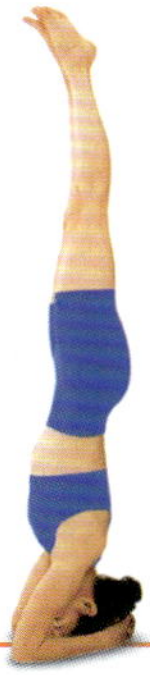

23 头倒立（130页）

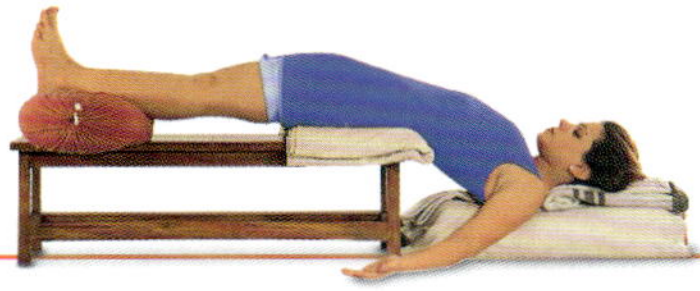

28 桥式（229页）

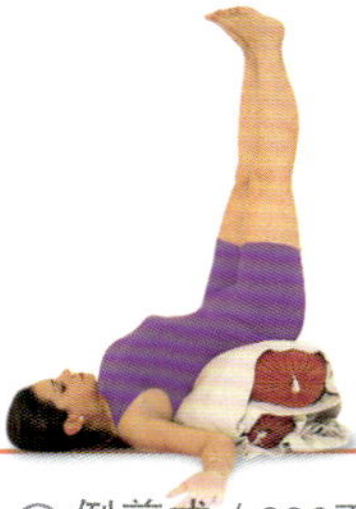

29 倒剪式（226页）

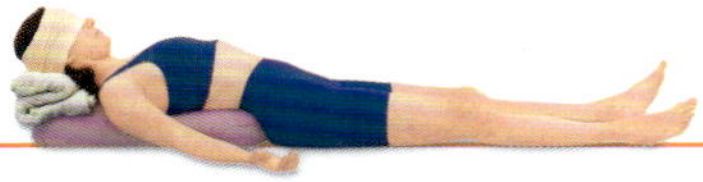

30 挺尸式（240页）

骨关节炎（髋部）

髋关节由于承受体重，很容易患上骨关节炎。患者会感到髋部周围（例如，腹股沟、髋关节外侧和膝盖）的疼痛。髋部骨关节炎会带来一个恶性循环：由于害怕疼痛而肢体活动锐减，活动少则导致关节更为僵硬。

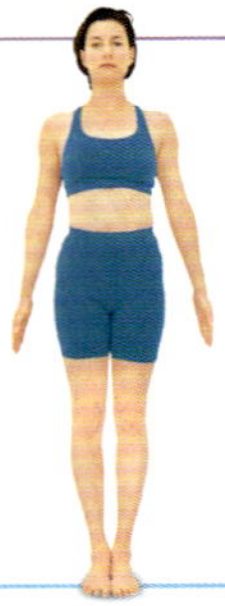

1 稳固的山式（178页）

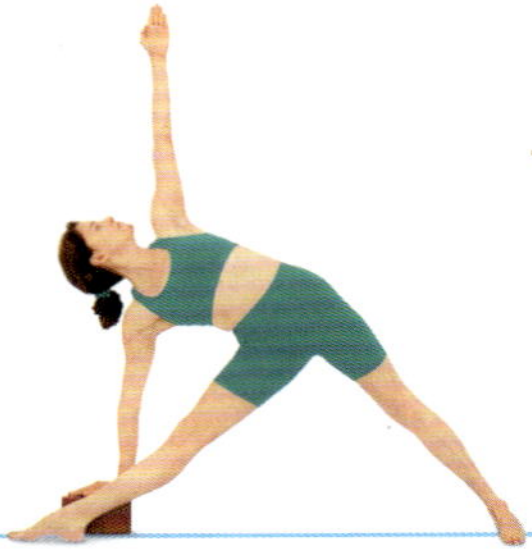

2 三角伸展式（184页）

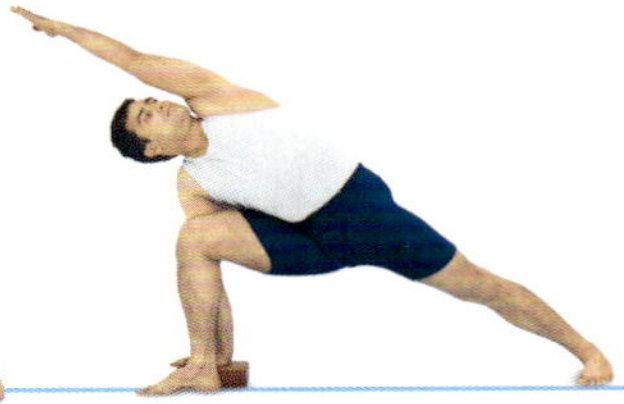

3 加强侧伸展式（186页）

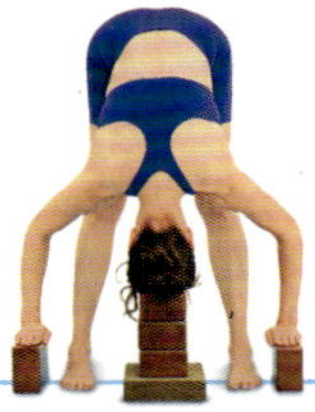

8 站立前曲式（189页）

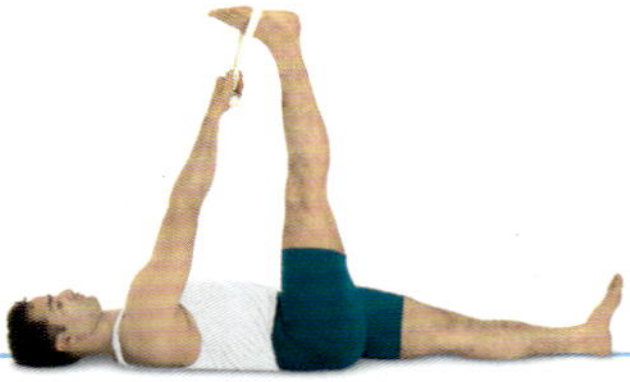

9 仰卧手抓脚趾腿部伸展式（234页）

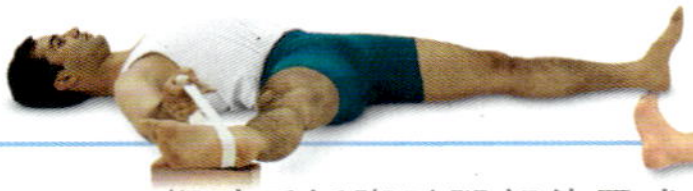

10 仰卧手抓脚趾腿部伸展式（235页）

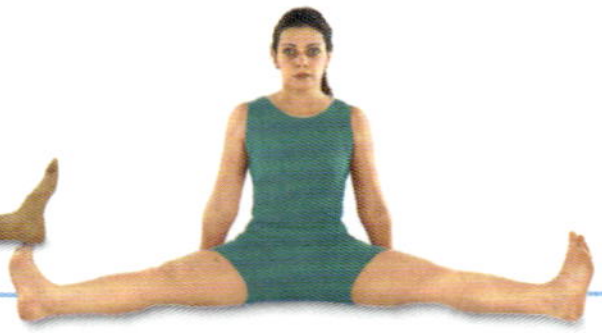

11 坐角式（205页）

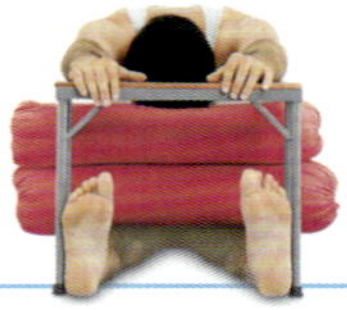

16 加强背部伸展式（208页）

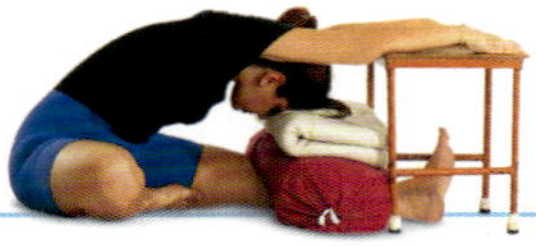

17 单腿头碰膝式（210页）

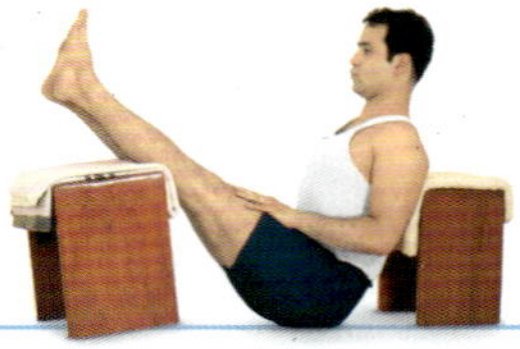

18 完全船式（202页）

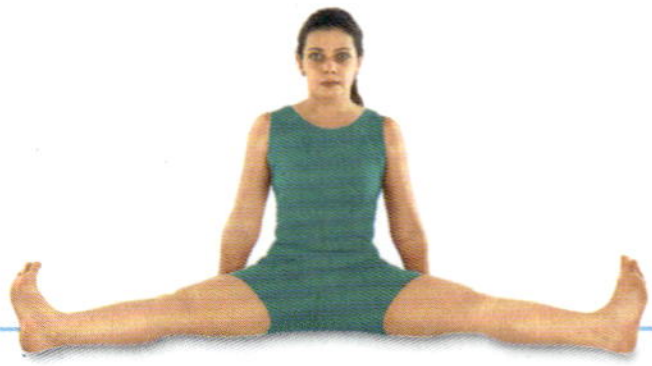

19 坐角式（205页）

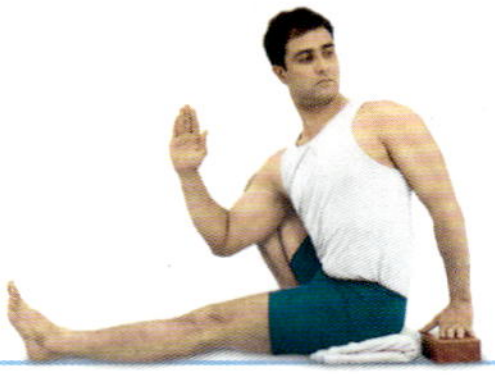

24 玛里琪扭转式（217页）

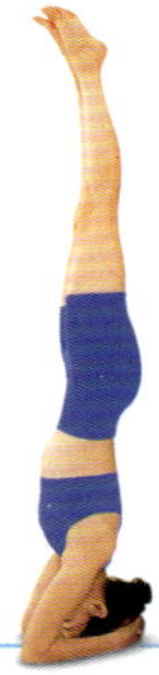

25 头倒立（130页）

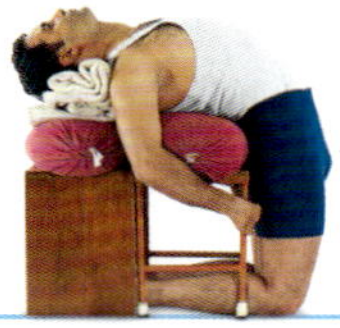

26 骆驼式（232页）

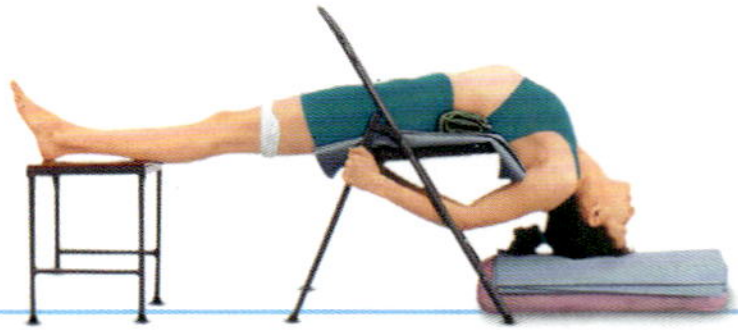

27 倒手杖式（231页）

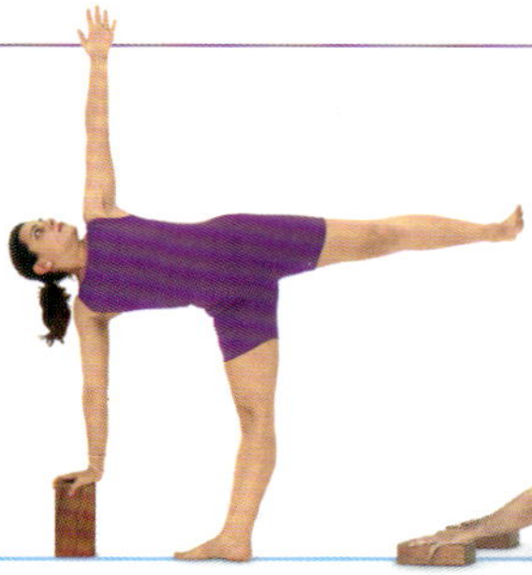

4 半月式（188页）

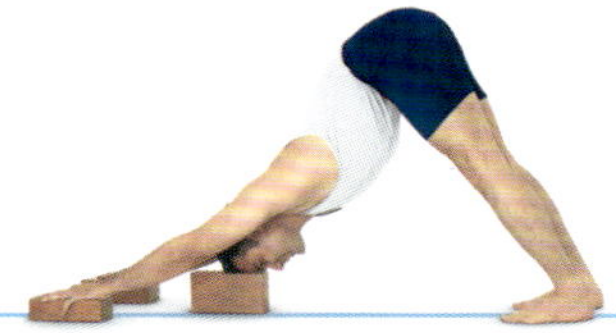

5 下犬式（194页）

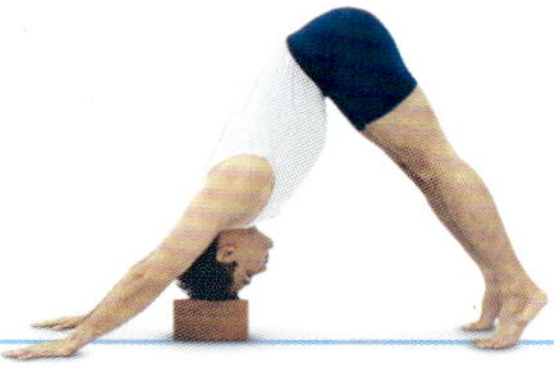

6 下犬式（196页）

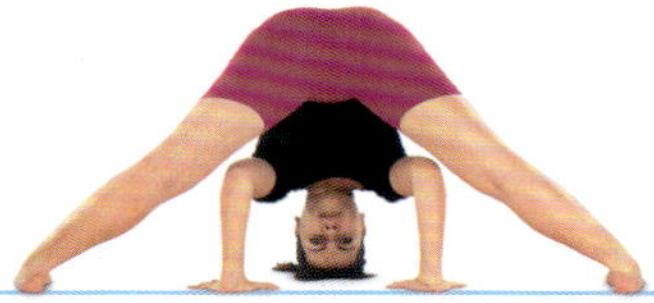

7 双角式（192页）

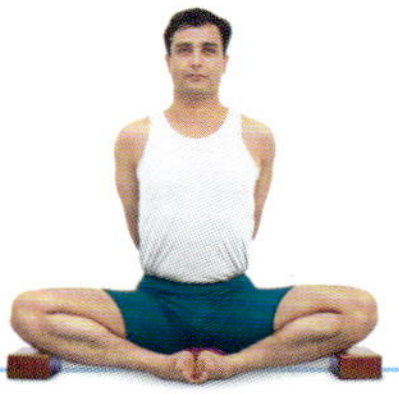

12 束角式（200页）

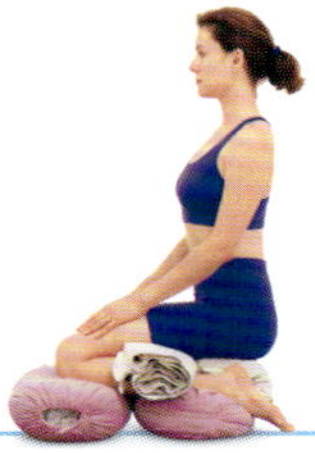

13 英雄式（198页）

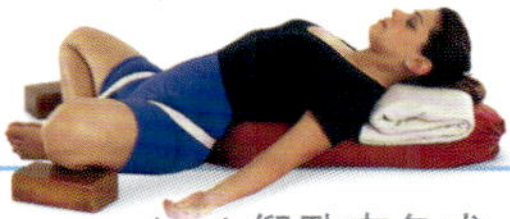

14 仰卧束角式（236页）

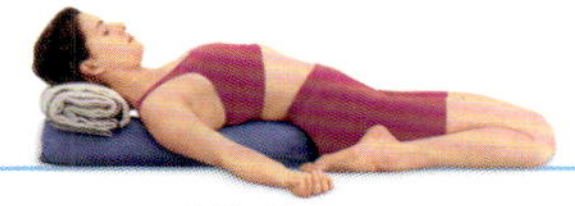

15 卧英雄式（238页）

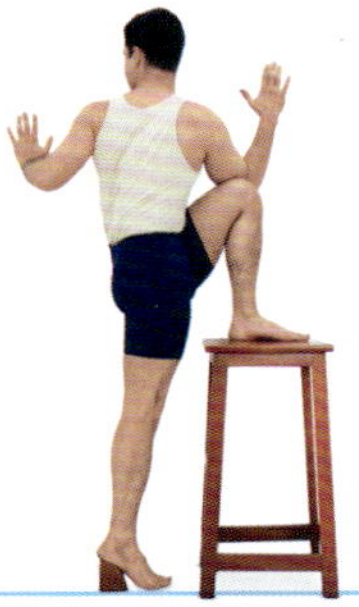

20 加强玛里琪扭转式（218页）

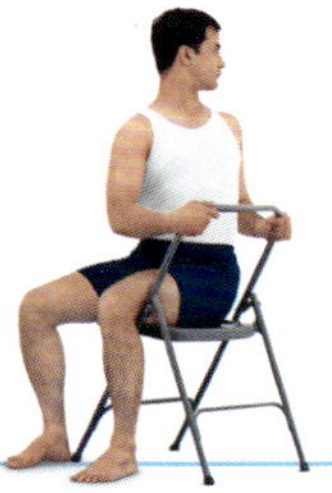

21 巴拉瓦伽扭转式（215页）

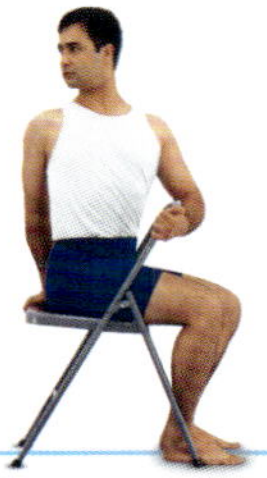

22 巴拉瓦伽扭转式（215页）

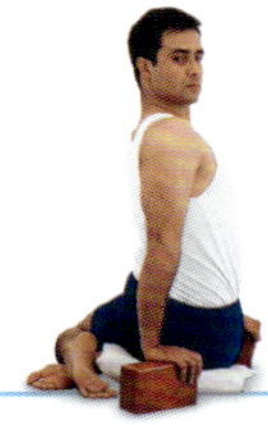

23 巴拉瓦伽扭转式（216页）

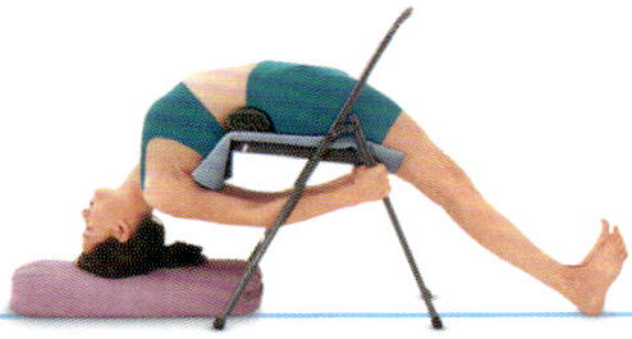

28 倒手杖式（231页）

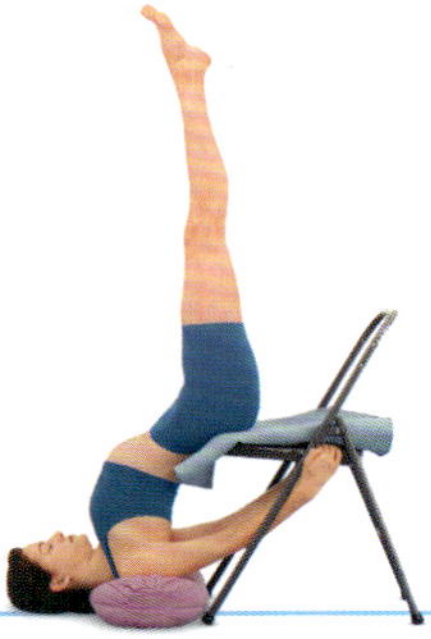

29 肩倒立（222页）

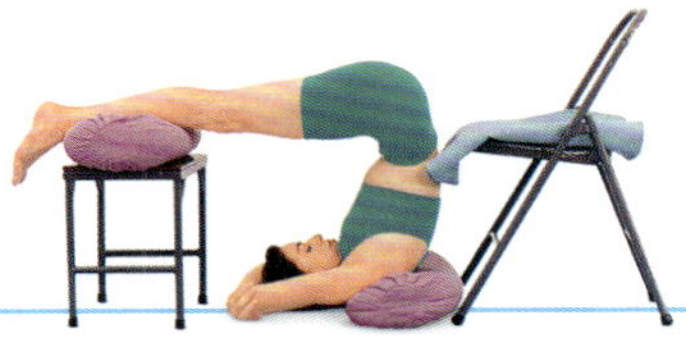

30 犁式（224页）

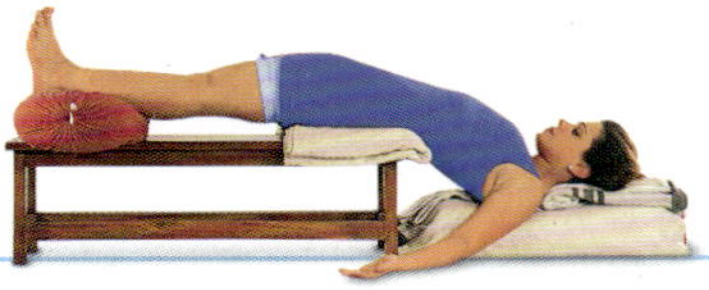

31 桥式（229页）

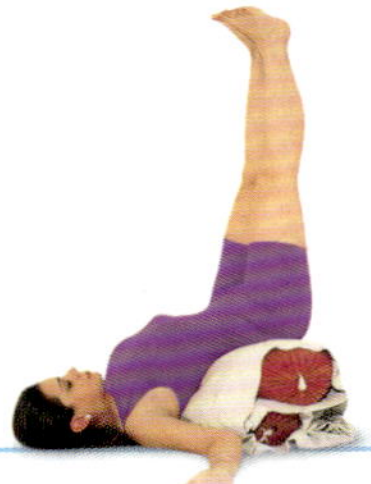

32 倒剪式（226页）

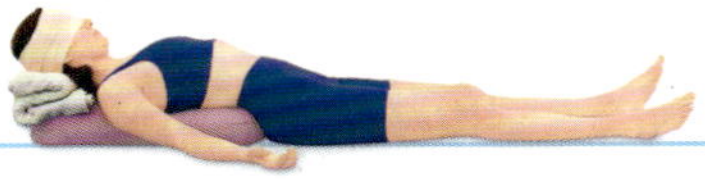

33 挺尸式（240页）

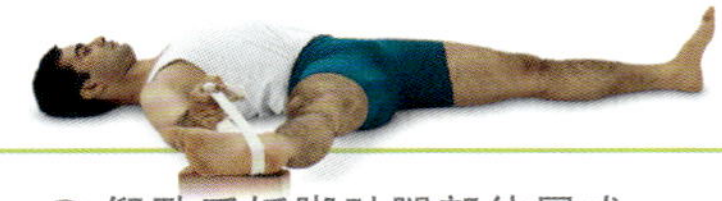

3 仰卧手抓脚趾腿部伸展式（235页）

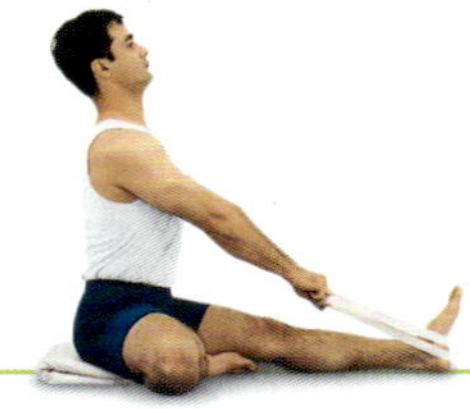

4 脸朝上单腿伸展式（199页）

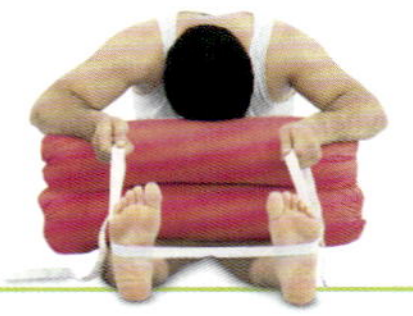

5 加强背部伸展式（208页）

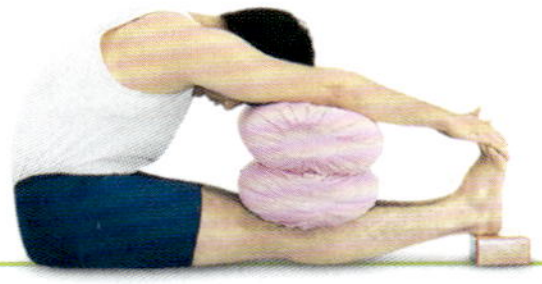

6 加强背部伸展式（207页）

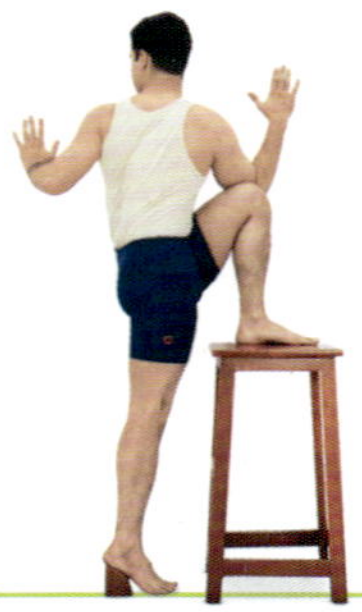

10 加强玛里琪扭转式（218页）

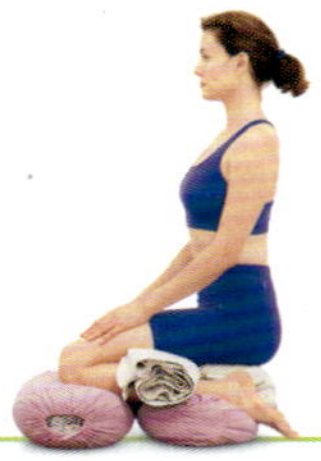

11 英雄式（198页）

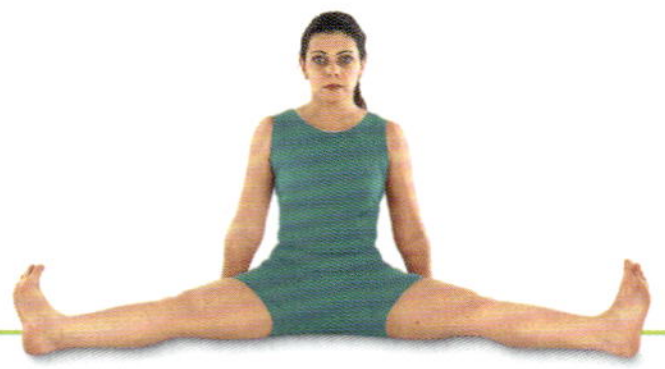

12 坐角式（205页）

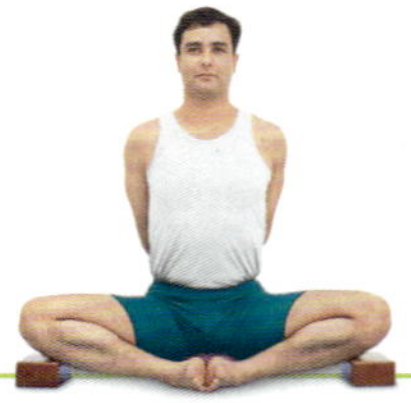

13 束角式（200页）

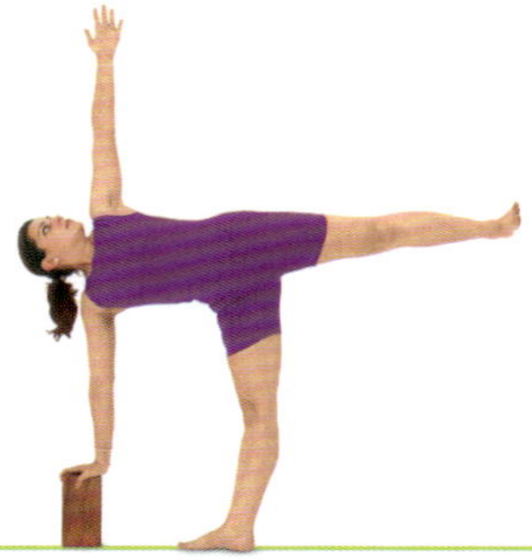

17 半月式（188页）

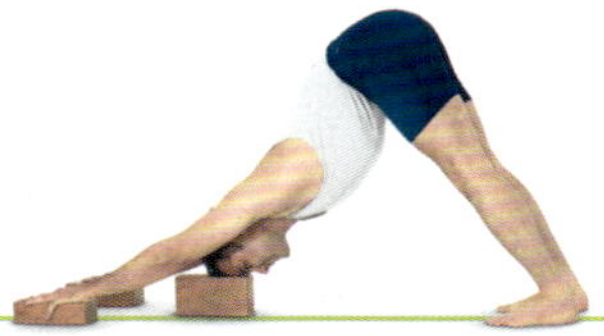

18 下犬式（194页）

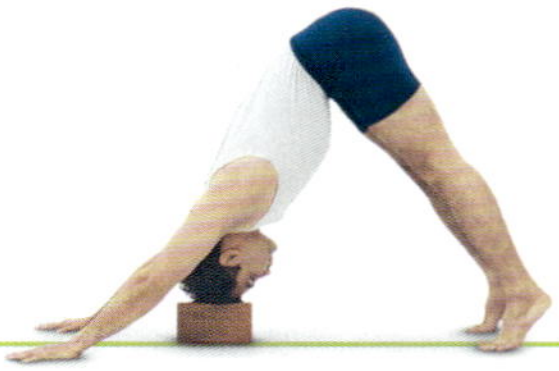

19 下犬式（196页）

骨关节炎（膝部）

膝盖骨关节炎是润滑膝关节的滑液减少导致的。膝关节内的软骨组织表面变得粗糙不平，易出现剥脱成为关节内碎片。膝盖外表肿胀，膝关节失去了灵活性，无法伸展与弯曲。

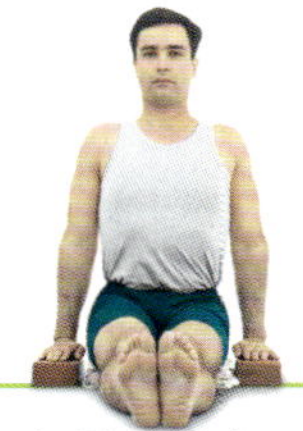

1 手杖式（197页）

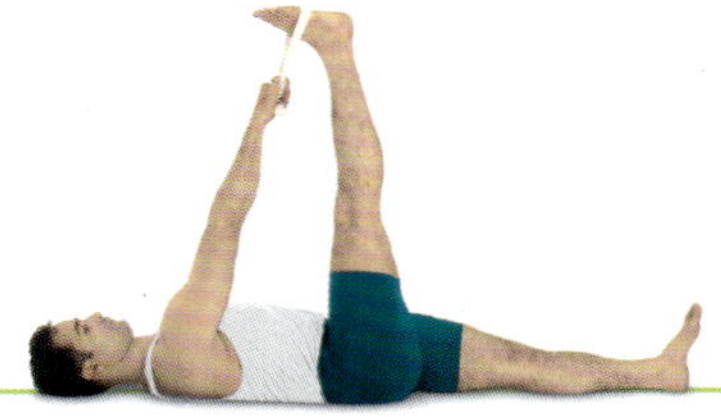

2 仰卧手抓脚趾腿部伸展式（234页）

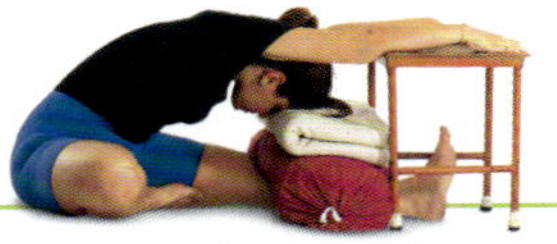

7 单腿头碰膝式（210页）

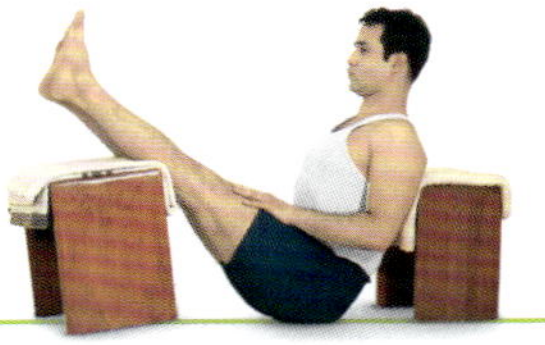

8 完全船式（202页）

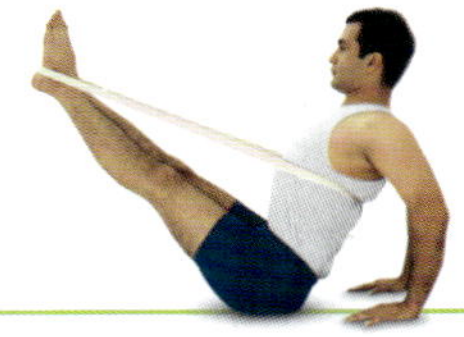

9 完全船式（204页）

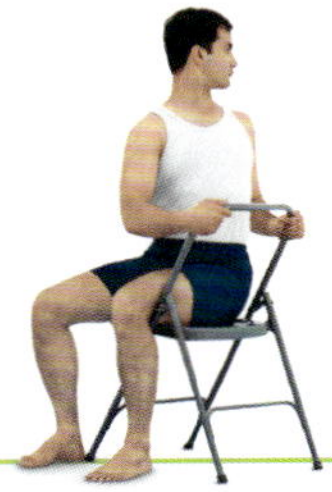

14 巴拉瓦伽扭转式（215页）

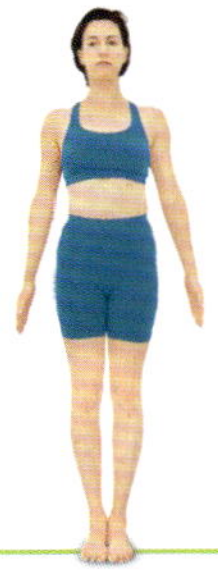

15 稳固的山式（178页）

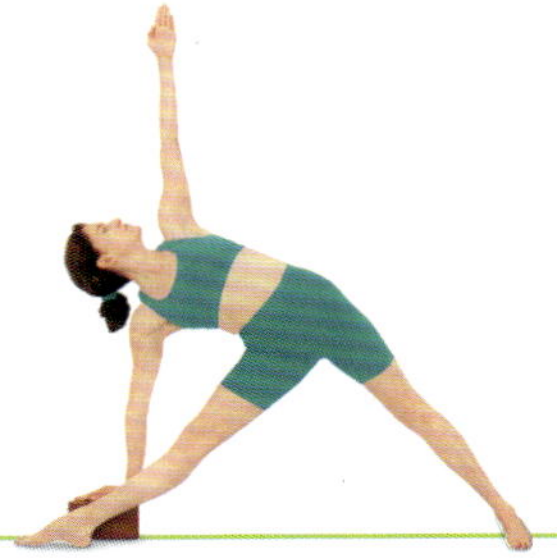

16 三角伸展式（184页）

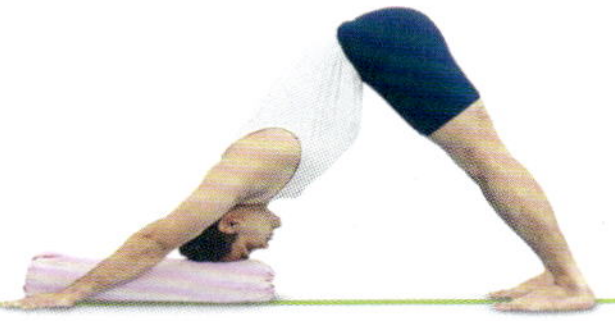

20 下犬式（196页）

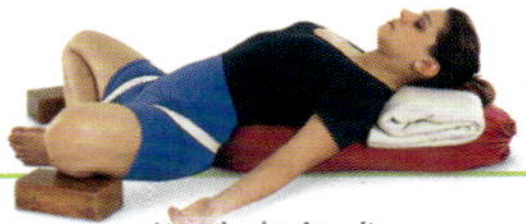

21 仰卧束角式（236页）

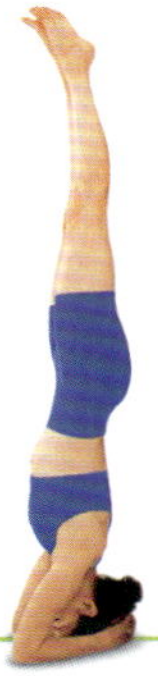

22 头倒立（130页）

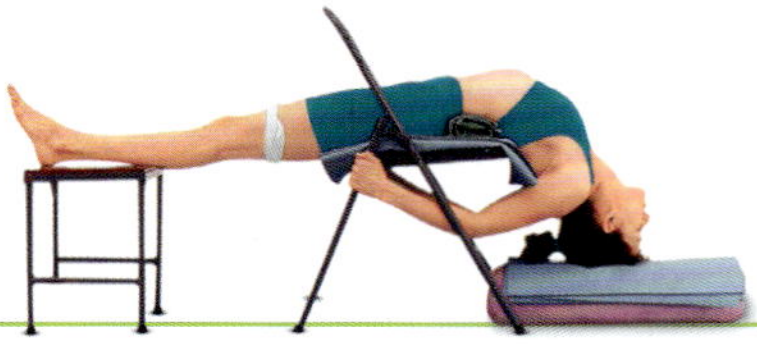

23 倒手杖式（231页）

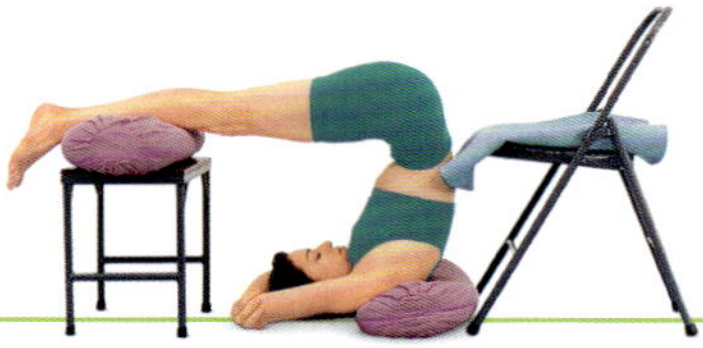

24 犁式（224页）

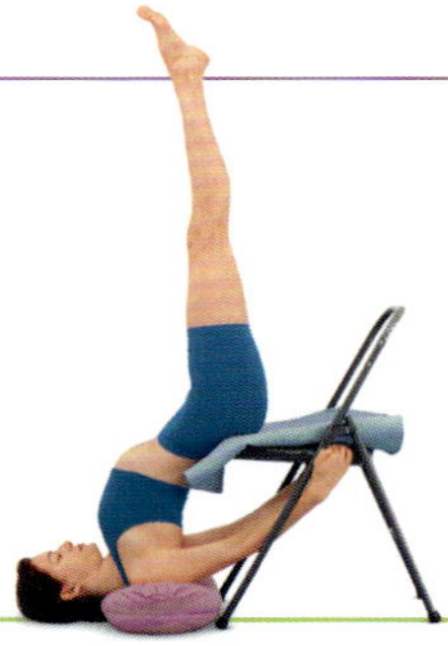

25 肩倒立（222页）

骨关节炎（脚踝）

脚踝骨关节炎的起因与患骨关节炎的其他关节情况大体一致。脚踝变得肿大、敏感，周围的肌肤变红。脚踝的活动受限，一动就痛苦不堪。

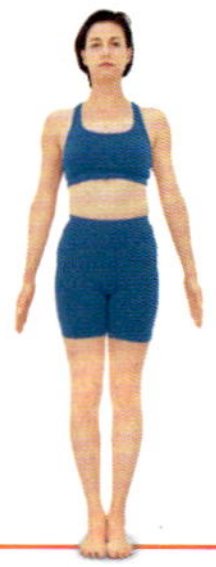

1 稳固的山式（178页）

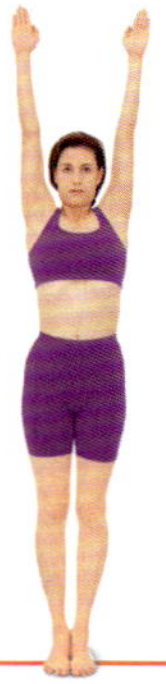

2 双臂向上伸展的山式（179页）

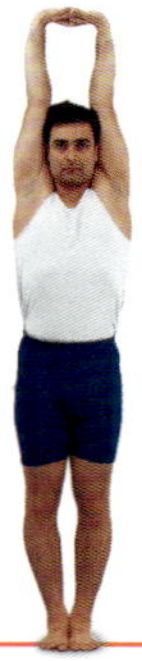

3 十指相交的山式（180页）

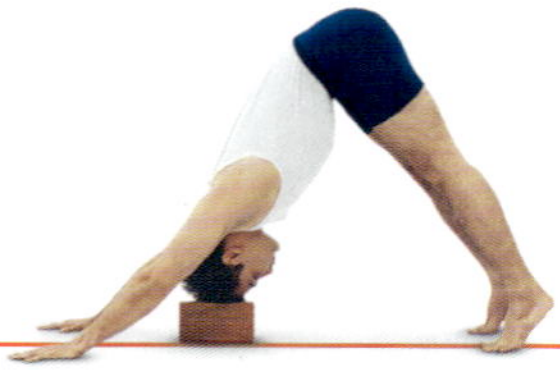

7 下犬式（196页）

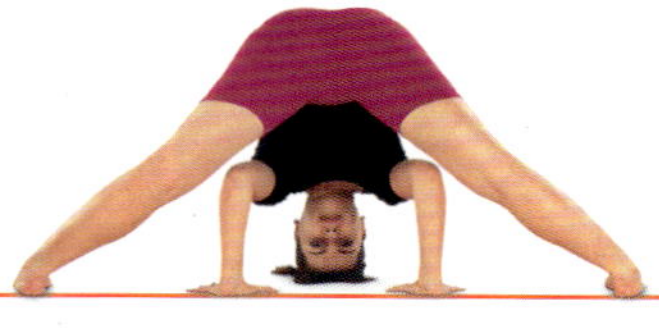

8 加强腿部伸展式（192页）

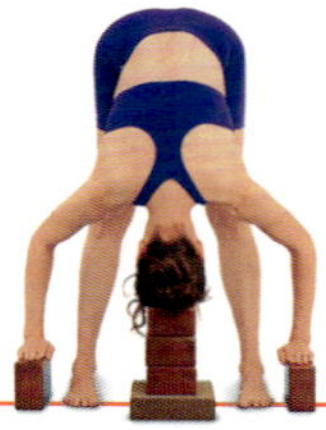

9 站立前曲式（189页）

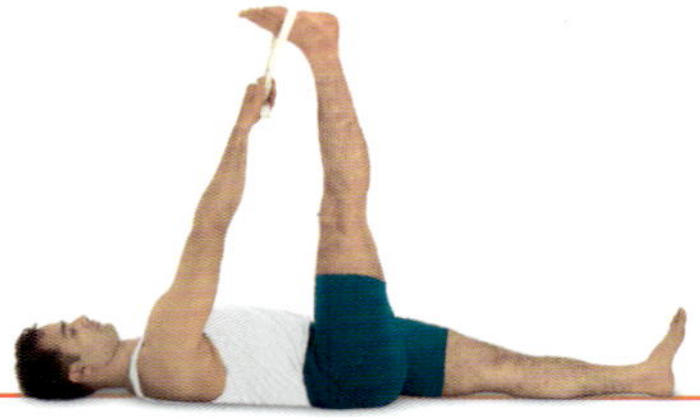

14 仰卧手抓脚趾腿部伸展式（234页）

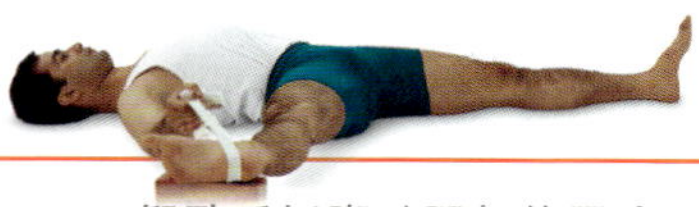

15 仰卧手抓脚趾腿部伸展式（235页）

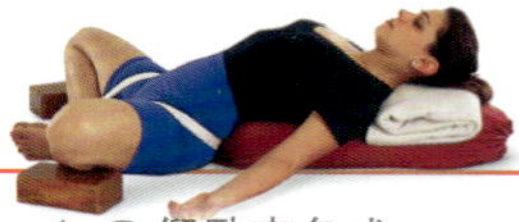

16 仰卧束角式（236页）

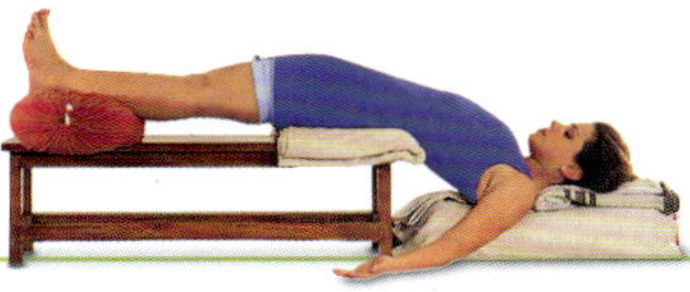

26 桥式（229页）

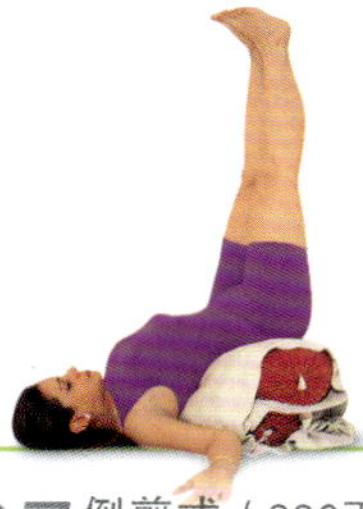

27 倒剪式（226页）

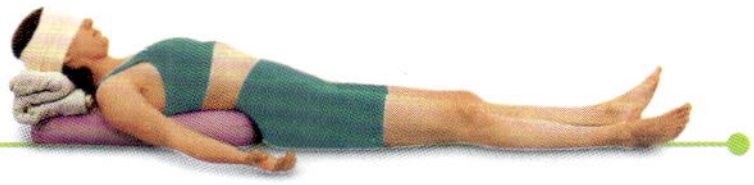

28 挺尸式（240页）

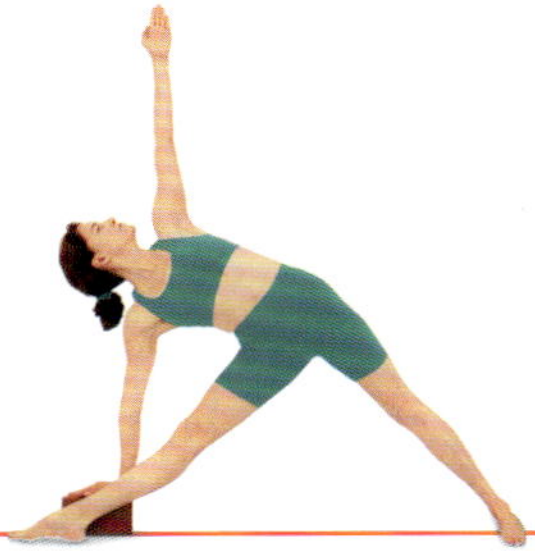

4 三角伸展式（184页）

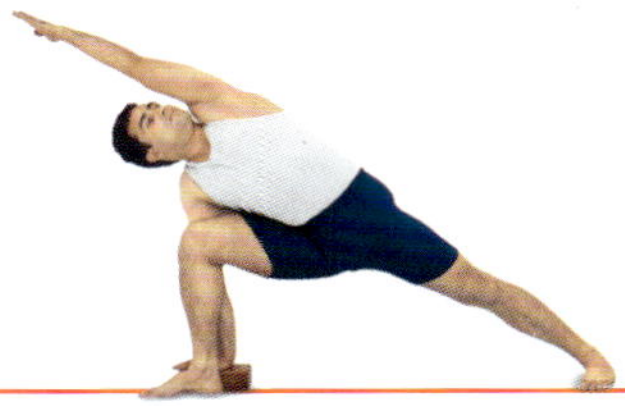

5 加强侧伸展式（186页）

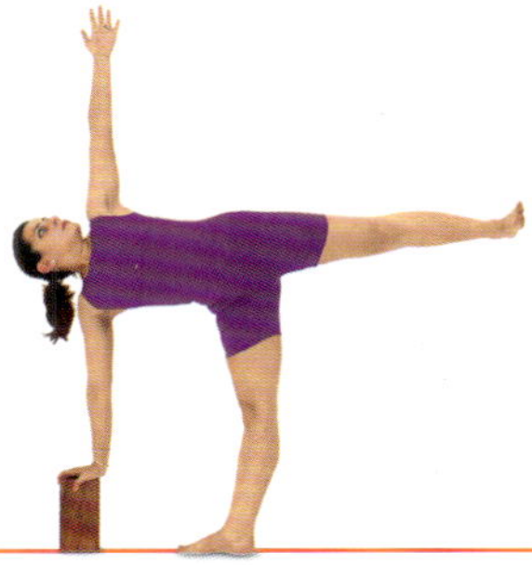

6 半月式（188页）

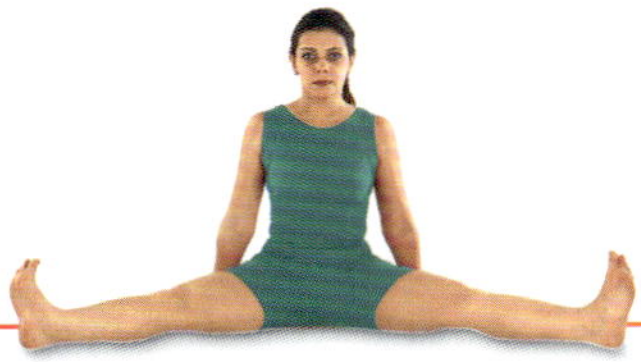

10 坐角式（205页）

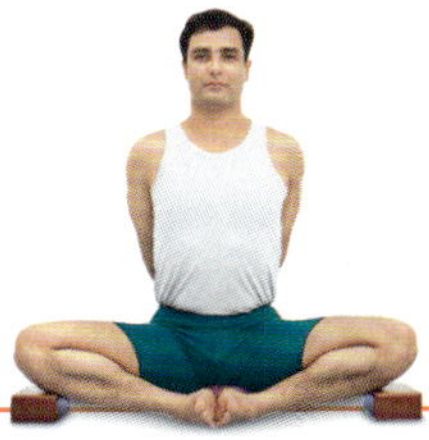

11 束角式（200页）

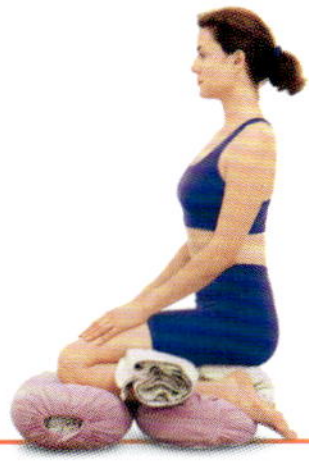

12 英雄式（198页）

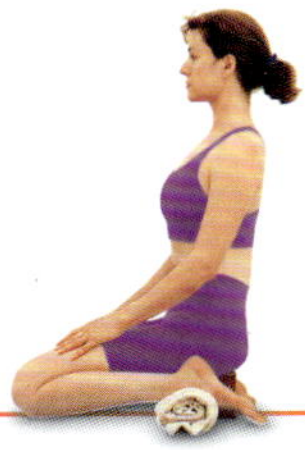

13 英雄式（198页）

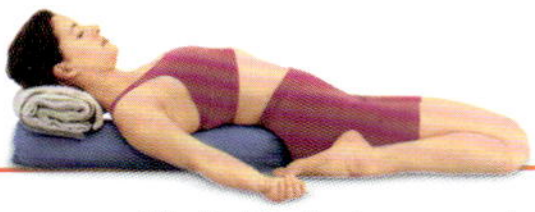

17 卧英雄式（238页）

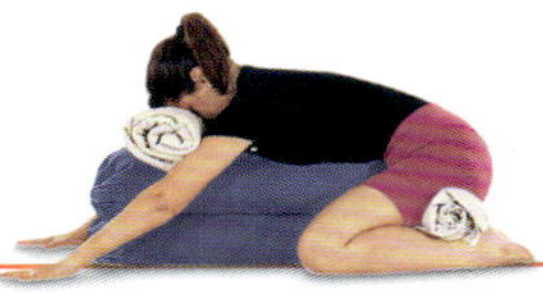

18 脸朝下的英雄式（213页）

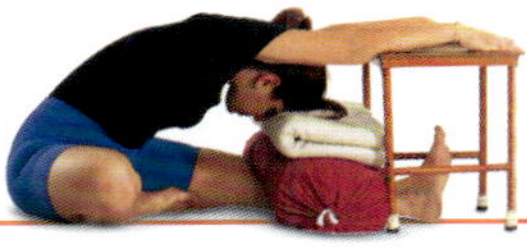

19 单腿头碰膝式（210页）

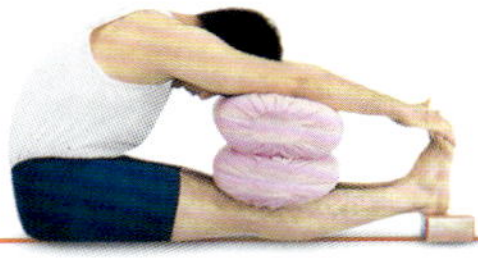

20 加强背部伸展式（207页）

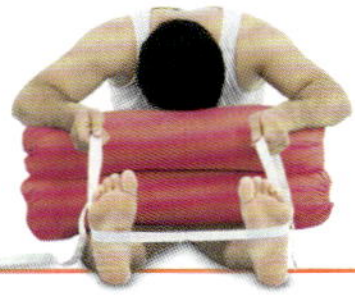

21 加强背部伸展式（208页）

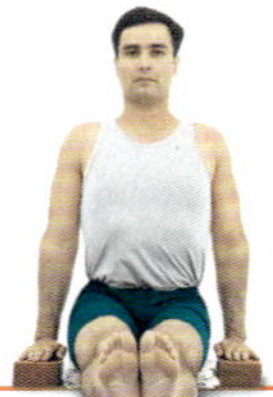

22 手杖式（197页）

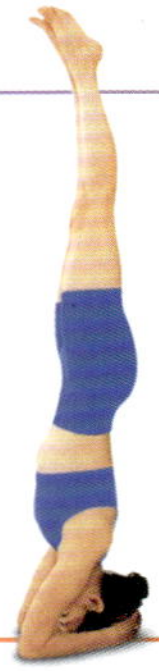

23 头倒立（130页）

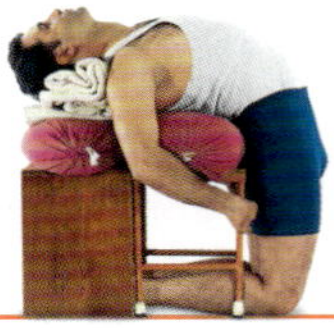

24 骆驼式（232页）

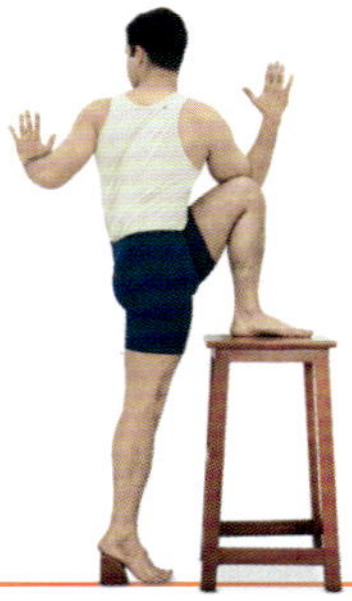

28 加强玛里琪扭转式（218页）

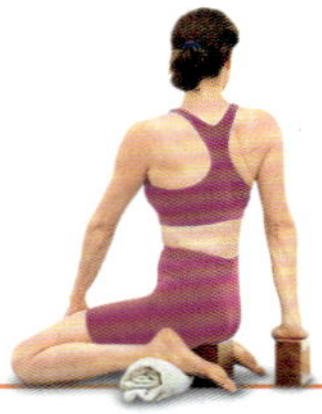

29 英雄坐侧扭转式（221页）

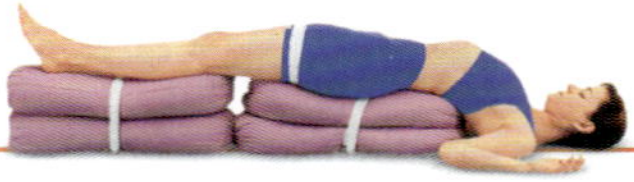

30 桥式（229页）

类风湿关节炎

这是一种慢性、系统性、炎症性病变，其最终将造成关节丧失功能。其症状包括清晨的僵硬感、疲劳、关节的灼热与肿胀以及类风湿结节的出现。

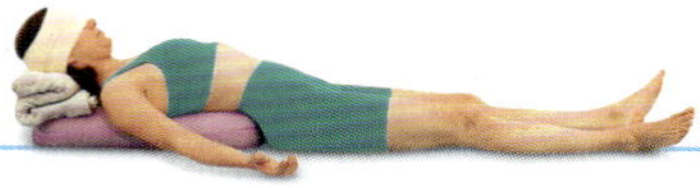

1 挺尸式（240页）

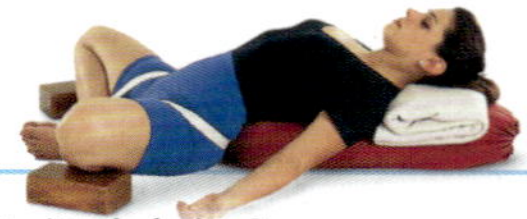

2 仰卧束角式（236页）

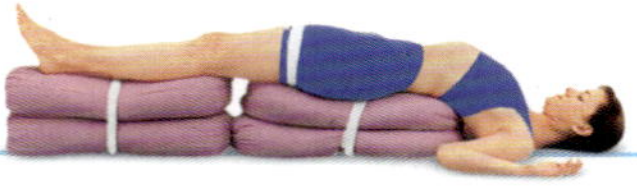

6 桥式（229页）

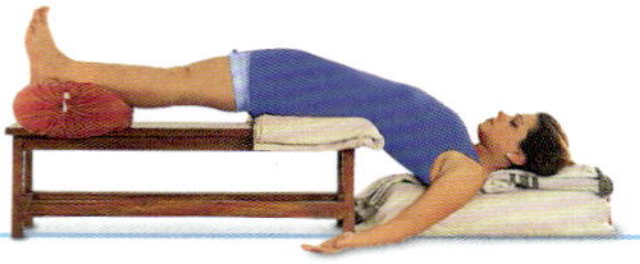

7 桥式（229页）

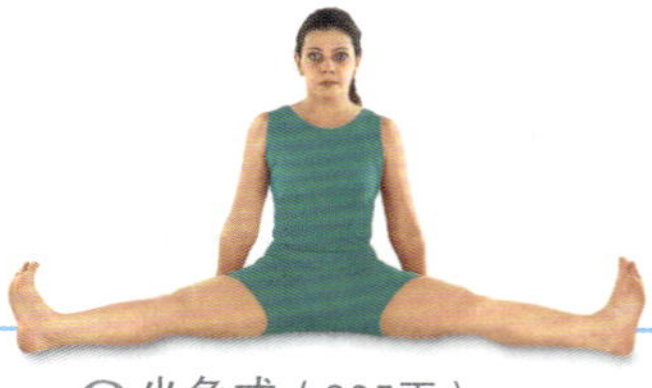

8 坐角式（205页）

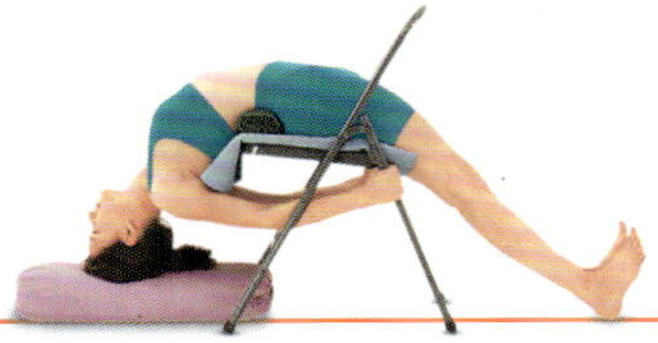

25 倒手杖式（231页）

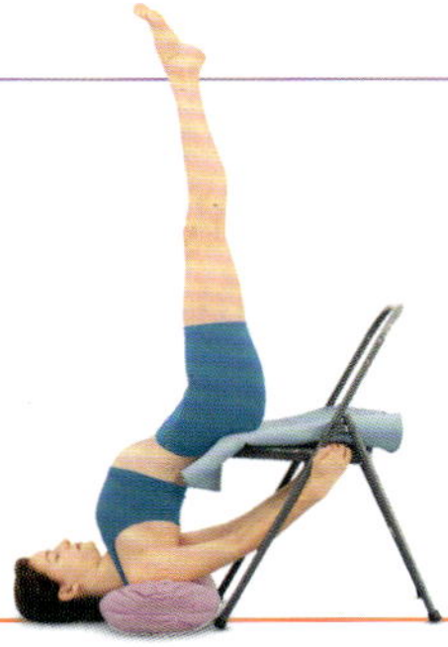

26 肩倒立（222页）

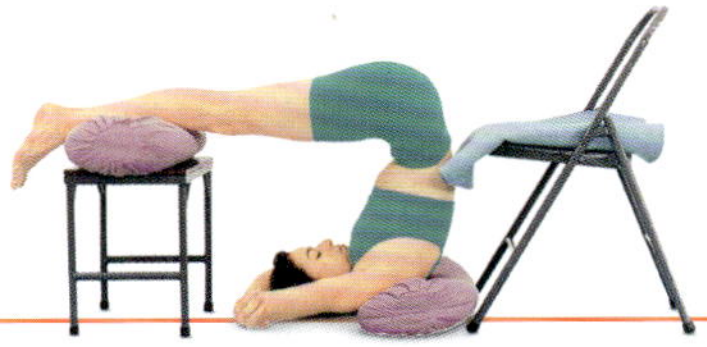

27 犁式（224页）

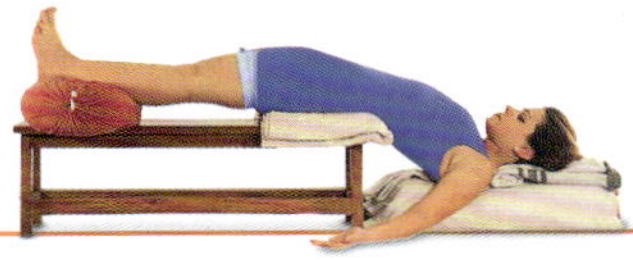

31 桥式（229页）

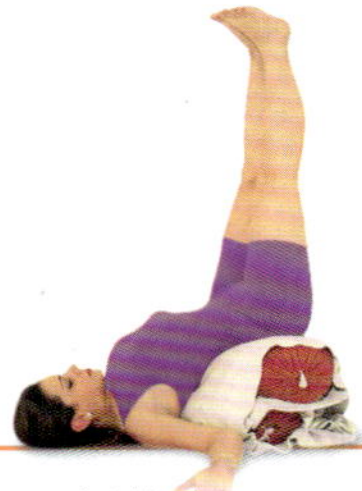

32 倒剪式（226页）

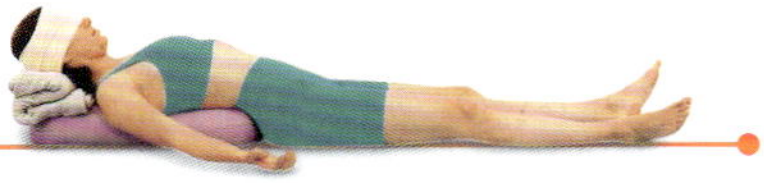

33 挺尸式（240页）

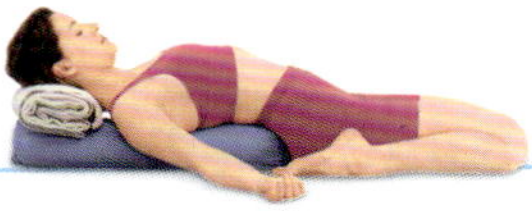

3 卧英雄式（238页）

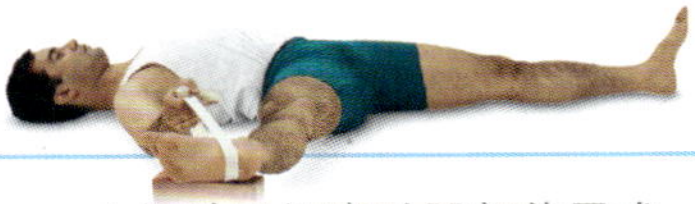

4 仰卧手抓脚趾腿部伸展式（235页）

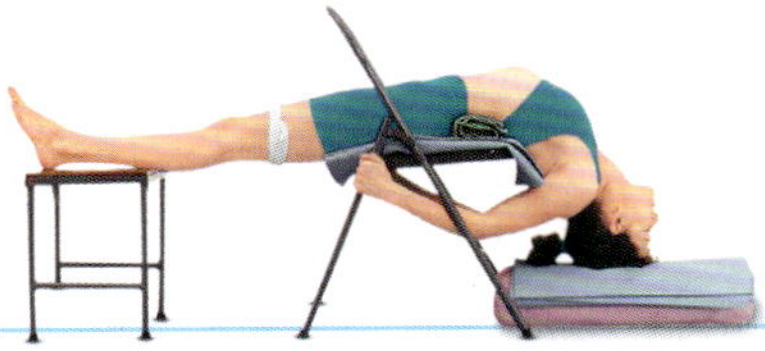

5 倒手杖式（231页）

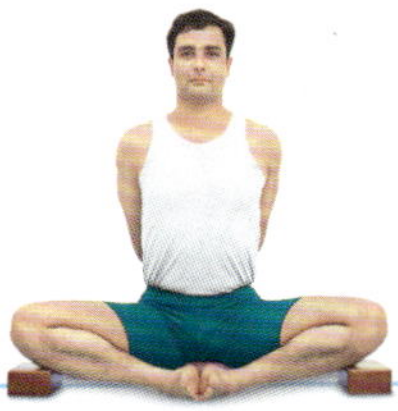

9 束角式（200页）

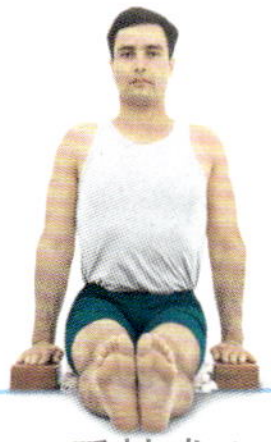

10 手杖式（197页）

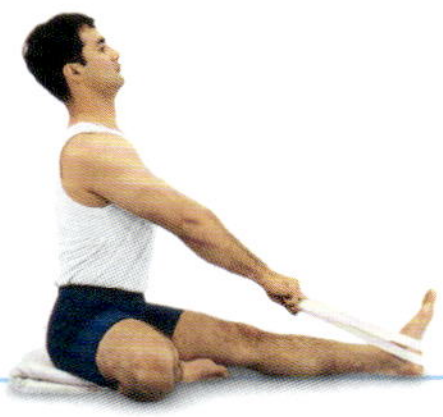

11 脸朝上单腿伸展式（199页）

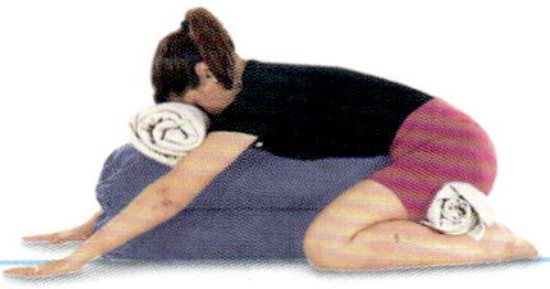

12 脸朝下的英雄式（213页）

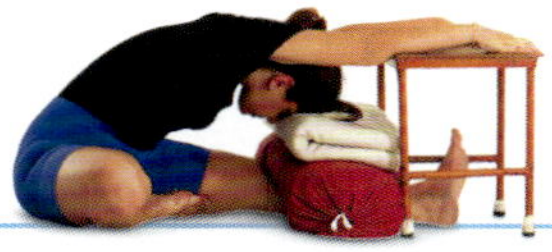

13 单腿头碰膝式（210页）

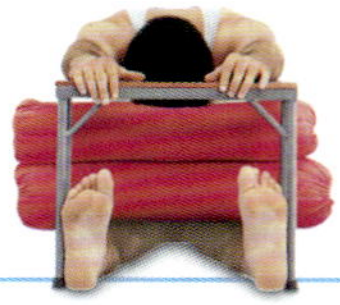

14 加强背部伸展式（208页）

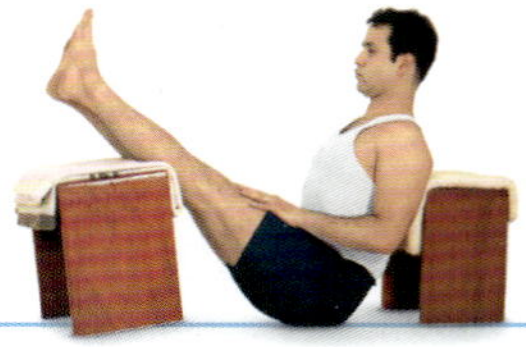

15 完全船式（202页）

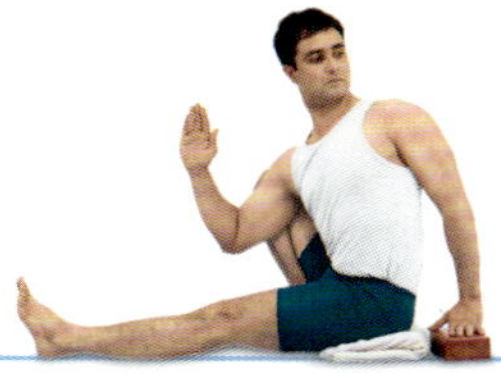

20 玛里琪扭转式（217页）

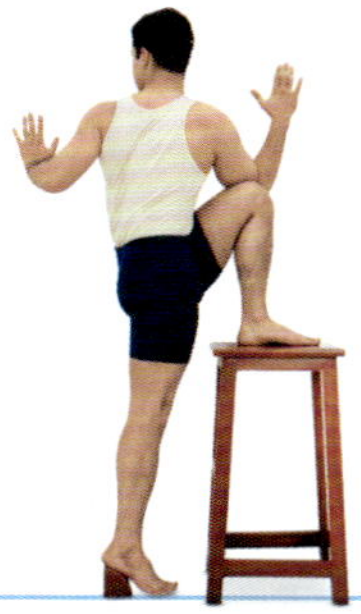

21 加强玛里琪扭转式（218页）

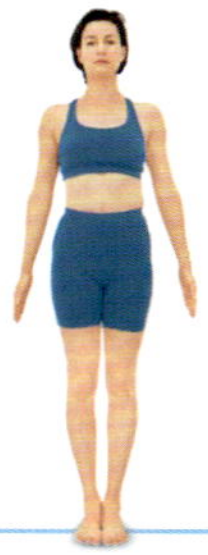

22 稳固的山式（178页）

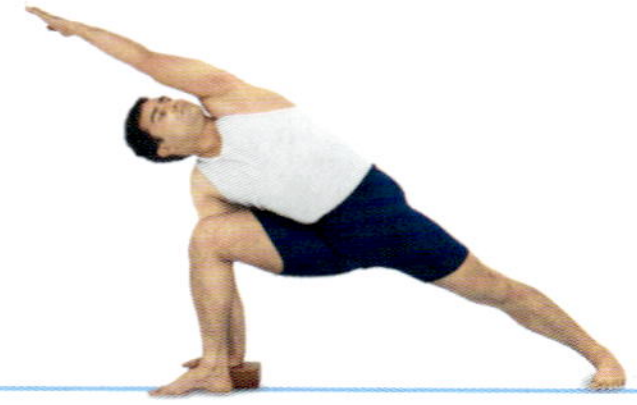

26 加强侧伸展式（186页）

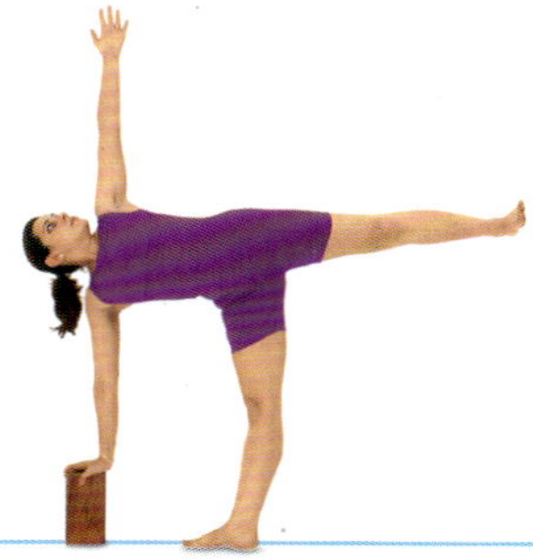

27 半月式（188页）

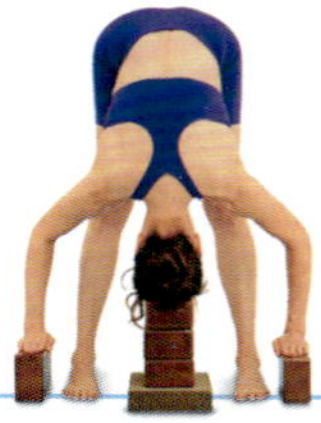

28 站立前曲式（189页）

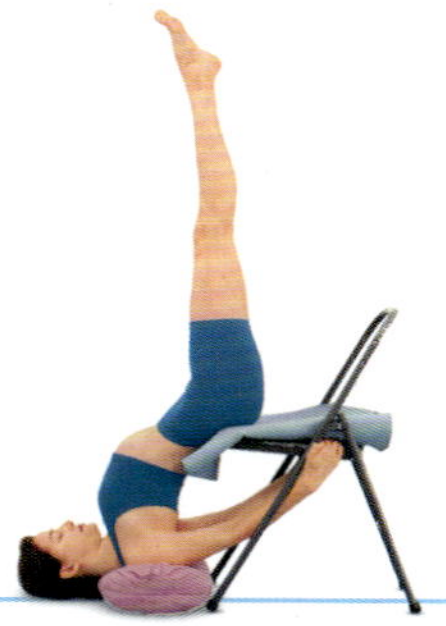

32 肩倒立（222页）

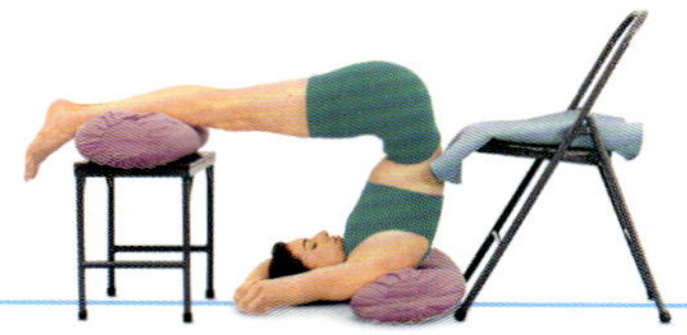

33 犁式（224页）

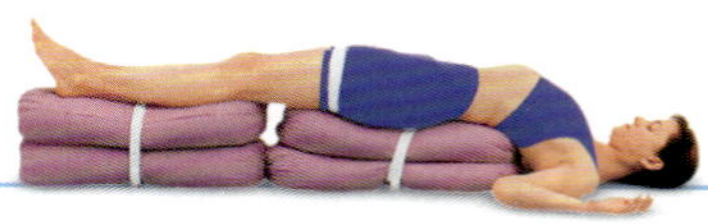

34 桥式（229页）

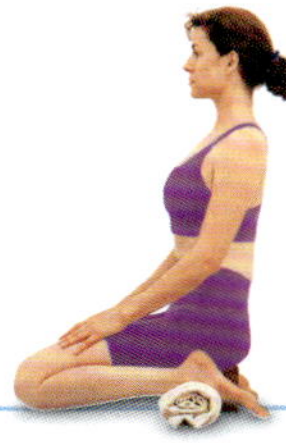
16 英雄式（198页）

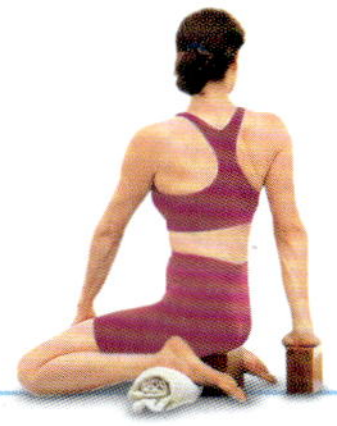
17 英雄坐侧扭转式（221页）

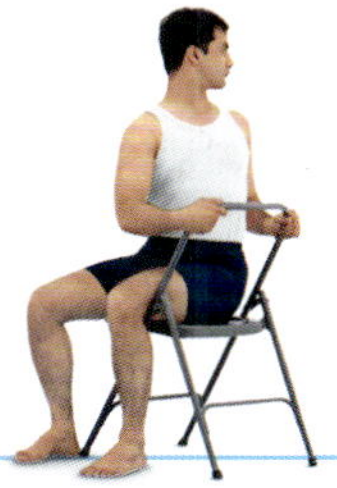
18 巴拉瓦伽扭转式（215页）

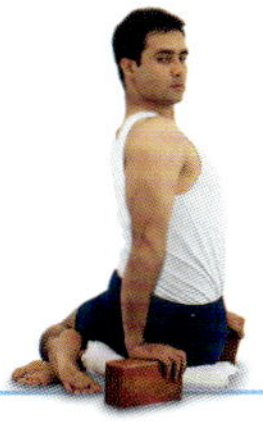
19 巴拉瓦伽扭转式（216页）

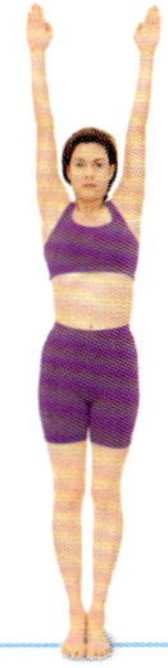
23 双臂向上伸展的山式（179页）

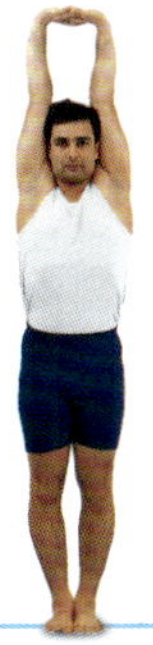
24 十指相交的山式（180页）

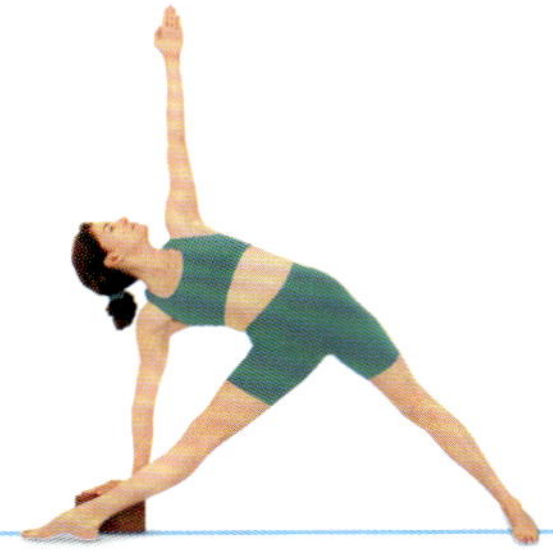
25 三角伸展式（184页）

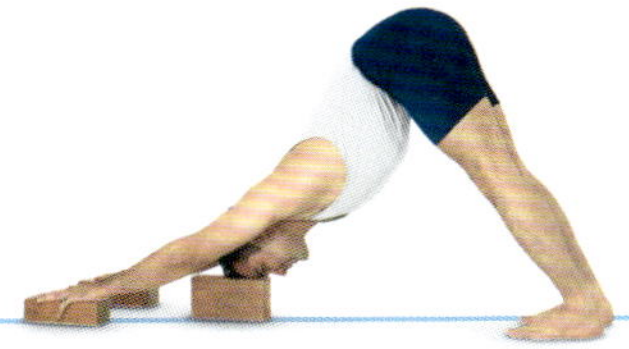
29 下犬式（194页）

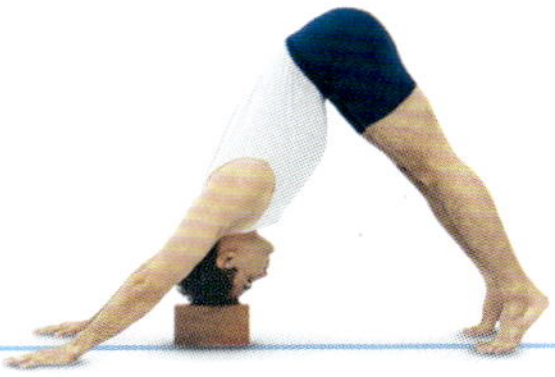
30 下犬式（196页）

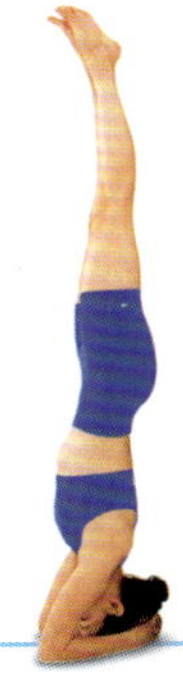
31 头倒立（130页）

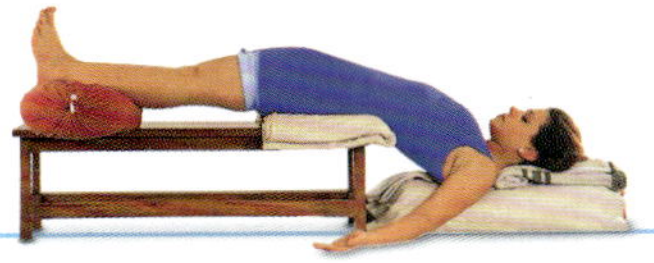
35 桥式（229页）

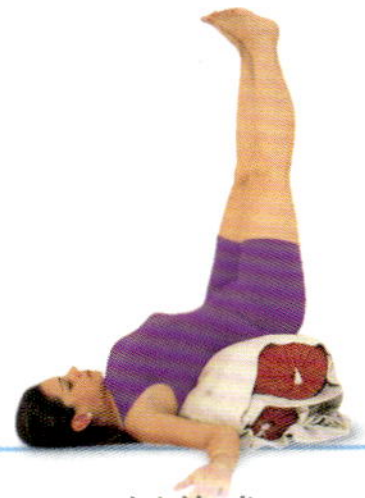
36 倒剪式（226页）

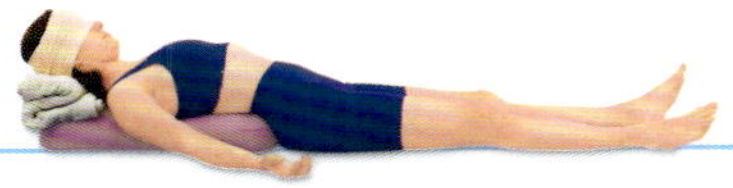
37 挺尸式（240页）

皮肤

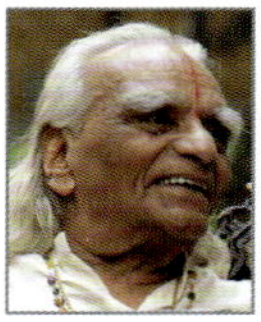

作为身体的最大器官，皮肤是感官系统的一部分。它是触觉的主要器官，其功能是保护体内的各器官。皮肤也具备调节体温的功能。其组成部分包括被称为“真皮”的脉管层以及被称为“表皮”的外表层。汗腺、毛囊和皮脂腺均位于真皮层。皮肤病很常见，瑜伽体式提供了一种健康而有效的治疗方式。

痤疮（青春痘）

这是一种皮脂腺或毛囊发炎而引起的皮肤病，其表现有疖、小脓包、脓包、斑点或粉刺。痤疮有时会因焦虑而引发。一般来说，在青少年中多见，但也可能会持续至成年以后。

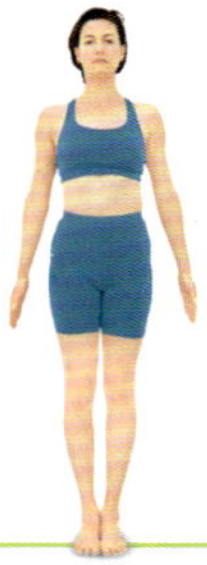

1 稳固的山式（178页）

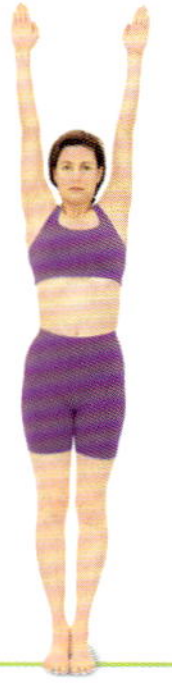

2 双臂向上伸展的山式（179页）

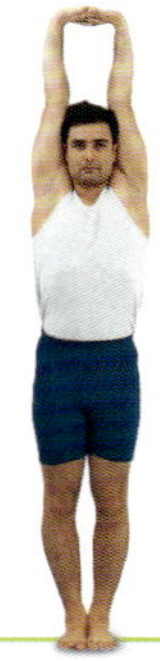

3 十指相交的山式（180页）

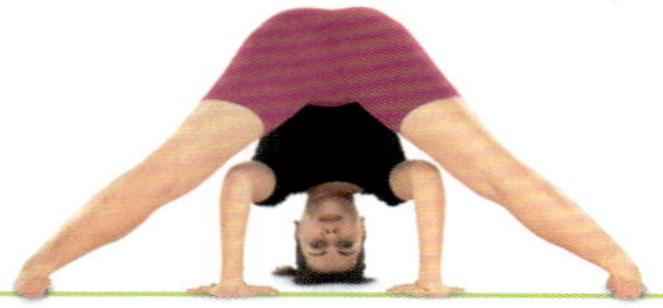

8 双角式（192页）

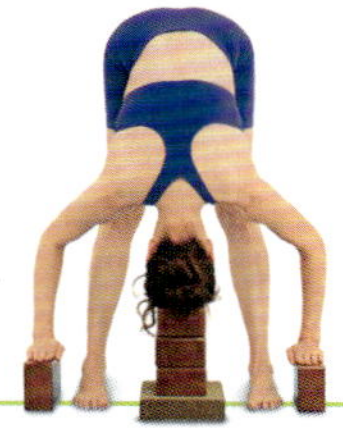

9 站立前曲式（189页）

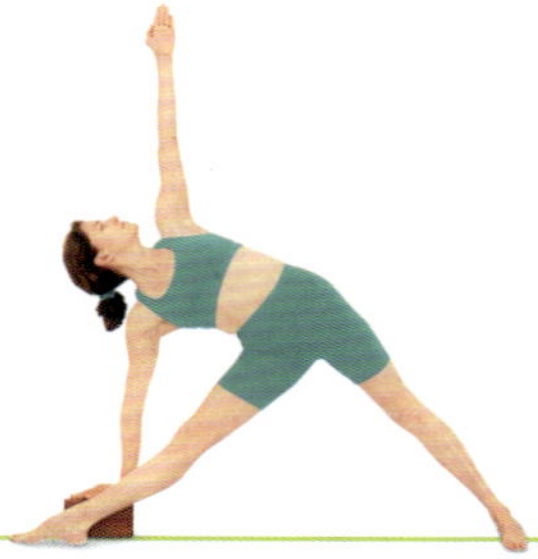

10 三角伸展式（184页）

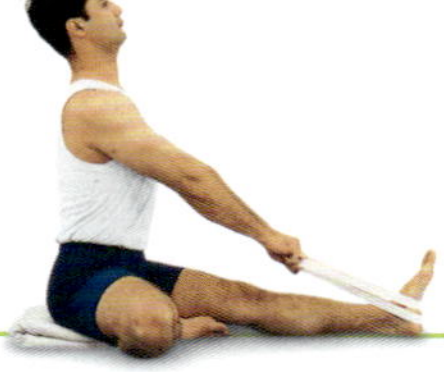

14 脸朝上单腿伸展式（199页）

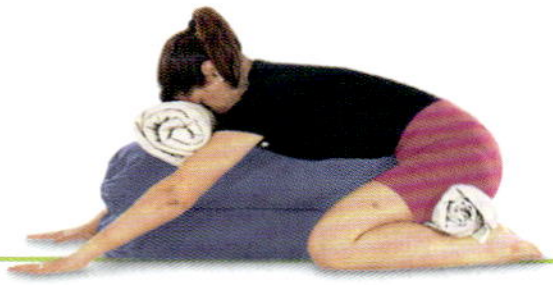

15 脸朝下的英雄式（213页）

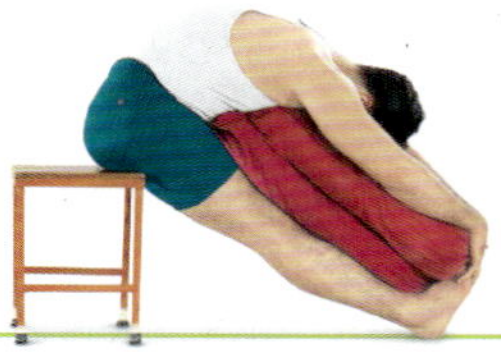

16 脸朝下加强背部伸展式（209页）

“保持头脑的安宁与平静。让身体活跃起来。”

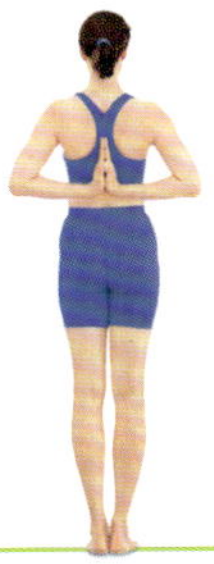

4 双手背后合十的山式（182页）

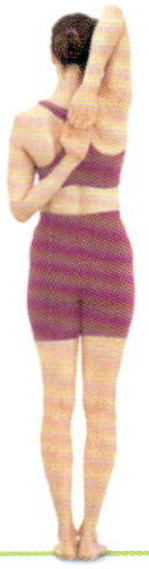

5 双手相扣成牛面式的山式（183页）

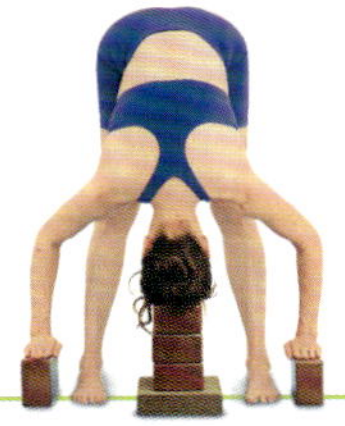

6 站立前曲式（189页）

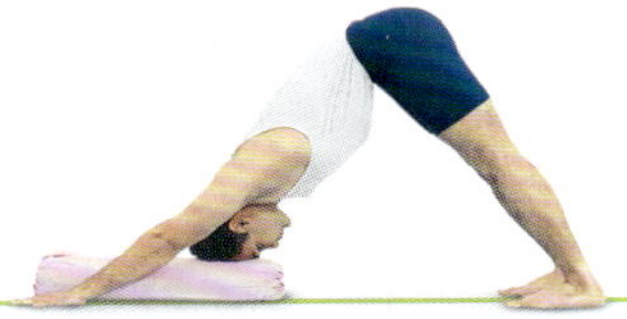

7 下犬式（196页）

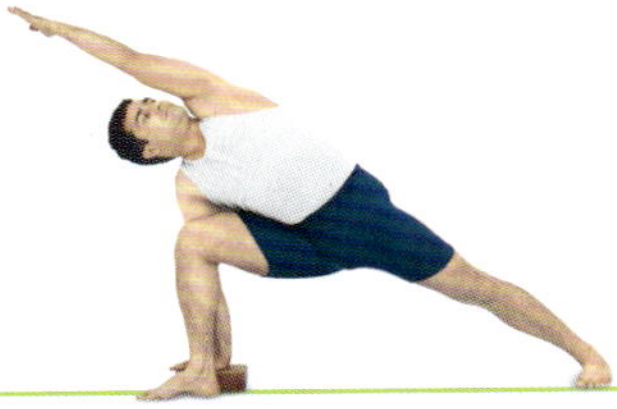

11 加强侧伸展式（186页）

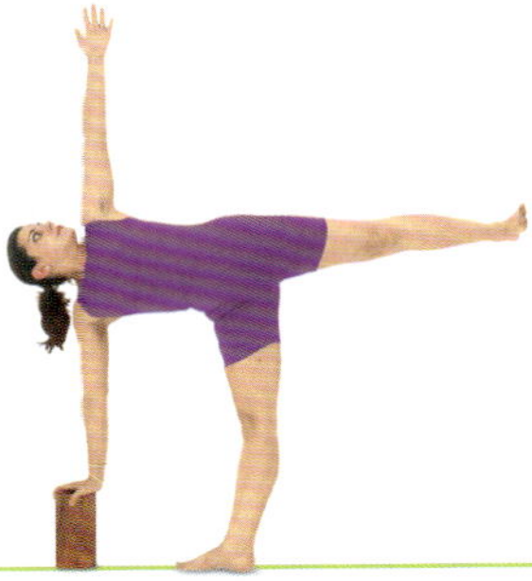

12 半月式（188页）

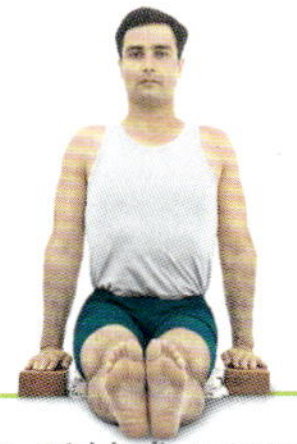

13 手杖式（197页）

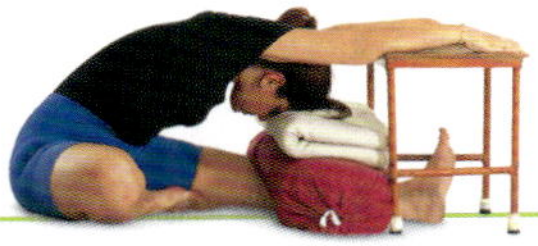

17 单腿头碰膝式（210页）

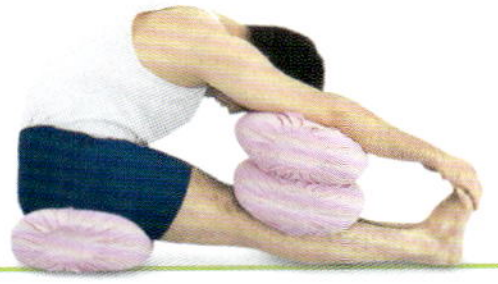

18 加强背部伸展式（207页）

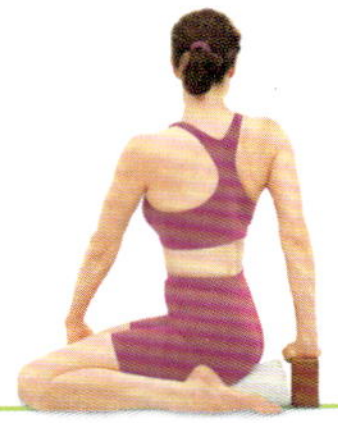

19 英雄坐侧扭转式（220页）

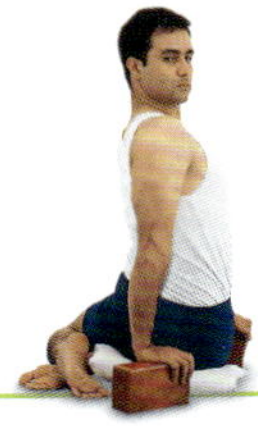

20 巴拉瓦伽扭转式（216页）

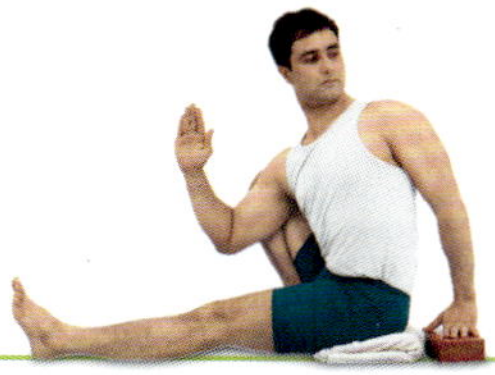

21 玛里琪扭转式（217页）

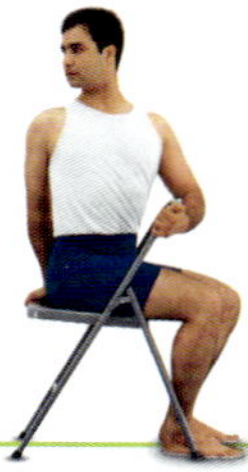

22 巴拉瓦伽扭转式（215页）

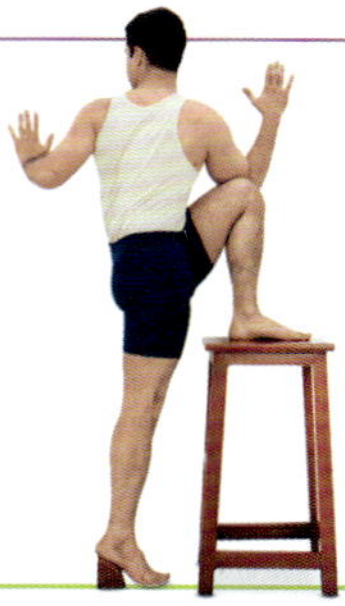

23 加强玛里琪扭转式（218页）

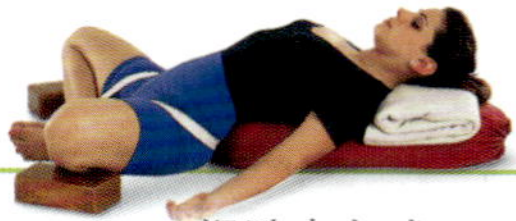

24 仰卧束角式（236页）

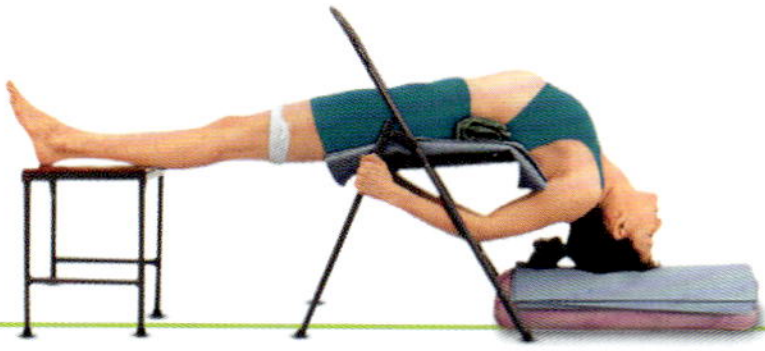

29 倒手杖式（231页）

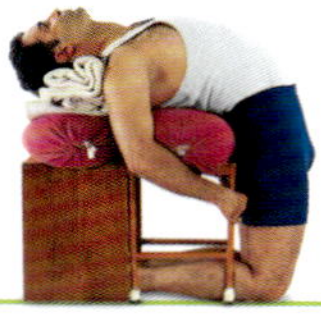

30 骆驼式（232页）

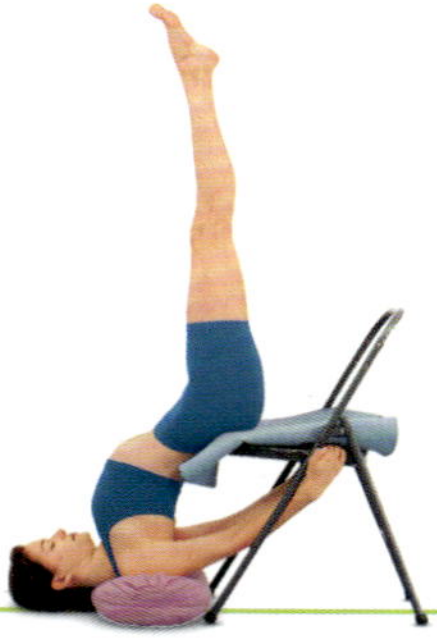

31 肩倒立（222页）

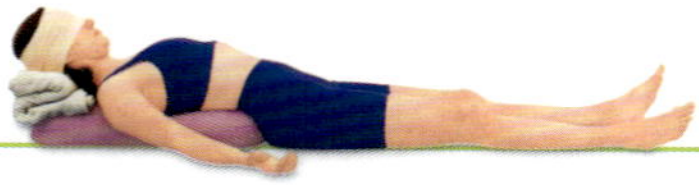

35 挺尸式（240页）

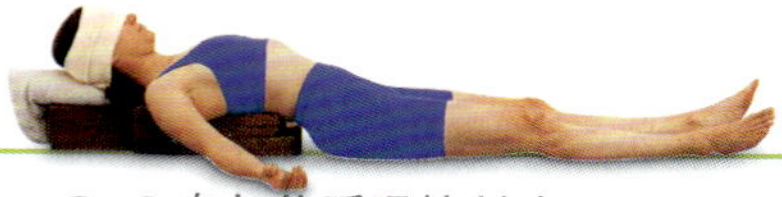

36 乌加依呼吸控制法（246页）

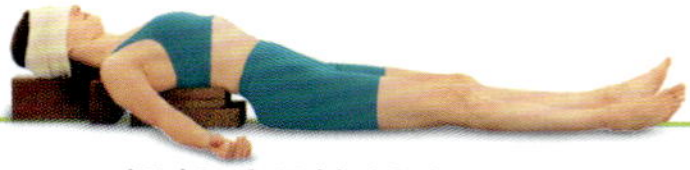

37 间断呼吸控制法（249页）

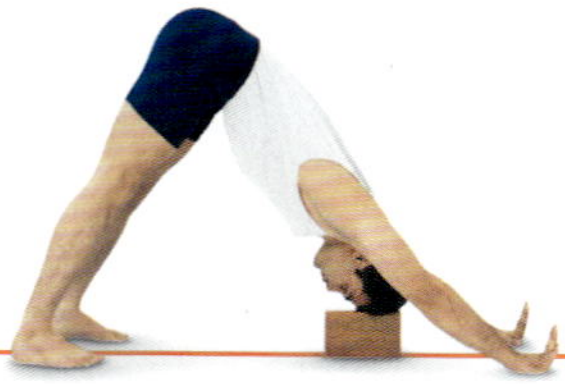

4 下犬式（195页）

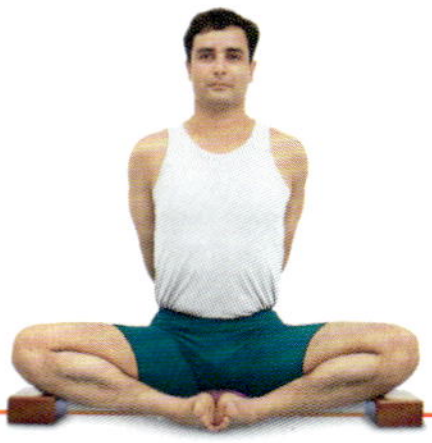

5 束角式（200页）

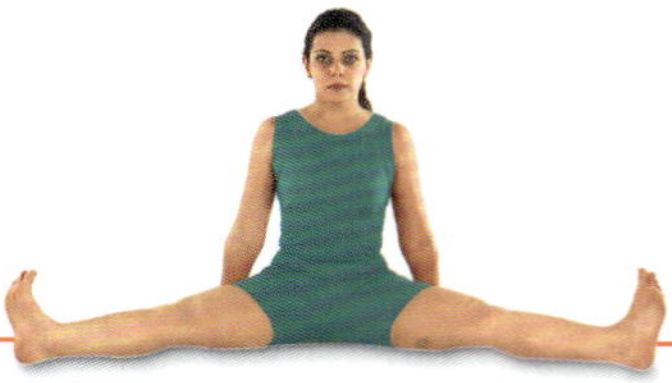

6 坐角式（205页）

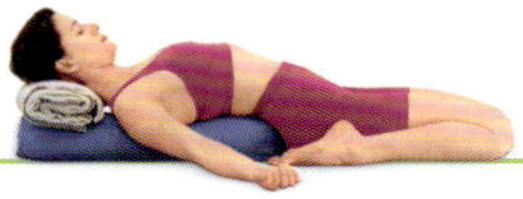

25 卧英雄式（238页）

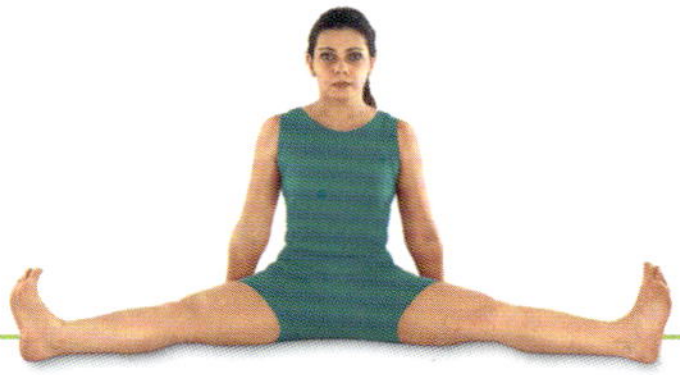

26 坐角式（205页）

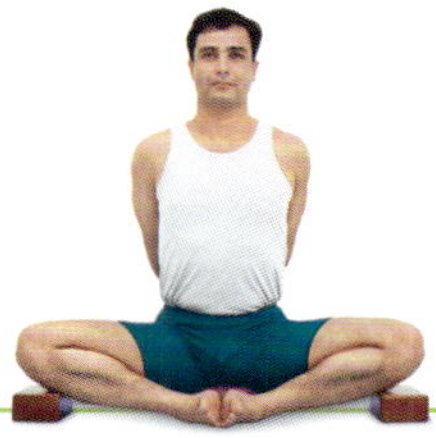

27 束角式（200页）

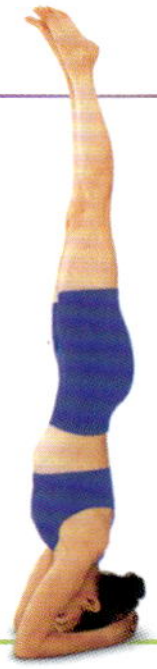

28 头倒立（130页）

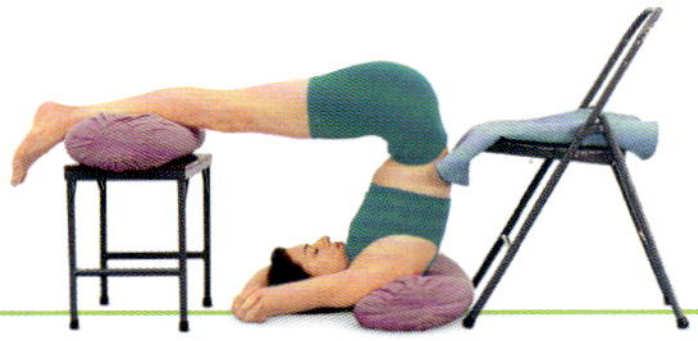

32 犁式（224页）

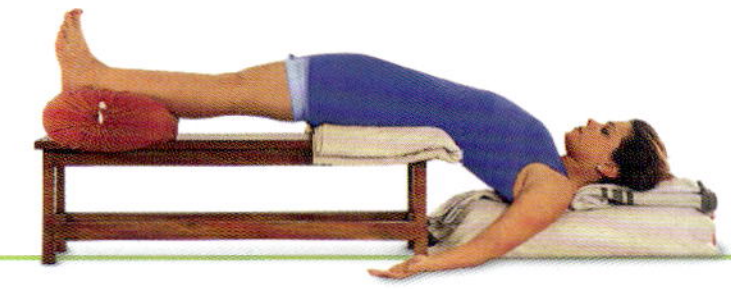

33 桥式（229页）

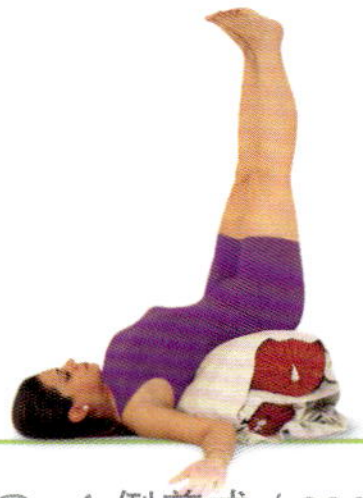

34 倒剪式（226页）

湿疹

湿疹多是由先天性过敏反应引起的。是一种慢性皮肤表面炎症。它会引起皮肤痛痒、鳞屑状的斑块或小水泡。压力是引发湿疹的常见诱因。

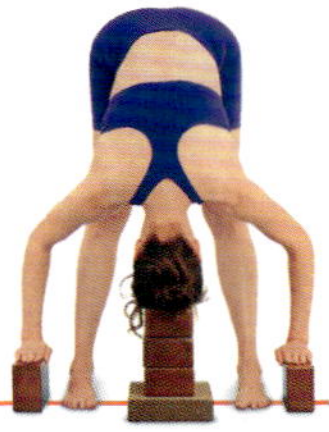

1 站立前曲式（189页）

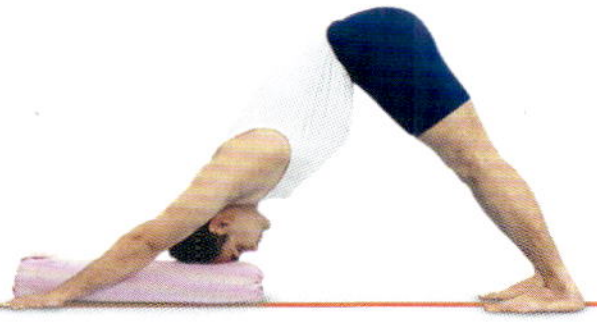

2 下犬式（196页）

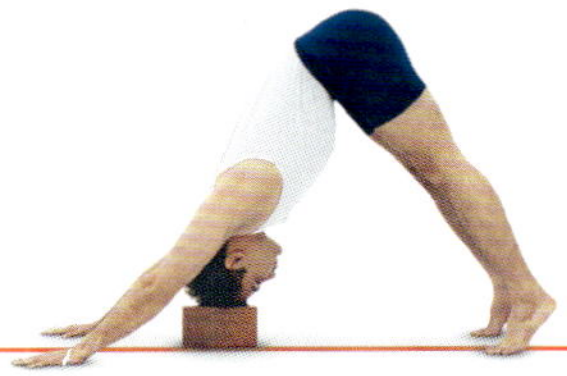

3 下犬式（196页）

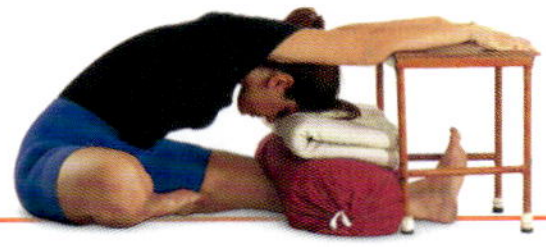

7 单腿头碰膝式（210页）

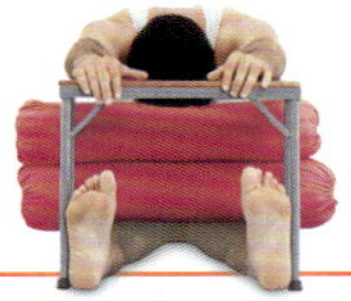

8 加强背部伸展式（208页）

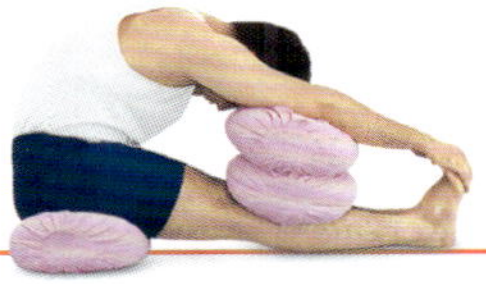

9 加强背部伸展式（207页）

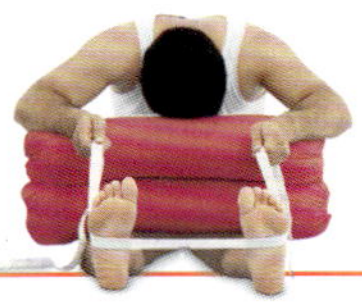

10 加强背部伸展式（208页）

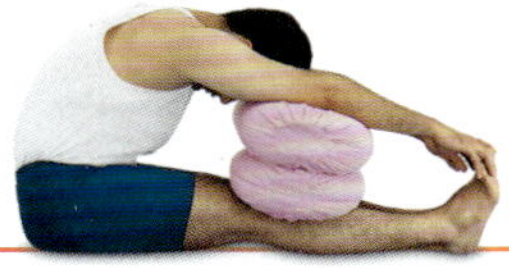

11 加强背部伸展式（206页）

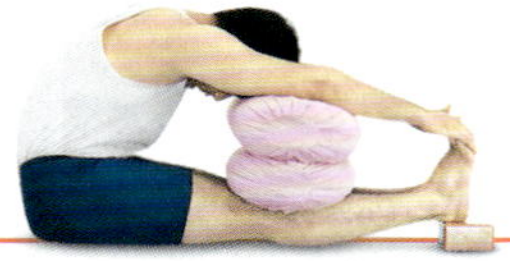

12 加强背部伸展式（207页）

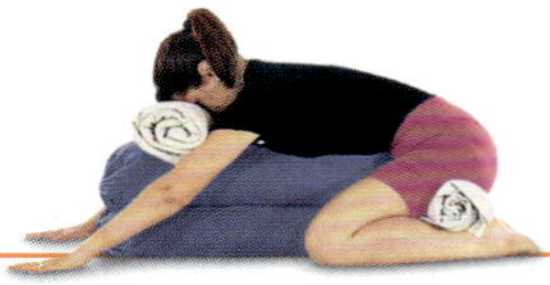

13 脸朝下的英雄式（213页）

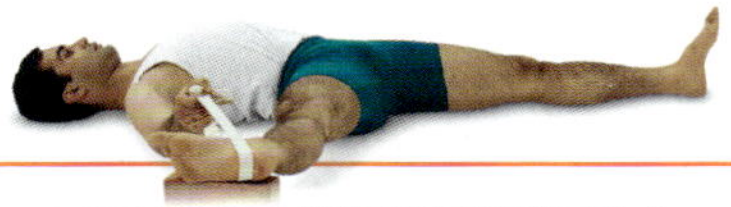

17 仰卧手抓脚趾腿部伸展式（235页）

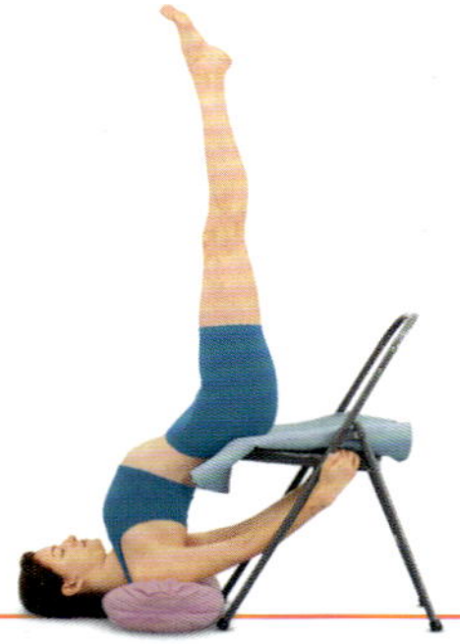

18 肩倒立（222页）

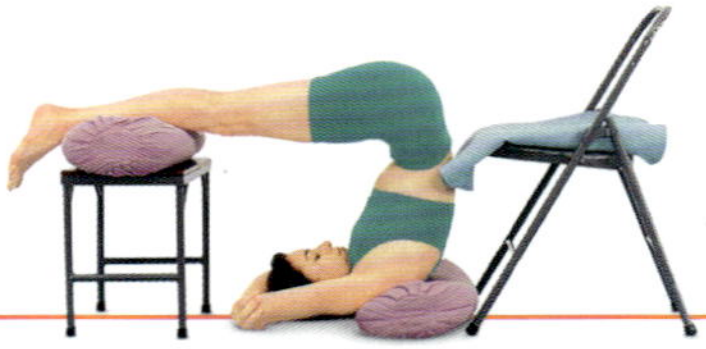

19 犁式（224页）

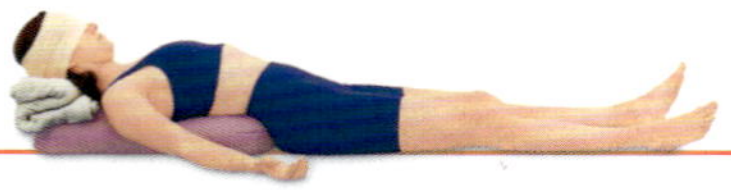

23 挺尸式（240页）

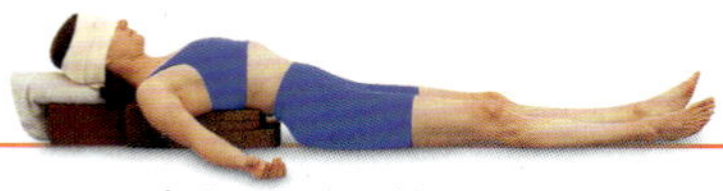

24 乌加依呼吸控制法（246页）

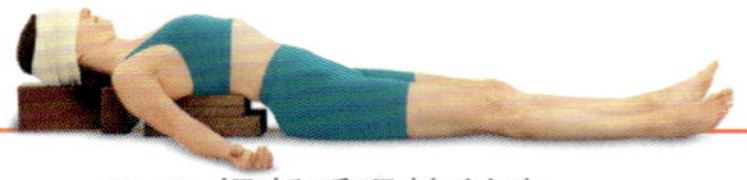

25 间断呼吸控制法（249页）

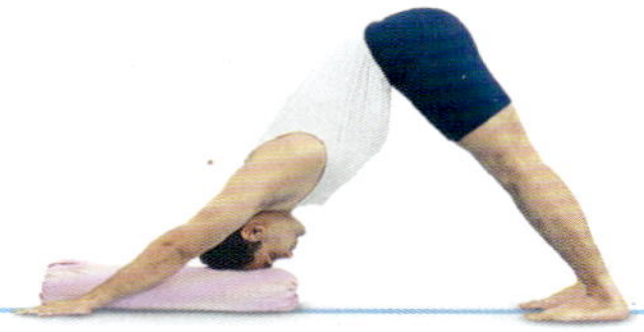

4 下犬式（196页）

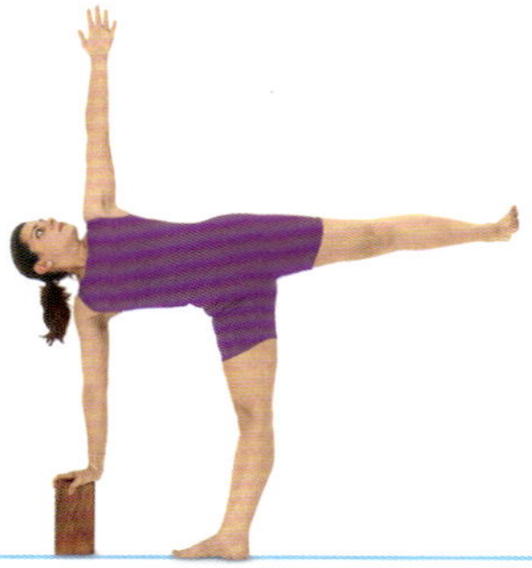

5 半月式（188页）

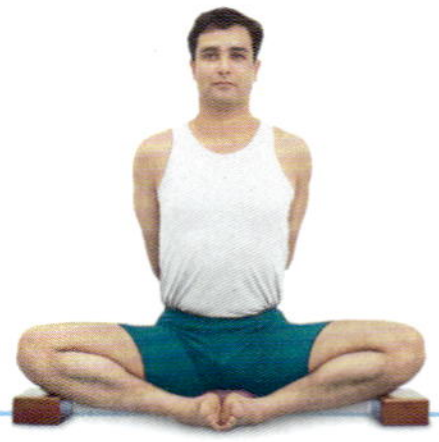

6 束角式（200页）

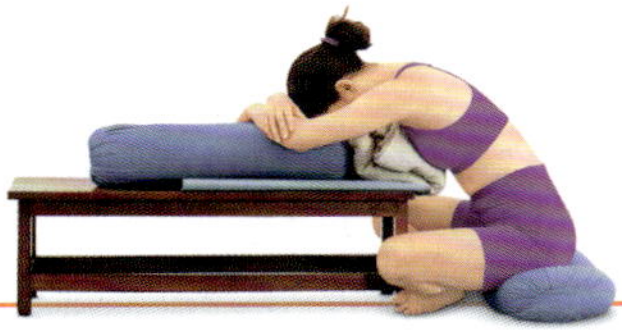

14 脸朝下盘腿式（214页）

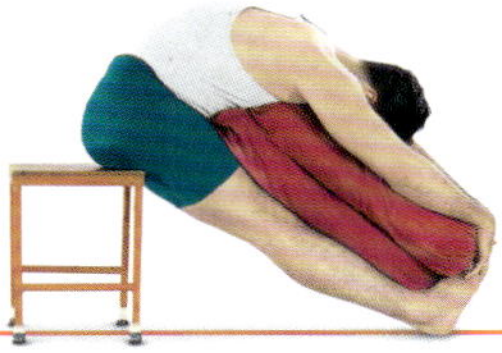

15 脸朝下加强背部伸展式（209页）

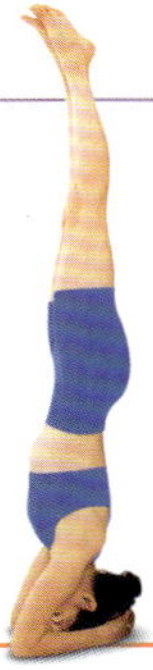

16 头倒立（130页）

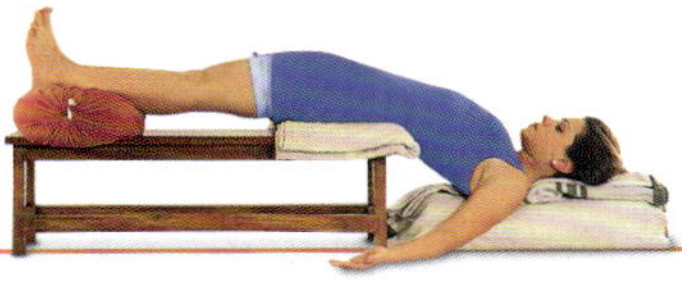

20 桥式（229页）

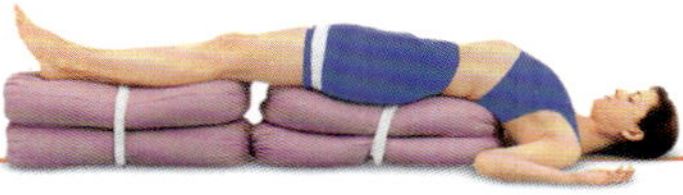

21 桥式（229页）

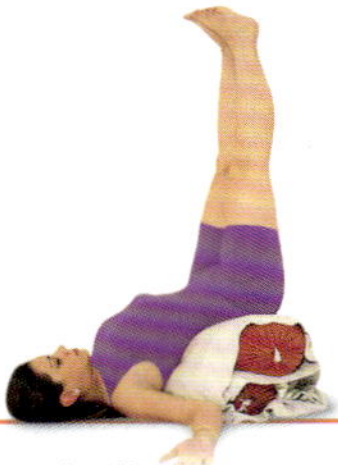

22 倒剪式（226页）

牛皮癣

发生于表皮层的皮肤病，引发干燥的、银灰色的、鳞屑状的或有炎症的皮肤斑块。这些斑块通常出现在膝盖和手肘部位，有时也会出现于头皮、躯干或四肢。此病往往是遗传相关性的，但也可由压力或体内激素的改变而引起。

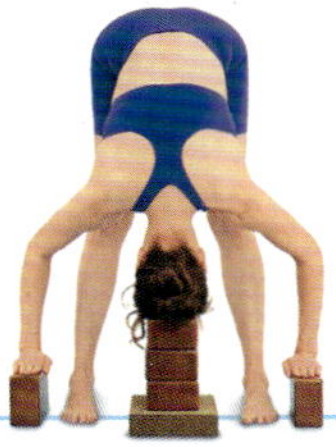

1 站立前曲式（189页）

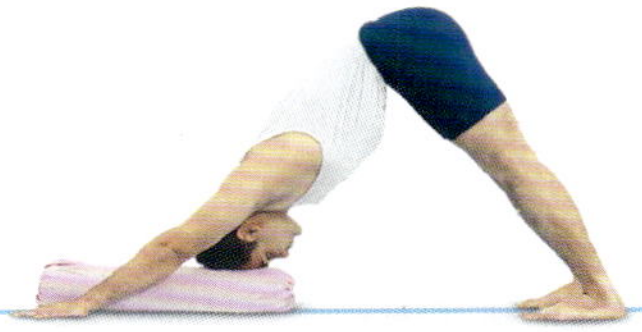

2 下犬式（196页）

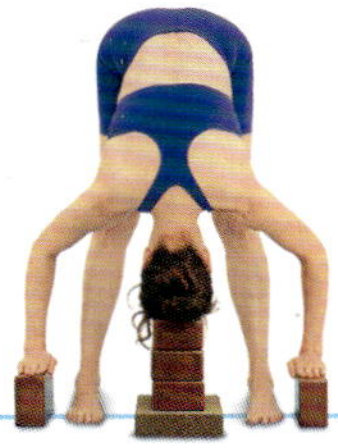

3 站立前曲式（189页）

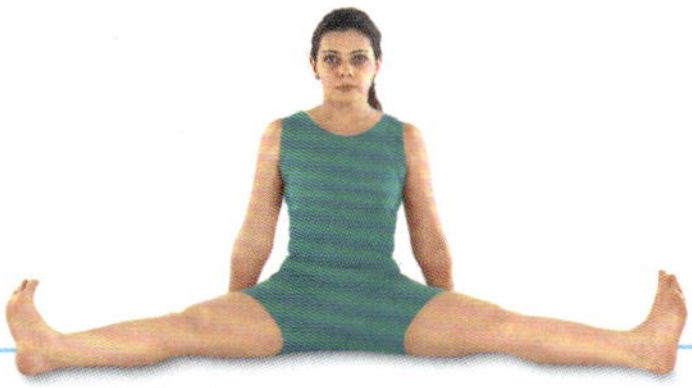

7 坐角式（205页）

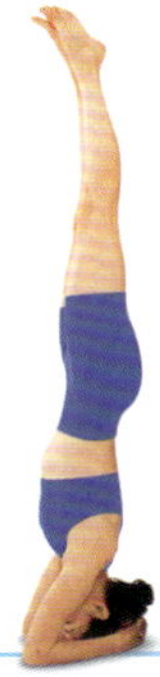

8 头倒立（130页）

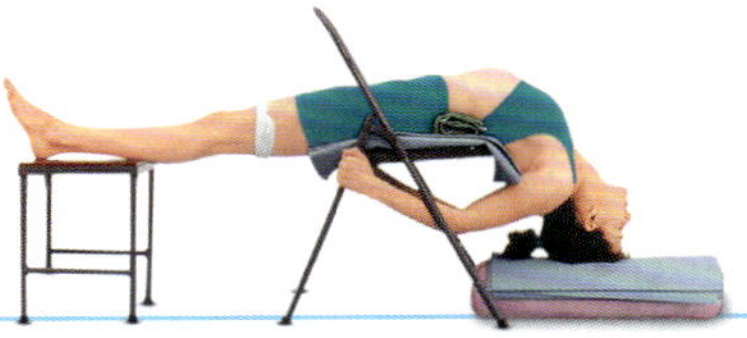

9 倒手杖式（231页）

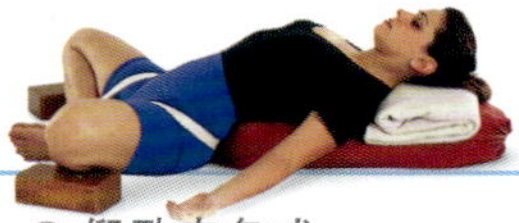

10 仰卧束角式（236页）

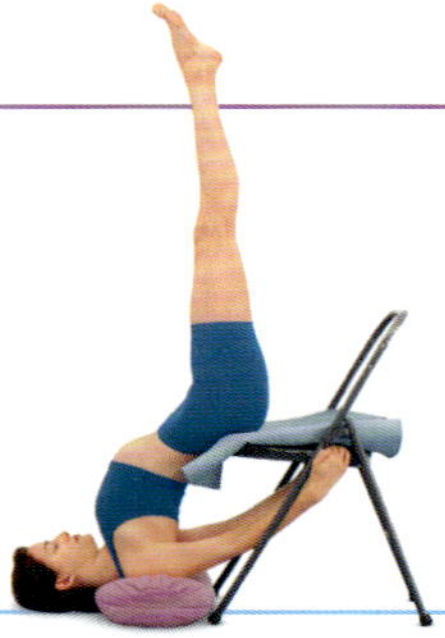

11 肩倒立（222页）

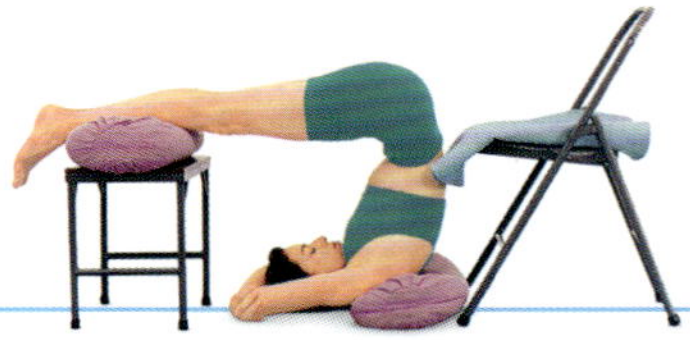

12 犁式（224页）

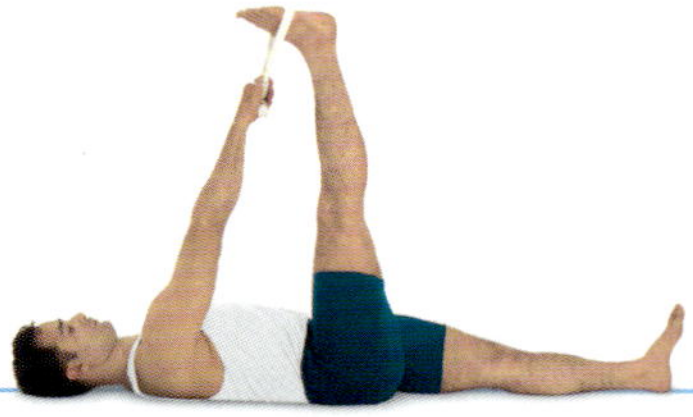

13 仰卧手抓脚趾腿部伸展式（234页）

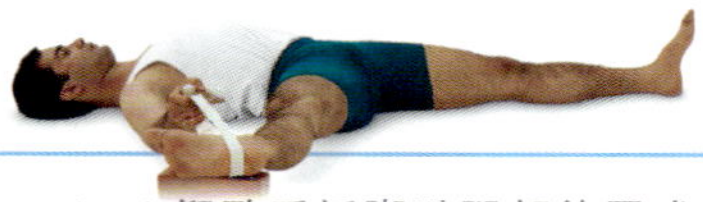

14 仰卧手抓脚趾腿部伸展式（235页）

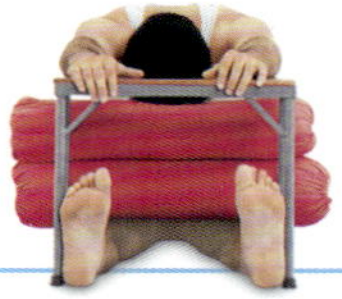

15 加强背部伸展式（208页）

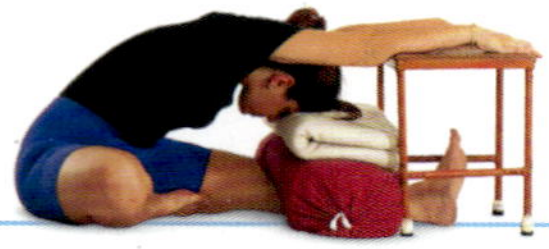

16 单腿头碰膝式（210页）

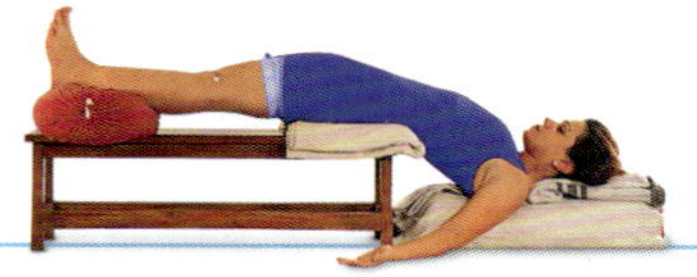

17 桥式（229页）

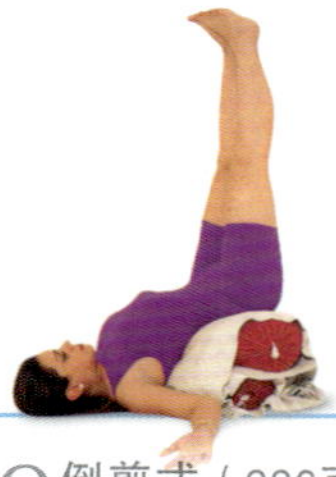

18 倒剪式（226页）

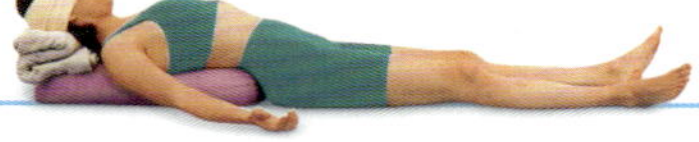

19 挺尸式（240页）

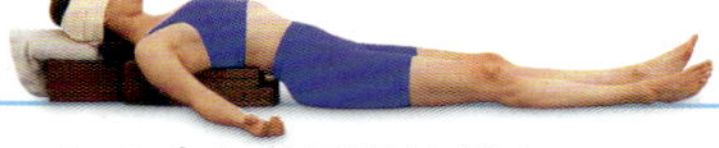

20 乌加依呼吸控制法（246页）

大脑与神经系统

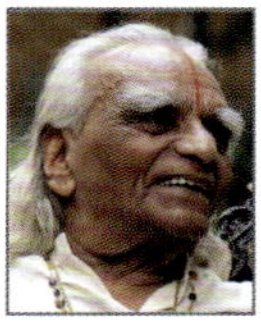

神经系统的主要引擎是中枢神经系统，它由大脑和脊髓组成，是身体的信息收集、存储和控制中心。作为神经系统的组成部分，交感神经系统和副交感神经系统掌控内脏、腺体以及身体其他部分的自发运作。有规律地习练我所推荐的体式流程将缓解大脑以及整个神经系统的压力。

头痛与视疲劳

其特征为眼睛和太阳穴周围有一种强烈的刺痛感。一般来说，在发病后15分钟内这种刺痛感会迅速增强，但每次发作所持续时间可长达2小时。

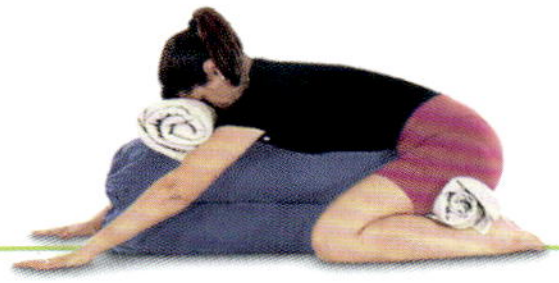

1 脸朝下的英雄式（213页）

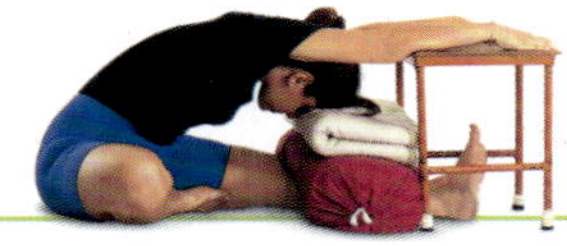

2 单腿头碰膝式（210页）

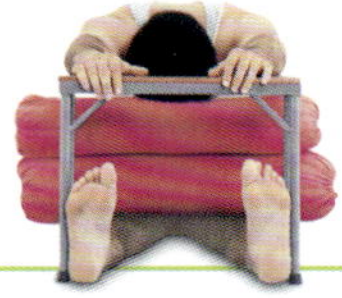

3 加强背部伸展式（208页）

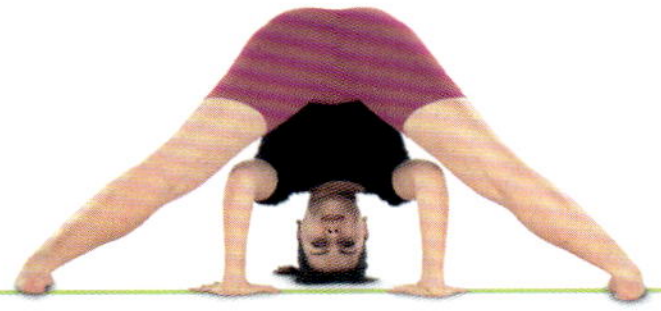

4 双角式（192页）

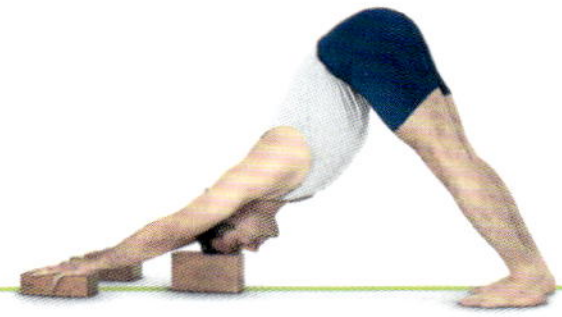

5 下犬式（194页）

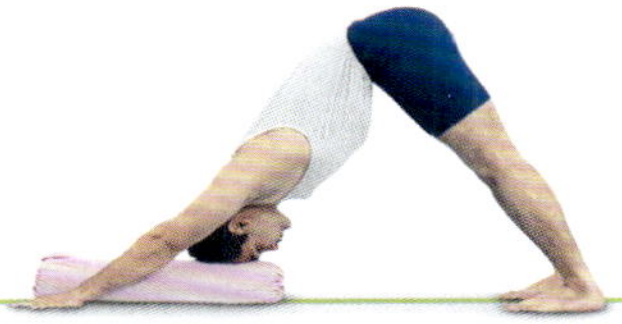

6 下犬式（196页）

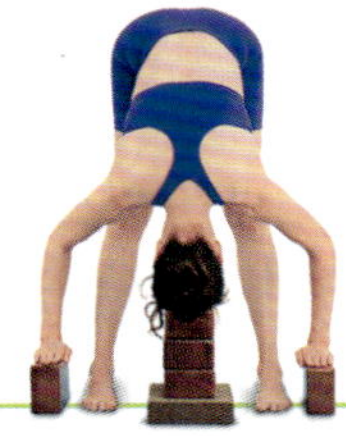

7 站立前曲式（189页）

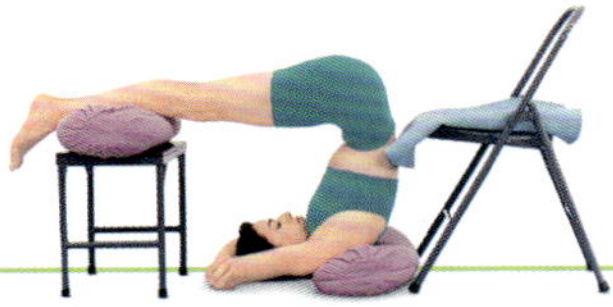

8 犁式（224页）

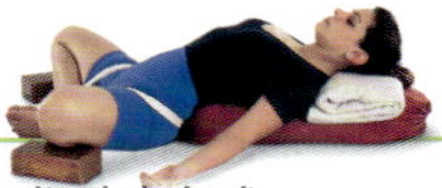

9 仰卧束角式（236页）

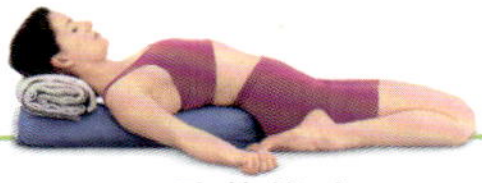

10 卧英雄式（238页）

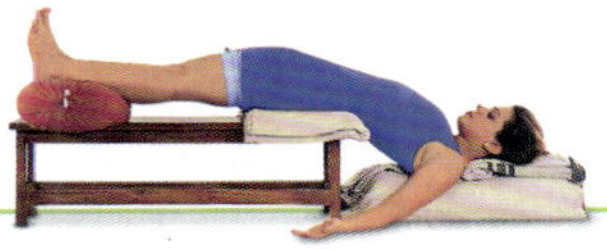

11 桥式（229页）

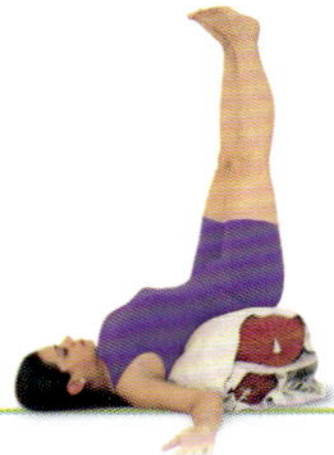
12 倒剪式（226页）

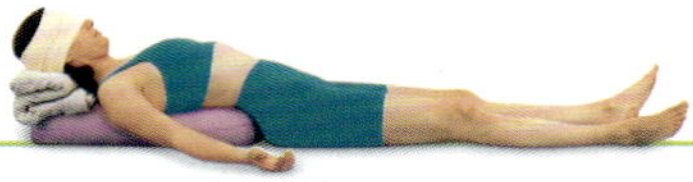
13 挺尸式（240页）

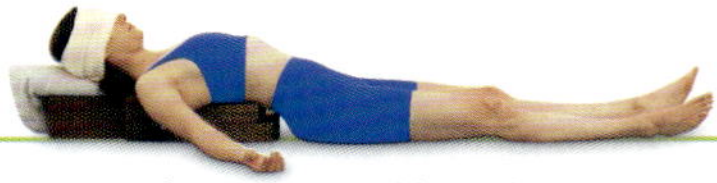
14 乌加依呼吸控制法（246页）

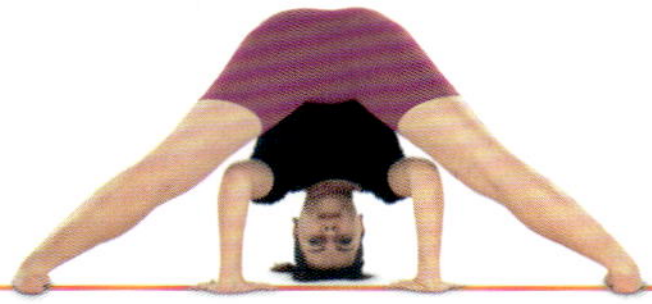
4 双角式（192页）

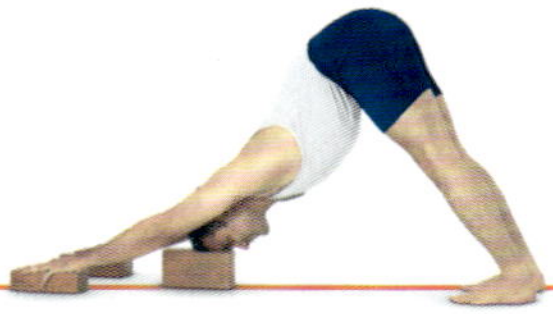
5 下犬式（194页）

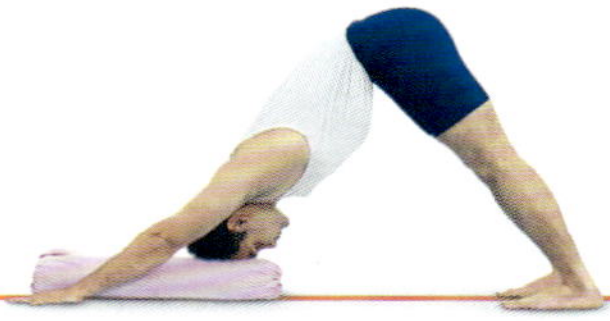
6 下犬式（196页）

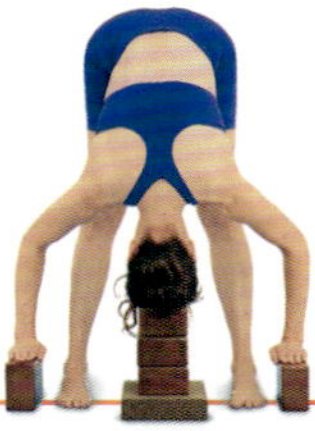
7 站立前曲式（189页）

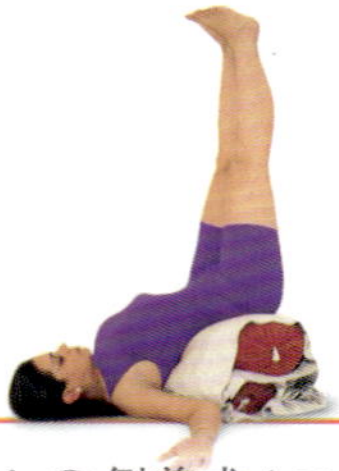
12 倒剪式（226页）

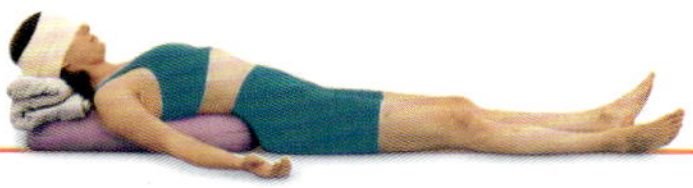
13 挺尸式（240页）

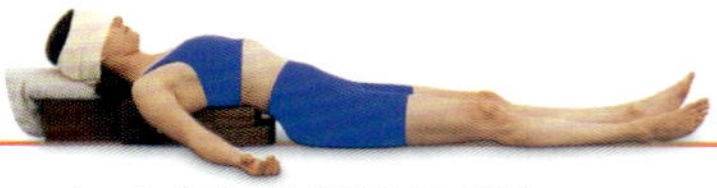
14 乌加依呼吸控制法（246页）

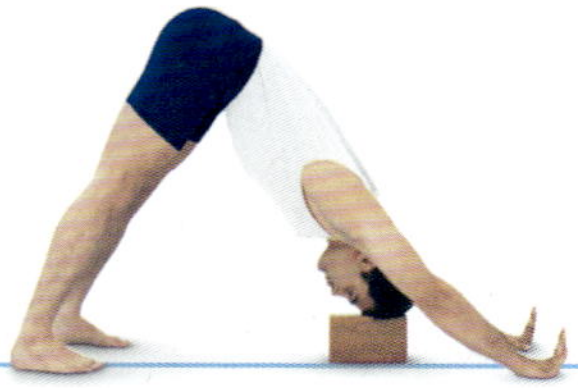
4 下犬式（195页）

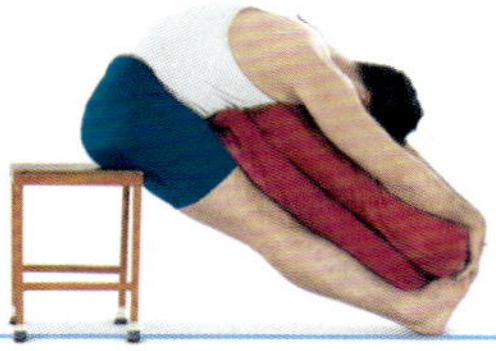
5 脸朝下加强背部伸展式（209页）

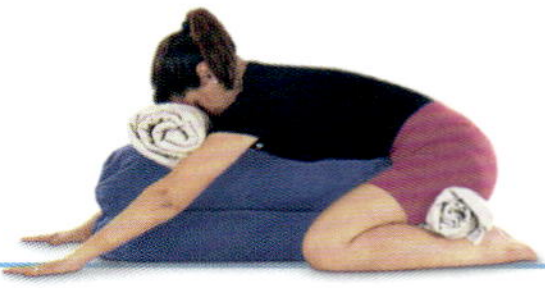
6 脸朝下的英雄式（213页）

压力性的头痛

此病通常表现为头骨后侧的钝痛，这是头皮和颈部的肌肉紧绷导致的。此类头痛也可以表现为中等强度的、钝钝的、不断抽动的疼痛，往往在某一压力事件发生后出现。

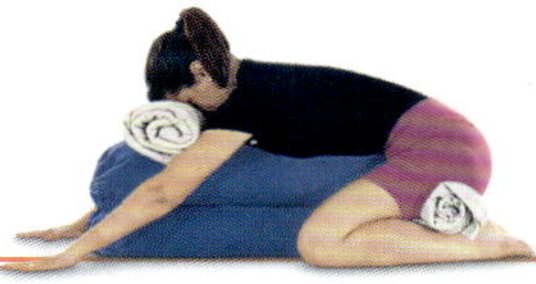

1 脸朝下的英雄式（213页）

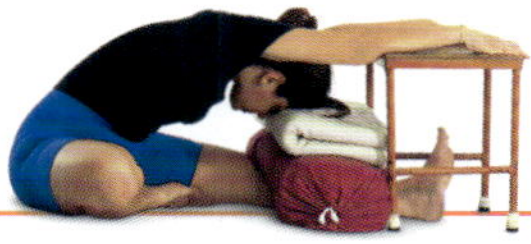

2 单腿头碰膝式（210页）

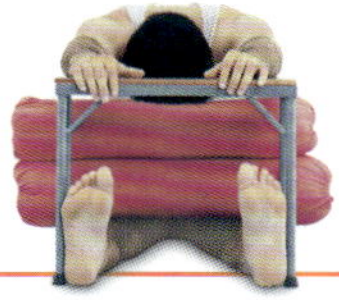

3 加强背部伸展式（208页）

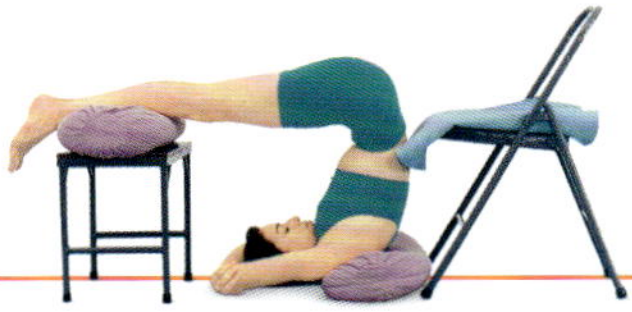

8 犁式（224页）

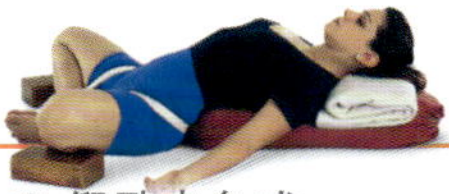

9 仰卧束角式（236页）

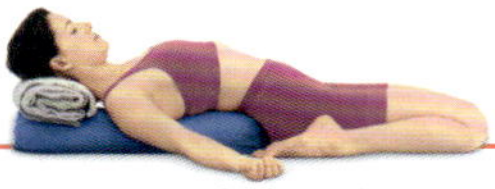

10 卧英雄式（238页）

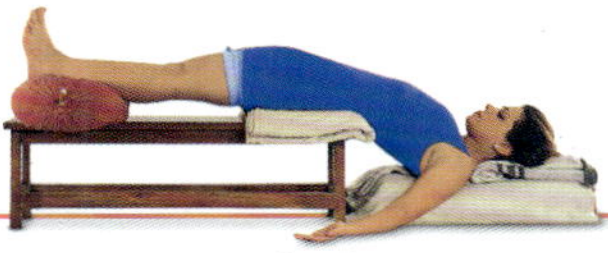

11 桥式（229页）

记忆力衰退

老龄化的进程往往带来记忆力的轻度减退。然而，重要的是要将这种记忆力减退与一些严重的进行性痴呆症的先兆（如阿尔茨海默病，即老年痴呆症）区分开来。

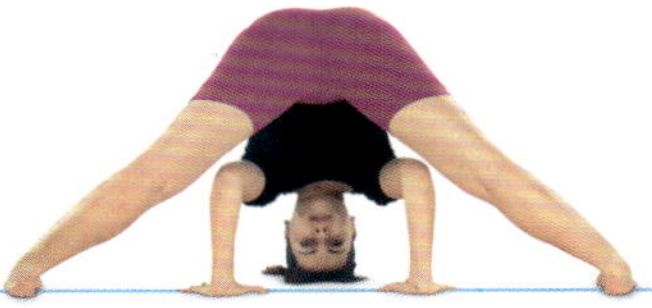

1 双角式（192页）

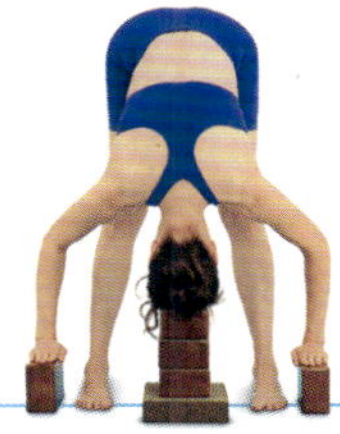

2 站立前曲式（189页）

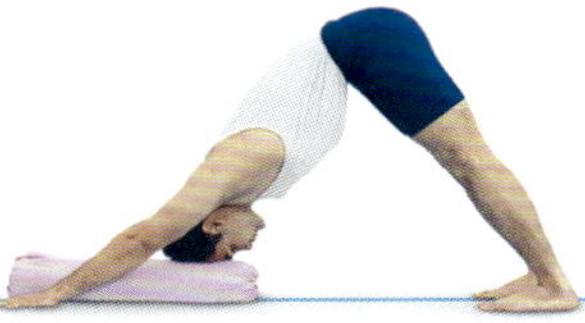

3 下犬式（196页）

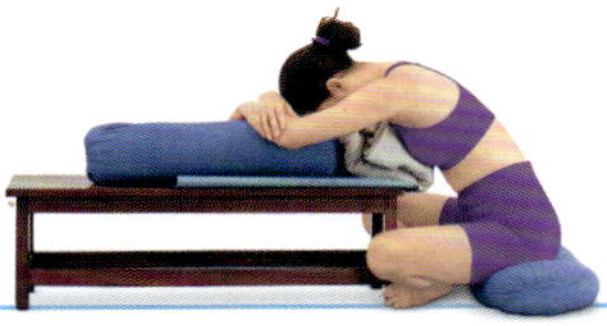

7 脸朝下盘腿式（214页）

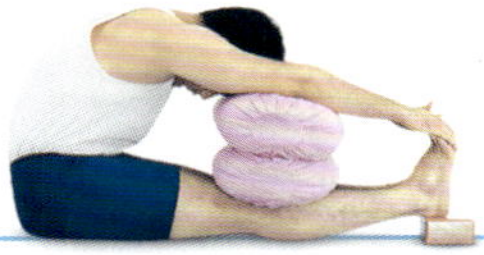

8 加强背部伸展式（207页）

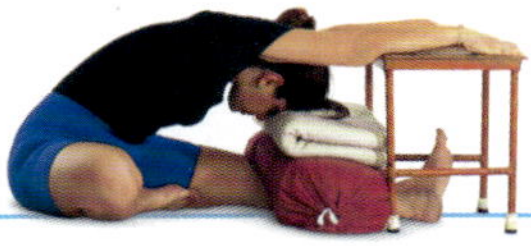

9 单腿头碰膝式（210页）

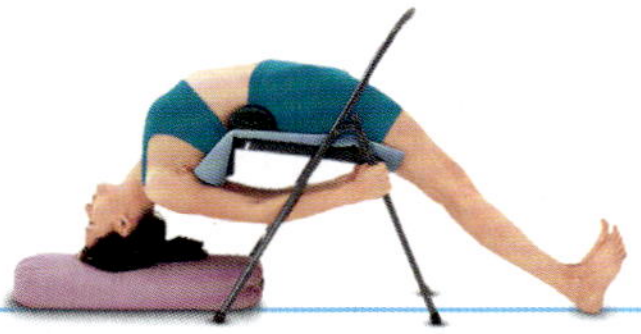
10 倒手杖式（231页）

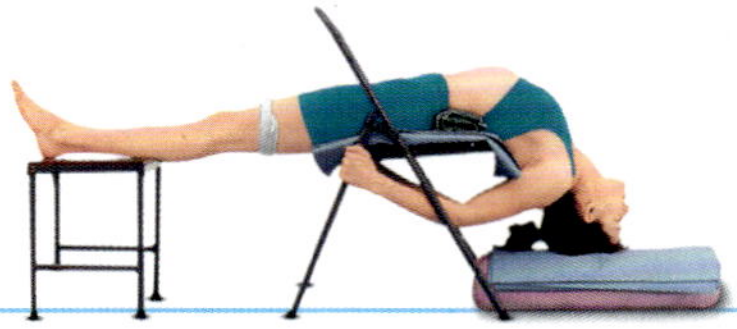
11 倒手杖式（231页）

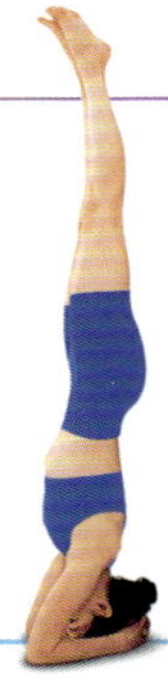
12 头倒立（130页）

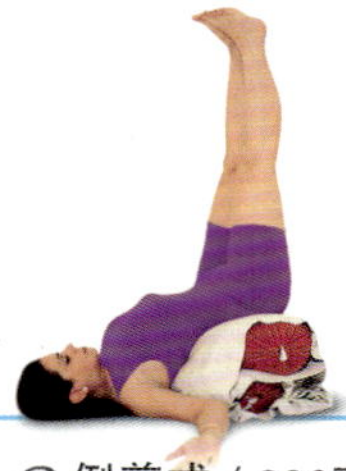
16 倒剪式（226页）

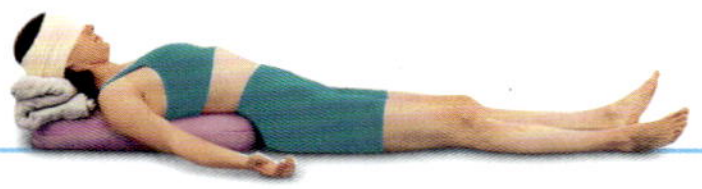
17 挺尸式（240页）

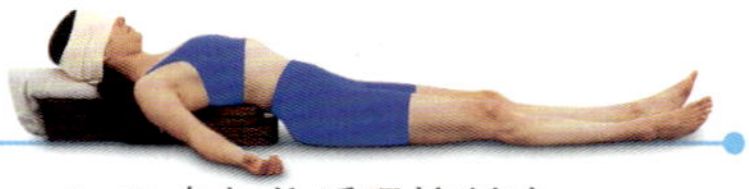
18 乌加依呼吸控制法（246页）

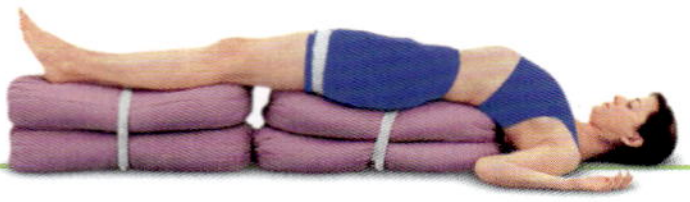
3 桥式（229页）

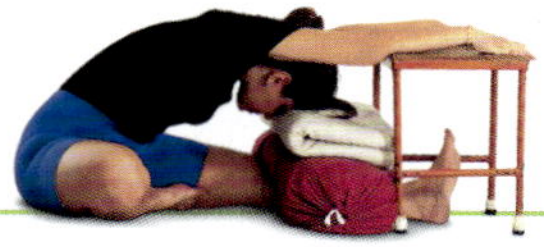
4 单腿头碰膝式（210页）

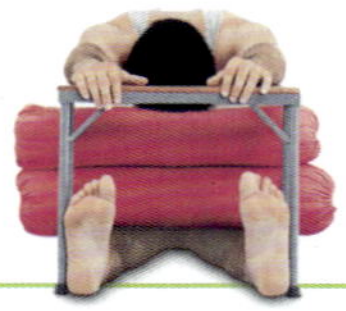
5 加强背部伸展式（208页）

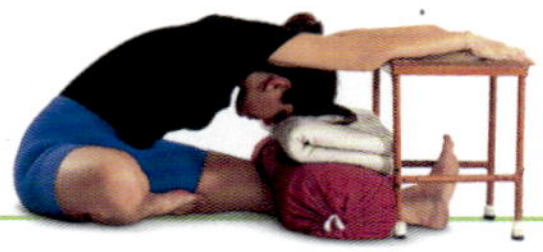
9 单腿头碰膝式（210页）

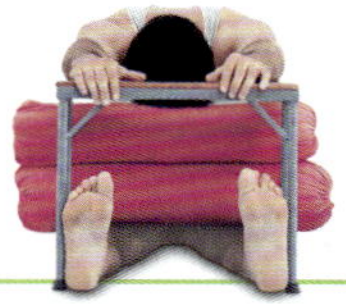
10 加强背部伸展式（208页）

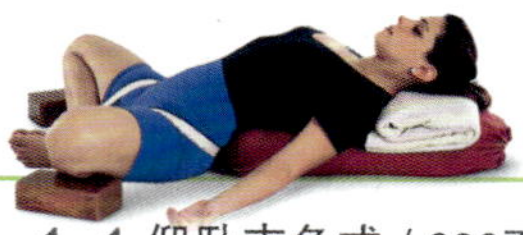
11 仰卧束角式（236页）

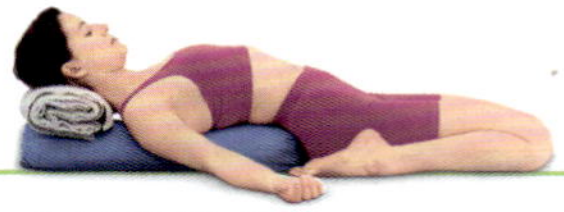
12 卧英雄式（238页）

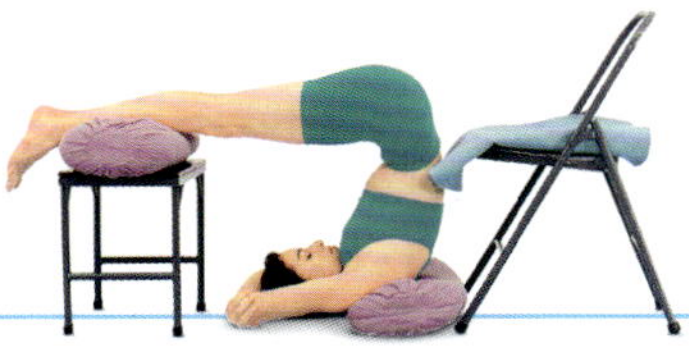

13 犁式（224页）

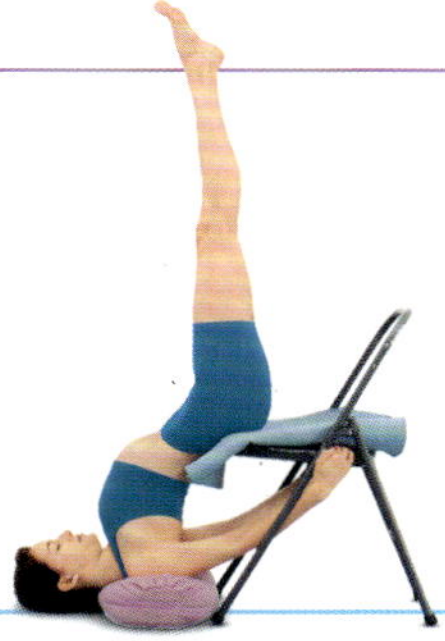

14 肩倒立（222页）

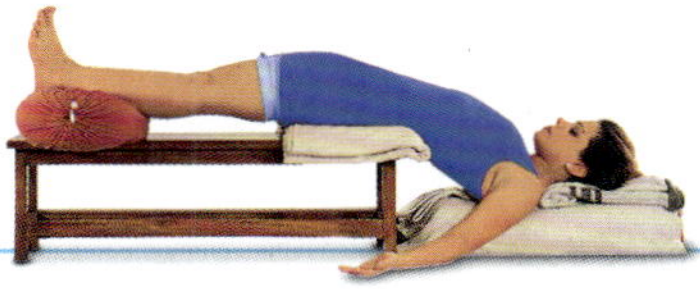

15 桥式（229页）

偏头痛

此病会引发周期性的头部抽痛，常伴有恶心和呕吐。偏头痛可能发生在头颅的前侧、后侧或两侧。发病前可能会出现对光线的敏感、视野的部分模糊以及嘴唇麻木。

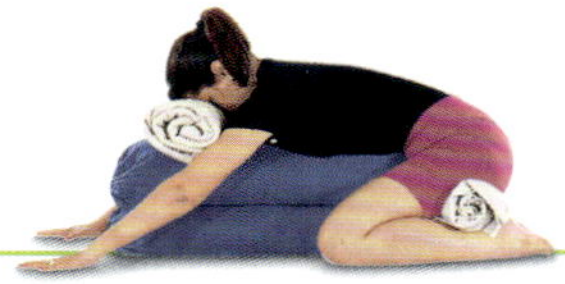

1 脸朝下的英雄式（213页）

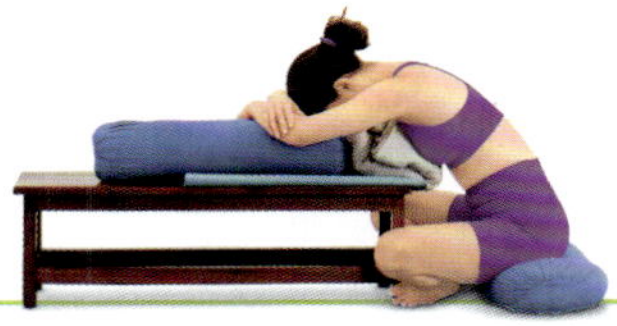

2 脸朝下盘腿式（214页）

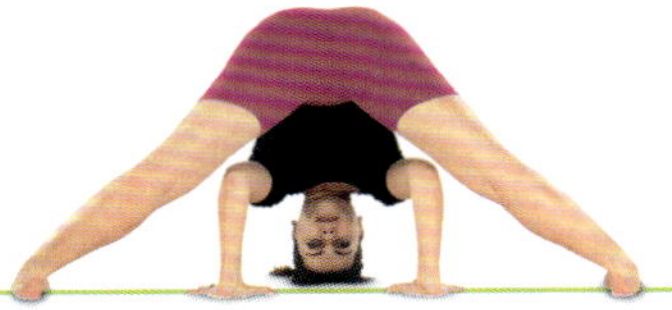

6 双角式（192页）

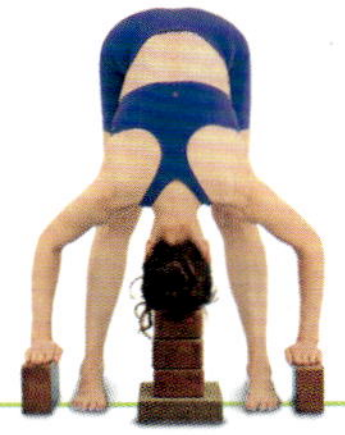

7 站立前曲式（189页）

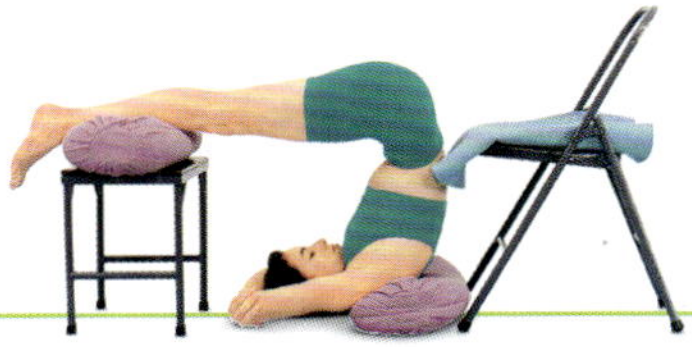

8 犁式（224页）

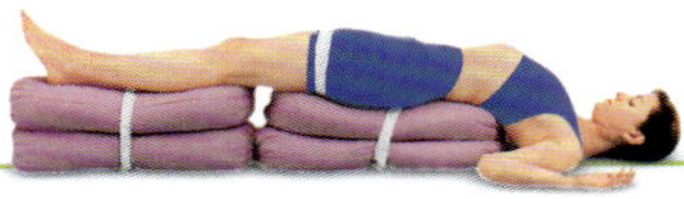

13 桥式（229页）

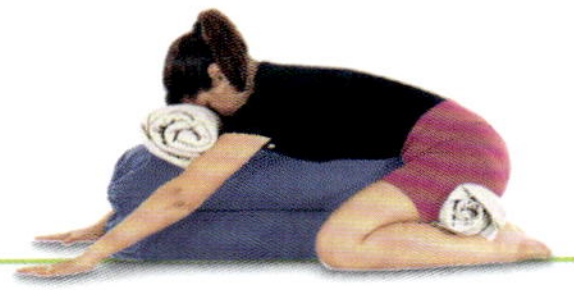

14 脸朝下的英雄式（213页）

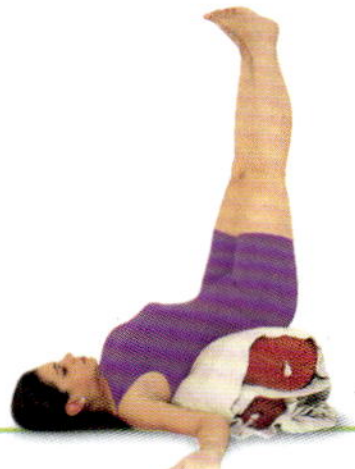

15 倒剪式（226页）

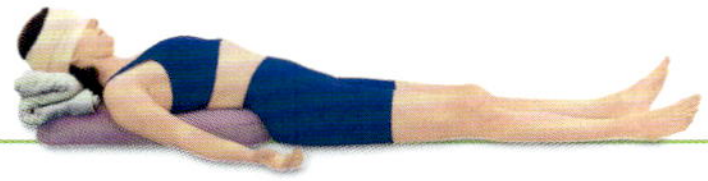

16 挺尸式（240页）

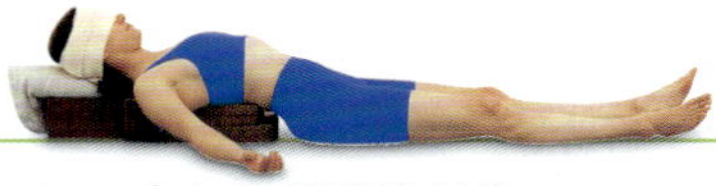

17 乌加依呼吸控制法（246页）

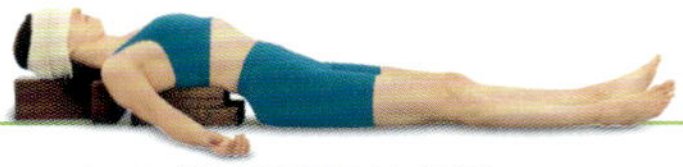

18 间断呼吸控制法（249页）

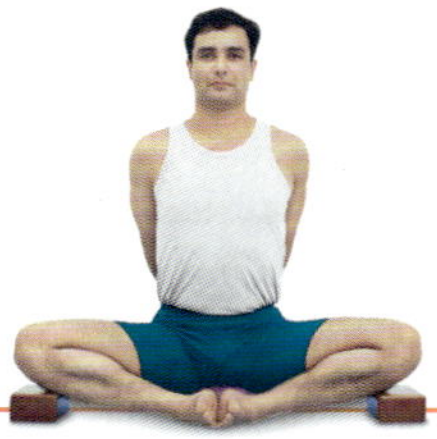

3 束角式（200页）

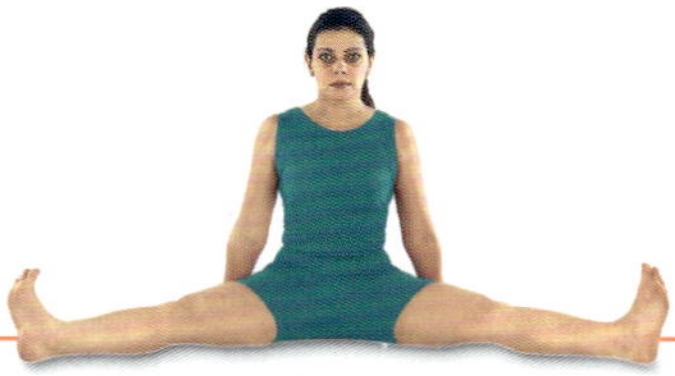

4 坐角式（205页）

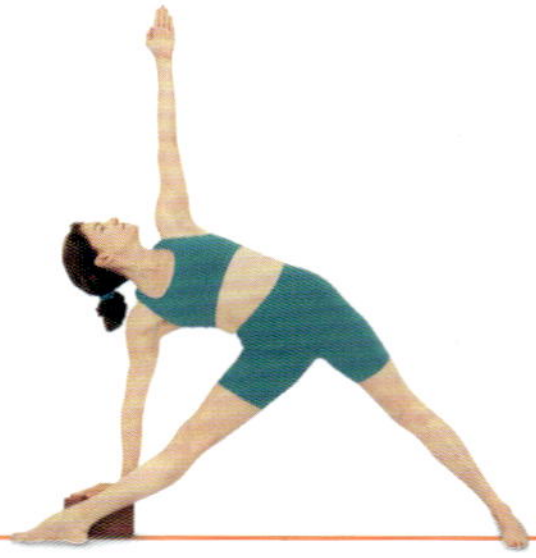

5 三角伸展式（184页）

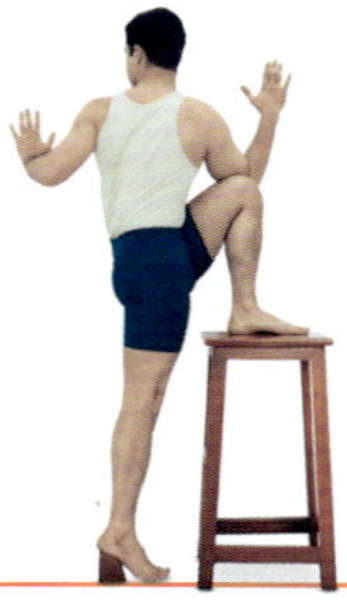

10 加强玛里琪扭转式（218页）

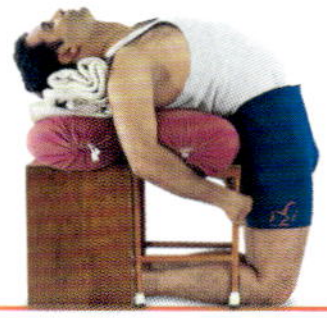

11 骆驼式（232页）

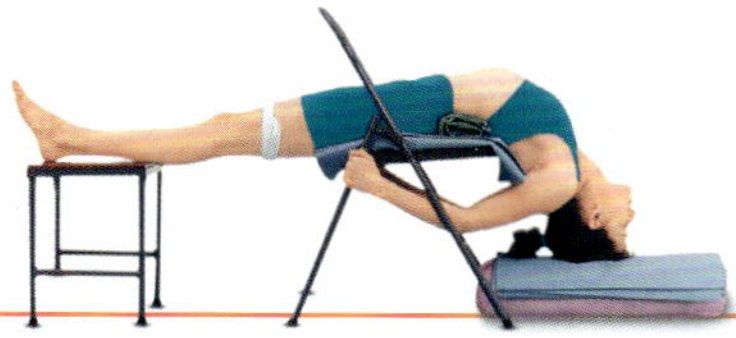

12 倒手杖式（231页）

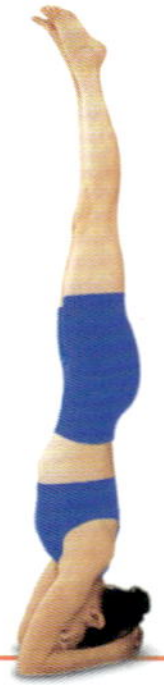

13 头倒立（130页）

癫痫

此病是由于脑部的神经细胞产生异常放电从而干扰了控制身体的正常脑电波信号。癫痫发作没有规律性，其病因包括头部受伤、大脑感染以及家族遗传。

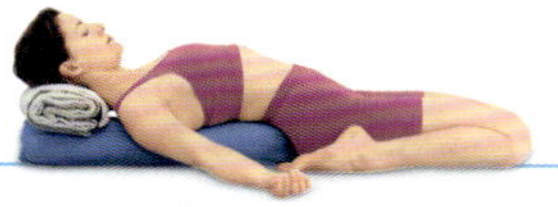

1 卧英雄式（238页）

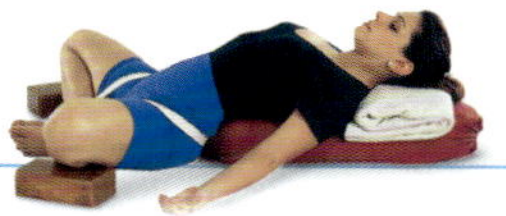

2 仰卧束角式（236页）

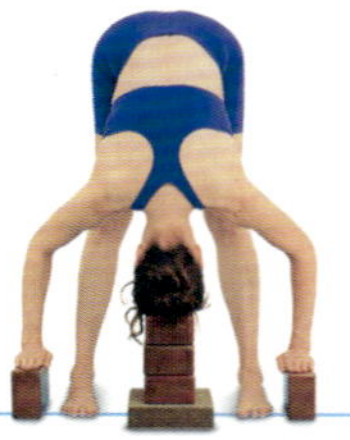

3 站立前曲式（189页）

坐骨神经痛

这是由于脊神经受压迫及有炎症而引起的疾病。剧痛可以从下背部辐射至腿、脚，具体受压迫和发炎的神经决定这种剧痛的具体方式。坐骨神经痛让人有电击之感，站立或行走时疼痛感会增强。

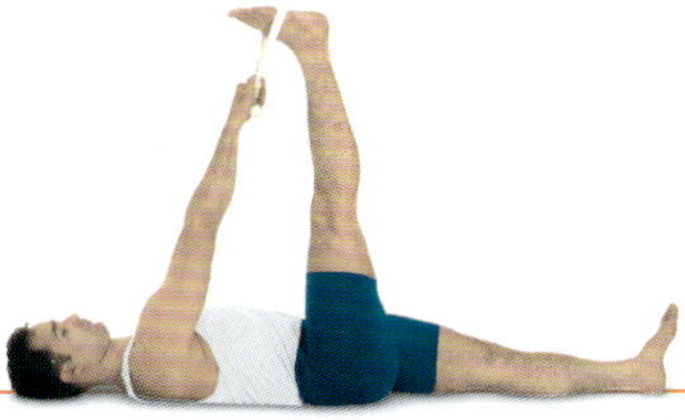

1 仰卧手抓脚趾腿部伸展式（234页）

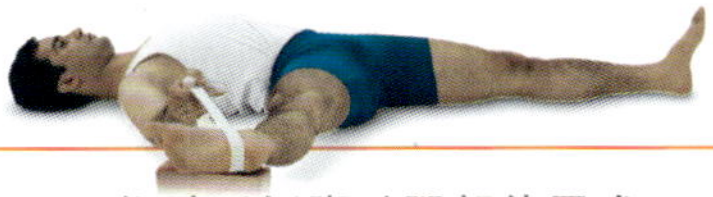

2 仰卧手抓脚趾腿部伸展式（235页）

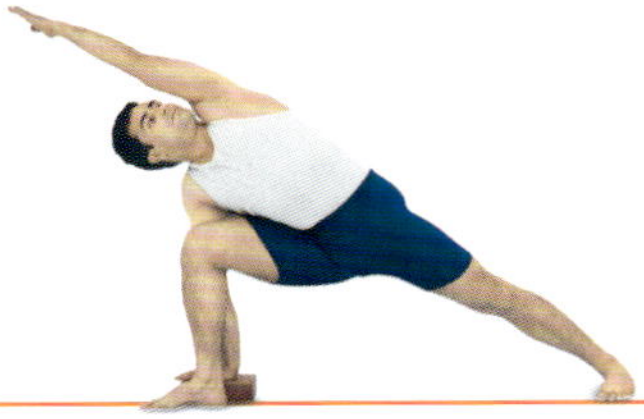

6 加强侧伸展式（186页）

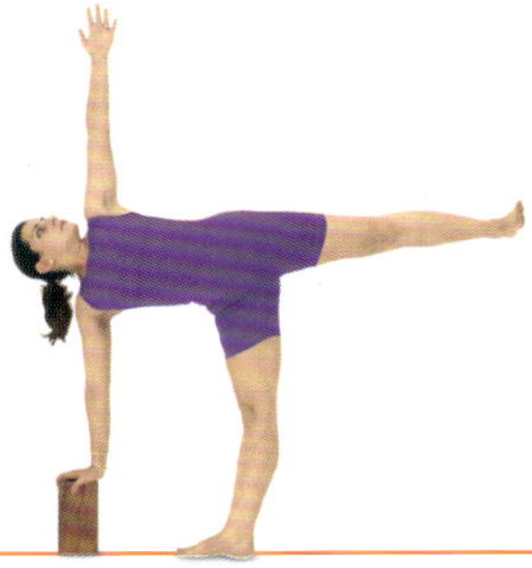

7 半月式（188页）

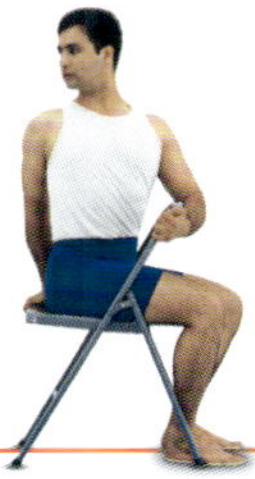

8 巴拉瓦伽扭转式（215页）

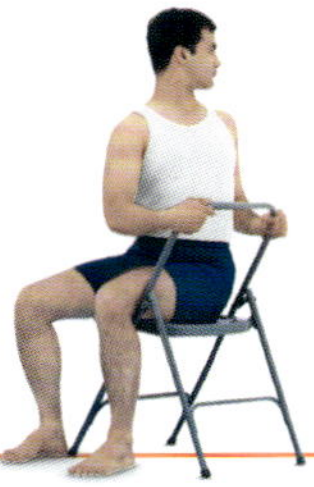

9 巴拉瓦伽扭转式（215页）

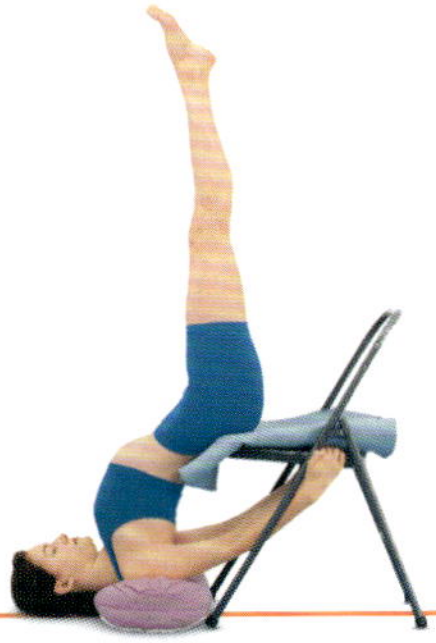

14 肩倒立（222页）

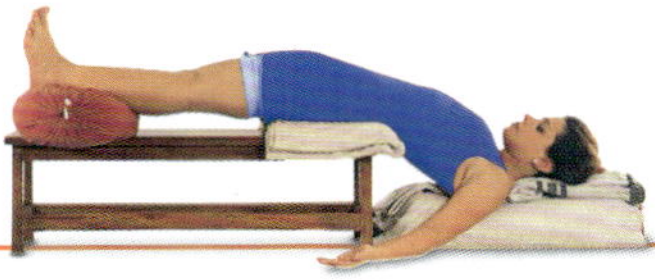

15 桥式（229页）

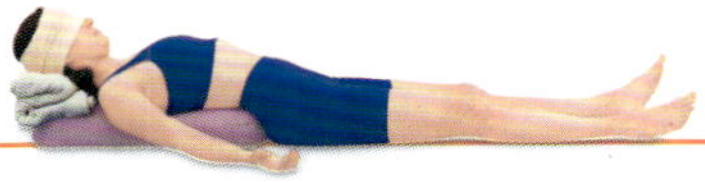

16 挺尸式（240页）

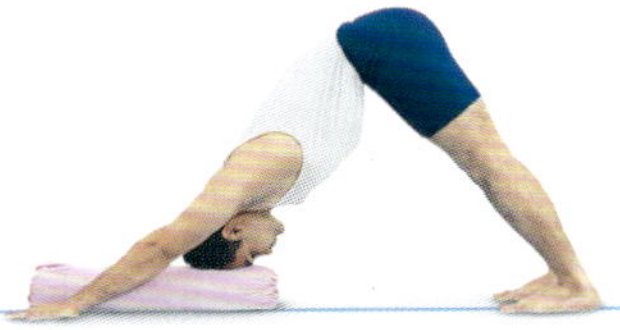

4 下犬式（196页）

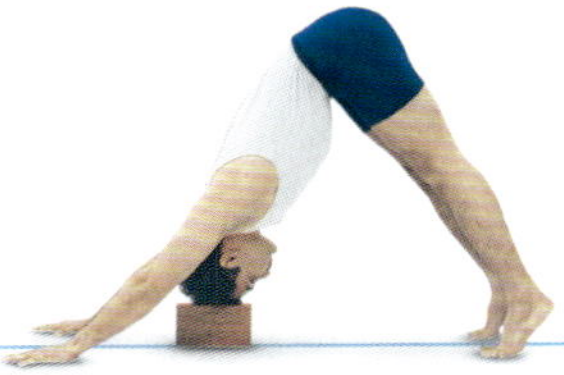

5 下犬式（196页）

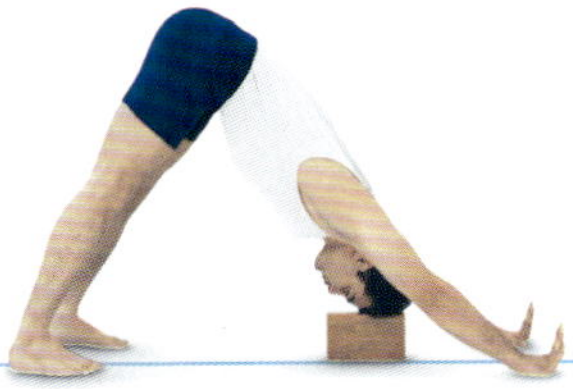

6 下犬式（195页）

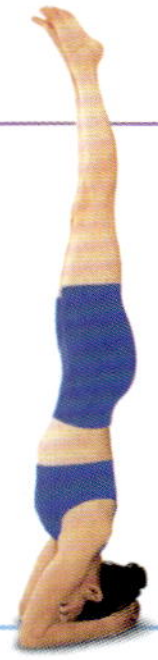

7 头倒立（130页）

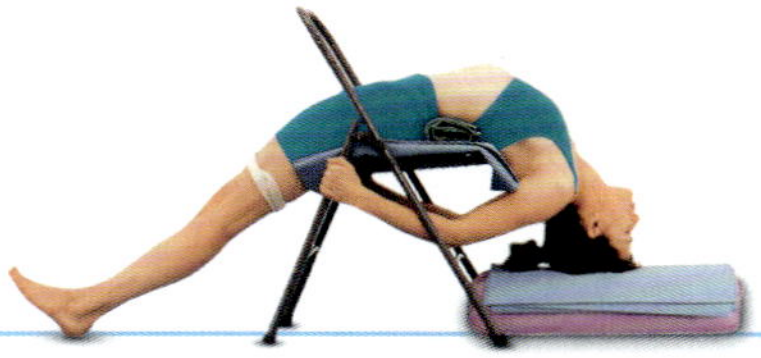

8 倒手杖式（230页）

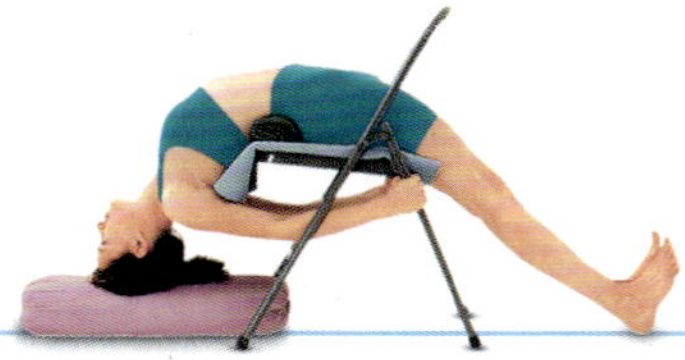

9 倒手杖式（231页）

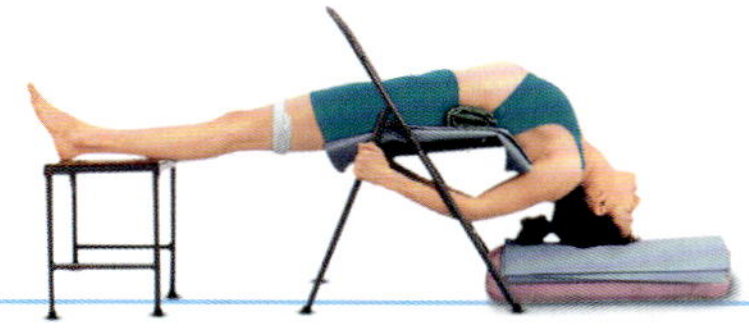

10 倒手杖式（231页）

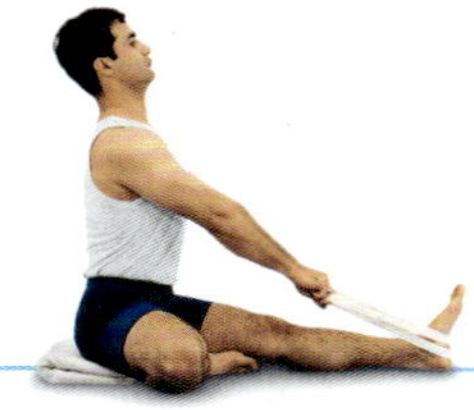

11 脸朝上单腿伸展式（199页）

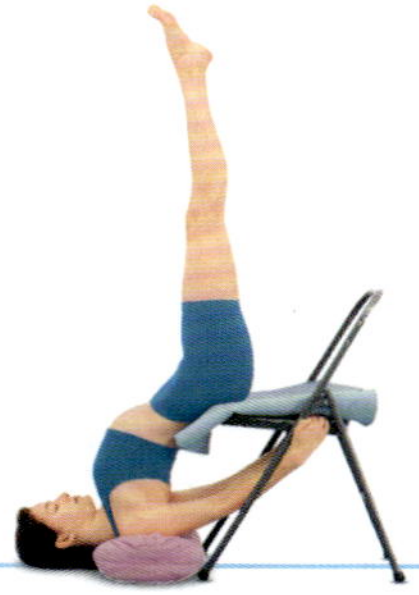

12 肩倒立（222页）

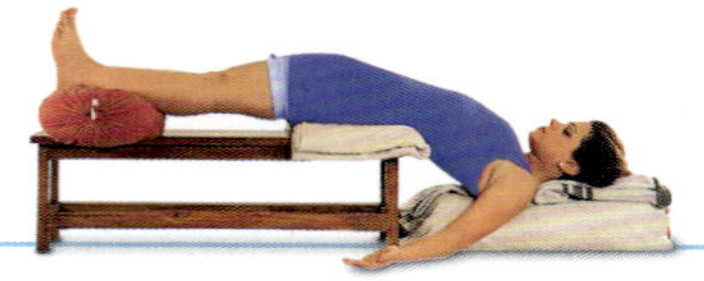

13 桥式（229页）

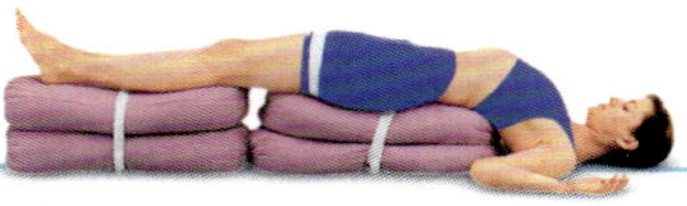

14 桥式（229页）

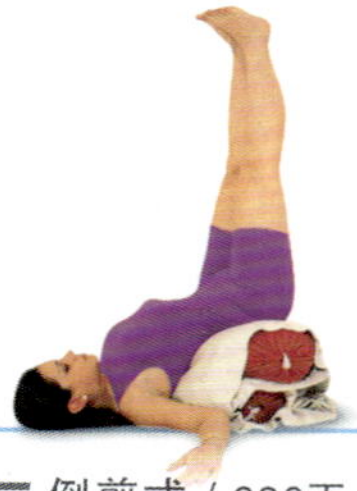

15 倒剪式（226页）

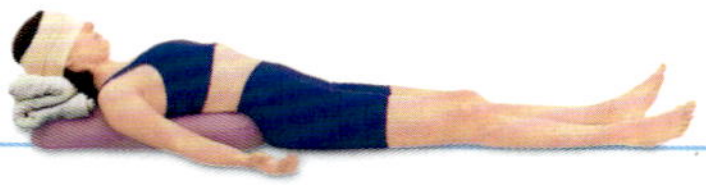

16 挺尸式（240页）

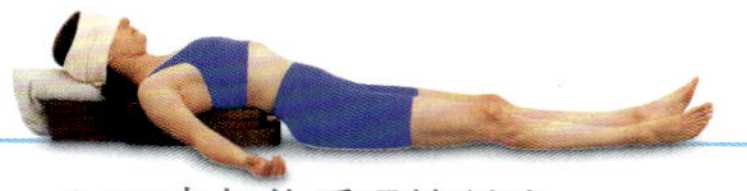

17 乌加依呼吸控制法（246页）

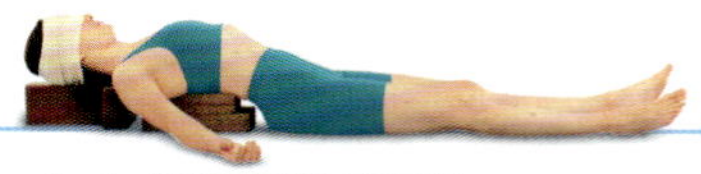

18 间断呼吸控制法（249页）

心理与情绪

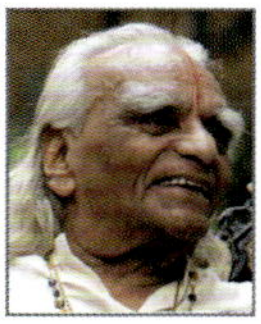

日常生活的压力会给我们的情绪带来冲击。瑜伽科学相信荷尔蒙系统的各种分泌物会影响心灵和神经系统。强烈的情感会导致荷尔蒙的失衡，这种失衡使我们易受微生物感染，并造成健康受损。以下的体式流程作用于内分泌腺体以及交感神经系统和中枢神经系统，以平静神经、降低呼吸频率，也安抚备受压力折磨的身心。

急躁症

不耐烦的突然爆发以及对日常琐事的过激反应都是由压力因素所引起的，这些压力来自重要生活变故（如离婚或丧亲），也来自失眠、工作带来的焦虑情绪或身体的过敏症。这些体式都有助于减压。

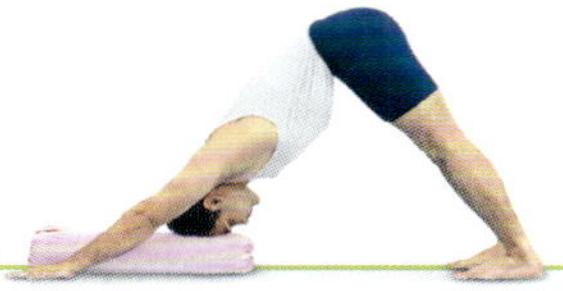

1 下犬式（196页）

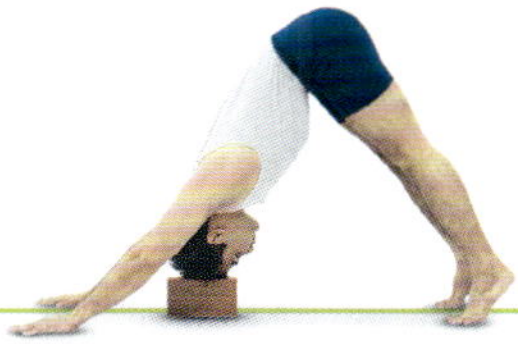

2 下犬式（196页）

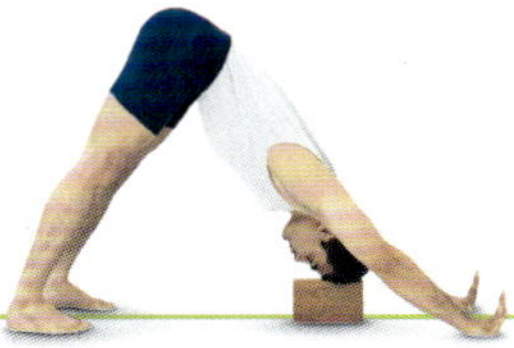

3 下犬式（195页）

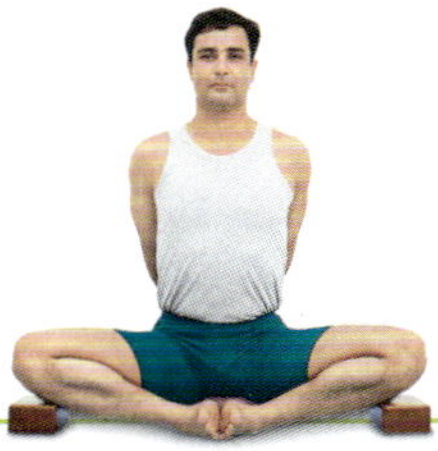

4 束角式（200页）

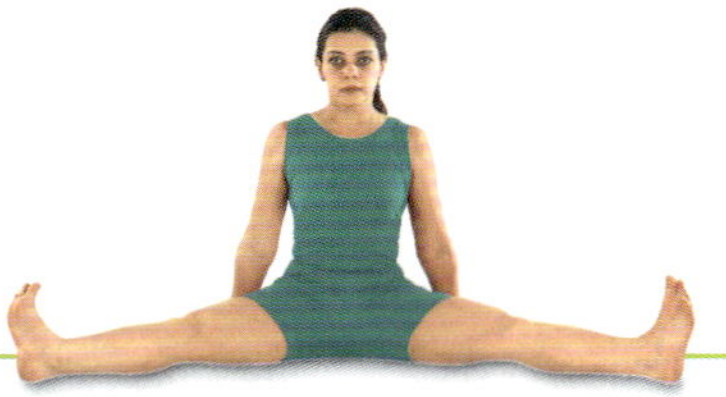

5 坐角式（205页）

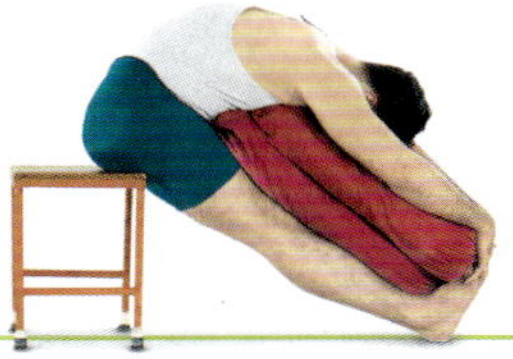

6 脸朝下加强背部伸展式（209页）

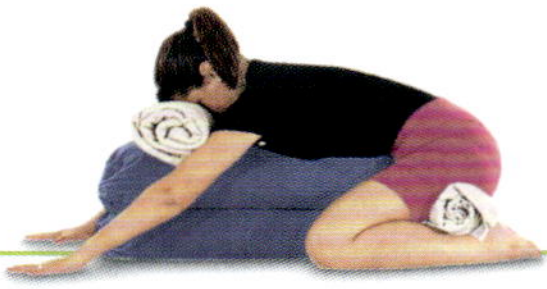

7 脸朝下的英雄式（213页）

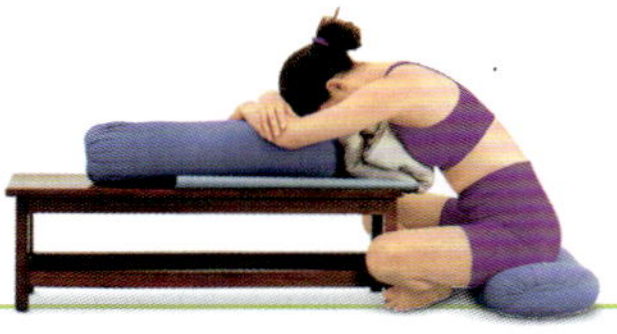

8 脸朝下盘腿式（214页）

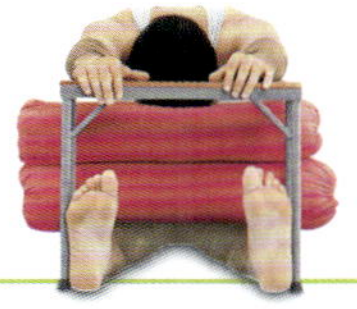

9 加强背部伸展式（208页）

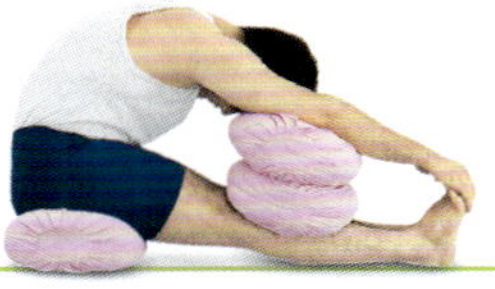

10 加强背部伸展式（207页）

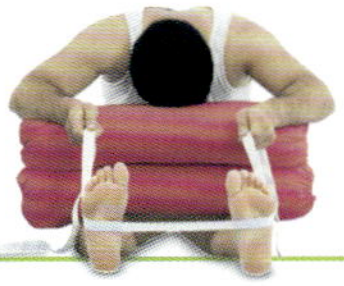
11 加强背部伸展式（208页）

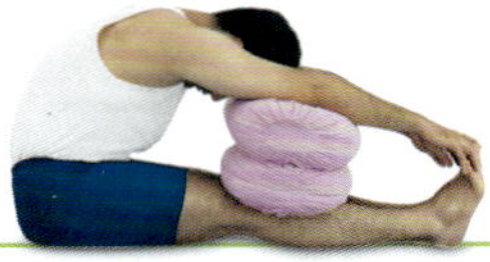
12 加强背部伸展式（206页）

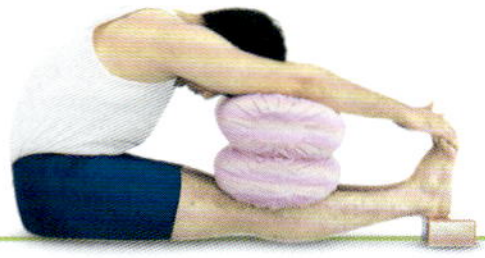
13 加强背部伸展式（207页）

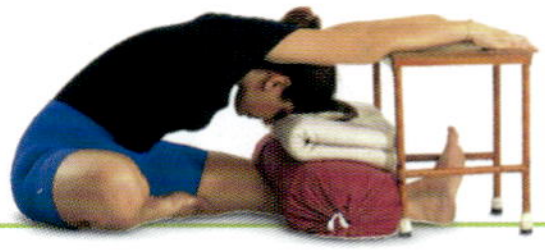
14 单腿头碰膝式（210页）

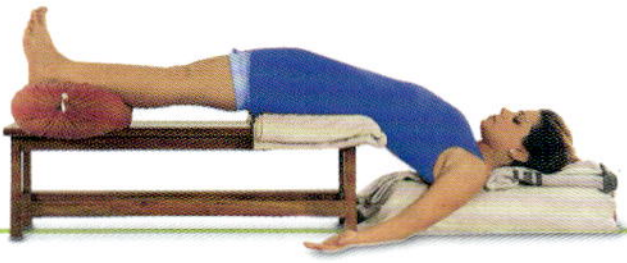
19 桥式（229页）

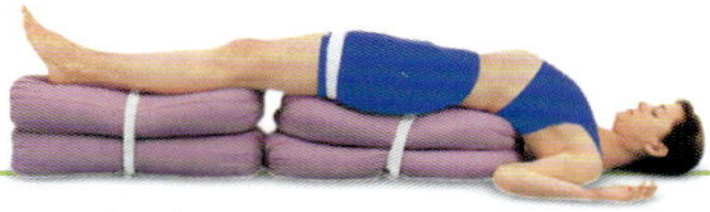
20 桥式（229页）

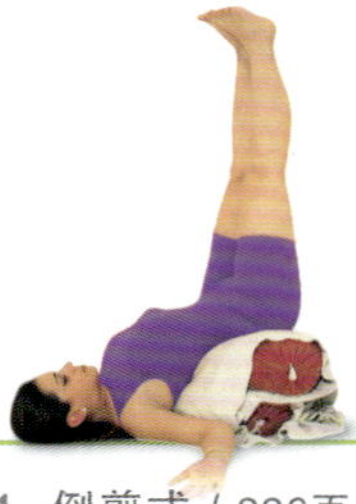
21 倒剪式（226页）

精神疲劳

此病的特征是健忘、急躁、厌倦、困惑、精神不集中和情绪抑郁。其病因包括睡眠不足、在工作中的易激动或工作环境的压力。此病可能带来的严重后果往往会被人们所忽视。

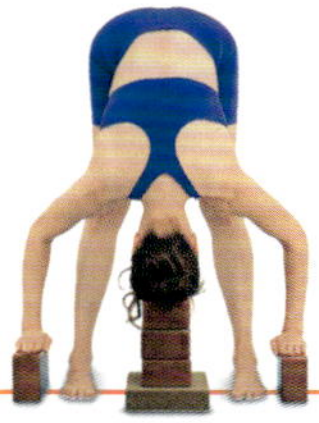
1 站立前曲式（189页）

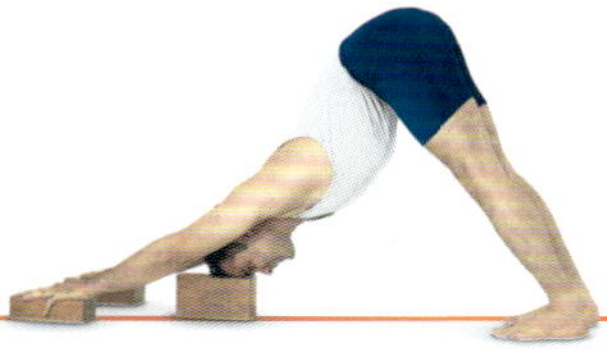
2 下犬式（194页）

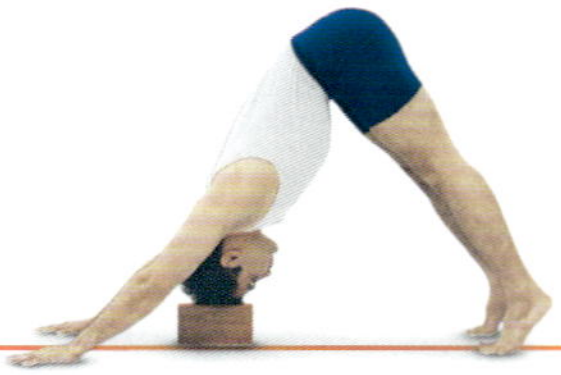
3 下犬式（196页）

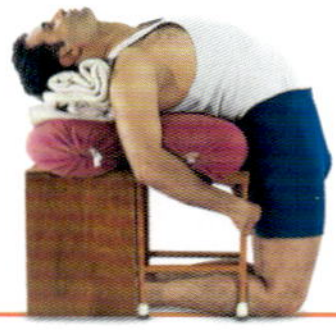
8 骆驼式（232页）

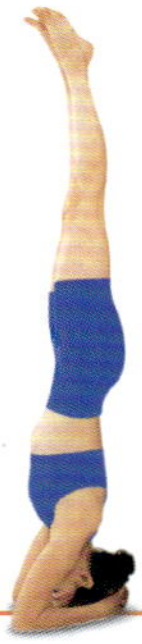
9 头倒立（130页）

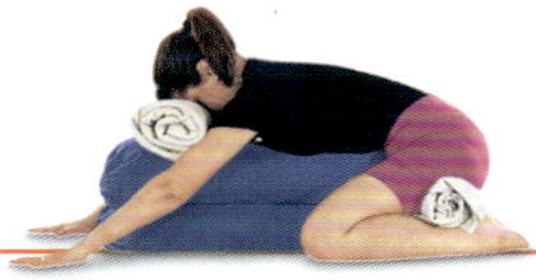
10 脸朝下的英雄式（213页）

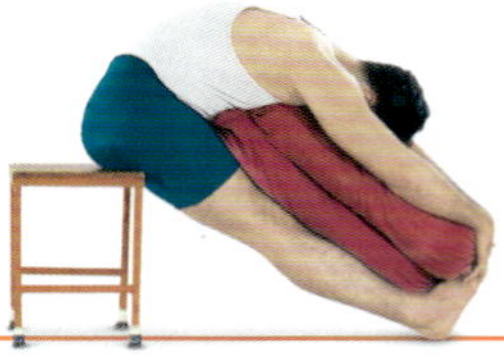
11 脸朝下加强背部伸展式（209页）

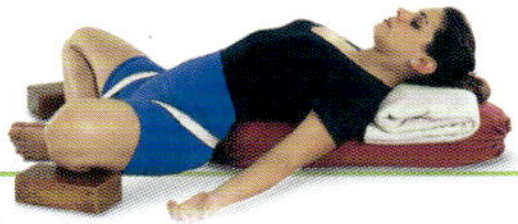

15 仰卧束角式（236页）

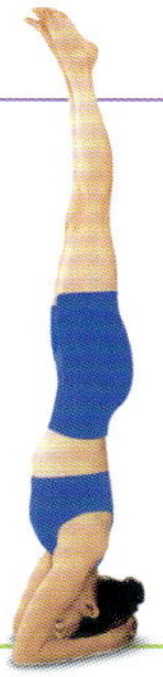

16 头倒立（130页）

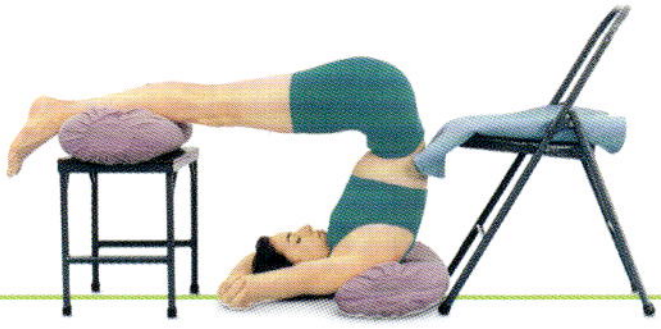

17 犁式（224页）

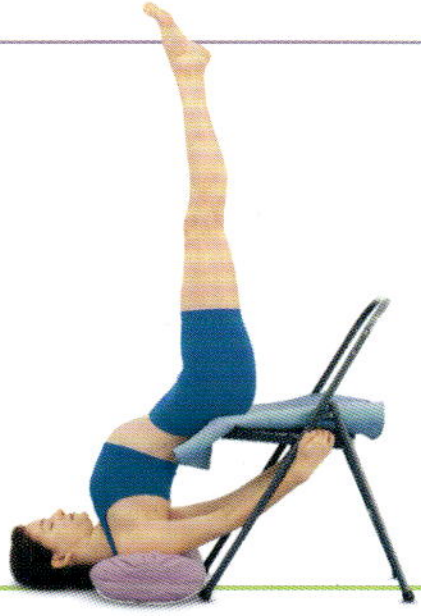

18 肩倒立（222页）

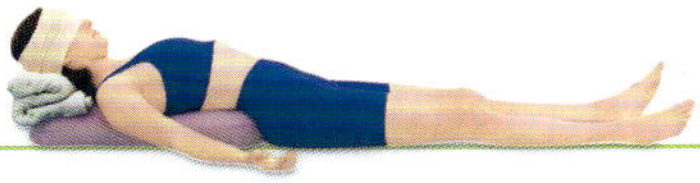

22 挺尸式（240页）

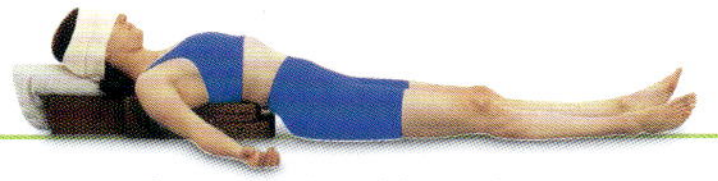

23 乌加依呼吸控制法（246页）

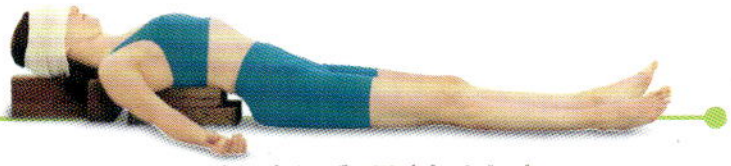

24 间断呼吸控制法（249页）

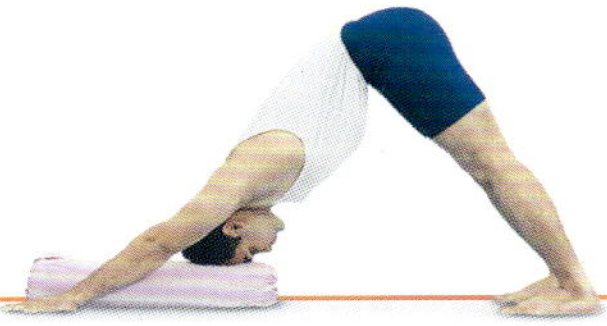

4 下犬式（196页）

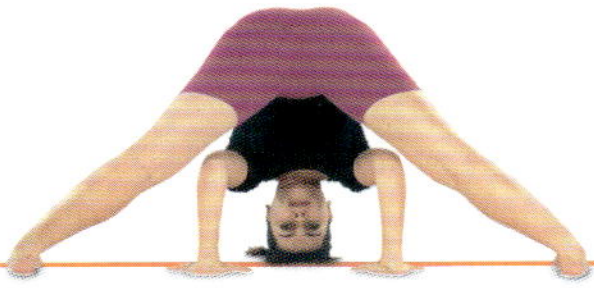

5 双角式（192页）

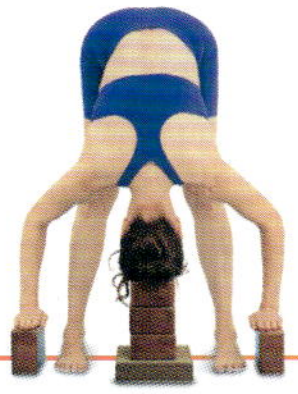

6 站立前曲式（189页）

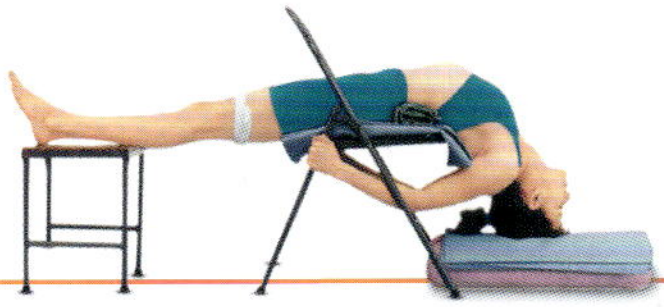

7 倒手杖式（231页）

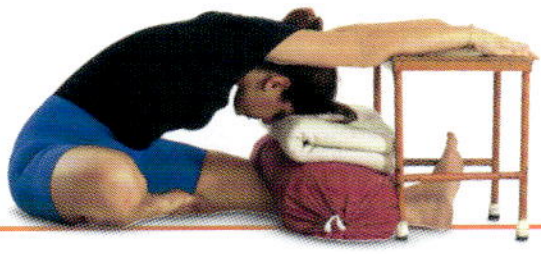

12 单腿头碰膝式（210页）

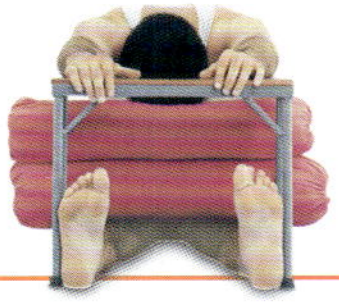

13 加强背部伸展式（208页）

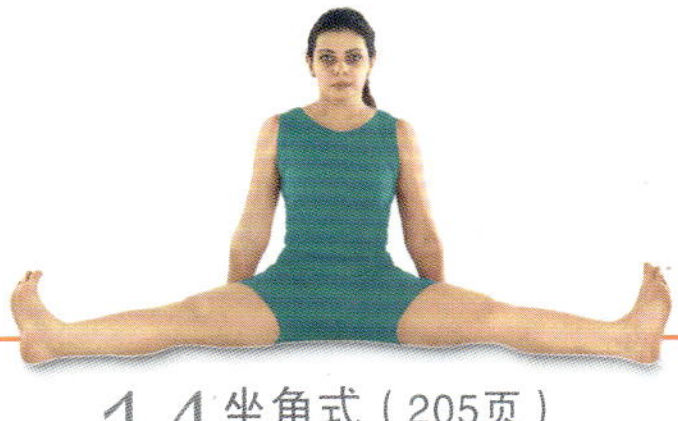

14 坐角式（205页）

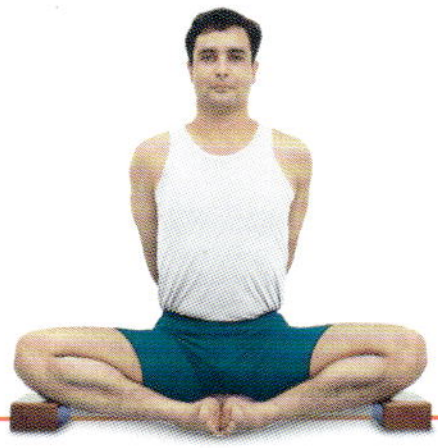

15 束角式（200页）

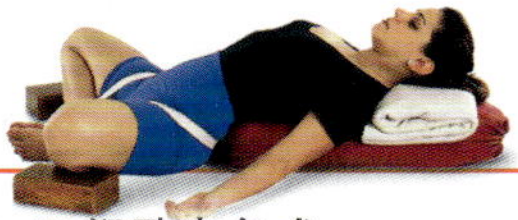

16 仰卧束角式（236页）

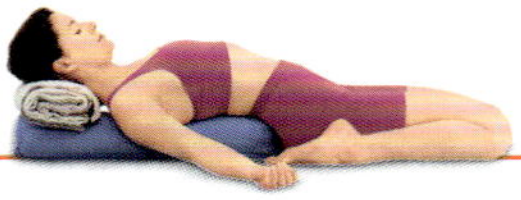

17 卧英雄式（238页）

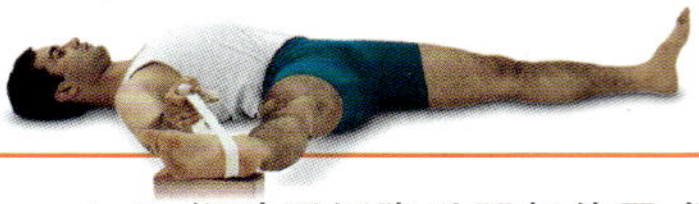

18 仰卧手抓脚趾腿部伸展式（235页）

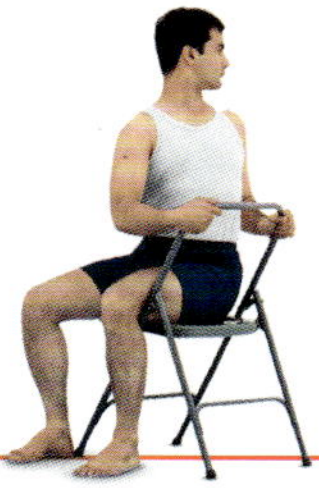

22 巴拉瓦伽扭转式（215页）

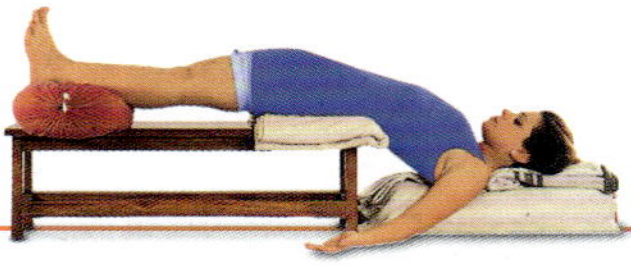

23 桥式（229页）

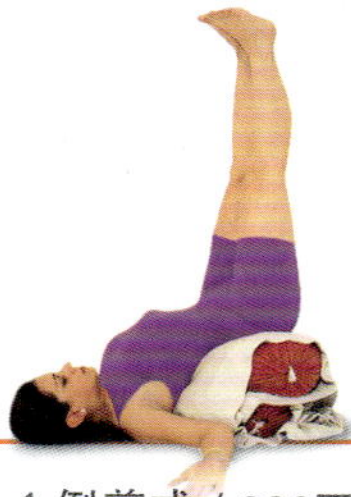

24 倒剪式（226页）

失眠症

间歇性的清醒状态、难以入眠或过早醒来都是失眠的症状。这些症状可以是短暂的，随着引起失眠的那些生活危机的消逝而退去，也可以是慢性疾病，与健康状况、精神状态或长期服药有关。

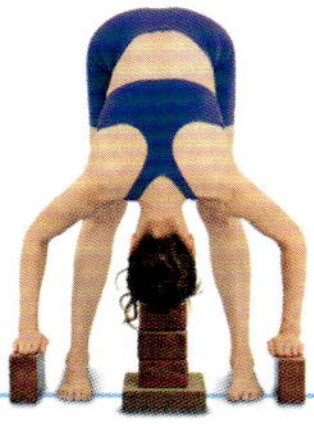

1 站立前曲式（189页）

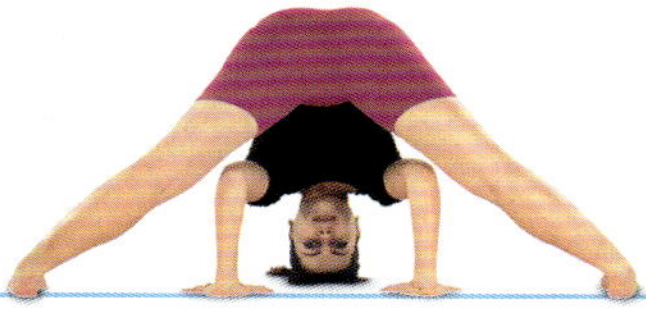

2 双角式（192页）

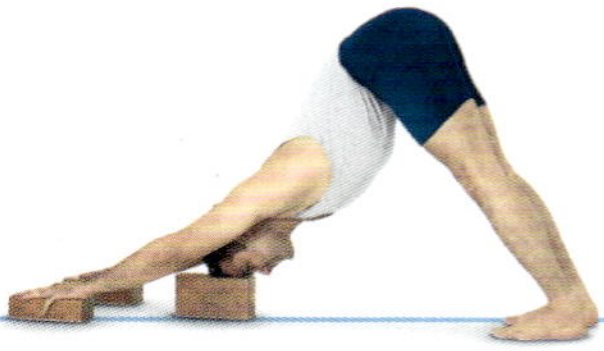

3 下犬式（194页）

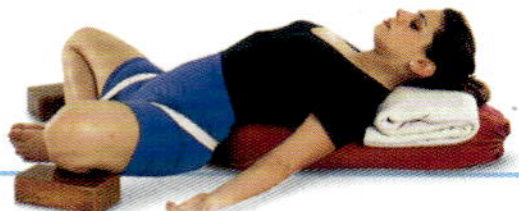

8 仰卧束角式（236页）

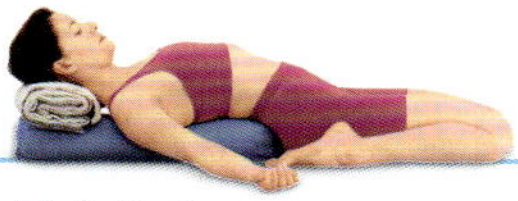

9 卧英雄式（238页）

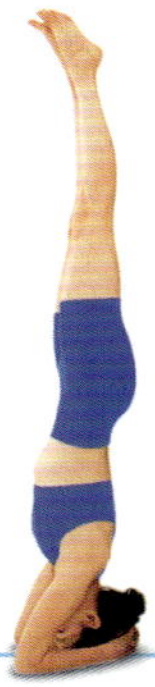

10 头倒立（130页）

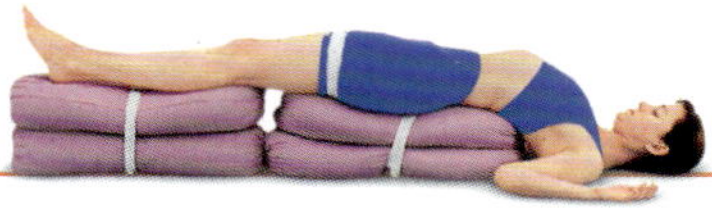

19 桥式（229页）

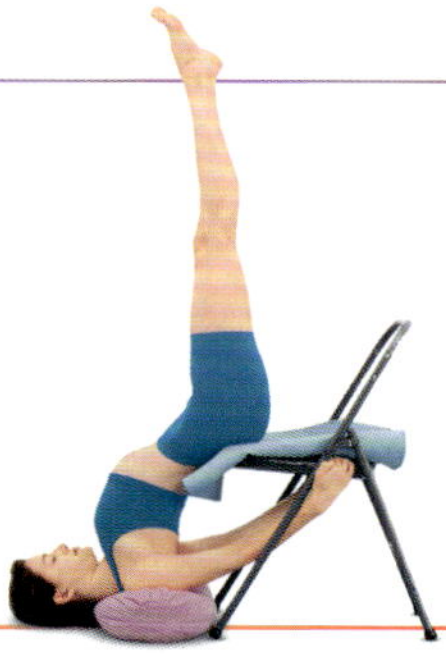

20 肩倒立（222页）

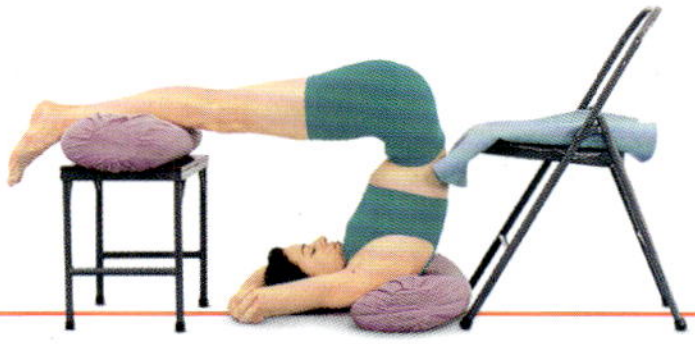

21 犁式（224页）

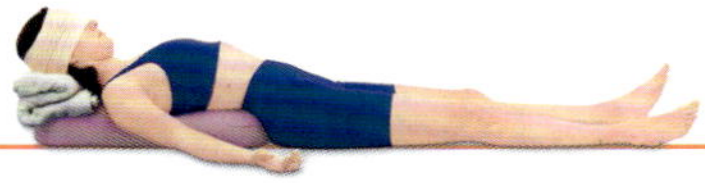

25 挺尸式（240页）

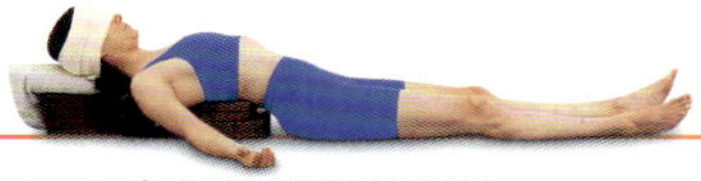

26 乌加依呼吸控制法（246页）

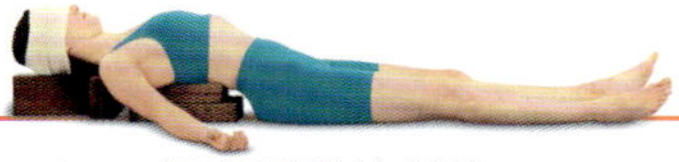

27 间断呼吸控制法（249页）

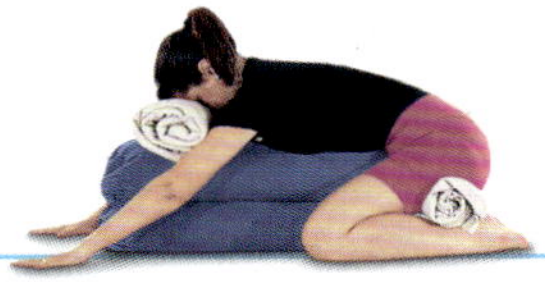

4 脸朝下的英雄式（213页）

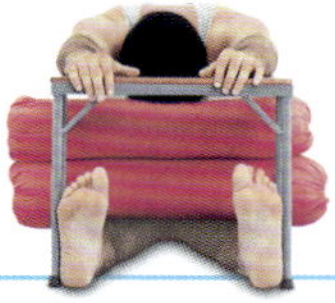

5 加强背部伸展式（208页）

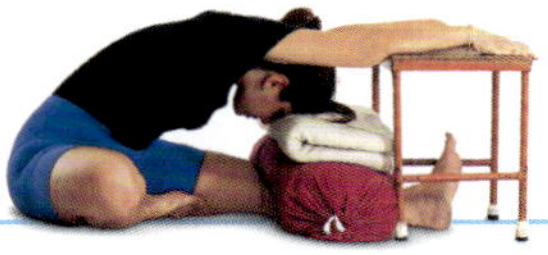

6 单腿头碰膝式（210页）

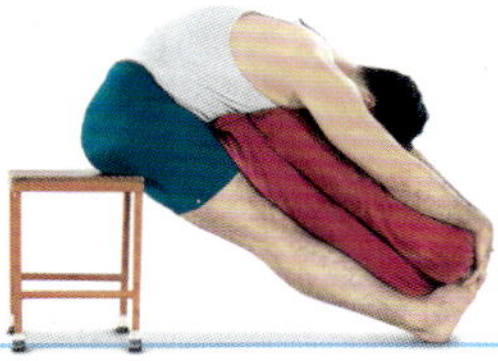

7 脸朝下加强背部伸展式（209页）

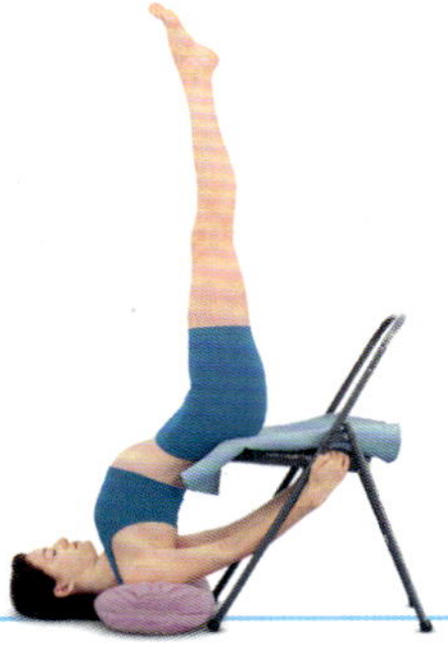

11 肩倒立（222页）

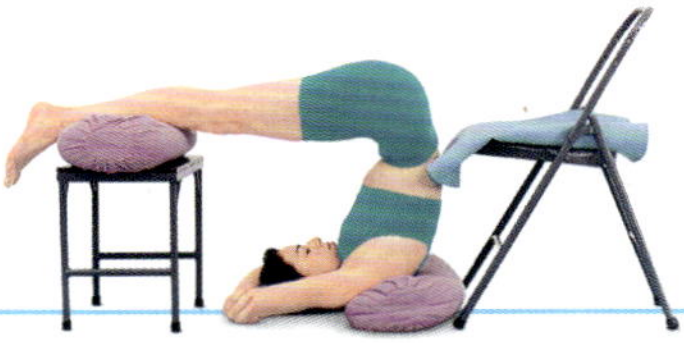

12 犁式（224页）

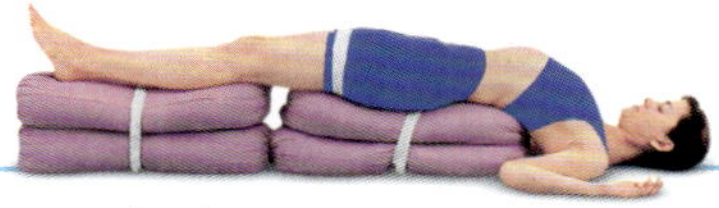

13 桥式（229页）

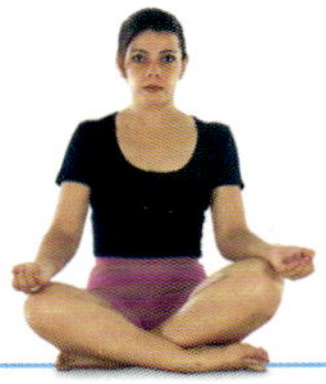

14 吉祥坐（201页）

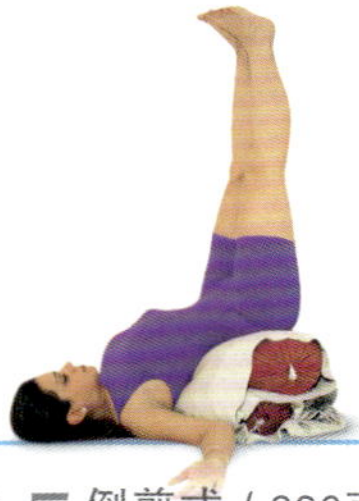

15 倒剪式（226页）

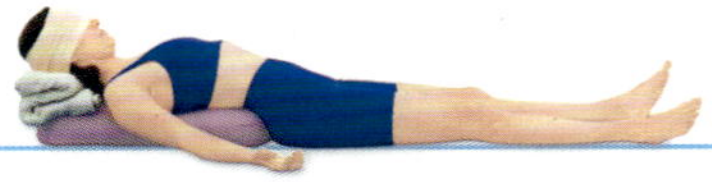

16 挺尸式（240页）

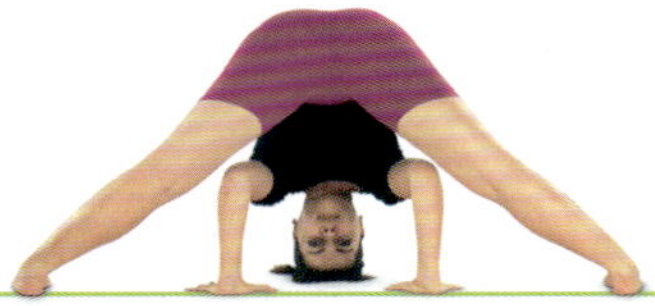

4 双角式（192页）

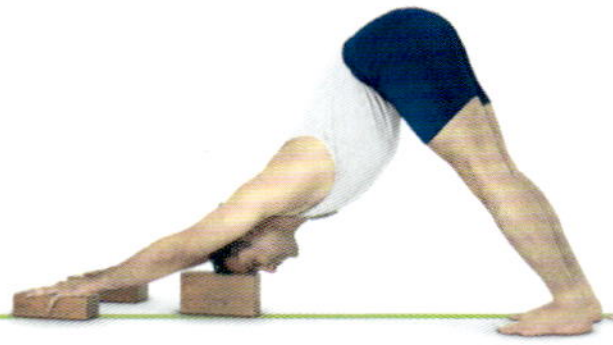

5 下犬式（194页）

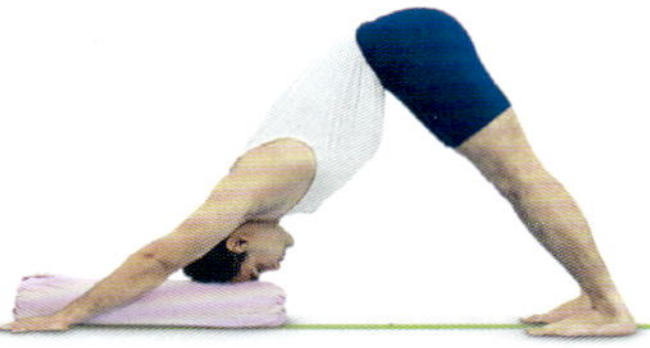

6 下犬式（196页）

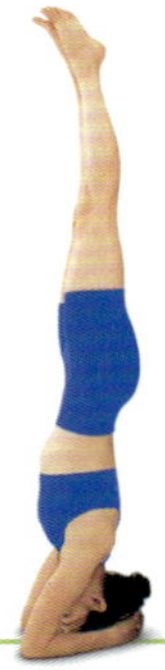

7 头倒立（130页）

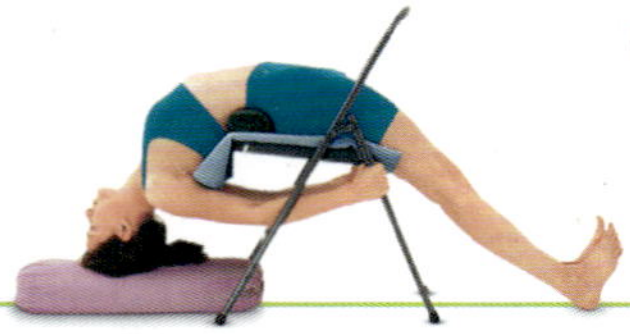

12 倒手杖式（231页）

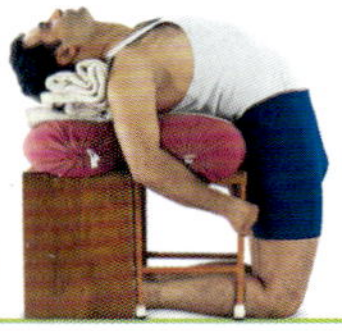

13 骆驼式（232页）

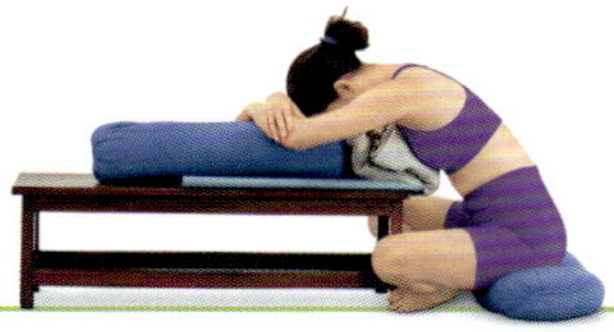

14 脸朝下盘腿式（214页）

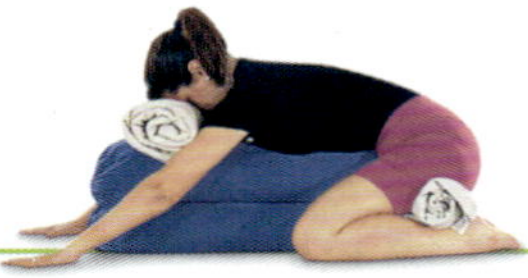

15 脸朝下的英雄式（213页）

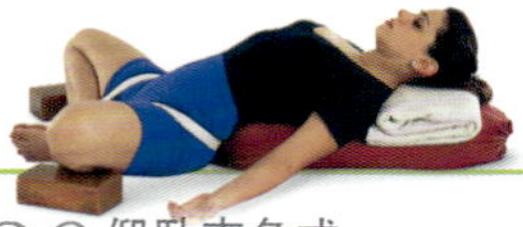

20 仰卧束角式（236页）

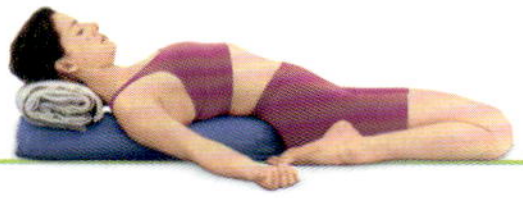

21 卧英雄式（238页）

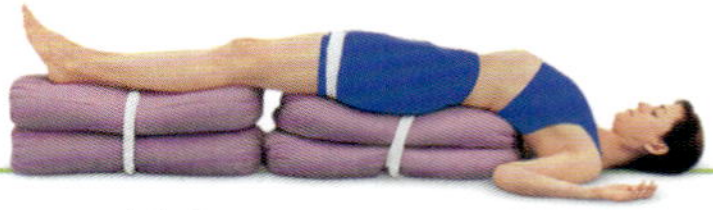

22 桥式（229页）

焦虑症

此病可以是急性的，也可以是慢性的。相关身体症状包括恶心、热潮红、头晕、身体颤抖、肌肉紧张、头痛、背痛或胸部有压迫感。

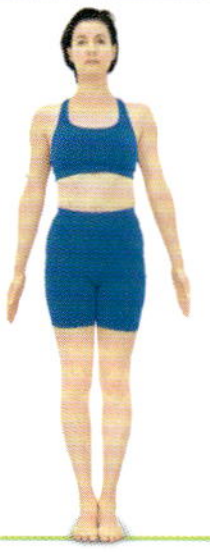

1 稳固的山式（178页）

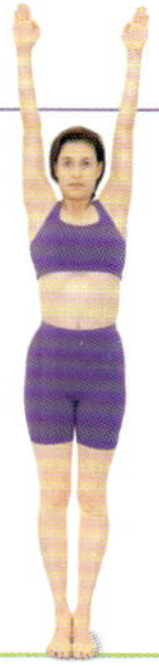

2 双臂向上伸展的山式（179页）

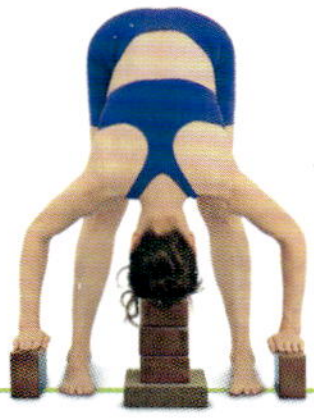

3 站立前曲式（189页）

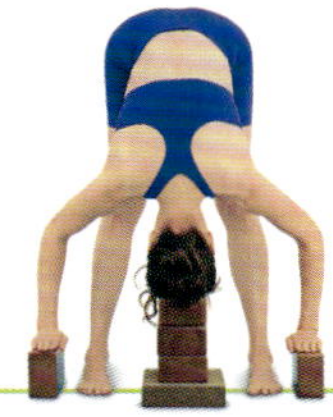

8 站立前曲式（189页）

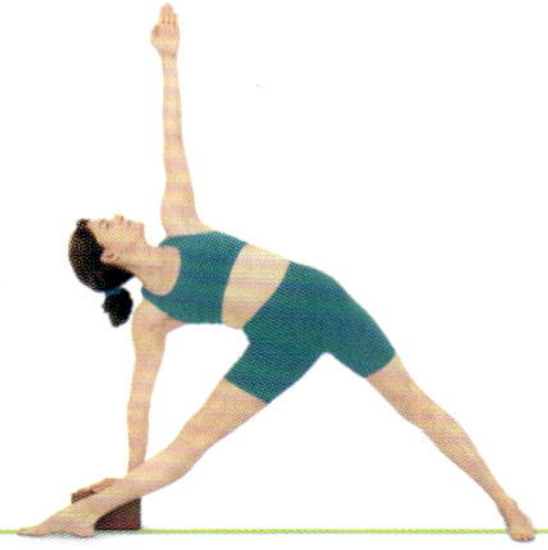

9 三角伸展式（184页）

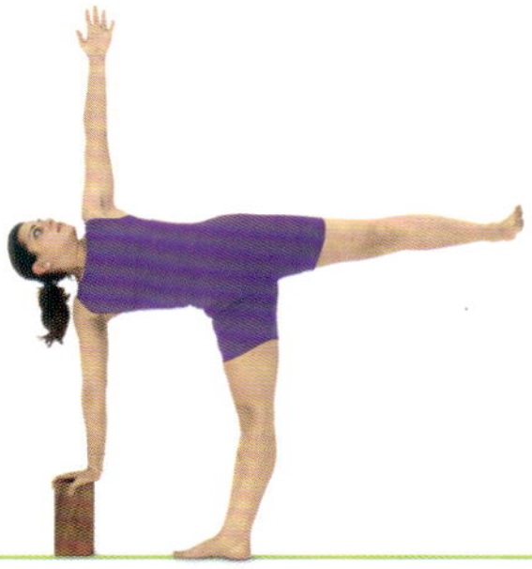

10 半月式（188页）

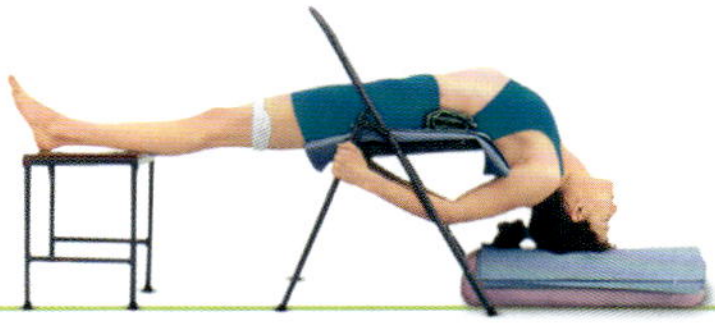

11 倒手杖式（231页）

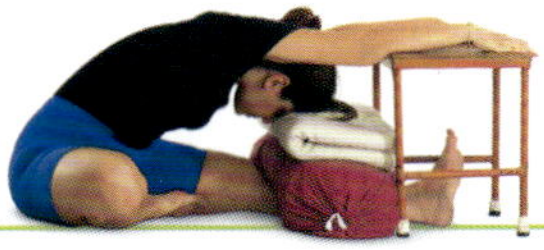

16 单腿头碰膝式（210页）

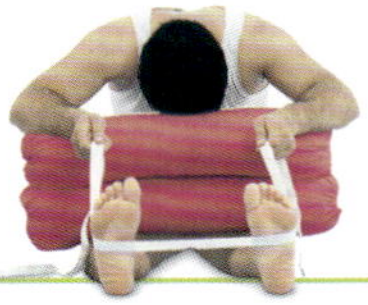

17 加强背部伸展式（208页）

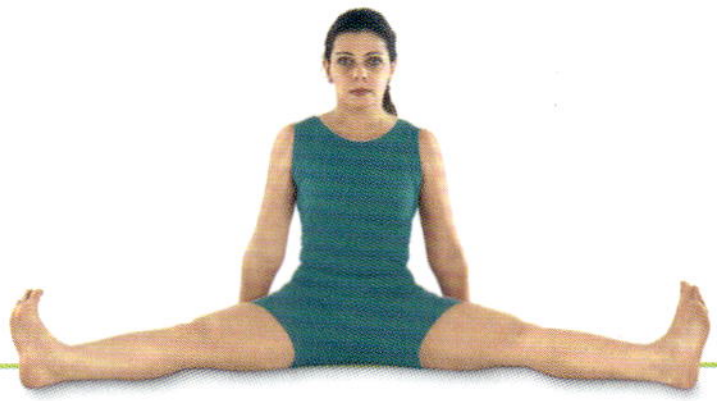

18 坐角式（205页）

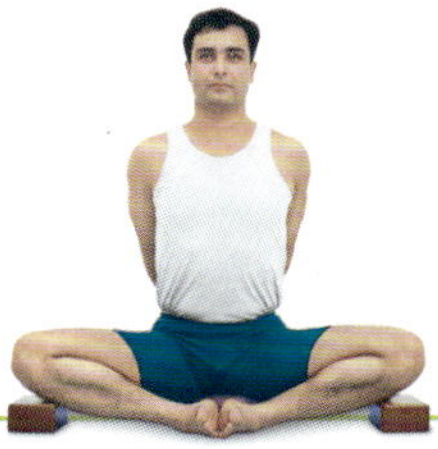

19 束角式（200页）

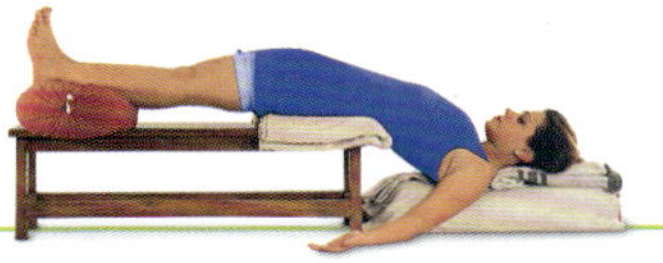

23 桥式（229页）

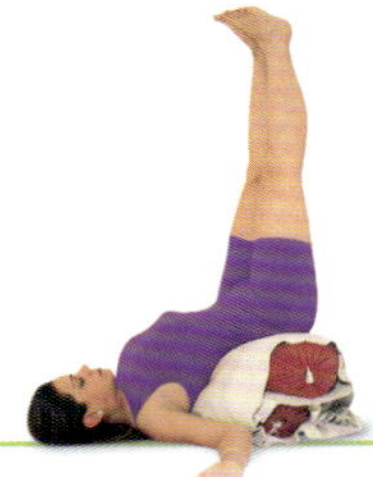

24 倒剪式（226页）

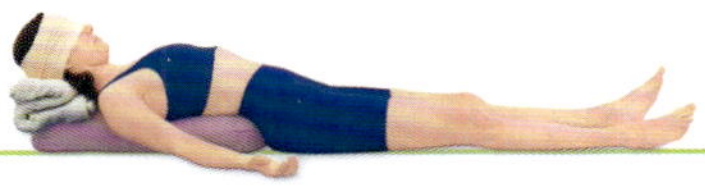

25 挺尸式（240页）

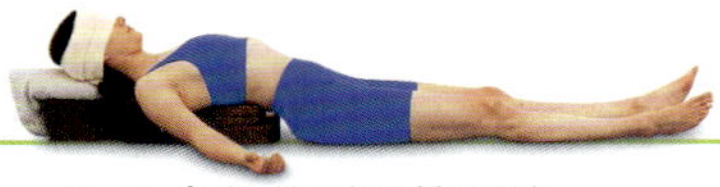

26 乌加依呼吸控制法（246页）

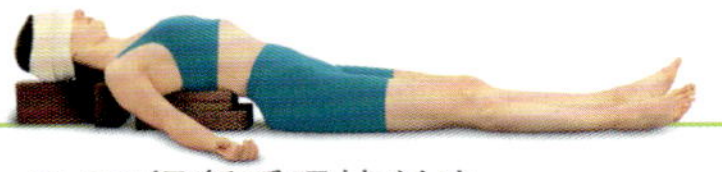

27 间断呼吸控制法（249页）

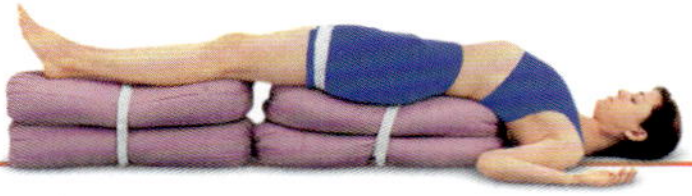

3 桥式（229页）

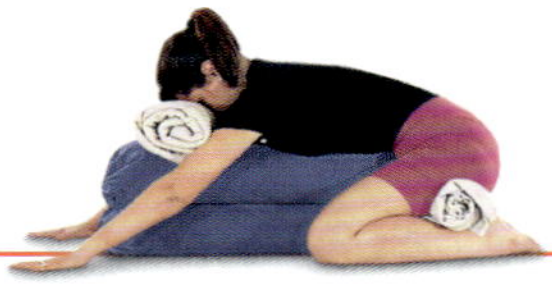

4 脸朝下的英雄式（213页）

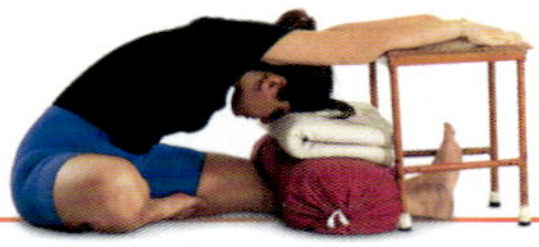

5 单腿头碰膝式（210页）

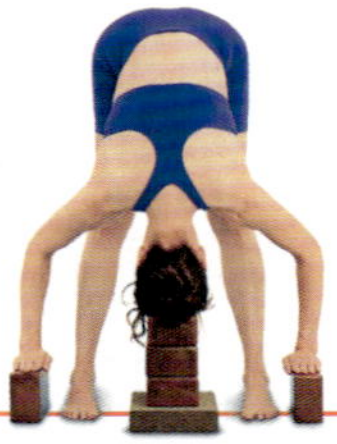

6 站立前曲式（189页）

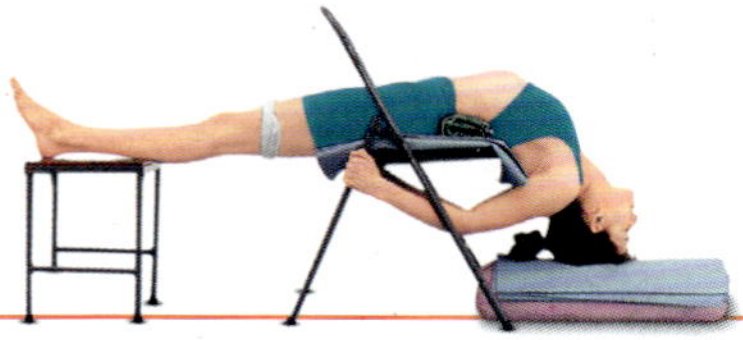

10 倒手杖式（231页）

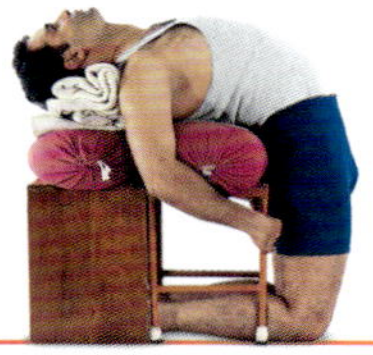

11 骆驼式（232页）

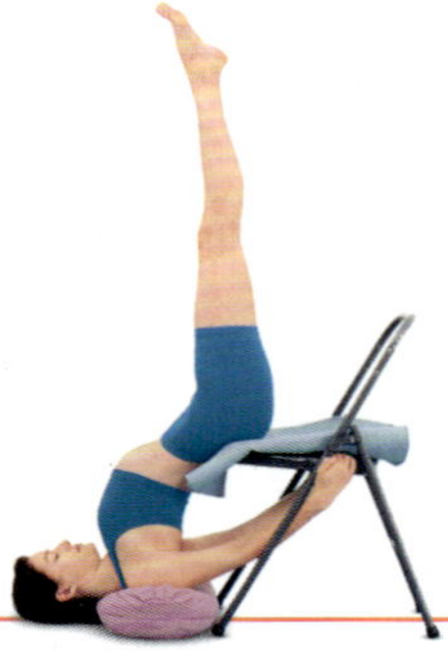

12 肩倒立（222页）

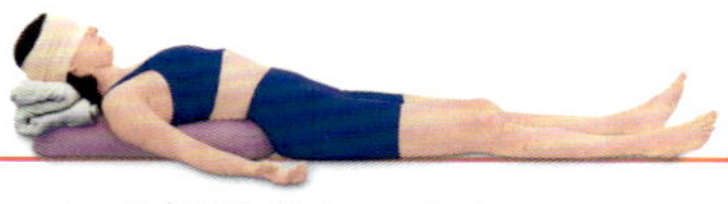

16 挺尸式（240页）

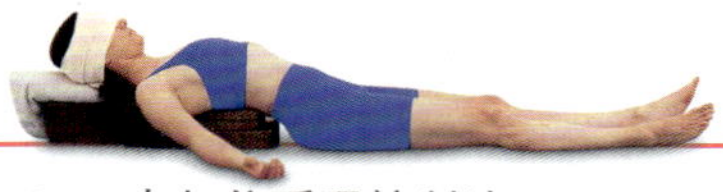

17 乌加依呼吸控制法（246页）

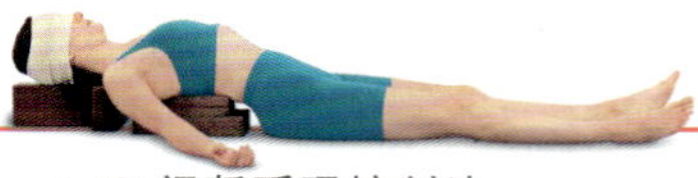

18 间断呼吸控制法（249页）

过度换气症

过度换气症是压力过大引起的。它指呼吸时频率加快、程度加深，身体吸入的空气量大于需要量。如果无法制止，可能会导致头晕、手指和脚趾的刺痛感以及胸部疼痛。

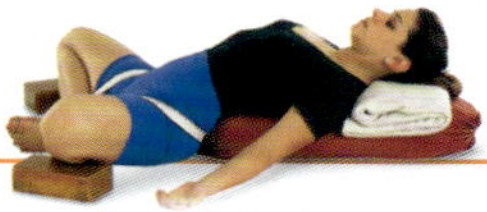

1 仰卧束角式（236页）

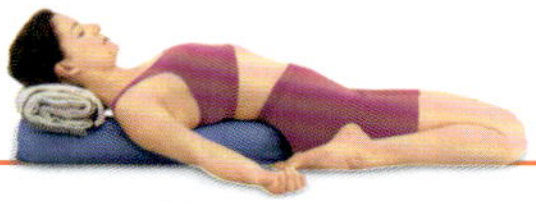

2 卧英雄式（238页）

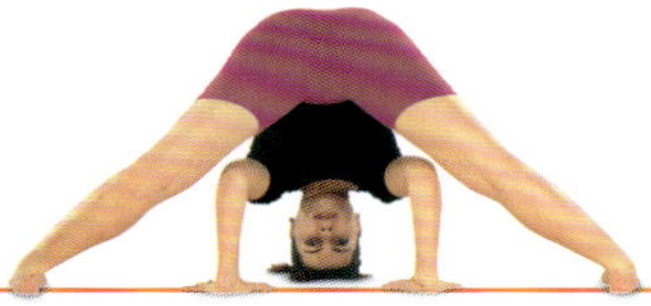

7 双角式（192页）

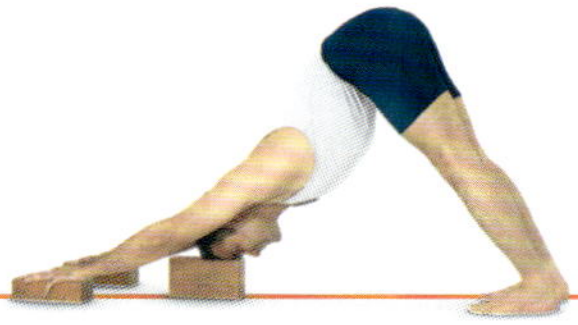

8 下犬式（194页）

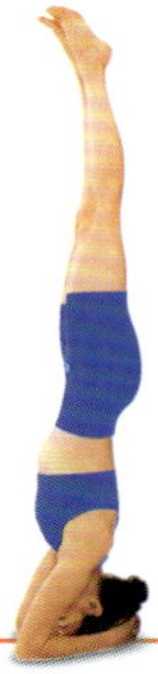

9 头倒立（130页）

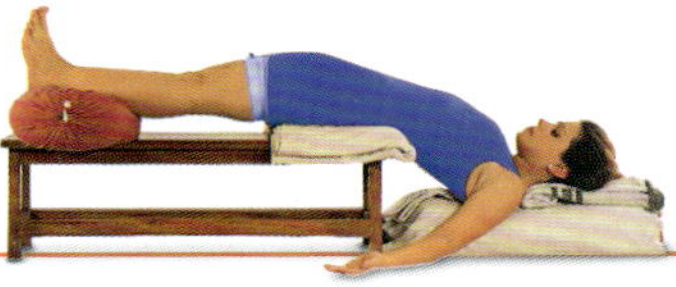

13 桥式（229页）

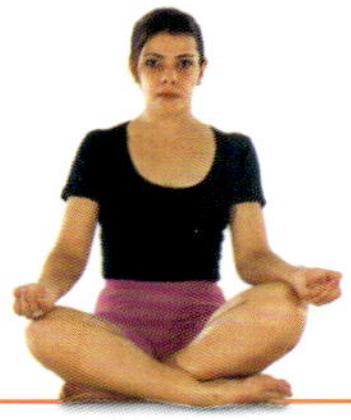

14 吉祥坐（201页）

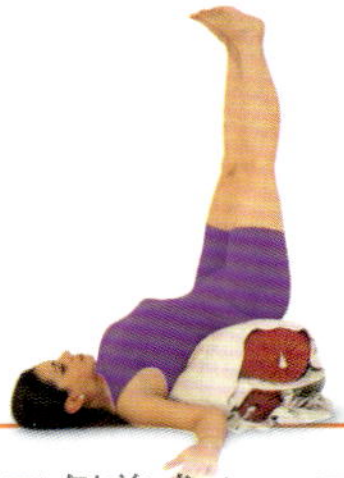

15 倒剪式（226页）

抑郁症

这是一种情绪障碍，它会使人感到不受自我控制、生气或沮丧。其他症状还包括胃口的增加或降低、睡眠问题、自卑、疲劳、烦躁、心神不宁、自杀倾向和精神不集中。

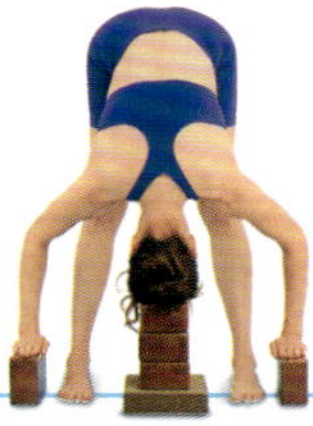

1 站立前曲式（189页）

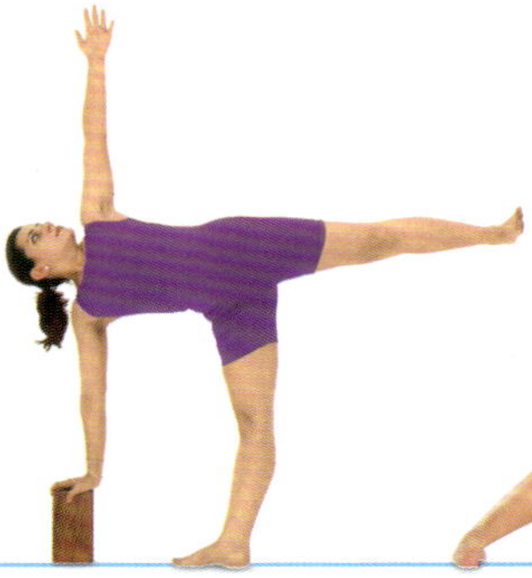

2 半月式（188页）

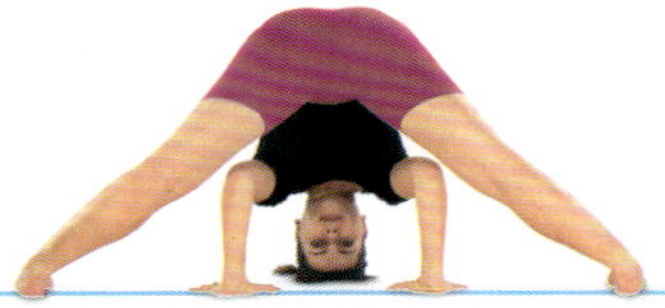

3 双角式（192页）

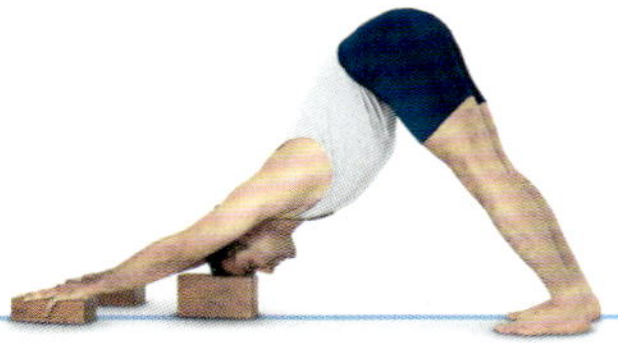

4 下犬式（194页）

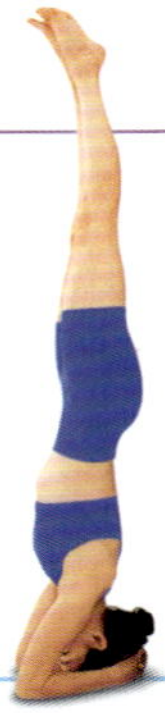

5 头倒立（130页）

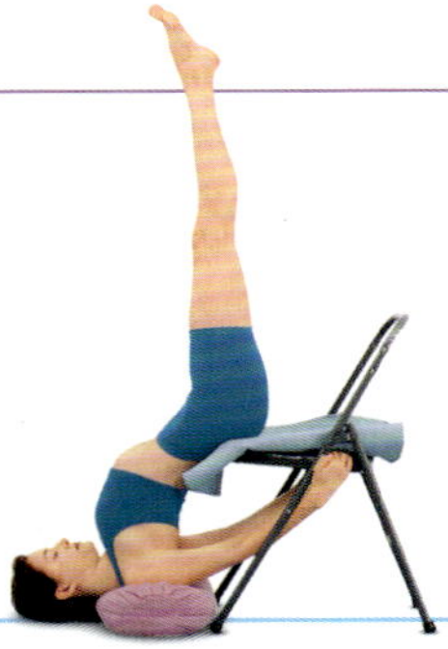

6 肩倒立（222页）

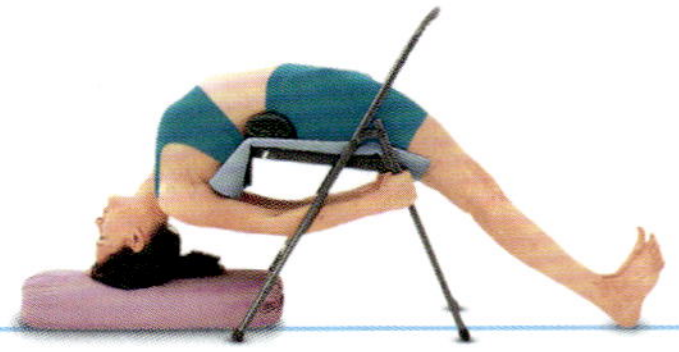

7 倒手杖式（231页）

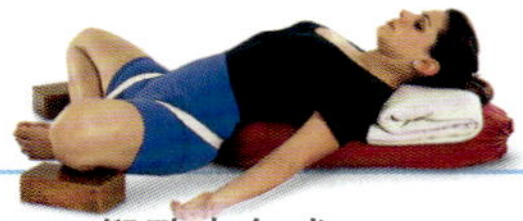

12 仰卧束角式（236页）

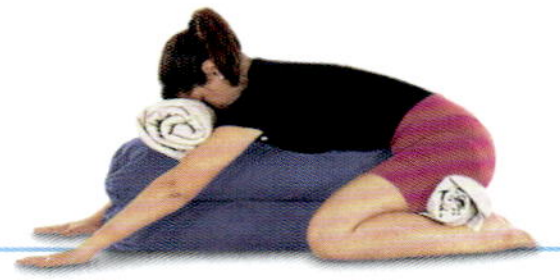

13 脸朝下的英雄式（213页）

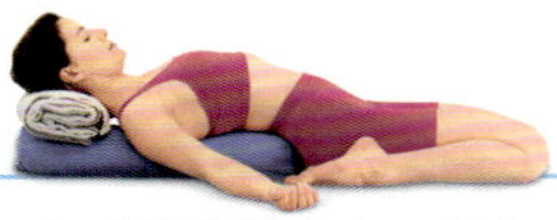

14 卧英雄式（238页）

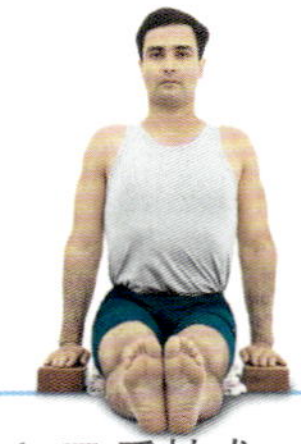

15 手杖式（197页）

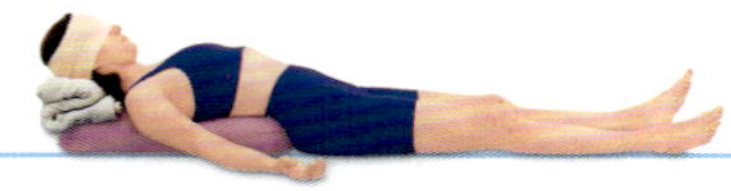

20 挺尸式（240页）

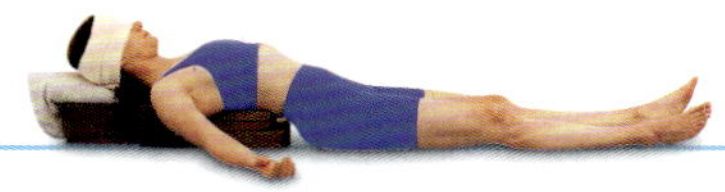

21 乌加依呼吸控制法（246页）

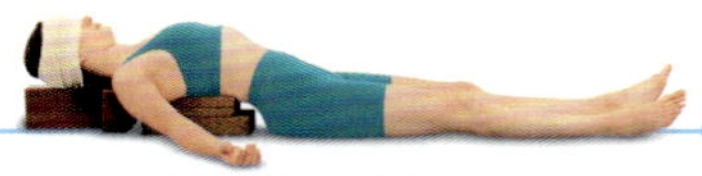

22 间断呼吸控制法（249页）

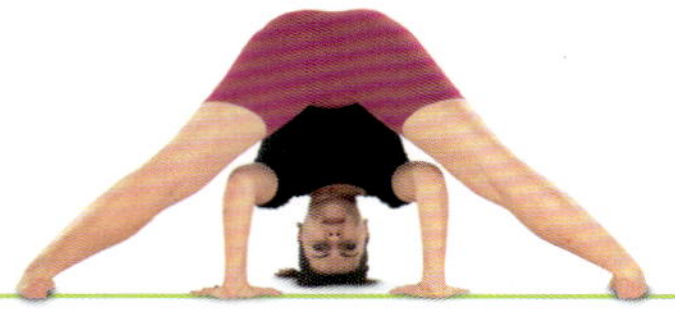

4 双角式（192页）

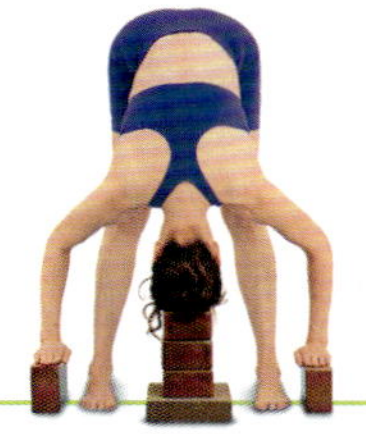

5 站立前曲式（189页）

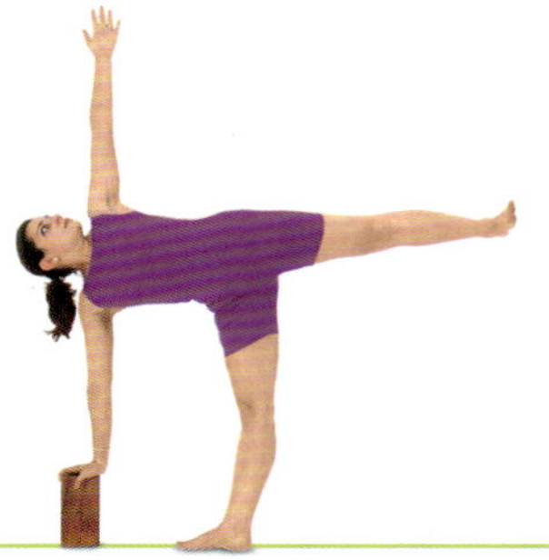

6 半月式（188页）

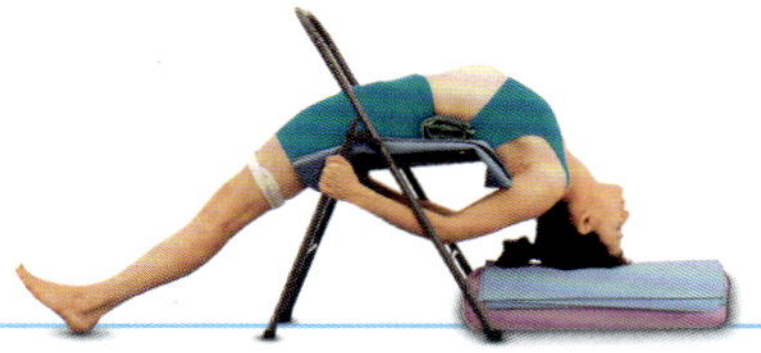

8 倒手杖式（230页）

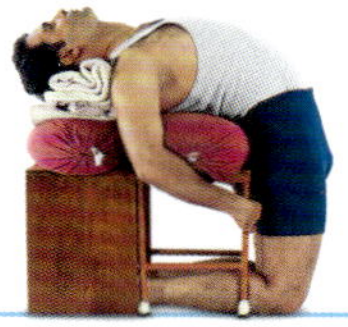

9 骆驼式（232页）

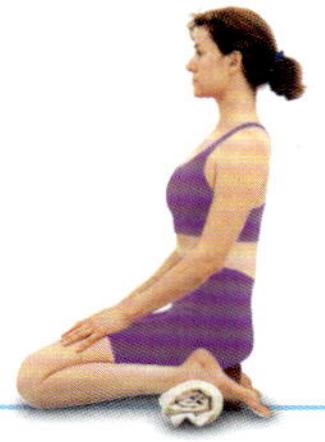

10 英雄式（198页）

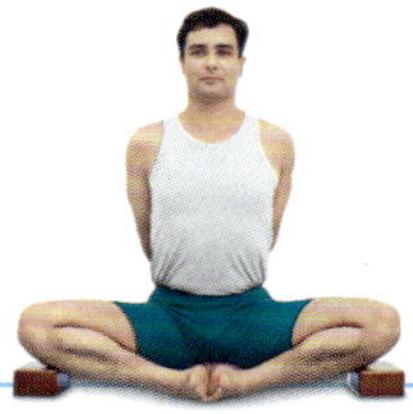

11 束角式（200页）

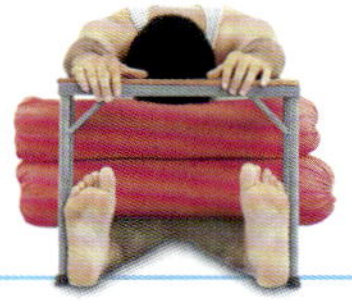

16 加强背部伸展式（208页）

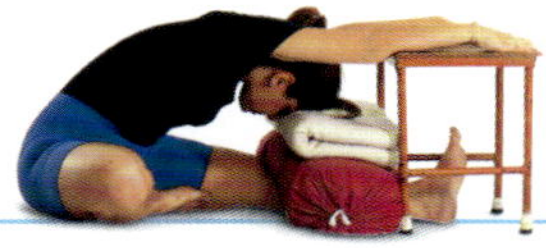

17 单腿头碰膝式（210页）

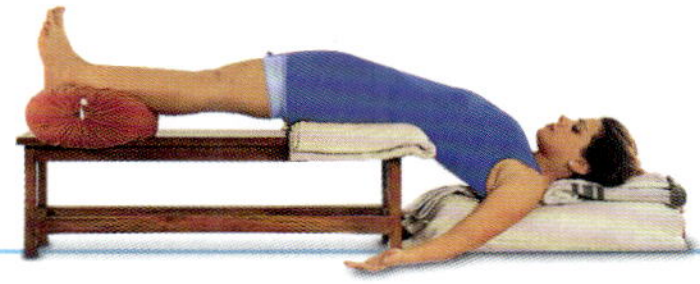

18 桥式（229页）

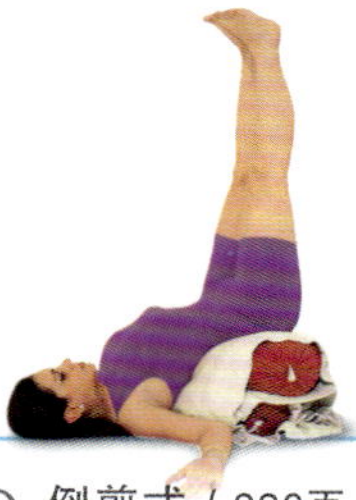

19 倒剪式（226页）

酗酒

这是一种由无节制喝酒所带来的、渐进式的且往往是致命的慢性病。此病将对大脑、肝、心和肺产生影响。它抑制免疫系统的正常运作，从而引起荷尔蒙不足、性功能障碍和不育症。

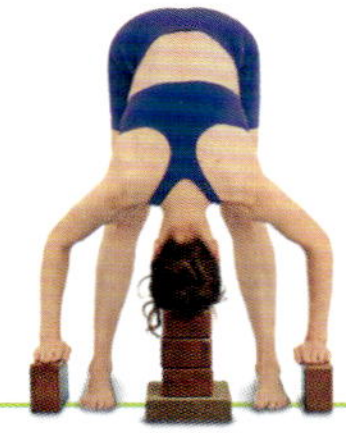

1 站立前曲式（189页）

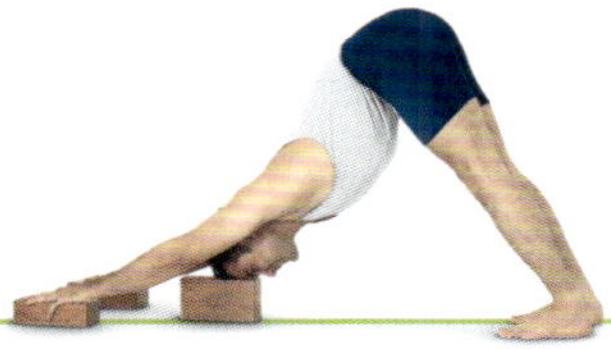

2 下犬式（194页）

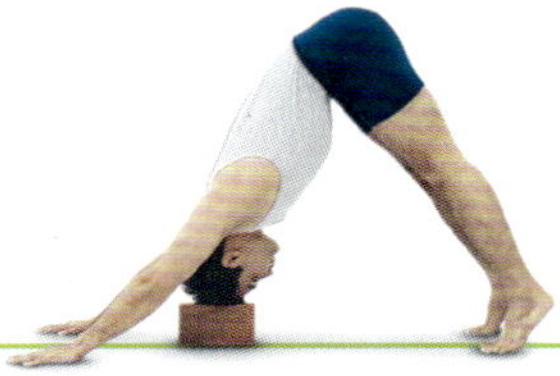

3 下犬式（196页）

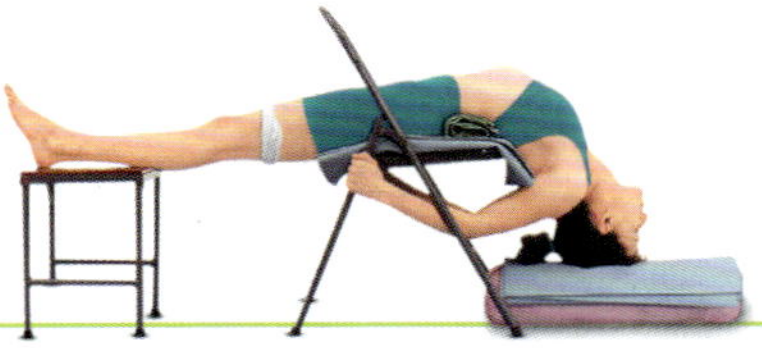

7 倒手杖式（231页）

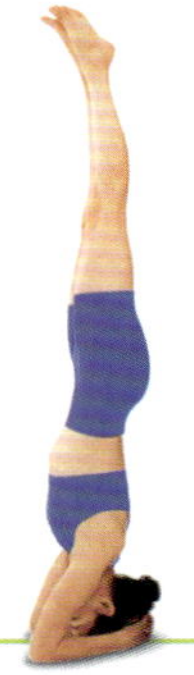

8 头倒立（130页）

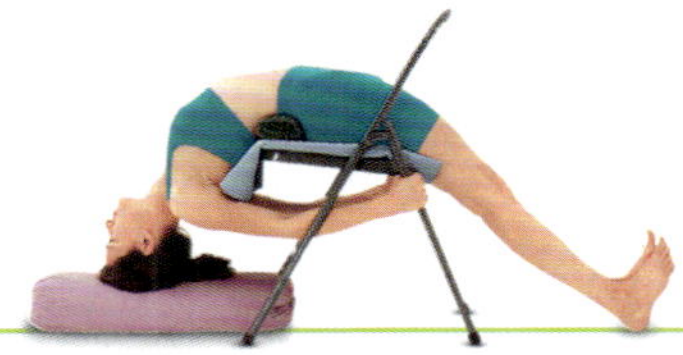

9 倒手杖式（231页）

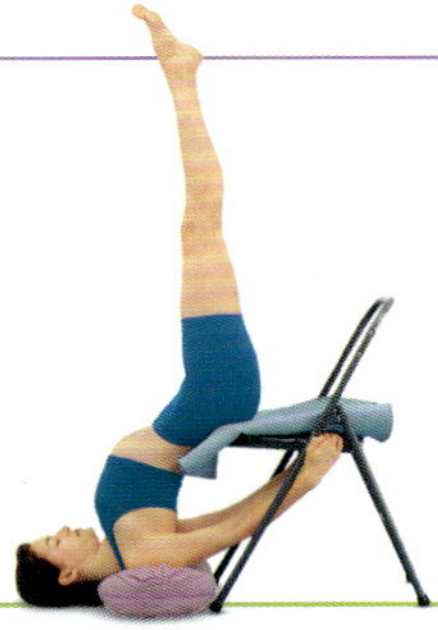

10 肩倒立（222页）

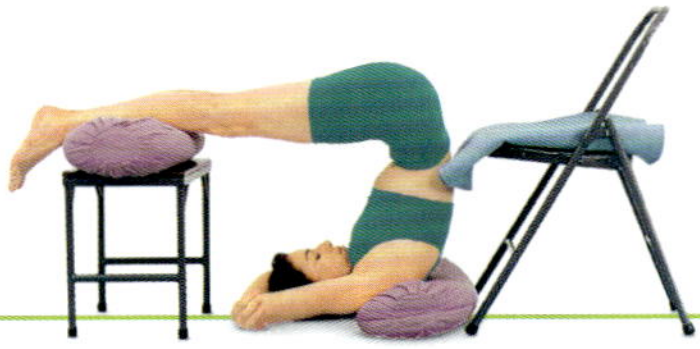

11 犁式（224页）

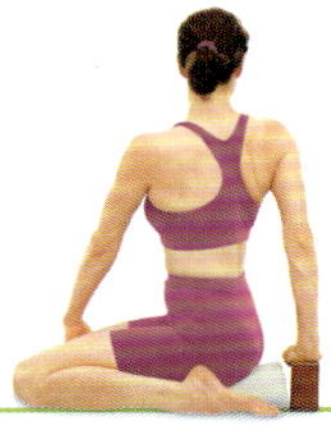

12 英雄坐侧扭转式（220页）

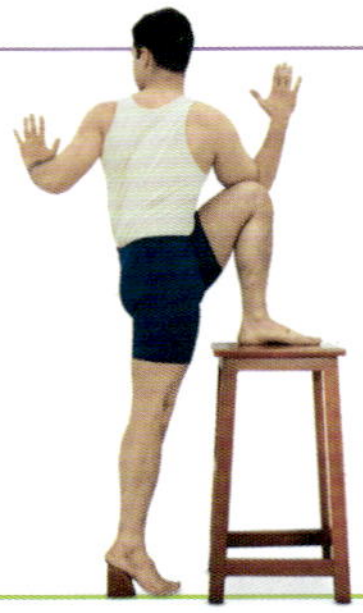

13 加强玛里琪扭转式（218页）

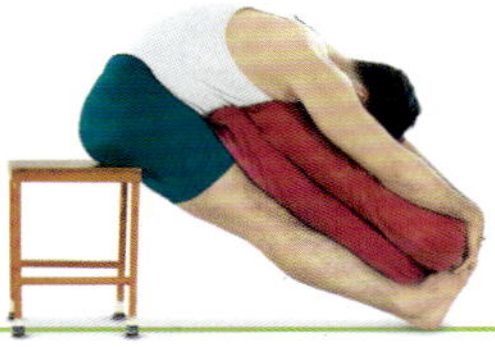

18 脸朝下加强背部伸展式（209页）

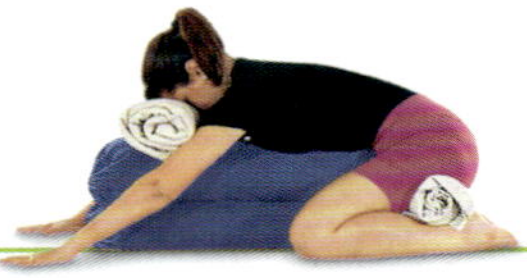

19 脸朝下的英雄式（213页）

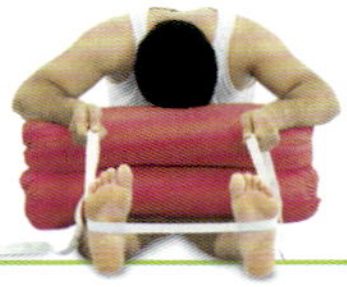

20 加强背部伸展式（208页）

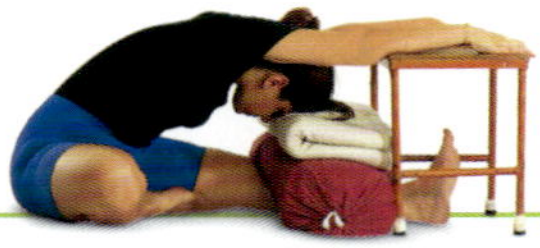

21 单腿头碰膝式（210页）

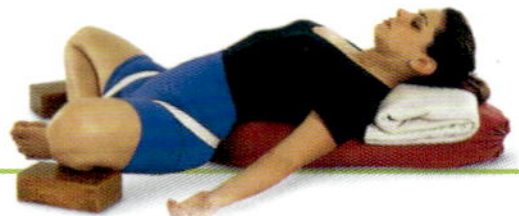

25 仰卧束角式（236页）

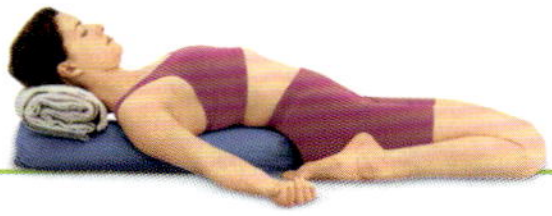

26 卧英雄式（238页）

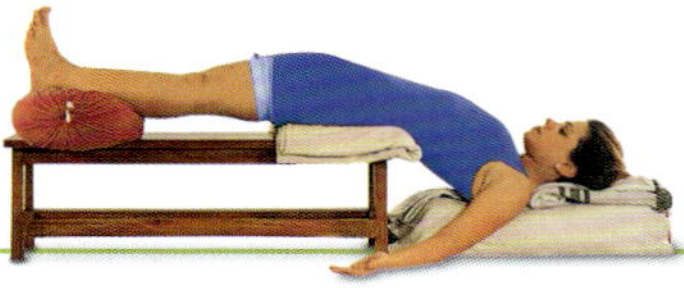

27 桥式（229页）

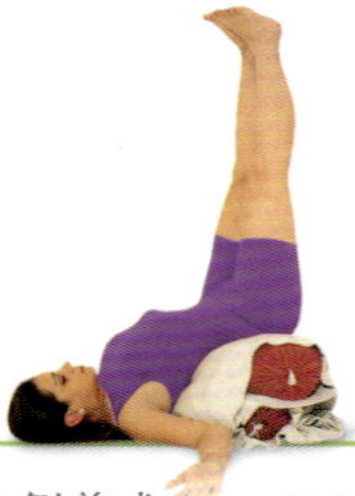

28 倒剪式（226页）

暴食症

此病的先兆是无节制地进食后紧接着伴有自发性呕吐的腹泻以及自我强迫性地使用泻药。其病因包括对自我形象感觉欠佳以及感到一切不受自我控制。暴食症通常与厌食症（见373页）有关。

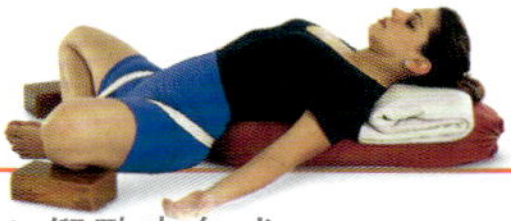

1 仰卧束角式（236页）

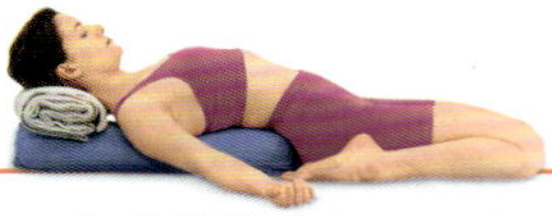

2 卧英雄式（238页）

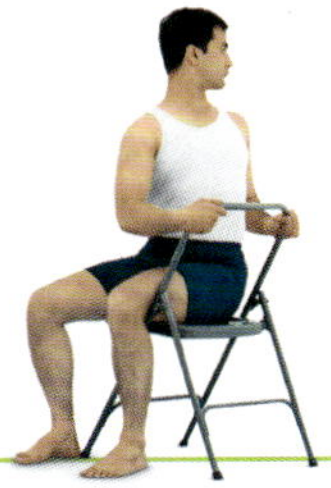

14 巴拉瓦伽扭转式（215页）

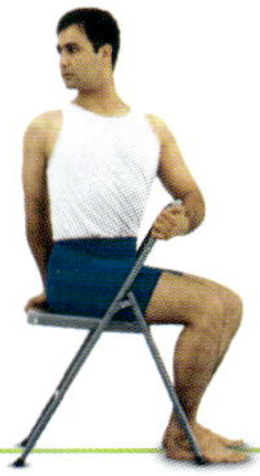

15 巴拉瓦伽扭转式（215页）

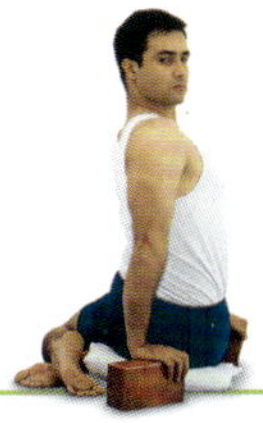

16 巴拉瓦伽扭转式（216页）

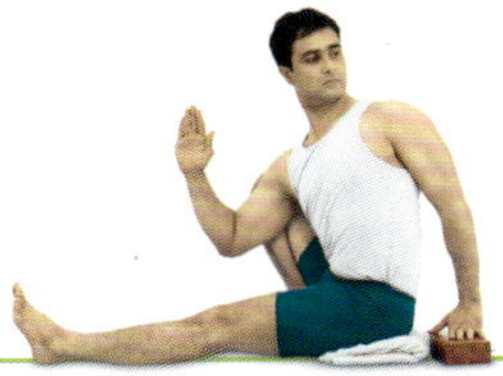

17 玛里琪扭转式（217页）

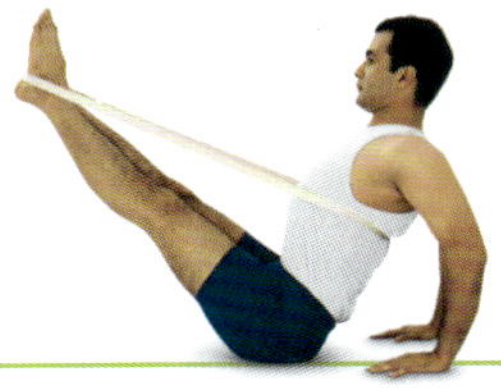

22 完全船式（204页）

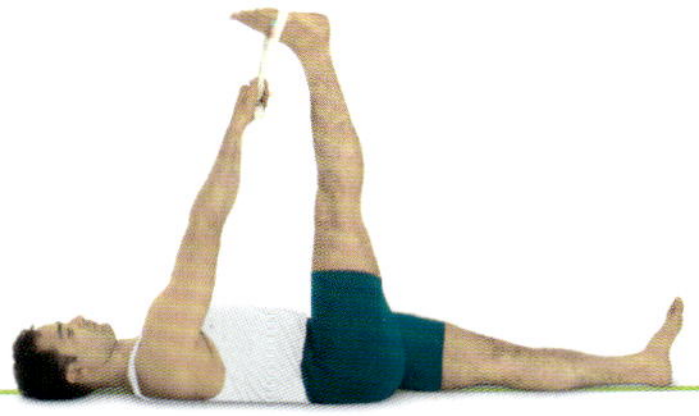

23 仰卧手抓脚趾腿部伸展式（234页）

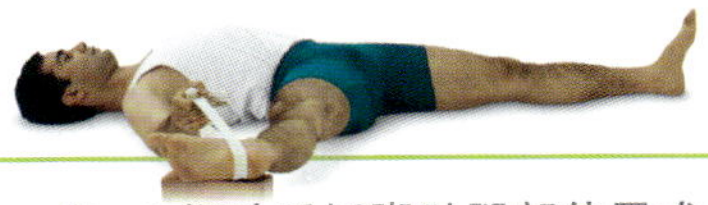

24 仰卧手抓脚趾腿部伸展式（235页）

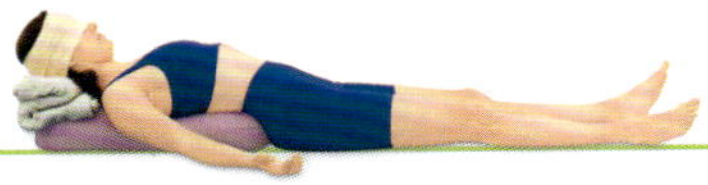

29 挺尸式（240页）

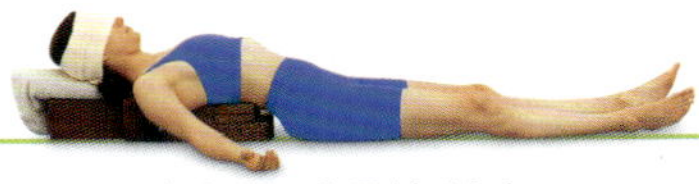

30 乌加依呼吸控制法（246页）

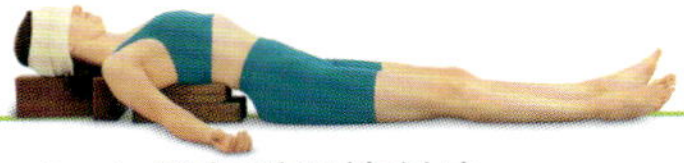

31 间断呼吸控制法（249页）

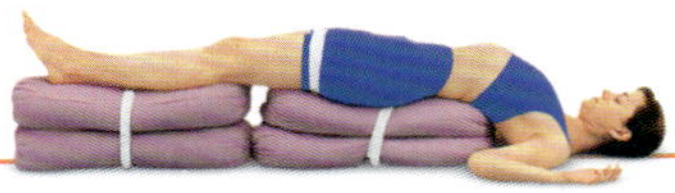

3 桥式（229页）

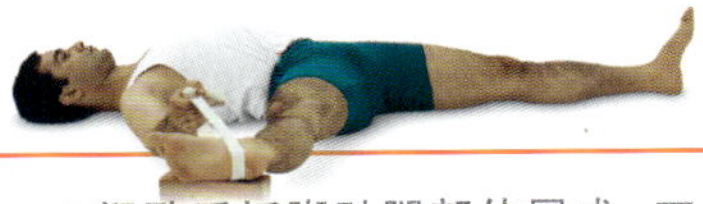

4 仰卧手抓脚趾腿部伸展式（235页）

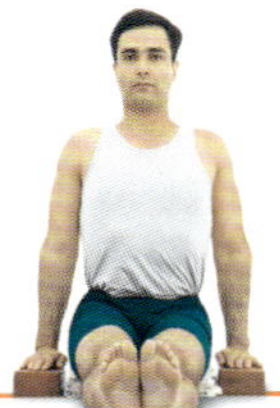

5 手杖式（197页）

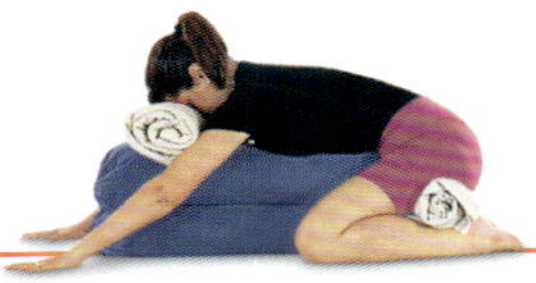

6 脸朝下的英雄式（213页）

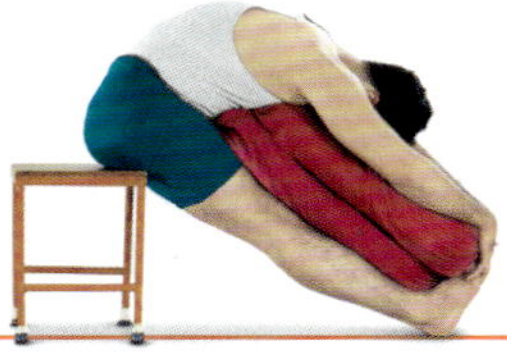

7 脸朝下加强背部伸展式（209页）

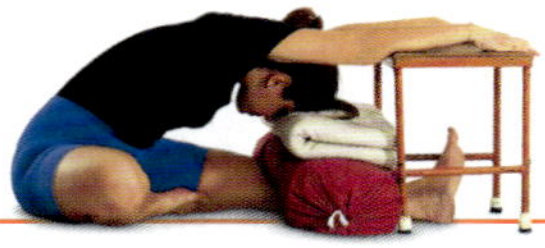

8 单腿头碰膝式（210页）

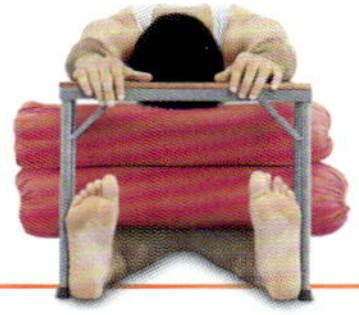

9 加强背部伸展式（208页）

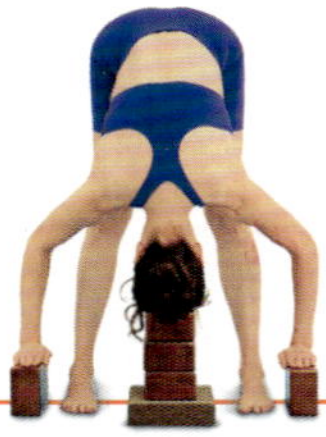

10 站立前曲式（189页）

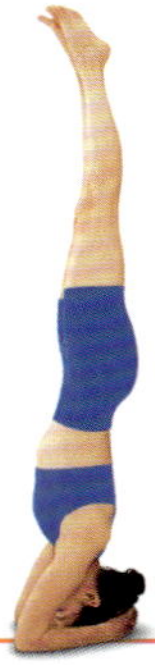

14 头倒立（130页）

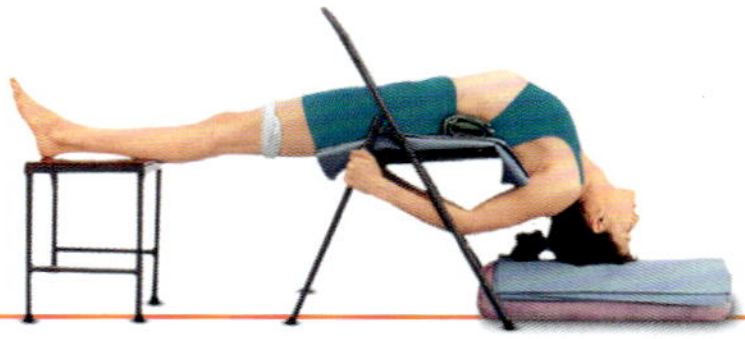

15 倒手杖式（231页）

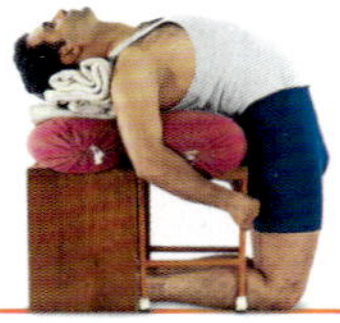

16 骆驼式（232页）

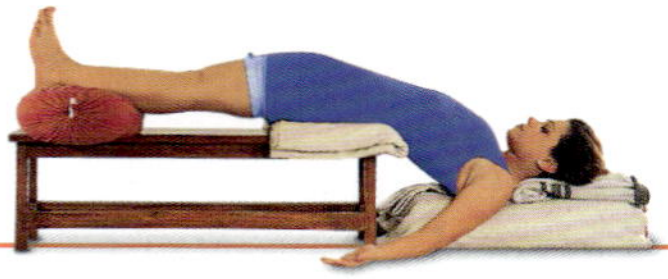

20 桥式（229页）

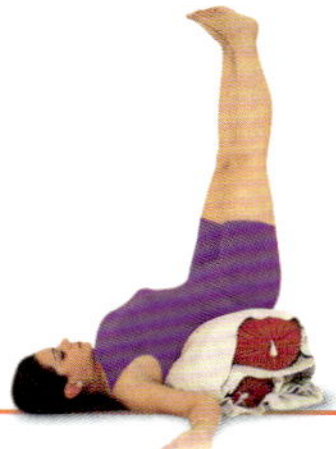

21 倒剪式（226页）

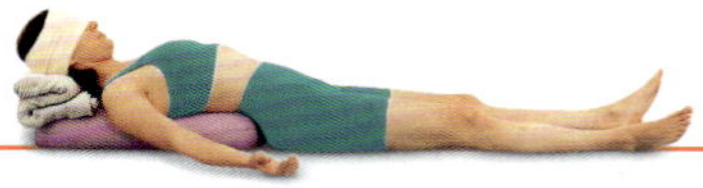

22 挺尸式（240页）

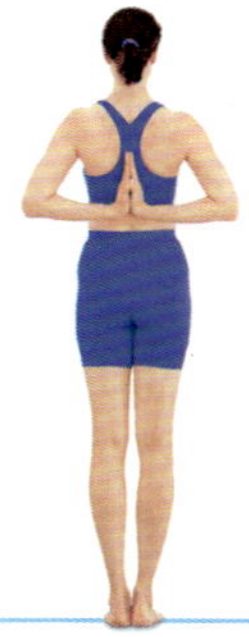

4 双手背后合十的山式（182页）

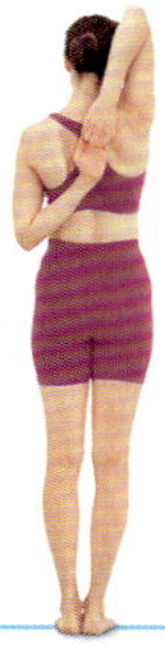

5 双手相扣成牛面式的山式（183页）

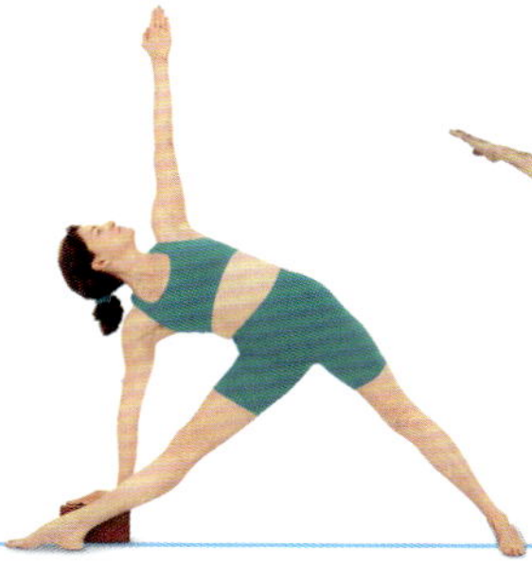

6 三角伸展式（184页）

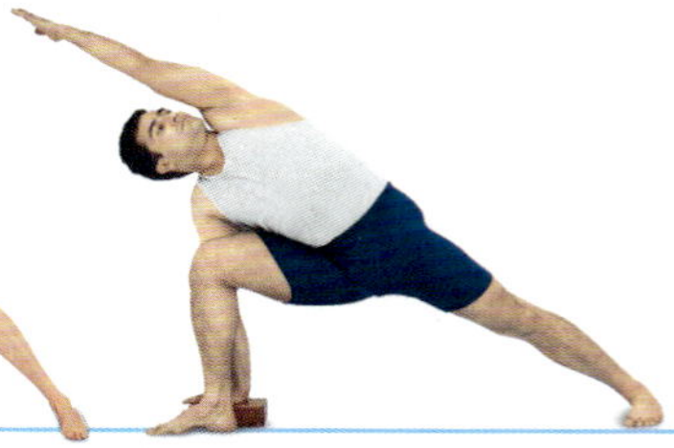

7 加强侧伸展式（186页）

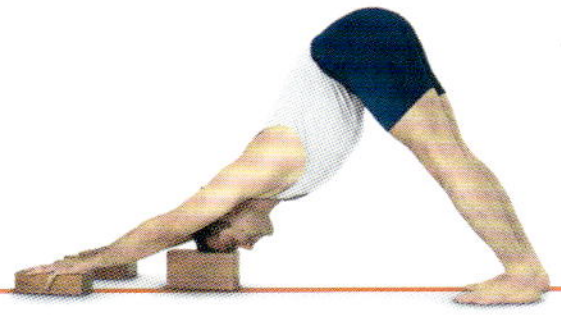

11 下犬式（194页）

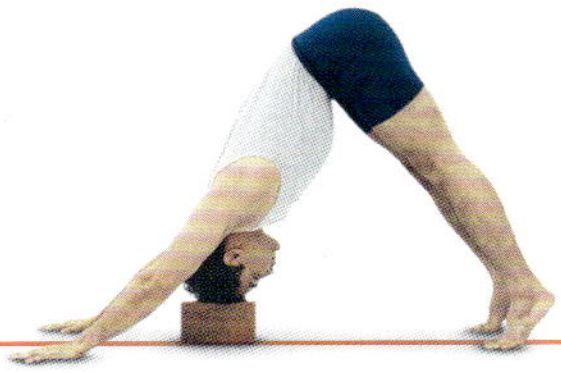

12 下犬式（196页）

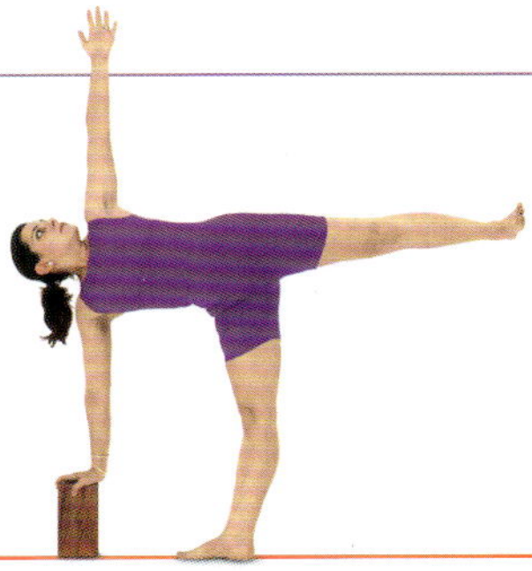

13 半月式（188页）

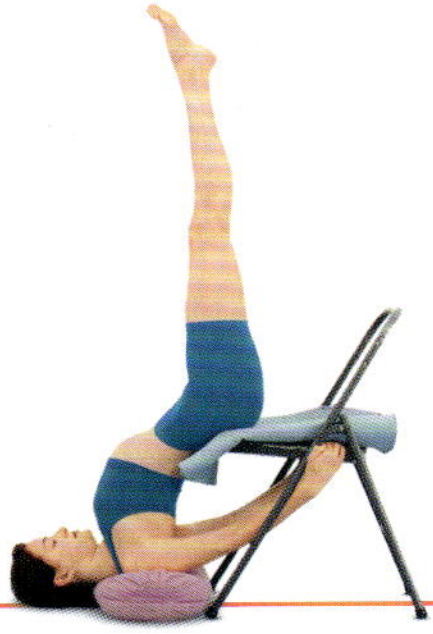

17 肩倒立（222页）

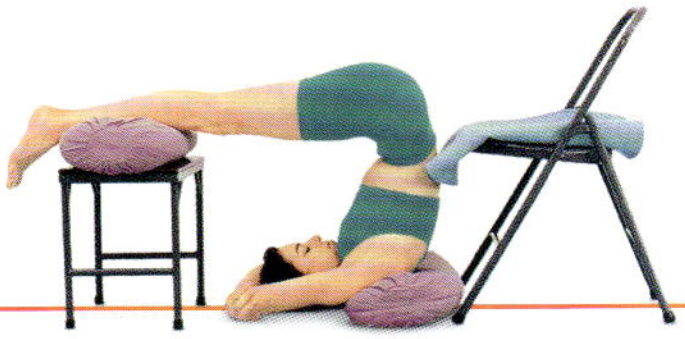

18 犁式（224页）

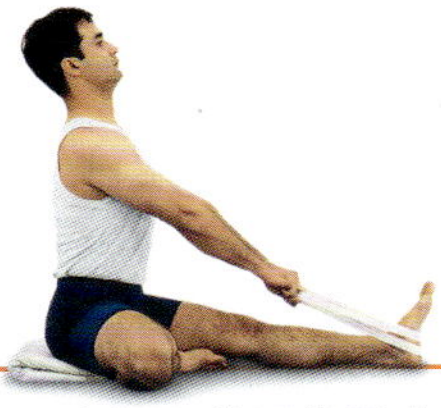

19 脸朝上单腿伸展式（199页）

厌食症

厌食症是由情绪因素（如自卑感和失控感）而诱发的体重明显下降所带来的。其症状包括对体形的耿耿于怀，从而导致进食过少或锻炼过度。

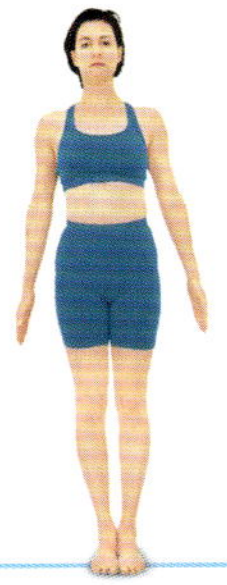

1 稳固的山式（178页）

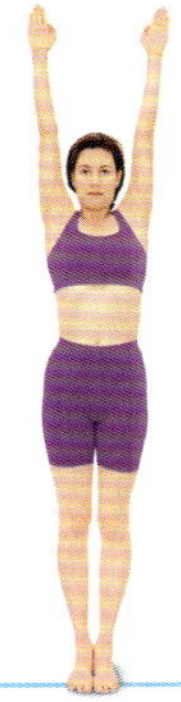

2 双臂向上伸展的山式（179页）

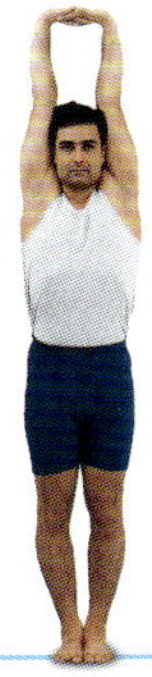

3 十指相交的山式（180页）

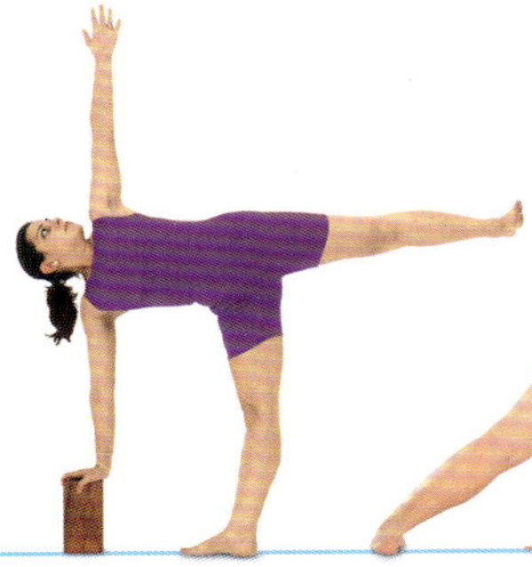

8 半月式（188页）

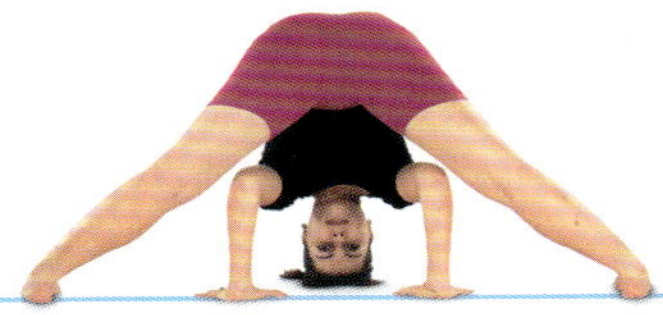

9 双角式（192页）

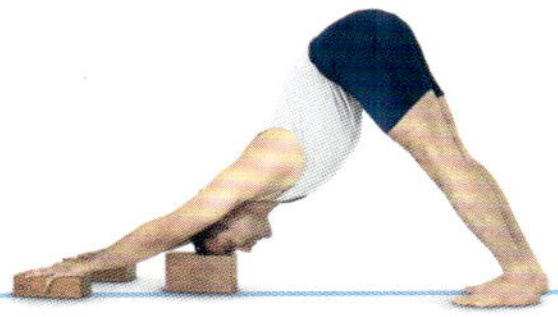

10 下犬式（194页）

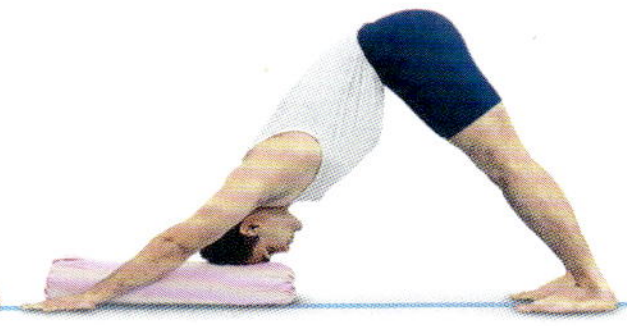

11 下犬式（196页）

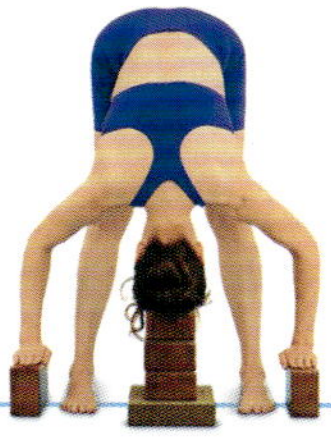

12 站立前曲式（189页）

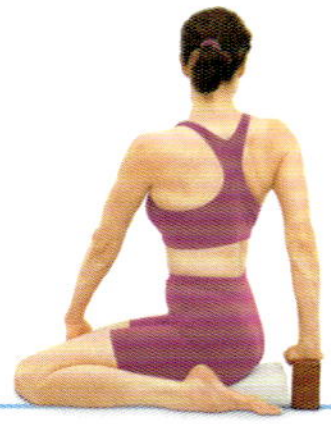

13 英雄坐侧扭转式（220页）

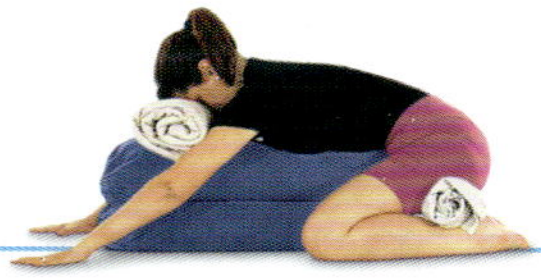

14 脸朝下的英雄式（213页）

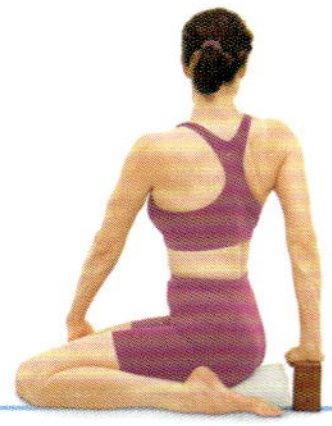

15 英雄坐侧扭转式（220页）

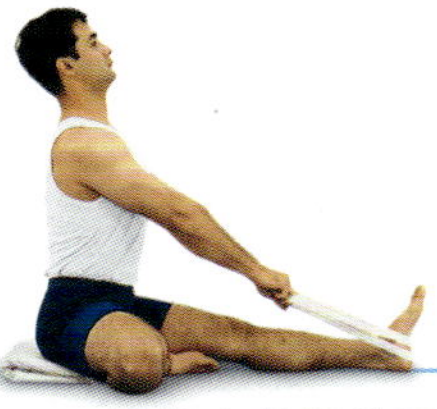

20 脸朝上单腿伸展式（199页）

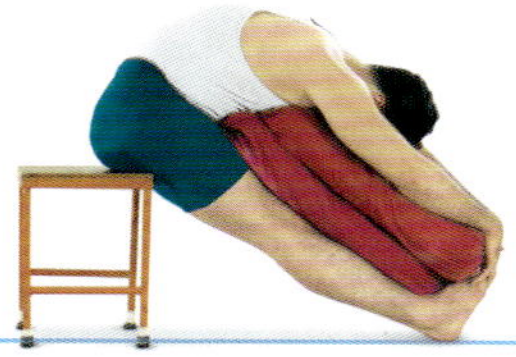

21 脸朝下加强背部伸展式（209页）

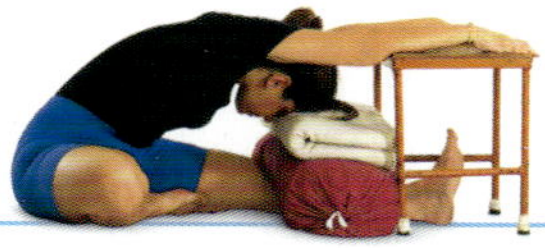

22 单腿头碰膝式（210页）

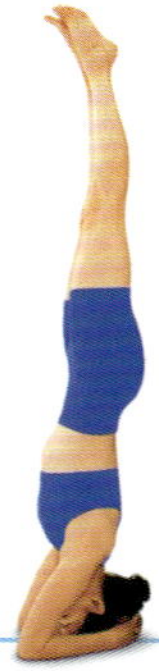

27 头倒立（130页）

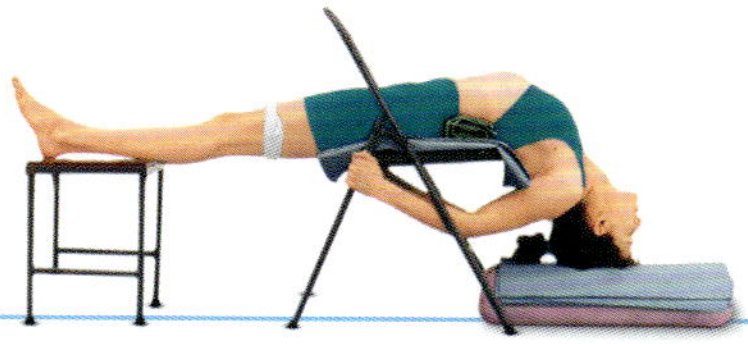

28 倒手杖式（231页）

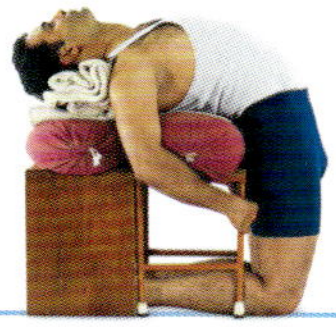

29 骆驼式（232页）

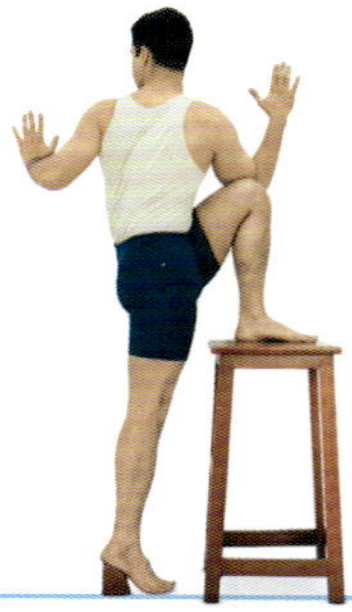

30 加强玛里琪扭转式（218页）

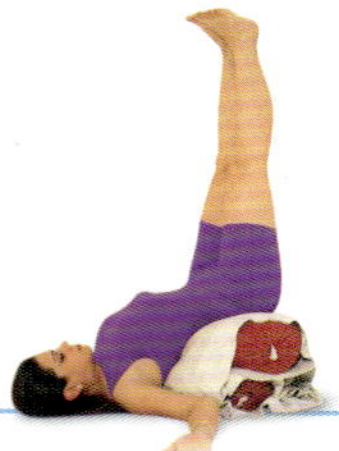

34 倒剪式（226页）

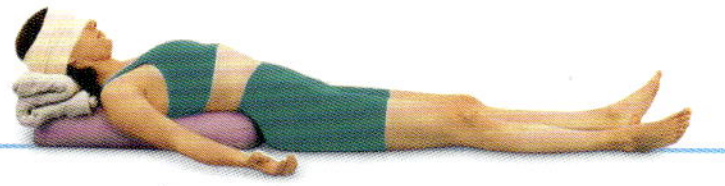

35 挺尸式（240页）

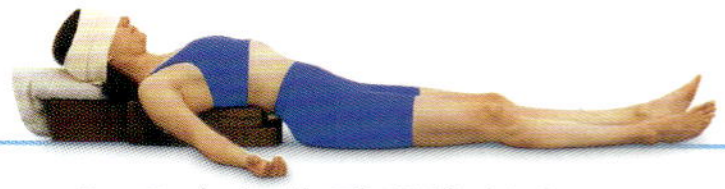

36 乌加依呼吸控制法（246页）

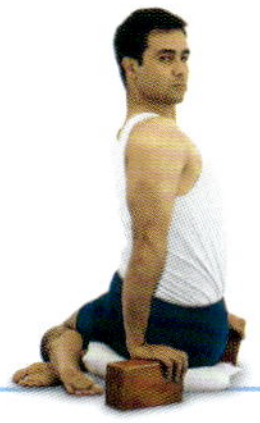

16 巴拉瓦伽扭转式（216页）

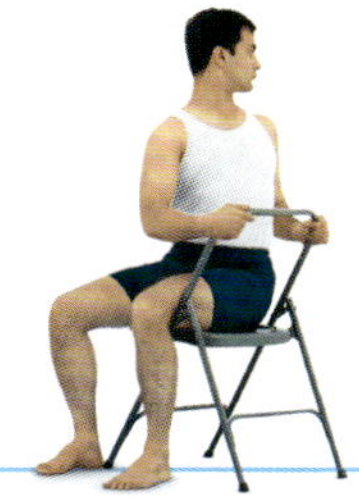

17 巴拉瓦伽扭转式（215页）

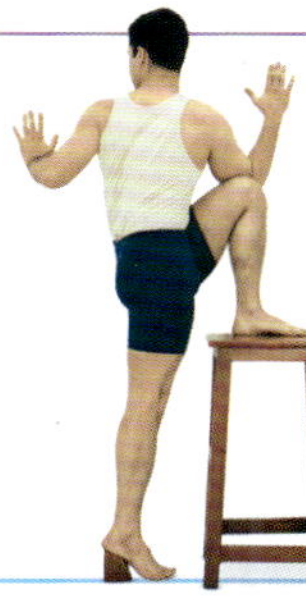

18 加强玛里琪扭转式（218页）

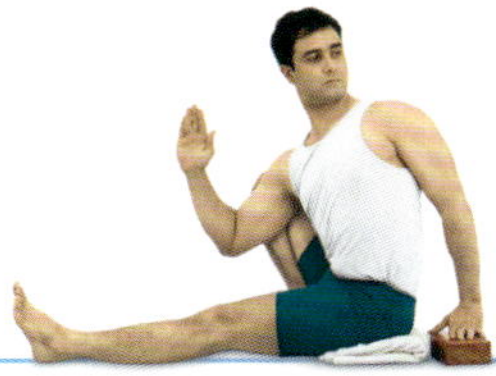

19 玛里琪扭转式（217页）

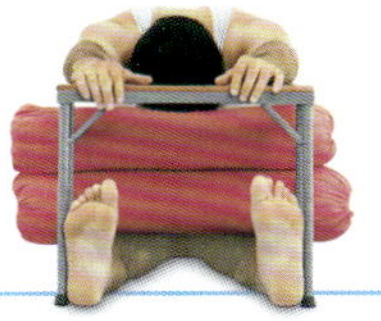

23 加强背部伸展式（208页）

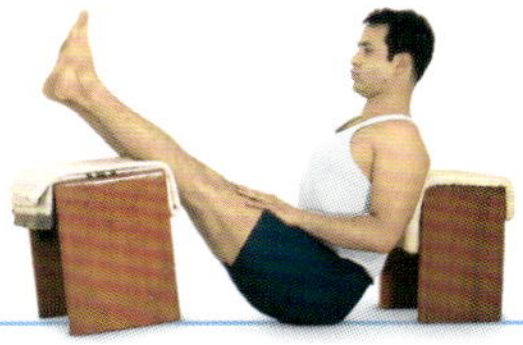

24 完全船式（202页）

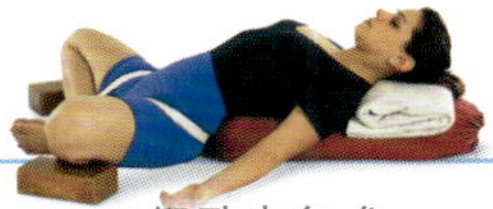

25 仰卧束角式（236页）

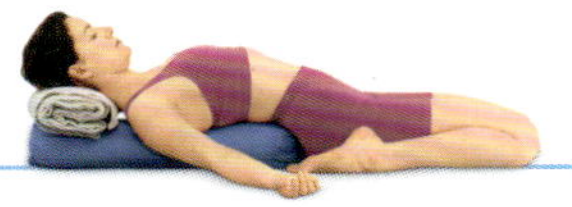

26 卧英雄式（238页）

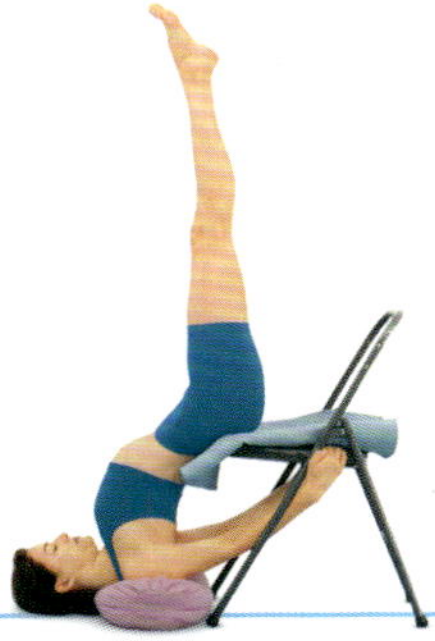

31 肩倒立（222页）

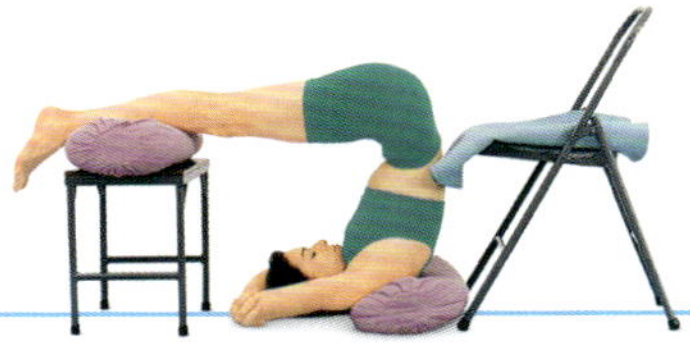

32 犁式（224页）

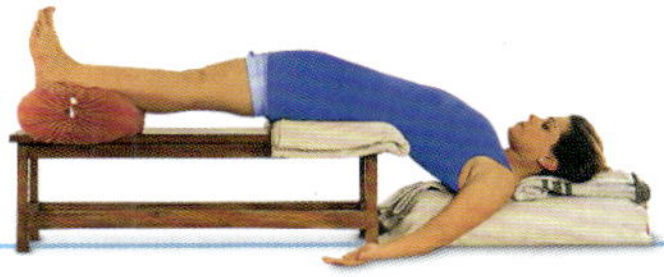

33 桥式（229页）

毒瘾

持续且长期滥用毒品（无论是口服的、静脉注射的，还是从口吸食或从鼻孔吸入的毒品）都可能导致谵妄、人格解体、惊恐发作、严重的妄想狂以及记忆力受损。大量服毒甚至会致命。

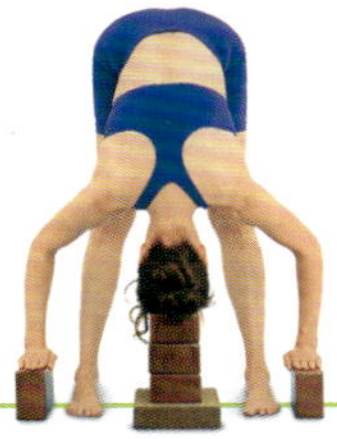

1 站立前曲式（189页）

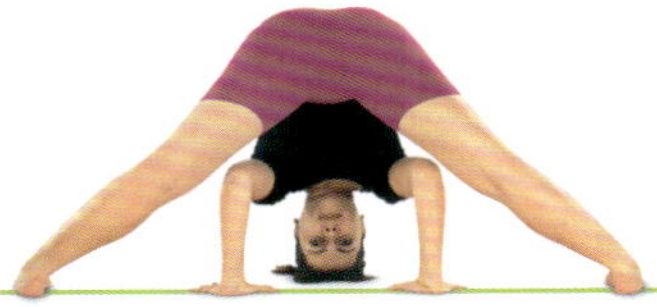

2 双角式（192页）

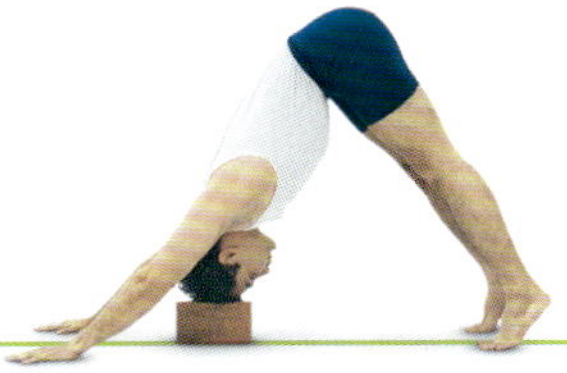

3 下犬式（196页）

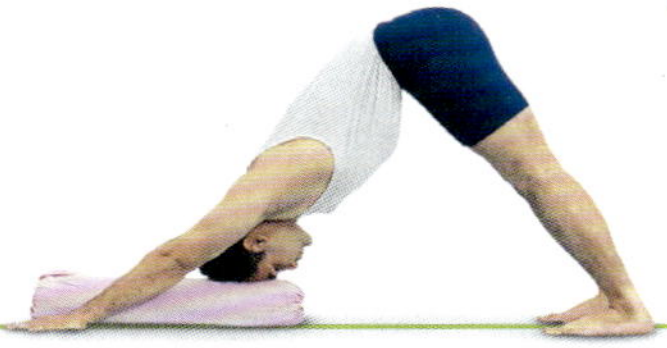

4 下犬式（196页）

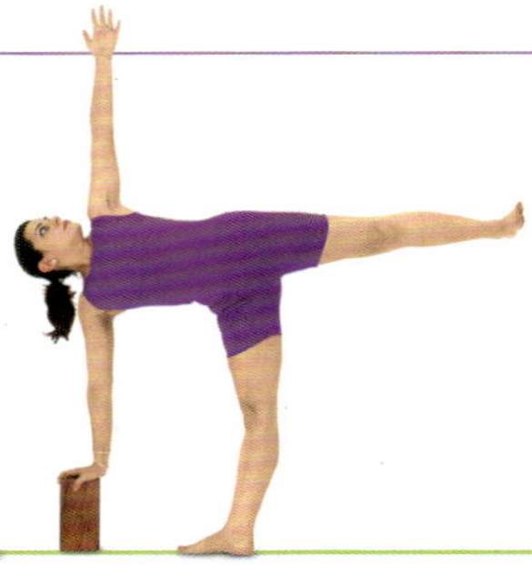

5 半月式（188页）

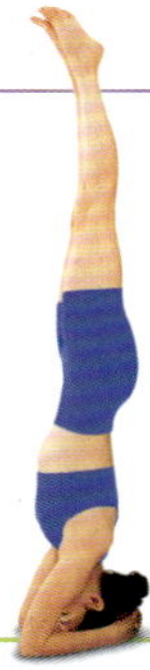

6 头倒立（130页）

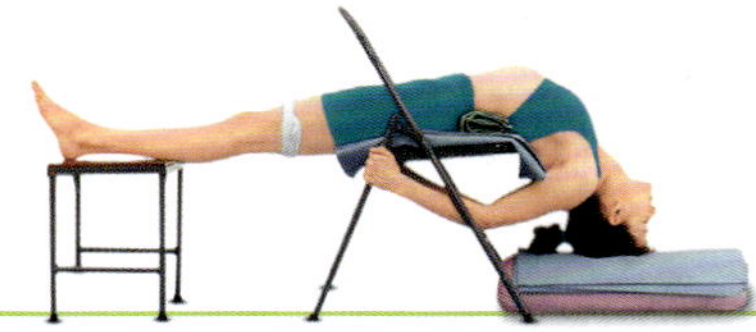

7 倒手杖式（231页）

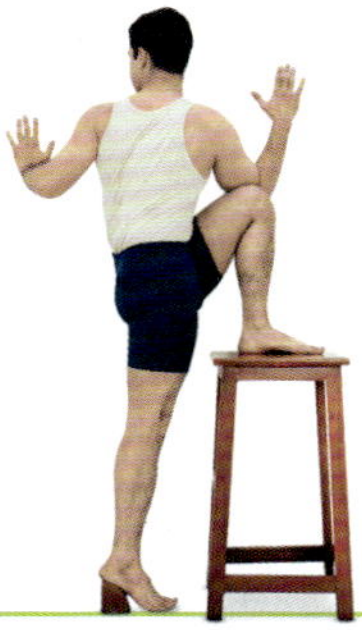

12 加强玛里琪扭转式（218页）

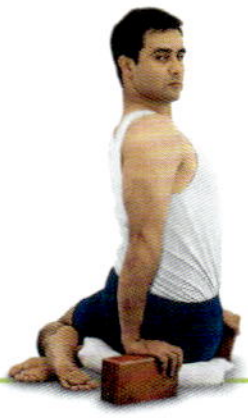

13 巴拉瓦伽扭转式（216页）

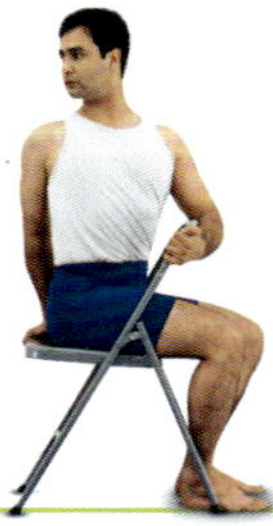

14 巴拉瓦伽扭转式（215页）

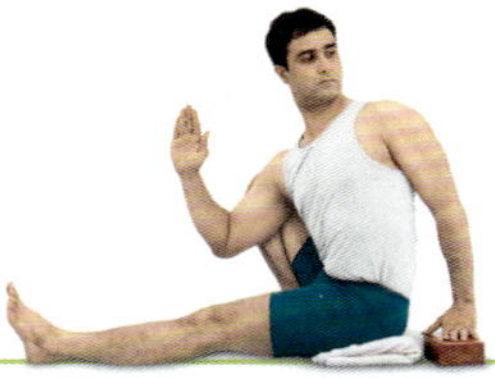

15 玛里琪扭转式（217页）

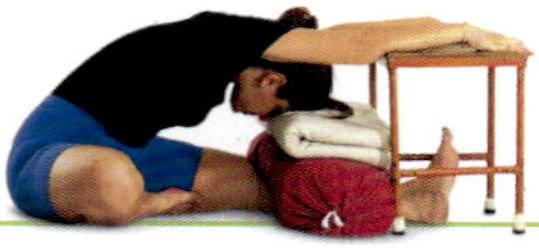

19 单腿头碰膝式（210页）

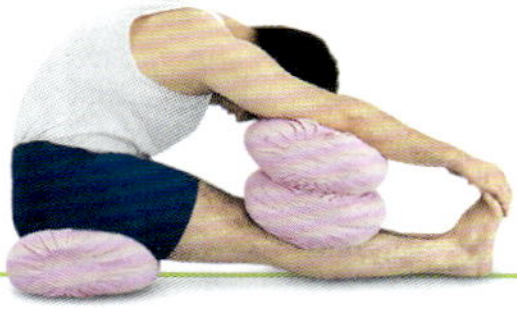

20 加强背部伸展式（207页）

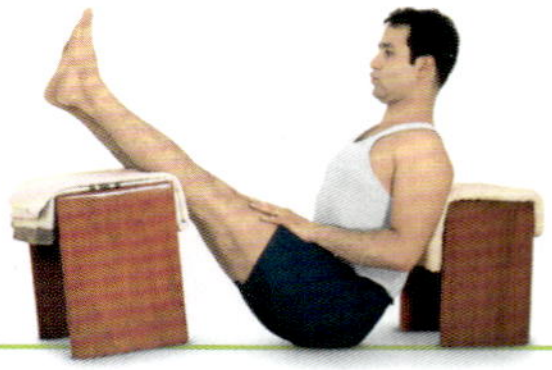

21 完全船式（202页）

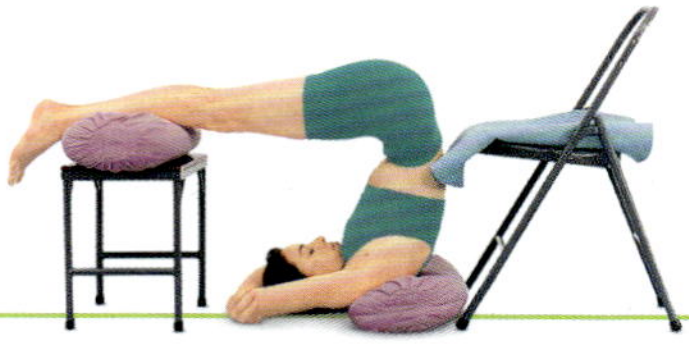

25 犁式（224页）

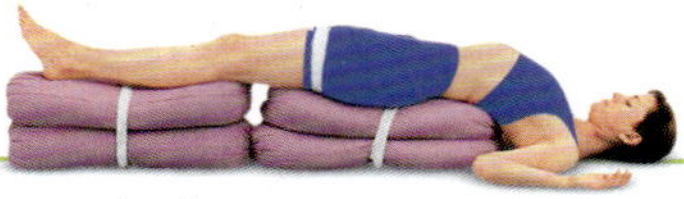

26 桥式（229页）

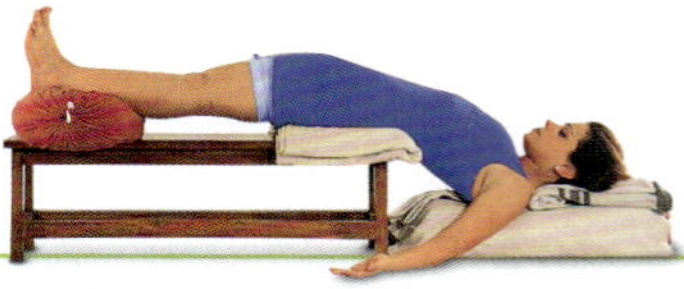

27 桥式（229页）

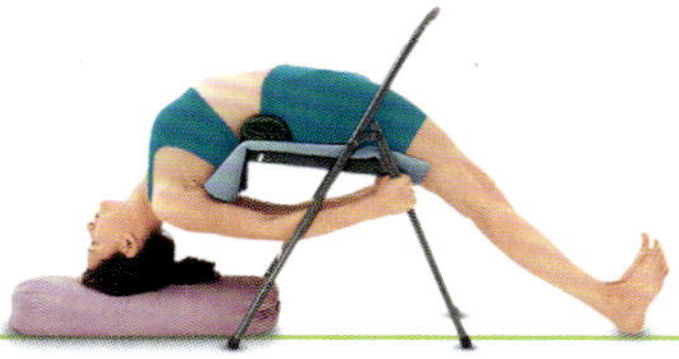

8 倒手杖式（231页）

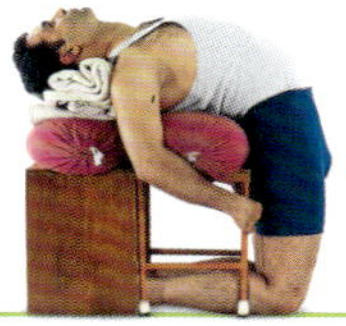

9 骆驼式（232页）

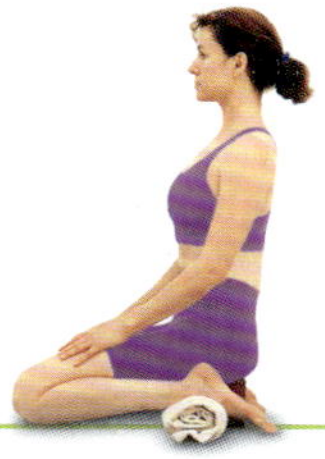

10 英雄式（198页）

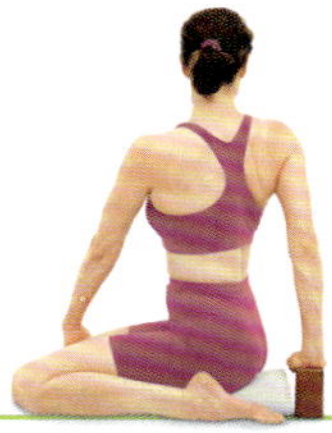

11 英雄坐侧扭转式（220页）

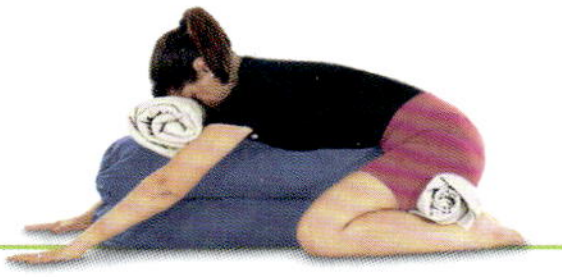

16 脸朝下的英雄式（213页）

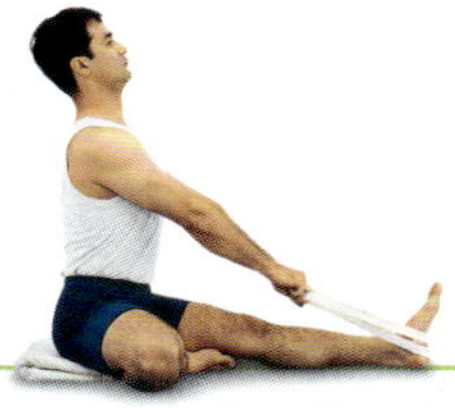

17 脸朝上单腿伸展式（199页）

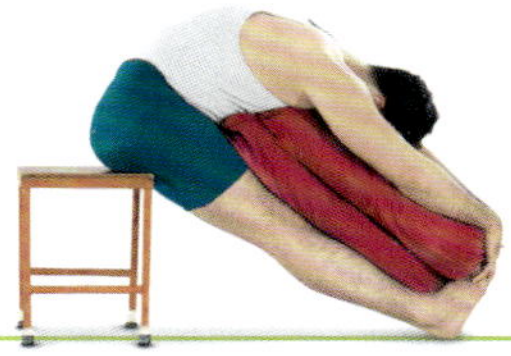

18 脸朝下加强背部伸展式（209页）

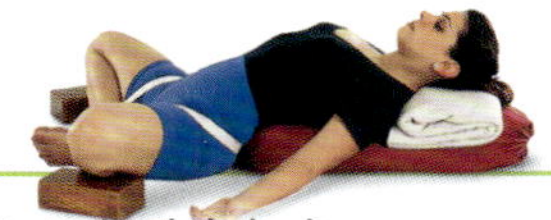

22 仰卧束角式（236页）

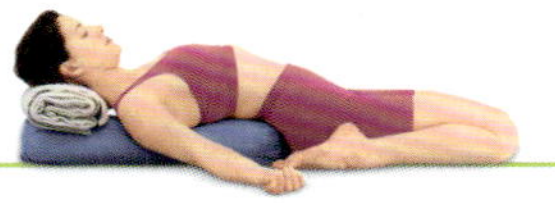

23 卧英雄式（238页）

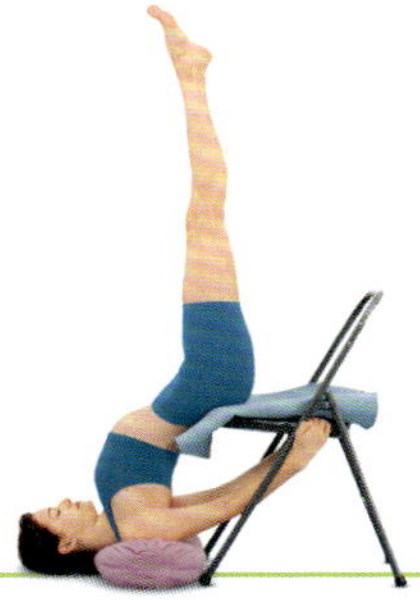

24 肩倒立（222页）

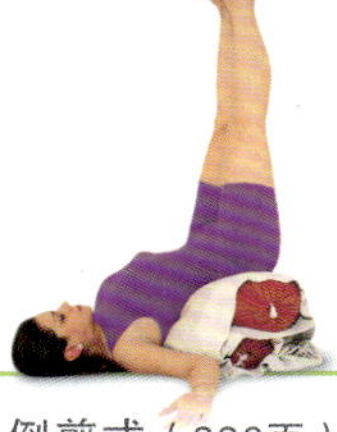

28 倒剪式（226页）

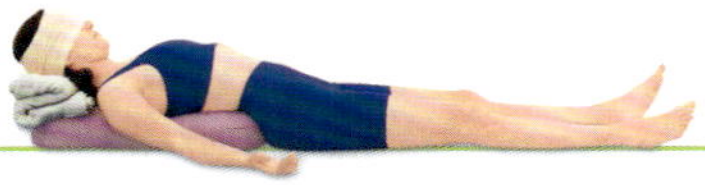

29 挺尸式（240页）

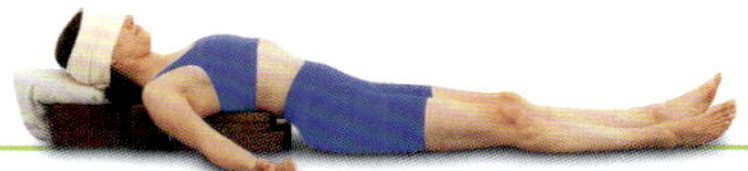

30 乌加依呼吸控制法（246页）

妇科疾病

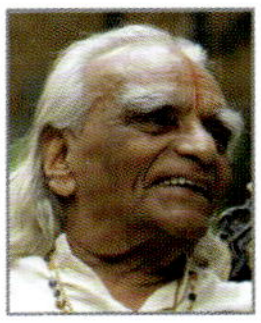

习练瑜伽可以提供一种针对病因的治疗方法，从而有助于预防许多对女性有特殊影响的疾病或减轻其严重程度。例如，瑜伽能帮助缓解可以引起高血压、糖尿病、消化不良、骨骼和关节退化、疝和静脉曲张的各种妇科疾病。瑜伽也帮助减少月经失调、甲状腺失衡、骨质疏松症和更年期所带来的副作用。

月经

月经不是疾病，却可以引起不适。在月经期间，不要做倒立体式和站立体式，而要习练前曲体式，因为前曲体式可以控制经血量和检测分泌物是否过量。以下体式流程可以强健你的生殖系统。

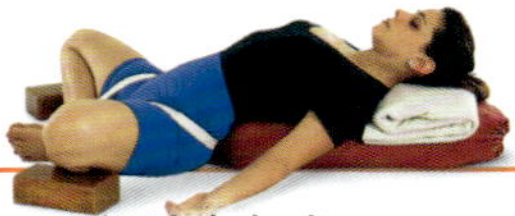

1 仰卧束角式（236页）

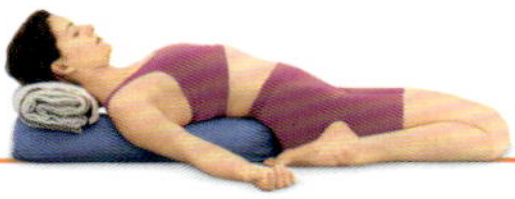

2 卧英雄式（238页）

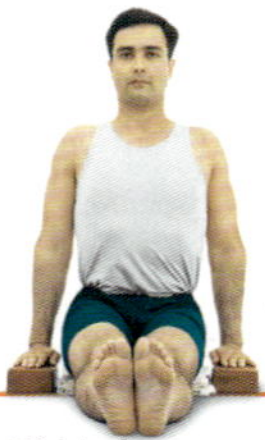

6 手杖式（197页）

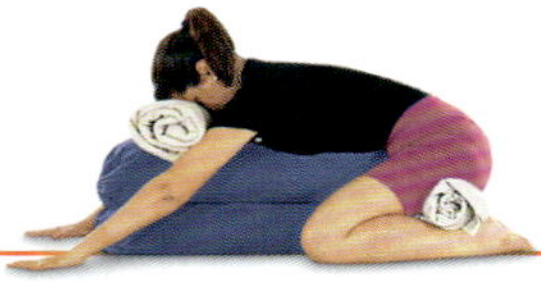

7 脸朝下的英雄式（213页）

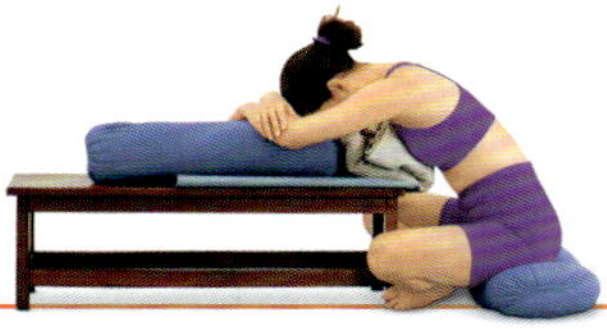

8 脸朝下盘腿式（214页）

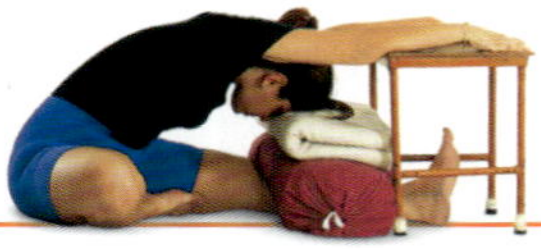

9 单腿头碰膝式（210页）

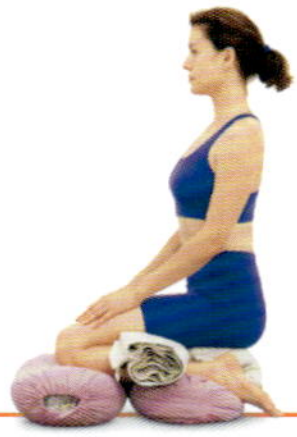

13 英雄式（198页）

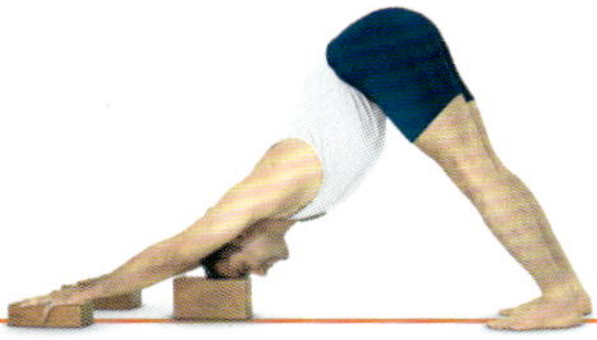

14 下犬式（194页）

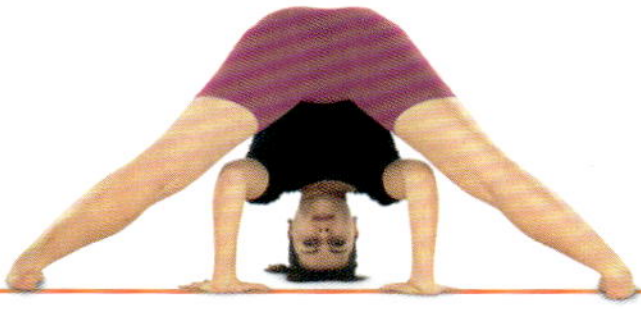

15 双角式（192页）

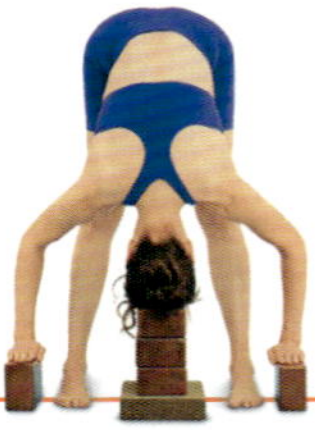

16 站立前曲式（189页）

"精神层面的瑜伽，运用心灵和头脑的智慧。"

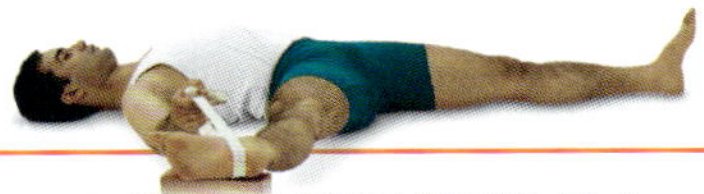

3 仰卧手抓脚趾腿部伸展式（235页）

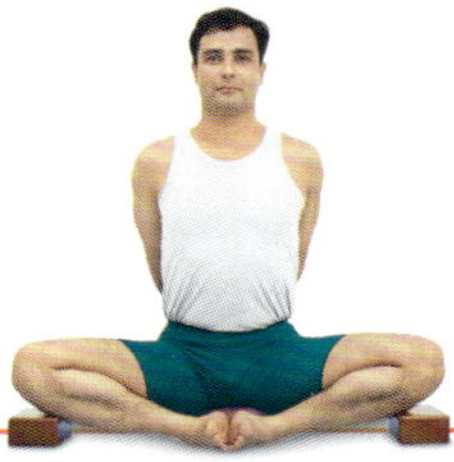

4 束角式（200页）

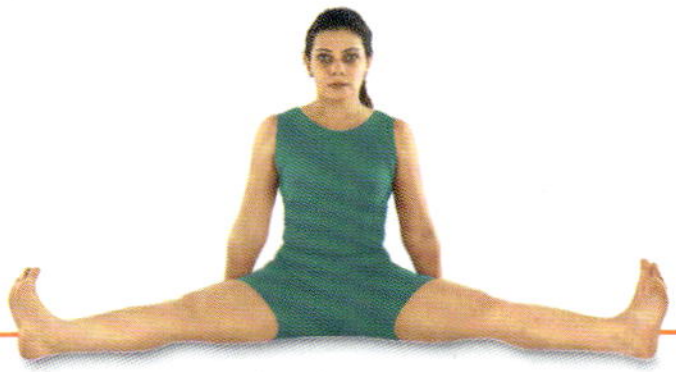

5 坐角式（205页）

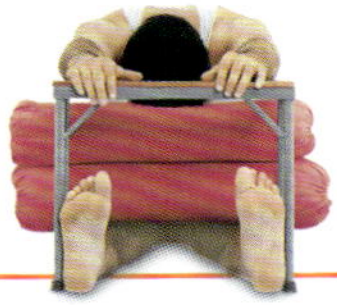

10 加强背部伸展式（208页）

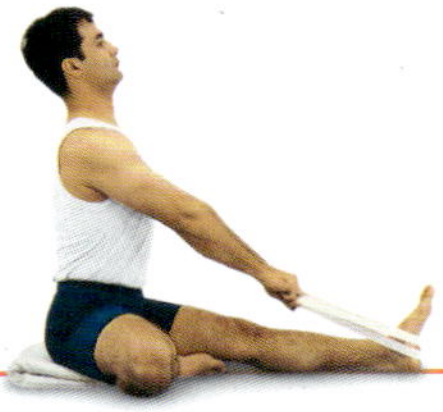

11 脸朝上单腿伸展式（199页）

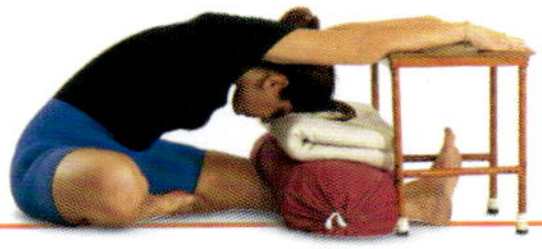

12 单腿头碰膝式（210页）

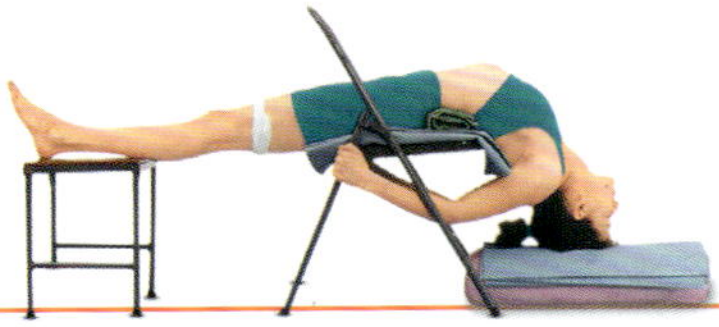

17 倒手杖式（231页）

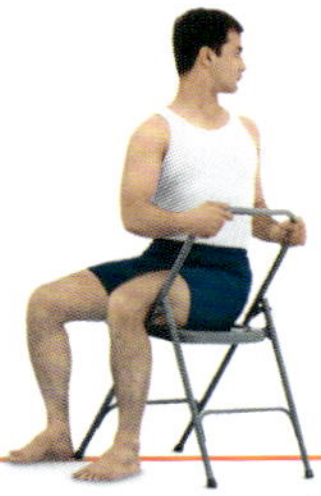

18 巴拉瓦伽扭转式（215页）

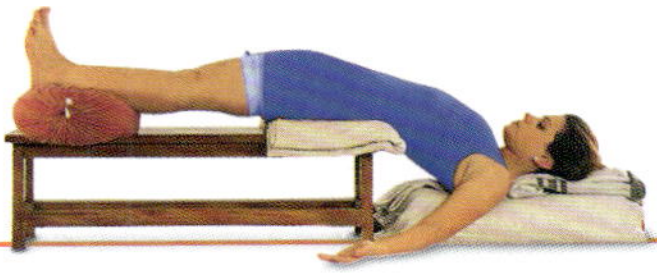

19 桥式（229页）

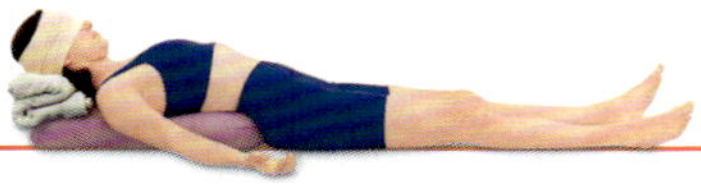
20 挺尸式（240页）

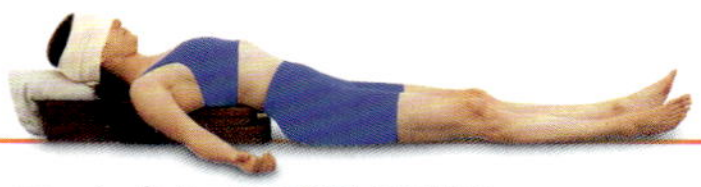
21 乌加依呼吸控制法（246页）

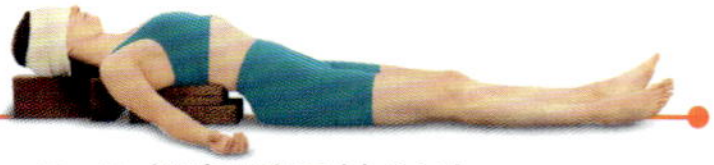
22 间断呼吸控制法（249页）

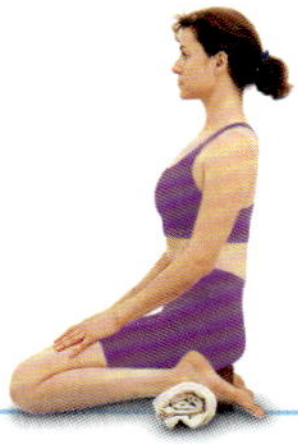
4 英雄式（198页）

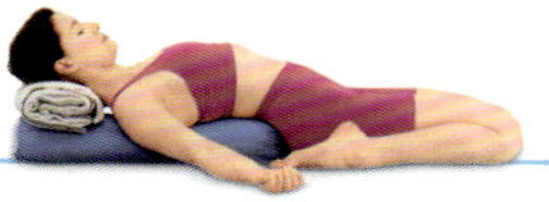
5 卧英雄式（238页）

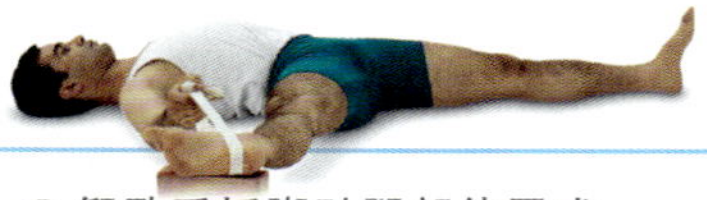
6 仰卧手抓脚趾腿部伸展式（235页）

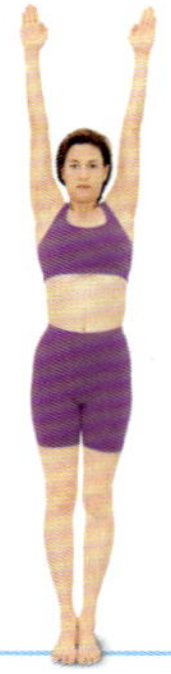
7 双臂向上伸展的山式（179页）

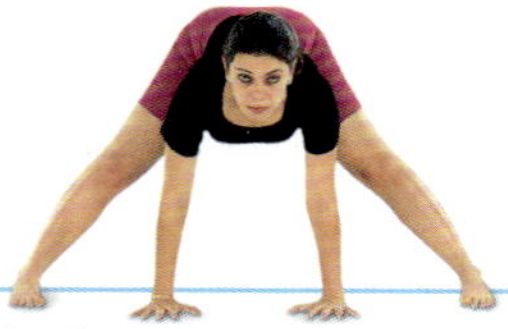
11 双角式（192页）

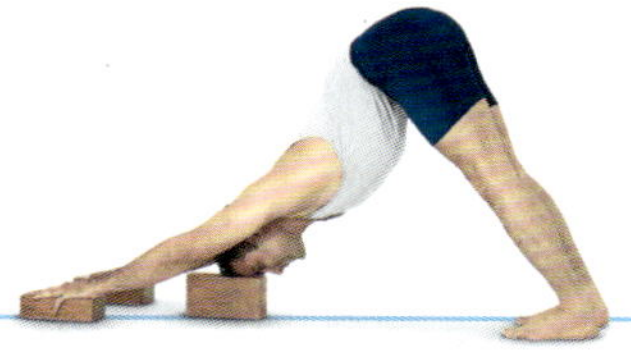
12 下犬式（194页）

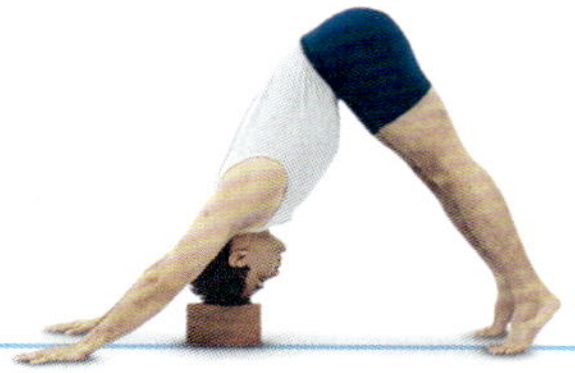
13 下犬式（196页）

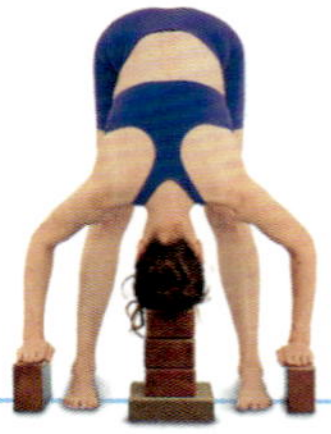
14 站立前曲式（189页）

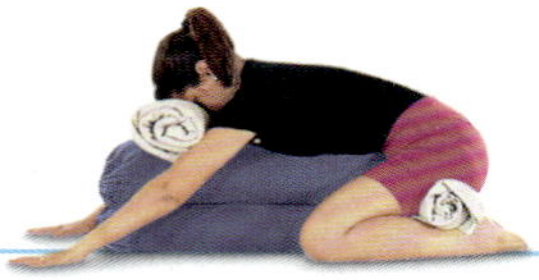
19 脸朝下的英雄式（213页）

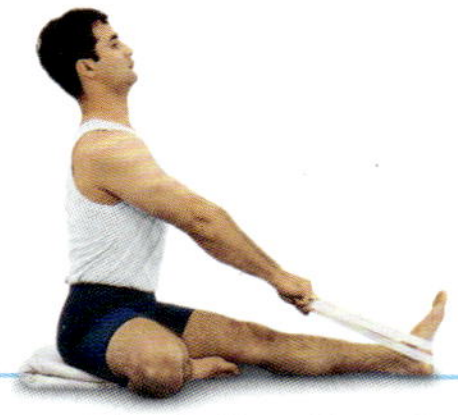
20 脸朝上单腿伸展式（199页）

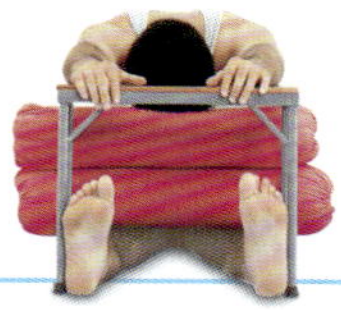
21 加强背部伸展式（208页）

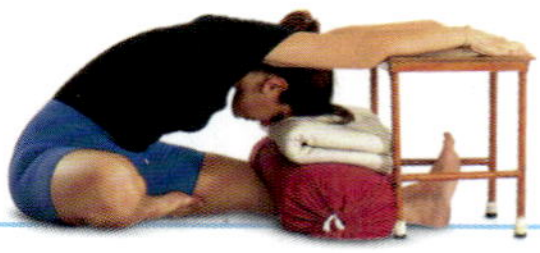
22 单腿头碰膝式（210页）

痛经

月经前或期间所出现的盆骨区域痉挛是子宫在其内膜脱落时收缩而产生的。在盆骨痉挛的同时往往会出现恶心、头痛和一阵阵的肠道运动等情况。

＊注意事项：在月经期间不要习练16、17、18、24这些体式。

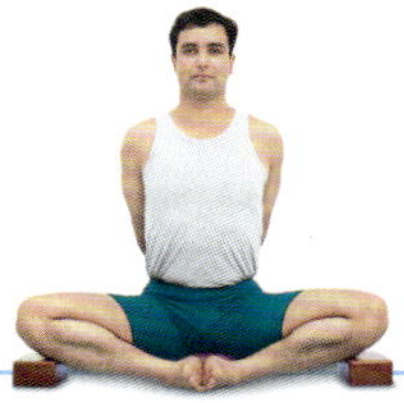

1 束角式（200页）

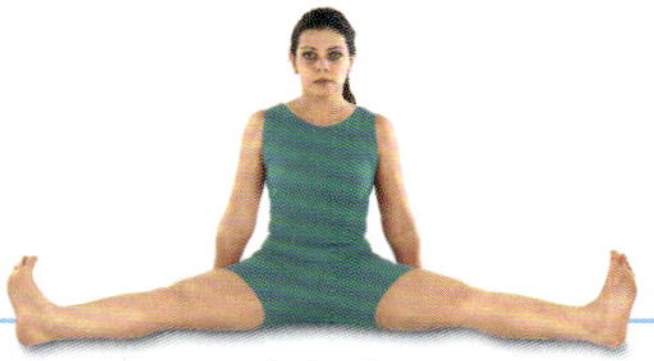

2 坐角式（205页）

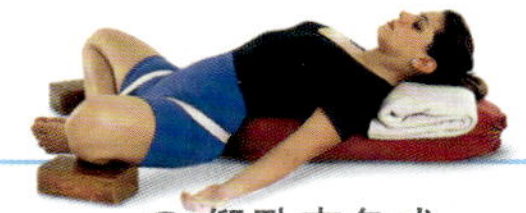

3 仰卧束角式（236页）

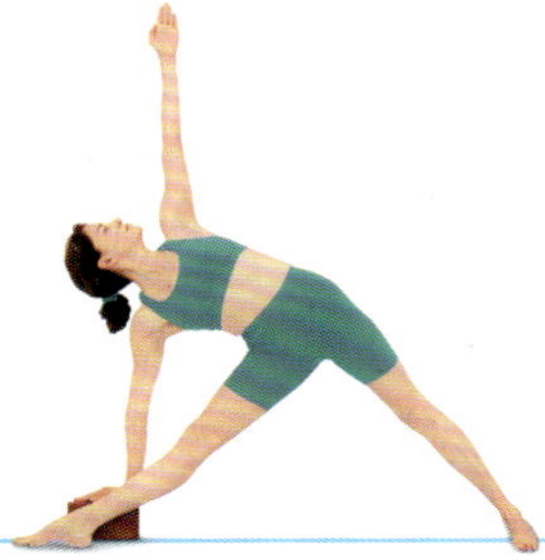

8 三角伸展式（184页）

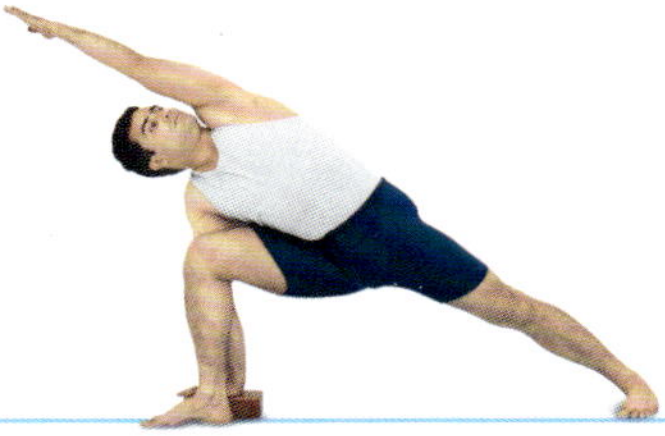

9 加强侧伸展式（186页）

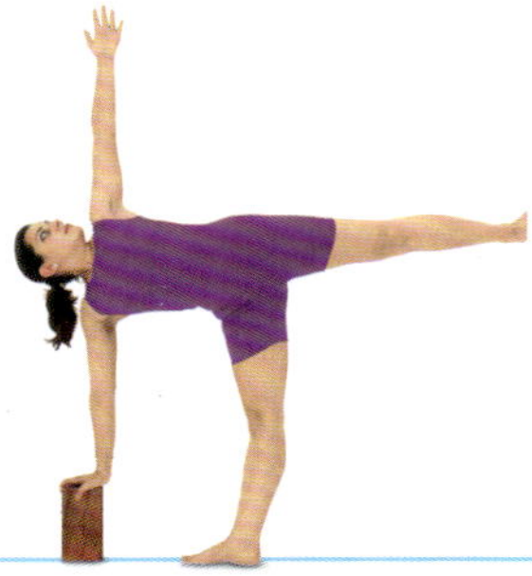

10 半月式（188页）

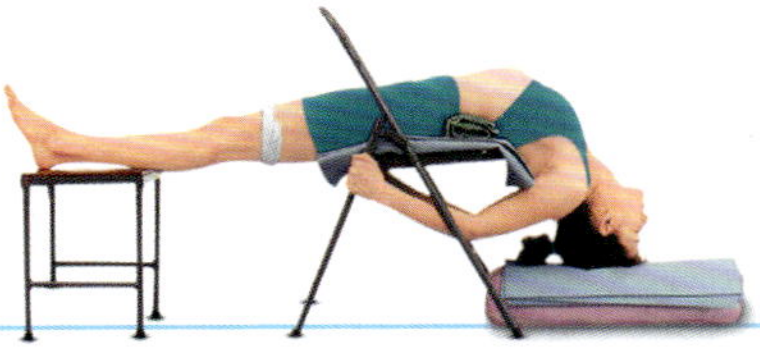

15 倒手杖式（231页）

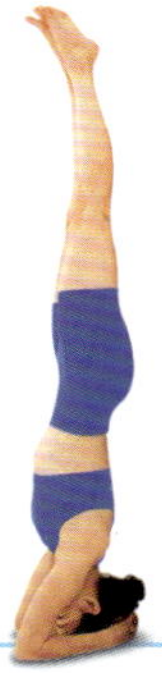

16 头倒立（130页）

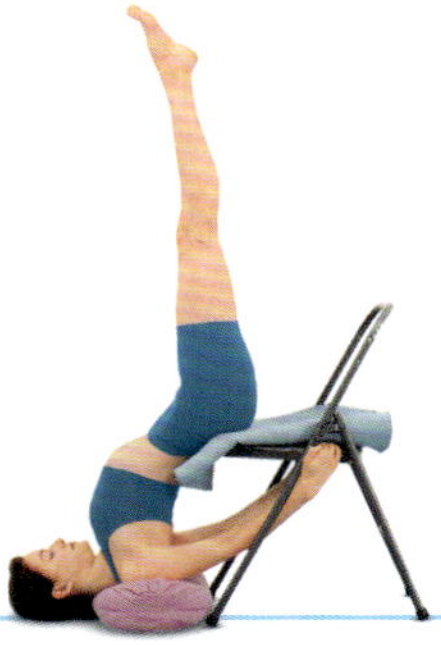

17 肩倒立（222页）

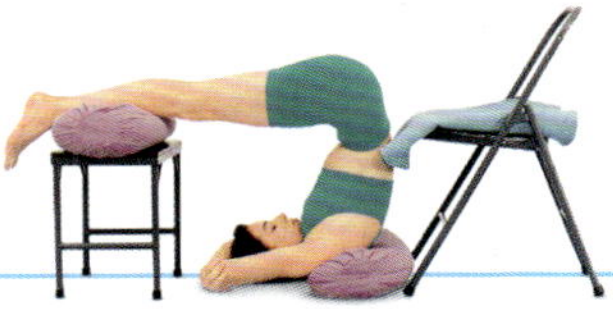

18 犁式（224页）

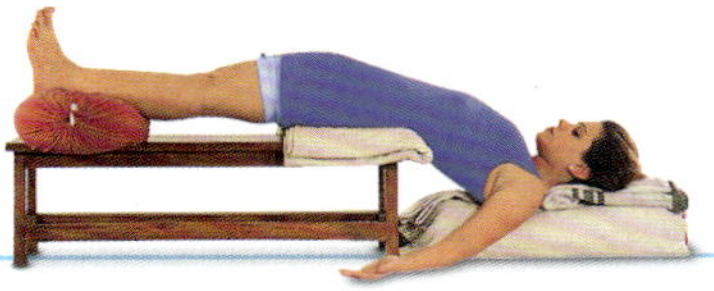

23 桥式（229页）

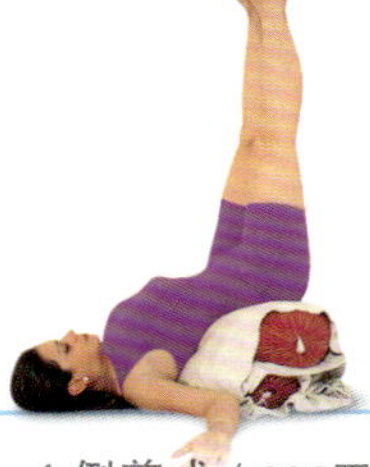

24 倒剪式（226页）

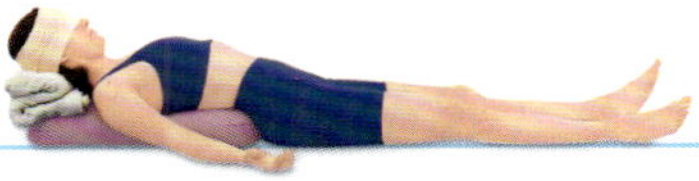

25 挺尸式（240页）

经前综合征

此病在月经前3~4天发作，而在月经开始时缓解。经前综合征包括情绪的波动、腹部痉挛、下背部和双腿的疼痛。

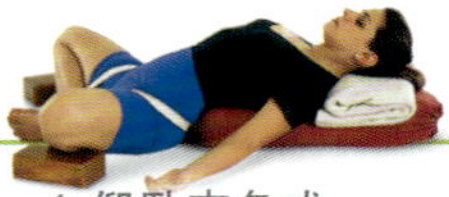
1 仰卧束角式（236页）

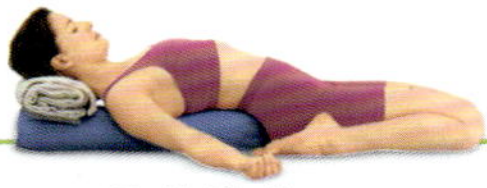
2 卧英雄式（238页）

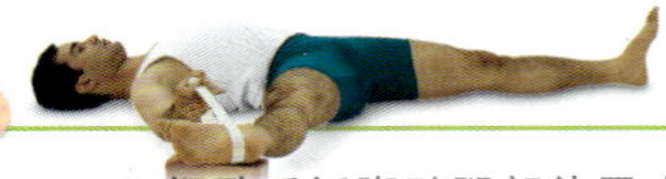
3 仰卧手抓脚趾腿部伸展式（235页）

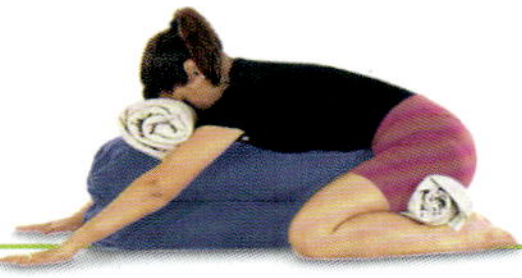
8 脸朝下的英雄式（213页）

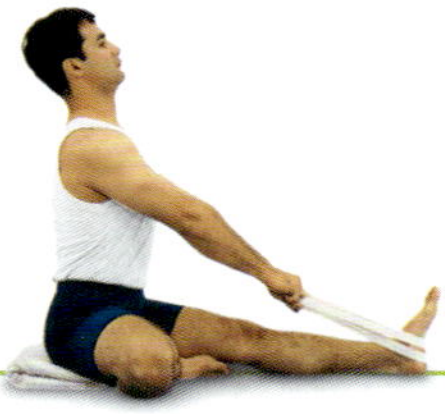
9 脸朝上单腿伸展式（199页）

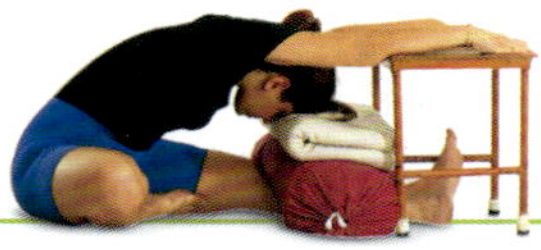
10 单腿头碰膝式（210页）

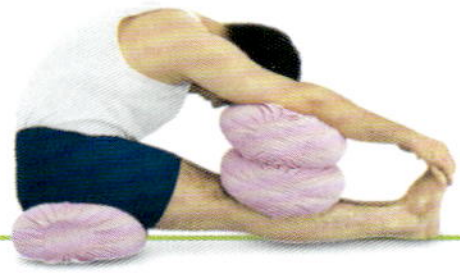
11 加强背部伸展式（207页）

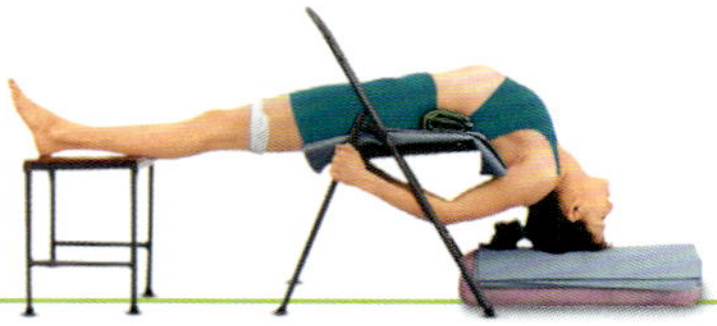
16 倒手杖式（231页）

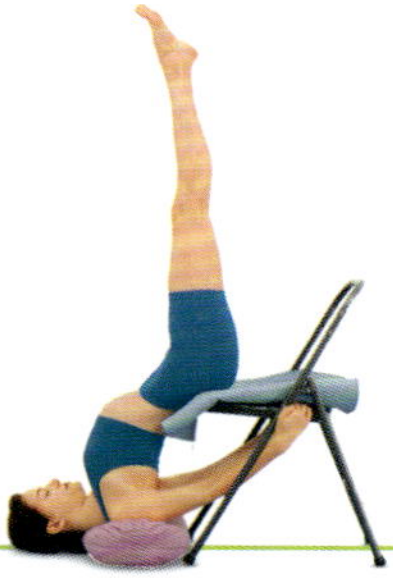
17 肩倒立（222页）

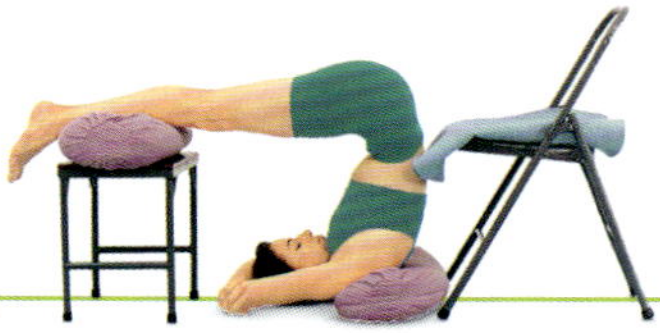
18 犁式（224页）

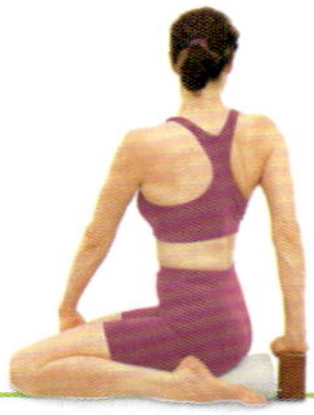
19 英雄坐侧扭转式（220页）

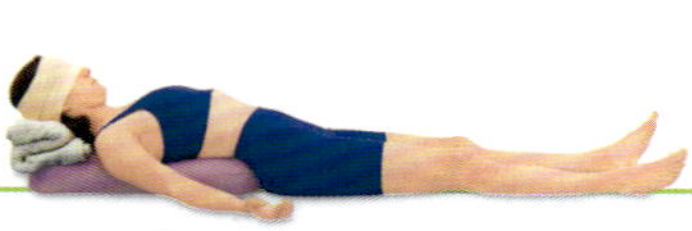
24 挺尸式（240页）

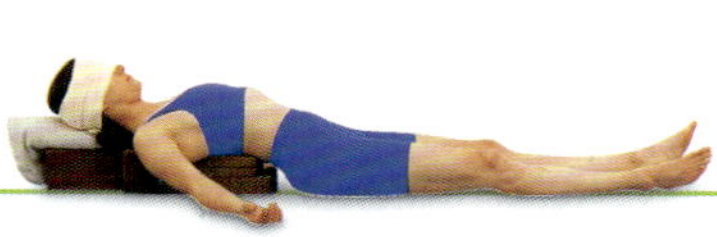
25 乌加依呼吸控制法（246页）

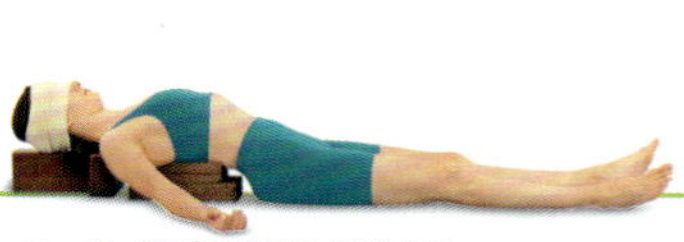
26 间断呼吸控制法（249页）

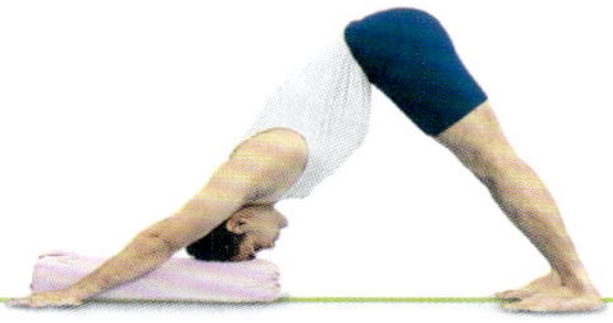
4 下犬式（196页）

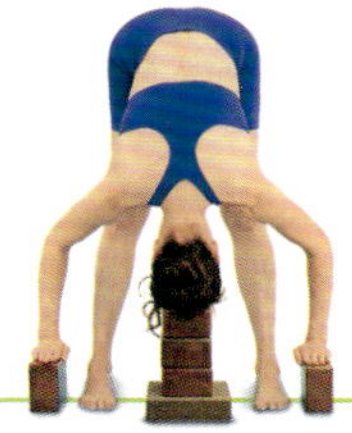
5 站立前曲式（189页）

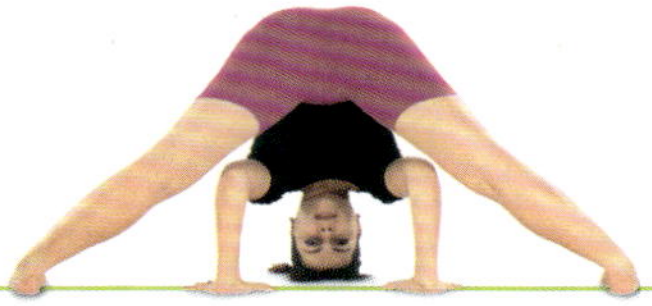
6 双角式（192页）

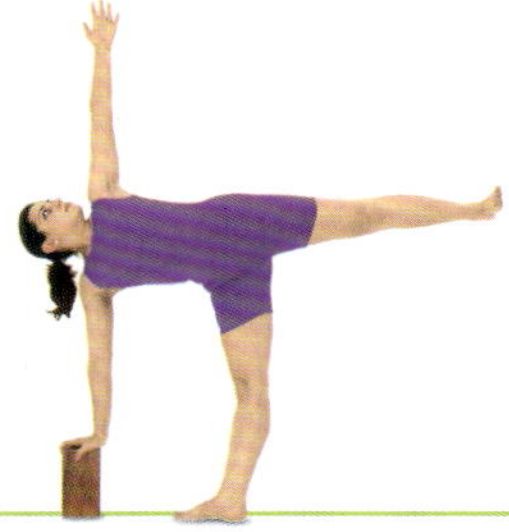
7 半月式（188页）

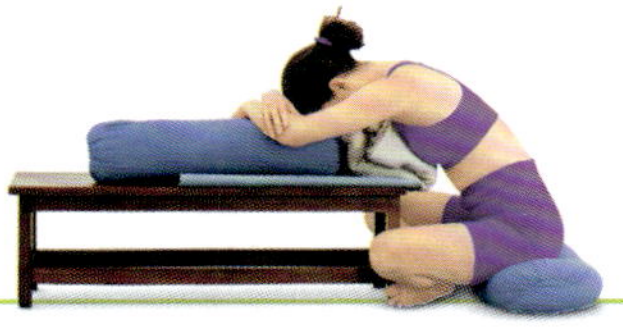
12 脸朝下盘腿式（214页）

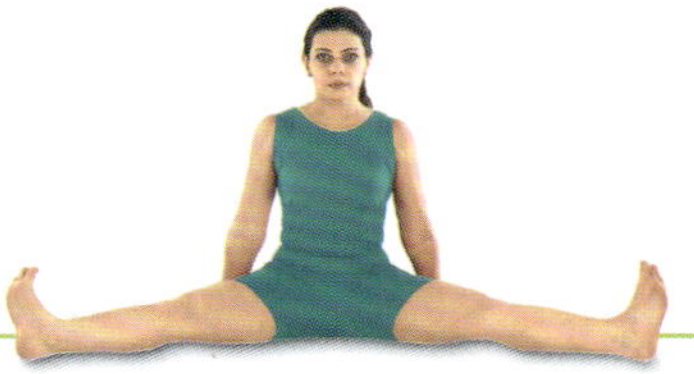
13 坐角式（205页）

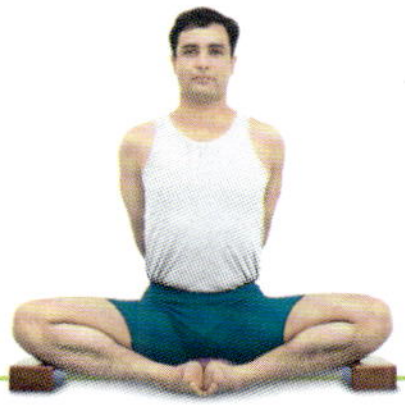
14 束角式（200页）

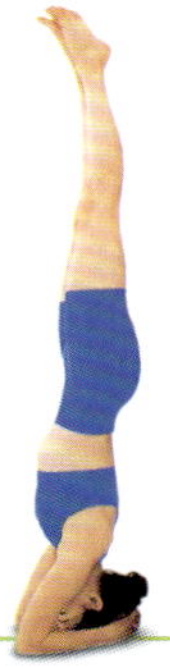
15 头倒立（130页）

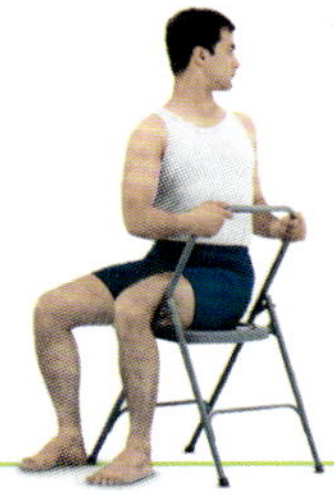
20 巴拉瓦伽扭转式（215页）

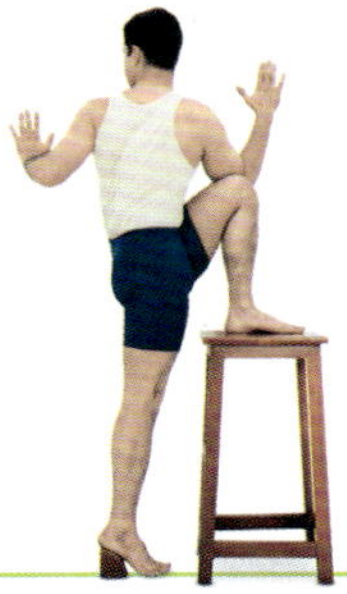
21 加强玛里琪扭转式（218页）

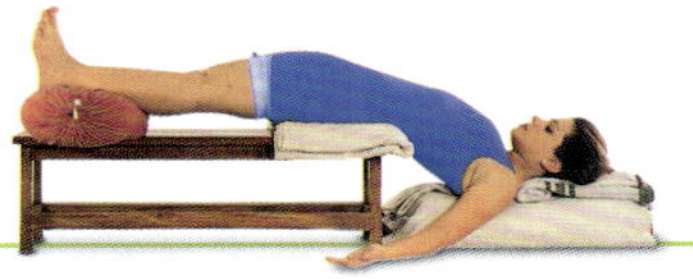
22 桥式（229页）

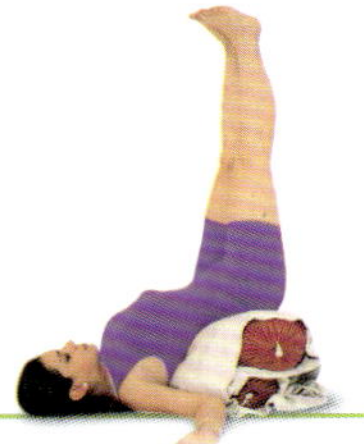
23 倒剪式（226页）

绝经

月经周期的停止通常发生在45~55岁。绝经可能是突发性的，也可能在多次不规则月经后出现。绝经将引发荷尔蒙的改变，可能导致出汗、热潮红、抑郁、失眠和情绪波动。

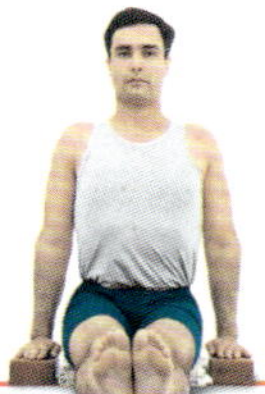
1 手杖式（197页）

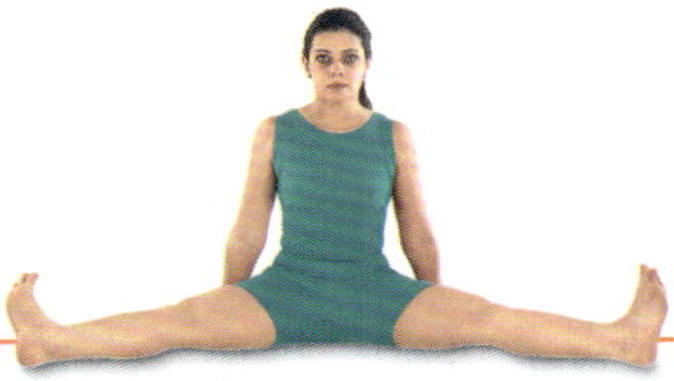
2 坐角式（205页）

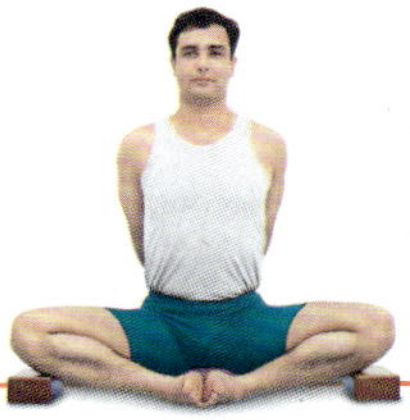
3 束角式（200页）

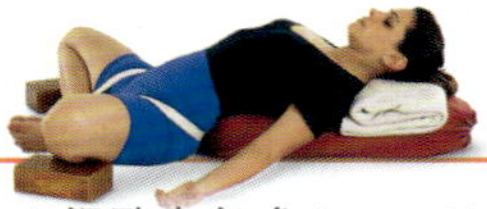

4 仰卧束角式（236页）

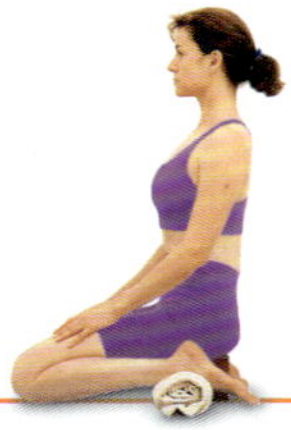

5 英雄式（198页）

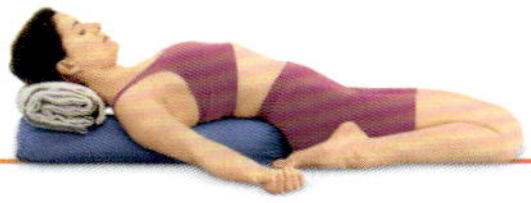

6 卧英雄式（238页）

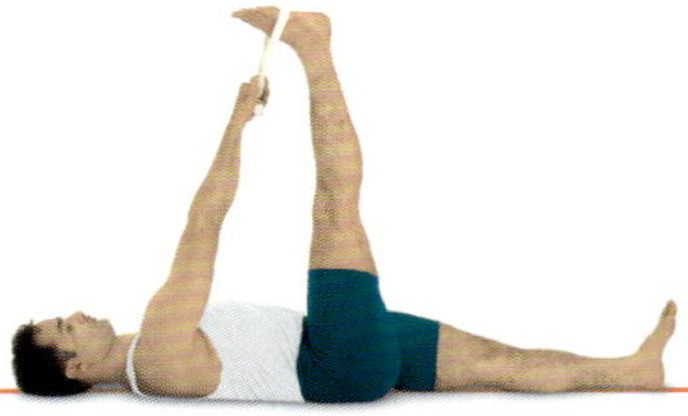

7 仰卧手抓脚腕腿部伸展式（234页）

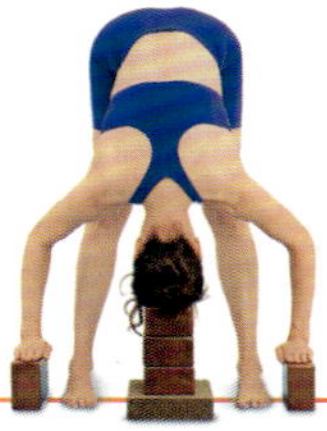

11 站立前曲式（189页）

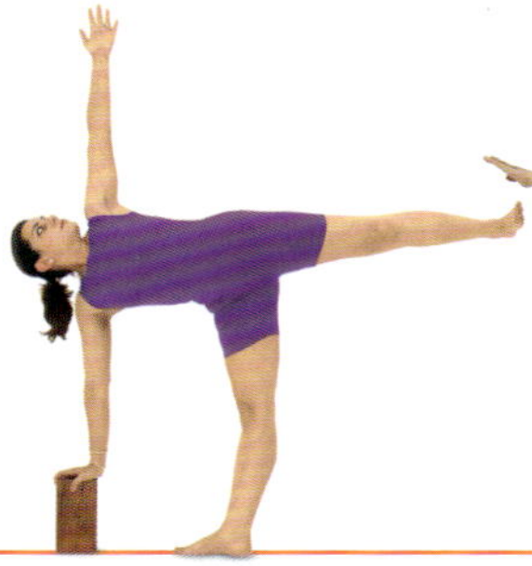

12 半月式（188页）

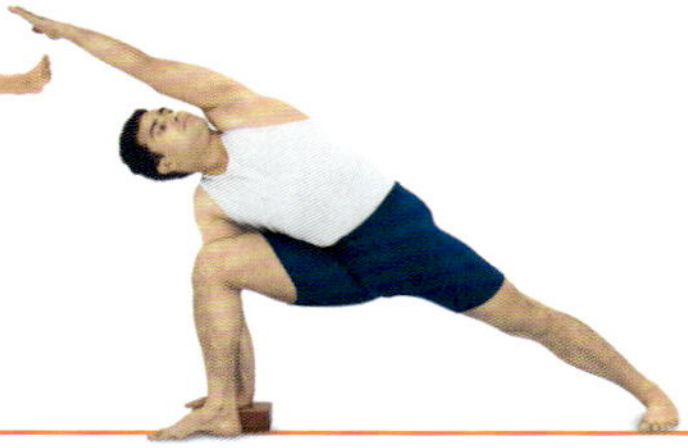

13 加强侧伸展式（186页）

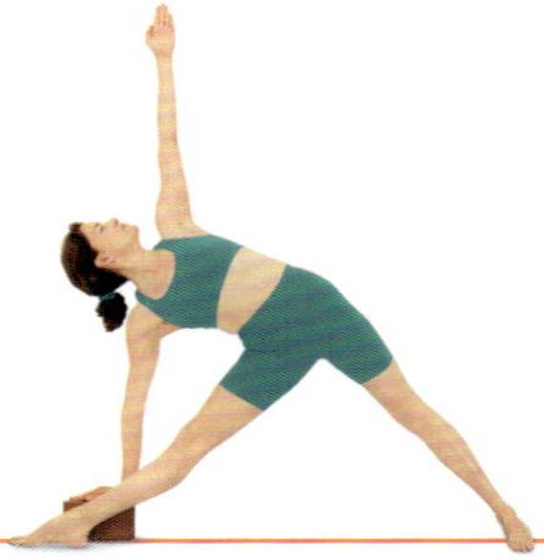

14 三角伸展式（184页）

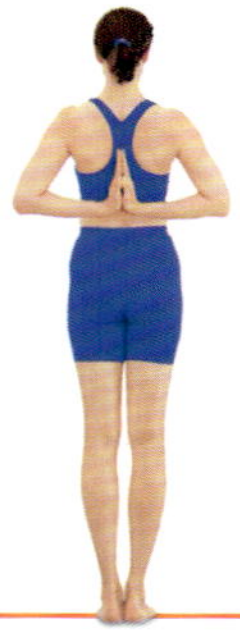

18 双手背后合十的山式（182页）

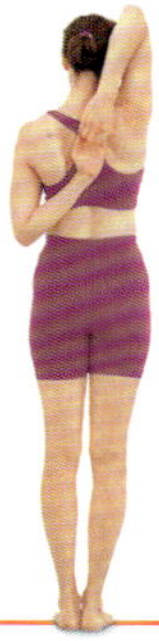

19 双手相扣成牛面式的山式（183页）

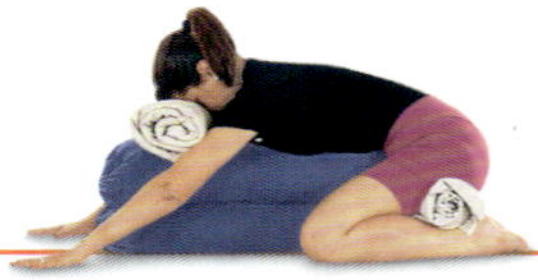

20 脸朝下的英雄式（213页）

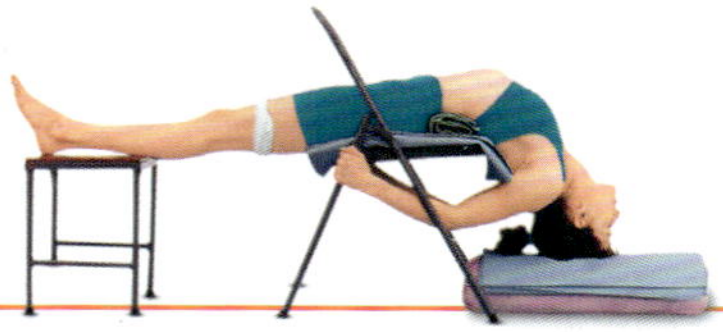

25 倒手杖式（231页）

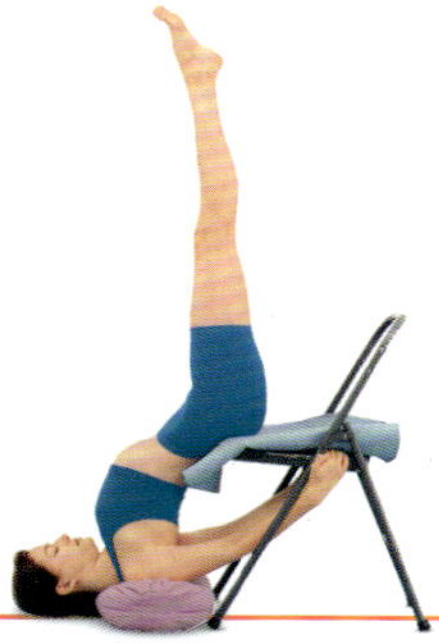

26 肩倒立（222页）

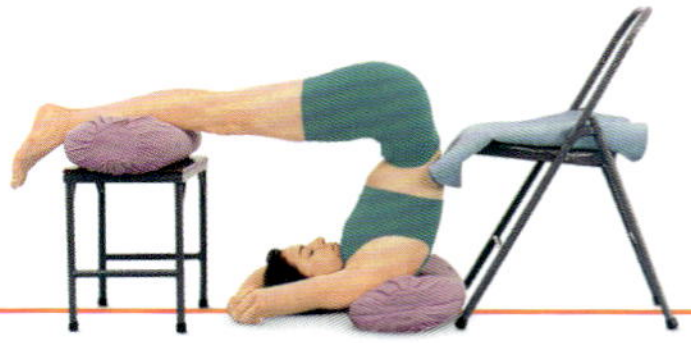

27 犁式（224页）

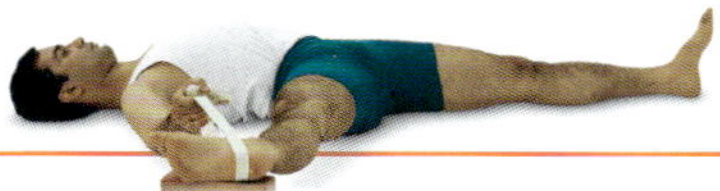
8 仰卧手抓脚趾腿部伸展式（235页）

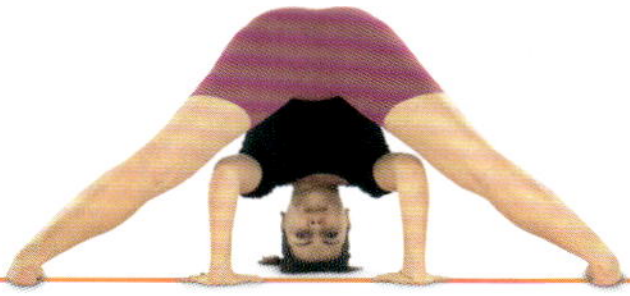
9 双角式（192页）

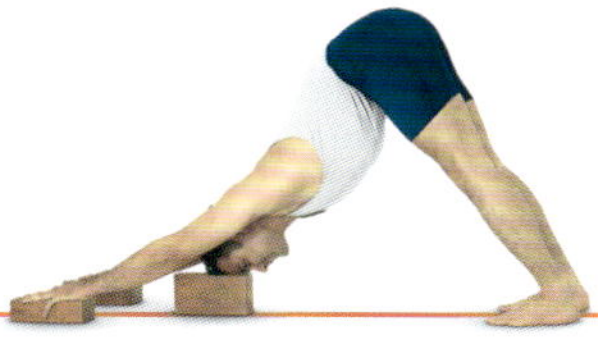
10 下犬式（194页）

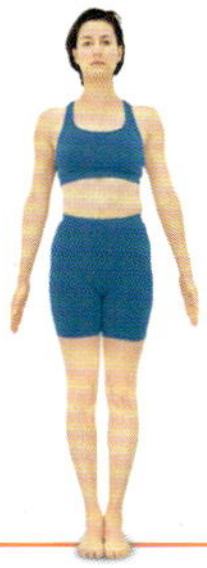
15 稳固的山式（178页）

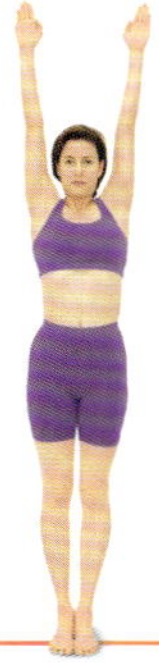
16 双臂向上伸展的山式（179页）

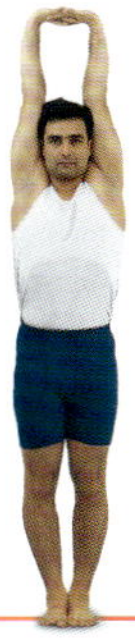
17 十指相交的山式（180页）

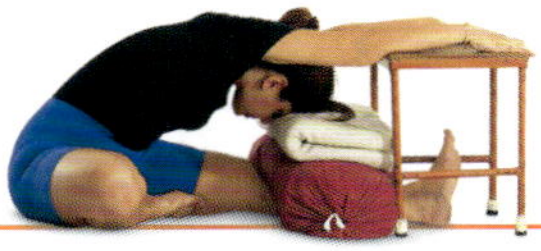
21 单腿头碰膝式（210页）

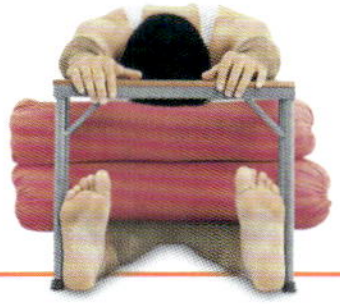
22 加强背部伸展式（208页）

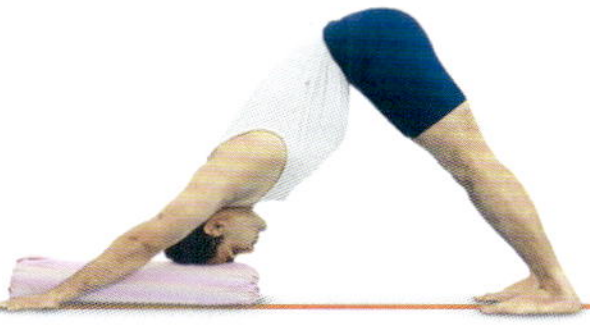
23 下犬式（196页）

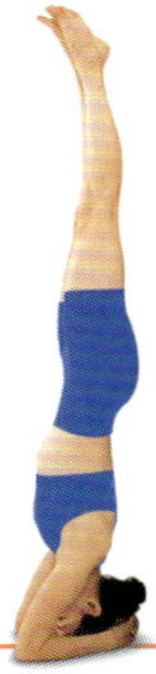
24 头倒立（130页）

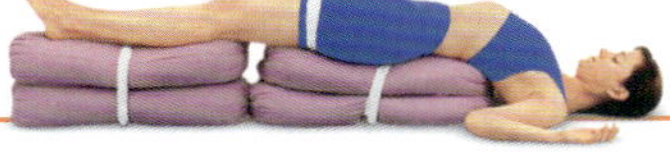
28 桥式（229页）

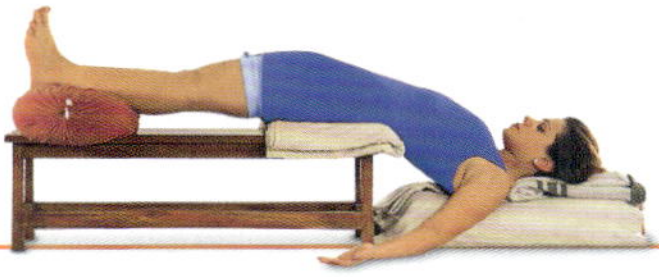
29 桥式（229页）

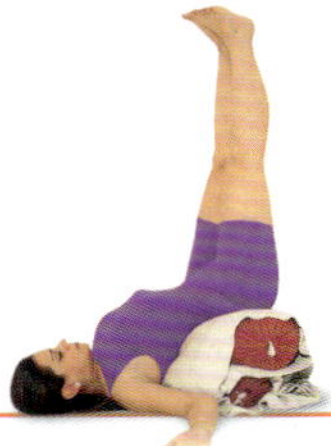
30 倒剪式（226页）

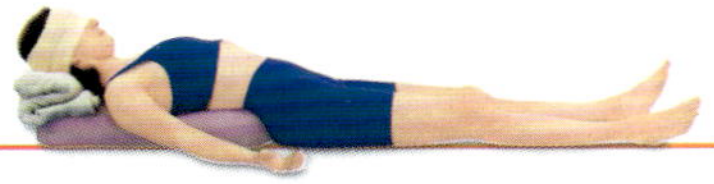
31 挺尸式（240页）

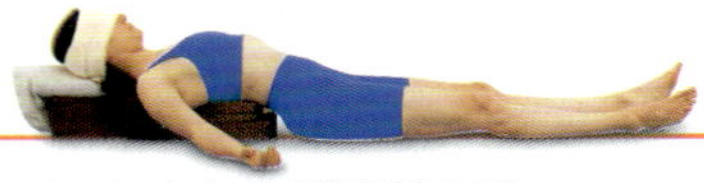
32 乌加依呼吸控制法（246页）

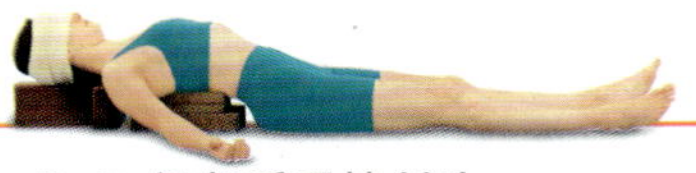
33 间断呼吸控制法（249页）

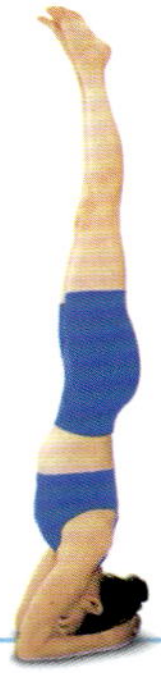
4 头倒立（130页）

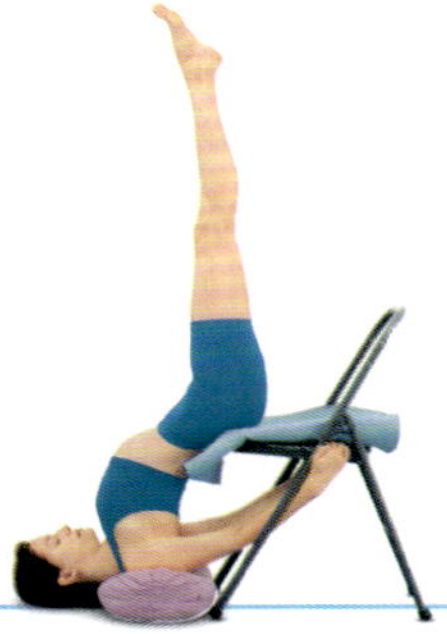
5 肩倒立（222页）

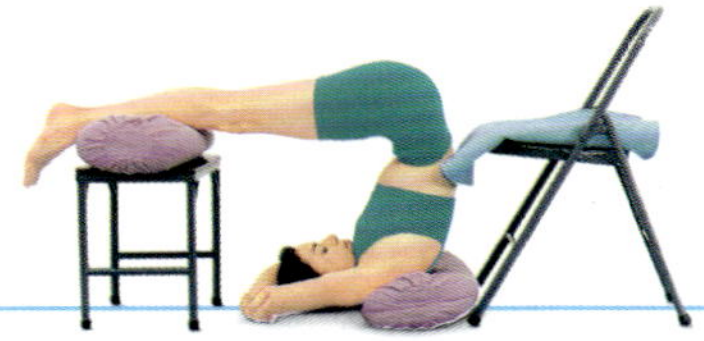
6 犁式（224页）

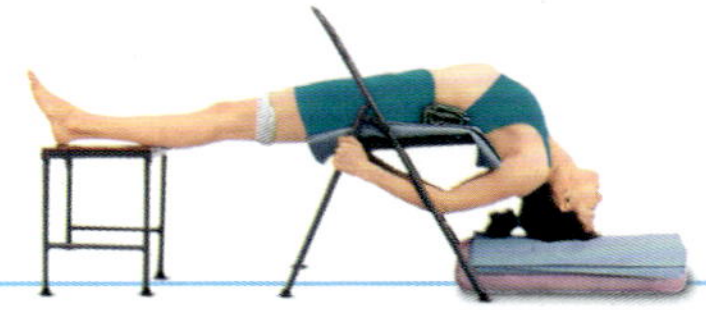
7 倒手杖式（231页）

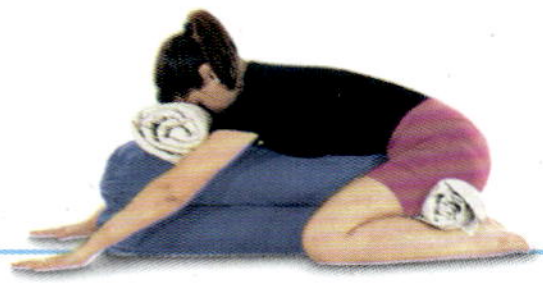
12 脸朝下的英雄式（213页）

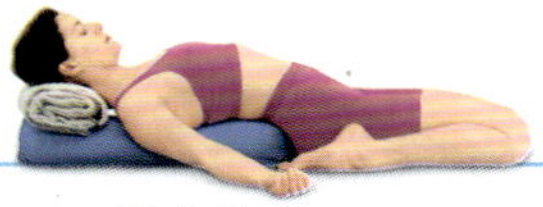
13 卧英雄式（238页）

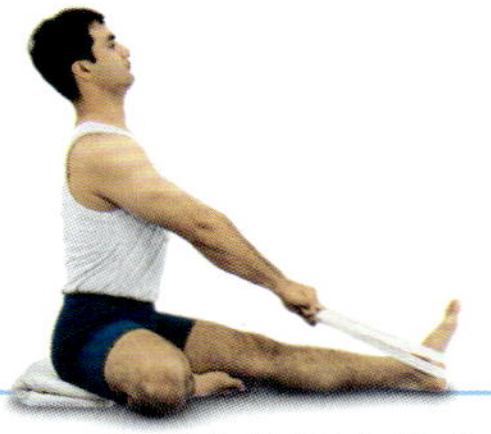
14 脸朝上单腿伸展式（199页）

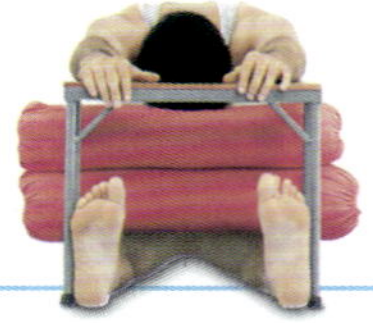
15 加强背部伸展式（208页）

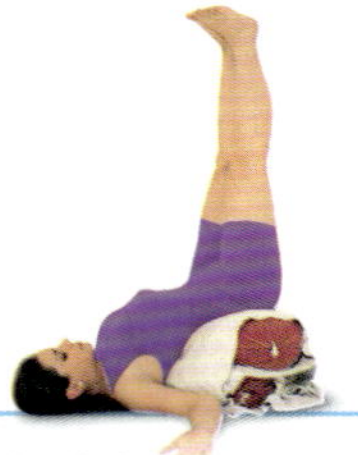
19 倒剪式（226页）

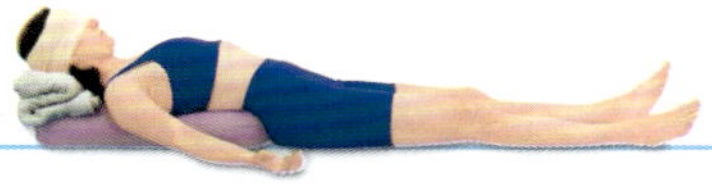
20 挺尸式（240页）

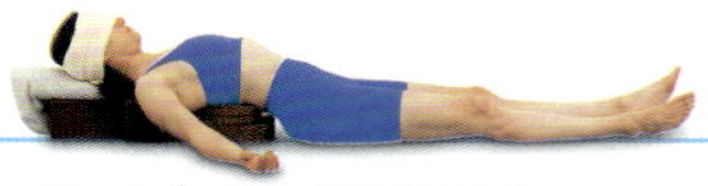
21 乌加依呼吸控制法（246页）

子宫出血

此病的特征是在两次月经之间出现的、不规则的大出血。其成因包括子宫囊肿和子宫纤维肌瘤、小产、子宫发炎或子宫异位。

*注意事项：如果出血持续下去，应该避免习练4、5、6、8和19这些体式，但没有出血时，可以有规律地习练。

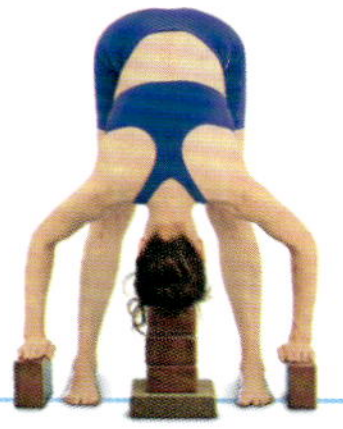

1 站立前曲式（189页）

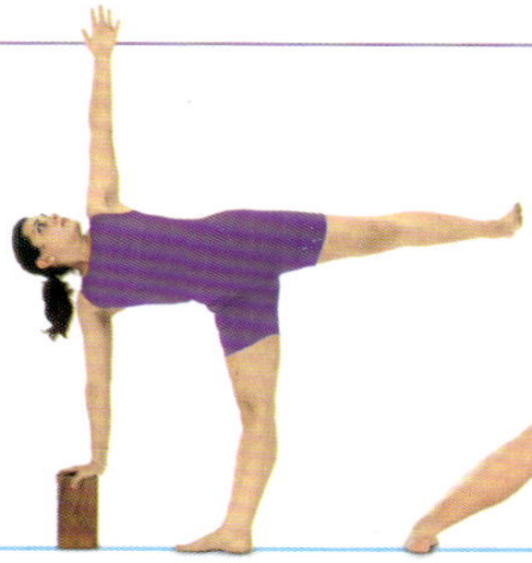

2 半月式（188页）

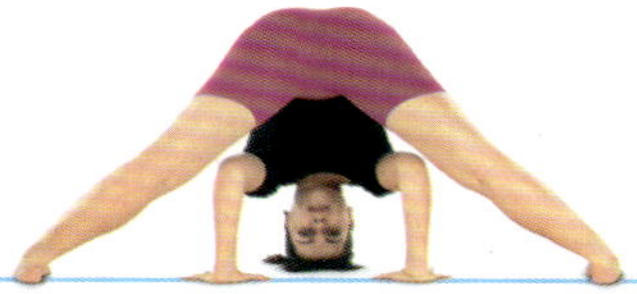

3 双角式（192页）

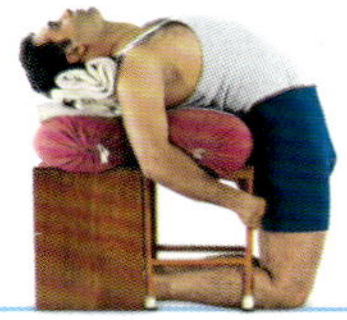

8 骆驼式（232页）

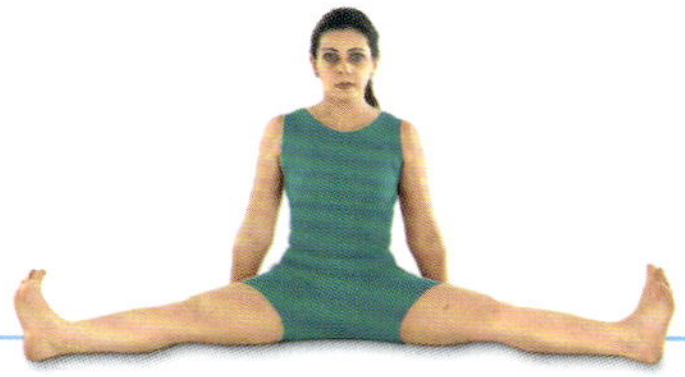

9 坐角式（205页）

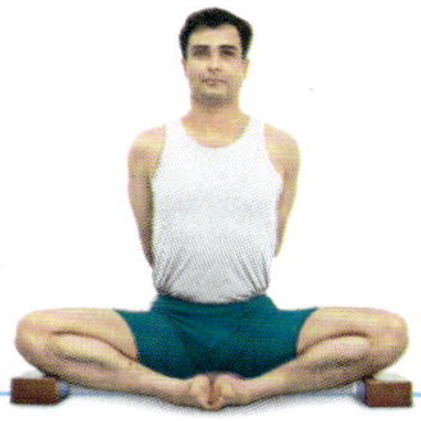

10 束角式（200页）

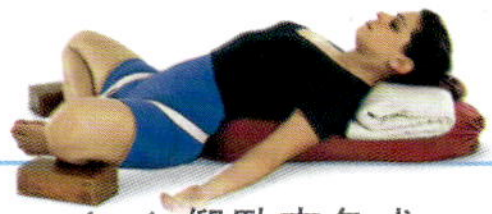

11 仰卧束角式（236页）

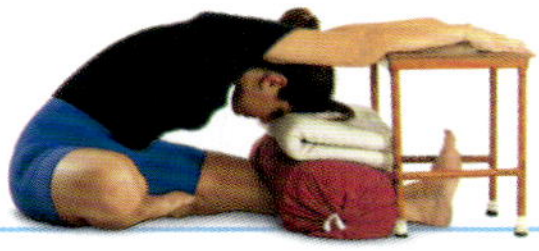

16 单腿头碰膝式（210页）

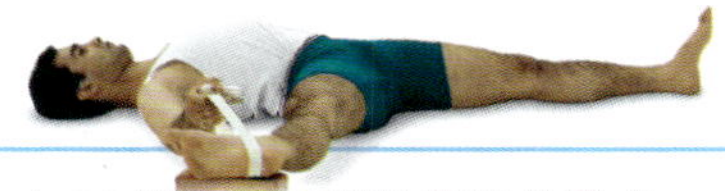

17 仰卧手抓脚趾腿部伸展式（235页）

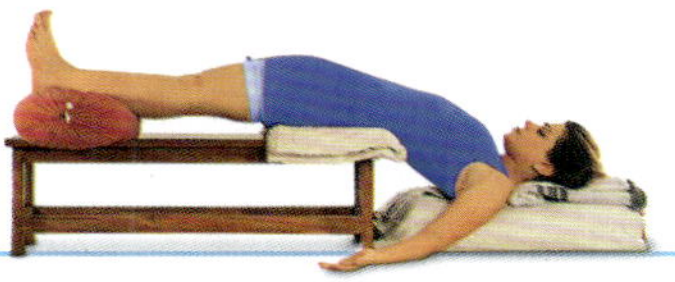

18 桥式（229页）

白带过多

阴道处排出的大量白带会引起突发的不适以及尴尬。白带过多的成因通常指压力过大、阴道出现异物或病毒感染。

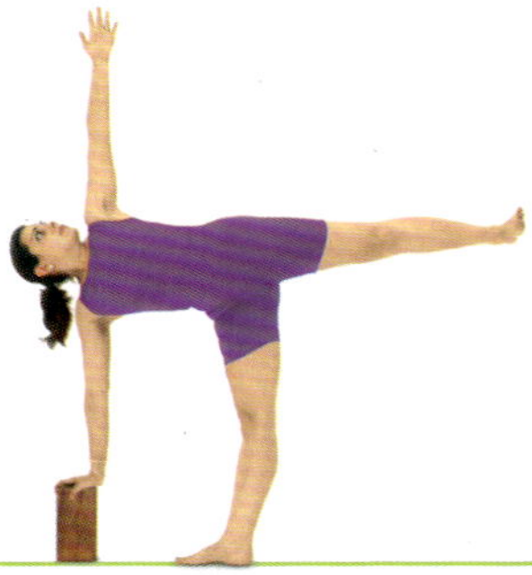

1 半月式（188页）

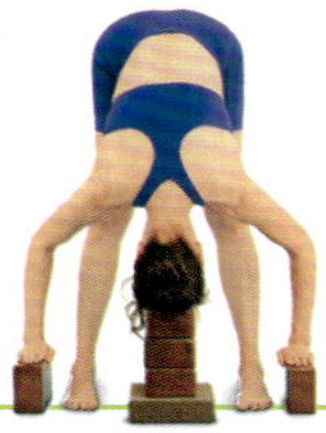

2 站立前曲式（189页）

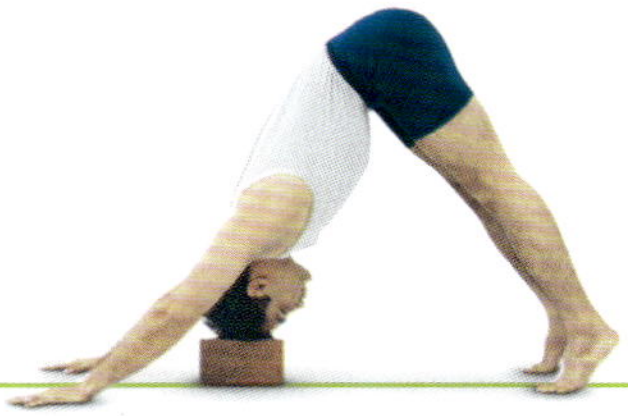

3 下犬式（196页）

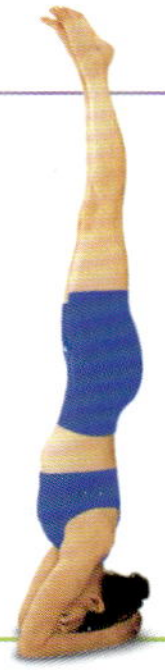

4 头倒立（130页）

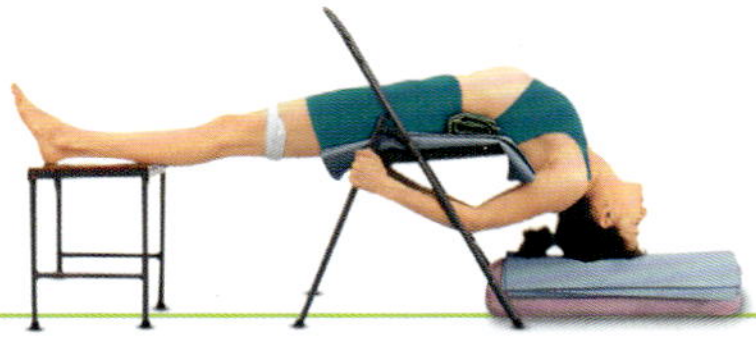

5 倒手杖式（231页）

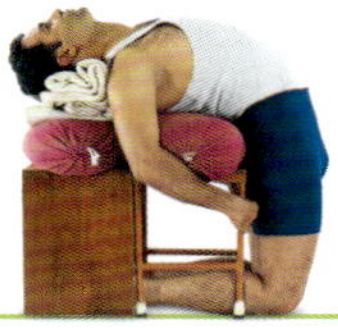

6 骆驼式（232页）

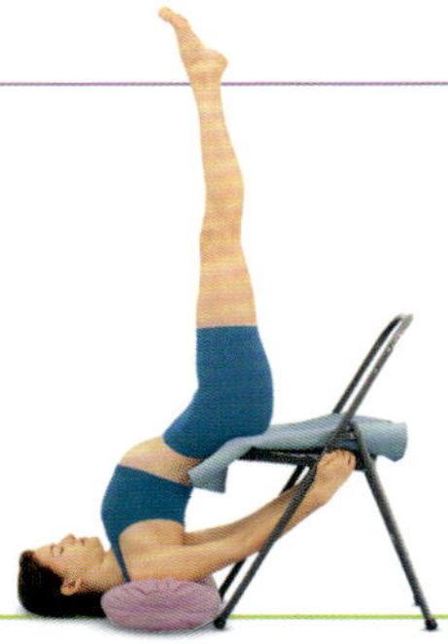

7 肩倒立（222页）

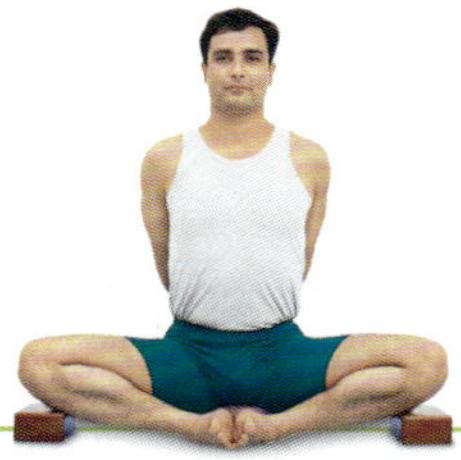

11 束角式（200页）

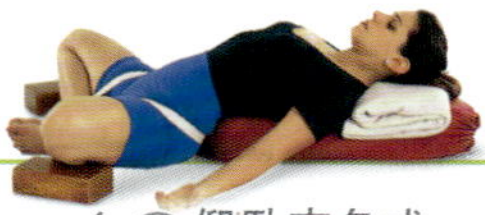

12 仰卧束角式（236页）

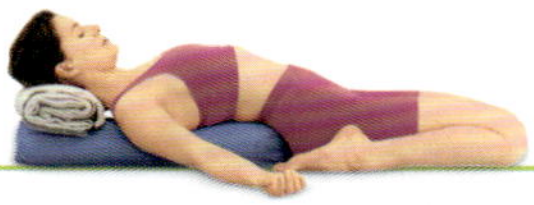

13 卧英雄式（238页）

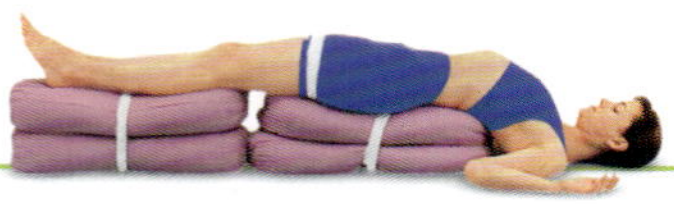

18 桥式（229页）

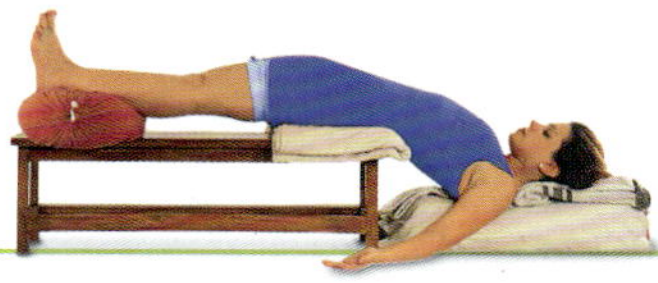

19 桥式（229页）

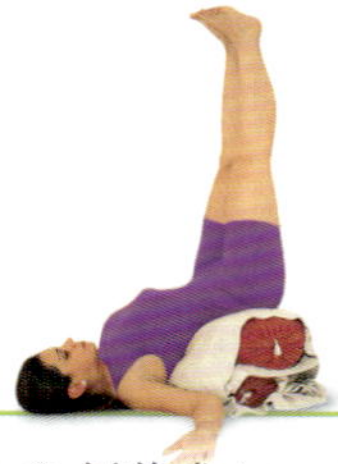

20 倒剪式（226页）

月经过多

在经期基本上是有规律的情况下出现的非正常月经过多或持续时间过长可能是纤维肌瘤、荷尔蒙的失衡或宫内节育器造成的。患此病时，月经可能持续长达一星期且通常以大量的凝血块为主要特征。

＊注意事项：在月经期间不要习练体式4、5、6和20。

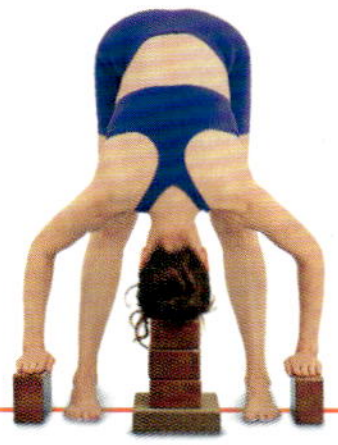

1 站立前曲式（189页）

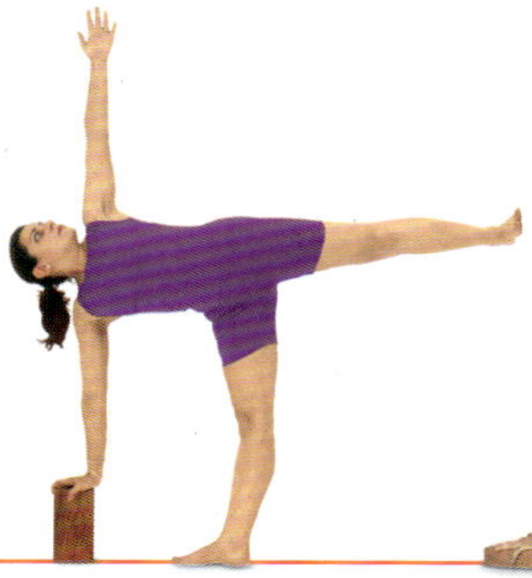

2 半月式（188页）

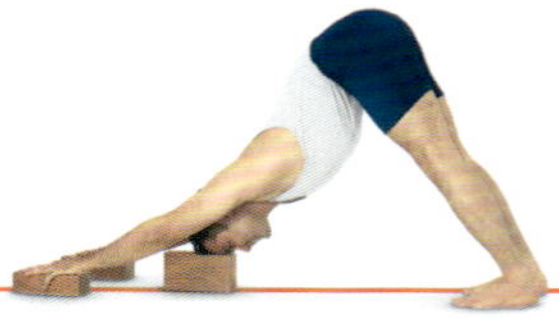

3 下犬式（194页）

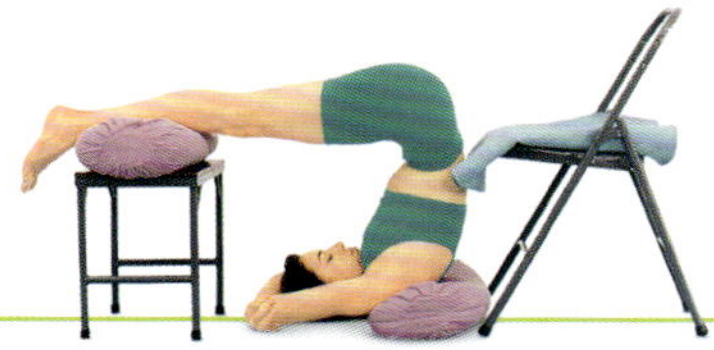
8 犁式（224页）

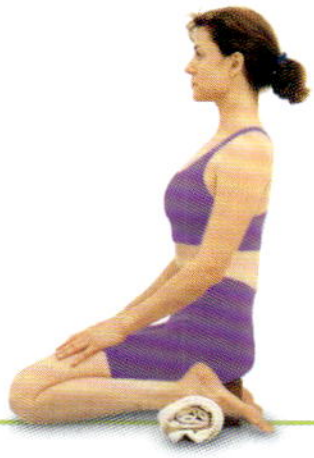
9 英雄式（198页）

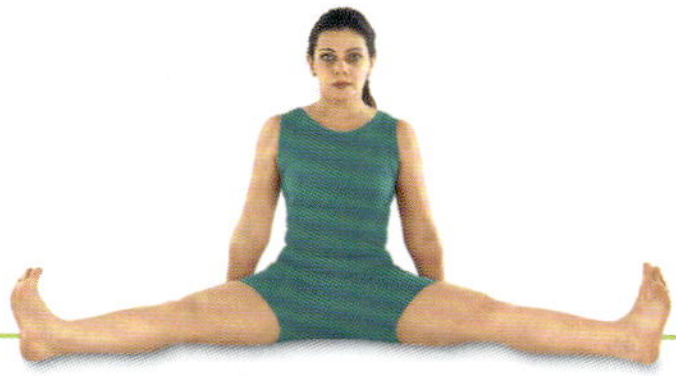
10 坐角式（205页）

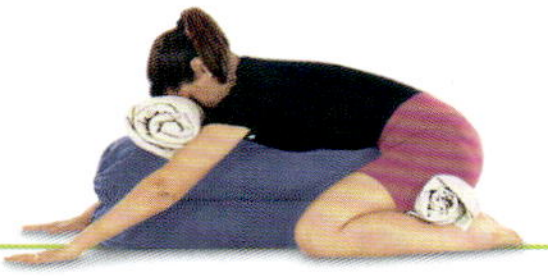
14 脸朝下的英雄式（213页）

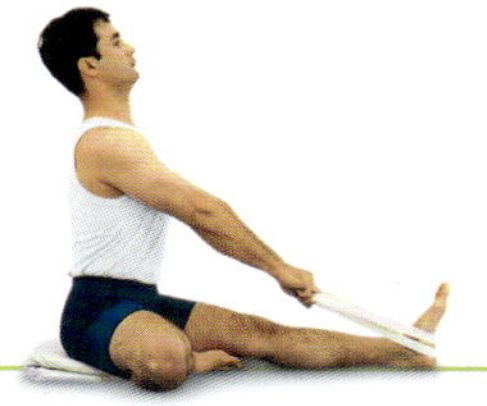
15 脸朝上单腿伸展式（199页）

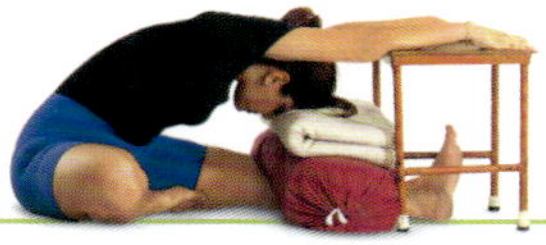
16 单腿头碰膝式（210页）

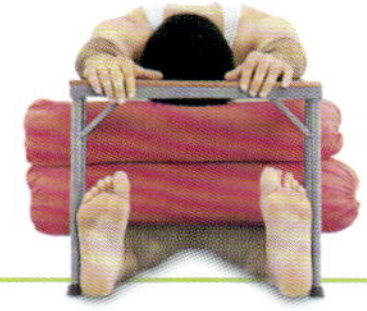
17 加强背部伸展式（208页）

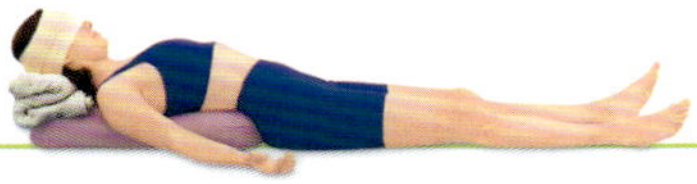
21 挺尸式（240页）

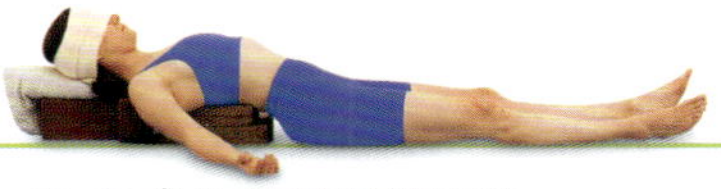
22 乌加依呼吸控制法（246页）

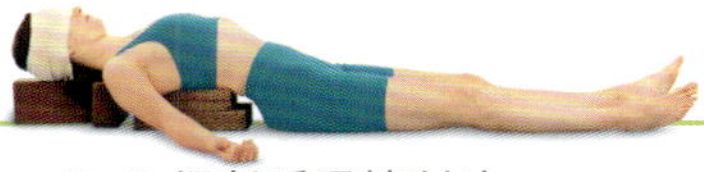
23 间断呼吸控制法（249页）

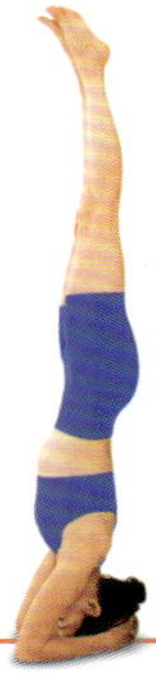
4 头倒立（130页）

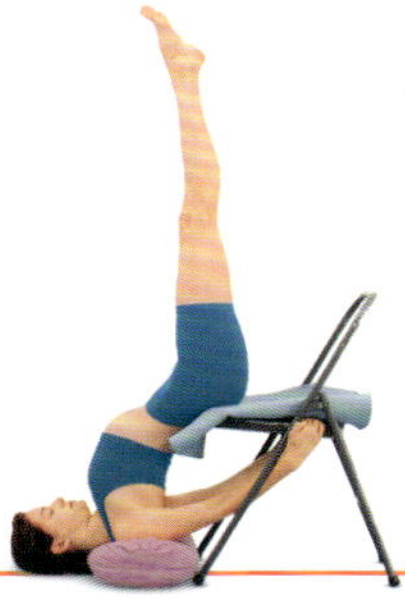
5 肩倒立（222页）

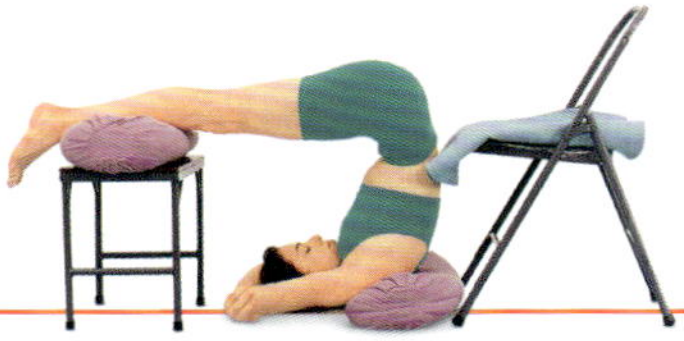
6 犁式（224页）

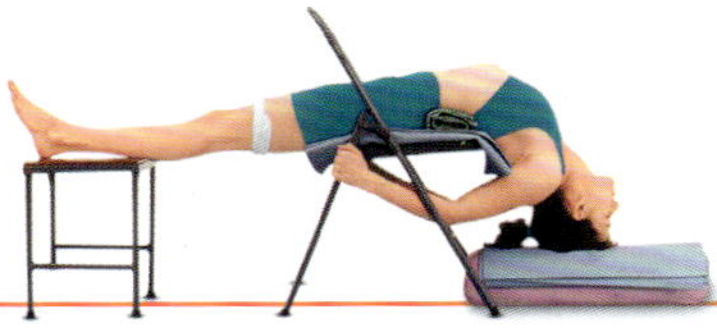
7 倒手杖式（231页）

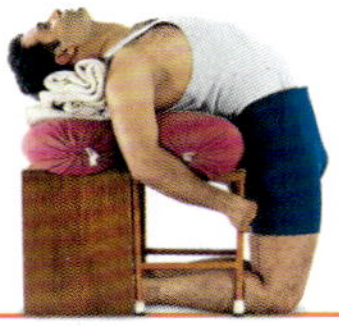

8 骆驼式（232页）

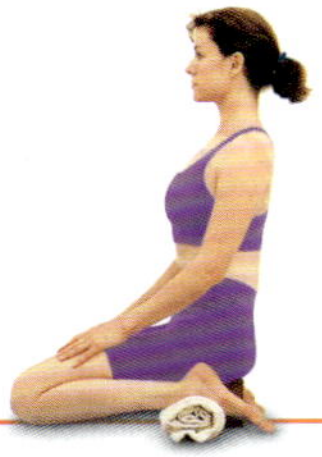

9 英雄式（198页）

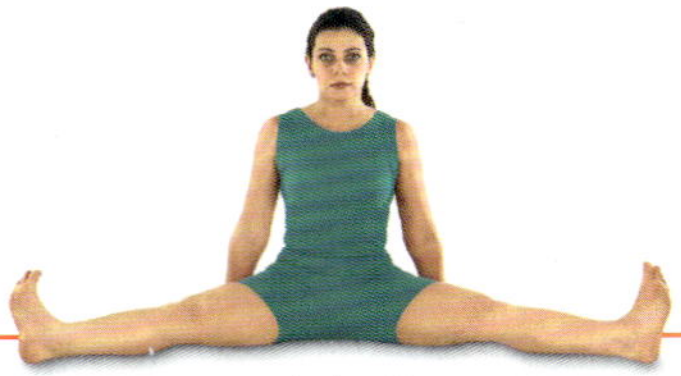

10 坐角式（205页）

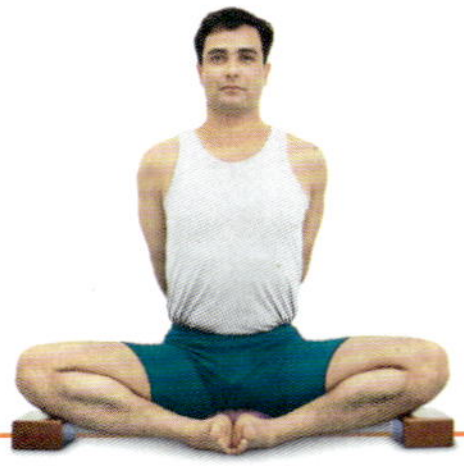

11 束角式（200页）

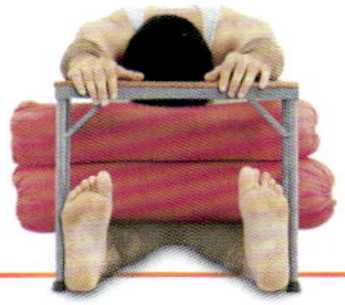

16 加强背部伸展式（208页）

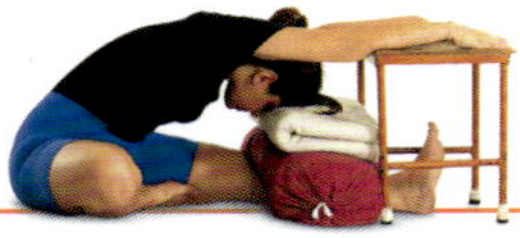

17 单腿头碰膝式（210页）

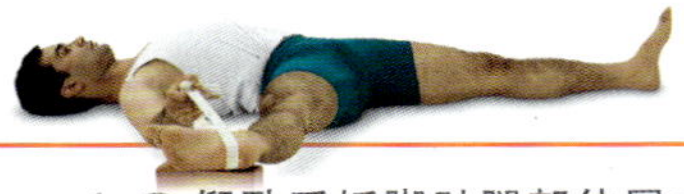

18 仰卧手抓脚趾腿部伸展式（235页）

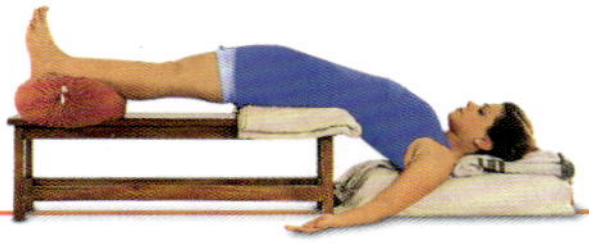

19 桥式（229页）

停经

此病指该来的月经不出现。停经可以是原发性的，即从来没有来过月经，也可以是继发性的，即三次或以上该来的月经不出现。其病因包括运动过度、压力过大或进食障碍。

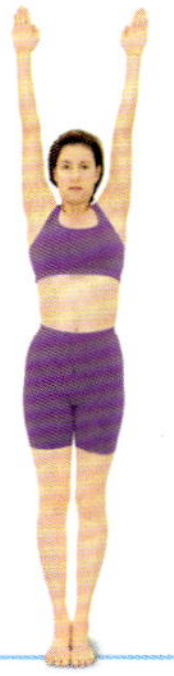

1 双臂向上伸展的山式（179页）

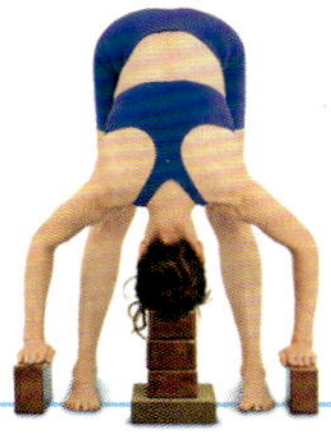

2 站立前曲式（189页）

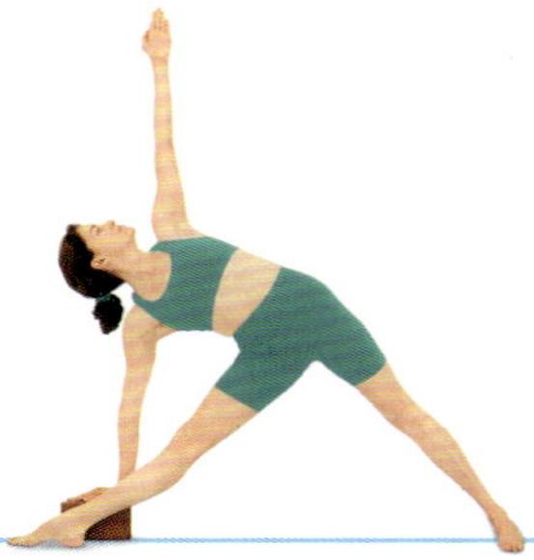

3 三角伸展式（184页）

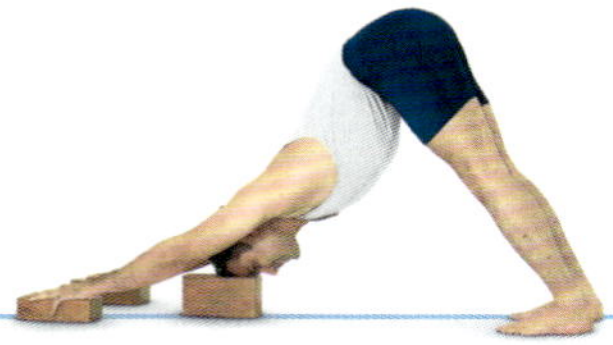

7 下犬式（194页）

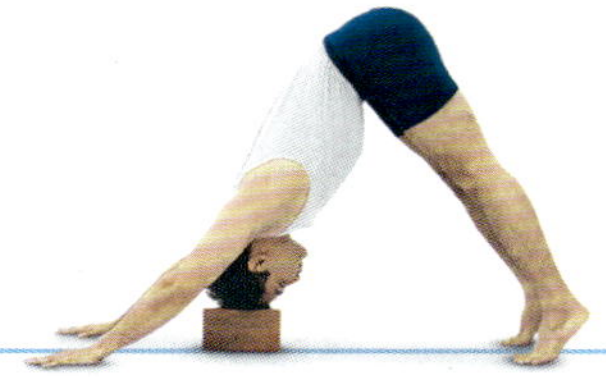

8 下犬式（196页）

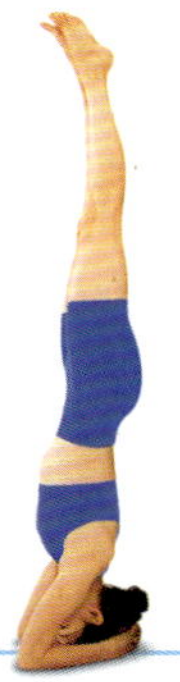

9 头倒立（130页）

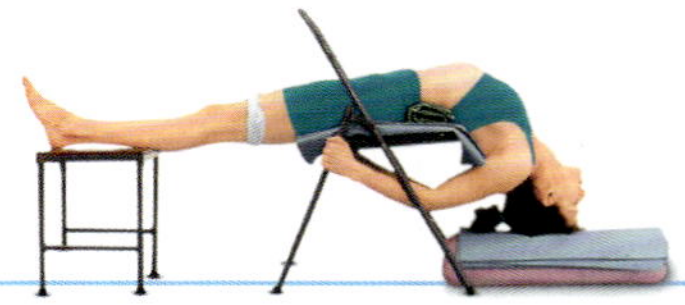

10 倒手杖式（231页）

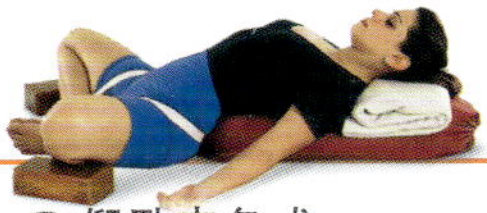
12 仰卧束角式（236页）

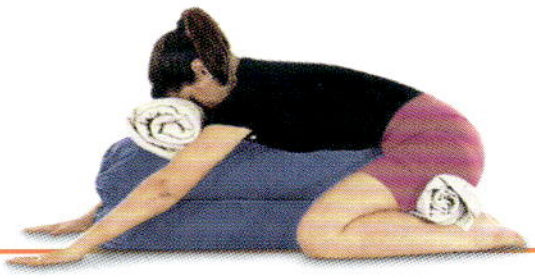
13 脸朝下的英雄式（213页）

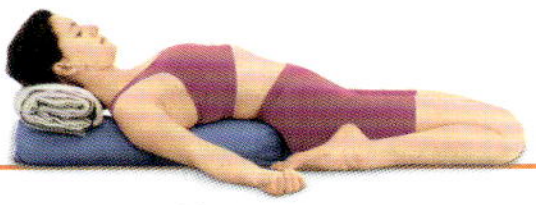
14 卧英雄式（238页）

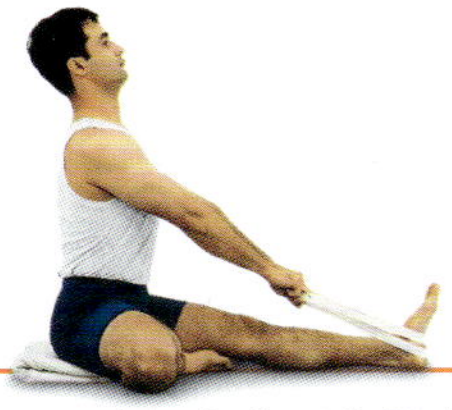
15 脸朝上单腿伸展式（199页）

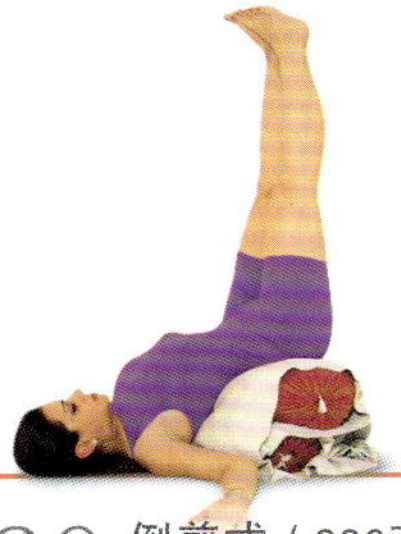
20 倒剪式（226页）

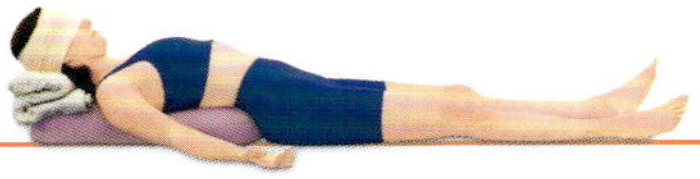
21 挺尸式（240页）

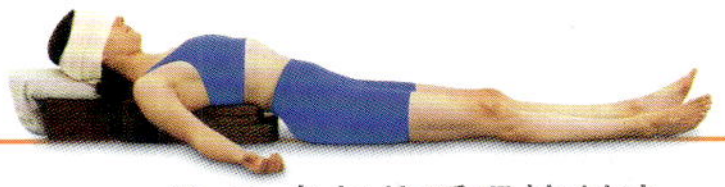
22 乌加依呼吸控制法（246页）

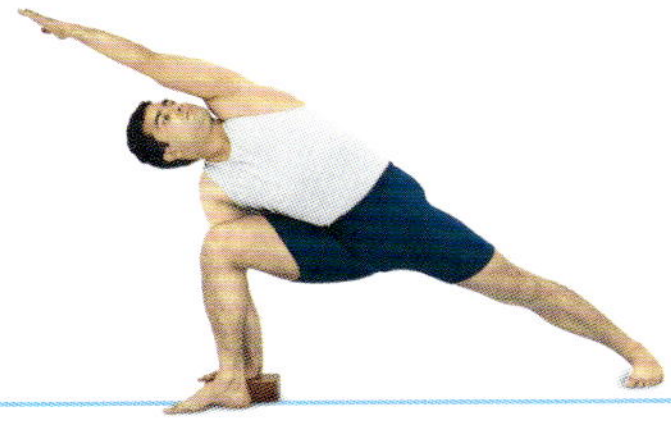
4 加强侧伸展式（186页）

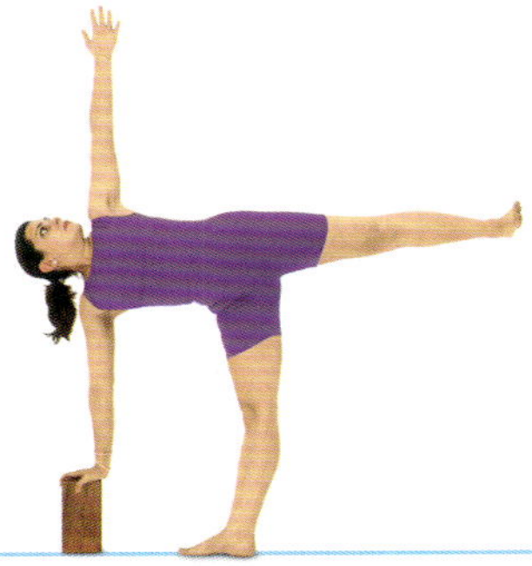
5 半月式（188页）

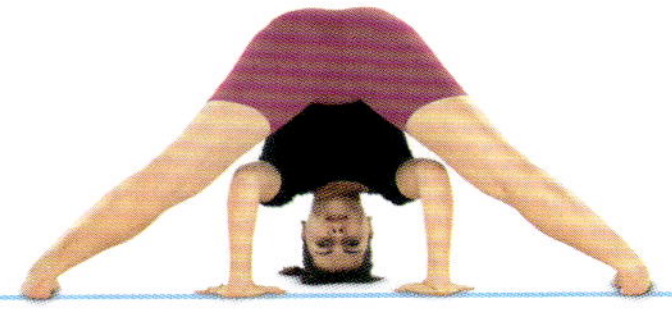
6 双角式（192页）

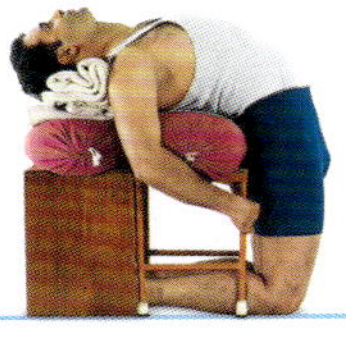
11 骆驼式（232页）

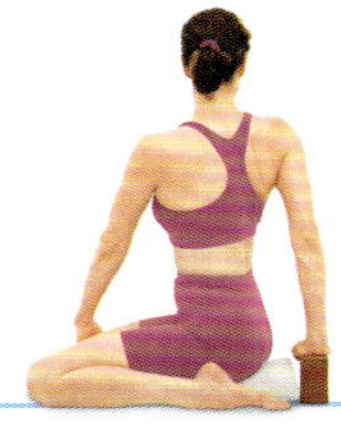
12 英雄坐侧扭转式（220页）

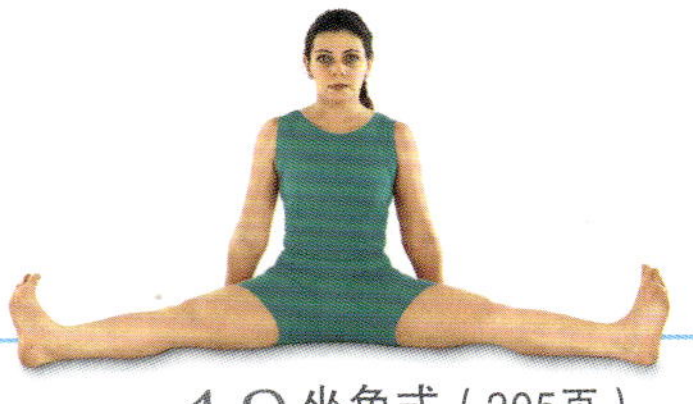
13 坐角式（205页）

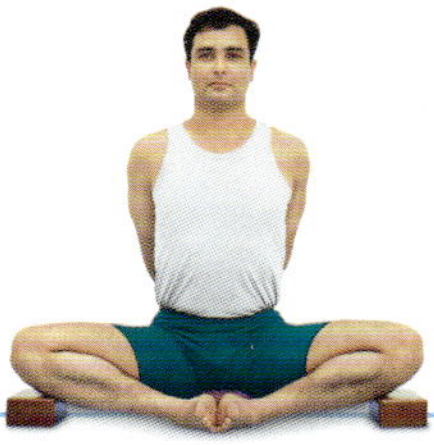

14 束角式（200页）

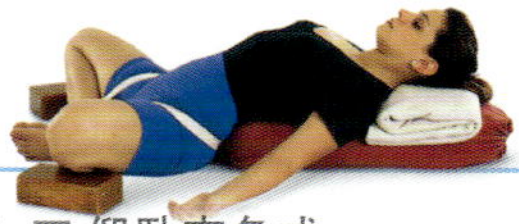

15 仰卧束角式（236页）

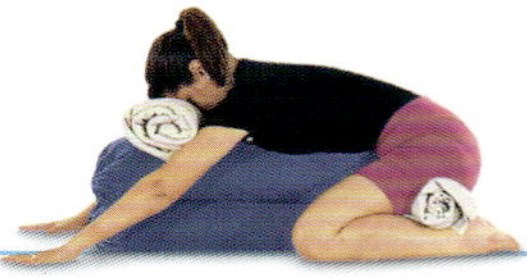

16 脸朝下的英雄式（213页）

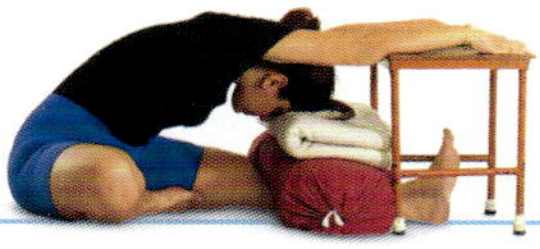

20 单腿头碰膝式（210页）

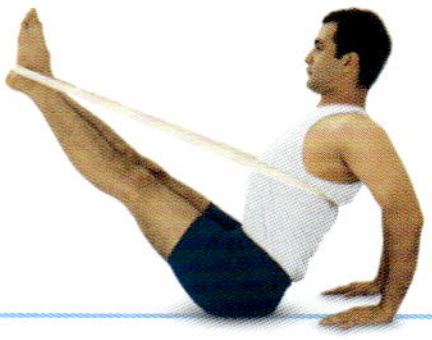

21 完全船式（204页）

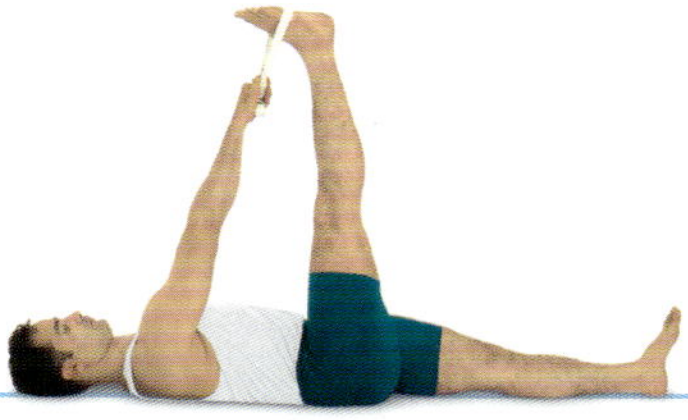

22 仰卧手抓脚腕腿部伸展式（234页）

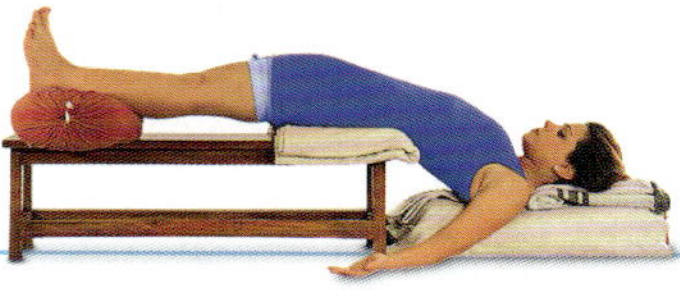

26 桥式（229页）

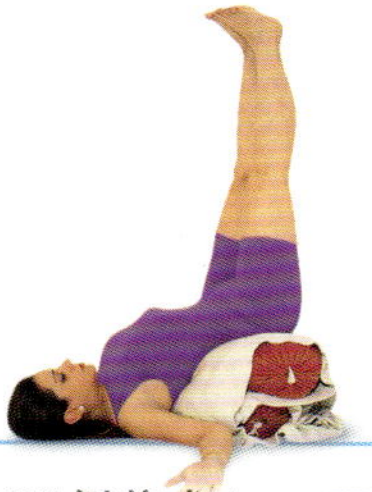

27 倒剪式（226页）

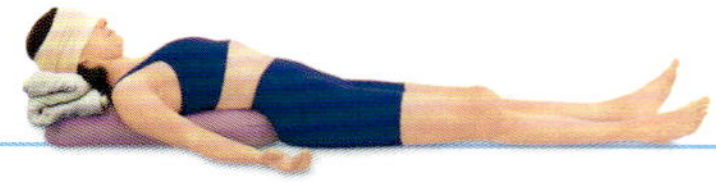

28 挺尸式（240页）

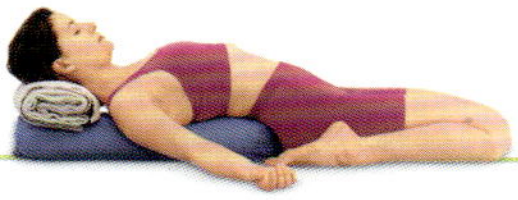

4 卧英雄式（238页）

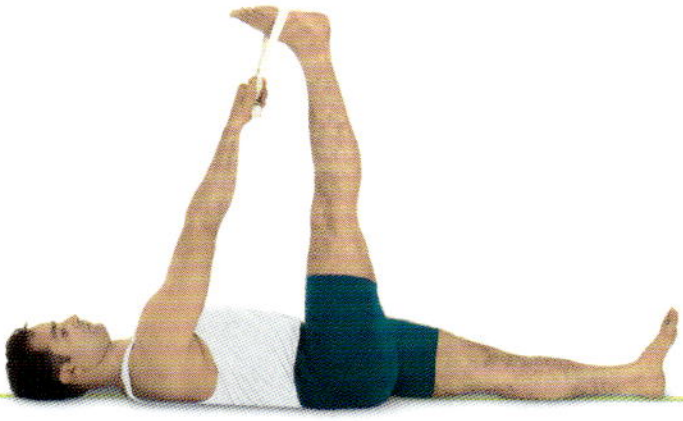

5 仰卧手抓脚腕腿部伸展式（234页）

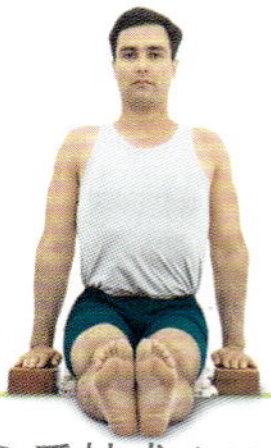

6 手杖式（197页）

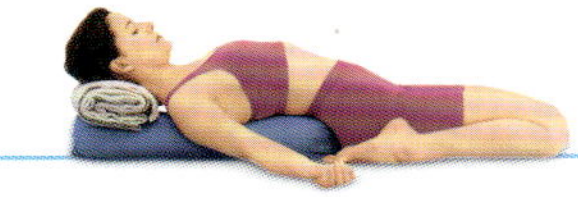

17 卧英雄式（238页）

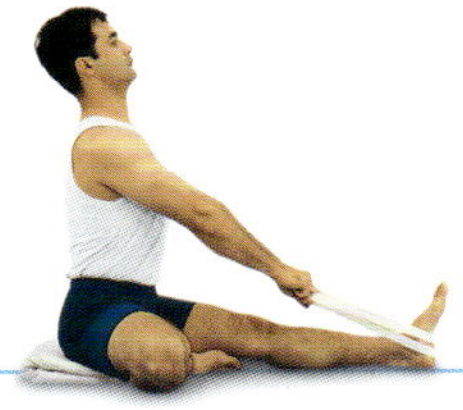

18 脸朝上单腿伸展式（199页）

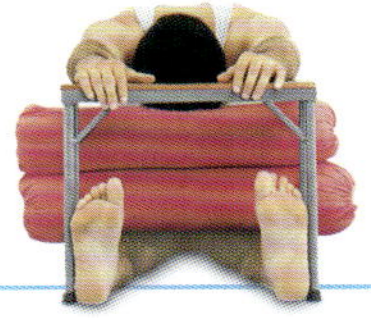

19 加强背部伸展式（208页）

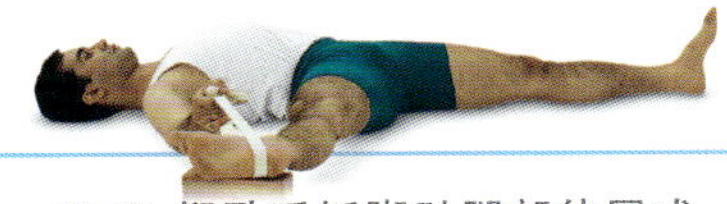

23 仰卧手抓脚趾腿部伸展式（235页）

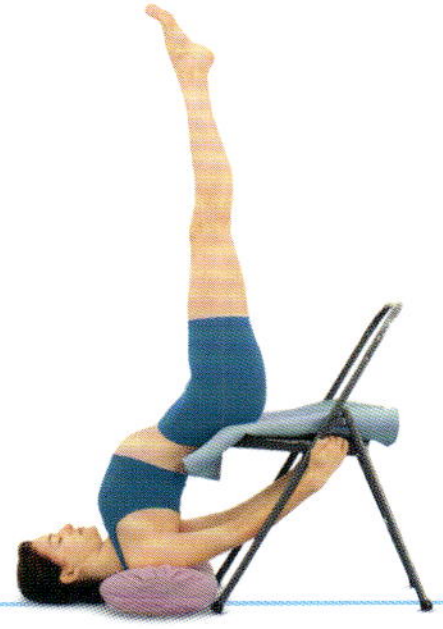

24 肩倒立（222页）

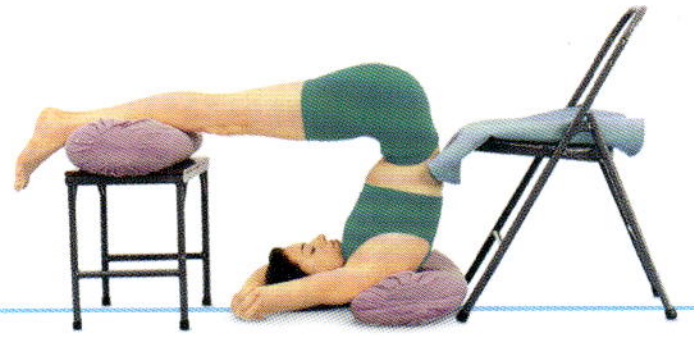

25 犁式（224页）

子宫脱垂

此病出现时，盆骨的肌肉和韧带变得虚弱、松弛，于是子宫滑落到其原来位置之外。其成因可能是年龄的增长、肥胖症或多次生育。

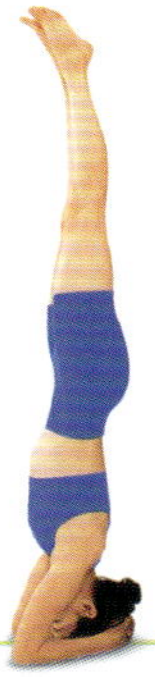

1 头倒立（130页）

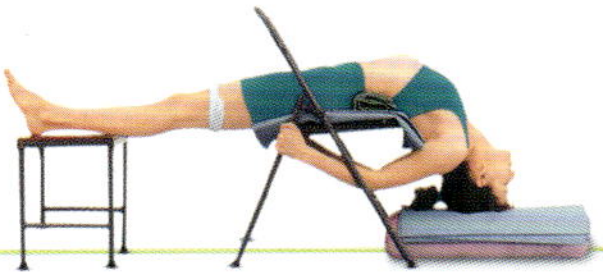

2 倒手杖式（231页）

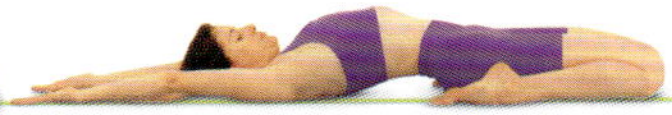

3 卧英雄式（158页）

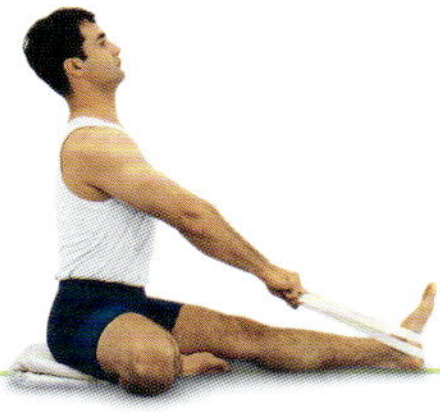

7 脸朝上单腿伸展式（199页）

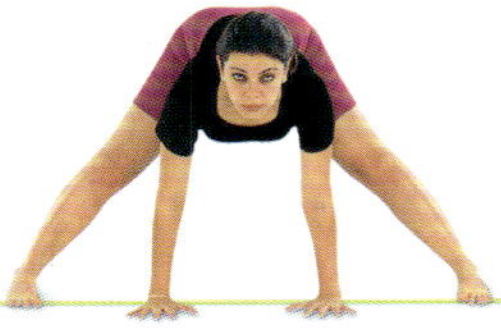

8 双角式（192页）

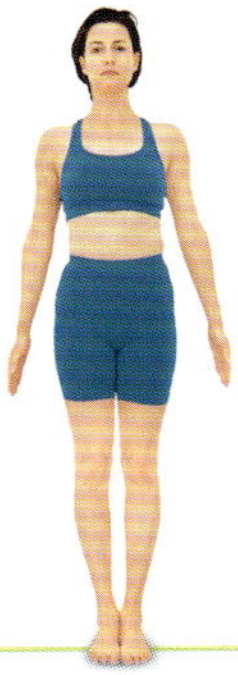

9 稳固的山式（178页）

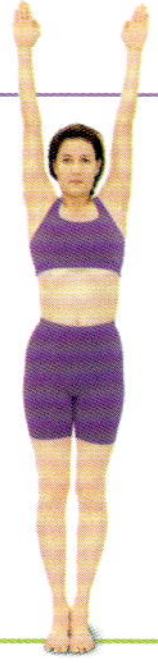

10 双臂向上伸展的山式（179页）

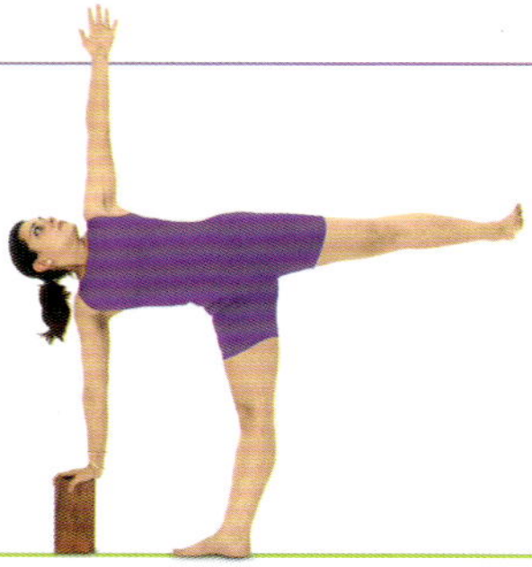

11 半月式（188页）

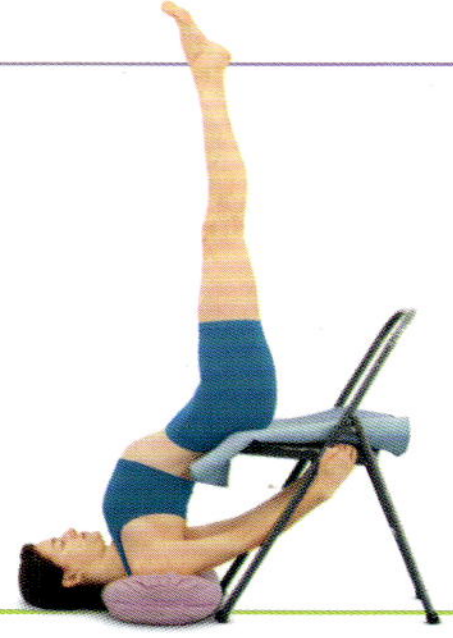

12 肩倒立（222页）

不育症

妇女在无任何避孕措施的性生活一年后也不能怀孕。不育症的成因包括荷尔蒙的失衡、肿瘤、囊肿、卵巢功能障碍或盆骨被病毒感染。

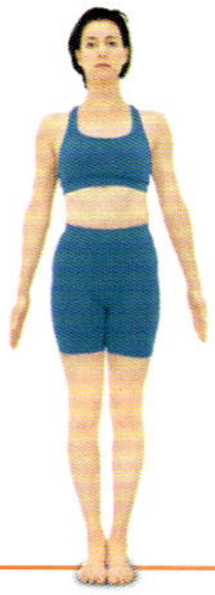

1 稳固的山式（178页）

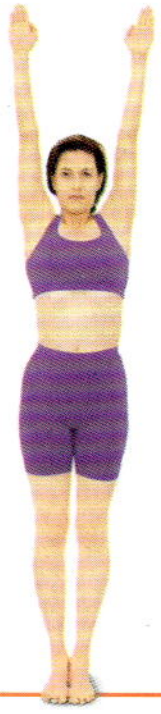

2 双臂向上伸展的山式（179页）

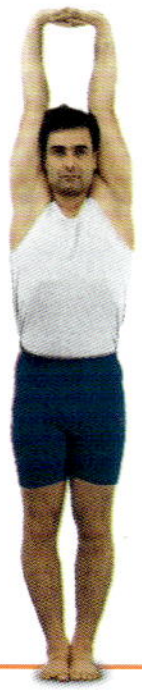

3 十指相交的山式（180页）

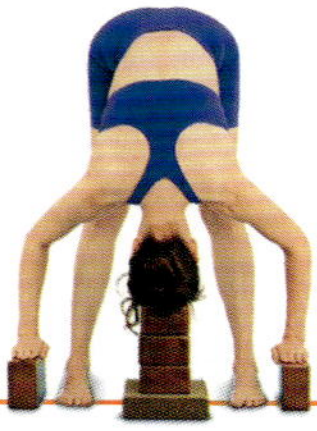

7 站立前曲式（189页）

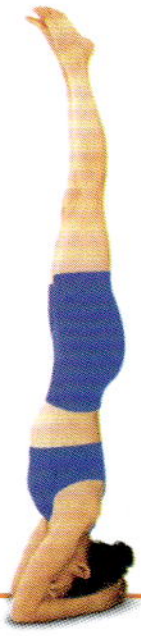

8 头倒立（130页）

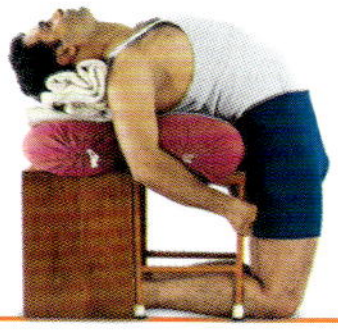

9 骆驼式（232页）

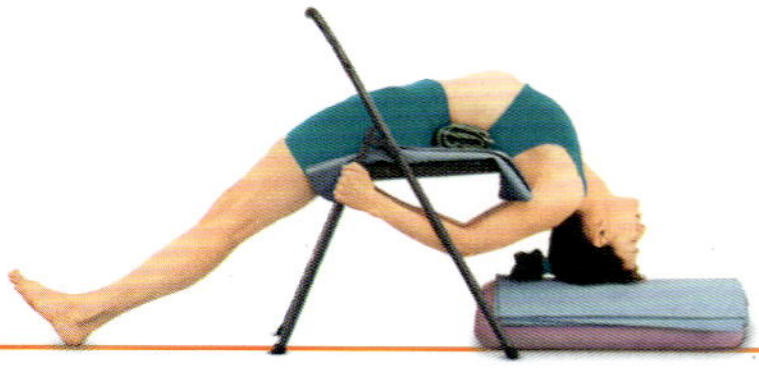

10 倒手杖式（230页）

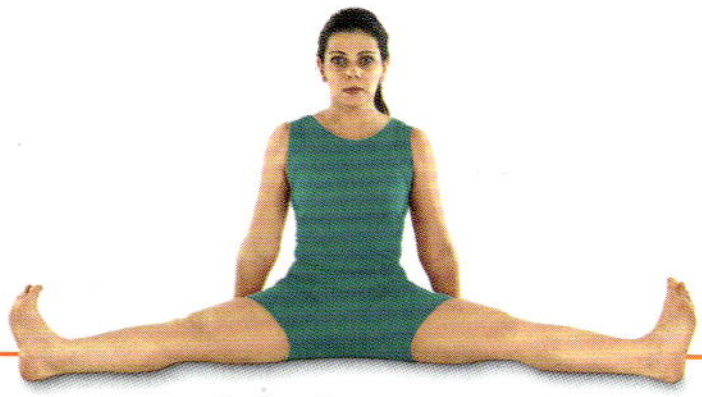

14 坐角式（205页）

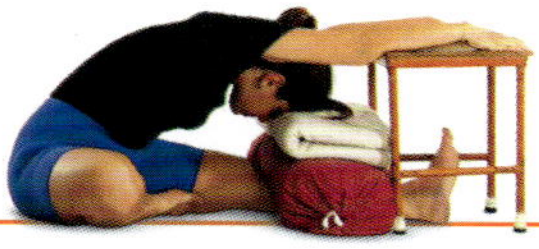

15 单腿头碰膝式（210页）

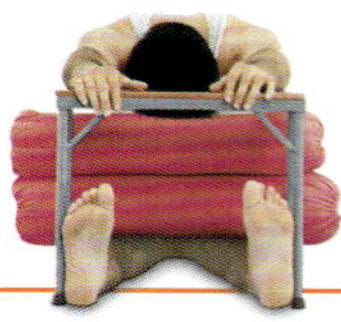

16 加强背部伸展式（208页）

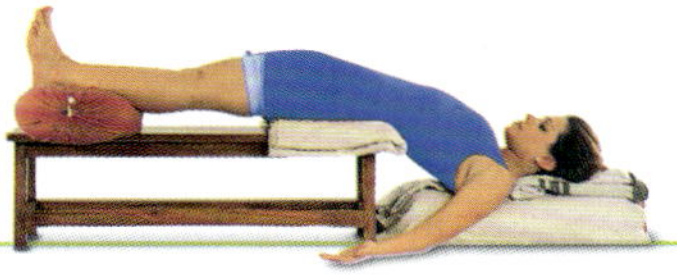

13 桥式（229页）

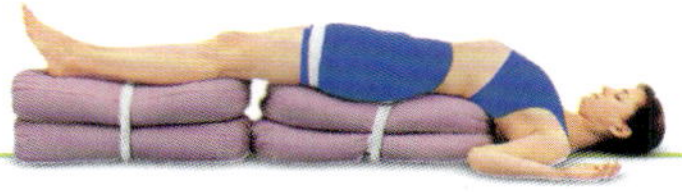

14 桥式（229页）

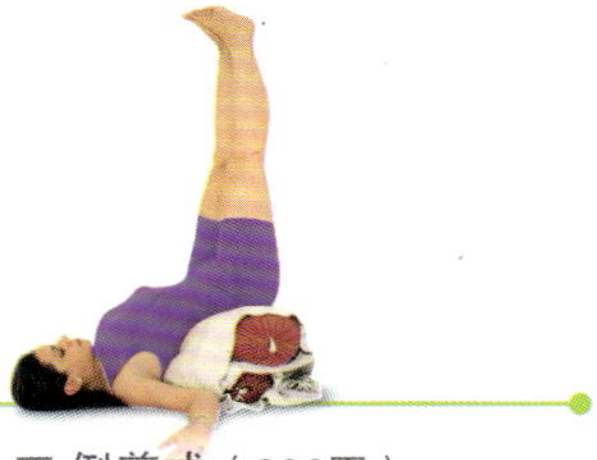

15 倒剪式（226页）

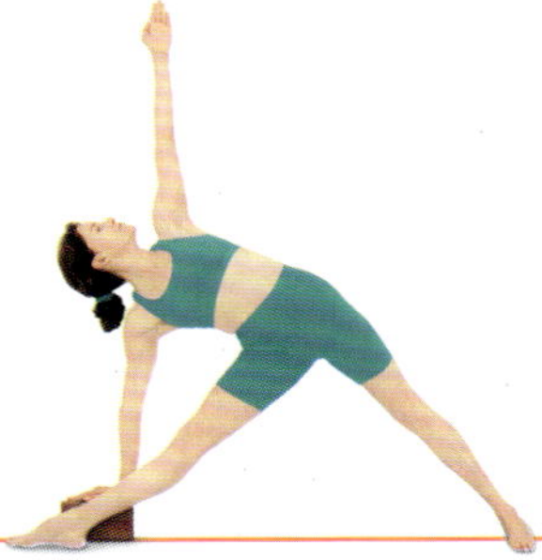

4 三角伸展式（184页）

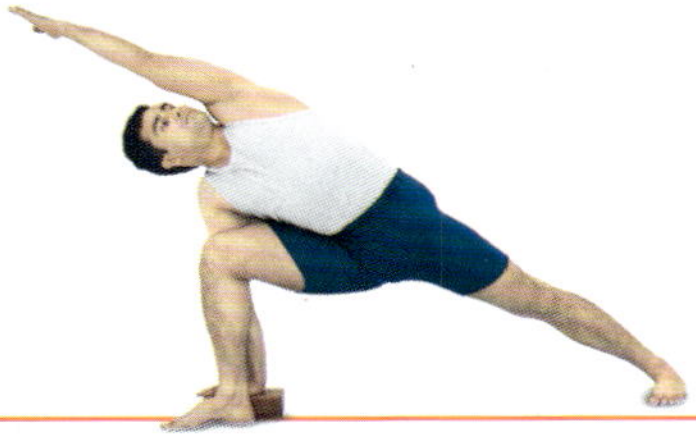

5 加强侧伸展式（186页）

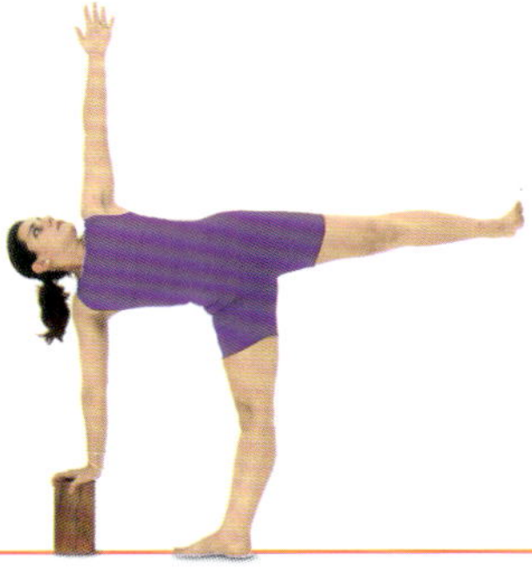

6 半月式（188页）

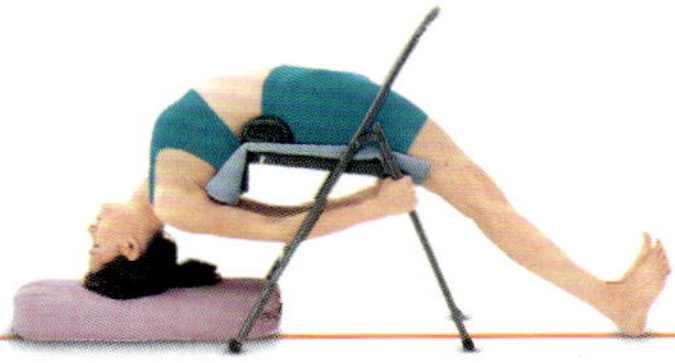

11 倒手杖式（231页）

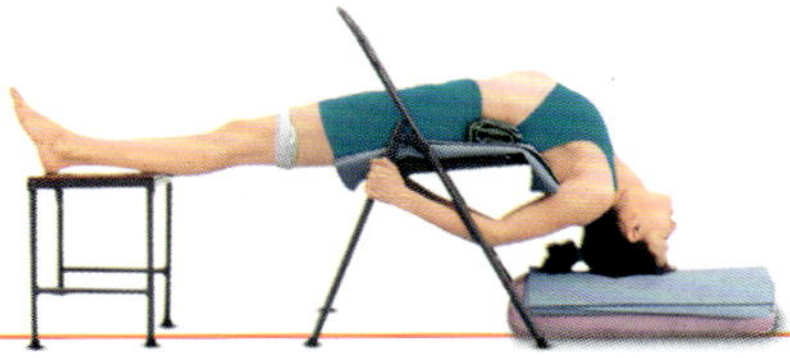

12 倒手杖式（231页）

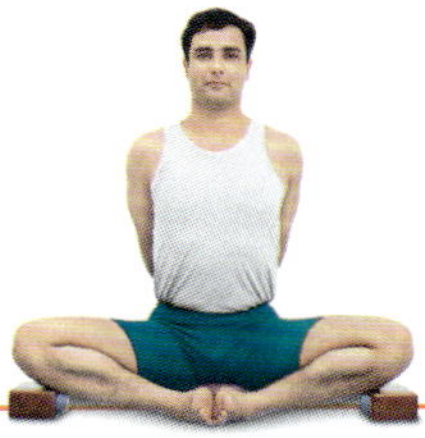

13 束角式（200页）

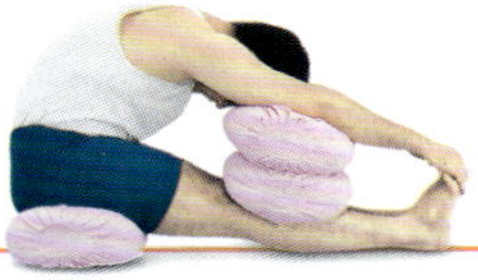

17 加强背部伸展式（207页）

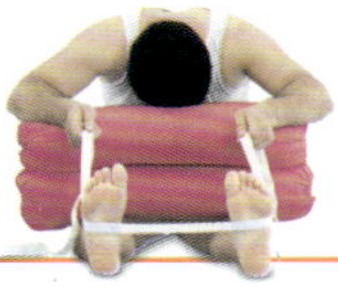

18 加强背部伸展式（208页）

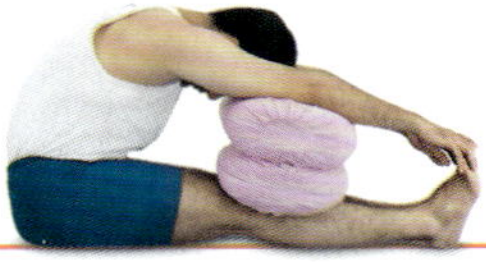

19 加强背部伸展式（206页）

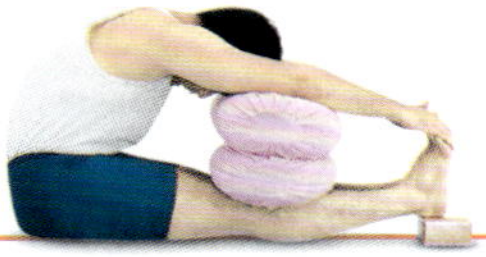

20 加强背部伸展式（207页）

“不要因为完美离你甚远而停止尝试。”

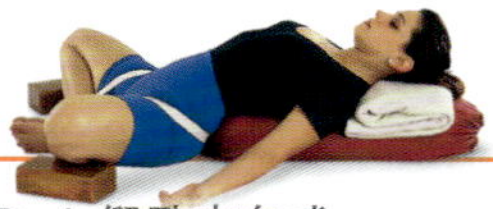

21 仰卧束角式（236页）

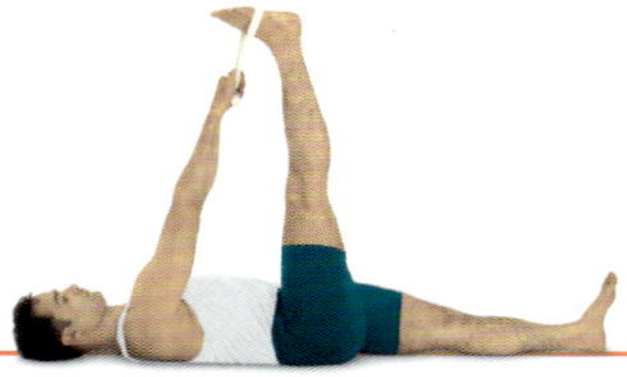

22 仰卧手抓脚腕腿部伸展式（234页）

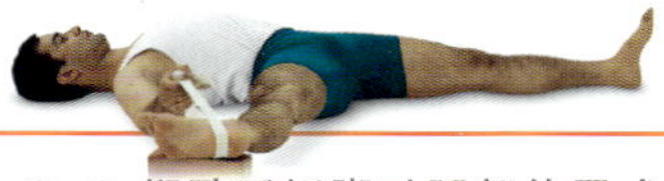

23 仰卧手抓脚趾腿部伸展式（235页）

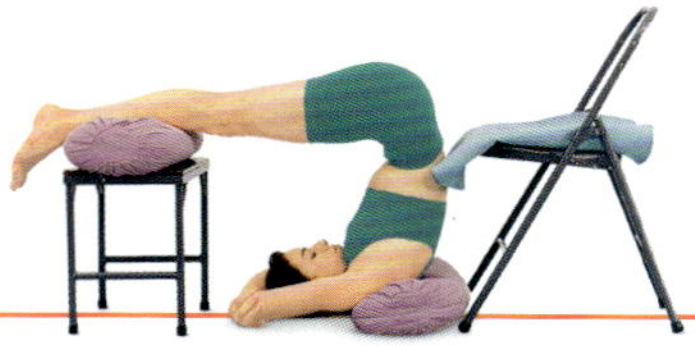

24 犁式（224页）

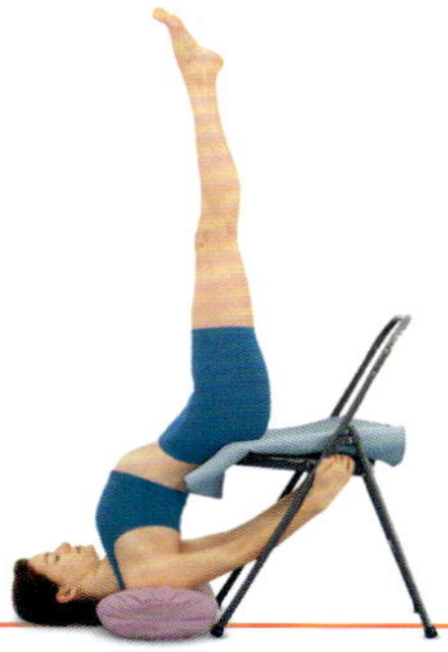

25 肩倒立（222页）

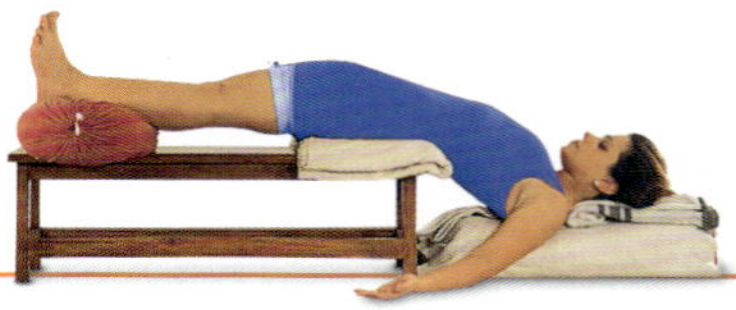

26 桥式（229页）

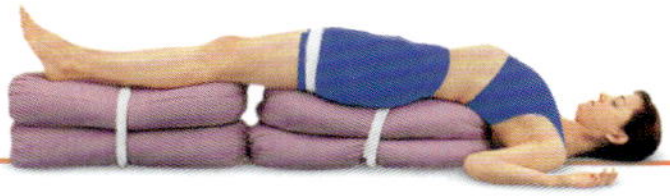

27 桥式（229页）

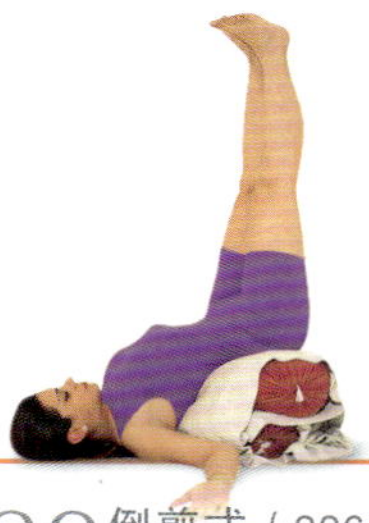

28 倒剪式（226页）

男科疾病

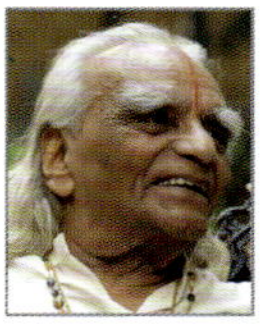

接近半数的成年男性在他们的一生中都会面临某种形式的阳痿。有规律地习练以下所给予的体式流程将有助于治疗阳痿以及其他与男性生殖器官和腺体有关的许多疾病。前列腺肥大和各种形式的疝都是影响50岁以上男性的常见疾病。这些疾病会因习练瑜伽而好转。

阳痿

阳痿是指患者（往往是暂时性）无法完成或维持阴茎勃起。其原因可能是身体结构的、荷尔蒙的、神经系统的或心理的，也可能是药物的副作用或滥用毒品而引起的。

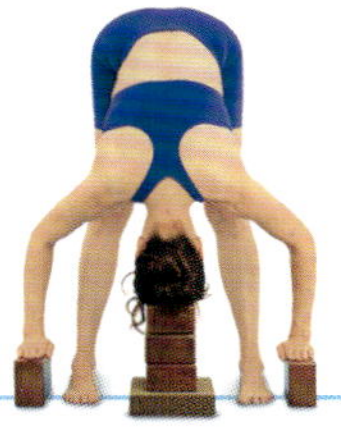

1 站立前曲式（189页）

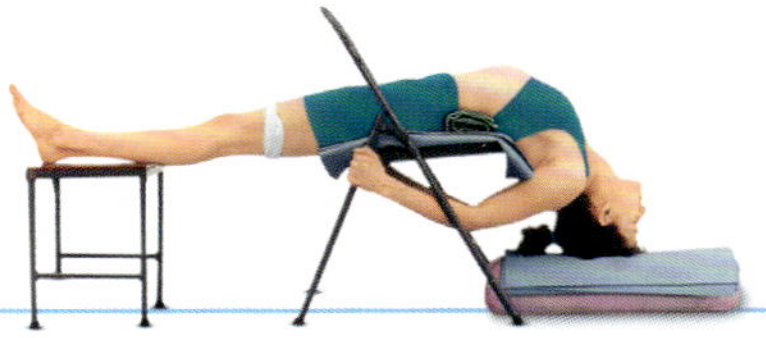

2 倒手杖式（231页）

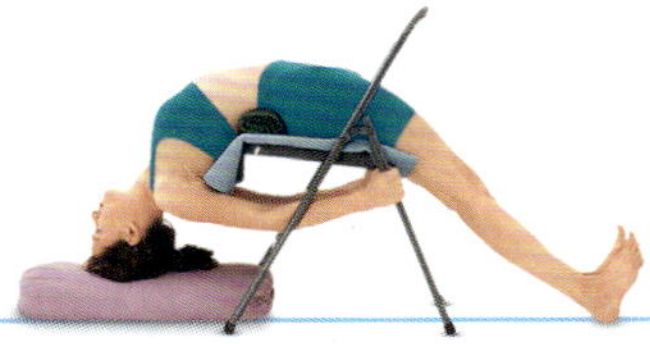

3 倒手杖式（231页）

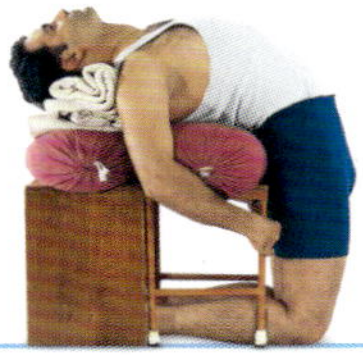

4 骆驼式（232页）

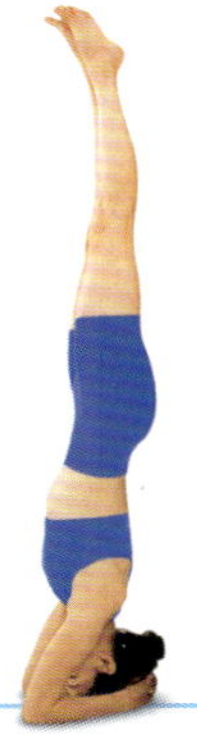

5 头倒立（130页）

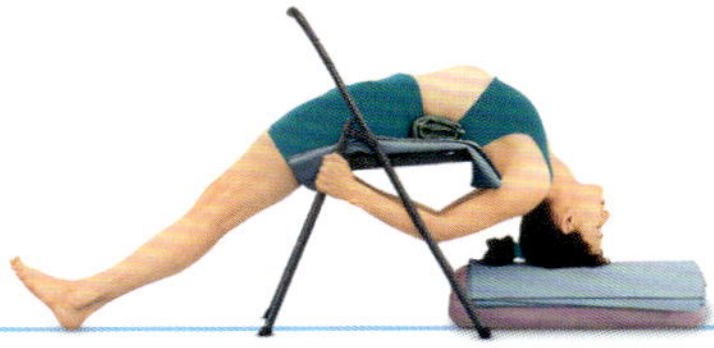

6 倒手杖式（230页）

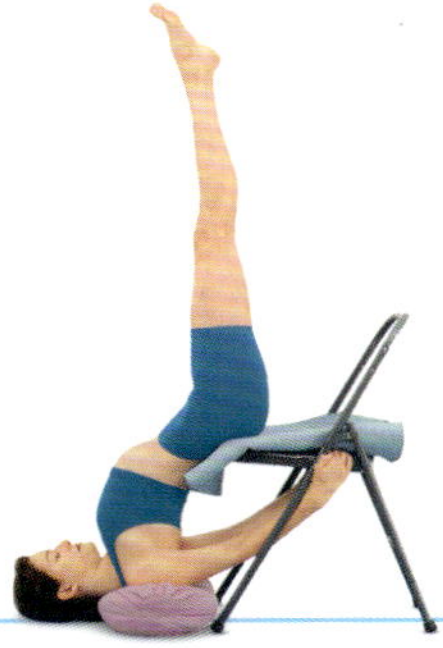

7 肩倒立（222页）

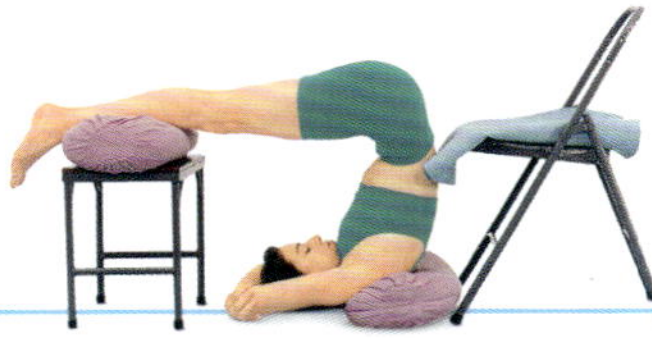

8 犁式（224页）

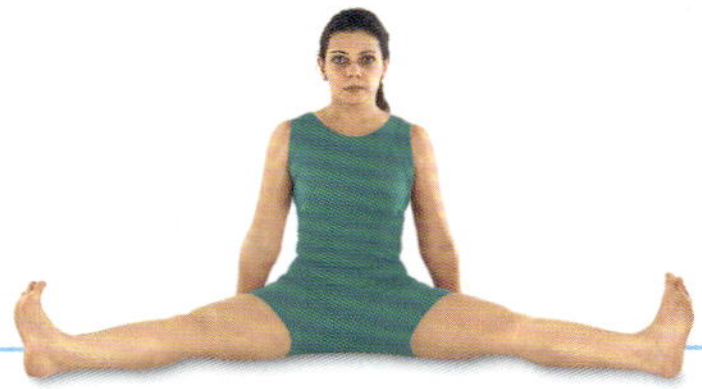

9 坐角式（205页）

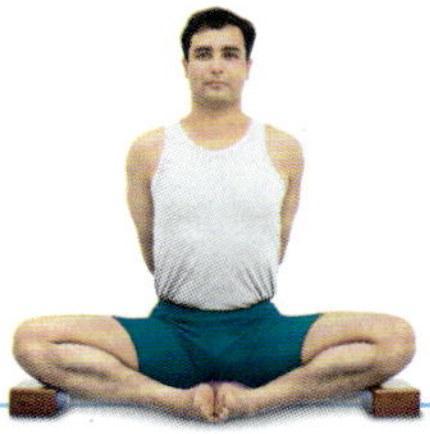

10 束角式（200页）

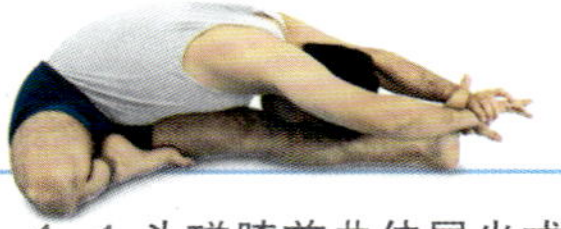

11 头碰膝前曲伸展坐式（106页）

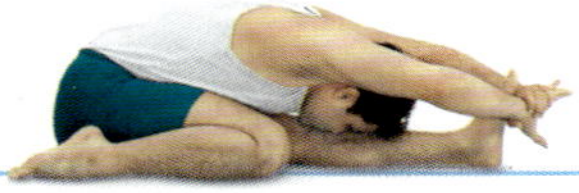

12 半英雄前曲伸展式（111页）

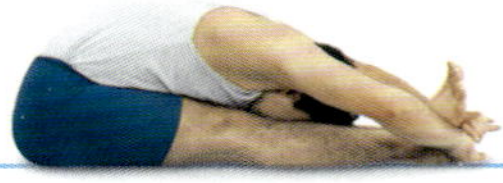

13 背部前曲伸展坐式（114页）

前列腺疾病

前列腺增生或异常生长都有可能对此腺体产生影响。前列腺疾病也可能由于前列腺炎（导致膀胱出口疼痛且堵塞的前列腺炎症）所引起的。

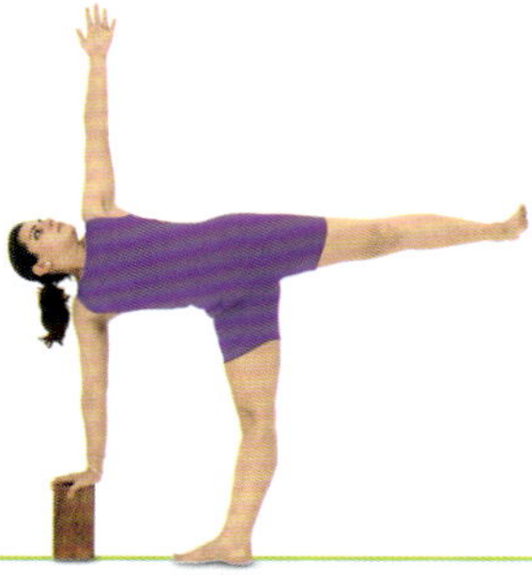

1 半月式（188页）

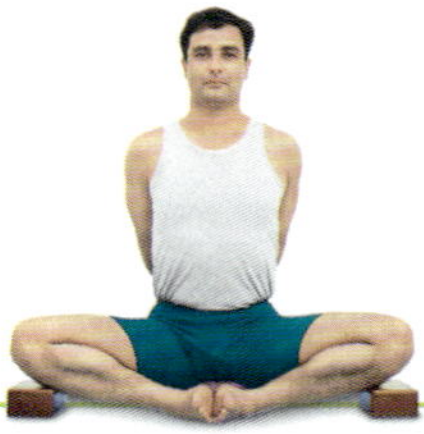

2 束角式（200页）

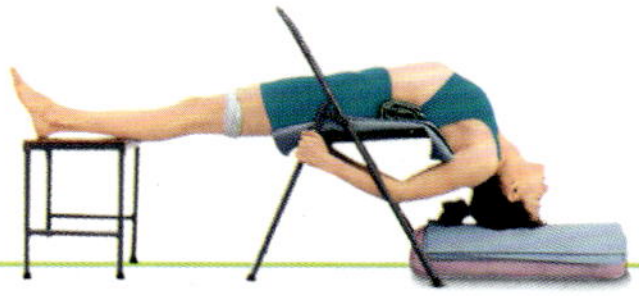

6 倒手杖式（231页）

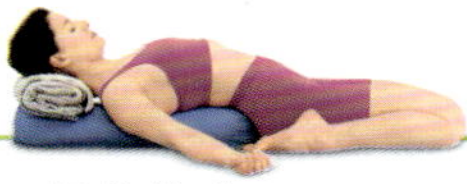

7 卧英雄式（238页）

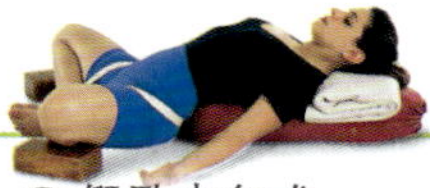

8 仰卧束角式（236页）

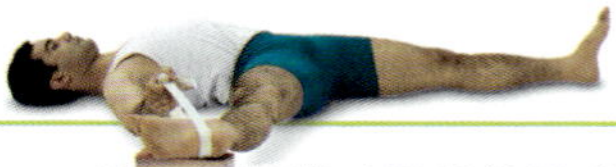

9 仰卧手抓脚趾腿部伸展式（235页）

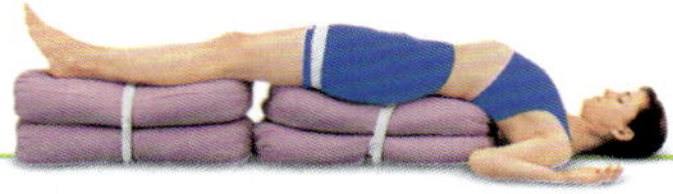

13 桥式（229页）

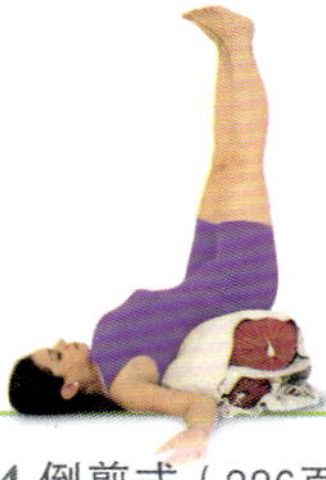

14 倒剪式（226页）

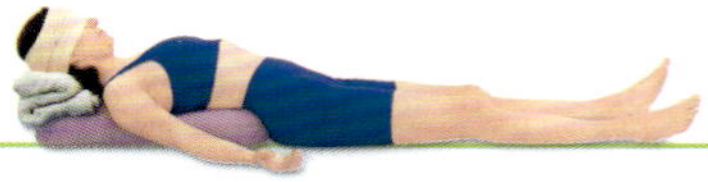

15 挺尸式（240页）

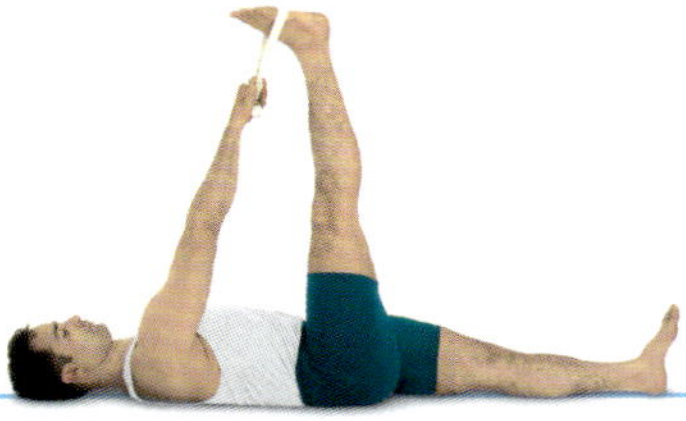

14 仰卧手抓脚腕腿部伸展式（234页）

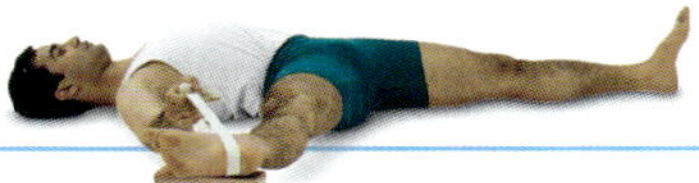

15 仰卧手抓脚趾腿部伸展式（235页）

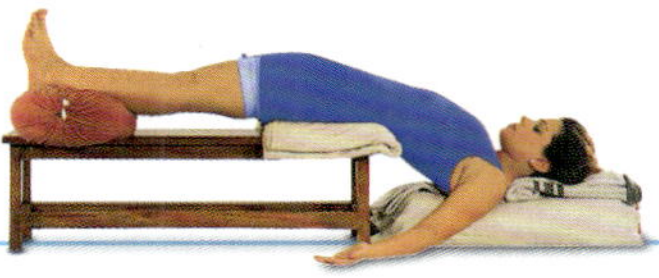

16 桥式（229页）

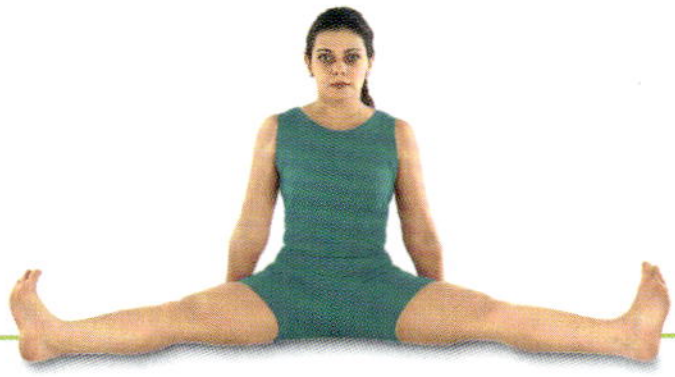

3 坐角式（205页）

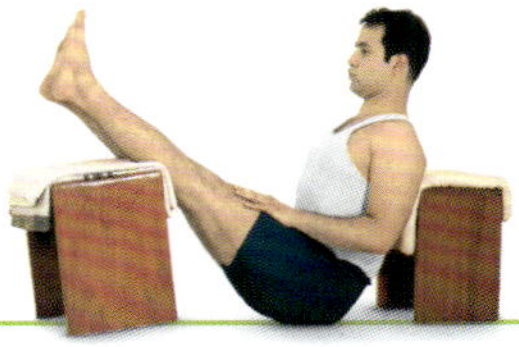

4 完全船式（202页）

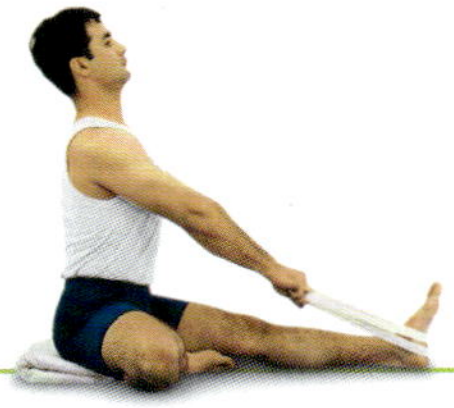

5 脸朝上单腿伸展式（199页）

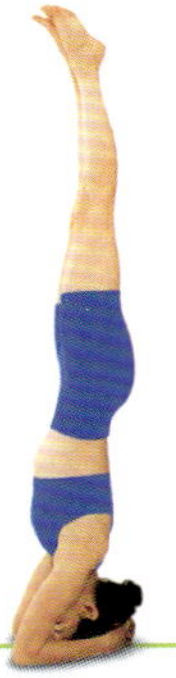

10 头倒立（130页）

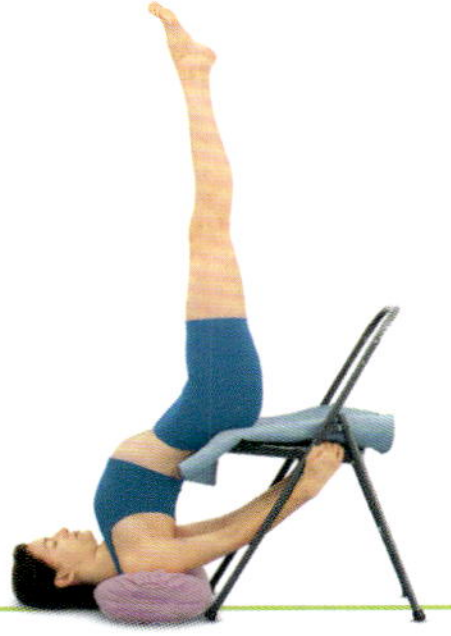

11 肩倒立（222页）

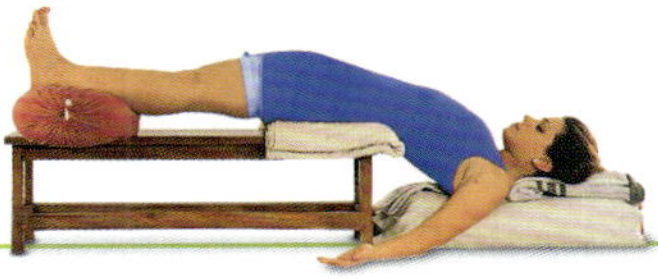

12 桥式（229页）

食管裂孔疝

患此病时，胃的上部分通过横膈膜的一个裂孔而进入胸部。食管裂孔疝通常会在中年人和体重超标的人群中出现。其症状包括胸部的疼痛和灼热感。

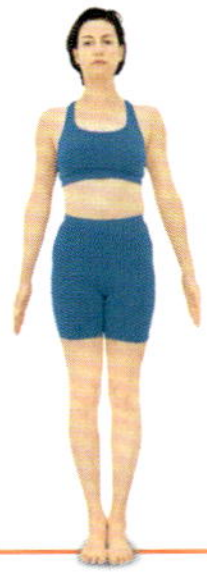

1 稳固的山式（178页）

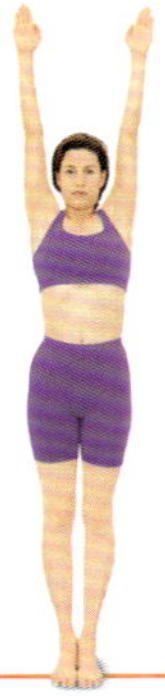

2 双臂向上伸展的山式（179页）

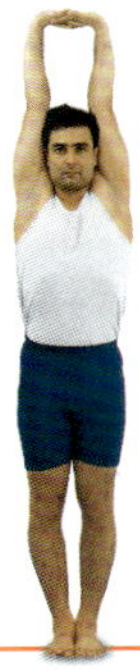

3 十指相交的山式（180页）

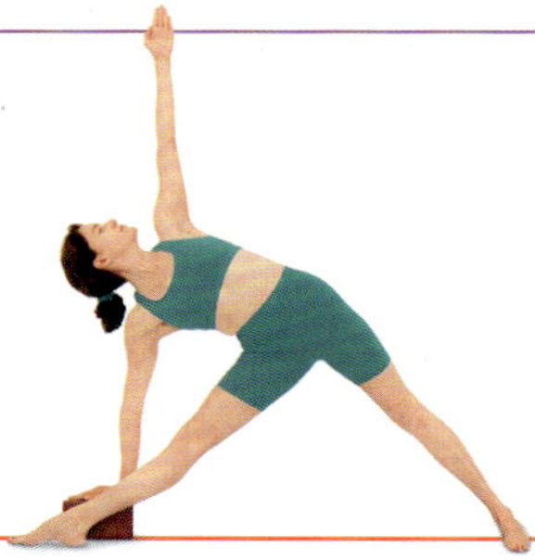

4 三角伸展式（184页）

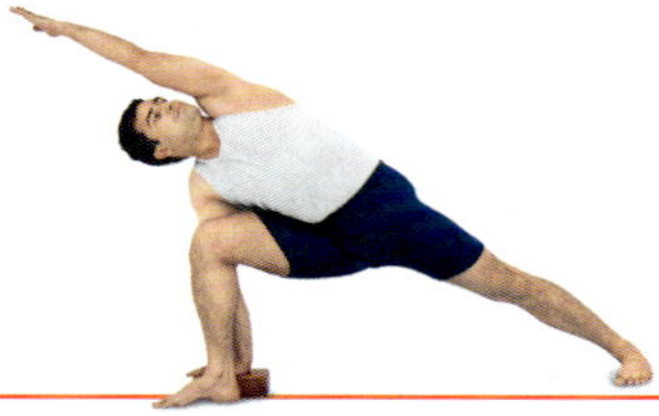

5 加强侧伸展式（186页）

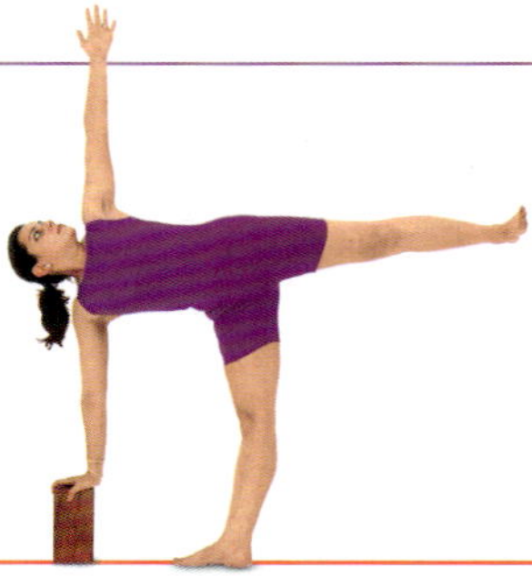

6 半月式（188页）

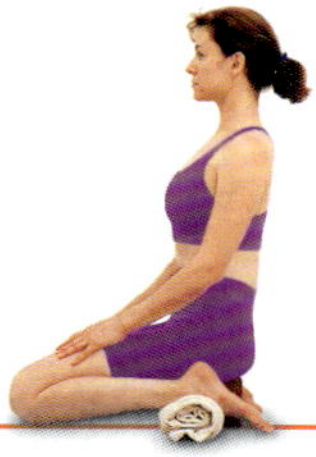

10 英雄式（198页）

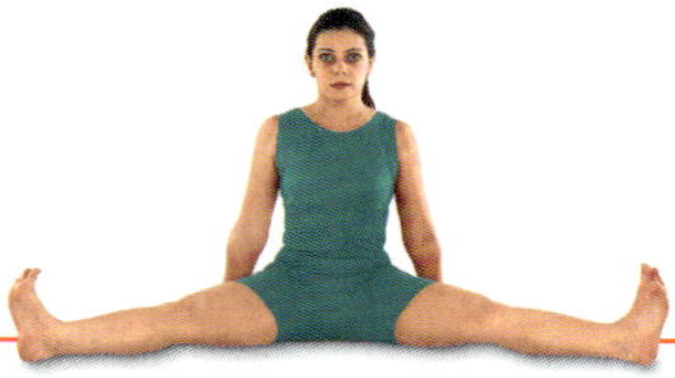

11 坐角式（205页）

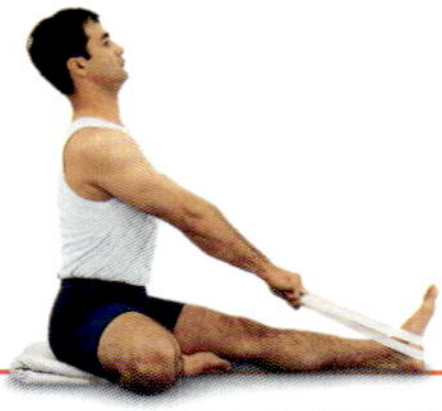

12 脸朝上单腿伸展式（199页）

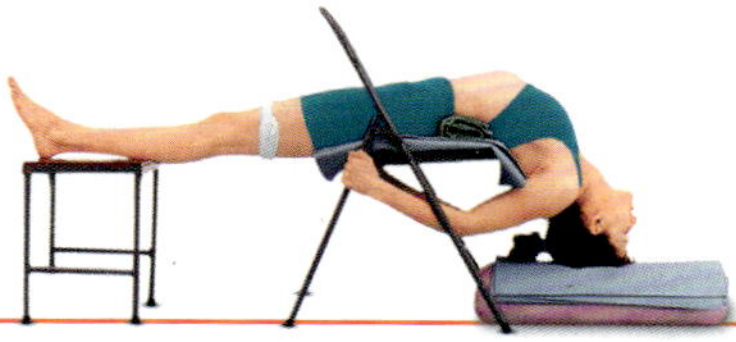

16 倒手杖式（231页）

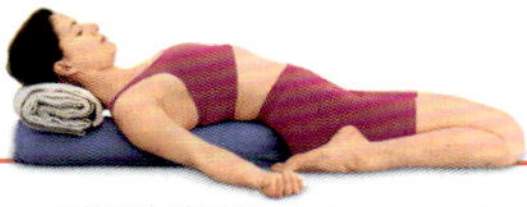

17 卧英雄式（238页）

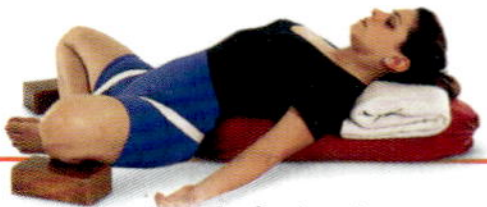

18 仰卧束角式（236页）

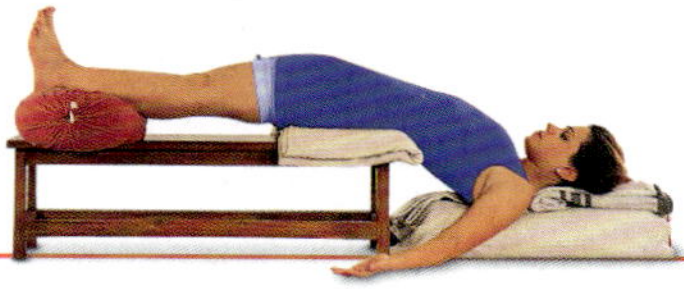

22 桥式（229页）

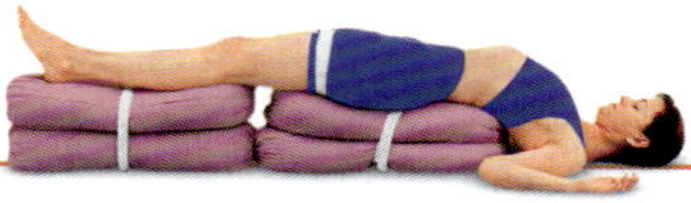

23 桥式（229页）

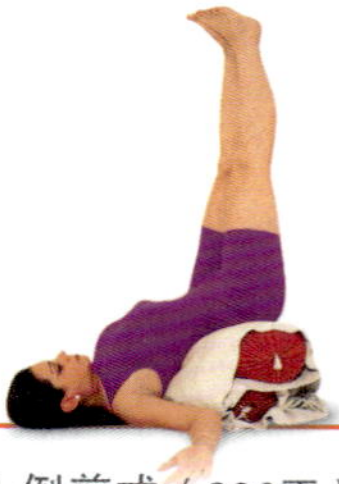

24 倒剪式（226页）

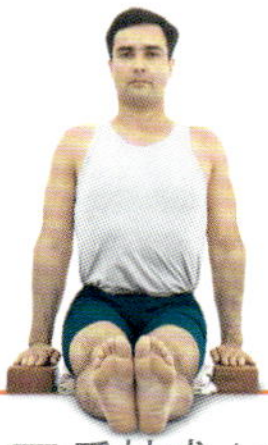

7 手杖式（197页）

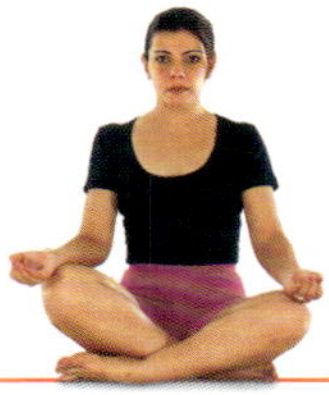

8 吉祥坐（201页）

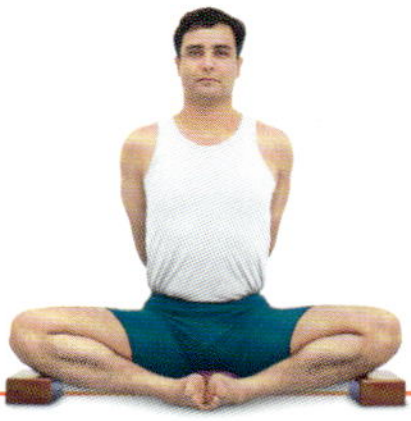

9 束角式（200页）

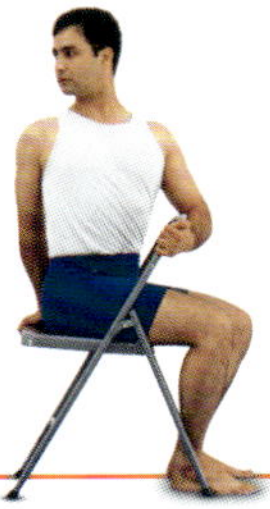

13 巴拉瓦伽扭转式（215页）

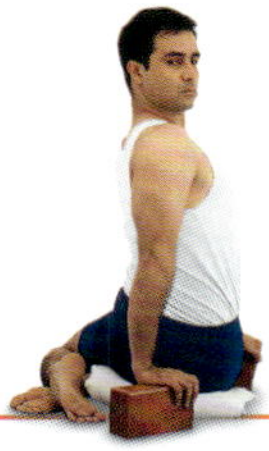

14 巴拉瓦伽扭转式（216页）

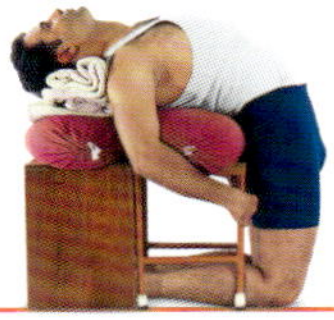

15 骆驼式（232页）

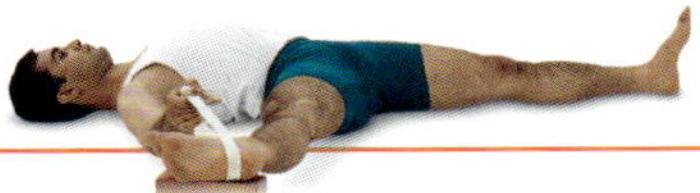

19 仰卧手抓脚趾腿部伸展式（235页）

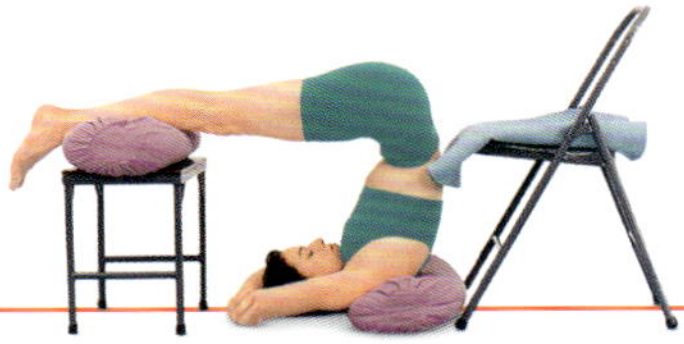

20 犁式（224页）

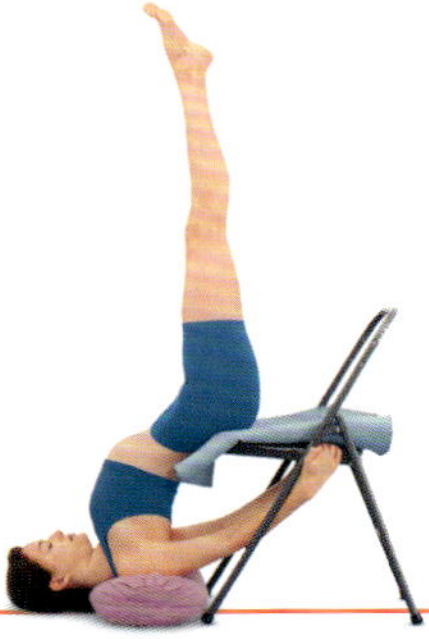

21 肩倒立（222页）

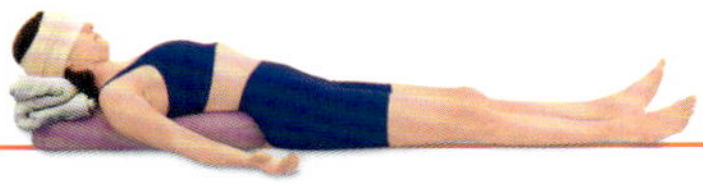

25 挺尸式（240页）

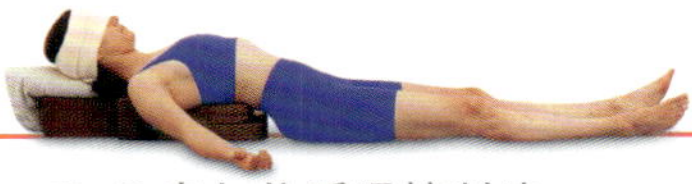

26 乌加依呼吸控制法（246页）

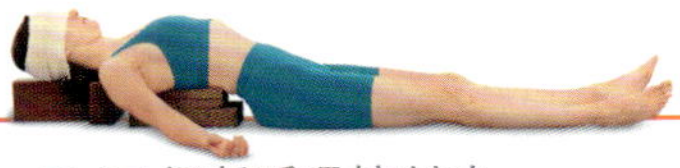

27 间断呼吸控制法（249页）

腹股沟疝

当肠子从腹壁下端的一个薄弱点或撕裂处突出来时就产生了腹股沟疝。直接性腹股沟疝会在腹股沟处形成凸起，间接性腹股沟疝将坠入阴囊中。

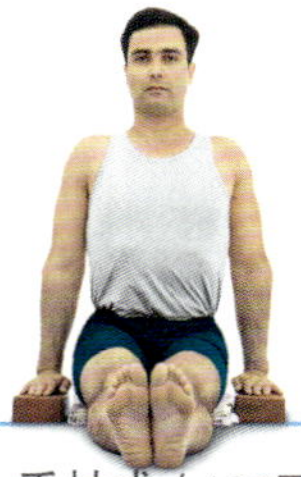

1 手杖式（197页）

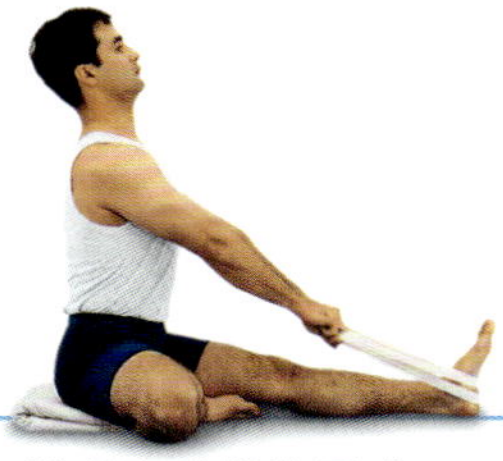

2 脸朝上单腿伸展式（199页）

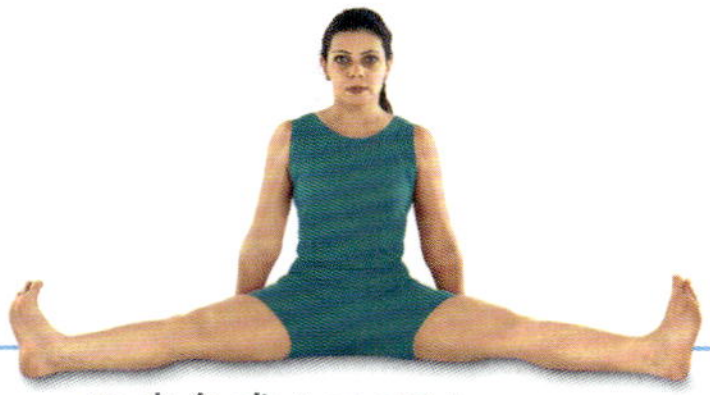

6 坐角式（205页）

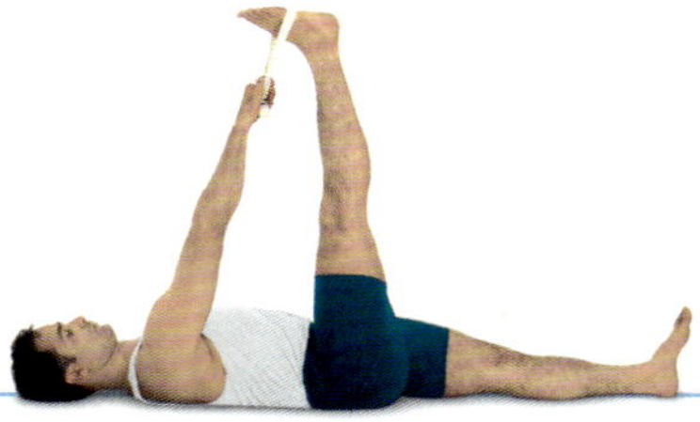

7 仰卧手抓脚腕腿部伸展式（234页）

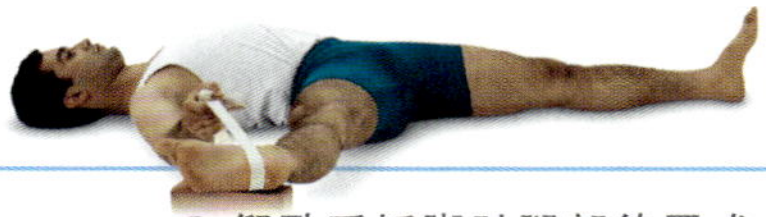

8 仰卧手抓脚趾腿部伸展式（235页）

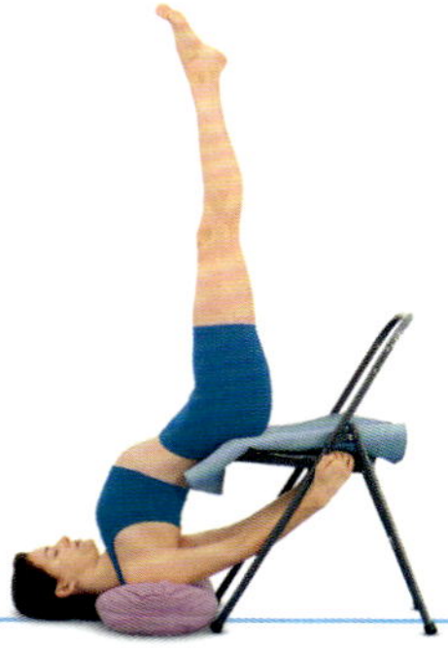

12 肩倒立（222页）

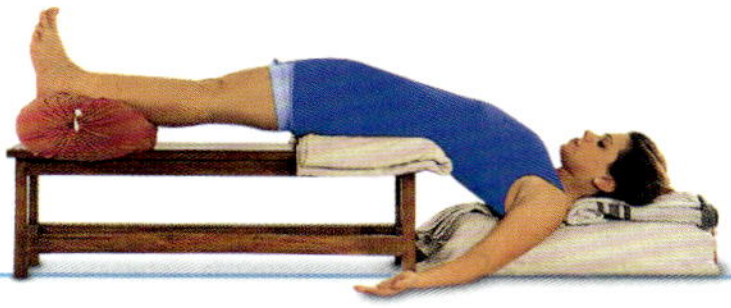

13 桥式（229页）

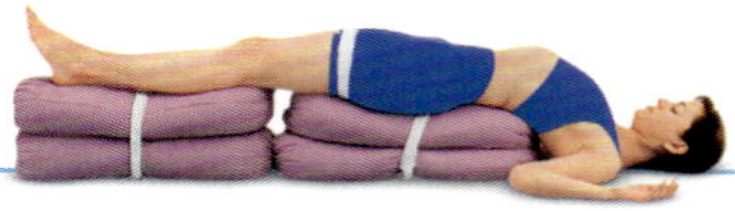

14 桥式（229页）

脐疝

脐疝有时见于婴儿，发病的部位为脐部区域。此病往往能不治而愈。脐疝也见于成年人，此时肠子通过脐部的腹壁而突出来。

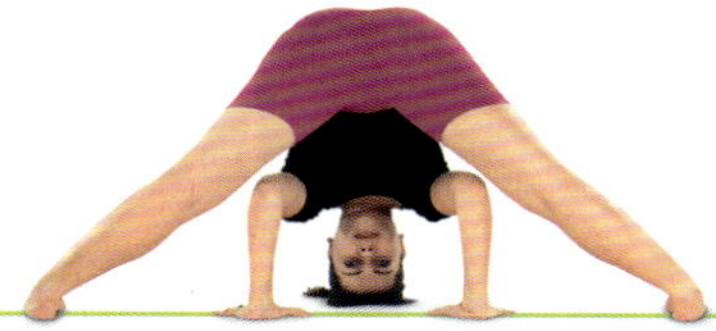

1 双角式（192页）

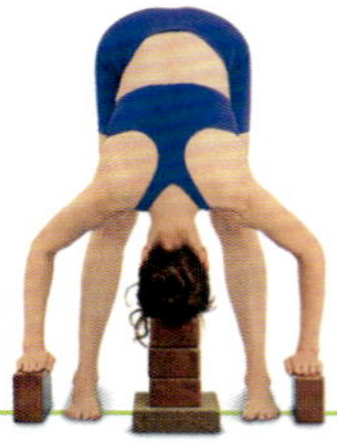

2 站立前曲式（189页）

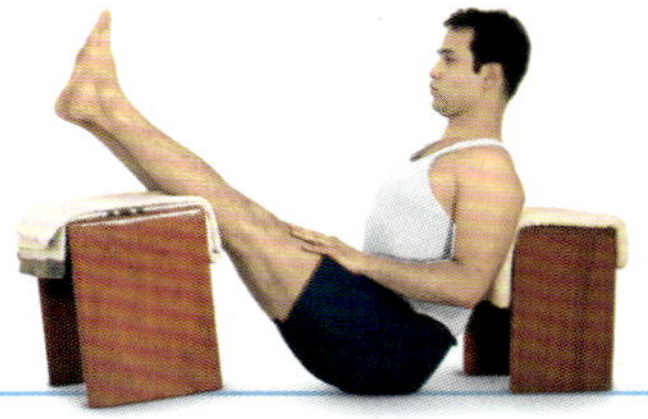

3 完全船式（202页）

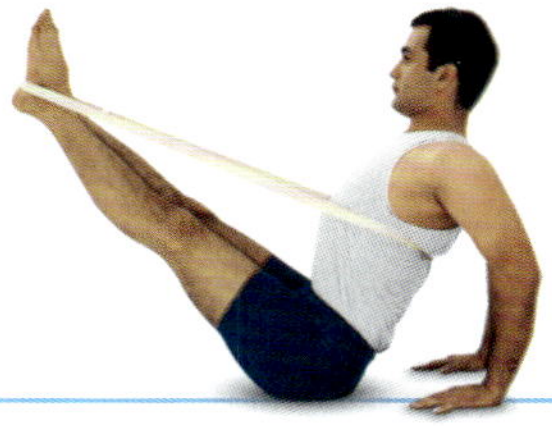

4 完全船式（204页）

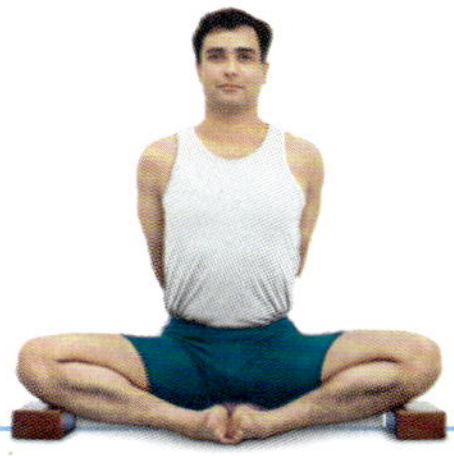

5 束角式（200页）

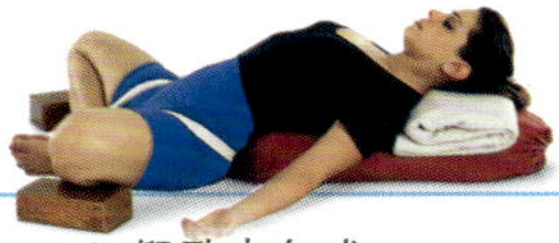

9 仰卧束角式（236页）

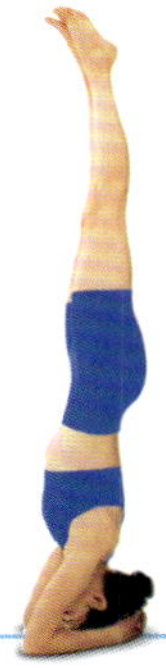

10 头倒立（130页）

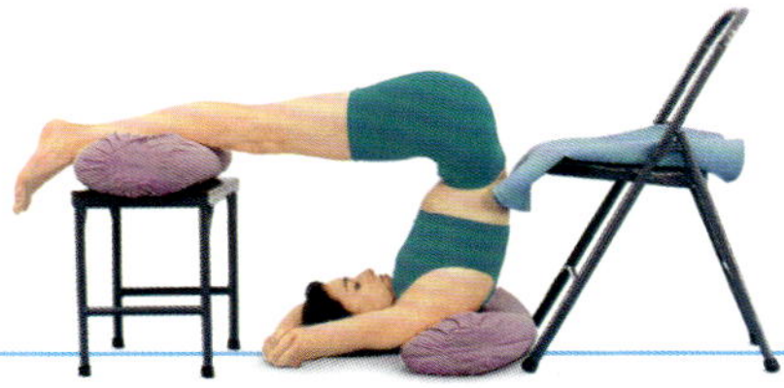

11 犁式（224页）

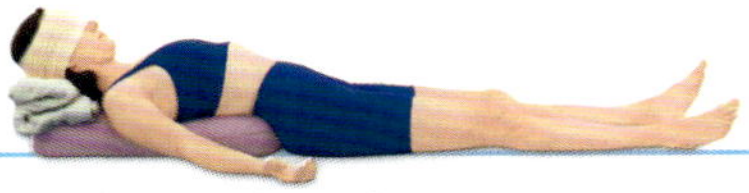

15 挺尸式（240页）

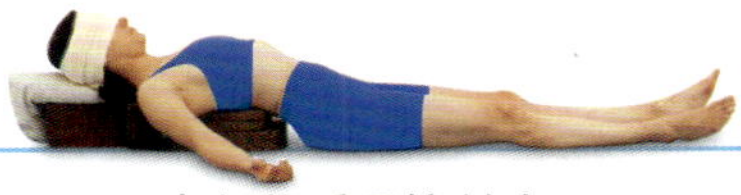

16 乌加依呼吸控制法（246页）

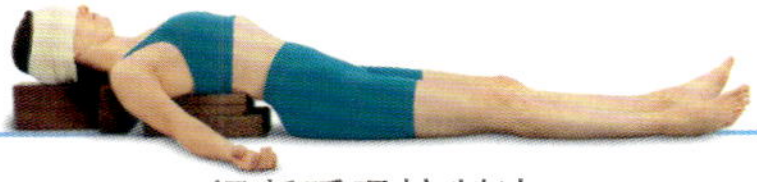

17 间断呼吸控制法（249页）

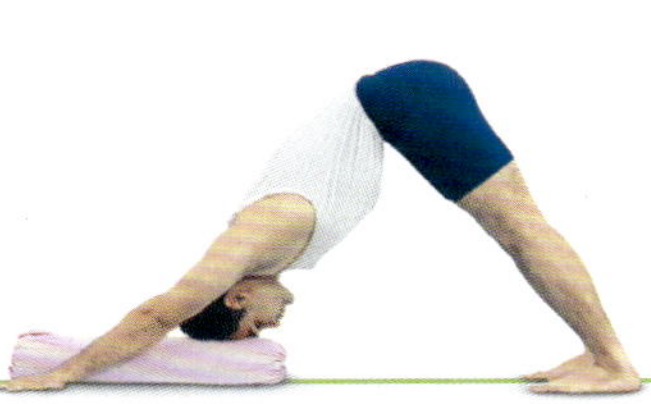

3 下犬式（196页）

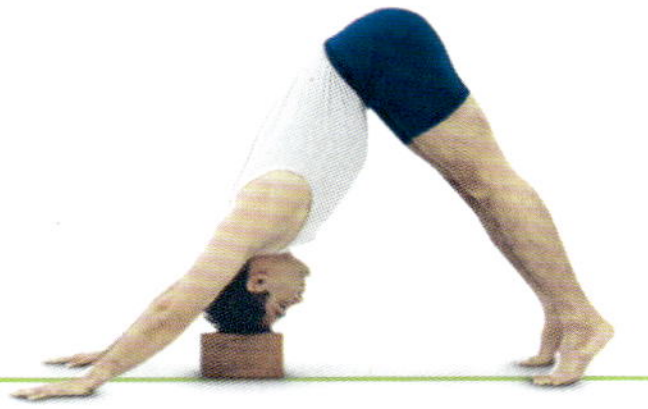

4 下犬式（196页）

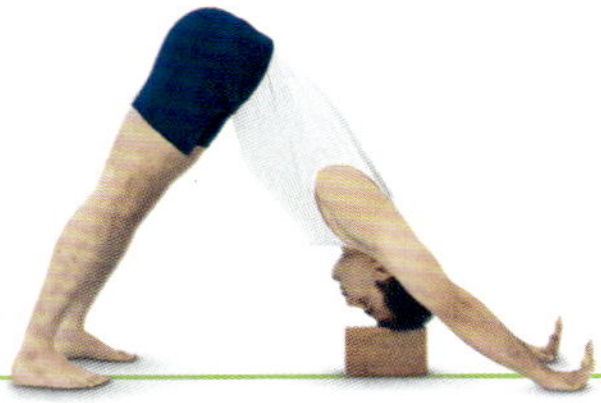

5 下犬式（195页）

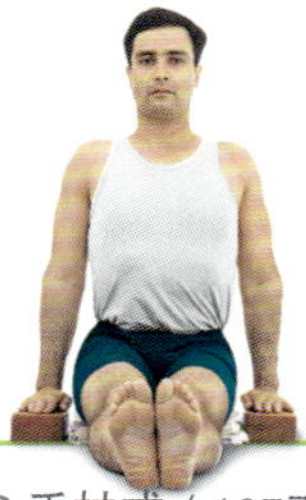

6 手杖式（197页）

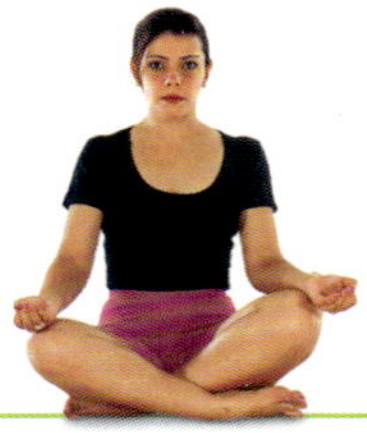

7 吉祥坐（201页）

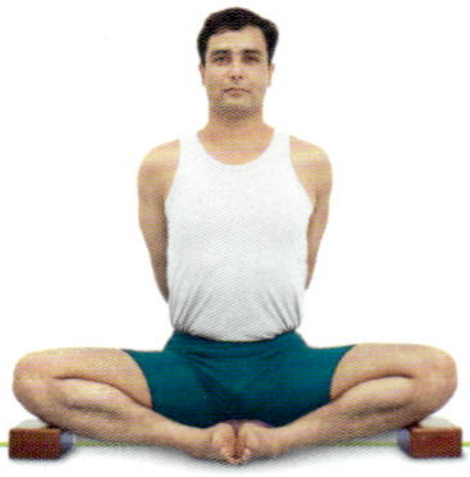

8 束角式（200页）

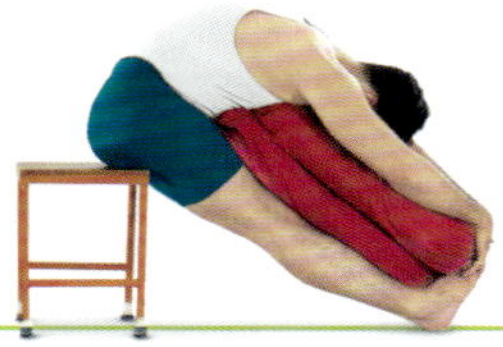

12 脸朝下加强背部伸展式（209页）

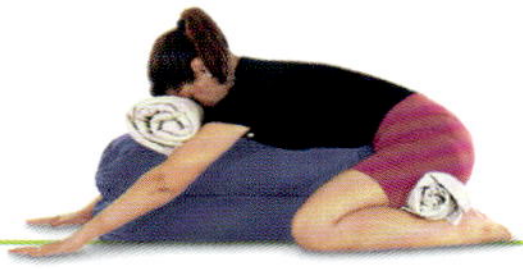

13 脸朝下的英雄式（213页）

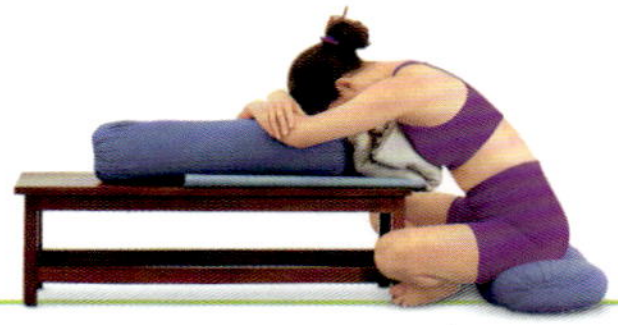

14 脸朝下盘腿式（214页）

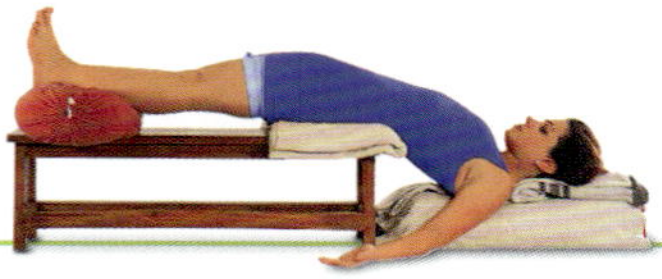

18 桥式（229页）

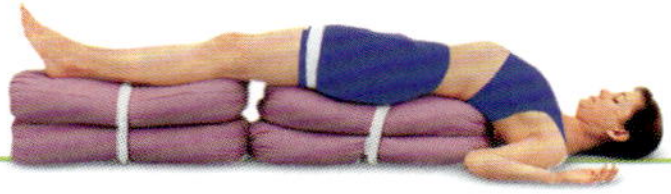

19 桥式（229页）

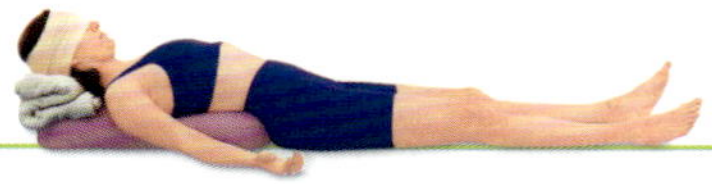

20 挺尸式（240页）

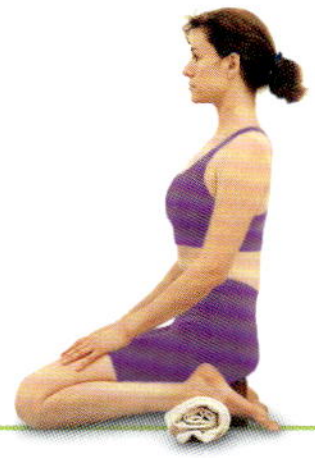

9 英雄式（198页）

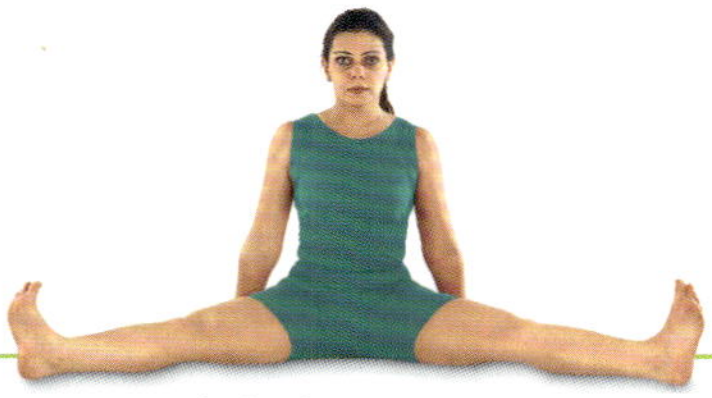

10 坐角式（205页）

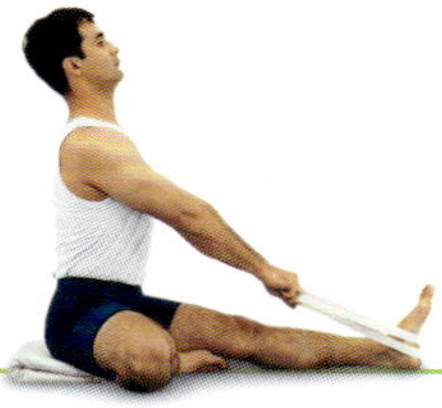

11 脸朝上单腿伸展式（199页）

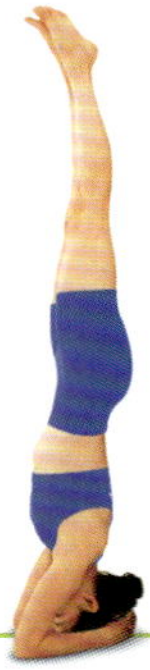

15 头倒立（130页）

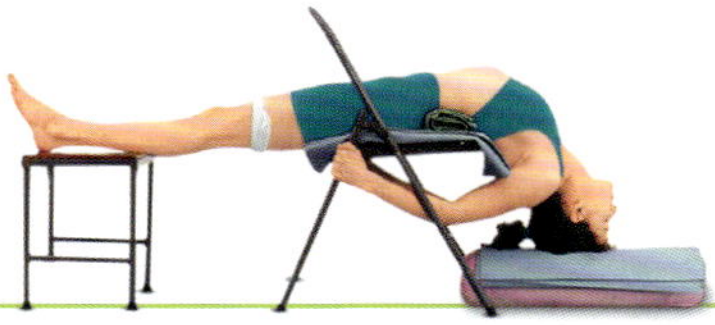

16 倒手杖式（231页）

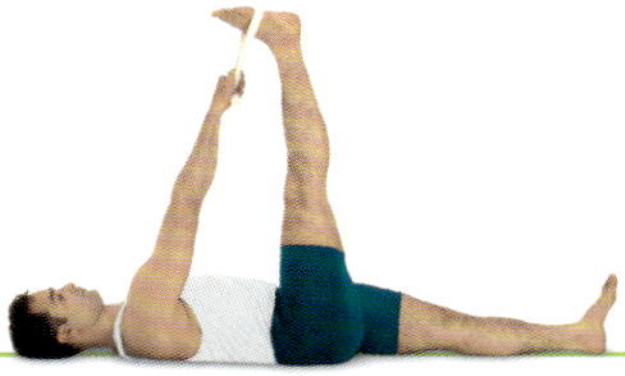

17 仰卧手抓脚腕腿部伸展式（234页）

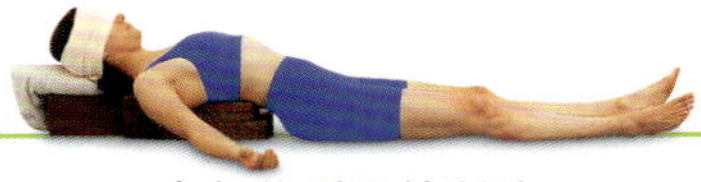

21 乌加依呼吸控制法（246页）

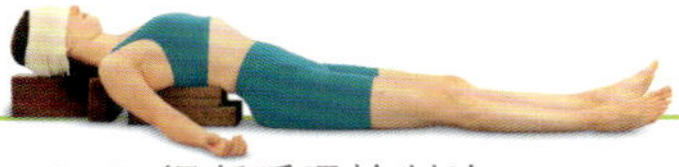

22 间断呼吸控制法（249页）

“体式有助于改变一个人摆脱仅对身体的觉知，而转向对灵魂的意识。”

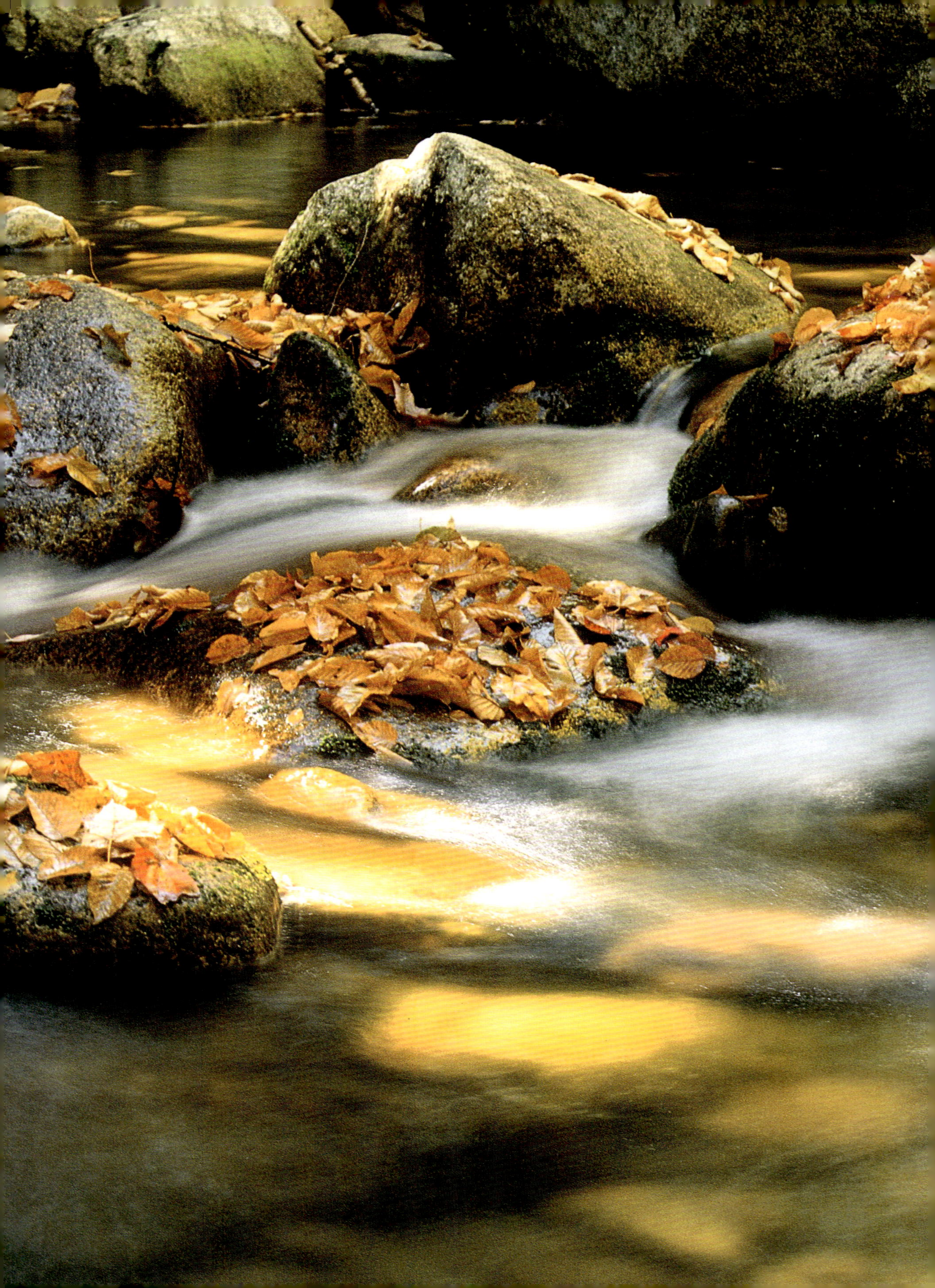

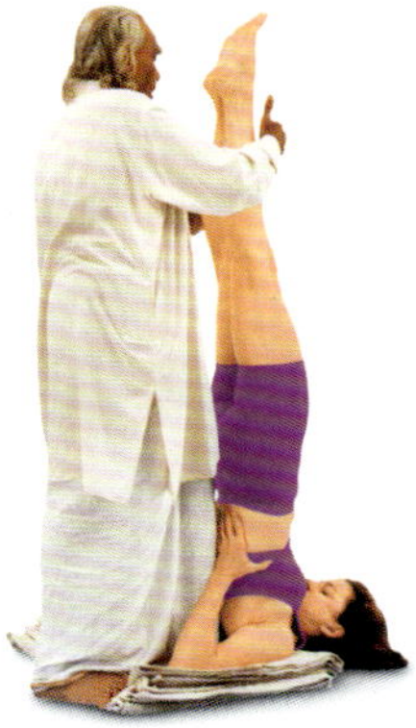

第8章 艾扬格瑜伽课程

“我们的躯体是弓，体式是瞄准标靶（灵魂）的箭。”

学习一门新知识需要诚心和恒心。在习练瑜伽时，身体、感官、情绪、精神和意识缓慢而逐步地被驯服。初学者从简单的体式开始，不断地增强力量和专注心，然后过渡到更为复杂的体式。水平较高的瑜伽学生也应该以合乎逻辑的体式流程习练瑜伽，这样才能体会到各个体式的全部益处。要理解体式的正确编排需要一个按部就班的过程。正如汽车挂在一挡时无法快速前进一样，我们需要时间和耐心去理解体式的微妙之处以及其技巧上的要求。

瑜伽习练指南

以下课程将引领你从简单体式过渡到复杂体式。你应该遵照每一周所列明的体式流程进行习练。这样将使你的瑜伽习练更有效，并将受伤的可能性降至最低。

刚开始习练瑜伽时，人们总带着许多主观的想法。一些人期望疾病获得立竿见影的疗愈，而另一些人则猜想自己连那些最简单的体式也难以完成。这类人通常是那些肌肉僵硬或姿势不正确者。即使拥有健康的体魄也有可能不具备正确习练瑜伽所需的身心稳定。因此，初学者必须首先习练最基础的体式，然后，经由持续、定期的习练，最终让智性穿透躯体的所有层面（见38页）。

给予初学者的建议

起初，在你感觉舒适的范围内习练我所推荐的体式流程中尽可能多的体式。不要耗尽你的体力或耐力。以较小的期望值去开始你的瑜伽计划。重新塑造肌肉、骨骼、组织、姿势和内部器官需要花一些时间。在艾扬格瑜伽中，最基本的运动方式（如将右脚外转或十指相交）被称为“动作”（motions），而更细微的运动方式（如上提髌骨、收紧腹股沟和双肾内收）则被视为“精微动作”（actions）。动作使身体达成某一体式，而精微动作则使体式得以完善。理解动作是第一位的。学会如何观察胜过所必须观察的内容，掌握体式的要点远比做对动作重要。对于初学者来说，一些体式说明或许显得很含糊，甚至不可能做到。但当每一次身体移动变得越来越简单，在这个过程中，你将逐渐地意识到：身体运动的复杂性与细微性不再是抽象的概念，而是必然的要素。最终，通过对某一体式中各种精微动作的理解，你将建立起个人的习练节奏与进度。

这个瑜伽课程从简单的体式开始，帮助你的身体做好准备，能够轻松习练更复杂的体式。你将学会触及那些你自身都不曾知晓却早已存在的层面。体式使你与你的内在世界相连接。

你的瑜伽日程表

你应该在精神焕发、精力充沛时习练瑜伽。肌肉不太僵硬的清晨或肌肉柔韧自如的傍晚都是习练的最佳时段。不要在饱腹后立即习练瑜伽。习练时间的长短要灵活安排。学会把握停止习练的时机。

让你的瑜伽习练成为日常活动的一部分。如果你感到疲劳或身体某一部位疼痛，那么体式的习练将缓解身体的压力与紧张。在习练每一个体式前，脑海中要回想此体式的注意事项。

一般性的指导

如果你不能正确地掌握某个体式，那就习练一个与之动作相近的体式。身体、感官、情绪、大脑和意识将在瑜伽的潜移默化中被驯服。如果你停止习练某个体式，身体将会失去它一部分的智性。你应该习练各种的体式。比如说，如果你腿部疼痛，也不要放弃瑜伽习练。你应该找到那个感觉不适的位置，想一想它的病因，并且了解如何消除它。运用智性去为这个不适的区域带来

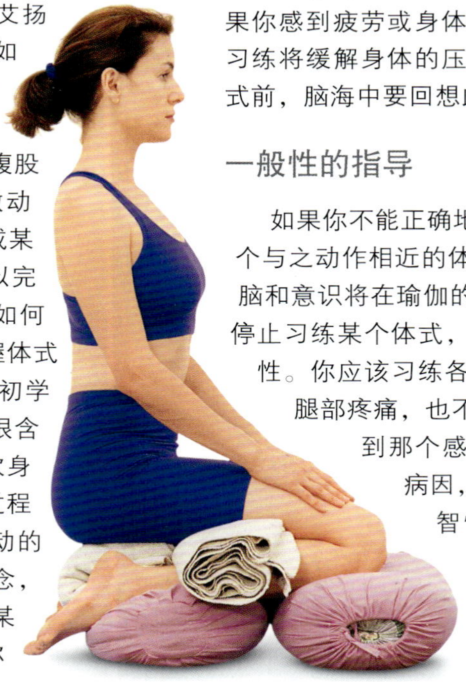

保持姿势
完全集中在最后的姿势。

安抚的情绪。你应该深入探究你的意识，并将平静感带到身体最需要平静的部位。

气候环境

瑜伽习练要与你身心的状态相配合。炎热的夏天可能使你感到筋疲力尽或身体脱水，那就使用辅助工具习练来放松身体。例如，在一张椅子和一个抱枕的辅助下完成肩倒立。躺卧、倒立以及放松体式也很适合在夏天习练，因为它们使身体的新陈代谢变得缓慢，全方位地平静身心，保存能量。在冬天，站立、后弯和倒立体式有助于防治感冒、关节炎和季节性抑郁症。扭转、前曲和倒立体式则对消除潮湿气候所产生的副作用很有帮助。

体式编排

采用我所给予的顺序习练系列体式可以提高这些体式的效率，同时增进你对每一个体式的切身感受。要明白体式编排的意义所在需要花一些时间。在尝试亲自制定一个符合个人需求的体式习练顺序之前，你应该掌握每一个体式的精微动作以及其对于身体的影响。遵循“20周瑜伽习练课程”习练直到你感觉有足够的信心去创建自己的体式编排。但是某些疾病患者应该按照第六章所给出的、针对他们身体状况所设置的体式流程（见251～397页）进行习练。

体式的停留时间

尽可能在最终姿势中停留我所建议的时间，从而最大限度地获取益处并增强体力。然而，时间的长短也取决于专注力。大脑的智性来去匆匆，但身体的智性却不能以同等的速度被唤醒。你必须在体式停留的整个过程里去感知身体的所有部位。

最终，你将运用自身的辨别力并根据自己的年龄和健康状况来决定你想要习练的体式编排、时间及类别。你应该不断培养对体式的觉知，并在头脑中不断加深对体式的理解。首先，要舒展和唤醒身心，让身心领悟整套体式的编排逻辑。例如，不要以一个后弯体式作为一次瑜伽习练的开头。对于那些身体处于最佳状态的习练者，他们可以相当轻松愉快地完成各个体式流程。如果你的身体状况欠佳，那么就逐步形成一个适合你身体条件的体式流程。你的瑜伽习练应该具备身体的、生理的、心理的以及灵性的节奏。

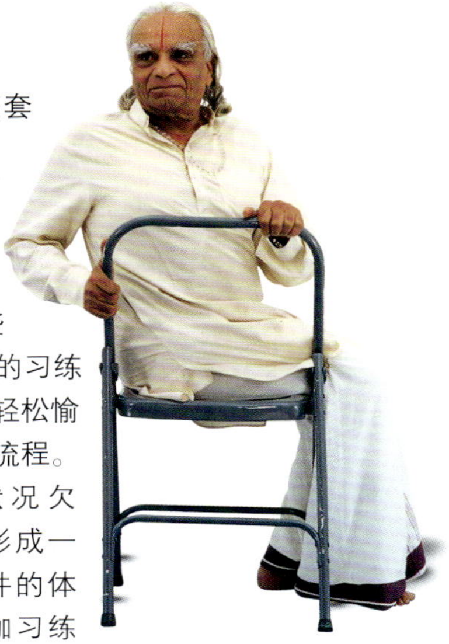

平衡与和谐

艾扬格大师在巴伽瓦拉扭转式的变体中。

形成你自己的瑜伽习练

“20周瑜伽习练课程”中列出的所有体式都是一些比较简单的体式，在辅助工具的帮助下习练起来甚至会更容易。在最初的数周内，你应该靠墙习练战士第一式和第二式（Virabhadrasana 1 and 2，见88页和68页）。一旦你在此体式中感觉舒适，就可以无须墙面的辅助进行习练了。同样，在习练三角伸展式（Utthita Trikonasana）大约6周（这个时间因人而异）后，你可以将手放在地面上而非木砖上。在习练犁式（Halasana）、肩倒立（Salamba Sarvangasana）和船式（Urdhva Dhanurasana）6周后，你方可在没有辅助工具的情况下完成这三个体式。要想不用墙壁的辅助就达成头倒立（Salamba Sirsasana）可能需要习练长达8周的时间。在尝试习练半英雄前曲伸展坐式（Trianga Mukhaikapada Paschimottanasana）6周后，你可以将这个体式安排在单腿头碰膝式（Janu Sirsasana）和加强背部伸展式之后进行习练。当你的肌肉和关节变得灵活自如后，辅助工具将成为一种障碍。到那时，你将顺利地过渡到无须辅助工具的经典体式习练。

20周瑜伽习练课程

第1周

体式名称	页码
1. 稳固的山式 抵靠墙壁	178
2. 双臂向上伸展的山式 抵靠墙壁	179
3. 十指相交的山式 抵靠墙壁	180
4. 站立前曲式 1块泡沫砖、5块木砖	189
5. 下犬式 3块木砖	194
6. 手杖式 1条毯子和2块木砖	197
7. 英雄式 2张毯子和2个抱枕	198
8. 脸朝下的英雄式 2张毯子和2个抱枕	213
9. 加强背部伸展式 1张凳子和2个抱枕 （习练时双腿分开）	208
10. 巴拉瓦伽扭转式 1条毯子和2块木砖	216
11. 桥式 4个抱枕	229
12. 挺尸式	162

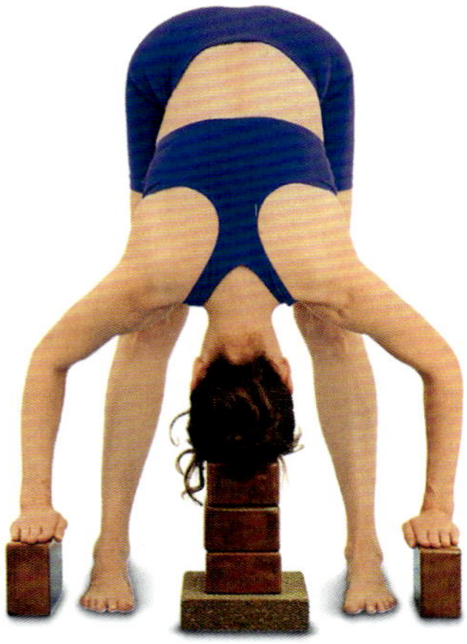

第2周

体式名称	页码
1. 稳固的山式 抵靠墙壁	178
2. 双臂向上伸展的山式 抵靠墙壁	179
3. 十指相交的山式 抵靠墙壁	180
4. 双臂背后相叠的山式	181
5. 三角伸展式 1块木砖	184
6. 站立前曲式 1块泡沫砖、5块木砖	189
7. 下犬式 3块木砖	194
8. 手杖式 1条毯子和2块木砖	197
9. 英雄式 2张毯子和2个抱枕	198
10. 脸朝上单腿伸展式 1条瑜伽带	199
11. 束角式 2块木砖和1个抱枕 （辅助工具与髋部平行）	200
12. 脸朝下的英雄式 2张毯子和2个抱枕	213
13. 加强背部伸展式 2个抱枕和1条瑜伽带 （习练时双腿分开）	208
14. 巴拉瓦伽扭转式 1张椅子（坐于椅面的旁侧）	215
15. 仰卧束角式 1条毯子、1个抱枕、 2块木砖、1条瑜伽带	236
16. 桥式 4个抱枕	229
17. 挺尸式	162

*除非特别提示，所有的砖都是木制的。

第3周

体式名称	页码
1. 稳固的山式 抵靠墙壁	178
2. 双臂向上伸展的山式 抵靠墙壁	179
3. 十指相交的山式 抵靠墙壁	180
4. 双臂背后相叠的山式	181
5. 三角伸展式 1块木砖	184
6. 站立前曲式 1块泡沫砖、5块木砖	189
7. 下犬式 1块木砖（脚跟抵靠墙壁）	196
8. 手杖式 1条毯子和2块木砖	197
9. 英雄式 2张毯子和2个抱枕	198
10. 脸朝上单腿伸展式 1条瑜伽带	199
11. 束角式 2块木砖和1个抱枕 （辅助工具与髋部平行）	200
12. 脸朝下的英雄式 2张毯子和2个抱枕	213
13. 加强背部伸展式 2个抱枕和1条瑜伽带 （习练时双腿分开）	208
14. 巴拉瓦伽扭转式 1张椅子（坐于椅面的旁侧）	215
15. 加强玛里琪扭转式 1张凳子、1块圆形木砖、 一面墙	218
16. 仰卧束角式 1条毯子、1个抱枕、 2块木砖、1条瑜伽带	236
17. 桥式 4个抱枕	229
18. 挺尸式	162

第4周

体式名称	页码
1. 稳固的山式 抵靠墙壁	178
2. 双臂向上伸展的山式 抵靠墙壁	179
3. 十指相交的山式 抵靠墙壁	180
4. 双臂背后相叠的山式	181
5. 双手相扣成牛面式的山式	183
6. 三角伸展式 1块木砖	184
7. 加强侧伸展式 1块木砖	186
8. 站立前曲式 1块泡沫砖、5块木砖	189
9. 下犬式 1块木砖（脚跟抵靠墙壁）	196
10. 手杖式 1条毯子和2块木砖	197
11. 英雄式 2张毯子和2个抱枕	198
12. 脸朝上单腿伸展式 1条瑜伽带	199
13. 吉祥坐	201
14. 束角式 2块木砖和1个抱枕 （辅助工具与髋部平行）	200
15. 坐角式	205
16. 脸朝下的英雄式 2张毯子和2个抱枕	213
17. 加强背部伸展式 2个抱枕和1条瑜伽带 （习练时双腿分开）	208
18. 单腿头碰膝式 1张凳子、1条毯子、1个抱枕	210
19. 加强背部伸展式 3个抱枕	207
20. 巴拉瓦伽扭转式 1张椅子（坐于椅面的旁侧）	215
21. 巴拉瓦伽扭转式 1张椅子（双腿穿越椅背）	215
22. 加强玛里琪扭转式 1张凳子、1块圆形木砖、 一面墙	218
23. 英雄坐侧扭转式 1条卷好的毯子、2块木砖	220
24. 仰卧束角式 1条毯子、1个抱枕、 2块木砖、1条瑜伽带	236
25. 仰卧手抓脚趾腿部伸展式 1条瑜伽带	234
26. 桥式 4个抱枕	229
27. 挺尸式	162

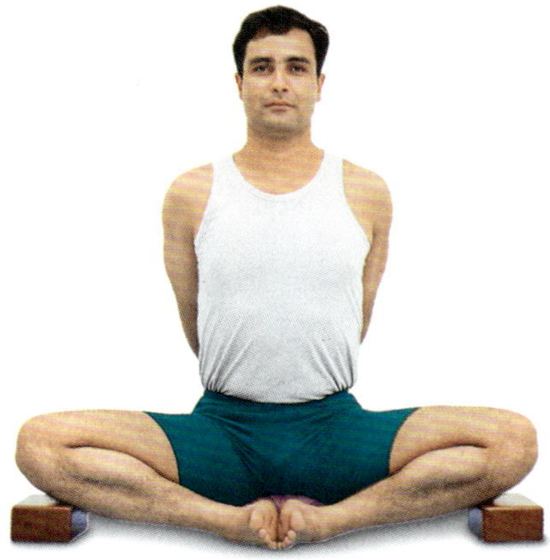

第5周

体式名称	页码
1. 稳固的山式 抵靠墙壁	178
2. 双臂向上伸展的山式 抵靠墙壁	179
3. 十指相交的山式 抵靠墙壁	180
4. 双臂背后相叠的山式	181
5. 双手相扣成牛面式的山式	183
6. 三角伸展式 1块木砖	184
7. 加强侧伸展式 1块木砖	186
8. 战士第一式	88
9. 战士第二式	68
10. 下犬式 1块木砖（脚跟抵靠墙壁）	196
11. 加强腿部伸展式 1块木砖或1个抱枕	193
12. 站立前曲式	191
13. 手杖式 1条毯子和2块木砖	197
14. 英雄式 2张毯子和2个抱枕	198
15. 脸朝上单腿伸展式 1条瑜伽带	199
16. 吉祥坐	201
17. 束角式 2块木砖和1个抱枕 （辅助工具与髋部平行）	200
18. 坐角式	205
19. 脸朝下的英雄式 2张毯子和2个抱枕	213
20. 脸朝下盘腿式 1张凳子、1条毯子、1个抱枕	214
21. 加强背部伸展式 3个抱枕	207
22. 单腿头碰膝式 1张凳子、1条毯子和1个抱枕	210
23. 加强背部伸展式 1张凳子和2个抱枕	208

体式名称	页码
24. 巴拉瓦伽扭转式 1张椅子（坐于椅面的旁侧）	215
25. 巴拉瓦伽扭转式 1张椅子（双腿穿越椅背）	215
26. 巴拉瓦伽扭转式 1条毯子和2块木砖	216
27. 加强玛里琪扭转式 1张凳子、1块圆形木砖、 一面墙	218
28. 英雄坐侧扭转式 1条卷好的毯子和2块木砖	221
29. 仰卧束角式 1条毯子、1个抱枕、 2块木砖、1条瑜伽带	236
30. 仰卧手抓脚趾腿部伸展式 1条瑜伽带	234
31. 仰卧手抓脚趾腿部伸展式 1块木砖和1条瑜伽带	235
32. 桥式 1张长凳、1条毯子和2个抱枕	229
33. 挺尸式	162

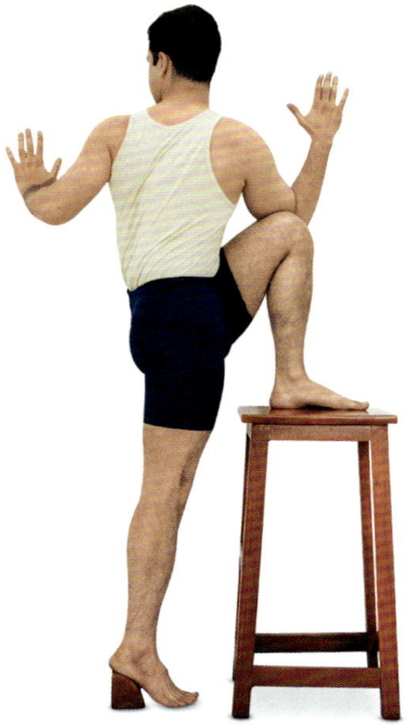

第6周

体式名称	页码
1. 稳固的山式 抵靠墙壁	178
2. 双臂向上伸展的山式 抵靠墙壁	179
3. 十指相交的山式 抵靠墙壁	180
4. 双臂背后相叠的山式	181
5. 双手相扣成牛面式的山式	183
6. 三角伸展式 1块木砖	184
7. 加强侧伸展式 1块木砖	186
8. 战士第一式	88
9. 战士第二式	68
10. 半月式 1块木砖	188
11. 下犬式 1块木砖（脚跟抵靠墙壁）	196
12. 加强腿部伸展式 1块木砖或1个抱枕	193
13. 站立前曲式 1块泡沫砖和5块木砖	189
14. 脸朝下加强背部伸展式 1张凳子和2个抱枕	209
15. 手杖式 1条毯子和2块木砖	197
16. 英雄式 2张毯子和2个抱枕	198
17. 脸朝上单腿伸展式 1条瑜伽带	199
18. 吉祥坐	201
19. 束角式 2块木砖和1个抱枕 （辅助工具与髋部平行）	200
20. 坐角式	205
21. 完全船式 2张凳子和3张瑜伽垫	202
22. 脸朝下的英雄式 2张毯子和2个抱枕	213
23. 脸朝下盘腿式 1张凳子、1条毯子、1个抱枕	214

体式名称	页码
24. 加强背部伸展式 2个抱枕和1条瑜伽带 （习练时双腿分开）	208
25. 单腿头碰膝式 1张凳子、1条毯子和1个抱枕	210
26. 加强背部伸展式 三个抱枕	207
27. 巴拉瓦伽扭转式 1张椅子（坐于椅面的旁侧）	215
28. 巴拉瓦伽扭转式 1张椅子（双腿穿越椅背）	215
29. 巴拉瓦伽扭转 1条毯子和2块木砖	216
30. 玛里琪扭转式 1条毯子和1块木砖	217
31. 加强玛里琪扭转式 1张凳子、1块圆形木砖、 一面墙	218
32. 英雄坐侧扭转式 1条毯子和1块木砖	220
33. 仰卧束角式 1条毯子、1个抱枕、 2块木砖、1条瑜伽带	236
34. 卧英雄式 1条毯子和1个抱枕	238
35. 仰卧手抓脚趾腿部伸展式 1条瑜伽带	234
36. 仰卧手抓脚趾腿部伸展式 1块木砖和1条瑜伽带	235
37. 犁式 1张凳子、1张椅子、 1条毯子和2个抱枕	224
38. 桥式 1张长凳、1条毯子和2个抱枕	229
39. 挺尸式	162

第7周

体式名称	页码
1. 稳固的山式 抵靠墙壁	178
2. 双臂向上伸展的山式 抵靠墙壁	179
3. 十指相交的山式 抵靠墙壁	180
4. 双臂背后相叠的山式	181
5. 双手相扣成牛面式的山式	183
6. 三角伸展式 1块木砖	184
7. 加强侧伸展式 1块木砖	186
8. 战士第一式	88
9. 战士第二式	68
10. 半月式 1块木砖	188
11. 加强胸部伸展式	76
12. 下犬式 1块木砖	196
13. 加强腿部伸展式 1块木砖或1个抱枕	193
14. 站立前曲式 1块泡沫砖和5块木砖	189
15. 脸朝下加强背部伸展式 1张凳子和2个抱枕	209
16. 手杖式 1条毯子和2块木砖	197
17. 英雄式 2张毯子和2个抱枕	198
18. 脸朝上单腿伸展式 1条瑜伽带	199
19. 吉祥坐	201
20. 束角式 2块木砖和1个抱枕	200
21. 坐角式	205
22. 完全船式 2张凳子和3张瑜伽垫	202
23. 脸朝下的英雄式 2张毯子和2个抱枕	213
24. 脸朝下盘腿式 1张凳子、1条毯子、1个抱枕	214
25. 加强背部伸展式 2个抱枕和1条瑜伽带 （习练时双腿分开）	208
26. 单腿头碰膝式 1张凳子、1条毯子和1个抱枕	210
27. 加强背部伸展式 三个抱枕	207
28. 巴拉瓦伽扭转式 1张椅子（坐于椅面的旁侧）	215
29. 巴拉瓦伽扭转式 1张椅子（双腿穿越椅背）	215
30. 巴拉瓦伽扭转式 1条毯子和2块木砖	216
31. 玛里琪扭转式 1条毯子和1块木砖	217
32. 加强玛里琪扭转式 1张凳子、1块圆形木砖、 一面墙	218
33. 英雄坐侧扭转式 1条毯子和1块木砖	220
34. 仰卧束角式 1条毯子、1个抱枕、 2块木砖、1条瑜伽带	236
35. 卧英雄式 1条毯子和1个抱枕	238
36. 仰卧手抓脚趾腿部伸展式 1条瑜伽带	234
37. 仰卧手抓脚趾腿部伸展式 1块木砖和1条瑜伽带	235
38. 犁式 1张凳子、1张椅子、 1条毯子、2个抱枕	224
39. 桥式 1张长凳、3条毯子、1个抱枕	228
40. 挺尸式 1条毯子、1个抱枕、1条绉纱绷带	240

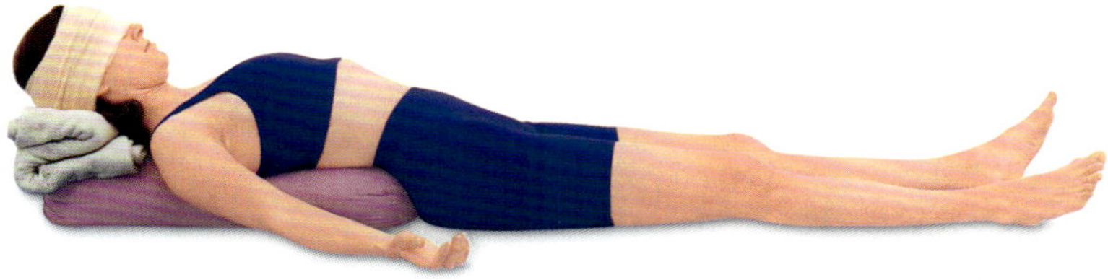

第8周

体式名称	页码
1. 稳固的山式 抵靠墙壁	178
2. 双臂向上伸展的山式 抵靠墙壁	179
3. 十指相交的山式 抵靠墙壁	180
4. 双臂背后相叠的山式	181
5. 双手相扣成牛面式的山式	183
6. 三角伸展式 1块木砖	184
7. 加强侧伸展式 1块木砖	186
8. 战士第一式	88
9. 战士第二式	68
10. 半月式 1块木砖	188
11. 加强胸部伸展式	76
12. 下犬式 1块木砖	196
13. 加强腿部伸展式 1块木砖或1个抱枕	193
14. 站立前曲式 1块泡沫砖和5块木砖	189
15. 脸朝下加强背部伸展式 1张凳子和2个抱枕	209

体式名称	页码
16. 手杖式 1条毯子和2块木砖	197
17. 英雄式 2张毯子和2个抱枕	198
18. 脸朝上单腿伸展式 1条瑜伽带	199
19. 吉祥坐	201
20. 束角式 2块木砖和1个抱枕	200
21. 坐角式	205
22. 完全船式 2张凳子和3张瑜伽垫	202
23. 脸朝下的英雄式 2张毯子和2个抱枕	213
24. 脸朝下盘腿式 1张凳子、1条毯子、1个抱枕	214
25. 加强背部伸展式 2个抱枕和1条瑜伽带 （习练时双腿分开）	208
26. 单腿头碰膝式 1张凳子、1条毯子、1个抱枕	210
27. 加强背部伸展式 2个抱枕	206
28. 巴拉瓦伽扭转式 1张椅子（坐于椅面的旁侧）	215
29. 巴拉瓦伽扭转式 1张椅子（双腿穿越椅背）	215
30. 巴拉瓦伽扭转式 1条毯子和2块木砖	216
31. 玛里琪扭转式 1条毯子和1块木砖	217
32. 加强玛里琪扭转式 1张凳子、1块圆形木砖、 一面墙	218
33. 英雄坐侧扭转式 1条毯子和1块木砖	220
34. 仰卧束角式 1条毯子、1个抱枕、 2块木砖、1条瑜伽带	236
35. 卧英雄式 1条毯子和1个抱枕	238

体式名称	页码
36. 仰卧手抓脚趾腿部伸展式 1条瑜伽带	234
37. 仰卧手抓脚趾腿部伸展式 1块木砖和1条瑜伽带	235
38. 肩倒立 1张椅子、1条毯子和1个抱枕	222
39. 犁式 1张凳子、1张椅子、 1条毯子、2个抱枕	224
40. 桥式 1张长凳、3条毯子、1个抱枕	228
41. 挺尸式 1条毯子、1个抱枕、1条绉纱绷带	240

第9周

体式名称	页码
1. 稳固的山式 抵靠墙壁	178
2. 双臂向上伸展的山式 抵靠墙壁	179
3. 十指相交的山式 抵靠墙壁	180
4. 双臂背后相叠的山式	181
5. 双手相扣成牛面式的山式	183
6. 三角伸展式 1块木砖	184
7. 加强侧伸展式 1块木砖	186
8. 战士第一式	88
9. 战士第二式	68
10. 半月式 1块木砖	188
11. 加强胸部伸展式	76
12. 下犬式 1块木砖	196

体式名称	页码
13. 加强腿部伸展式 1块木砖或1个抱枕	193
14. 站立前曲式 1块泡沫砖和5块木砖	189
15. 脸朝下加强背部伸展式 1张凳子和2个抱枕	209
16. 手杖式 1条毯子和2块木砖	197
17. 英雄式 2张毯子和2个抱枕	198
18. 脸朝上单腿伸展式 1条瑜伽带	199
19. 吉祥坐	201
20. 束角式 2块木砖和1个抱枕	200
21. 坐角式	205
22. 完全船式 2张凳子和3张瑜伽垫	202
23. 脸朝下的英雄式 2张毯子和2个抱枕	213
24. 脸朝下盘腿式 1张凳子、1条毯子、1个抱枕	214
25. 加强背部伸展式 2个抱枕和1条瑜伽带 （习练时双腿分开）	208
26. 单腿头碰膝式 1张凳子、1条毯子、1个抱枕	210
27. 加强背部伸展式 2个抱枕	206
28. 巴拉瓦伽扭转式 1张椅子（坐于椅面的旁侧）	215
29. 巴拉瓦伽扭转式 1张椅子（双腿穿越椅背）	215
30. 巴拉瓦伽扭转式 1条毯子和2块木砖	216
31. 玛里琪扭转式 1条毯子和1块木砖	217
32. 加强玛里琪扭转式 1张凳子、1块圆形木砖、 一面墙	218

体式名称	页码
33. 英雄坐侧扭转式 1条毯子和1块木砖	220
34. 仰卧束角式 1条毯子、1个抱枕、 2块木砖、1条瑜伽带	236
35. 卧英雄式 1条毯子和1个抱枕	238
36. 仰卧手抓脚趾腿部伸展式 1条瑜伽带	234
37. 仰卧手抓脚趾腿部伸展式 1块木砖和1条瑜伽带	235
38. 肩倒立 1张椅子、1条毯子和1个抱枕	222
39. 犁式 1张凳子、1张椅子、 1条毯子、2个抱枕	224
40. 桥式 1张长凳、3条毯子、1个抱枕	228
41. 挺尸式 1条毯子、1个抱枕、1条绉纱绷带	240

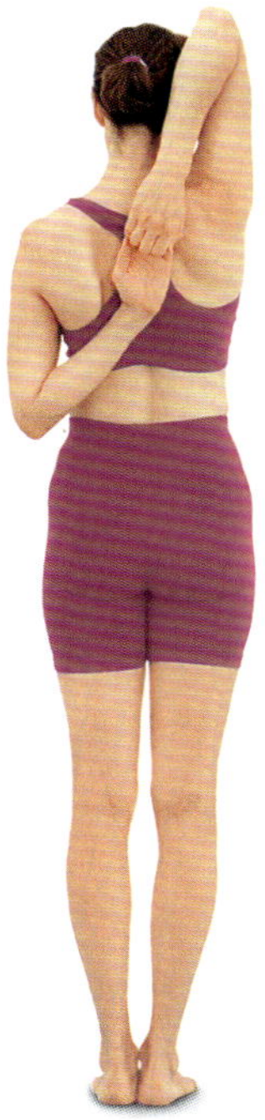

第10周

体式名称	页码
1. 稳固的山式 抵靠墙壁	178
2. 双臂向上伸展的山式 抵靠墙壁	179
3. 十指相交的山式 抵靠墙壁	180
4. 双臂背后相叠的山式	181
5. 双手相扣成牛面式的山式	183
6. 三角伸展式 1块木砖	184
7. 加强侧伸展式 1块木砖	186
8. 战士第一式	88
9. 战士第二式	68
10. 半月式 1块木砖	188
11. 加强胸部伸展式	76
12. 下犬式 1块木砖	196
13. 加强腿部伸展式 1块木砖或1个抱枕	193
14. 站立前曲式 1块泡沫砖和5块木砖	189
15. 脸朝下加强背部伸展式 1张凳子和2个抱枕	209
16. 手杖式 1条毯子和2块木砖	197
17. 英雄式 2张毯子和2个抱枕	198
18. 脸朝上单腿伸展式 1条瑜伽带	199
19. 吉祥坐	201
20. 束角式 2块木砖和1个抱枕	200
21. 坐角式	205
22. 完全船式 2条瑜伽带	204
23. 脸朝下的英雄式 2张毯子和1个抱枕	212

体式名称	页码
24. 脸朝下盘腿式 1张凳子、1条毯子、1个抱枕	214
25. 加强背部伸展式 2个抱枕和1条瑜伽带 （习练时双腿分开）	208
26. 单腿头碰膝式 1张凳子、1条毯子、1个抱枕	210
27. 加强背部伸展式 2个抱枕	206
28. 巴拉瓦伽扭转式 1张椅子（坐于椅面的旁侧）	215
29. 巴拉瓦伽扭转式 1张椅子（双腿穿越椅背）	215
30. 巴拉瓦伽扭转式 1条毯子和2块木砖	216
31. 玛里琪扭转式 1条毯子和1块木砖	217
32. 加强玛里琪扭转式 1张凳子、1块圆形木砖、一面墙	218
33. 英雄坐侧扭转式 1条毯子和1块木砖	220
34. 仰卧束角式 1条毯子、1个抱枕、 2块木砖、1条瑜伽带	236
35. 卧英雄式 1条毯子和1个抱枕	238
36. 仰卧手抓脚趾腿部伸展式 1条瑜伽带	234
37. 仰卧手抓脚趾腿部伸展式 1块木砖和1条瑜伽带	235
38. 肩倒立 1张椅子、1条毯子和1个抱枕	222
39. 犁式 1张凳子、1张椅子、 1条毯子、2个抱枕	224
40. 桥式 1张长凳、3条毯子、1个抱枕	228
41. 倒剪式 1条毯子、1块木砖、2个抱枕	226
42. 挺尸式 1条毯子、1个抱枕、1条绉纱绷带	240

第11周

体式名称	页码
1. 稳固的山式 抵靠墙壁	178
2. 双臂向上伸展的山式 抵靠墙壁	179
3. 十指相交的山式 抵靠墙壁	180
4. 双臂背后相叠的山式	181
5. 双手相扣成牛面式的山式	183
6. 三角伸展式 1块木砖	184
7. 加强侧伸展式 1块木砖	186
8. 战士第一式	88
9. 战士第二式	68
10. 半月式 1块木砖	188
11. 加强胸部伸展式	76
12. 下犬式 1块木砖	196
13. 加强腿部伸展式 1块木砖或1个抱枕	193
14. 站立前曲式 1块泡沫砖和5块木砖	189
15. 脸朝下加强背部伸展式 1张凳子和2个抱枕	209
16. 手杖式 1条毯子和2块木砖	197
17. 英雄式 2张毯子和2个抱枕	198
18. 脸朝上单腿伸展式 1条瑜伽带	199
19. 吉祥坐	201

体式名称	页码
20. 束角式 2块木砖和1个抱枕	200
21. 坐角式	205
22. 完全船式 1条长瑜伽带	204
23. 脸朝下的英雄式 2张毯子和1个抱枕	212
24. 脸朝下盘腿式 1张凳子、1条毯子、1个抱枕	214
25. 加强背部伸展式 2个抱枕和1条瑜伽带 （习练时双腿分开）	208
26. 单腿头碰膝式 1张凳子、1条毯子、1个抱枕	210
27. 加强背部伸展式 2个抱枕	206
28. 巴拉瓦伽扭转式 1张椅子（坐于椅面的旁侧）	215
29. 巴拉瓦伽扭转式 1张椅子（双腿穿越椅背）	215
30. 巴拉瓦伽扭转式 1条毯子和2块木砖	216
31. 玛里琪扭转式 1条毯子和1块木砖	217
32. 加强玛里琪扭转式 1张凳子、1块圆形木砖、一面墙	218
33. 英雄坐侧扭转式 1条毯子和1块木砖	220
34. 仰卧束角式 1条毯子、1个抱枕、2块木砖、1条瑜伽带	236

体式名称	页码
35. 卧英雄式 1条毯子和1个抱枕	238
36. 仰卧手抓脚趾腿部伸展式 1条瑜伽带	234
37. 仰卧手抓脚趾腿部伸展式 1块木砖和1条瑜伽带	235
38. 肩倒立 1张椅子、1条毯子、1个抱枕	222
39. 犁式 1张凳子、1张椅子、1条毯子、2个抱枕	224
40. 桥式 1张长凳、3条毯子、1个抱枕	228
41. 倒剪式 1条毯子、1块木砖、2个抱枕	226
42. 挺尸式 1条毯子、1个抱枕、1条绉纱绷带	240

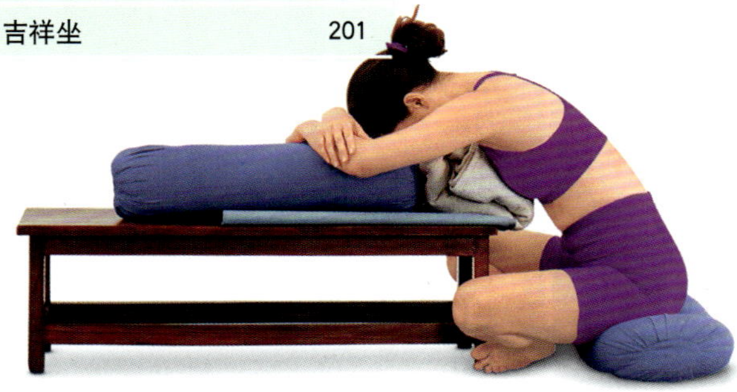

第12周

体式名称	页码
1. 稳固的山式 抵靠墙壁	178
2. 双臂向上伸展的山式 抵靠墙壁	179
3. 十指相交的山式 抵靠墙壁	180
4. 双臂背后相叠的山式	181
5. 双手相扣成牛面式的山式	183
6. 三角伸展式 1块木砖	184
7. 加强侧伸展式 1块木砖	186
8. 战士第一式	88
9. 战士第二式	68
10. 半月式 1块木砖	188
11. 加强胸部伸展式	76

体式名称	页码
12. 下犬式 1块木砖	196
13. 加强腿部伸展式 1块木砖或1个抱枕	193
14. 站立前曲式 1块泡沫砖和5块木砖	189
15. 脸朝下加强背部伸展式 1张凳子和2个抱枕	209
16. 手杖式 1条毯子和2块木砖	197
17. 英雄式 2张毯子和2个抱枕	198
18. 脸朝上单腿伸展式 1条瑜伽带	199
19. 吉祥坐	201
20. 束角式 2块木砖和1个抱枕	200
21. 坐角式	205
22. 完全船式 1条长瑜伽带	204
23. 脸朝下的英雄式 2张毯子和1个抱枕	212
24. 脸朝下盘腿式 1张凳子、1条毯子、1个抱枕	214
25. 加强背部伸展式 2个抱枕和1条瑜伽带 （习练时双腿分开）	208
26. 单腿头碰膝式 1张凳子、1条毯子、1个抱枕	210
27. 加强背部伸展式 2个抱枕	206

体式名称	页码
28. 巴拉瓦伽扭转式 1张椅子（坐于椅面的旁侧）	215
29. 巴拉瓦伽扭转式 1张椅子（双腿穿越椅背）	215
30. 巴拉瓦伽扭转式 1条毯子和2块木砖	216
31. 玛里琪扭转式 1条毯子和1块木砖	217
32. 加强玛里琪扭转式 1张凳子、1块圆形木砖、 一面墙	218
33. 英雄坐侧扭转式 1条毯子和1块木砖	220
34. 仰卧束角式 1条毯子、1个抱枕、 2块木砖、1条瑜伽带	236
35. 卧英雄式 1条毯子和1个抱枕	238
36. 仰卧手抓脚趾腿部伸展式 1条瑜伽带	234
37. 仰卧手抓脚趾腿部伸展式 1块木砖和1条瑜伽带	235
38. 肩倒立 1张椅子、1条毯子、1个抱枕	222
39. 犁式 1张凳子、1张椅子、 1条毯子、2个抱枕	224
40. 桥式 1张长凳、3条毯子、1个抱枕	228
41. 倒剪式 1条毯子、1块木砖、2个抱枕	226
42. 挺尸式 1条毯子、1个抱枕、1条绉纱绷带	240

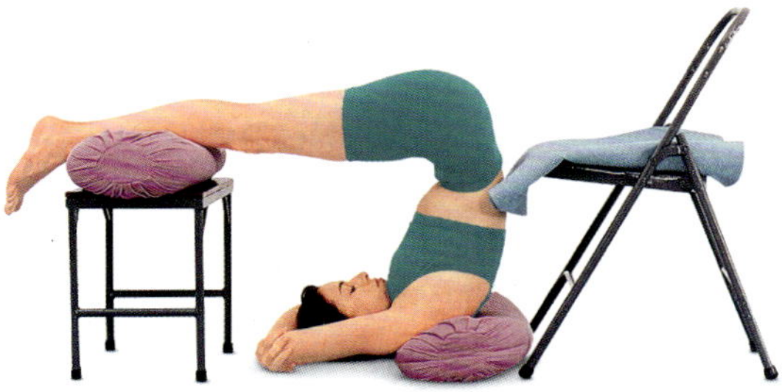

第13周

体式名称	页码
1. 稳固的山式 抵靠墙壁	178
2. 双臂向上伸展的山式 抵靠墙壁	179
3. 十指相交的山式 抵靠墙壁	180
4. 双臂背后相叠的山式	181
5. 双手相扣成牛面式的山式	183
6. 三角伸展式 1块木砖	184
7. 加强侧伸展式 1块木砖	186
8. 战士第一式	88
9. 战士第二式	68
10. 半月式 1块木砖	188
11. 加强胸部伸展式	76
12. 下犬式 1块木砖	196
13. 加强腿部伸展式 1块木砖或1个抱枕	193
14. 站立前曲式 1块泡沫砖和5块木砖	189
15. 脸朝下加强背部伸展式 1张凳子和2个抱枕	209
16. 手杖式 1条毯子和2块木砖	197
17. 英雄式 2张毯子和2个抱枕	198
18. 脸朝上单腿伸展式 1条瑜伽带	199
19. 吉祥坐	201
20. 束角式 2块木砖和1个抱枕	200
21. 坐角式	205
22. 完全船式 1条长瑜伽带	204
23. 脸朝下的英雄式 2张毯子和1个抱枕	212
24. 脸朝下盘腿式 1张凳子、1条毯子、1个抱枕	214

第14周

体式名称	页码
25. 加强背部伸展式 2个抱枕和1条瑜伽带 （习练时双腿分开）	208
26. 单腿头碰膝式 1张凳子、1条毯子、1个抱枕	210
27. 加强背部伸展式 2个抱枕	206
28. 巴拉瓦伽扭转式 1张椅子（坐于椅面的旁侧）	215
29. 巴拉瓦伽扭转式 1张椅子（双腿穿越椅背）	215
30. 巴拉瓦伽扭转式 1条毯子和2块木砖	216
31. 玛里琪扭转式 1条毯子和1块木砖	217
32. 加强玛里琪扭转式 1张凳子、1块圆形木砖、 一面墙	218
33. 英雄坐侧扭转式 1条毯子和1块木砖	220
34. 仰卧束角式 1条毯子、1个抱枕、 2块木砖、1条瑜伽带	236
35. 卧英雄式 1条毯子和1个抱枕	238
36. 仰卧手抓脚趾腿部伸展式 1条瑜伽带	234
37. 仰卧手抓脚趾腿部伸展式 1块木砖和1条瑜伽带	235
38. 头倒立 抵靠墙壁	130
39. 肩倒立 1张椅子、1条毯子、1个抱枕	222
40. 犁式 1张凳子、1张椅子、 1条毯子、2个抱枕	224
41. 桥式 1张长凳、3条毯子、1个抱枕	228
42. 倒剪式 1条毯子、1块木砖、2个抱枕	226
43. 挺尸式 1条毯子、1个抱枕、1条绉纱绷带	240

体式名称	页码
1. 稳固的山式 抵靠墙壁	178
2. 双臂向上伸展的山式 抵靠墙壁	179
3. 十指相交的山式 抵靠墙壁	180
4. 双臂背后相叠的山式	181
5. 双手相扣成牛面式的山式	183
6. 三角伸展式 1块木砖	184
7. 加强侧伸展式 1块木砖	186
8. 战士第一式	88
9. 战士第二式	68
10. 半月式 1块木砖	188
11. 加强胸部伸展式	96
12. 下犬式 1块木砖	196
13. 加强腿部伸展式 1块木砖或1个抱枕	193
14. 站立前曲式 1块泡沫砖和5块木砖	189
15. 脸朝下加强背部伸展式 1张凳子和2个抱枕	209
16. 手杖式 1条毯子和2块木砖	197
17. 英雄式 2张毯子和2个抱枕	198
18. 脸朝上单腿伸展式 1条瑜伽带	199
19. 吉祥坐	201
20. 束角式 2块木砖和1个抱枕	200
21. 坐角式	205
22. 完全船式 1条长瑜伽带	204
23. 脸朝下的英雄式 2张毯子和1个抱枕	212

体式名称	页码
24. 脸朝下盘腿式 1张凳子、1条毯子、1个抱枕	214
25. 加强背部伸展式 2个抱枕和1条瑜伽带 （习练时双腿分开）	208
26. 单腿头碰膝式 1张凳子、1条毯子、1个抱枕	210
27. 加强背部伸展式 2个抱枕	206
28. 巴拉瓦伽扭转式 1张椅子（坐于椅面的旁侧）	215
29. 巴拉瓦伽扭转式 1张椅子（双腿穿越椅背）	215
30. 巴拉瓦伽扭转式 1条毯子和2块木砖	216
31. 玛里琪扭转式 1条毯子和1块木砖	217
32. 加强玛里琪扭转式 1张凳子、1块圆形木砖、 一面墙	218
33. 英雄坐侧扭转式 1条毯子和1块木砖	220
34. 仰卧束角式 1条毯子、1个抱枕、 2块木砖、1条瑜伽带	236
35. 卧英雄式 1条毯子和1个抱枕	238
36. 仰卧手抓脚趾腿部伸展式 1条瑜伽带	234

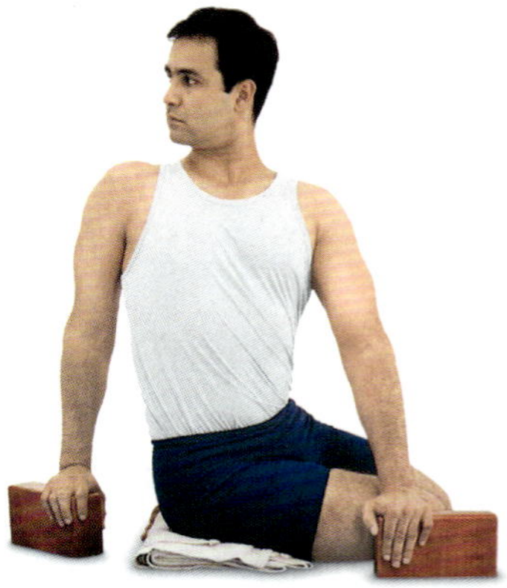

体式名称	页码
37. 仰卧手抓脚趾腿部伸展式 1块木砖和1条瑜伽带	235
38. 头倒立 抵靠墙壁	130
39. 肩倒立 1张椅子、1条毯子、1个抱枕	222
40. 犁式 1张凳子、1张椅子、 1条毯子、2个抱枕	224
41. 桥式 1张长凳、3条毯子、1个抱枕	228
42. 倒剪式 1条毯子、1块木砖、2个抱枕	226
43. 挺尸式 1条毯子、1个抱枕、1条绉纱绷带	240

第15周

体式名称	页码
1. 稳固的山式 抵靠墙壁	178
2. 双臂向上伸展的山式 抵靠墙壁	179
3. 十指相交的山式 抵靠墙壁	180
4. 双臂背后相叠的山式	181
5. 双手相扣成牛面式的山式	183
6. 三角伸展式 1块木砖	184
7. 加强侧伸展式 1块木砖	186
8. 战士第一式	88
9. 战士第二式	68
10. 半月式 1块木砖	188
11. 加强胸部伸展式	76
12. 下犬式 1块木砖	196

体式名称	页码
13. 加强腿部伸展式 1块木砖或1个抱枕	193
14. 站立前曲式 1块泡沫砖和5块木砖	189
15. 脸朝下加强背部伸展式 1张凳子和2个抱枕	209
16. 手杖式 1条毯子和2块木砖	197
17. 英雄式 2条毯子和2个抱枕	198
18. 脸朝上单腿伸展式 1条瑜伽带	199
19. 吉祥坐	201
20. 束角式 2块木砖和1个抱枕	200
21. 坐角式	205
22. 完全船式 1条长瑜伽带	204
23. 脸朝下的英雄式 2条毯子和1个抱枕	212
24. 脸朝下盘腿式 1张凳子、1条毯子、1个抱枕	214
25. 加强背部伸展式 2个抱枕和1条瑜伽带 （习练时双腿分开）	208
26. 单腿头碰膝式 1张凳子、1条毯子、1个抱枕	210
27. 加强背部伸展式 2个抱枕	206
28. 巴拉瓦伽扭转式 1张椅子（坐于椅面的旁侧）	215
29. 巴拉瓦伽扭转式 1张椅子（双腿穿越椅背）	215
30. 巴拉瓦伽扭转式 1条毯子和2块木砖	216

体式名称	页码
31. 玛里琪扭转式 1条毯子和1块木砖	217
32. 加强玛里琪扭转式 1张凳子、1块圆形木砖、一面墙	218
33. 英雄坐侧扭转式 1条毯子和1块木砖	220
34. 倒手杖式 1张椅子、1张凳子、2条毯子、 1个抱枕和1条瑜伽带	231
35. 仰卧束角式 1条毯子、1个抱枕、 2块木砖、1条瑜伽带	236
36. 卧英雄式 1条毯子和1个抱枕	238
37. 仰卧手抓脚趾腿部伸展式 1条瑜伽带	234
38. 仰卧手抓脚趾腿部伸展式 1块木砖和1条瑜伽带	235
39. 头倒立 抵靠墙壁	130
40. 肩倒立 1张椅子、1条毯子、1个抱枕	222
41. 犁式 1张凳子、1张椅子、 1条毯子、2个抱枕	224
42. 桥式 1张长凳、3条毯子、1个抱枕	228
43. 倒剪式 1条毯子、1块木砖、2个抱枕	226
44. 挺尸式 1条毯子、1个抱枕、1条绉纱绷带	240
45. 乌加依呼吸控制法 2张毯子、2块泡沫砖、 2块木砖和1条绉纱绷带	246

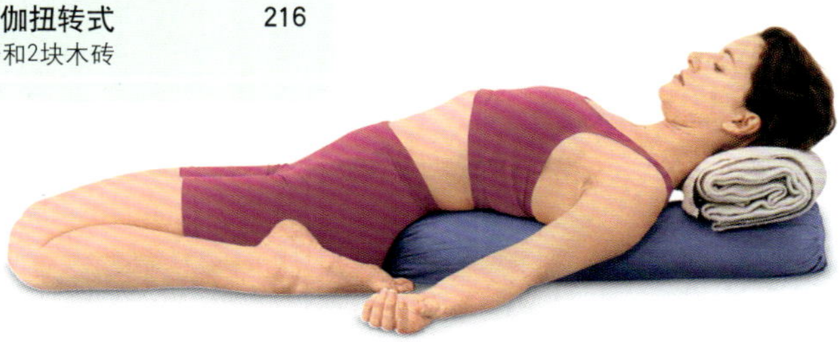

第16周

体式名称	页码
1. 稳固的山式 抵靠墙壁	178
2. 双臂向上伸展的山式 抵靠墙壁	179
3. 十指相交的山式 抵靠墙壁	180
4. 双臂背后相叠的山式	181
5. 双手相扣成牛面式的山式	183
6. 三角伸展式 1块木砖	184
7. 加强侧伸展式 1块木砖	186
8. 战士第一式	88
9. 战士第二式	68
10. 半月式 1块木砖	188
11. 加强胸部伸展式	76
12. 下犬式 1块木砖	196
13. 加强腿部伸展式 1块木砖或1个抱枕	193
14. 站立前曲式 1块泡沫砖和5块木砖	189
15. 脸朝下加强背部伸展式 1张凳子和2个抱枕	209
16. 手杖式 1条毯子和2块木砖	197
17. 英雄式 2张毯子和2个抱枕	198
18. 脸朝上单腿伸展式 1条瑜伽带	199
19. 吉祥坐	201
20. 束角式 2块木砖和1个抱枕	200
21. 坐角式	205
22. 完全船式 1条长瑜伽带	204
23. 脸朝下的英雄式 2张毯子和1个抱枕	212

体式名称	页码
24. 脸朝下盘腿式 1张凳子、1条毯子、1个抱枕	214
25. 加强背部伸展式 2个抱枕和1条瑜伽带 （习练时双腿分开）	208
26. 单腿头碰膝式 1张凳子、1条毯子、1个抱枕	210
27. 加强背部伸展式 2个抱枕	206
28. 巴拉瓦伽扭转式 1张椅子（坐于椅面的旁侧）	215
29. 巴拉瓦伽扭转式 1张椅子（双腿穿越椅背）	215
30. 巴拉瓦伽扭转式 1条毯子和2块木砖	216
31. 玛里琪扭转式 1条毯子和1块木砖	217
32. 加强玛里琪扭转式 1张凳子、1块圆形木砖、一面墙	218
33. 英雄坐侧扭转式 1条毯子和1块木砖	220
34. 倒手杖式 1张椅子、1张凳子、2条毯子、 1个抱枕和1条瑜伽带	231
35. 骆驼式 2张凳子、1条毯子、2个抱枕	232
36. 仰卧束角式 1条毯子、1个抱枕、 2块木砖、1条瑜伽带	236
37. 卧英雄式 1条毯子和1个抱枕	238
38. 仰卧手抓脚趾腿部伸展式 1条瑜伽带	234
39. 仰卧手抓脚趾腿部伸展式 1块木砖和1条瑜伽带	235
40. 头倒立 抵靠墙壁	130
41. 肩倒立 1张椅子、1条毯子、1个抱枕	222
42. 犁式 1张凳子、1张椅子、 1条毯子、2个抱枕	224

体式名称	页码
43. 桥式 1张长凳、3条毯子、1个抱枕	228
44. 倒剪式 1条毯子、1块木砖、2个抱枕	226
45. 挺尸式 1条毯子、1个抱枕、1条绉纱绷带	240
46. 乌加依呼吸控制法 2张毯子、2块泡沫砖、 2块木砖和1条绉纱绷带	246

第17周

体式名称	页码
1. 稳固的山式 抵靠墙壁	178
2. 双臂向上伸展的山式 抵靠墙壁	179
3. 十指相交的山式 抵靠墙壁	180
4. 双臂背后相叠的山式	181
5. 双手相扣成牛面式的山式	183
6. 三角伸展式 1块木砖	184
7. 加强侧伸展式 1块木砖	186
8. 战士第一式	88
9. 战士第二式	68
10. 半月式 1块木砖	188
11. 加强胸部伸展式	76
12. 下犬式 1块木砖	196

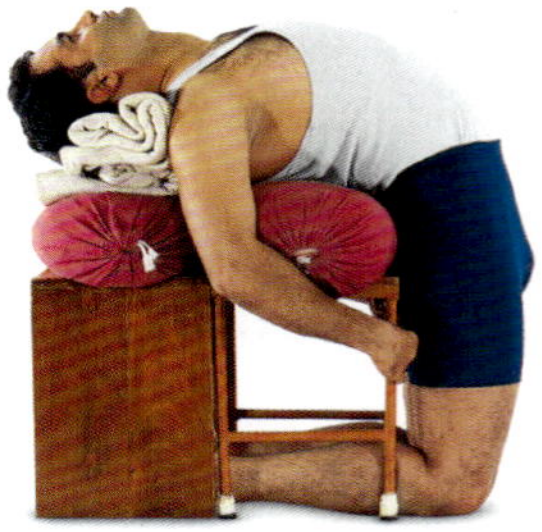

体式名称	页码
13. 加强腿部伸展式 1块木砖或1个抱枕	193
14. 站立前曲式 1块泡沫砖和5块木砖	189
15. 脸朝下加强背部伸展式 1张凳子和2个抱枕	209
16. 手杖式 1条毯子和2块木砖	197
17. 英雄式 2张毯子和2个抱枕	198
18. 脸朝上单腿伸展式 1条瑜伽带	199
19. 吉祥坐	201
20. 束角式 2块木砖和1个抱枕	200
21. 坐角式	205
22. 完全船式 1条长瑜伽带	204
23. 脸朝下的英雄式 2张毯子和1个抱枕	212
24. 脸朝下盘腿式 1张凳子、1条毯子、1个抱枕	214
25. 加强背部伸展式 2个抱枕和1条瑜伽带 （习练时双腿分开）	208
26. 单腿头碰膝式 1张凳子、1条毯子、1个抱枕	210
27. 加强背部伸展式 2个抱枕	206
28. 巴拉瓦伽扭转式 1张椅子（坐于椅面的旁侧）	215
29. 巴拉瓦伽扭转式 1张椅子（双腿穿越椅背）	215
30. 巴拉瓦伽扭转式 1条毯子和2块木砖	216
31. 玛里琪扭转式 1条毯子和1块木砖	217
32. 加强玛里琪扭转式 1张凳子、1块圆形木砖、一面墙	218
33. 英雄坐侧扭转式 1条毯子和1块木砖	220

体式名称	页码
34. 倒手杖式 1张椅子、1张凳子、2条毯子、1个抱枕和1条瑜伽带	231
35. 骆驼式 2张凳子、1条毯子、2个抱枕	232
36. 仰卧束角式 1条毯子、1个抱枕、2块木砖、1条瑜伽带	236
37. 卧英雄式 1条毯子和1个抱枕	238
38. 仰卧手抓脚趾腿部伸展式 1条瑜伽带	234
39. 仰卧手抓脚趾腿部伸展式 1块木砖和1条瑜伽带	235
40. 头倒立 抵靠墙壁	130
41. 肩倒立 1张椅子、1条毯子、1个抱枕	222
42. 犁式 1张凳子、1张椅子、1条毯子、2个抱枕	224
43. 桥式 1张长凳、3条毯子、1个抱枕	228
44. 倒剪式 1条毯子、1块木砖、2个抱枕	226
45. 挺尸式 1条毯子、1个抱枕、1条绉纱绷带	240
46. 乌加依呼吸控制法 2张毯子、2块泡沫砖、2块木砖和1条绉纱绷带	246

第18周

体式名称	页码
1. 稳固的山式 抵靠墙壁	178
2. 双臂向上伸展的山式 抵靠墙壁	179
3. 十指相交的山式 抵靠墙壁	180
4. 双臂背后相叠的山式	181
5. 双手相扣成牛面式的山式	183
6. 三角伸展式 1块木砖	184
7. 加强侧伸展式 1块木砖	186
8. 战士第一式	88
9. 战士第二式	68
10. 半月式 1块木砖	188
11. 加强胸部伸展式	76
12. 下犬式 1块木砖	196
13. 加强腿部伸展式 1块木砖或1个抱枕	193
14. 站立前曲式 1块泡沫砖和5块木砖	189
15. 脸朝下加强背部伸展式 1张凳子和2个抱枕	209
16. 手杖式 1条毯子和2块木砖	197
17. 英雄式 2张毯子和2个抱枕	198
18. 脸朝上单腿伸展式 1条瑜伽带	199
19. 吉祥坐	201
20. 束角式 2块木砖和1个抱枕	200
21. 坐角式	205
22. 完全船式 1条长瑜伽带	204
23. 脸朝下的英雄式 2张毯子和1个抱枕	212
24. 脸朝下盘腿式 1张凳子、1条毯子、1个抱枕	214
25. 加强背部伸展式 2个抱枕和1条瑜伽带 （习练时双腿分开）	208
26. 单腿头碰膝式 1张凳子、1条毯子、1个抱枕	210
27. 加强背部伸展式 2个抱枕	206
28. 巴拉瓦伽扭转式 1张椅子（坐于椅面的旁侧）	215

第19周

体式名称	页码
29. 巴拉瓦伽扭转式 1张椅子（双腿穿越椅背）	215
30. 巴拉瓦伽扭转式 1条毯子和2块木砖	216
31. 玛里琪扭转式 1条毯子和1块木砖	217
32. 加强玛里琪扭转式 1张凳子、1块圆形木砖、一面墙	218
33. 英雄坐侧扭转式 1条毯子和1块木砖	220
34. 倒手杖式 1张椅子、1张凳子、2条毯子、1个抱枕和1条瑜伽带	231
35. 骆驼式 2张凳子、1条毯子、2个抱枕	232
36. 仰卧束角式 1条毯子、1个抱枕、2块木砖、1条瑜伽带	236
37. 卧英雄式 1条毯子和1个抱枕	238
38. 仰卧手抓脚趾腿部伸展式 1条瑜伽带	234
39. 仰卧手抓脚趾腿部伸展式 1块木砖和1条瑜伽带	235
40. 头倒立 抵靠墙壁	130
41. 肩倒立 1张椅子、1条毯子和1个抱枕	222
42. 犁式 1张凳子、1张椅子、1条毯子、2个抱枕	224
43. 桥式 1张长凳、3条毯子和1个抱枕	228
44. 倒剪式 1条毯子、1块木砖、2个抱枕	226
45. 挺尸式 1条毯子、1个抱枕、1条绉纱绷带	240
46. 乌加依呼吸控制法 2张毯子、2块泡沫砖、2块木砖和1条绉纱绷带	246

体式名称	页码
1. 稳固的山式 抵靠墙壁	178
2. 双臂向上伸展的山式 抵靠墙壁	179
3. 十指相交的山式 抵靠墙壁	180
4. 双臂背后相叠的山式	181
5. 双手相扣成牛面式的山式	183
6. 三角伸展式 1块木砖	184
7. 加强侧伸展式 1块木砖	186
8. 战士第一式	88
9. 战士第二式	68
10. 半月式 1块木砖	188
11. 加强胸部伸展式	76
12. 下犬式 1块木砖	196
13. 加强腿部伸展式 1块木砖或1个抱枕	193
14. 站立前曲式 1块泡沫砖和5块木砖	189
15. 脸朝下加强背部伸展式 1张凳子和2个抱枕	209
16. 手杖式 1条毯子和2块木砖	197
17. 英雄式 2张毯子和2个抱枕	198
18. 脸朝上单腿伸展式 1条瑜伽带	199
19. 吉祥坐	201
20. 束角式 2块木砖和1个抱枕	200
21. 坐角式	205
22. 完全船式 1条长瑜伽带	204
23. 脸朝下的英雄式 2张毯子和1个抱枕	212

体式名称	页码
24. 脸朝下盘腿式 1张凳子、1条毯子、1个抱枕	214
25. 加强背部伸展式 2个抱枕和1条瑜伽带（双腿分开）	208
26. 单腿头碰膝式 1张凳子、1条毯子和1个抱枕	210
27. 加强背部伸展式 2个抱枕	206
28. 巴拉瓦伽扭转式 1张椅子（坐于椅面的旁侧）	215
29. 巴拉瓦伽扭转式 1张椅子（双腿穿越椅背）	215
30. 巴拉瓦伽扭转式 1条毯子和2块木砖	216
31. 玛里琪扭转式 1条毯子和1块木砖	217
32. 加强玛里琪扭转式 1张凳子、1块圆形木砖、一面墙	218
33. 英雄坐侧扭转式 1条毯子和1块木砖	220
34. 倒手杖式 1张椅子、1张凳子、2条毯子、1个抱枕和1条瑜伽带	231
35. 骆驼式 2张凳子、1条毯子、2个抱枕	232
36. 仰卧束角式 1条毯子、1个抱枕、2块木砖、1条瑜伽带	236
37. 卧英雄式 1条毯子和1个抱枕	238
38. 仰卧手抓脚趾腿部伸展式 1条瑜伽带	234
39. 仰卧手抓脚趾腿部伸展式 1块木砖和1条瑜伽带	235
40. 头倒立 抵靠墙壁	130
41. 肩倒立 1张椅子、1条毯子、1个抱枕	222
42. 犁式 1张凳子、1张椅子、1条毯子、2个抱枕	224

体式名称	页码
43. 桥式 1张长凳、3条毯子、1个抱枕	228
44. 倒剪式 1条毯子、1块木砖、2个抱枕	226
45. 挺尸式 1条毯子、1个抱枕、1条绉纱绷带	240
46. 乌加依呼吸控制法 2张毯子、2块泡沫砖、2块木砖和1条绉纱绷带	246

第20周

体式名称	页码
1. 稳固的山式 抵靠墙壁	178
2. 双臂向上伸展的山式 抵靠墙壁	179
3. 十指相交的山式 抵靠墙壁	180
4. 双臂背后相叠的山式	181
5. 双手相扣成牛面式的山式	183
6. 三角伸展式 1块木砖	184
7. 加强侧伸展式 1块木砖	186
8. 战士第一式	88
9. 战士第二式	68
10. 半月式 1块木砖	188
11. 加强胸部伸展式	76
12. 下犬式 1块木砖	196
13. 加强腿部伸展式 1块木砖或1个抱枕	193
14. 站立前曲式 1块泡沫砖和5块木砖	189
15. 脸朝下加强背部伸展式 1张凳子和2个抱枕	209
16. 手杖式 1条毯子和2块木砖	197
17. 英雄式 2张毯子和2个抱枕	198
18. 脸朝上单腿伸展式 1条瑜伽带	199
19. 吉祥坐	201
20. 束角式 2块木砖和1个抱枕	200
21. 坐角式	205
22. 完全船式 1条长瑜伽带	204
23. 脸朝下的英雄式 2张毯子和1个抱枕	212
24. 脸朝下盘腿式 1张凳子、1条毯子、1个抱枕	214
25. 加强背部伸展式 2个抱枕和1条瑜伽带（双腿分开）	208
26. 单腿头碰膝式 1张凳子、1条毯子和1个抱枕	210
27. 加强背部伸展式 2个抱枕	206
28. 巴拉瓦伽扭转式 1张椅子（坐于椅面的旁侧）	215
29. 巴拉瓦伽扭转式 1张椅子（双腿穿越椅背）	215
30. 巴拉瓦伽扭转式 1条毯子和2块木砖	216
31. 玛里琪扭转式 1条毯子和1块木砖	217
32. 加强玛里琪扭转式 1张凳子、1块圆形木砖、一面墙	218
33. 英雄坐侧扭转式 1条毯子和1块木砖	220
34. 倒手杖式 1张椅子、1张凳子、2条毯子、1个抱枕和1条瑜伽带	231
35. 骆驼式 2张凳子、1条毯子、2个抱枕	232
36. 仰卧束角式 1条毯子、1个抱枕、2块木砖、1条瑜伽带	236
37. 卧英雄式 1条毯子和1个抱枕	238
38. 仰卧手抓脚趾腿部伸展式 1条瑜伽带	234
39. 仰卧手抓脚趾腿部伸展式 1块木砖和1条瑜伽带	235
40. 头倒立 抵靠墙壁	130
41. 肩倒立 1张椅子、1条毯子、1个抱枕	222
42. 犁式 1张凳子、1张椅子、1条毯子、2个抱枕	224
43. 桥式 1张长凳、3条毯子、1个抱枕	228
44. 倒剪式 1条毯子、1块木砖、2个抱枕	226
45. 挺尸式 1条毯子、1个抱枕、1条绉纱绷带	240
46. 乌加依呼吸控制法 2张毯子、2块泡沫砖、2块木砖和1条绉纱绷带	246
47. 间断呼吸控制法 1条毯子、2块泡沫砖和1条绉纱绷带	249

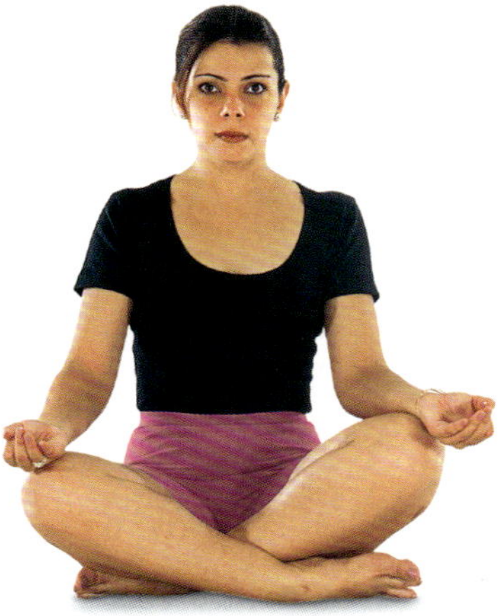

解剖指南

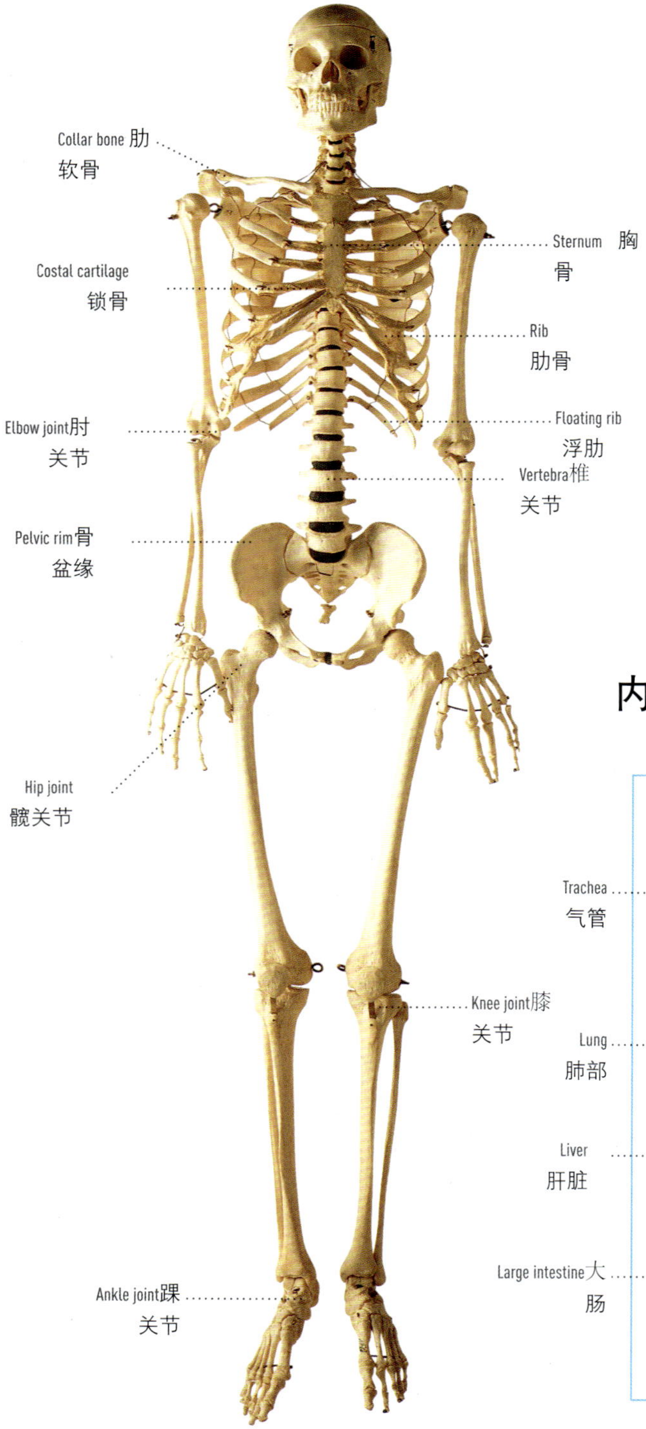
Collar bone 肋
软骨
Costal cartilage
锁骨
Elbow joint肘
关节
Pelvic rim骨
盆缘
Hip joint
髋关节
Ankle joint踝
关节
Sternum 胸
骨
Rib
肋骨
Floating rib
浮肋
Vertebra椎
关节
Knee joint膝
关节

脊椎

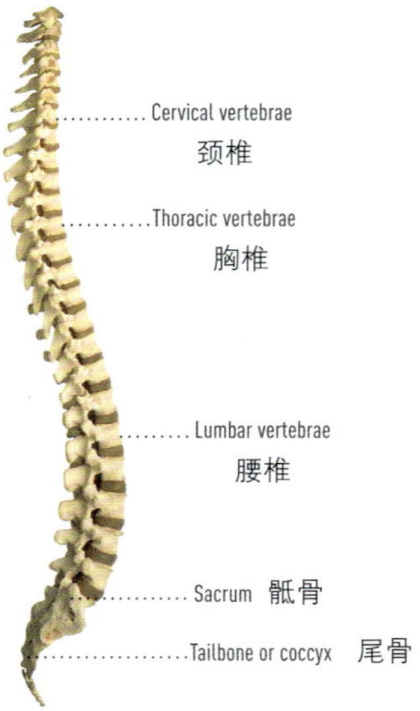
Cervical vertebrae
颈椎
Thoracic vertebrae
胸椎
Lumbar vertebrae
腰椎
Sacrum 骶骨
Tailbone or coccyx 尾骨

内部器官

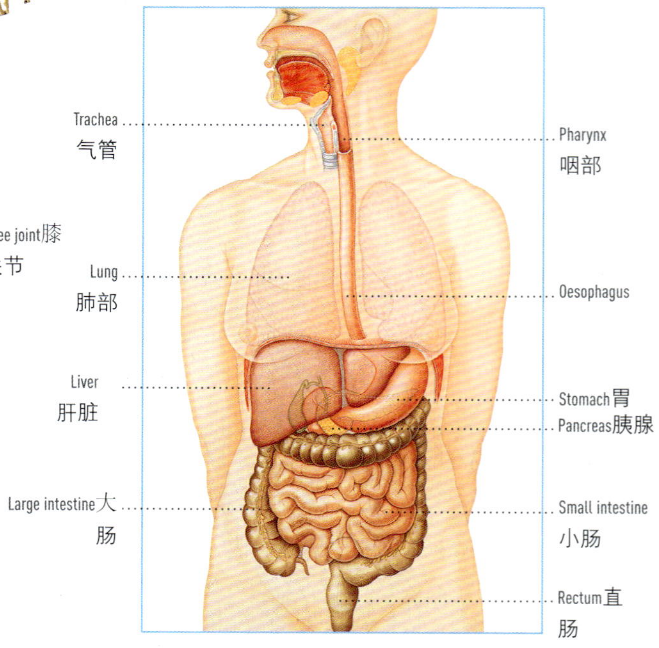
Trachea
气管
Lung
肺部
Liver
肝脏
Large intestine大
肠
Pharynx
咽部
Oesophagus
Stomach胃
Pancreas胰腺
Small intestine
小肠
Rectum直
肠

肌肉系统

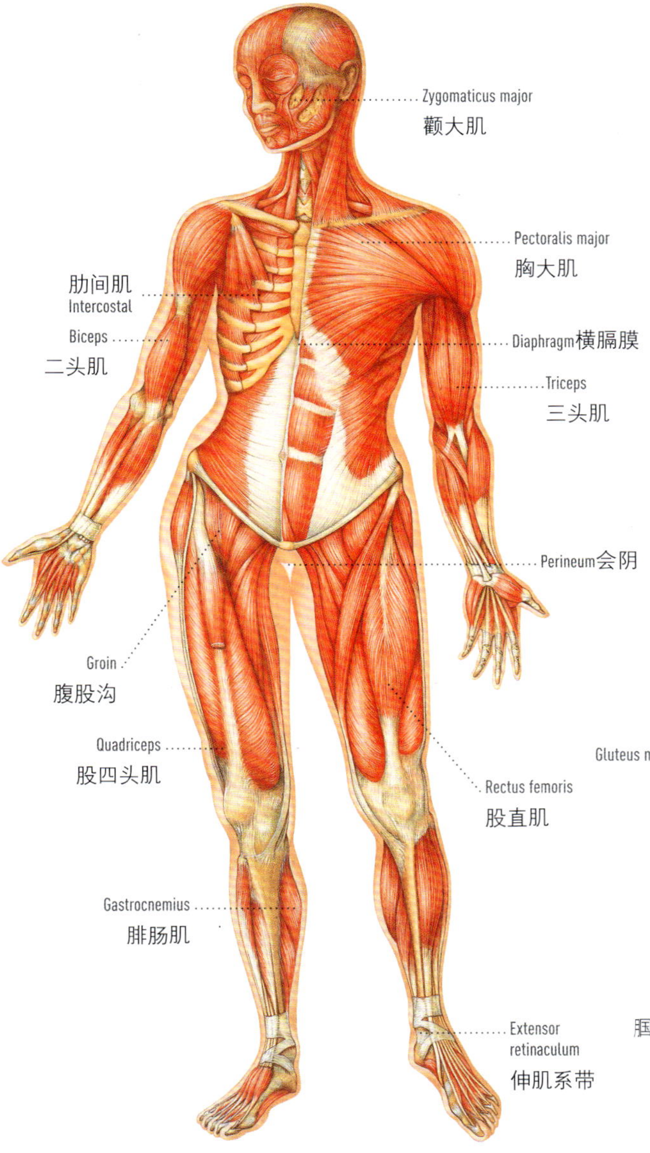
Zygomaticus major
颧大肌
Pectoralis major
胸大肌
肋间肌
Intercostal
Biceps
二头肌
Diaphragm横膈膜
Triceps
三头肌
Perineum会阴
Groin
腹股沟
Quadriceps
股四头肌
Rectus femoris
股直肌
Gastrocnemius
腓肠肌
Extensor
retinaculum
伸肌系带

前侧观

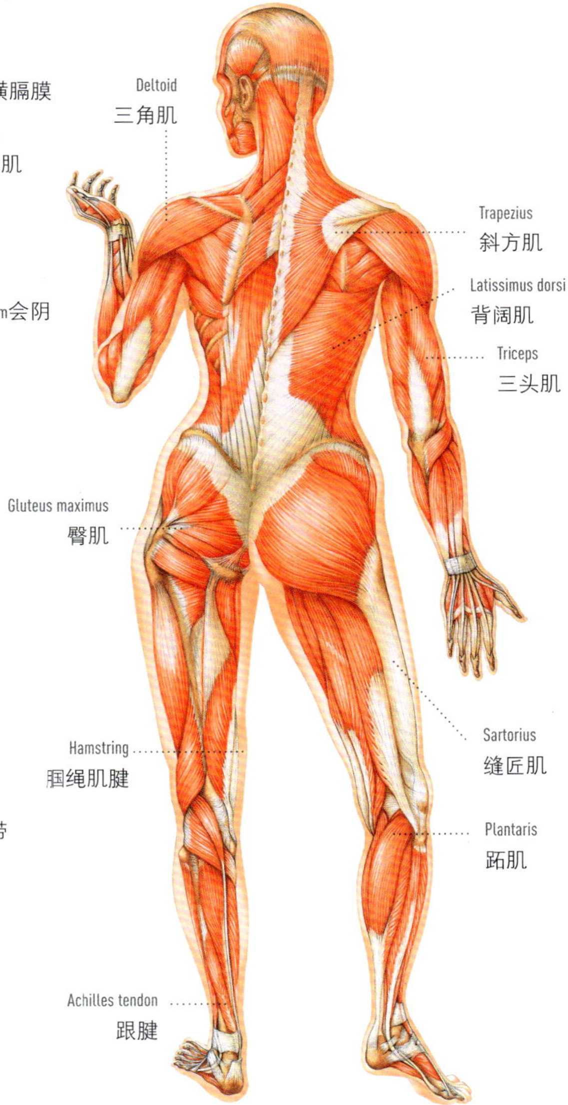
Deltoid
三角肌
Trapezius
斜方肌
Latissimus dorsi
背阔肌
Triceps
三头肌
Gluteus maximus
臀肌
Sartorius
缝匠肌
Hamstring
腘绳肌腱
Plantaris
跖肌
Achilles tendon
跟腱

后侧观

词汇表

Abhyantara 吸气
Ahankara 虚荣心
Ahimsa 非暴力
Ajna chakra 眉心轮
Alabdha bhumikava 身体不适
Alasya 懒惰
Anahafa bhakra 灵性层面的心轮
Anandamaya kosha 喜乐鞘，五大身体躯壳中最重要的一壳，通过瑜伽的习练可以到达
Angamejaytatva 身体的不稳定性
Annamaya kosha 肉身鞘，五大躯壳之一
Antara-kumbhaka 外屏息，双肺排空后的屏息
Antaratma-sadhana 通过遵循瑜伽八分支法获得情绪和精神上的自律
Antaratma-sadhana 通过遵循瑜伽八分支法实现对灵魂的探寻
Anusaswami 自律
Aparigraha 无欲无求
Arambhavstha 瑜伽的入门阶段，只是在身体层面习练
Asmita 以自我为中心
Astanga yoga 瑜伽八分支法，一些通过瑜伽习练达到自我实现的步骤
Asteya 不盗窃
Atman 真我或灵魂
Avirati 好色、渴望感官满足
Ayama 能量的扩展和散布
Bahya 呼气
Bahya-kanbhaka 内屏息，双肺充盈时的屏息
Bahurabga-sadhana 瑜伽修行的三大阶段之一，包含着道德规范的实践过程
Bhakti marg 虔道，通过爱与虔诚进行修行的道路
Bharadvaja 巴拉瓦伽，一位圣哲，他是武士多罗那查雅的父亲
Bharanti darshana 虚假的知识
Brahmacharya 贞操
Buddhi 聪明才智
Chitta 意识的制约者
Chittavritti 内心的不平衡状态
Chakras 气轮，身体中的关键性连接点，大致沿着脊椎排列。气轮一旦被体式和呼吸控制法激活，将把宇宙能量转化为灵性能量
Dharana 专注，八分支瑜伽中第六分支
Dhyana 不依附，八分支瑜伽中的第七步
Dronachaya 多罗那查雅，圣哲巴拉瓦伽的儿子，也是印度史诗《摩诃婆罗多》的主角
Dorsal region 上半身，特别指背部
Dukha 不幸或痛苦
Ekagra 专注的心境
Floating ribs 浮肋，最后两组肋骨，不与胸骨相连
Ghatavastha 瑜伽的中级阶段，此时身心学会联合行动
Gheranda Samhita 《格拉达本集》，一本关于瑜伽的著作，由圣哲格拉达在15世纪写成
Guru 古鲁，梵文中“老师”一词，将知识体系传授给弟子的人
Guru-sishya Parampara 教学的传统，可追溯至数世纪前，是关于老师与学生的传统
Hatha yoga 哈他瑜伽，通过能量的控制而洞察灵魂
Hathayoga Pradipika 《哈他瑜伽之光》是由圣哲斯斯华玛拉玛于15世纪写成的瑜伽论著
Isvara pranidhana 对神的虔诚
Jivatma 个体的我
Jnana marga 慧道，通过寻道者学习分辨真假而获取知识的修行道路
Kaivalya 解脱
Karma marg 业道，通过不要求回报地从事无私服务的修行道路
Karanasharira 因果身，身体的三个层面之一
Karya sharira 粗钝身，身体的三个层面之一
Kathopanishad 《加德奥义书》，约公元前300—400年的古老典籍
Klesha 因自我中心、欲望、忽视或仇恨所引发的悲痛
Ksipta 涣散心，心神不定
Kundalini 昆达里尼，神圣的宇宙能量，其以沉睡的状态存在于每个人的当中
Kumbhaka 能量的保留，屏息
Leukorrhoea 白带过多
Manas 心灵
Manava（manusya） 聪慧而有意识的人
Mahabhrata 《摩诃婆罗多》，印度最古老的史诗，可追溯至公元前1000年
Manipuraka chakra 脐轮，恐惧感所处的位置
Manomaya kosha 心意鞘，五大身体躯壳之一
Marichi 玛里琪，梵天的儿子，宇宙的创造者
Menorrhagia 月经过多或持续时间过长
Metrorrhagia 两次月经之间的流血
Mudha 呆板而停滞的头脑
Mladhara Chakra 脊根轮，掌控性能量
Nadi 瑜伽经络，虚拟的能量通道，将能量从气轮带向全身各处
Nirbija 无籽的
Niraddha 受控而自制的大脑
Nispattyavastha 瑜伽习练的最终阶段，完美的阶段
Niyama 自制
Parmatama 宇宙的我
Parichayavastha 瑜伽习练的第三阶段，心智与躯体合而为一
Parigraha 占有欲
Patanjli 帕坦伽利，瑜伽的创始人；他被认为生活在公元前300年到公元300年间的某段时间
Patanjali yoga Darshana 一部关于瑜伽的箴言汇集，编写于公元前300到公元300年间，通常被认为由圣哲帕坦伽利编辑而成
Perineum 会阴，两大腿之间，位于外生殖器的后侧、肛门的前侧
Pramada 无动于衷，漠不关心
Prakrifi shakfi 自然的力量或能量
Prana 维持生命的能量或生命气息
Pranayama kosha 气能鞘，身体的五大躯壳之一
Pranayama 呼吸控制法，通过呼吸来调控能量
Pratyahara 制感，心脱离对外部世界的依附
Psoriasis 牛皮癣，一种引起皮肤上出现且鳞屑状的斑块的疾病
Purusha shakti 灵魂的力量或能量
Raja yoga 帝王瑜伽，通过对意识的制约而洞察灵魂
Rajasic 辛辣的食物，对身心产生过度的刺激
Sahasrara chakra 顶轮，这是最重要的气轮，当它由卷曲状而展开后，将引领寻道者走向自由之路
Samadhi 三摩地，自我实现
Samsahya 疑惑
Samayama 身体、呼吸、心意和智性的融合
Santosha 满足
Sarvaanga sadhana 将身心与真我融为一体的全面修行
Sattvic 自然的、有机素食
Satya 真理
Saucha 洁净
Scoliosis 下凹的脊柱
Shakti 生命力和自我感，它决定了一个人的情绪、意志力和明辨力
Shvasa-prashvasa 不均匀的呼吸或不稳定性
Styana 不愿意工作
Suksma sharira 精微身，身体的三大层面之一
Scadhyaya 对自己的身心、智性和自我进行研习
Svatmarama 斯斯华玛拉玛，《哈他瑜伽之光》的作者
Swadhi shtana chakra 力源轮，世俗欲望的发源地
Tamasic 荤菜或含有酒精的食物
Tapas 通过致力于瑜伽修行而过着简朴的生活
Vijnamaya kosha 心识鞘，身体的五大躯壳之一
Viksipta 精神涣散且内心充满恐惧感
Virabhadra 一位传说中的武士
Vsshuddhi chakra 喉轮，对智性的觉知在此处发生
Vyadhi 身体的疾病
Yama 制戒，日常生活的道德规范
Yaga 将躯体、感官、心意和智性与真我融合的修行之道
Yogacharya 瑜伽老师或宗师
Yoga-agni 瑜伽之火，当其被点燃时，“昆达里尼”将被开启
Yogabhrastha 从瑜伽的恩典中坠落
Yoga marg 瑜道，自我实现之旅的最后两个阶段中的前一个阶段，此时心与心的行为受到掌控
Yoga sufras 《瑜伽经》，一本关于瑜伽修炼的箴言录，由圣哲帕坦伽利所著
Yogi 学生，真理的寻求者

体式名称

梵文体式名称	中文译名
Adhomukha Paschimottanasana	脸朝下加强背部伸展式
Adhomukha Svanasana	下犬式
Adhomukha Swastikasana	脸朝下盘腿式
Adhomukha Virasana	脸朝下的英雄式
Ardha Chandrasana	半月式
Baddhakonasana	束角式
Bharadvajasana	巴拉瓦伽式
Bharadvajasana on a chair	巴拉瓦伽式（椅上）
Dandasana	手杖式
Halasana	犁式
Janu Sirsasana	头碰膝前曲伸展坐式
Marichyasana	玛里琪扭转式
Paripurna Navasana	完全船式
Parsva Virasana	侧扭转英雄式
Parsvottanasana	加强胸部伸展式
Paschimottanasana	加强背部伸展式
Prasarita Padottanasana	双角式
Salamba Sarvangasana	肩倒立
Salamba Sirsasana	头倒立
Savasana	挺尸式
Setubandha Sarvangasana	桥式
Supta Baddhakonasana	仰卧束角式
Supta Padangusthasana	仰卧手抓脚趾腿部伸展式
Supta Virasana	卧英雄式
Swastikasana	盘腿式（吉祥坐）
Tadasana	山式
Tadasana Samasthithi	稳固的山式
Tadasana Gomukhasana	双手相扣成牛面式的山式
Tadasana Paschima Baddha Hastasana	背后双臂相叠的山式
Tadasana Paschima Namaskarasana	背后双手合十的山式
Tadasana Urdhva Baddhanguliasana	十指相交的山式
Tadasana Urdhva Hastasana	双臂向上伸展的山式
Trianga Mukhaikapada Paschimottanasana	半英雄前曲伸展坐式
Ujjayi Pranayama	乌加依呼吸控制法
Upavista Konasana	束角坐式
Urdhva Dhanurasana	弓式
Urdhvamukha Janu Sirsasana	脸朝上单腿伸展式
Ustrasana	骆驼式
Uttanasana	站立前曲式
Utthita Marichyasana	加强玛里琪扭转式
Utthita Parsvakonasana	加强侧伸展式
Utthita Trikonasana	三角伸展式
Viloma 2 Pranayama	间断呼吸控制法
Viparita Dandasana	倒手杖式
Viparita Karani	倒剪式
Virabhadrasana 1	战士第一式
Virabhadrasana 2	战士第二式
Virasana	英雄式

后记及附录（关于部分词汇的翻译及理解）

到这里来，我要把我所知道的与你们分享。
展开属于你的那张垫子，瑜伽适合每一个人。
“在路上”，不去计较那个目的地，只是信任，会让你走得更远。
——B.K.S.艾扬格

我衷心地希望这本书能够帮助那些想通过瑜伽改变生活的人。
——B.K.S.艾扬格

在这本书即将出版之际，我还是想把常常会在我耳边、在我心里、让我感动的艾扬格大师的这几段话录下来。因为他真的是在用他的一生做他所说的，这影响了整个现代瑜伽世界，使千千万万的瑜伽修习者受益非常。他是国际公认的“哈他瑜伽”领导权威，他所创立的瑜伽疗法和瑜伽解压著称于世。他的瑜伽疗法因其有效性，而受到西方科学界和医学界的瞩目与认可。

2005年，我偶然地进入了瑜伽的世界，策划出版了《瑜伽之光》，这本瑜伽史上里程碑式的经典著作，被称作“现代瑜伽圣经”。当时是1966年，在世界多数人还视瑜伽为东方神秘修行方式的时候。艾扬格已经开始了他在西方世界的讲授和推广，也正是因为他一生的不断研究和奉献，瑜伽成为一项世界的运动和风潮。

时隔《瑜伽之光》35年，当艾扬格大师83岁时，他推出这部《艾扬格瑜伽》。这是一本非常珍贵的书。B.K.S.艾扬格大师用近70年在世界各地教学和不间断习练的经验写成；这不是一个随便的写作，而是他用一生实践来讲授的瑜伽习练，使我们有机会能够全面地了解和学习享誉世界的艾扬格瑜伽。

在这本书里艾扬格主要是讲方法，23个基础经典瑜伽体式的艾扬格习练法，如何运用辅助工具帮助习练更加正确和深入，以及瑜伽疗法和20周习练课程。在此，我们可以看到关于瑜伽关于体式最简单有效的指导原则，但每个人的身体都是独特的，在我们的意识还没有被真正训练之前，如果有一位好的老师，可以少走很多弯路。艾扬格是第一个在瑜伽习练中非常详细地描述了每一个级别的人。在艾扬格瑜伽体系中会说，这个体式是为做哪个体式的准备体式；每个体式要走过哪些准备程序才能进入；怎么能够在同一体式下，将你的人体置于不同形态下。在艾扬格瑜伽体系中，实际上是为每一个人体找到了做同一体式的正确解决方法。

但值得注重的是，艾扬格在心与智慧层面关于瑜伽的讲授，也就是哲学和各章的方法论部分，很容易我们会跳过，直接进入体式习练部分，那些看起来会更有效或更具目标感。但事实上，如果能静下来用心体会艾扬格讲述的这个部分，才知道他的每一段讲授都是用心深远和颇具实效的。也许你的体式不是最棒或完美的，但如果你一点一点地用心和真实的习练去体验，慢慢地，生命的改变和愉悦也会随之到来。而这才是最重要的。

另外需要提醒的是，这本书中讲述的瑜伽疗法，是给经过训练的老师用的，不是随便就可拿来用的。如果你想学习的话，可以去世界各地的艾扬格学院学习；或者参加北京悠季瑜伽的艾扬格瑜伽的教师培训，到目前为止，艾扬格大师本人先后亲派过三位弟子来中国教学，他们是瑞吉·麦塔、祖宾和梵克老师；或者将来有师资认证的艾扬格合格的国内老师。

到这儿，我也想在此感谢在本书出版的各个环节中帮助过我们的人。

首先，感谢磨铁图书的总裁沈浩波先生，是他直接促成了本书的出版；感谢ＤＫ北京代表处首席郭志平先生，在他的大力支持之下，这本书版权得以顺利引进。

感谢莫慧春小姐耐心的翻译，因为这本书真的是充满细节，涉及各个领域的词汇。

特别感谢苏有余先生，这位造诣深厚、一生研究人体结构力学与身体健康课题的道家传人，他的提点与帮助，使我们清晰了很多关于修习的概念和理解。

特别感谢悠季瑜伽创办人尹岩女士，她一直在邀请艾扬格学院的老师来中国，推广艾扬格瑜伽，使我们有机会真实地学习和感受。她也是推动中国瑜伽发展的重要人士。

特别感谢梵克老师，在他到北京培训期间接受了我们的采访，解惑我们对于艾扬格体系及其专有词汇的相关问题，对我们很有助益。

感谢在此过程中给过我帮助和支持的朋友，严欣久老师，好友陶澜、孙霖、欧梅、刘盛、思程、田燕、李培筠、闻风、戴若、周沫、吴玲芝、沈莉、潘文彬、妹妹傅茜，真心地感谢！

最后，我也感谢我自己。

艾扬格大师讲的都是活在当下的习练，从身到心，从心到身，当这样的习练能够逐渐落实在我们的生命中，将会是莫大的幸福。也借这本书祝福所有走在这条路上的人。

王冬chrysan@yeah.net

关于部分词汇的翻译及理解

straight：通常是直，伸直，向上伸直的意思。在本书中，根据上下文译为伸直、挺直。

keep the neck passive：保持颈部放松，不要僵硬，也不要梗着。因为在许多体式中，脖子很容易变得僵硬。

creat a space between skin and muscle：意为在皮肤和肌肉之间创造一个空间。所指为身体层面，当习练者的身体不是特别自由的时候，皮肤是塌在身体上的，永远黏在肉上。随着习练深入，皮和肉就分解了。习练者用力绷紧肌肉时，皮是从肉上分开的；放松时，皮与肉之间是有空间的。

concave：凹陷。在艾扬格瑜伽体系中，提到的凹陷，并非说脊椎挤压着凹陷。错误的凹陷，会让躯干变短，挤压脊柱。艾扬格瑜伽体系要求的，是躯干伸展的凹陷。无论是向前弯、向后弯或是旋转，首先要做的就是让躯干向上伸展，然后再进入体式。

例如，背部前曲伸展坐式，伸展脊柱，试着使背部下凹。一开始背部有可能会像一个驼峰。这是仅从肩部区域伸展脊柱造成的。学着从背部骨盆区域弯曲身体，同时从肩部伸展双臂。之后，背部突起的驼峰就会消失，背部将如图所示的那样平展（参见B.K.S.艾扬格所著《瑜伽之光》图153）。

open the chest：在艾扬格瑜伽体系中，说到“打开胸腔”时，指的是打开胸腔的前侧、后侧和两侧。所以对习练者而言，并非一个方向的打开，而是全方位的扩展。为表达这一层意思，本书译为“打开胸廓”。

counter the pressure：拮抗。在艾扬格瑜伽体系中，经常提到拮抗。对初学者而言，教授者无法从能量层面进行解释，因此只能从物质身体层面来解释何为拮抗力。当手臂拮抗伸向另一个方向的时候，在向下伸展的过程中，为的是增强手臂后侧的能量。此时，教授者无须向他们解释能量层面的问题，只需要告诉初学者手臂拮抗，然后向另一侧伸展，初学者便能做到。

alighment：调整归位。把身体的结构依据重力调整，回到平衡的位置。这是艾扬格的重要教学原理，是身体达到对称、平衡、能量贯通的关键。艾扬格常说（参见《瑜伽之树》之“实用方法”），习练体式要有一些常识：肌肉要跟骨骼调整归位，器官要跟联结组织调整归位，身体内部要跟身体外部调整归位，身体后部要跟身体前部调整归位，还要把器官归位。以三角式为例，如果你观察身体的外侧线条，会发现许多人外侧的那条腿只是晾在那儿，从脚到大腿斜摆着。在生活中观察身体两边的动作。一般人在做三角式时，膝盖和大腿是远离整条腿的中心线的。那种瑜伽是无法治病的。骨骼是中心，肌肉是中心的两翼，应该像鸟的翅膀一样在骨骼的两侧平均地展开——如果只运用一边的肌肉，这些部位就无法健康，也就不能治疗疾病。

20世纪80年代，艾扬格就已经说过，对于一些严重病症，要考虑到如何让患者的细胞正确归位，这可以帮助改善他们的病症，那时他把归位理论发展起来。在艾扬格提出这一理论几年后，科学界有了研究成果：如果细胞中出现一些疯狂的细胞，会对身体产生负面的影响。从这个角度说，艾扬格瑜伽对科学方面有非常深入的研究。

move your deltoids deep into your shoulder blades：三角肌深深收入肩胛骨。此处是指将肱三头肌回归它应该在的位置。实际上，这种调整归位可以说是打开了习练者身体的空间。艾扬瑜伽格体系相信，如果身体中的空间没有打开，能量就无法流动。身体的组织、关节需要创造条件，让能量顺畅通过。如果身体组织非常僵硬，里面是阻塞的，那么通过这些伸展，把身体僵硬的地方打开，能量就能顺利流通。习练者的内脏器官不够洁净，就算一天做十个小时的呼吸控制法，也没有任何作用；器官是洁净、展开的，只做些许的呼吸控制法，也能起到事半功倍的作用。

因此，古鲁艾扬格讲调整，是为了打开身体空间，让能量流动起来。我们的体内已经存在着巨大的能量，甚至不需要从外界摄取能量，只是这些能量被锁住了。就像一个人有很多钱，都存在银行，但银行关门了，那人还是用不了，得向别人借钱。

特别致谢

作者的感谢B.K.S.艾扬格希望感谢吉塔.S.艾扬格博士，感谢她以顾问身份为本书提出专业性建议；感谢Parth Amin，《Yoga for You》和《Yoga for Stress》光碟的制作人；感谢R.N.Kulhali教授就本书内容方面给予的帮助；感谢瑜伽顾问Zarina Kolah，她帮助编辑整理本书，并参与了与DK出版公司编辑组的联络工作。作者也希望感谢摄影师Harminder Singh和体式演示者：Roshen Amin、Leslie Peters、Ali Dashti 和 Jawahar Bangera。

出版方的感谢DK出版公司希望感谢印度浦那（Pune）的Ramayani Memorial Yoga学院批准出版方使用其保存的B.K.S.艾扬格照片；感谢Sudha Malik为此书出任瑜伽顾问；感谢Amit Kharsani 标出书中的梵文；感谢R.C.Sharma撰写了索引部分。出版方还要感谢Clare Sheddon 和Salima Hirani在本书的前期阶段给予帮助和提出建议；感谢Abhijeet Mukherjee协助完成本书的制作。关于2008年的修订版，Dorling Kindersley想要感谢摄影师John Freeman和他的助手Jami Laing；感谢Ruth Hope的艺术指导；感谢Nita Patel在拍照前和拍照中给予的支持和协助，她还编写了第一章的内容(p1–26，此章节的版权属DK所有)；感谢Arunesh Talapatra和Rohan Sinha 协助了拍照工作；感谢体式演示者：Kobra Gulnaaz Dashti、Jake Clennel、Raya Umadatta、Firooza M. Ali、Rajvi H. Mehta、Arti H. Mehta、Birjoo Mehta、Uday V. Bhosale 以及N. Rajlacomi夫人。出版方还要感谢Chandru Melwani协助本书前后两个版本的编辑整理工作，感谢印度浦那（Pune）的Ramayani Memorial Yoga学院批准出版方使用其保存的其他B.K.S 艾扬格照片，感谢Life Center (15 Edge Street, London W8 7PN, www.thelifecentre.com) agoy (www.agoy.com)为以下这些页码的图片拍摄提供了瑜伽垫：92–93，104–105，118–119，128–129，146–147，156–157。特别感谢Prakash Kalmadi 先生在位于印度浦那Mulshi Lake 的the Kare Ayurvedic静修中心（网址 www.karehealth.com）给予的盛情款待和协助。

图片的版权归属DK出版公司希望感谢以下各单位和人士慷慨授权使用他们的照片：新德里的国家博物馆(National Museum)，页码p28，p41t，p47t/b， p48b，p49新德里的印度研究美国学院（American Institute of Indian Studies），p28tl，p29，p40，p42t，p51；Max Alexander，p40；Joe Cornish，p46；Andy Crawford，p29tr；Ashok Dilvali，p26；John Freeman，p35；Ashim Ghosh，p52；Steve Gorton，p29tr；Alistair Hughes，p42；Subir Kumedan，p398；印度浦那的Chandru Melvani，p21t；Stephen Parker，p6；Janet Peckam，p38；Kim Sayer，p169；Hashmat Singh，p166； Pankaj Usrani，p43b；Amar Talwar，p250；Colin Walton，p170tc；属于DK版权所有的图片，由Harminder Singh拍摄的页码范围包括p60–61，p88–89，p187b，p188，p192，p193t，p194–195，p196tr，p201–205，p209–213，p226–228，p229t，p238–239，p236–237，由拍摄的页码范围包括p8，p6–20，p21c，p23，p25，p58–59，p92–93，p104–105，p118–119，p128–129，p146–147，p156–157，p242–243。

出版方已尽了一切努力寻求照片的版权所有人，对任何的疏漏表示歉意，并会在将来再次出版本书时给予弥补。若需了解详尽信息，请访问以下网站：www.dkimages.com

注明：t=上方，r=右侧，l=左侧，c=中间，b=下方

世界各地的艾扬格瑜伽中心

B.K.S. Iyengar website: www.bksiyengar.com

英国和欧洲

Iyengar Yoga Institute (Maida Vale)
223a Randolph Avenue, London W9 1NL
www.iyi.org.uk

Iyengar Yoga Association of the UK
(IYA (UK))
www.iyengaryoga.org.uk

Iyengar Yoga Silkeborg
Smedebakken 15
8653 Them, Denmark
www.iyengaryoga-silkeborg.dk

Association Francaise de Yoga Iyengar
141, avenue Malakoff, Paris 75016, France
www.yoga-iyengar.asso.fr

Centre de Yoga Iyengar de Paris
Association Francaise de Yoga Iyengar
35 Avenue Victor Hugo, 75116 Paris, France
www.sfbiria.com

Light on Yoga Italy
(Iyengar Yoga Association Italy)
www.iyengaryoga.it

B.K.S. Iyengar Yoga Vereinigung Deutschland e.V.
Pappelallee 24, 10437 Berlin, Germany
www.iyengar-yoga-deutschland.de

B.K.S Iyengar Yoga Vereniging Nederland
www.iyengaryoga.nl

The Iyengar Yoga Studio,
ul. Przyjaciol Zolnierza 88/10 71-670 Szczecin,
Poland

Asociacion Espanola de Yoga Iyengar
Gran Via 31–7, 6 – 28013 Madrid, Spain
www.aeyi.org

Centro de Yoga Iyengar de Madrid
Carrera de San Jeronimo, 16–5 izda
Madrid 28014, Spain
www.eyimadrid.com

Institute of Iyengar Yoga and Physiotherapy
Fysikgrand 23, SE-907 03 Umea, Sweden

Iyengar-Yoga-Vereinigung Schweiz
CH-3000 Bern, Switzerland
www.iyengar.ch

加拿大

Iyengar Yoga Association of Canada
www.iyengaryogacanada.com

B.K.S. Iyengar Yoga Association (Vancouver)
P.O. Box 60639 Granville Park Post Office,
Vancouver, British Columbia V6H 4B9
www.iyengaryogavancouver.com

美国

B.K.S. Iyengar Yoga National Association of the
United States
www.iynaus.org

The Iyengar Yoga Institute of New York
150 West 22nd Street, 11th floor, New York,
NY 10011 www.iyengarnyc.org

澳大利亚和新西兰

BKS Iyengar Association of Australia Ltd
PO Box 199, Bondi Junction, NSW 1355
www.iyengaryoga.asn.au

B.K.S. Iyengar Yoga Association of New Zealand
www.iyengar-yoga.org.nz